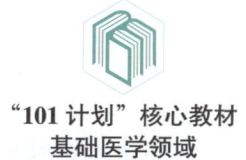

"101 计划"核心教材
基础医学领域

"医学中的理工信"课程群

基于理工信的医学数据采集与分析

主　编　沈百荣　杨恩策

副 主 编　林　伟　王超龙　云彩红

编　　委（按姓名汉语拼音排序）

陈　雯（中山大学）　　　　孙家瑜（四川大学）
杜立萍（西安交通大学）　　陶昶煜（北京大学）
黄金艳（浙江大学）　　　　王超龙（华中科技大学）
蒋　苹（四川大学）　　　　王　姣（四川大学）
冷思阳（复旦大学）　　　　魏永越（北京大学）
李昊旻（浙江大学）　　　　杨恩策（北京大学）
李津臣（中南大学）　　　　杨　伟（复旦大学）
李淼新（中山大学）　　　　余光创（南方医科大学）
李婷婷（北京大学）　　　　云彩红（北京大学）
梁宝生（北京大学）　　　　张汝阳（南京医科大学）
林江莉（四川大学）　　　　张　昕（南京医科大学）
林　伟（复旦大学）　　　　赵东宇（北京大学）
马文姬（上海交通大学）　　周　源（北京大学）
沈百荣（四川大学）　　　　宗　辉（四川大学）
史际帆（复旦大学）

编写秘书　王　姣（四川大学）　　杨　伟（复旦大学）
　　　　　陶昶煜（北京大学）

北京大学医学出版社

JIYU LIGONGXIN DE YIXUE SHUJU CAIJI YU FENXI

图书在版编目（CIP）数据

基于理工信的医学数据采集与分析 / 沈百荣，杨恩策主编． -- 北京 ： 北京大学医学出版社，2024．7．
ISBN 978-7-5659-3198-7

Ⅰ．R319

中国国家版本馆CIP数据核字第20245GC000号

基于理工信的医学数据采集与分析

主　　编：沈百荣　杨恩策
出版发行：北京大学医学出版社
地　　址：(100191) 北京市海淀区学院路 38 号　北京大学医学部院内
电　　话：发行部 010-82802230；图书邮购 010-82802495
网　　址：http://www.pumpress.com.cn
E-mail：booksale@bjmu.edu.cn
印　　刷：北京信彩瑞禾印刷厂
经　　销：新华书店
责任编辑：孙敬怡　　　责任校对：靳新强　　　责任印制：李　啸
开　　本：889 mm×1194 mm　1/16　　印张：38.25　　字数：1108 千字
版　　次：2024 年 7 月第 1 版　2024 年 7 月第 1 次印刷
书　　号：ISBN 978-7-5659-3198-7
定　　价：165.00 元

版权所有，违者必究

（凡属质量问题请与本社发行部联系退换）

内容提要

本教材主要介绍医学数据采集与分析，内容涵盖医学数据采集原理与方法，各种医学数据如分子组学、图像、信号、文本数据等的统计、挖掘与建模等；系统地介绍了医学数据采集与分析的基本概念、技术和应用。本教材主要特点：注重理论与实践结合，通过案例分析帮助读者理解和应用所学知识。本教材的读者对象主要包括医学、生物医学工程、计算机科学等相关专业的本科生和研究生，以及从事医学数据采集与分析研究或应用的科研人员和工程师。

序

基础医学是一门研究人体生命现象和疾病规律的科学，是连接生命科学与临床医学、预防医学的桥梁。回望历史，现代医学的产生和发展都基于基础医学的重大发现，基础医学可谓现代医学的基石。

进入20世纪以来，生命科学取得了突飞猛进的发展。随着DNA双螺旋结构的发现、分子生物学的诞生以及人类基因组计划的完成，基础医学需要采用生命科学在分子层面的研究成果来探索疾病的发生机制并应用到诊断、治疗和预防中来，可以说基础医学的内涵和研究手段发生了重大变革。然而，基础医学人才的培养却未能同步跟上，面临诸多挑战，例如生命科学基础薄弱、与临床需求脱节、缺乏跨学科意识、原创性不足等。

我们期望培养的基础医学人才是科研的领跑者而非跟随者；他们应能实现从无到有的突破，而不仅仅是从有到多的积累；他们不仅能站稳在学科的高原，还应具备攀登学科高峰的潜力；他们不仅需要具备科学精神和创新能力，还要富有人文情怀。

教育部推出的基础学科拔尖学生培养计划2.0和基础学科系列"101计划"正是为培养此类拔尖创新人才设计的中国方案。基础医学"101计划"围绕"拔尖、创新、卓越"，致力于加强基础医学与临床医学、预防医学、医学人文及理学、工学和信息学等学科的交叉融合，提出"基础医学+X"跨学科融合课程体系。

基础医学"101计划"的核心教材是基于上述课程体系编撰的配套教材。这套教材的编写力求契合高标准人才培养目标，强调加强生命科学基础与临床的紧密结合，突出学科交叉。教材把原基础医学十三门以学科为基础的教材整合为医学分子细胞遗传基础、医学病原与免疫基础、人体形态与功能三个跨学科的教材群，并首次将理学、工学、信息学纳入基础医学专业学生的培养方案中，引发学生对重大医学问题及前沿科技的兴趣和创新志向。此外，这套教材还力争跳出传统医学教材的窠臼，努力把"教材"转变为学生自主学习的"学材"。

我期盼这套教材能受到大家的欢迎和喜爱，并在实践中不断修改完善，最后成为经典，为我国基础医学拔尖人才培养做出应有的贡献。

2024年7月

出版说明

基础医学作为连接基础研究与临床应用的桥梁，被视为医学发展的创新基石、医学变革的动力之源。基础医学史上的每一次重大发现都推动了医学发展的变革和突破。而从医学发展趋势和国家对人才培养的战略需求出发去探索，又要打破基础医学的边界，把它作为推动新趋势、新理论、新技术、新方法的形成和发展的强劲动力，打牢系统医学、转化医学、精准医学发展的根基。基础医学在医学创新中处于重要的枢纽地位，它向上承接临床、护理和预防的基本需求，并通过整合多学科理论、技术、方法来实现医学进一步的创新和发展。与此同时，医学模式一直伴随社会和科技的发展，不断演变和革新，从神道医学到"医学+X"、交叉医学模式的演变过程中，医生的职能也在发生着改变，从以治病为主逐渐变为全面的健康管理。此外，现代医学也正面临一系列挑战。受人口老龄化和人口迁移的影响，疾病谱正在发生显著变化。同时，互联网时代的信息爆炸和快速的知识更新，加上 ChatGPT 等人工智能技术的出现，正在改变学生获取知识和学习的方式。随着诊断和治疗技术的不断进步，人的寿命得以延长。在这一背景下，如何提升生存质量成为重要任务。与此同时，人们对医疗的期望值也不断提高，越来越多的人希望能够在生命的各个阶段获得全面的健康保障。

综上所述，当今社会发展和民众需求都对医学提出了更高的要求。医学的任务不再仅限于疾病诊疗，而是要综合疾病发生前的"预防"及疾病发生后的"治疗"和"康养"，为人们提供"生命全周期，健康全过程"的医疗服务。时代发展对医学专业人才培养提出了更高的要求。未来的基础医学人才不能再满足于记忆知识、理解知识，而是要更好地利用知识，甚至创造知识，主动探索前沿，推动学科交叉和学术创新。在沿袭上百年的医学课程体系中，由"学科"引领课程，诸如人体解剖学、生理学、组织胚胎学、病理生理学、病理解剖学和药理学等，学科割裂现象显著，课程之间界限分明。学生需要学习的课程门数多，学时长，并且由于不同课程由不同学科、学系管理，学生形成"科目"指导下的碎片化思维模式，比如解剖学以结构讲解为主，不甚关注功能，而生理学以功能阐述为主，不甚关注结构。学生通过一门课程的学习大概能窥探某一器官系统的某一方面，有如盲人摸象般单点看问题。具体到"某器官系统"的学习，学生需要从多门课程分别学习该器官系统相关的结构、功能、疾病或药物相关内容（图1），自己从思维上逐步"整合"，形成一体化认识。这种以学科为中心的课程体系显然已不能适应当今创新型医学人才培养的需求。

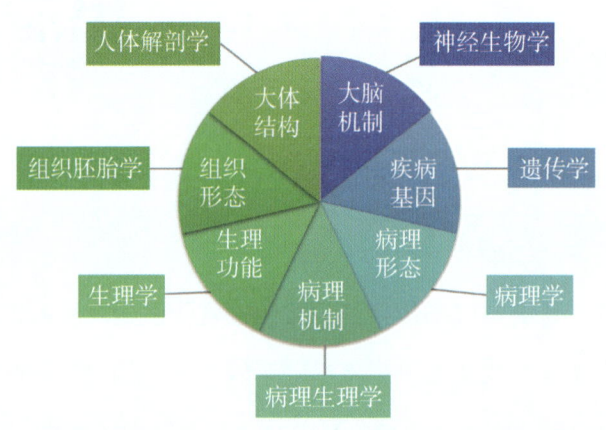

图 1　学科为中心的课程模式

基于上述背景，基础医学拔尖人才培养课程体系打破了传统的以学科为主的模式，并依据各学科的特点进行整合与融合，构建了跨学科的融合课程体系。首次将理学、工学和信息学纳入其中，形成了五个融合课程群。"人体形态与功能"课程群将原先按照传统模式授课的生理学、神经生物学、人体解剖学、组织学与胚胎学、药理学、病理学和病理生理学7门课程，按照从结构到功能、从正常到异常的理念进行组织，形成总论、运动系统、神经系统、循环系统、呼吸系统、消化系统、内分泌系统、生殖系统和泌尿系统共9门核心融合课程。同样，从基因、分子和细胞水平将生物化学、细胞生物和医学遗传学整合为"医学分子细胞遗传基础"课程群；病原生物学与免疫学整合为"医学病原与免疫基础"课程群；并设立了与之相匹配的"基础医学核心实践与创新研究"课程群（图2）。

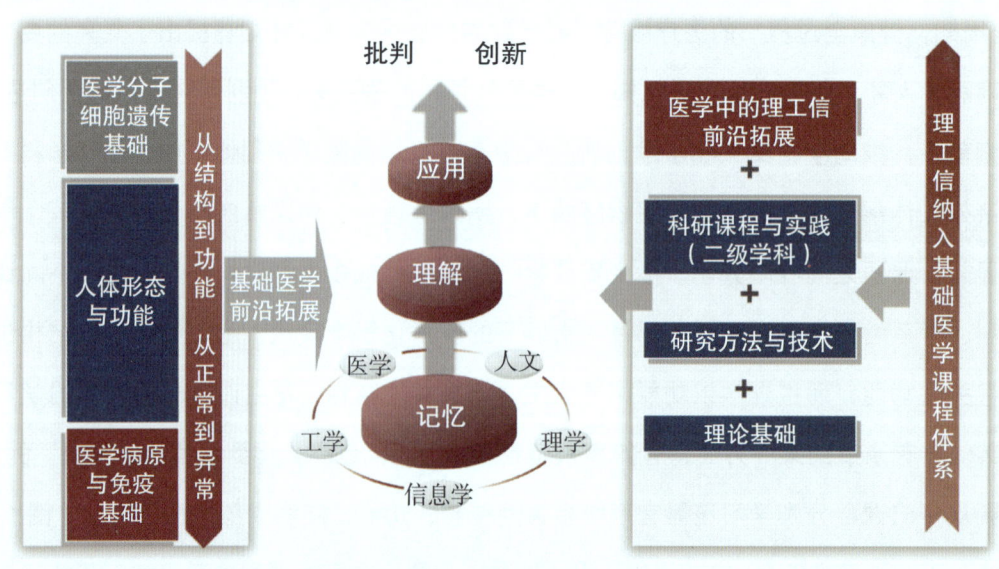

图 2　人体形态与功能、医学分子细胞遗传基础、医学病原与免疫基础、基础医学核心实践与创新研究及医学中的理工信五大课程群内容框架

"人体形态与功能""医学分子细胞遗传基础""医学病原与免疫基础"及"基础医学核心实践与创新研究"四大课程群构建了以学生为中心,以能力培养为导向,包括理论教学、实验教学、标本实习和基于问题学习(PBL)的小班讨论的多元课程模块,从知识、技能和素养多个层面提升学生的自主学习和终身学习能力(图3)。

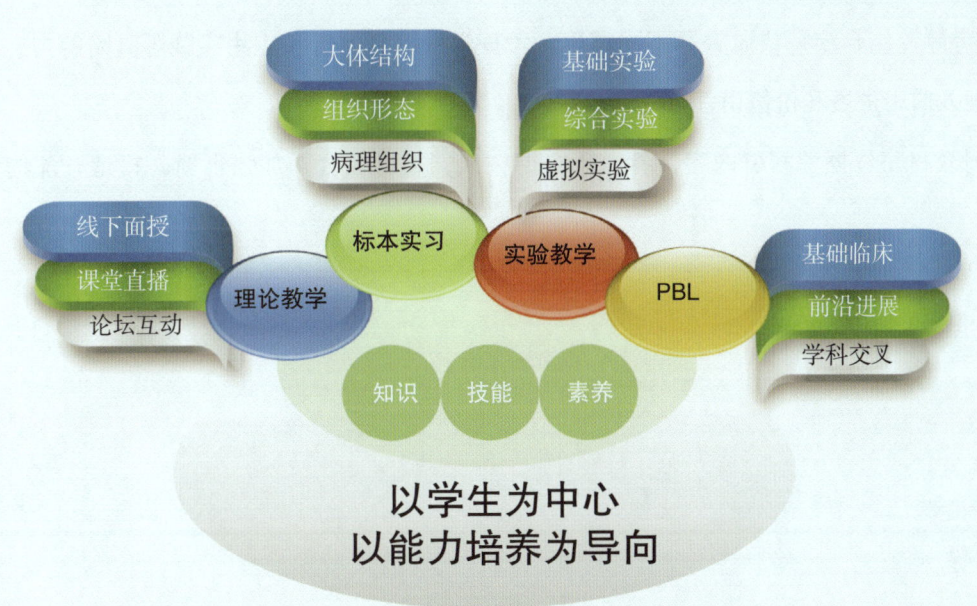

图3　以学生为中心、以能力培养为导向的多元课程模块

"医学中的理工信"课程群整合生物技术、生物统计、生物物理、生物信息和仪器分析等课程,包括基于理工信的人体系统仿真与功能检测及基于理工信的医学数据采集与分析等内容,将基础医学与理学、工学和信息学,从理论到应用,从实践到创新进行交叉融合。

由北京大学牵头,成立了以韩启德院士为编审委员会名誉主任委员,以乔杰院士为主任委员,北京大学、复旦大学、上海交通大学、华中科技大学、中山大学、四川大学、浙江大学、中南大学、南方医科大学、西安交通大学和南京医科大学11所获批教育部基础医学拔尖学生培养计划2.0基地的高校专家依据建设目标组建的编写团队,按照上述五个课程群编写出版了14部教材。

教材编写立足国际前沿,以培养未来能够引领我国医药卫生事业和高等医学教育事业发展的拔尖人才为目标,充分体现交叉融合。各章节的导学目标分为基本目标和发展目标,体现本科阶段人才培养目标,以及与下一培养阶段衔接所需达到的要求,兼具知识、技能、思维培养和价值观引领。正文前以案例引入，自然融入基础知识点，探索医学问题背后的基础科学原理，既体现了基础医学和疾病的关联，又能启发学生自主思考，提升学习兴趣，同时培养其转化医学思维和解决医学难题的能力。正文围绕基本概念、核心知识点和基础理论等展开，结构主线清晰，其中穿插"知识框"并以数字资源方式，融入前沿进展与学科发展趋势、先进技术和重大科研成果等，体现教材内容的先进性以及价值观引领和情感塑造。此外，在相关知识点处设置"小测试"模块，考查学生对知识点的理解和应用，启发思考，同时促进学生的自我评价。正文最后以简短的小结形式进行整体概括，高度凝练，升华理解，拔高思维水平。章节末尾的"整合思考题"结合疾病或研究等不同情境，考查学生综合分析和应用实践等高阶能力，同时在题目中融入前沿进展和价值引领等内容。

系列教材将依据课程群内容，着力于立德树人，突出融合，加强创新，打造一流的课程和教材。

主编简介

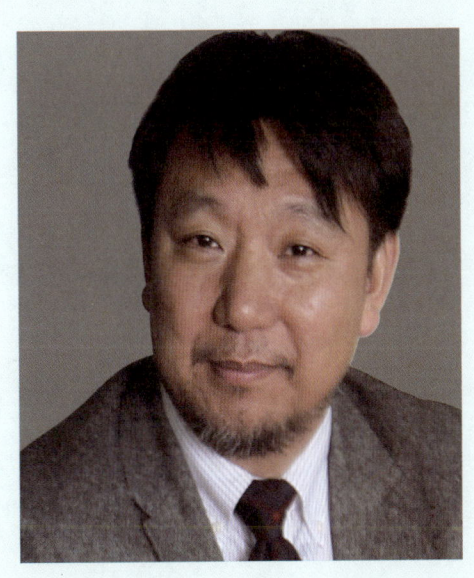

沈百荣，四川大学华西医院疾病系统遗传研究院执行院长，教授，博士生导师，教育部"101计划"基于理工信的医学数据采集与分析课程虚拟教研室负责人，四川省卫生健康委员会"十四五"数字健康领域专家组组长、西雅图系统生物学研究所兼职教授。长期从事生物医学信息学研究和教学，主要研究方向包括：生物标志物发现的理论、生物医学数据共享与安全、智能慢病管理等。先后承担国家级科研项目10多项，培养研究生80余人，在生物、医学和信息学等相关著名杂志上发表交叉学科论文200余篇，主编转化信息学相关中英文著作10部。

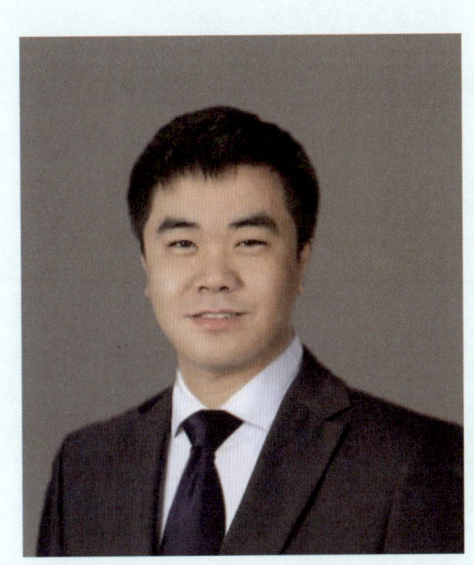

杨恩策，研究员，博士生导师，现任北京大学基础医学院党委委员、副院长，北京大学医学部（泰州）医药健康产业创新中心副主任，北京大学医学部学术委员会委员等。主要从事长非编码RNA的系统发现与功能挖掘研究。承担省部级教学改革项目3项，以及科技部重大专项、国家自然科学基金等国家级科研项目5项。作为第一作者/通讯作者（含共同）发表SCI论文20余篇。

前 言

随着大数据和人工智能技术的迅猛发展，新的科学研究和医学实践范式也在不断转变，智能化科研和智能医学正在演变为新的范式。在新的形势下，"医学数据采集与分析"正演变为未来医学发展的关键学科，尤其是复杂疾病的预防、诊疗、康复工程等，将随着医学数据的采集和分析方法的演变而协同发展。本教材旨在将理学、工学、信息学的方法和技术融合应用于医学数据的采集、处理和分析，以推动医学科学的进步和创新。

本教材的编写思路主要是将数据科学、信息技术、编程实践与医学健康领域的知识进行融合和交叉，涵盖了医学数据采集与分析的不同方面，系统地介绍医学数据采集与分析的基本概念、方法和应用，包括数据采集仪器与原理、R 编程与医学数据分析、数据处理与存储、生物医学统计基础、健康大数据的分析与挖掘、分子组学数据分析、医学影像数据分析与应用、生物医学文本数据分析和利用、生物医学信号数据分析与应用、系统医学与复杂数据建模，以及医学数据科学的未来趋势。本教材按照不同的主题，如数据分析方法、数据层次特色等特点，将医学数据采集与分析的内容进行了划分和组织，每一章介绍一个具体的主题，并提供相关的理论知识、技术方法和实际案例。

本教材注重数据驱动、智能医学、大健康以及医工融合，促进跨学科交叉教育，每一章都提供了实际的数据采集与分析案例，读者可以通过实际操作来学习和理解医学数据采集与分析的过程和方法。本教材按照逻辑顺序组织了医学数据采集与分析的内容，从数据采集到数据存储、数据处理、数据分析再到数据应用，形成了一个完整的医学数据采集与分析的链条，同时兼顾学科的前沿发展，介绍了医学数据科学的未来趋势，包括智能传感器、数字医学、个性化健康管理、医疗机器人等，帮助读者了解医学数据采集与分析的发展方向。

本教材适合生物信息学、医学信息学和生物医学工程等专业的学生，医学领域的研究人员、医学生，以及对医学数据采集与分析感兴趣的读者。可以根据不同的读者对象和教学目标，灵活选择章节和内容进行教学，按照"医学数据分析引论""医学数据分析与建模""多模态医学数据融合分析"这三个层次，选择不同的章节，逐步提升学生的医学数据采集与分析的能力。教学时可以结合实际案例和实践操作，帮助学生掌握医学数据采集与分析的基本概念、方法和技术。在教学过程中，鼓励学生进行小组讨论和实践项目，以提高数据分析和解决问题的实际能力。强调数据伦理和数据共享的重要性，让学生意识到在医学数据采集与分析过程中需要遵循的伦理准则和安全规范；鼓励学生关注医学数据科学的未来趋势，了解智能传感器、个性化健康管理等前沿技术的发展，并思考其在医学领域的应用潜力。医学研究人员和科研人员则可以根据自身研究领域和需求选择相关章节进行深入学习和应用。

为了适应学科发展的动态性和前沿性，本教材配以多种形式的资源以支持师生学习，我们将通过建设"101计划"基于理工信的医学数据采集与分析课程虚拟教研室，提供各种资源，如：①电子版辅助资料，方便学生在计算机、平板电脑或手机上随时访问和阅读。提供相关知识点的知识图谱，内容具有可交互性，包含链接、书签和搜索功能，使学生能够更方便地查找和掌握知识。②多媒体资料：我们将配套各种多媒体资料，如视频、音频和动画，以更直观、生动的方式呈现学科内容。这些资料可以帮助学生理解复杂的概念、实验过程和数据分析方法。③在线学习平台：教材与在线学习平台结合，提供额外的学习资源和交互式学习工具。学生可以通过在线平台参与讨论、解答问题、完成作业和测试，与教师和其他学生进行互动交流。④实例和案例分析：教材包含实际的医学数据采集和分析案例、程序编码等，让学生通过实际问题的解决来应用所学知识。这些案例可以帮助学生将理论与实践结合起来，培养解决问题和分析数据的能力。⑤最新研究和应用领域介绍：通过虚拟教研室平台，介绍前沿会议或学术成果，让学生了解学科的前沿动态和潜在应用，这有助于学生拓宽视野，培养对学科发展的兴趣和热情。

本教材由沈百荣教授、杨恩策教授担任共同主编，林伟教授、王超龙教授和云彩红教授担任副主编，全国医学数据采集和分析方面的一线教师与知名专家共同参与编写，大家协同努力，经过自审和互审、多次磋商后定稿。对各位老师的辛勤探索和合作，对指导、关心和支持本教材编写和出版的各位专家，尤其是教育部基础医学"101计划"工作组和北京大学医学出版社等表示衷心的感谢。医学数据的采集和分析正成为智能医学的重要方向，其发展迅猛、日新月异。由于我们的教学经验和知识视野有限，在编写方面疏漏和不当之处在所难免，恳请广大专家、教师和读者提出宝贵意见，以期将来再版时修正。

沈百荣　杨恩策
林　伟　王超龙　云彩红
2024 年 4 月

目 录

第一章 导 论 ... 001

第一节 医学数据采集与分析的重要性 ... 002
一、科学与医学研究范式的演变 ... 002
二、医学数据采集与分析课程体系 ... 003

第二节 医学数据科学的概念与基本工具 ... 004
一、医学数据科学简介 ... 004
二、医院多样性数据的采集 ... 006
三、医学数据共享与隐私保护 ... 007

第三节 R语言、Python语言和Matlab语言等计算机编程语言在医学数据科学中的应用 ... 009
一、R语言 ... 009
二、Python语言 ... 010
三、Matlab语言 ... 010

第四节 医学数据的多样性演化 ... 011
一、WHO的健康定义与健康方程式 ... 011
二、医学数据的多模态 ... 012

第五节 课程概览和目标 ... 013
一、数据的层次与课程设计思路 ... 013
二、本课程相关的学科生态与学习方法 ... 014

第二章 数据采集仪器与原理 ... 016

第一节 核酸测序技术 ... 016
一、第一代测序技术 ... 017
二、第二代测序技术 ... 019
三、第三代测序技术 ... 030
四、测序技术的应用和展望 ... 033

第二节 基于质谱的蛋白质组学检测技术 ... 034
一、质谱分析技术相关的诺贝尔奖 ... 034
二、质谱仪的基本构造 ... 034
三、蛋白质组的质谱检测方法 ... 036
四、蛋白质组定量分析 ... 037
五、基于质谱技术检测蛋白磷酸化组 ... 038
六、基于质谱的蛋白质组学在精准肿瘤学研究中的应用 ... 040

第三节 X射线单晶衍射技术 ... 040
一、X射线单晶衍射技术的历史 ... 041
二、X射线单晶衍射技术解析蛋白质三维结构的步骤 ... 042
三、X射线单晶衍射技术解析蛋白质结构的原理 ... 049
四、X射线单晶衍射技术的应用 ... 052

第四节 透射电子显微镜技术 ... 054
一、透射电子显微镜的发明 ... 054
二、透射电子显微镜的结构 ... 056
三、透射电子显微镜成像原理 ... 058
四、透射电子显微镜三维重构方法 ... 061
五、透射电子显微镜的样品制备 ... 063
六、透射电子显微镜的应用 ... 064

第五节 核磁共振成像 ... 065
一、磁共振成像的历史 ... 066
二、磁共振成像的原理 ... 066
三、磁共振成像系统的硬件构成 ... 068
四、磁共振成像技术在临床疾病诊断与科研中的应用 ... 071

第三章 R编程与医学数据分析 ... 074

第一节 R语言基础 ... 075
一、R语言在医学数据分析中的作用与优势 ... 075

目 录

二、R语言环境设置 …………… 075
三、数据导入和导出 …………… 077
四、R语言的基本语法 ………… 081

第二节 数据结构 …………… 082
一、医学数据的表示结构 ……… 082
二、数据格式转换 ……………… 093

第三节 流程控制 …………… 096
一、循环语句 …………………… 096
二、条件语句 …………………… 097
三、选择语句 …………………… 100

第四节 R语言的函数应用 …… 101
一、函数入门 …………………… 101
二、数据分析中的函数应用 …… 106
三、函数的向量化操作 ………… 111
四、函数的高级应用 …………… 113

第五节 R语言包 ……………… 116
一、定义与功能 ………………… 116
二、R包的使用基本流程 ……… 118
三、数据导入、导出常用的R包 …… 120
四、数据质量检查和清洗的常用
    R包 ………………………… 125
五、绘图和数据可视化常用R包 …… 126
六、特征选择和机器学习常用
    R包 ………………………… 128
七、基因组分析的R包 ………… 133
八、常用于生物医学影像数据分析和
    建模的R包 ………………… 135
九、常用于生物医学文本数据分析和
    建模的R包 ………………… 136
十、常用于图模型与网络分析和建模的
    R包 ………………………… 137

第四章 数据处理与存储 …… 139

第一节 数据采集工具与技术 …… 139
一、初级数据采集 ……………… 139
二、次级数据采集 ……………… 141

第二节 数据质量与数据清洗 …… 146
一、数据质量分析概览 ………… 146
二、数据清洗基础 ……………… 155
三、用dplyr包处理数据 ……… 162

第三节 数据库的基本概念与实例 …… 168
一、数据库的基本概念 ………… 168
二、生物医学数据库实例 ……… 171

第四节 数据库的软件与硬件支撑 …… 174
一、数据库的软件操作语言 …… 174
二、数据库的硬件基础设施 …… 180

第五节 数据可视化 …………… 182
一、基本绘图函数的语法结构及其
    常见参数 …………………… 182
二、R绘图进阶 ………………… 197

第五章 生物医学统计基础 …… 219

第一节 统计描述 ……………… 219
一、个体变异与分布 …………… 219
二、统计描述 …………………… 224
三、统计学图表 ………………… 229

第二节 简单随机抽样及相关概念 …… 237
一、简单随机抽样 ……………… 238
二、统计量及抽样分布 ………… 239

第三节 参数估计 ……………… 245
一、点估计 ……………………… 246
二、参数估计的评价准则 ……… 248
三、区间估计 …………………… 250

第四节 假设检验 ……………… 255
一、假设检验的基本原理和步骤 …… 255
二、定量资料的假设检验 ……… 261
三、定性资料的假设检验 ……… 270
四、等级资料的假设检验 ……… 278

第五节 相关与回归 …………… 281
一、相关分析 …………………… 281
二、回归分析 …………………… 285

第六节 生存分析 ……………… 293
一、右删失数据 ………………… 293
二、描述事件发生风险和分布的
    几个概念 …………………… 295

三、生存分析的研究目标……………… 296
四、乘积限估计………………………… 296
五、生存分布或生存曲线的比较……… 300
六、Cox 比例风险模型………………… 304

第六章　健康大数据的分析与挖掘 … 311

第一节　健康大数据和数据科学简介 ……………………… 312
一、健康数据科学的学科发展………… 312
二、健康数据科学的内涵和研究范畴 ……………………………… 313
三、健康大数据的特点和作用………… 313
四、健康大数据应用中的注意事项…… 315

第二节　聚类与判别……………………… 315
一、距离度量…………………………… 316
二、聚类算法…………………………… 318
三、判别算法…………………………… 324

第三节　变量筛选………………………… 328
一、子集选择法………………………… 329
二、系数压缩法………………………… 330
三、降维法……………………………… 332

第四节　混杂因素的控制………………… 339
一、因果图与混杂……………………… 339
二、医学研究中常见的混杂因素……… 340
三、混杂因素的识别方法……………… 341
四、已测量混杂因素的处理方法……… 344
五、未测量混杂因素的处理方法……… 353
六、正确应用…………………………… 360

第五节　深度学习中常见的神经网络 …………………………… 362
一、神经网络基础……………………… 362
二、前馈神经网络……………………… 366
三、卷积神经网络……………………… 367
四、循环神经网络……………………… 369
五、Transformer ……………………… 370
六、BERT ……………………………… 374

第七章　分子组学数据分析 ……… 377

第一节　基因组学数据分析……………… 377
一、基因组学概述……………………… 377
二、基因组学常见技术………………… 378
三、基因组学数据分析流程…………… 382
四、表观基因组学简介………………… 387

第二节　转录组学数据分析……………… 388
一、转录组学概述……………………… 388
二、转录组学常见技术………………… 389
三、转录组学数据分析流程…………… 390

第三节　蛋白质组学数据分析…………… 392
一、蛋白质组学概述…………………… 392
二、蛋白质组学技术介绍……………… 392
三、蛋白质组学数据分析流程………… 394

第四节　代谢组学数据分析……………… 397
一、代谢组学概述……………………… 397
二、质谱仪数据预处理………………… 398
三、代谢组学数据统计分析…………… 399
四、质谱技术的新进展………………… 404

第五节　多组学融合分析………………… 405
一、多组学融合概述…………………… 405
二、基因组学与转录组学融合分析…… 406
三、基因组学与蛋白组学融合分析…… 407
四、基因组学与代谢组学融合分析…… 409
五、其他多组学融合分析……………… 410

第八章　医学影像数据分析与应用　412

第一节　医学影像概述…………………… 413
一、医学影像检查技术简介…………… 413
二、医学影像的应用概述……………… 414
三、医学影像可用资源………………… 417
四、医学影像技术在临床应用中的挑战与展望………………… 418

第二节　影像数据获取和预处理………… 419
一、医学影像数据处理概述…………… 419
二、影像数据的获取…………………… 420

三、影像数据的预处理……………… 424

第三节　医学图像的分割与定位…… 429
　　一、传统的分割和定位方法………… 429
　　二、基于深度学习的分割和定位
　　　　方法………………………………… 430

第四节　影像数据的特征提取、分析与
　　　　建模…………………………… 432
　　一、影像数据的特征提取…………… 432
　　二、医学影像的分析与建模………… 436

第五节　影像数据管理和共享……… 443
　　一、影像数据传输与储存…………… 443
　　二、影像数据的共享………………… 445

第九章　生物医学文本数据分析和利用　448

第一节　生物医学文本分析概述…… 448
　　一、生物医学文本资源……………… 449
　　二、生物医学文本分析任务类型…… 453

第二节　自然语言处理技术和应用… 460
　　一、自然语言处理及其在生物医学
　　　　中的应用…………………………… 460
　　二、生物医学自然语言处理的技术
　　　　前沿………………………………… 464
　　三、生物医学领域的自然语言处理
　　　　应用案例…………………………… 465

第三节　自然语言处理技术在生物
　　　　医学应用中的挑战…………… 468
　　一、数据资源稀缺和生物医学文本
　　　　隐私的冲突………………………… 468
　　二、NLP算法的泛化性能有限 …… 468
　　三、大规模深度学习算法部署难
　　　　度大………………………………… 469
　　四、大语言模型生物医学分析中的
　　　　幻觉和偏见问题…………………… 469

第四节　生物医学文本分析的展望… 470
　　一、跨机构多源数据整合和利用…… 470
　　二、多模态生物医学数据集成分析… 470

　　三、大语言模型时代下的生物医学
　　　　文本分析…………………………… 471

第十章　生物医学信号数据分析与应用　473

第一节　生物医学信号概述………… 474
　　一、生物医学信号的分类…………… 474
　　二、生物医学信号的特点…………… 476
　　三、生物医学信号的处理流程……… 477

第二节　常用信号预处理方法……… 479
　　一、滤波及滤波器…………………… 479
　　二、心电信号的预处理……………… 484
　　三、脑电信号的预处理……………… 486

第三节　生物医学信号的特征提取… 489
　　一、时域特征提取…………………… 489
　　二、频域特征提取…………………… 492
　　三、时频域特征提取………………… 495

第四节　生物医学信号的分类与
　　　　识别…………………………… 499
　　一、模式识别和分类算法概述……… 499
　　二、应用实例：心电信号左右束支
　　　　传导阻滞…………………………… 500

第五节　生物医学信号的数据应用… 508
　　一、心电信号在心脏疾病诊断中的
　　　　应用………………………………… 509
　　二、脑电信号在癫痫及睡眠障碍
　　　　诊断中的应用……………………… 510
　　三、生物医学信号在脑机接口领域的
　　　　应用………………………………… 512

第十一章　系统医学与复杂数据建模　515

第一节　复杂系统数学建模初步…… 516
　　一、微观层面………………………… 516
　　二、介观层面………………………… 517
　　三、宏观层面………………………… 519

第二节　复杂网络分析……………… 520

一、复杂网络的基本概念……………… 521
二、静态网络……………………………… 522
三、动态网络……………………………… 523

第三节　动力学建模………………………… 523
一、动力学模型的基本概念…………… 524
二、平面自治系统的奇点……………… 525
三、自治系统的周期振荡……………… 527
四、稳定性………………………………… 528
五、自治系统的混沌现象……………… 529

第四节　生物医学系统演化建模…………… 531
一、基因调控网络……………………… 531
二、脑网络……………………………… 537
三、传染病……………………………… 542

第五节　复杂医学系统建模与应用………… 546
一、单细胞测序数据建模……………… 546
二、时序数据建模……………………… 549
三、时空数据融合建模方法…………… 555

第十二章　医学数据科学的未来趋势 …… 562

第一节　医学数据收集：智能传感器应用与数字医学兴起……… 563
一、智能传感器拓展医学数据收集的维度……………………………… 563
二、医学数据维度的加深促进数字医学的兴起………………………… 565

第二节　医学数据隐私和安全共享………… 570
一、医学数据隐私与安全……………… 570
二、医学数据的共享与本体…………… 571
三、医学数据安全和共享的未来挑战…………………………………… 575

第三节　智能医学范式与个性化健康管理…………………………………… 575
一、范式演化：精准医学到智能医学…………………………………… 576
二、个性化健康管理与医学数据科学…………………………………… 578

第四节　医学数据的智能化应用：医学聊天机器人………………………… 579
一、医学机器人………………………… 579
二、聊天机器人、医学聊天机器人与大语言模型……………………… 580

第五节　医学数据的未来应用：脑机接口…………………………………… 583
一、脑机接口及其应用………………… 583
二、脑机接口与医学数据采集分析… 584
三、脑机接口数据收集和分析中的挑战和在医学中的应用………… 585

主要参考文献 …… 587

中英文专业词汇索引 …… 590

第一章 导 论

导学目标

通过本章的学习，学生应能够：

※ **基本目标**
1. 说明医学数据采集与分析的重要性。
2. 理解医学数据科学的基本概念与研究范式的演变。
3. 应用医学数据科学中的编程语言和工具。
4. 举例说明医学数据的多样性演化。

※ **发展目标**
1. 结合自身专业，阐述你所理解的学科发展和科学范式之间的关系。
2. 收集一部分临床数据，尝试用 R 语言、Python 语言或其他方法分析并解析结果。

案例 1-1

泌尿科医生在对一名前列腺癌患者进行全身骨扫描时，发现仅有几处骨转移存在，没有出现其他器官的转移。这种情况下，医生希望有更多的信息，帮助他决定下一步的治疗策略。

问题：
1. 现在是数据驱动的医学时代，临床上有什么样的数据？
2. 针对一个临床难以诊断和治疗的疾病如寡转移的前列腺癌，需要收集什么样的数据才有意义？
3. 这样的数据如何做到共享和保护患者的隐私？
4. 如何处理这些数据才能帮助和提升临床诊疗水平？

案例 1-1 解析

"基于理工信的医学数据采集与分析"是在新的科学和医学范式演变下的时代性很强的一门 STEM 教育课程，它是融合科学（science）、技术（technology）、工程（engineering）和数学（mathematics）等多方面知识和技能的教育，目的是培养学生在了解多组学、跨尺度、多模态的医学数据采集的基础上，融合大数据、人工智能与信息学方法来解析医学数据，挖掘其中的规律和模式、发现新的疾病机制，从而为新的诊疗方法和药物开发提供支撑。本章主要介绍数据驱动范式与智能医学范式下的数据采集与分析的时代背景、现状和未来挑战，介绍本书的基本框架，医学数据采集、编程和分析的基本思路。

第一节 医学数据采集与分析的重要性

一、科学与医学研究范式的演变

科学研究范式是指在一定时间内，科学家在进行研究时所遵循的共同方法、理论和实践的模式，包括提出问题、设计方法和解析结果的思路和方式等。这些范式通常是在科学社群中形成的共识，推动科学研究发展。医学研究范式演变与整个科学研究范式的演变有一定的关系，但也受到医学领域特殊性的影响（图1-1）。

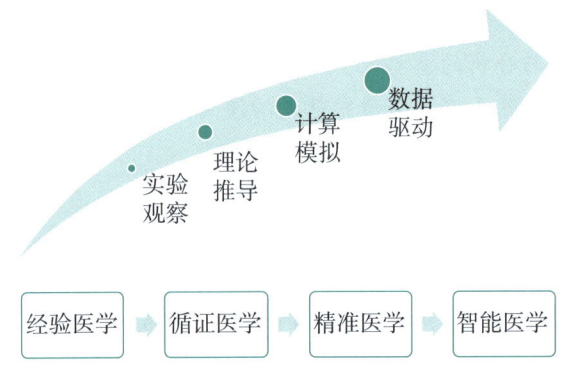

图1-1 科学研究范式与医学研究范式的演变

现代科学研究基本上有四种范式，包括实验观察、理论推导、计算模拟和数据驱动四个方面，实验观察科学范式强调通过设计和进行实验来测试假设，并通过观察和测量收集数据。这一范式注重对变量之间因果关系的探究，强调实验证据的重要性。理论推导科学范式侧重于构建理论框架，通过逻辑推理和数学模型来解释现象，理论科学家通过发展理论来预测新现象，提供对事物本质的深刻理解。计算模拟科学范式使用计算机模型和仿真来模拟自然系统的行为。这种方法允许科学家在虚拟环境中测试理论，预测实验结果，并进行复杂系统的研究。数据驱动科学范式强调对大规模数据集的分析，使用统计学、机器学习等方法来挖掘数据中隐藏的模式、关联和规律。这种范式常用于处理复杂系统，在实际的科学探索中，往往根据具体的情况，利用几种不同研究范式的相互融合来解决所研究的科学问题。

框1-1 托马斯·塞缪尔·库恩简介

托马斯·塞缪尔·库恩（Thomas Samuel Kuhn，1922年7月18日—1996年6月17日），美国物理学家、科学史学家和科学哲学家，代表作有《哥白尼革命》和《科学革命的结构》等。

库恩在其著作《科学革命的结构》中划时代地总结了科学的发展模式，他指出科学演变不仅仅是通过新知识的线性积累进步，而且是经历周期性革命，也被称为"范式转换"。科学革命不仅仅使科学的面貌焕然一新，而且还引起人们世界观的变革。

科学范式的演变影响了医学研究的方法和思维方式。在医学研究的发展过程中，也经历了几个过程，最早的医学探索主要是经验医学，以经验和传统为基础，医生主要通过自身的实践经验来诊断和治疗疾病。随着科学方法的普及，医学逐渐转向循证医学的研究范式。循证医学是一种以临床实证研究为基础的医学范式，强调以大规模随机对照试验等高质量的证据为基础，制定临床决策和指南。循证医学侧重于评估治疗方法的整体效果，并为患者提供一般性的治疗建议。基因组学和各种分子组学在医学中广泛应用之后，精准医学范式逐渐形成，它注重个体差异，基于遗传信息、分子生物学和大数据分析，实现个性化医疗，为患者匹配更精确的治疗方案。智能医学则利用人工智能和大数据等技术手段，基于海量的医学数据进行分析和推断，以辅助医生做出决策和提供个性化的医疗服务。它利用机器学习、深度学习和数据挖掘等技术，从大数据中提取模式和规律，帮助医生进行预测、诊断和治疗。精准医学、循证医学和智能医学之间存在一定的关系和交叉。精准医学强调个体化的医疗护理，依赖于循证医学，以其临床实证研究结果为基础，同时借助智能医学的技术手段进行数据分析和个性化的决策支持。循证医学提供了精准医学的基础，而智能医学为精准医学提供了技术支持和工具。

医学范式的演变反过来也推动了科学范式的发展。例如，随着精准医学的兴起，科学家更加注重个体差异，加强了对分子水平的研究，与数据驱动和实验科学范式相辅相成。科学范式和医学范式之间存在相互作用和协同，推动了彼此的演变。这种互动有助于医学研究更好地应对复杂的医学问题。科学范式演变的概念来自于托马斯·塞缪尔·库恩提出的科学革命理论，科学的发展是通过范式转换实现的，而不是线性的逐步进步，新的范式往往涉及对问题的新看法、新理论和新方法。

二、医学数据采集与分析课程体系

医学数据采集与分析涉及理学、工学、信息学的各个方面，工程技术在医学数据采集与分析中扮演关键角色。医学仪器、设备的设计和开发需要工程的知识，确保数据的准确性和可靠性，医学成像、智能传感器、信号处理等领域的发展，为更全面的医学信息提供了手段。信息学包括计算机科学、数据科学等领域，大数据技术、机器学习、人工智能等信息学方法，可以从庞大的医学数据中提取模式、进行预测，并为医疗决策提供支持。信息学的发展使得医学数据不仅仅停留在观察和描述层面，而能够更深入地挖掘潜在的知识，这些技术的实现更离不开编程与建模。精准医学的实现离不开对疾病的分子机制的个性化解析，医学数据涉及多个层面的信息，包括生理、遗传、临床等多个维度，通过理论，我们能够更好地理解疾病背后的生物学、生理学机制，为数据的采集和分析提供科学依据。

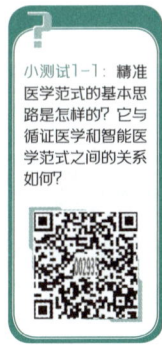

小测试1-1：精准医学范式的基本思路是怎样的？它与循证医学和智能医学范式之间的关系如何？

跨学科的背景将成为未来医学研究人才的重要特征，培养既懂得生命科学和临床医学等专业知识，又具备工程和信息学等技术背景的专业人才，有助于更好地应对医学数据的挑战。这也是基于理工信的医学数据采集与分析课程的基本目标。本课程将在"数据收集—分析建模—医学应用"的框架下，构建交叉融合的教学体系（图1-2）。目前，以大数据、互联网和智能技术为特征的第四次工业革命正在世界各国兴起，世界各国都将STEM教育（即将科学、技术、工程和数学融合到教育过程中）与人才培养作为战略计划推行和实施，以保障第四次工业革命的实现、促进社会经济的迅猛发展，本教材正是在这样的背景下产生的，它将促进我国医学领域的跨科学、技术、工程、数学，具有交叉融合、创新和解决实际问题能力的复合型人才的培养。

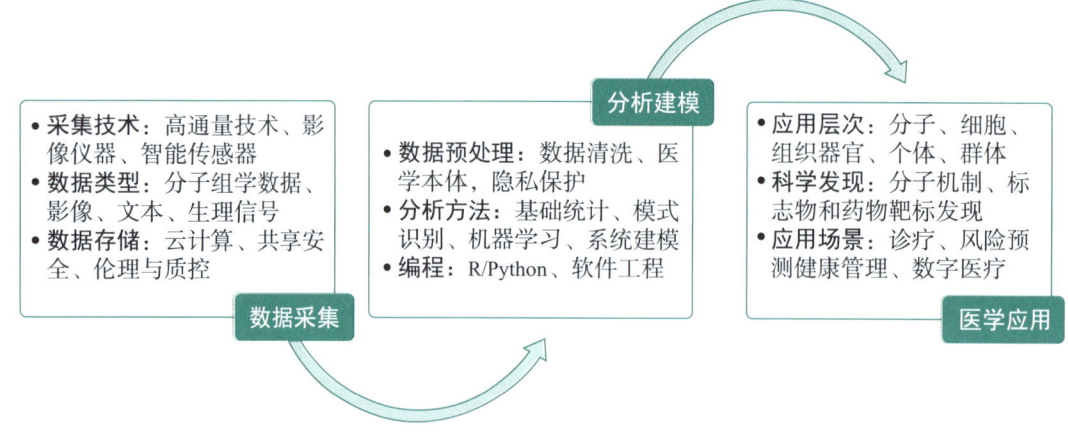

图 1-2 基于理工信的医学数据采集与分析的课程体系

第二节 医学数据科学的概念与基本工具

一、医学数据科学简介

医学数据科学是一个跨学科的领域，它结合了医学、数据科学、计算机科学和统计学等多个学科，旨在利用大数据和先进的计算技术来解决医学领域面临的复杂和庞大的数据挑战。这一领域的目标是从医学数据中提取知识，改善患者照护、加速医学研究，并推动医学实践的个性化和精准化。医学数据科学的一些关键方面举例如下。

数据采集与整合：医学数据科学涉及到从各种来源收集医学数据，包括患者的电子健康记录、医学影像资料、基因组学数据、实验室检查结果等。整合这些异构的数据源是医学数据科学的挑战之一。

数据分析与挖掘：利用数据科学方法，如统计学、机器学习、深度学习等，对医学数据进行分析和挖掘，以发现潜在的模式、趋势和关联。这有助于从大规模数据中提取有用的信息，支持医学研究和临床决策。

生物信息学：是医学数据科学的一个重要组成部分，它涉及到对基因组学、蛋白质组学、转录组学等高通量生物学数据的处理和分析。生物信息学的方法在疾病研究、药物开发和个性化治疗等方面发挥着重要作用。

实时数据分析与监测：针对实时产生的医学数据，医学数据科学利用实时数据分析和监测技术，例如监护设备的实时监测、移动健康应用程序的数据等，以及时获取患者状态和改进医学决策。

数据隐私与伦理：由于医学数据涉及个体的健康信息，医学数据科学也需要关注数据隐私和伦理问题。在数据收集、存储和共享过程中，需要确保对患者数据的保护，并遵循相关法规和伦理准则。

个性化医学：医学数据科学致力于实现个性化医学，即根据个体患者的生物特征、疾病风险和表现模式，订制个性化的健康护理和治疗方案。这需要对大量患者数据进行分析，以了解不同个体的差异性和复杂性。

医学数据科学的首要任务是医学数据的收集和分析，它是数据驱动的医学和智能医学的基础。医学数据的收集和分析涉及数据的整个生命周期管理，包括数据从创建或采集开始的一系列阶段，直至被归档或删除的整个过程。数据的生命周期管理对于有效地利用数据资源、确保数据质量、提高数据安全性和合规性都至关重要。在每个阶段，都需要采取适当的措施来管理数据，以确保其价值得以最大化。如图1-3所示，数据的生命周期包括以下关键阶段。

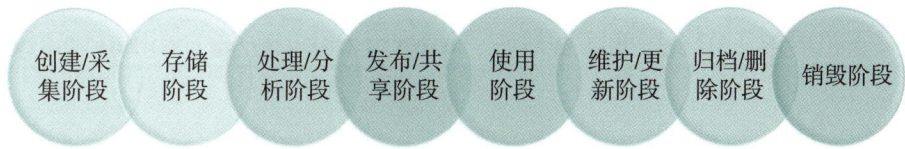

图1-3 数据生命周期包括的基本过程

1. **创建/采集阶段** 这是数据生命周期的起始阶段，数据在这个阶段被创建或者从外部来源采集。数据可能来自高通量测序仪、医学仪器、传感器、数据库、用户输入等多种渠道。在这个阶段，数据的格式和质量开始被定义。

2. **存储阶段** 数据被存储在某种形式的存储介质中，可以是数据库、云存储、本地磁盘等。数据的存储方式可能根据访问需求、安全性和成本等因素而有所不同。

3. **处理/分析阶段** 数据被提取、清理、转换，并进行各种分析。这包括数据挖掘、统计分析、机器学习等处理过程。处理和分析可以帮助发现和洞察数据中的模式、趋势，并为决策提供支持。

4. **发布/共享阶段** 处理和分析后的结果可能需要被发布或共享给相关的利益相关者，可以通过报告、可视化、应用程序接口（application programming interface，API）等方式。共享数据有助于知识传递、合作和决策制定。

5. **使用阶段** 数据在这个阶段被实际使用，支持临床诊疗、科学研究、决策制定等。这可能包括实时的数据应用、报告生成、决策支持系统等。

6. **维护/更新阶段** 数据被持续维护，确保其准确性、完整性和时效性，包括对数据的更新、纠删。

7. **归档/删除阶段** 随着时间的推移，一些数据可能不再被频繁使用，因此会被归档或删除。这有助于管理存储成本、维护数据质量，并确保符合隐私和合规性要求。

8. **销毁阶段** 在数据不再被需要且不再受法规保护的情况下，可以选择销毁数据，以减少潜在的安全风险。销毁数据需要遵循相应的安全和法规要求。

根据科学问题收集医学数据之后，需要进行编程、建模和分析，实现从数据到价值的转变。目前医学数据的分析建模，根据描述对系统或软件的可见性和透明度可分为三种基本的模式，包括黑箱理论、白箱理论和灰箱理论。

黑箱理论（black box theory）指的是对系统或软件进行分析和理解时，只关注其输入和输出，而不考虑内部的工作原理和结构。这种方法将系统或软件视为一个封闭的盒子，只关注与外部交互的接口和行为，而不关心内部的具体实现细节。黑箱理论适用于那些复杂或不透明的系统，其中内部操作或算法对于使用者来说是不可见或不可理解的。白箱理论（white box theory）则相反，它强调对系统或软件的内部结构和工作原理进行深入了解和分析。与黑箱理论不同，白箱理论要求开发人员或研究人员对系统的内部组成和实现细节有详细的了解。白箱理论通常用于软件开发、系统优化和安全审计等领域，它可以帮助开发人员更好地理解系统的运行机制，识别潜在的问题和改进点。灰箱理论（gray box theory）介于黑箱理论和白箱理论之间，它既关注系统或软件的输入和输出，也对一部分内部结构和工作原理进行了解。目前流行的深度学习在某种程度上可被视为黑箱理论的一种应用。在深度学习中，神经网络被构建为多层的模型，通过大量的训练数据进行学习和优化，以实现各种任务，如图像分类、语音识别和自然语言处理等。这种黑箱性质给深度学习带来了一些优势，例如对于复杂问题的建模能力和自动特征提取能力。深度学习模型能够从原始数据中学习到高层次的抽象特征，无需手工设计特征提取器。然而，这也带来了一些挑战，例如可解释性的缺失。由于深度学习模型的复杂性和参数量巨大，理解其内部运作原理和解释其推理过程变得困难。

框 1-2　关于机器学习中模型的可解释性：Interpretability 与 Explainability

　　机器学习中模型的可解释性是指对于模型运行机制的透明性以及结果的可理解性。通俗来讲就是模型是怎样计算的以及结果是怎样形成的，代表着什么意义。就像医学领域，经过一系列的实验室检查、影像学诊断等，用模型预测某一个患者患某种疾病，我们还需要知道为什么他患这种疾病。在英语中常用 Interpretability 和 Explainability 表示可解释性，在一些科学论文中，这两个词也经常混淆。

　　Interpretability 通常是指人能够理解模型是如何做决策的，它的参数设置、函数等都是透明的，如决策树等白箱模型。Explainability 常用于黑箱模型，需要借助其他方法、工具去总结分析它的结果，如一些深度学习的大模型，我们需要一些方法去探索不同的输入更改对于结果改变的幅度。另外，我们在讨论模型的可解释性的时候常提到另外一个概念——透明度（transparency），是指模型如何从数据中学习参数，具体学习到一些什么样的关系或知识。对此话题感兴趣的读者可以参阅参考文献 [3]。

二、医院多样性数据的采集

　　医院是医学数据的主要来源，医院中医学数据来源众多，随着医学的发展，数据的种类和内容也会不断演化和加深，以下是一些常见的医学数据来源。

　　1. 医院信息系统（hospital information systems，HIS）　是一种综合性的信息系统，旨在支持医院和医疗机构的日常运营和管理。它涵盖了医院内的各个部门，包括但不限于患者管理、财务管理、人事管理、药品管理、设备管理等。HIS 的功能范围涉及医院内的各种业务流程，包括患者的登记和预约、医疗费用的计费和结算、人事管理、药品和设备库存管理等。HIS 是一个综合性的管理系统，旨在促进医院内各个部门的协同工作。HIS 强调整体医院管理，对患者信息的记录通常更加简洁，主要侧重于行政和管理层面。在 HIS 领域，卫生信息交换标准（health level seven，HL7）和其他一些标准用于确保不同系统之间的数据交换和集成。HIS 主要面向医院管理人员、行政人员，用于整体医院管理。

　　2. 电子健康档案（electronic health record，EHR）　是医院、诊所和其他医疗机构中记录患者医疗信息的电子系统。这些记录包括患者的病历、诊断结果、处方药物、手术记录等。电子健康档案提供了丰富的患者数据，可用于研究、分析和改进医疗实践。HL7（医疗信息技术标准）是电子病历领域的主要标准之一，HL7 定义了临床和管理性质的信息交换标准，促进了不同医疗信息系统之间的数据交流。

　　3. 医学影像数据　包括 X 射线、CT、磁共振成像（magnetic resonance imaging，MRI）和超声等影像技术生成的图像，这些图像提供了患者内部结构和异常的信息，在癌症诊断、神经科学研究等领域具有重要作用。医学影像存储与传输系统（picture archiving and communication system，PACS）是用于管理医学图像，如 X 射线、CT、MRI 等图像的医院信息化系统之一。医学数字成像与通信（digital imaging and communications in medicine，DICOM）是 PACS 领域的主要标准，DICOM 定义了医学图像和相关信息的存储、传输和共享的规范，确保不同设备和系统之间的互操作性。医院相关的信息系统还有放射信息系统（RIS），用于管理和跟踪放射诊断过程的数据，包括放射科医生的报告；医疗信息系统集成（integrating the healthcare enterprise，IHE）框架定义了在放射学中用于整合不同信息系统的标准，以实现更好的互操作性。医院放射信息系统（radiology information system，RIS）和 PACS 是医学影像领域中两个关键的信息系统，它们通常紧密配合以支持放射学的工作流程。

4. 病理学与生物样本数据 包括血液、组织、细胞和体液等样本中的生化分析数据、病理学图像等分析结果，这些数据可以提供患者生化状态、代谢功能和疾病标志物的相关信息，以及疾病的诊断和分期。

5. 医院检验数据与分子组学数据 实验室检验结果包括血液检查、尿液检查、生化检查等各种结果。这些数据提供了患者生理状态、病理变化等方面的信息，对诊断和治疗方案制订起着重要作用。实验室信息系统（LIS）是用于管理实验室测试和检验数据的医院信息系统，在实验室领域，观测指标标识符逻辑命名与编码系统（LOINC）是一种常用的标准，用于标识医学检测、观察和测量。

随着高通量测序技术的普及和降价，基因组学、转录组学和蛋白质组学等其他分子组学数据也会在临床上广泛应用。这些通过高通量测序和其他生物技术手段获得的相关信息，可用于临床上的遗传咨询、个性化诊疗等。

6. 药物和治疗数据 记录患者用药和治疗的数据，包括药物的名称、剂量、用药频率等信息。这有助于医生了解患者的治疗史，防止有害的药物相互作用，并指导后续的治疗计划。

7. 生命体征监测数据 包括患者的生理参数，如血压、心率、呼吸频率、体温等。这些生命体征数据常通过监护仪等设备实时监测，用于评估患者的生理状态。

8. 移动健康数据 随着移动技术的发展，越来越多的医学数据可以通过移动设备和传感器收集。这包括患者的生理参数（如心率、血压）、体力活动、睡眠质量等信息。移动健康数据对于监测患者健康状态、健康管理和远程医疗具有重要意义。

9. 医学研究数据 包括临床试验、流行病学调查和其他科学研究中收集的数据等。这些数据可以涵盖患者的病史、治疗方案、疾病进展等信息，用于评估治疗效果、探索疾病机制和发现新的医学知识。

这些是医学数据的一些常见来源，不同的数据来源提供了各种类型的医学信息。结合这些数据可以进行临床决策支持、疾病预测和个体化治疗等。当然，医学数据的使用需要遵循相关的法律、伦理和隐私规定，确保数据的安全和合规性。

三、医学数据共享与隐私保护

由于不同国家地区，存在医学数据采集的仪器、方法、描述术语的异质性以及疾病研究的演化性，医学数据需要制定相关的标准、统一的数据表示和交换方式，以促进医学数据的一致性、互操作性和可持续性，使不同的医疗系统、设备和应用程序能够无缝地共享和集成数据。通过采用这些标准，医学数据可以更好地用于临床决策支持、研究分析、医疗质量改进等方面，促进医学科学的发展和医疗服务的提供。以下是一些常见的医学数据标准及其意义。

1. 卫生信息交换标准（HL7） 是医疗信息交换的国际标准，它定义了一系列标准和协议，用于医疗信息系统之间的数据交换。HL7 标准包括 HL7 V2 和 HL7 V3，它们规定了数据格式、消息传输和数据元素的标准化表示，促进了医疗数据的互操作性和信息共享。

2. 医学数字成像与通信（digital imaging and communications in medicine，DICOM） 是医

学影像数据的标准化格式和协议。它定义了医学影像数据的存储、传输和显示规范，使不同设备和系统能够共享和解释医学影像数据，促进了医学影像的诊断和研究。

3. 医学系统命名法-临床术语（systematized nomenclature of medicine-clinical terms，SNOMED CT） 是一个临床术语和编码系统，用于描述和记录临床医疗概念。它提供了一套标准化的术语和编码，用于表示疾病、症状、手术、药物等医学概念，有助于实现医学数据的一致性和可比性。

4. 观测指标标识符逻辑命名与编码系统（logical observation identifiers names and codes，LOINC） 是一个用于医学实验室数据的标准化编码系统。它定义了实验室测试、测量和观察结果的标准化编码，使不同实验室和系统能够统一表示和交换实验室数据，促进了实验室数据的比较和分析。

5. 快速医疗互操作性资源（fast healthcare interoperability resources，FHIR） 是一种新兴的医疗信息交换标准，旨在提供一种灵活、可扩展和易于实施的方法来交换和共享医学数据。FHIR 使用现代的 Web 技术和标准，支持数据的互操作性和应用程序的集成，使健康信息能够更方便地共享和访问。

6. 统一医学语言系统（unified medical language system，UMLS） 是由美国国家医学图书馆开发的一个整合的统一医学领域术语和知识的系统。它旨在解决医学信息系统中的术语和知识的异构性和不一致性问题，促进医学数据的互操作性和共享。UMLS 整合了多个医学本体和术语集，如 SNOMED CT、《国际疾病分类》第 11 版（International Classification of Diseases-11，ICD-11）、医学主题词表（medical subject headings，MeSH）等，将它们统一在一个框架下进行管理和使用。UMLS 提供了术语映射工具，用于将不同术语之间进行映射和转换，从而实现不同术语系统之间的互操作性等。

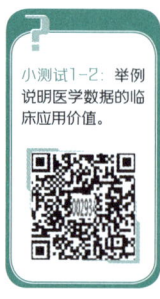

小测试1-2：举例说明医学数据的临床应用价值。

精准医学时代对疾病的数据要求越来越有深度，专病特有的本体也逐渐成为规范特殊疾病的标准，而且随着科学技术的进步、对疾病的理解越来越精准，专病特有的本体也会不断丰富和拓展。

医院数据共享的关键除了数据标准之外，还存在数据隐私保护的问题，因为医学数据涉及个人的健康信息和敏感数据。医学数据隐私保护也是医学数据收集和分析的重要方面，通过确保医学数据的隐私，可以维护患者和医疗机构之间的信任关系，并确保数据的机密性。通常的数据隐私保护方法有多种，如①数据加密：采用强大的加密算法，对数据进行加密，可以防止未经授权的访问者获取敏感信息。②匿名化和去标识化：匿名化是指去除医学数据中可以识别个体身份的信息，使其无法与特定个体关联。去标识化是在保留数据有用性的同时，删除或转换可以识别个体身份的信息。③访问控制和权限管理：建立严格的访问控制机制，限制医学数据的访问权限。只有经过授权的人员可以访问特定的医学数据，同时可以根据不同的角色和需求，设置不同级别的权限。④安全存储和传输：确保医学数据在存储和传输过程中的安全性，采用加密技术、安全协议和防火墙等措施，防止数据被未经授权的人员访问或窃取。⑤合规性和法律要求：遵守相关的隐私保护法律法规和行业标准，如欧洲的《通用数据保护条例》（General Data Protection Regulation，GDPR）和美国的《健康保险可移植性与责任法案》（Health Insurance Portability and Accountability Act，HIPAA）等，确保医学数据的合规性和安全性。

第三节 R 语言、Python 语言和 Matlab 语言等计算机编程语言在医学数据科学中的应用

一、R 语言

R 语言（简称 R）是一种用于统计分析和图形表示的编程语言。它是一门开源的、灵活的、面向数据分析和统计学习的语言。R 提供了丰富的统计和图形库，使用户能够进行数据分析、可视化、建模和报告，其主要特点是开源性、应用广泛和强大的社区支持（图 1-4），R 拥有庞大的用户社区，提供了大量的扩展包和资源，使其功能更加强大。R 包（R package）是 R 语言的扩展，是一组预先编写好的 R 函数、数据、文档和样例等的集合，用于解决特定问题或执行特定任务，丰富多样的 R 包使得 R 语言功能不断拓展和强大。R 包通过使用 library() 或 require() 函数来加载。

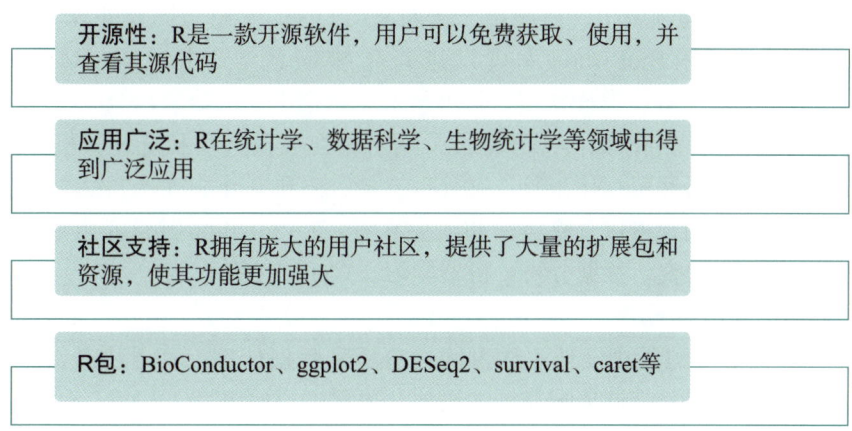

图 1-4 R 语言的特征

在生物学和医学中常用的 R 包：BioConductor 是专注于生物信息学和计算生物学的 R 包集合，提供了许多用于分析基因组学、蛋白质组学和生物医学数据的工具；ggplot2 是用于创建高质量统计图形的包，对于生物学中的数据可视化非常有用；DESeq2 适用于 RNA-Seq 数据分析，帮助检测基因表达的差异；survival 是用于生存分析的包，常用于医学研究中评估患者的生存情况；caret 提供了统一的界面和许多工具，用于分类和回归模型的训练和评估。用于医学影像处理的 R 包举例见表 1-1。

表 1-1 常见用于医学影像处理的 R 包

R 包	医学图像处理功能
oro.nifti	读取和处理 NIfTI 格式的医学图像数据的包。可用于加载、保存、操作和可视化医学图像数据
ANTsR	基于 Advanced Normalization Tools（ANTs）的 R 接口包，用于进行医学图像的正规化、配准、分割和变形等
fslr	提供了与 FSL（FMRIB Software Library）集成的功能，用于医学图像配准、分割、平滑、统计分析等
EBImage	专注于对生物医学图像进行处理和分析，用于图像滤波、分割、特征提取、形态学操作等
RImageJROI	允许在 R 中与 ImageJ 的 Region of Interest（ROI）进行交互。用于读取、创建和操作 ROI，以及从 ROI 中提取图像数据
AnalyzeFMRI	专注于功能磁共振成像（fMRI）数据的处理和分析，用于图像预处理、统计分析、时间序列分析等

二、Python 语言

Python 语言（简称 Python）是一种高级、通用、面向对象的编程语言，以其简洁易读的语法和丰富的生态系统而闻名。Python 适用于多种应用场景，包括数据分析、机器学习、Web 开发等。Python 语言主要特点是代码易读、易写，清晰简洁的语法，降低了学习和维护的难度。它也有强大的生态系统，Python 拥有庞大而活跃的社区，提供了丰富的第三方库和工具。Python 可在不同操作系统上运行，包括 Windows、Linux 和 macOS。

Python 包（Python package）提供了许多重要的功能和工具，用户可以通过 import 语句轻松使用这些功能。在医学中常用的 Python 包：NumPy 是用于科学计算的基础包，提供了多维数组对象和一系列处理这些数组的函数；Pandas 是用于数据分析的库，提供了灵活的数据结构和数据分析工具；Matplotlib 和 Seaborn 是用于绘制数据可视化图表的库，对于医学中的数据可视化非常有用；Scikit-learn 是一个机器学习库，包含了许多用于分类、回归、聚类等任务的工具。TensorFlow 和 PyTorch 是著名的深度学习框架，用于构建和训练神经网络。

Python 在医学图像处理领域中广泛应用，例如使用 OpenCV 进行图像处理，使用 SimpleITK 进行医学图像分析。使用 BioPython 库可以进行生物信息学分析。Natural Language Toolkit（NLTK）等库在医学文本挖掘中发挥作用，帮助从文本数据中提取信息。

Python 与 R 有很多相似点，如：①开源性，两者都在数据科学和统计分析领域得到广泛应用，都具有丰富的数据分析和可视化工具；②社区支持，R 和 Python 都有庞大的社区支持，提供了丰富的扩展包和文档，用户可以分享经验和解决方案。R 和 Python 都是通用编程语言，可用于多种应用领域，包括科学研究、数据分析、机器学习、Web 开发等。

Python 与 R 的不同点如下。

1. 语法风格　R 语言的语法设计更注重统计分析和数据处理，其语法通常更直观。Python 的设计理念是代码易读易写，强调清晰简洁的语法，更接近自然语言。

2. 应用领域 R　主要用于统计建模、数据可视化和数据分析，特别适用于统计学、生物统计学等领域。Python 除了数据科学和统计分析，还被广泛应用于 Web 开发、机器学习、深度学习等多个领域。

3. 扩展包和库 R　在统计分析和数据可视化领域有强大的扩展包，如 ggplot2、dplyr 等。Python 有丰富的库和框架，涵盖了各个领域，如 NumPy、Pandas、Matplotlib、Scikit-learn 等。

4. 学习曲线　对于统计学专业背景的用户，学习 R 可能更为直观；对于初学者，Python 的语法更容易理解，学习曲线相对较平稳。

5. 发展与优势 R　语言在统计学和数据分析领域有着强大的优势，特别适用于探索性数据分析和统计建模，拥有丰富的统计图形和可视化工具，在学术界和生物统计学领域应用广泛。Python 语言在机器学习、深度学习等领域的应用广泛（包括目前流行的 TensorFlow 和 PyTorch 等人工智能模型库），拥有庞大的生态系统；在 Web 开发、科学计算、自然语言处理等多个领域有强大的支持。目前，Python 在数据科学领域的地位逐渐上升，成为综合性语言的首选之一，随着深度学习等领域的快速发展，Python 在人工智能领域的应用也在不断增长。

三、Matlab 语言

Matlab 语言（简称 Matlab）是美国 The MathWorks 公司出品的一种高级的、专门用于数值计算和科学工程应用的高级编程语言，具有简洁的语法和丰富的内置函数库，使得用户能够更快速地进行算法开发和数学建模。它的主要特点有：①数值计算，Matlab 最初设计用于矩阵计算，支持直接处理矩阵和向量，使得数值计算和线性代数操作更为方便；②强大的绘图和可视化功能，使得用户能够直观地分析数据、结果和模型，有助于研究和演示；③工程应用，Matlab 在工程、物理学、生物学、金融等领域得到广泛应用，尤其适于控制系统设计、信号处理、图像处理等工程应用；④交互式环境，Matlab 提供了一个交互式的开发环境，用户可以通过命令行直接与程序进行交互，进行快速的原型开发和实验；⑤支持并行计算，使得可以在多核处理器和集群上加速运算。

Matlab 与 R、Python 语言的差别：Matlab 主要用于数学建模、工程和科学计算。R 主要用于统计分析和数据可视化，而 Python 则是一种通用编程语言，广泛用于数据科学、机器学习、Web 开发等多个领域。因此，Matlab 的语法较为简洁，特别适用于数学和工程计算。R 的语法专注于统计领域，而 Python 的语法设计更加通用，支持多种编程范式。Python 拥有庞大的生态系统，包括众多第三方库和框架，适用于各种应用场景；R 的生态系统主要集中在统计和数据分析领域。Matlab 的生态系统相对较小，主要集中在科学计算领域。

三者具有不同的开发环境：Matlab 提供了强大的交互式开发环境，适用于快速原型开发。Python 使用 Jupyter Notebook 等工具也具有交互性，而 R 通常使用 RStudio 等集成开发环境。Matlab 是商业软件，需要购买许可证，而 R 和 Python 是开源的，用户可以免费使用它们，这使得它们更受开发者和研究者的欢迎。本教材的统计计算主要用 R 语言实现，机器学习主要用 Python 语言实现，在信号处理和控制系统设计等方面更多地使用 Matlab 语言。尽管如此，各种编程语言的使用取决于具体的应用场景、个人技能和偏好，不同编程语言之间常可以互相转换和组合使用，以发挥各种的优势，大家学习时应先深度熟悉一种编程语言，再学习其他编程语言会方便易学、触类旁通。

第四节 医学数据的多样性演化

一、WHO 的健康定义与健康方程式

世界卫生组织（World Health Organization，WHO）提出了一个综合的健康观，将健康定义为："完全的身体、心理和社会福祉的状态，而不仅仅是没有疾病或身体缺陷"（health is a state of complete physical, mental, and social well-being and not merely the absence of disease or infirmity）。这个定义强调了健康的多维度性，不仅仅关注身体的健康状况，还包括心理和社会层面的健康。健康不仅仅是没有疾病或身体缺陷，而是指一个人在身体、心理和社会方面都达到了完善的状态，除了治疗和预防疾病外，我们还要关注和促进人们身心健康的各个方面。基于此，我们也可以将健康状态用一个方程来描述：健康是遗传（Genetics）、环境（Environment）、生活方式（Life style）、社会状态（Social status）的函数（图1-5）。这是一个复杂方程，健康的不同状态与多种因素相关，一个健康状态可能有多种不同的解，这个方程的解不一定是一对一的，一个健康状态可能对应于一个解析空间。因此在医学模式上，有两种模式相互结合，即生物医学模式和生物-心理-社会医学模式两种不同的理论框架，用于理解和解释健康与疾病的发生和发展。

$$\frac{dH(G,E,L,S)}{dt} = \frac{\partial H}{\partial G}\frac{\partial G}{\partial t} + \frac{\partial H}{\partial E}\frac{\partial E}{\partial t} + \frac{\partial H}{\partial L}\frac{\partial L}{\partial t} + \frac{\partial H}{\partial S}\frac{\partial S}{\partial t}$$

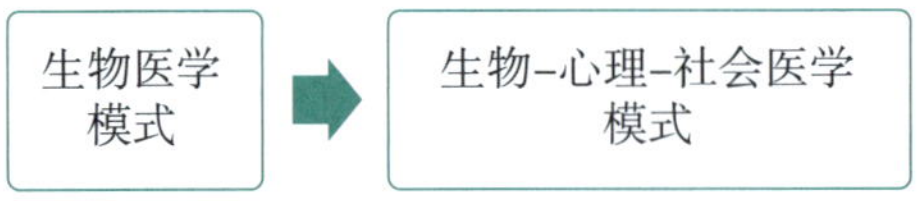

生物医学模式 ➡ 生物-心理-社会医学模式

图 1-5 健康方程与医学模式

生物医学模式强调疾病的生物学方面，将疾病视为生物学异常或障碍。它主要关注疾病的病因、诊断和治疗，以及通过药物、手术和其他医疗干预手段来恢复生物学的正常功能。生物医学模式假设疾病是由生物学因素（如细胞、遗传、病原体等）引起的，强调疾病的生物学机制和生物学治疗方法。生物-心理-社会医学模式是对生物医学模式的补充和扩展，它认识到健康和疾病是多因素的、复杂的过程，不仅仅受生物学因素的影响。生物-心理-社会医学模式将健康和疾病视为生物学、心理学和社会学因素的交互作用结果。它强调了心理和社会因素对健康和疾病的影响，包括个体的情感状态、认知过程、社会支持、文化背景、环境因素等。这种模式认为，生物学因素只是健康和疾病的一个方面，而心理社会因素同样重要。生物医学模式主要侧重于药物和其他生物学干预手段来治疗疾病。而生物-心理-社会医学模式强调综合干预，包括心理治疗、社会支持、教育和行为改变等。生物医学模式和生物-心理-社会医学模式并不是完全独立的，它们可以互相补充和结合，以提供更全面的健康和疾病理解。在实际应用中，针对不同的疾病原因和形式，医学和健康领域的专业人士常综合运用这两种模式来评估和管理患者的健康状况。

二、医学数据的多模态

由于医学研究范式和治疗模式的演变，智能医学的发展对数据的需求将越来越高，过去我们强调数据的广度，收集大队列人群数据是了解群体疾病规律的基础，当我们的医学研究从循证医学的范式向精准医学范式和智能医学范式演变时，现代智能医学对数据需求也从过去的"广"向"深"演变，这不只是需要收集大队列人群，更需要对每一个个体数据的深度收集，如各种分子组学数据、影像数据、电子病历文本数据、生理信号数据，乃至遗传疾病史，生活方式包括运动、营养、社交、心理等多种因素，因此，医学数据收集和分析，也会随着科技发展而不断演变。医学数据的多模态（multimodality）是指使用多种不同类型的数据来描述和分析医学信息。传统上，医学数据主要是通过医学影像（如 X 射线、CT、MRI 等）和临床记录（如病历、实验室检查结果等）来获取的。然而，随着技术的发展和数据收集的增加，医学数据的多模态越来越常见，包括以下几种类型。

1. 影像数据 医学影像数据是医学诊断和评估中最常见的类型之一。它包括 X 射线、CT、MRI、超声等各种影像模态。这些影像提供了关于人体结构和组织的详细信息，有助于发现疾病、评估疾病进展和指导治疗。

2. 生理参数数据 记录了人体的生理功能状态，包括血压、心率、呼吸频率、体温等。这些数据可以通过医疗设备、监测器或传感器收集，用于监测患者的生理状况和评估治疗效果。

3. 分子生物学数据 涉及基因、蛋白质、代谢产物等分子水平的信息。这些数据可以通过基因测序、蛋白质组学、代谢组学等技术获取，用于研究疾病的分子机制、诊断和个体化治疗。

4. 临床记录数据 包括病历、实验室检查结果、手术记录等临床文档。这些数据提供了关于患者的病史、症状、诊断和治疗过程的信息，对于医生的决策和疾病管理非常重要。

5. 社交媒体和传感器数据 随着社交媒体和可穿戴设备的普及，人们越来越频繁地使用这些技术来监测和记录健康相关的信息，如运动数据、睡眠质量、饮食习惯等。这些数据可以提供个体化的健康信息，并用于健康管理和疾病预防。

多模态医学数据的综合分析可以为医生和研究人员提供更全面的医学信息，从而改善疾病的诊断和治疗效果。例如，结合不同模态的影像数据可以提供更准确的病灶定位和评估，结合分子生物学数据可以识别潜在的疾病标志物，结合临床记录数据可以进行病情监测和预测。这种综合分析的方法有助于实现个体化医疗和精准医学的目标。

不同模态的数据存储格式也不相同。① DICOM 是医学影像领域最常用的文件格式之一。它用于存储和传输医学影像数据，如 X 射线、CT、MRI 图像等。DICOM 文件包含图像数据、患者信息、设备参数等，并具有标准化的结构和元数据。② 神经影像信息学技术倡议（neuroimaging informatics technology initiative，NIfTI）是用于存储神经影像数据的文件格式，它广泛应用于磁共振成像和功能磁共振成像（functional magnetic resonance imaging，fMRI）等神经科学领域的数据。NIfTI 文件包含图像数据和相关的元数据，如空间坐标、扫描参数等。③ 欧洲数据格式（European data format，EDF）是一种用于存储生理信号数据的文件格式，如心电图（electrocardiogram，ECG）、脑电图（electroencephalogram，EEG）等。EDF 文件包含多通道的生理信号数据和相关的标记信息，用于分析和诊断。④ HL7 标准文件可以包含患者信息、临床记录、实验室检查结果等，用于在医疗系统中实现数据的互操作性。⑤ 逗号分隔值（comma-separated values，CSV）文件：是一种简单的文本文件格式，用于存储以逗号分隔的数据。在医学领域，CSV 文件常用于存储表格数据，如实验检查结果、患者信息等。⑥ 可扩展标记语言（extensible markup language，XML）：是一种通用的标记语言，可用于表示和存储结构化数据。在医学领域，XML 文件常用于存储和交换临床文档、健康记录等复杂的数据结构。⑦ FASTA（FAST-All）是一种常用的基因序列文件格式，它以文本形式存储 DNA、RNA 或蛋白质序列数据。每条序列通常以一个标识符开始，后面跟着该序列的碱基或氨基酸序列。⑧ VCF（variant call format）是一种用于存储基因组变异信息的文件格式，它记录了不同样本中的单核苷酸多态性（SNP）、插入/缺失（InDel）等基因组变异的位置、基因型和相关的质量信息。⑨ BED（browser extensible data）是一种用于描述基因组区域的文件格式，它记录了基因组上的区域、起始位置、终止位置以及可能的注释信息。BED 文件常用于基因组注释和基因组区域的可视化。⑩ GFF/GTF（general feature format/gene transfer format）是用于存储基因组注释和转录组注释信息的文件格式，它们记录了基因、转录本、外显子、剪接位点等功能元素的位置和属性信息。

第五节 课程概览和目标

一、数据的层次与课程设计思路

医学数据的特点是多组学、跨测度、多模态、动态演化，这些数据的价值在于它们隐藏了很多有趣的生物和医学的模式和规律，同时这些数据的收集和处理，也存在术语描述的异质性、隐私安全和建模分析的困难，复杂多样的医学数据收集和分析有趣而富有挑战。本课程的设计依据医学数据采集与分析的层次分为四个层次（图 1-6）。第一部分是数据采集与编程基础，主要内容在第二章到第四章，讨论数据采集的仪器原理、数据存储以及解析数据需要的编程基础；第二部分是数据分析基础，包括医学统计（第五章）和数据挖掘（第六章）；第三部分是各种模态的数据分析，从分子组学到生理信号的数据分析（第七章到第十章），这一部分针对不同模态的数据，将编程、算法和具体应用融合在一起；最后一部分是复杂系统建模（第十一章）与未来趋势（第十二章）。四部分相辅相成，覆盖医学数据的各种模态、算法模型和应用。

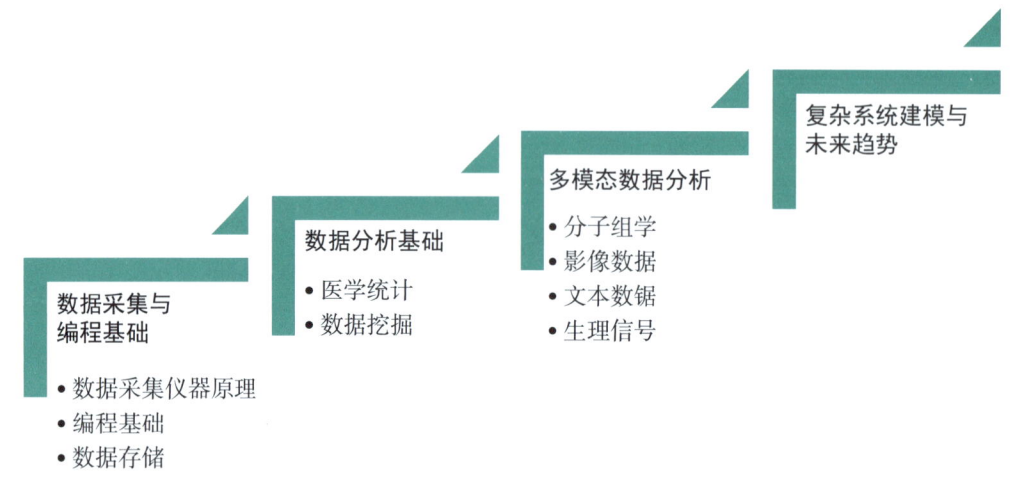

图 1-6　医学数据采集与分析课程学习的四个层次

二、本课程相关的学科生态与学习方法

基于理工信的医学数据采集与分析，是一门交叉的跨学科课程，注重思维交叉的锻炼和提升，理科的思维通常注重对自然界的探索和科学原理的理解，旨在揭示自然规律；工科的思维方式更加注重应用和解决实际问题，着重于设计、创新和工程实践；信息学则侧重于数据和信息的处理、存储和传输，以及开发计算机系统和算法。

与这门课程相关的有医学信息学、生物信息学、医学统计与建模、医学仪器工程等。本课程将医学仪器数据收集、计算机编程、统计和模型分析与医学问题相结合，不只是理工信的加和，需要学习者从思考具体的医学问题出发，借助计算机编程、统计和建模来探索医学数据背后的模式和规律。交叉学科的教学需要融合多门学科的知识，才能有效地提高学生分析和解决问题的能力，锻炼学生的系统思维，将理工信问题看作一个整体系统，并理解其各个组成部分之间的相互关系和影响，综合考虑不同因素，找到最佳的解决方案。例如，在编程教学的时候，需要以具体医学问题为目标，通过统计或建模，来解决具体的医学问题。学生在整个课程的学习中，必须以解决具体医学问题为出发点，使用编程作为基本工具，建模作为思维方式，完成项目或者问题驱动的编程、建模与软件工程实现。

小　结

　　医学数据采集与分析在现代医学研究中具有重要的地位，通过合理的数据收集和分析，研究人员能够深入理解生命和疾病的本质，为健康管理和疾病治疗提供科学依据。本章从科学与医学研究范式的演变出发，讨论了医学数据对现代医学研究的作用，阐明基于理工信融合的数据收集和分析是现代医学科学的基石。初步介绍了医学数据科学的概念与基本工具。医院的数据采集系统的建立使得医学数据得以快速获取和记录，包括患者的临床数据、影像数据、基因组学数据等。同时，医学数据共享与隐私保护也成为关注的焦点，确保数据的安全性和合规性。对医学数据收集和分析的常用编程语言 R、Python 和 Matlab 做了初步介绍，这三种语言具备强大的数据分析和可视化能力，广泛应用于医学研究和临床实践中，为数据处理、建模和结果呈现提供了便利。医学数据的多样性演化是其主要的特征，WHO 的健康定义与健康方程式强调了健康的多维度性，医学数据多模态的特点，包括结构化数据、非结构化数据、图像数据、生物信息数据等。这种多样性要求研究人员具备跨学科的能力，并采用不同的方法和工具来处理和分析不同类型的数据。本章最后总结了课程的概览和目标，同时还强调了相关的学科生态与学习方法，鼓励学习者在跨学科合作和实践中不断提升自己的能力，以应对不断变化的挑战。

整合思考题

1. 说明科学研究范式与医学研究范式的关系。
2. 说明什么是 STEM 教育，并说明 STEM 教育对第四次工业革命发展的重要性。
3. 说明数据分析中白箱理论与黑箱理论各自的优缺点。
4. 说明医学数据生命周期包括的过程及相关的数据科学问题。
5. 尝试用 R 语言或 Python、Matlab 语言从读入数据、进行简单的数据统计如分布分析、最后输出分析结果到具体文件。
6. 举例说明 3 种以上医院的数据种类，及不同数据格式和相关的数据标准。
7. 举例说明 3 种以上数据隐私保护的办法。
8. 设计一个具体医学问题，以数据为基础、考虑建模和编程，实现问题的解决。

第一章整合思考题解析

（沈百荣　张　昕　王　姣）

第二章 数据采集仪器与原理

导学目标

通过本章的学习，学生应能够：

※ **基本目标**

1. 掌握医学数据采集常用的仪器类型、发展历史、基本检测流程和应用。
2. 能够描绘核酸测序技术发展趋势，列出各主流核酸测序技术的优缺点，掌握基因组、转录组主要应用场景。
3. 熟悉质谱仪基本构造，掌握质谱仪检测蛋白质组的基本方法和原理，了解基于质谱技术的蛋白质组学在临床研究中的基本应用。
4. 掌握 X 射线单晶衍射技术解析蛋白质三维结构的基本原理、操作流程以及该技术在基础研究与药物研发中的应用。
5. 掌握透射电子显微镜成像原理、操作流程、结果分析以及应用。
6. 掌握核磁共振成像的原理、优缺点、临床适应证。

※ **发展目标**

1. 熟悉核酸测序技术的建库手段和检测原理，可以依据所需数据特点，融合使用多种测序技术。
2. 深入了解质谱仪探索蛋白质组学在疾病诊断、预后判断和药物靶点筛选等领域的研究和应用。
3. 基于对 X 射线单晶衍射技术的理解，准确判定其所适用的基础医学和药物研发问题，并设计和实施实验以解决这些问题。
4. 探究电子显微镜技术在病理检测中的实际应用和案例，如原发性纤毛运动障碍，以及透射电子显微镜技术在药物设计和蛋白质设计等前沿领域的研究和应用。
5. 能根据医学问题将影像组学与其他检测技术相融合，设计前沿、精准、个性化的应用方案。

第一节 核酸测序技术

自 DNA 双螺旋结构被解析以来，人们一直在不断探索基因组的复杂性和多样性。测序技术面世至今的几十年里经历了多次技术革新和大规模增长，包括了以 Sanger 测序为代表的第一代测序、大规模平行测序（又称高通量测序，high-throughput sequencing，HTS）和第三代测序技术的发展。迄今为止，高通量测序（又称第二代测序，next generation sequencing，NGS）技术日趋成熟，正进入临床疾病的诊疗应用阶段，尤以 Illumina、Ion Torrent 和 CG 三大平台为代表。本节就整个测序技术的发展历程、主要原理、应用领域及发展前景进行介绍。

核酸作为遗传信息的主要承载物质，对生命科学领域的研究具有重大意义。自 1953 年 Watson 和 Crick 揭示出 DNA 的双螺旋结构以来，人们认识到基因的三维结构的普适性，以及碱基 A、T、C、G（RNA 中为 A、U、C、G）的不同排列和组合赋予了生物个体独特的特性。DNA 和 RNA 序列因此成为了遗传信息研究的关键，它们不仅是基因结构与功能分析的基础，也是临床疾病分子诊断的重要依据。基因测序技术作为解码这些遗传信息的关键工具，自 1977 年 Sanger 和 Gilbert 提出双脱氧链终止法和化学降解法以来，已经历了多个发展阶段。1980 年，Sanger 和 Gilbert 以及 Berg 因其在测序技术及 DNA 重组技术方面的突出贡献而共同获得诺贝尔化学奖。随着科研的不断深入，多种新型测序技术相继诞生，包括自动化测序、焦磷酸测序、高通量测序及甲基化修饰测序等。2005—2007 年间，第二代高通量测序技术随着 Roche 公司的 454 技术、Illumina 公司的 Solexa 技术和 Life Technologies 公司的 SOLiD 技术的问世而迈入规模化新纪元。尽管这些技术在提升测序通量和降低成本方面取得了显著成效，但模板扩增和较短的读长限制仍是其技术瓶颈。自 2008 年起，伴随着物理、化学、材料科学以及生命科学的交叉融合，第三代测序技术以其单分子测序和长读长特性崭露头角，能够实现对 DNA 分子的实时监测且读长可达数百 kb，进一步推动了基因组学研究的深入发展。

一、第一代测序技术

核酸测序技术自 20 世纪 50 年代初期萌芽以来，经历了多次重要的技术革新和发展。早期的尝试包括 Whitfeld 等人使用化学降解法测定 RNA 序列，但由于操作复杂性，此法并未广泛推广。到了 20 世纪 60 年代，通过小片段重叠法，科学家们首次耗时 7 年完成了酵母丙氨酸 -RNA 的 76 个核酸序列测定。20 世纪 70 年代初期，华裔分子生物学家吴瑞提出的位置特异性引物延伸策略，标志着 DNA 序列分析方法的诞生，尽管当时仅限于短序列的测定。随后，Gilbert 和 Maxam 通过化学降解法测定出 Lac 抑制子结合区的 24 个碱基 DNA 序列，而 Sanger 则在 1975 年提出了更为简易的加减测序法，并在 1977 年基于此发明了双脱氧链终止法；同年，Gilbert 和 Maxam 也改良了他们的化学降解测序法。这两种方法都依赖于生成带有放射性标记的寡核苷酸混合物，并通过聚丙烯酰胺凝胶电泳（PAGE）实现序列的确定。

这些技术进步赋予了人类探索遗传信息的新能力，并开启了基因组学的新纪元。随着分子生物学技术的不断进步，经典的 Sanger 测序法也得到了改进和自动化，对人类基因组计划（HGP）做出了巨大贡献。同时，新一代测序方法如鸟枪测序法（shotgun sequencing method）、杂交测序（sequencing by hybridization，SBH）等也相继出现，进一步强化了 DNA 序列分析的能力。这些发展不仅推动了基因组学研究的深入，也为生命科学领域带来了革命性的影响。

1. Maxam-Gilbert 化学降解测序法　是一种经典的 DNA 序列分析技术，它通过对 DNA 片段的末端进行放射性标记，然后使用特异性化学试剂修饰和裂解特定的碱基位点，得到一系列长度不同的 DNA 片段。这些片段通过聚丙烯酰胺凝胶电泳分离，最终通过放射自显影技术读取 DNA 碱基序列。

在 Maxam-Gilbert 测序法中，首先需要对待测 DNA 的 5' 或 3' 末端进行放射性标记。标记方法通常有三种：使用 T4 噬菌体多核苷酸激酶和 γ-32P-ATP 标记 5' 末端；使用末端转移酶和 α-32P-dNTP 标记 3' 末端；使用 DNA 聚合酶 Klenow 片段和 α-32P-dNTP 标记具有 5' 突出端的 DNA 样本的 3' 末端。标记后，需要纯化 DNA 样本以便进行后续步骤。

特异性碱基修饰及降解是 Maxam-Gilbert 测序法的核心步骤。将标记后的 DNA 分成 4 个或 5 个独立的反应体系，每个体系处理一种或两种碱基（G、A+G、T+C、C）。通过化学修饰使特定碱基的糖基与磷酸二酯键断裂，产生特定大小的 DNA 片段。例如，G 反应中使用硫酸二甲酯甲基化 G，使其在中性条件下加热时断裂；而 G+A 反应中，甲酸会使 A 和 G 的糖键不稳定而发生脱嘌呤反应。

在完成修饰和降解后，通过聚丙烯酰胺凝胶电泳将 DNA 片段按大小分离，并使用放射自显影技术显示带有放射性标记的碱基。从电泳图中自下而上逐一读取条带，结合各反应组合的结果推断出完整的 DNA 序列。

虽然 Maxam-Gilbert 测序法曾在测序领域占有重要地位，但由于其操作繁琐、化学试剂毒性大、放射性核素标记效率低等缺点，并且随着技术发展未能得到显著改进，该方法逐渐被其他高效率、低毒性、操作简便的测序方法所取代。目前，Maxam-Gilbert 测序法主要用于分析特殊 DNA 序列以及研究 DNA 与蛋白质之间的相互作用。尽管如此，它在分子生物学的发展历史中仍占有重要地位。

2. Sanger 双脱氧链终止法　在分子生物学的发展历程中，Sanger 双脱氧链终止法，即 Sanger 测序法，无疑是最具开创性的技术之一。它由英国生物化学家弗雷德里克·桑格（Frederick Sanger）和他的同事在 20 世纪 70 年代发明，并因此使桑格博士荣获了他的第二个诺贝尔奖。

Sanger 测序法的原理是以待测单链 DNA 为模板，利用 DNA 聚合酶和寡核苷酸引物按照碱基互补配对原则进行链延伸。在延伸过程中，加入双脱氧核苷酸三磷酸（ddNTPs）作为链终止剂，使 DNA 合成在特定的碱基处停止。这样，就可以生成一系列不同长度，以 A、T、C、G 四种碱基之一结尾的 DNA 片段。通过将这些片段进行电泳分离，并根据其长度确定其序列，进而推断出模板链的碱基序列。

在 Sanger 测序法问世之前，桑格博士与 Coulson 合作提出了加减测序法。这种方法首次运用特异性引物，并通过放射性标记的 dNTP 进行 DNA 链的延伸和碱基特异性链终止反应。然而，由于技术限制，该方法存在一定误差，并且通常无法获得完全正确的结果。为了提高准确性，桑格博士在 1977 年改进了该方法，引入了 ddNTP 作为链终止剂，从而建立了更加快速且准确的双脱氧链末端终止测序法。

Sanger 测序法的测序体系包括待测 DNA 模板、测序引物、DNA 聚合酶和必要的核苷酸。其中，待测 DNA 模板可以是纯化的单链 DNA 或经过热变性或碱变性处理的双链 DNA。测序引物通常是与模板链特定序列互补的寡核苷酸，长度在 15～30 个碱基，而 DNA 聚合酶的选择则直接影响到测序质量，常用的有大肠埃希菌 DNA 聚合酶 I 大片段（Klenow 片段）、经过化学改造的 T7 菌体 DNA 聚合酶，即测序酶，以及适合高 GC 含量模板的 Tag DNA 聚合酶。

在 Sanger 测序法中，新合成链的标记最初使用放射性同位素，如 α-32P-dNTP，但由于安全和稳定性问题，后来改为使用荧光素标记的 ddNTPs。这种改进不仅提高了安全性和操作便利性，还大大增强了信号的稳定性和分辨率。

经过电泳分离后，通过自显影技术可以直接读出新合成链的 DNA 碱基顺序。随着技术的不断更新和完善，如使用荧光标记替代放射性标记、使用毛细管电泳替代传统平板凝胶电泳等，Sanger 测序法的读长可达 1000 bp 以上，准确性高达 99%。

Sanger 测序法不仅是基因组学研究的里程碑，也是精准医学时代不可或缺的工具。作为一代测序技术的金标准，在当今高通量测序技术广泛应用的背景下，Sanger 测序法仍然是验证测序结果的重要手段。此外，它还为后来的 Illumina 等合成测序平台打下了坚实的基础。Sanger 双脱氧链终止法是分子生物学领域内一个划时代的发明，它极大地推动了生命科学研究和生物技术的发展，并继续在诸多领域发挥其重要作用。

3. 自动化测序　自 1983 年 PCR 技术诞生以来，DNA 测序技术迎来了革命性的进步。Sanger

双脱氧链终止法结合热循环仪的使用，提高了测序的敏感性和应用范围。随后，荧光素标记的引入取代了放射性核素，开启了 DNA 测序的自动化时代。特别是多色荧光标记技术，它实现了在一个泳道中同时进行 4 个测序反应，极大地提升了准确度和效率。

1986 年，美国应用生物系统公司推出了首台商用自动测序仪 ABI Prism 370A。此后，毛细管电泳技术的应用进一步加快了测序速度，ABI Prism 310 等后续产品更是实现了高通量测序。如今，DNA 测序已经实现了全程自动化，极大地降低了时间和劳动强度。尽管不同系统之间存在差异，但它们普遍基于 Sanger 测序原理，荧光标志物的使用和测序通量成为主要区别。这些进步为人类基因组计划的完成提供了强大动力，也为未来的生物医学研究铺平了道路。

二、第二代测序技术

随着人类基因组计划的圆满完成，生命科学迎来了一个新的纪元——后基因组时代。这一时代的标志是对功能基因组的深入研究和应用，特别是在精准医疗领域。然而，第一代测序技术虽然读长和准确率高，但高成本、耗时且通量低的特点限制了其在大规模基因组测序中的应用。为此，科学家们迫切需要更高效的测序技术。

1996 年，Ronaghi 和 Uhlen 发明了焦磷酸测序技术，这是一种边合成边测序的方法。2005 年，454 Life Sciences 公司推出了基于焦磷酸测序原理的 Genome Sequencer 20 测序系统，这是高通量测序技术的重要里程碑，开启了第二代高通量测序技术的先河。随后，Illumina 公司与 Life Technologies 公司分别在 2006 年和 2007 年推出了 Solexa 和 SOLiD 高通量测序系统，进一步推动了高通量测序技术的发展。

第二代测序技术的核心理念是边合成边测序（sequencing by synthesis，SBS），或称为边连接边测序（sequencing by ligation，SBL），通过捕捉新合成的末端标记来确定 DNA 序列。这项技术的显著特点在于它的高通量和自动化。与第一代技术不同，第二代测序不需要对模板进行体外克隆，而是直接将模板 DNA 打断成小片段，并通过桥式 PCR 或乳液 PCR 对文库进行扩增。这种方法可以同时对数十万至数百万条 DNA 模板进行测序，因此被称为大规模平行测序（massively parallel sequencing，MPS）。

第二代测序技术大大降低了测序成本并提高了速度。以 3 Gb 大小的人类基因组为例，使用 96 道毛细管测序仪需要约 17 年时间才能完成 1X 覆盖度的测序，而利用第二代高通量测序技术，仅需 1 周时间即可完成同样工作量的测序。

接下来将简要概述 454/Roche、Solexa/Illumina、SOLiD/Life Technologies、Ion Torrent/Life Technologies 以及华大基因旗下 CG 平台这 5 种主流的第二代测序平台。这些平台的详细检测原理、流程及特点将在后续章节中详细介绍。

（一）焦磷酸测序与主流测序平台

1. 焦磷酸测序系统　随着生物科技的飞速发展，DNA 测序技术也在不断进步。Sanger 测序法曾长期占据主导地位，但其测序通量和速度的局限性逐渐显现。焦磷酸测序技术的出现，标志着测序领域的一次革新。

这项技术是由 DNA 聚合酶（DNA polymerase）、ATP 硫酸化酶（ATP sulfurylase）、萤光素酶（luciferase）和腺三磷双磷酸酶（apyrase）催化的产生级联化学发光反应，通过电荷耦和器件（charge-couple device，CCD）实时检测荧光信号，实现对 DNA 模板的精确读取。这种方法无需荧光标记和电泳步骤，大大简化了操作流程，并显著提高了测序速度。

焦磷酸测序技术不仅保持了与 Sanger 测序法相媲美的重复性和准确性，更以其百倍于 Sanger

测序法的速度优势，为短 DNA 片段的快速测序提供了有效解决方案。尤其是在需要迅速鉴定已知 DNA 短序列（20～50 bp）的场合，这项技术展现出了巨大的应用潜力。

2. 454/Roche 测序系统　在 2005 年，美国科学家 Rothberg 创立 454 Life Sciences 公司，开创了基于焦磷酸测序原理的高通量测序技术的先河。他们推出的 Genome Sequencer 20 系统，结合了乳液 PCR 和光纤芯片技术，实现了 DNA 文库的高效扩增和特异性测序。2007 年，随着 Roche 公司的收购，454 Life Sciences 进一步推出了性能更优的 Genome Sequencer FLX System，极大提高了读长和准确率。该技术首次被用于完成 Watson 个人基因组序列的测序，标志着个体基因组测序时代的到来。然而，由于技术限制和成本问题，这一测序平台在市场竞争中逐渐失去优势。2013 年，Roche 正式宣布关闭 454 Life Sciences 的测序业务，结束了一个时代。尽管如此，454 测序技术仍在推动基因组科学发展上留下了不可磨灭的印记。

3. Ion Torrent/Life Technologies 测序系统　在 2007 年，生物科技领域的先锋 Rothberg 离开 454 Life Sciences 后，立即创办了 Ion Torrent 公司，并推出了基于半导体芯片的新一代高通量测序平台。这一创新技术摒弃了传统的光学感应，利用互补金属氧化物半导体（complementary metal oxide semiconductor，CMOS）技术，通过检测核苷酸结合时释放的氢离子变化来读取 DNA 序列，极大地简化了测序流程，降低了成本，并缩短了检测时间。Ion Torrent 系统检测的优势在于其使用的是未经任何修饰的天然 dNTP，因此更有利于酶促反应的进行，可以产生较长的读长（400 bp），试剂成本相对于其他测序系统要低，并且该测序系统无须 CCD 扫描、荧光激发等环节，几秒钟就可检测合成插入的碱基，大大缩短了运行时间，操作也更为简易，整体上机测序可在 2～3.5 小时完成。

2010 年，Life Technologies 收购 Ion Torrent 后，推出了价格亲民的 Ion PGM 个人基因组测序仪，该设备能在 2 小时内读取 1000 万个遗传代码。随后，Ion Torrent 系列产品不断升级，Ion Proton 和 S5 系列的推出，使得测序更加高效、快捷。特别是 S5 系列，结合 Ion Chef 文库制备试剂盒，从样本制备到数据产出仅需 24 小时，极大地促进了测序技术的普及和临床应用。Thermo Fisher 在 2013 年收购 Life Technologies 后，继续推动这一系列产品的发展。Rothberg 因其在个人基因组测序领域的杰出贡献而被誉为生物界的传奇。

Ion Torrent 测序技术以其独特的半导体检测方法在基因测序领域中占有一席之地。该技术主要通过监测 DNA 合成过程中释放的氢离子引起的 pH 变化来确定碱基序列。Ion Torrent 测序的关键步骤包括文库构建、乳液 PCR、微珠富集和测序反应。在文库构建阶段，样本 DNA 片段的两端分别连接平端接头和带有或不带标签的接头。带标签的接头允许多个文库共享一个芯片，而不带标签的接头则只能测序一个样本。此外，通过化学修饰的 PCR 引物可以在后续步骤中去除，以便在测序时获得更多样本序列信息。乳液 PCR 是一个关键环节，它使用油包水的方式将 PCR 反应体系隔离成数以万计的微小液滴，每个液滴可能包含文库分子和测序微珠。PCR 反应的结果是在微珠表面扩增出大量的 DNA 拷贝，为后续的测序工作提供模板。微珠富集步骤通过生物素 - 链霉亲和素结合原理，利用磁珠将发生了 PCR 扩增的微珠分离出来，为测序反应做准备。Thermo Life 公司推出的半自动和全自动乳液 PCR 仪器进一步提高了这一步骤的效率和一致性。最后，在测序反应中，Ion Torrent 使用了布满微粒小孔的半导体芯片，每个小孔都充当了微型 pH 计的角色。当 dNTPs 被逐一流过芯片时，DNA 合成酶催化下的合成反应会导致氢离子释放，引起 pH 变化。这些变化被半导体传感器检测，并转换为电子信号。通过这种方式，Ion Torrent 能够快速且准确地读取 DNA 序列。

尽管 Ion Torrent 测序技术具有多项优点，但也存在一些技术上的局限。特别是在处理单个碱基重复出现的序列时，如连续的 G 碱基串（如 GGGGGG），会在一个循环内产生大量氢离子，引起 pH 剧烈波动，从而影响信号的准确性。这种情况下，碱基重复可能导致读取误差，这是由技术原理决定的一个劣势，也是该技术发展的一个重要制约因素。然而，经过不断的技术改进，Ion

Torrent 推出了 Hi-Q 酶。这种酶具有快速的聚合反应能力，能够产生更高、更尖锐的 pH 变化峰值，有助于提高信号判读的准确性，从而增强了整个测序过程的准确度。

4．Solexa/Illumina 测序系统　自 454 技术作为高通量测序的先锋成功面世以来，各种高通量测序平台如雨后春笋一般大量涌现，其中最重要的是 Solexa 技术。2006 年，Solexa 公司推出了 GenomeAnalyzer，简称 GA。其最早期的版本一次运行可获得 1 GB（gigabyte）的数据，因此也有 1 GB Analyzer 的含义。2007 年，Illumina 公司以 6 亿美元的高价收购了 Solexa 并使其商品化。

Solexa 测序依托于边合成边测序的设计理念，采用桥式 PCR 和可逆性末端终结技术。桥式 PCR 是一种特殊的 DNA 扩增方法，通过在流动池中形成 DNA 单克隆簇，实现高效率的信号放大。其后通过线性化处理和特异性荧光标记的 dNTPs 进行测序反应。这些 dNTPs 的 3'—OH 末端带有可化学切割部分，确保了每轮反应只能添加一个核苷酸，从而提高了测序的准确性。

Illumina 平台使用特定的荧光标记以及不同激光通道捕捉信号，NextSeq 和 MiniSeq 则采用了双荧光基团系统。在 Solexa 测序过程中，无论是单端还是双端测序，都涉及特异性链切断的步骤，这一过程对于读长的提升有重要意义。

Illumina 平台已成为第二代测序市场的领导者。自 2010 年起，Illumina 公司推出了多款测序仪，包括 HiSeq 2000、MiSeq、HiSeq 2500 等一系列产品，覆盖了从台式低通量到大型超高通量的不同需求，并且各平台间具有高度的互补性和交叉性。特别值得一提的是 2014 年推出的 HiSeq X 系列，该系列在一年内可以产生超过 1800 个 30 倍覆盖度的人类基因组数据量，将 1000 美元基因组测序变为现实。2017 年推出的 NovaSeq 系列，则大幅提升了运行速度，全基因组测序仅需 1 小时即可完成，预示着 100 美元基因组测序时代的来临。

Illumina 测序技术因其高通量、高精度和高效率而受到科研界的广泛认可。特别是 GenomeAnalyzer Ⅱ x 系统，其单次运行可产生高达 95 GB 的高质量数据，这相当于人类基因组 30 倍的覆盖度。而 2017 年推出的 NovaSeq 6000 系统，每个流动槽的输出数据量更是高达 3000 GB，极大地提升了测序效率。此外，Illumina 测序仅需极少量样品（最低 100 ng）便能满足测序要求，这在样品稀缺的情况下显得尤为重要。

Illumina 测序操作简便、快速且自动化程度高，有效减少了人为操作误差和污染风险，同时也降低了时间和成本的投入。采用的边合成边测序（SBS）技术在 DNA 链延伸过程中通过可逆荧光标记终止子进行单个碱基的掺入检测，这一技术不仅减少了掺入误差，还支持大规模平行测序，确保了数据的高质量。此外，Illumina 测序技术支持单端或双端测序，并且文库构建过程简化，节省了样品分离和制备的时间。

值得一提的是，Illumina 采用的 SBS 策略（一次只添加一个 dNTP）能有效解决同一碱基连续重复（如 AAAAAA）引起的测序错误问题，这是其他平台常见的难题。错误率方面，Illumina 测序可低至 0.1%，主要错误类型为碱基替换，这在高精度要求的研究中具有重要意义。

然而，尽管 Illumina 测序技术具有众多优点，但也存在一些局限性。由于其测序反应是基于可逆反应，因而随着反应轮数的增加，效率会降低，信号会衰减，导致读取的序列较短。这给从头测序（*de novo* sequencing）和基因组拼接带来了一定的困难。因此，在进行长序列或高复杂性基因组的测序时，可能需要采取其他策略或结合不同的测序技术来克服这些缺点。

5．SOLiD/Life Technologies 测序系统　在第一代测序技术中，美国 ABI 公司凭借其先进的产品如 370A 和 3730XL，长期占据行业领先地位。然而，在第二代测序技术迅速发展的初期，ABI 公司反应稍慢，直到 2007 年才推出 SOLiD 测序平台。SOLiD 系统以其高通量和高准确率而著称。SOLiD3 系统单次运行即可产生高达 50 GB 的数据；而 SOLiD5 平台的测序通量更是达到每天 30 GB，成本降至 60 美元/Gb 以下，准确率高达 99.99%。

SOLiD 技术基于寡聚物连接检测测序原理，采用连接酶法和四色荧光标记的方法。该技术在解码阶段采用双碱基测序法，有效提高了准确率。尽管 SOLiD 系统在处理高 GC 含量样本方面具有优势，但其最大读长仅为 75 bp，限制了其在基因组组装和结构变异研究中的应用。此外，由于其产生的是双碱基信号，一旦出错可能导致连锁解码错误。在激烈的市场竞争中，ABI 公司最终停止了 SOLiD 新设备的开发，并退出了第二代测序市场。

6. Complete Genomics/BGI 测序系统 美国 Complete Genomics（简称 CG）公司自 2005 年成立以来，便以其独特的 DNA 纳米球（DNA nanoball，DNB）芯片和联合探针锚定聚合（combinational probe-anchor ligation，cPAL）技术在人类基因组测序服务领域占据了重要地位。CG 公司的测序技术以其高达 99.9998% 的准确度和相对较低的市场价格，获得了显著的竞争优势。2013 年，中国的华大基因（BGI）收购了 CG 公司，这一行动在业内被誉为"中国从美国拿走了基因测序行业的'可口可乐'配方"。此次收购不仅标志着中美在基因测序领域的重要合作，也象征着中国在该领域的重大进步。2014 年 7 月 2 日，国家食品药品监督管理总局（CFDA）首次批准了基于 CG 测序平台的第二代基因测序诊断产品 BGISEQ-1000 的注册申请。随后，BGI 又相继推出了 BGISEQ-500 和 BGISEQ-50 桌面型高通量测序系统，进一步扩大了其在高通量测序平台的市场份额。

CG 平台采用高密度的 DNB 技术，在芯片上嵌入 DNA 纳米球，通过非连续、非连锁的 cPAL 技术读取碱基序列。以 BGISEQ-500 为例，涵盖了五项关键技术：DNA 纳米球（DNB）技术、规则阵列、联合探针锚定聚合（cPAL）技术、多重置换扩增双末端（multiple displacement amplification with paired-end，MDAPE）测序方法及 sCMOS（scientific CMOS）技术。这些技术的结合提高了测序的准确性和效率，同时降低了试剂消耗。

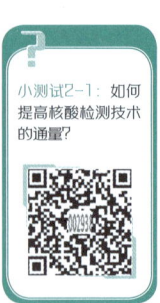

小测试2-1：如何提高核酸检测技术的通量？

在测序过程中，首先进行 DNB 形成，即将基因组 DNA 片段化、加接头并环化，通过滚环扩增（rolling circle smplification，RCA）技术生成 DNB。随后，DNB 通过装载技术被固定在硅芯片上的规则阵列中。cPAL 技术允许 DNA 分子与光探针在 DNB 上进行聚合，再通过高分辨率成像系统采集光信号，数字化处理后得到待测序列。MDAPE 方法则利用高效的 DNA 聚合酶在多个位点同时起始复制，取代模板互补链，并进行线性扩增以增强信号和降低错误率。最后，利用高性能 sCMOS 技术进行成像检测。

针对人全基因组测序的检测流程包括文库构建、DNA 纳米阵列组装、cPAL 技术应用和成像、组装以及数据分析等步骤。文库构建涉及 DNA 片段化、末端修复、加接头以及线性扩增等操作。DNA 纳米阵列组装则是将 DNB 固定在硅芯片上，保证每个小孔仅容纳一个 DNB，避免信号干扰。cPAL 技术和 MDAPE 测序相结合，通过成像系统采集光信号并转化为待测序列。数据分析环节包括原始图像数据的碱基识别、原始序列数据的生成、比对参考基因组和各种统计分析。

CG 测序技术在检测单核苷酸变异（single nucleotide variant，SNV）方面展现了较高的准确性，相比 Illumina 平台，有研究表明，CG 平台在一致性位点的准确性更高。例如，在一项对 3、739、701 个 SNV 位点的研究中，CG 平台与 Illumina 平台在 329、523 个位点上一致，而 CG 平台特异性位点的准确性经 Sanger 测序验证后证实较高。

（二）文库构建原理

高通量测序技术的核心在于其能够快速、准确地测定大量 DNA 分子的序列。与传统的 Sanger 测序相比，这项技术通过将基因组 DNA 片段化，并在每个短片段的两端连接通用接头，构建成所谓的"文库"，从而实现对成千上万条 DNA 分子的并行测序。文库构建是整个测序过程中至关重要的第一步，其质量直接关系到后续测序和生物信息学分析的准确性。测序文库构建是高通量测序前将特定的检测接头序列连接到待测 DNA 分子上的过程，所构建文库需要区分不同目标片段并促进其在测序芯片上的有效固定。这一过程旨在大量扩增 DNA 片段，制备出既符合长度要求又包含适宜接头序列的测序模板。

测序文库的构建虽然日趋自动化和简化，但依然是一项技术性强且复杂的工作。不同类型的测序，如全基因组测序、外显子测序、转录组测序和染色质沉淀测序等，均需定制特殊的文库以满足其特定需求。正确选择文库构建策略至关重要，因为这直接影响到样本的质量与测序结果的准确性。此外，根据样本的起源，文库可以分为 DNA 类和 RNA 类两大类别。在构建高通量测序 DNA 和 RNA 文库的过程中，原理、特点及影响因素是实验人员必须深入了解的知识。此外，核酸样本提取也是一个关键环节，它可能对测序结果产生显著影响。因此，从样本提取到文库构建的每一步都需精确操作，以避免引入可能的测序偏倚。

【DNA 类文库】

高通量测序技术在 DNA 样本检测方面应用广泛，涵盖了组织、细胞、微生物基因组 DNA，以及体液中的小片段 DNA，如循环游离肿瘤 DNA 和母体血浆中的胎儿 DNA 等。尽管样本类型多样，但在制备高通量测序 DNA 文库时，步骤大体一致。首先对样本 DNA 进行提取，随后片段化处理（对已是小片段的 DNA 样本则无需此步骤），接着通过凝胶电泳或磁珠筛选出合适长度的 DNA 片段。之后进行末端修复、5' 端磷酸化，并在 3' 端添加接头。最后，通过扩增和定量步骤，完成文库的构建。这一流程确保了 DNA 样本能够适配高通量测序技术，以供后续的基因组学分析和研究之用。

1. DNA 提取 DNA 提取技术是分子生物学中的基础操作，目前常用的方法包括有机溶剂提取法、离心柱提取法和磁珠吸附提取法。有机溶剂提取法，即酚氯仿法，依赖于 DNA 在水中的溶解性与蛋白质在有机溶剂中沉淀的差异进行分离，适合处理较大的组织样本，但操作繁琐且难以实现自动化。离心柱提取法通过 DNA 与固定相的亲和力将其从样本中分离出来，操作简单，适合高通量处理，但可能因样本过多或不均质而导致吸附膜堵塞。磁珠吸附提取法则利用带有功能基团的超顺磁微球与 DNA 结合，在磁场作用下实现快速分离，适合小片段 DNA 的提取，并且易于自动化，因此在高通量测序中应用愈发广泛。每种方法都有其特点和适用范围，选择合适的 DNA 提取方法对于确保实验结果的准确性至关重要。

2. DNA 片段化与筛选 DNA 提取后需对样本进行片段化，以适配不同测序平台的需求。常用的片段化方法有超声打断法和酶消化法。Covaris 超声系统是超声打断法的代表，它利用高频声波在等温条件下将 DNA 打断成指定大小的片段。该系统通过自动声波聚焦（adaptive focused acoustic，AFA）管可精确获得 100～1500 bp 或 2～5 kb 的片段，而 g-TUBE 则可产生更长的 620 kb 片段。在酶消化方法中，非特异性核酸内切酶消化法也是一种流行的 DNA 片段化手段。例如，NEB 公司的 NEB Next dsDNA Fragmentase 是一种混合酶制剂，它可以在双链 DNA 上产生随机切割，并识别这些位点对互补链进行切割，从而得到 100～800 bp 大小的双链 DNA 断裂片段。此外，Illumina 公司的 Nextera 系列文库构建试剂盒采用的 Tn5 转座酶，则利用转座子序列的特异性识别进行 DNA 切割，通常生成约 300 bp 大小的片段。这些技术的选择取决于后续测序平台的要求和研究目标。

两种方法各有优势，物理方法如超声打断适合于精确控制片段大小的需求，而酶消化方法则因其简便性和较低的物理损伤而被广泛应用于文库构建过程中。综合考虑样本类型、所需片段大小以及后续应用等因素，科研人员可以选择最适合的 DNA 片段化方法以确保测序数据的质量和准确性。

3. 文库构建 目前，DNA 类文库根据研究目的的不同可分为全基因组测序文库、*de novo* 测序文库、全外显子测序文库、靶向测序文库及其他文库，下面将对以上文库各自的特点及具体的操作流程进行详细的阐述。

（1）**全基因组测序（whole genome sequencing，WGS）文库**：是一项涉及对生物体全部遗传物质进行详细分析的技术，它能够精确地读取和排列细胞内从第一个到最后一个 DNA 分子的完整序列。这种技术不仅覆盖范围广，而且准确率极高，可达 99.99%，它能检测到包括单核苷酸变异（single nucleotide variant，SNV）、插入/缺失（InDel）变异、拷贝数变异（copy number variation，CNV）以及结构变异（structure variant，SV）在内的所有遗传信息。WGS技术在人类、动植物和微生物等领域有着广泛的应用，特别是在遗传疾病诊断、肿瘤突变研究以及疾病暴发追踪等方面显示出其重要价值。

在全基因组测序的发展历程中，传统上主要采用两种策略：分级鸟枪法测序和全基因组鸟枪法测序。分级鸟枪法先构建基因组的物理图谱，再对选定的重叠克隆群进行随机测序，这种方法在人类基因组项目初期得到了广泛应用。而全基因组鸟枪法则是将基因组直接打断成小片段，构建质粒文库后进行测序，这一策略省去了构建物理图谱的步骤，但对计算能力要求较高。随着计算机性能的提升和拼接算法的进步，全基因组鸟枪法测序的局限性得到了克服，并逐渐取代了分级鸟枪法。现代高通量测序技术继承并发展了鸟枪法的策略，通过将基因组随机打断并构建具有适配子序列的测序文库，进行双端测序。

目前，根据DNA断裂方式和长度的不同，全基因组测序文库构建有多种策略。常用的文库类型包括短插入片段（250～300 bp）文库，此外还有mate-pair、长插入片段（850～1000 bp）以及长程测序（LRS）文库等，它们能够帮助识别结构变异和其他类型的突变。特别是LRS技术，还可用于相位分析。市面上也提供了多种全基因组测序文库构建试剂盒，这些试剂盒在DNA样本量、片段化方法、接头类型、标签形式及PCR酶类等方面各有特点。值得注意的是，由于全基因组测序涉及大量片段化DNA的精确双端测序，即便是经验丰富的实验室也可能产生偏倚。

为了尽量减少由测序过程本身引入的错误，在拥有充足高质量基因组DNA样本的情况下，推荐使用无PCR（PCR-Free）方法制备全基因组测序文库，例如TruSeq DNA PCR-Free Sample Prep Kit。这种方法可以降低文库偏倚、减少数据缺失，提高GC含量区域的覆盖度，并检出更多变异。然而，在DNA样本量有限时，短/长插入片段文库可能是更合适的选择。总之，在全基因组测序文库制备和测序过程中，选择合适的策略和试剂盒对于获得高质量数据至关重要。

以KAPA Hyper文库制备试剂盒为例进行全基因组测序文库构建时，首先需提取高质量的基因组DNA，特别是在处理富含核酸酶的组织时，需采用特定方法确保DNA的完整性。短插入片段文库需要200 ng DNA，而长插入片段文库则需要220 ng。若DNA样本质量较差，可能会影响长插入片段文库的构建和数据质量。接下来，使用Covaris E220超声打断仪将DNA样本打断成所需大小的片段，短插入片段为250～300 bp，长插入片段为850～900 bp，并通过电泳等方法验证片段大小。打断后的DNA片段需经过末端修复及磷酸化处理，使用T4 DNA聚合酶、Klenow片段和T4多核苷酸激酶（PNK）实现。接头连接步骤中，短插入片段文库与Agilent XT2接头以1∶300摩尔比连接，长插入片段则推荐使用较低浓度的接头。连接时间依据DNA上样量调整，连接后需进行纯化处理。

短插入片段文库在接头连接后进行7轮高保真PCR扩增并纯化以制备最终文库样本。而长插入片段文库在接头连接纯化后进行一次高保真PCR预扩增，随后通过琼脂糖凝胶回收筛选合适大小的DNA片段，并进行二次PCR扩增及纯化以完成文库构建。整个过程需要严格控制条件和反应时间，确保最终文库的质量和可用性。

（2）**de novo测序文库**：全基因组de novo测序即从头测序，是一种不依赖现有基因序列信息的物种基因组测序方法。此技术通过生物信息学技术将测得的序列进行拼接和组装，最终构建出物种的完整基因组图谱。该方法对于尚未知晓基因组序列的物种，或者缺乏近缘物种基因组信息的研究尤为关键，它不仅可以帮助我们解码物种的遗传信息，而且对于研究物种的起源、进化和特定环境下的适应性等方面具有重要价值。同时，它也促进了比较基因组学的研究发展。

基因组根据复杂性不同，可分为简单基因组和复杂基因组。简单基因组通常指的是重复序列比例低于50%的单倍体或高度纯合的二倍体。相反，复杂基因组则包含重复序列比例超过50%、杂合度超过0.5%的二倍体或多倍体基因组。在全基因组 *de novo* 测序中，由于缺乏可参考的序列，除了需要评估基因组大小、GC含量、杂合度和复杂度外，还必须对下机数据进行纠错、进行Contig/Scaffold的组装及gap填充。为了有效地拼接不同距离的Contig/Scaffold，*de novo* 测序在文库构建阶段需要采用不同长度插入片段的策略。

对于简单基因组的测序，常用的是mate-pair测序文库，它通过小片段（如200 bp、500 bp、800 bp）和大片段（如1 kb、2 kb、5kb、10 kb、20 kb、40 kb）的结合使用，确保足够的测序信息以实现精确拼接。而对于杂合度较高或重复序列较多的物种，则可能需要利用BAC-by-BAC或fosmid pooling等长读长（long-read）文库构建策略来完成测序。目前市面上提供了多种适用于不同测序平台的全基因组 *de novo* 测序文库构建试剂盒，这些试剂盒在DNA上样量、片段化方式、接头及标签形式以及PCR时使用的酶类型等方面都有所区别。对于人类基因组 *de novo* 测序而言，mate-pair文库是最常见的选择。它能够将短序列高效地组装成长序列，并通过长短片段结合分析，提升文库复杂性，从而实现对基因组的准确分析。

在构建用于 *de novo* 测序的mate-pair文库时，Nextera Mate-Pair Library Prep Kit提供了较为完整的流程。首先需要提取高纯度、高浓度、无降解的基因组DNA。根据样本类型，选择合适的提取方法，如SDS法、酚氯仿抽提或CTAB法。DNA片段化采用Nextera Mate-Pair Tagment酶，随后进行链置换反应和AMPure XP磁珠纯化。有胶回收版本的试剂盒可通过切胶回收步骤选择特定大小的DNA片段，而无胶回收版本则操作更简便。DNA环化反应后，通过Covaris超声打断并利用磁珠捕获带生物素标记的片段。DNA末端经修复、磷酸化、加"A"尾及接头连接后，进行高保真PCR扩增富集，并通过磁珠纯化制备成可用于测序的mate-pair文库。整个过程要求精确的DNA定量和严格的操作控制，以确保文库质量和测序效果。

（3）全外显子测序（whole exome sequenclay，WES）文库：是一种高效的基因组分析技术，它专注于对人类基因组中蛋白质编码区域的全面研究。虽然外显子仅占基因组的不到2%，但是它们包含了大约85%的已知致病变异，因此WES在遗传疾病和癌症等研究中具有重要价值。WES相较于全基因组测序（WGS），通过预捕获扩增及磁珠捕获技术，专门富集编码区DNA片段，从而生成的数据更为集中，便于管理和快速进行变异分析，同时确保对编码区域的全面覆盖。但WES在靶向富集过程中可能出现捕获效率不均，导致某些区域捕获偏差，这一问题可以通过提高测序深度和增加序列信息来尽量减少。然而，WES在基因结构变异（如拷贝数变异CNV、插入/缺失InDel等）和非编码区变异研究上存在局限。尽管非编码区对疾病的影响评估较为复杂，但鉴于外显子与疾病及表型的密切相关性，WES作为疾病基因诊断和致病基因研究的工具，仍是一个有效的选择。

在WES中，使用诸如NimbleGen SegCap EZ Exome Library等试剂盒，通过超过200万个DNA探针来捕获目标区域，能够涵盖超过20000个基因。捕获效率对于测序的质量至关重要，它直接影响到实际的测序深度和数据的准确性。目前市场上有多种外显子捕获试剂盒可供选择，各有优缺点，如SureSelect和HaloPlex系列、Nextera和TruSeq系列、RNimbleGen系列以及IonAmpliSeq系列等。

以SureSelect Human All Exon V6为例，在提取高质量基因组DNA后，使用Covaris超声仪进行DNA片段化处理，得到150～250 bp长的DNA片段。接着进行末端修复、磷酸化并加"A"尾，之后连接接头并通过PCR方法扩增文库。杂交捕获环节前，确保文库DNA浓度足够，加入SureSelectBlock Mix进行封闭，然后与生物素化探针混合孵育，利用磁珠富集特异靶向DNA片段。最终，经过再次扩增和纯化后完成文库构建。整个过程涉及精准操作和多次纯化步骤，确保测序文库的质量和准确性。

框 2-1 美国癌症基因组图谱（TCGA）计划

据世界卫生组织（WHO）统计，癌症已成为全球多数国家非老年人群死亡的主要原因之一。美国自1937年签署《国家癌症法案》并成立美国国家癌症研究所（NCI）以来，多种治疗癌症的药物已被美国食品药品监督管理局（FDA）批准上市。癌症基因组图谱（the cancer genome atlas，TCGA）计划由美国国立卫生研究院（NIH）领导，NCI和国家人类基因组研究所（NHGRI）共同发起。计划初期，选取肺癌、脑部癌症和卵巢癌作为研究对象。2008年，TCGA在《Nature》杂志发表了关于胶质母细胞瘤的中期报告，其中揭示了新的高频突变基因和关键致癌信号通路。这些发现验证了将大规模基因组数据与临床信息相结合的重要性，并为未来的治疗策略提供了新的靶点。

随着TCGA计划的不断深入，科学家们逐渐构建起了包含超过12000名癌症患者数据的数据库，并将研究范围扩展到20种以上的癌症类型。该计划产生的海量数据不仅促进了对癌症分子机制的理解，也加速了新型诊断方法和治疗策略的开发。在TCGA计划的基础上，美国进一步推出了"精准医学"计划，旨在利用个体遗传信息实现更加个性化的医疗服务。精准医学计划强调利用基因组学、生物信息学等技术，结合患者的遗传背景、生活方式和环境因素，为每位患者量身定制治疗方案，提高治疗效果，减少不必要的医疗干预。

肺癌作为全球死亡率最高的癌症类型之一，每年导致超过百万人死亡。长期以来，吸烟被视为肺癌的主要环境致病因素，但随着社会吸烟率的降低，非吸烟人群中肺癌患者数量也在不断增加。现代医学研究表明，基于特定遗传突变的靶向药物在肺癌治疗中显示出了显著效果。为进一步探究肺癌的遗传学机制，TCGA团队对肺腺癌和鳞状细胞癌进行了深入的系统性研究。

在对230例肺腺癌样本进行多角度分析后，研究揭示了肺腺癌高频的突变特征，平均每兆碱基对有8.9个突变，其中TP53、KRAS、KEAP1、STK11、EGFR和BRAF等18个基因被认定为显著突变基因。特别是EGFR基因突变在女性患者中更为常见，而STK11、SMARCA4和RB1等基因突变则在男性患者中更多见。此外，通过对没有传统致癌基因突变的个体进行分析，发现了NF1、ERBB2、MET、RIT1等新的潜在肿瘤驱动基因，这些基因的变异可能影响了约13%的患者。通路分析显示，变异基因主要影响细胞增殖、氧化应激以及染色质重塑等生物学通路，但通路中单个基因的突变与整体通路活性并无显著相关性，这暗示还有其他未知因素参与调控通路活性。

相较于肺腺癌，肺鳞状细胞癌更常见于吸烟人群。2016年，美国Broad研究所发表的一项研究比较了660例肺腺癌和484例肺鳞状细胞癌的全外显子序列和基因拷贝数情况，结果表明，肺鳞状细胞癌中的高频基因组变异与其他部位鳞状细胞癌相似，说明不同类型的癌症可能共享相似的分子机制。同时，从未吸烟的肺腺癌患者相比其他肺癌患者具有较少的基因组突变。在肿瘤抗原方面，约半数的肺腺癌和肺鳞状细胞癌组织检测出至少5种抗原，这为开展针对肺癌的免疫治疗提供了理论依据。

（4）靶向测序（targeted sequencing）文库：在基因测序领域，为了集中分析特定基因或区域并降低成本，靶向富集测序策略应运而生。它通过高深度测序来识别罕见变异，为疾病相关基因的研究提供精确的数据。目前，靶向测序主要采用两种方法：基于PCR扩增和基于杂交捕获。前者适用于小规模基因队列，成本相对较低，但在高GC含量区域和低频体细胞突变检测上存在局限性。后者通过生物素标记探针捕获目标区域，适合大范围区域和低频突变的检测，但可能受样本碱基构成影响。两种方法各有优势，科研人员可根据实验需求和资源选择最合适的策略。由于靶向杂交捕获文库构建试剂盒与基于杂交捕获的全外显子组测序文库构建试剂盒仅为靶向探针序列不同，故在此不再赘述基于杂交捕获的靶向文库构建流程。

（5）染色质免疫沉淀（chromatin immunoprecipitation，ChIP）测序文库：染色质免疫沉淀技术是一种强大的分子生物学工具，它允许研究者探究特定蛋白质与 DNA 序列之间的相互作用。通过使用甲醛等交联剂固定细胞内的蛋白 DNA 复合物，并结合抗体特异性识别目标蛋白，ChIP 技术能够揭示这些复合物在基因组中的精确位置。然而，传统的 ChIP 实验步骤繁琐，重复性较低，需要大量的起始材料，并且可能产生假阳性结果。

为了克服这些限制，ChIP-chip 和 ChIP-Seq 技术应运而生。ChIP-chip 技术将 ChIP 与微阵列芯片结合，而 ChIP-Seq 则结合了高通量测序技术。与 ChIP-chip 相比，ChIP-Seq 提供了更高的灵敏度、分辨率和灵活性，并且能够无偏向地检测整个基因组范围内的蛋白 -DNA 相互作用。ChIP-Seq 不仅能够确切地识别每一个片段的序列信息，还能发现未知的调控元素，是一种开放式的探索方法。

在 ChIP-Seq 实验中，常见的文库构建策略包括 N-ChIP 和 X-ChIP。N-ChIP 适用于研究与 DNA 紧密结合的蛋白，如组蛋白修饰；X-ChIP 则适合研究与 DNA 结合力较弱的蛋白，通常通过超声波打断染色质。大多数 ChIP-Seq 实验采用 X-ChIP 策略，形成 200 ~ 1000 bp 的 DNA 片段，以适应不同起始量的 DNA 样品。

ChIP-Seq 技术已经成为研究转录因子、组蛋白修饰以及其他 DNA 结合蛋白功能的重要手段。通过大规模平行测序，该技术为研究者提供了全基因组范围内 DNA 靶点的精确图谱，极大地推动了表观遗传学和转录调控领域的研究进展。

以 TruSeq ChIP Library Preparation Kit 为例，构建 ChIP-Seq 测序文库流程包括：①从固定和裂解的细胞中提取 ChIP-DNA，并进行精确定量及片段大小分布检测；②对 ChIP-DNA 片段进行末端修复与磷酸化，并使用 AMPure XP 磁珠进行纯化；③加入"A"尾并连接接头，再次纯化以去除多余接头；④通过琼脂糖凝胶电泳选取特定大小片段并回收；⑤进行 18 轮高保真 PCR 扩增，以增加 DNA 模板量，并完成磁珠纯化，制备成适用于测序的 ChIP-Seq 文库样本。整个过程需严格控制实验条件和操作技术，以确保文库质量和测序数据的准确性。

（6）三维基因组学（three-dimensional genomics，3D genomics）文库：染色体构象捕获技术（3C）及其衍生技术（如 5C 和 Hi-C）是研究染色质三维结构的重要工具，它们通过检测染色质片段间的空间相互作用来揭示基因组的空间组织。3C 技术可以分析特定区域之间的相互作用，而 5C 技术则在此基础上通过链接介导的扩增实现多个区域之间交互作用的高通量检测，适合于中等通量的"增强子 - 启动子"交互作用鉴定。Hi-C 技术则可用于全基因组尺度的 3D 构象研究。ChIA-PET 技术则结合了染色质免疫沉淀和高通量测序，专门研究染色质相互作用与特定蛋白质结合的关系。这些技术对于理解基因表达调控、DNA 复制和修复等生物学过程至关重要，有助于揭示遗传、发育、分化及癌变等生物学过程中的核心机制。

随着现代生物技术的飞速发展，基因组结构研究领域也取得了令人瞩目的进展。Hi-C 技术，即高通量染色体构象捕获技术，是在 3C 技术基础上结合二代测序技术发展而来的一种创新方法。自 2009 年 Lieberman-Aiden 等人首次提出以来，Hi-C 技术已成为全基因组范围内研究染色体片段间相互作用的有力工具。

Hi-C 技术通过在限制性内切核酸酶消化后的染色质末端补平时加入生物素标记，使得重组片段可以通过生物素富集后进行高通量测序。这一过程能够构建出全基因组所有片段之间的交互频率矩阵，分辨率大约为 1Mb。此外，Hi-C 数据揭示了不同细胞系（如 K562 和 GM06990）的细胞核心组织形式具有一致性，这表明大多数细胞系的核心组织可能遵循一致的组织模式。

Hi-C 技术进一步揭示了拓扑相关结构域（TADs），这些结构域内部的 DNA 元件之间形成较为紧密的相互作用，而不同 TAD 之间的相互作用则较弱。TADs 的边界上结合有染色质结构蛋白，如 CTCF 和 cohesin 蛋白复合体等，它们起到了组织染色质结构并隔离两个相邻 TAD 之间互作的功能。为了提高分辨率和数据质量，Rao 等人在 2014 年进一步发展了原位染色体构象捕获（in situ Hi-C）技术。通过使用不同的限制性内切核酸酶和优化实验条件，in situ Hi-C 技术能够将染色质相互作用矩阵的精度提高至 1kb 级别，观测到更为精细的染色质结构，如 CTCF 蛋白介导的环状结构。然而，这种技术需要极大的测序量，对资源和数据处理能力提出了更高的要求。

在 Hi-C 技术基础上，Schoenfelder 及其团队于 2018 年开发了启动子捕获 Hi-C（PCHi-C）技术。该技术通过增加捕获过程，专门针对含有启动子的区域进行研究，大大降低了测序成本，并提高了测序深度和可信度。

ChIA-PET 技术则是将 ChIP 技术与 3C 技术结合起来，专门研究染色质相互作用，并已在 α 雌激素受体（α-ER）等方面取得重要发现。

【RNA 类文库】

RNA 在生物遗传信息的表达与调控中扮演了核心角色，其种类繁多，包括 mRNA、tRNA、rRNA 等参与蛋白质合成的主要类型，以及 snRNA、snoRNA、piRNA 等在基因调控中有特殊功能的小分子 RNA。因此，在进行 RNA 测序时，必须首先明确研究目标，以选择合适的 RNA 样本和构建策略。若旨在全面了解转录活动，应提取高纯度的总 RNA 并构建能捕获各类转录物的文库；若关注 mRNA，则需去除 rRNA 并富集带有 poly（A）尾的 RNA；针对小分子 RNA 的研究，则须通过片段筛选进行富集。对于环状 RNA 研究，还需先行 RNase R 处理以消除线性 RNA。此外，根据不同的研究需求，如 RIP-seq、CLIP-seq 等技术，文库构建方法也应相应调整以满足实验设计。总之，精准的文库准备是确保 RNA 测序结果准确性和可靠性的关键步骤。

1．RNA 提取　在转录组测序中，RNA 文库的制备首先需要提取样本中的总 RNA 或 mRNA。目前主流的提取方法包括 Trizol 提取法、离心柱提取法和磁珠吸附提取法。Trizol 提取法通过 Trizol 试剂破碎细胞并沉淀 RNA，适合多种样本，但需防止抑制剂污染。离心柱提取法操作简便，通过硅胶膜特异性吸附 RNA，便于高通量处理。磁珠吸附提取法则利用磁珠与核酸的亲和作用进行提取，分为总 RNA 和 mRNA 的提取，操作便捷且避免了样本堵塞问题，但成本相对较高，商品化试剂盒种类有限。每种方法都有其优势和局限，选择时应根据实验需求和条件综合考虑。

2．干扰 RNA 去除　在高通量测序中，由于 rRNA 占据了总 RNA 的主要比例，其去除对于提高非 rRNA 转录本的测序覆盖度至关重要。目前，去除 rRNA 的主要方法有 poly（A）纯化法和 rRNA 直接去除法。poly（A）纯化法利用大多数真核生物 mRNA 和长链非编码 RNA 末端的 poly（A）尾进行富集，适用于 RNA 量较少的样本，但对于不带 poly（A）尾的转录本和部分降解的 RNA 样本效果不佳。相对而言，rRNA 直接去除法适用范围更广，包括原核生物样本以及质量受损的总 RNA 样本。该方法通过特异性探针或酶处理消减 rRNA，如 Ribo-Zero Kit、Trimmer-Direct Kit 等，能够有效降低 rRNA 的干扰。然而，这些技术中的一部分需要较高浓度的 RNA 输入，并且可能在临床应用中受限。因此，在选择去除 rRNA 方法时，需根据样本类型、样本量和预期应用综合考虑。

3．文库构建　在进行 RNA-seq 实验时，构建高质量的 mRNA 文库至关重要。研究表明，先对 mRNA 片段化后再进行反转录的方法可以使得测序 reads 更加均匀地覆盖基因本体，而先反转录再片段化的策略则倾向于获得更多 3' 端的 reads。常见的 mRNA 片段化方法包括碱处理法和二价阳离子溶液处理法，这些步骤通常在较高温度下进行以保持 RNA 结构稳定。完成 cDNA 的合成后，后续步骤包括末端修复、5' 端磷酸化以及加接头和扩增，与 DNA 文库构建过程相似。完成这些步骤后，还需对文库进行定量和标准化处理。市面上提供了多种 RNA 文库构建试剂盒，不同试剂盒适用于不同的实验需求。

（1）**转录组文库**：转录组研究是现代生物学中一个极其重要的领域，它涉及对物种或特定细胞在一定功能状态下所有 RNA 的总和进行分析，这不仅包括了编码蛋白质的 mRNA，还包含了非编码 RNA、反义 RNA 以及基因间 RNA 等。通过转录组研究，科学家可以更深入地理解细胞表型和功能，因为转录组是基因组信息和蛋白质组之间的桥梁。在这一研究过程中，转录组测序技术起到了至关重要的作用。它通过高通量测序技术对总 RNA 反转录后的 cDNA 进行测序，从而全面且迅速地获取特定状态下的转录本信息，并分析基因表达模式、SNP 状态、新转录本、异构体、剪接位点等多种转录组层面的数据。然而，由于实验中提取的总 RNA 约 95% 是序列保守且表达稳定的核糖体 RNA（rRNA），这就导致测序结果中出现大量非目标的 rRNA 数据，遮蔽了更具信息量的 mRNA 数据。因此，目前许多研究采用的是狭义的转录组测序，即主要针对 mRNA 的测序。

转录组测序可以根据物种是否有已知参考基因组分为 *de novo* 测序（无参考基因组）和重测序（有参考基因组）。这两种方式在生物信息学分析上存在差异，但在文库构建过程中并无区别。转录组测序文库构建流程的差异主要取决于实验目的和样本类型。例如，在原核生物 RNA 样本中，由于缺乏 poly（A）尾，需要采用特定的方法去除 rRNA；而在真核生物中，mRNA 通常带有 poly（A）尾，可以通过捕获 poly（A）尾来富集 mRNA。对于甲醛固定石蜡包埋（formaldehyde fixed paraffin-embedded，FFPE）样本，由于 RNA 常已断裂降解，需要采用特殊方法去除 rRNA 以富集 mRNA。此外，根据不同实验目的，还可能需要采用特殊技术来获取链特异性信息或分析选择性剪切事件。

在转录组测序领域，各大试剂厂商为适应不同研究需求，推出了多种文库构建试剂盒。举例来说，TruSeq RNA 系列文库构建试剂盒提供了多样化的选择。TruSeq RNA V2 试剂盒适用于常规差异基因表达分析，通过 poly（A）纯化法提取 mRNA；TruSeq Stranded mRNA 试剂盒在第二链 cDNA 合成时使用 dUTP，以保留 RNA 链特异性信息，适合于研究 RNA 的方向性；而 TruSeq Stranded Total RNA 试剂盒则能够覆盖所有编码及非编码 RNA，适合全面分析 RNA 信息。以下将详细介绍 TruSeq RNA V2 试剂盒的文库构建流程。

首先，根据样本类型选择合适的方法提取总 RNA，通常使用 Trizol 等变性剂破碎细胞或组织，并通过氯仿抽提法进行纯化。在此过程中需有效破碎细胞或组织，去除肝素等杂质，并抑制 RNA 酶活性。人类组织/细胞总 RNA 提取后，应确保样本质量高（至少 0.1～1 μg），并使用 Agilent 2100 生物分析仪检测 RNA 质量和完整性（RNA 完整性指数，RIN 值需大于 8）。

其次，将足量总 RNA 稀释至 50 μl，加入结合有 oligo（dT）的磁珠进行 mRNA 的纯化和片段化。经过高温变性后，将样本冷却至室温以促进 mRNA 与磁珠结合，之后通过洗脱液和磁珠结合缓冲液进行洗涤和重复结合。最终在 94 ℃条件下进行 8 分钟孵育以得到纯化且片段化的 mRNA。

接着进行第一链 cDNA 的合成，加入反转录酶并按照特定温度程序进行孵育。第一链 cDNA 合成后，立即添加第二链反转录反应液，在 16 ℃条件下孵育 1 小时生成第二链 cDNA。完成后，利用 AMPure XP 磁珠进行 cDNA 文库纯化。纯化的 cDNA 文库接下来进行末端修复、3' 端加"A"及接头连接。利用 T4 DNA 聚合酶、Klenow 酶和 T4 PNK 处理 DNA 末端，并进行 3' 端加"A"处理。随后加入 RNA Adapter Indexes 进行接头连接，并在每一步骤后使用 AMPure XP 磁珠进行纯化。

最后，进行 15 轮高保真 PCR 扩增富集 cDNA 文库，并再次进行磁珠纯化。经过这一系列步骤，我们得到了大小在 200～400 bp 的转录组测序文库，此时文库已准备好用于测序机进行测序分析。通过这一精细且专业的流程，研究人员能够获得高质量的转录组数据，为生物学研究提供重要信息。

（2）**小 RNA 文库**：小 RNA 包括微 RNA（miRNAs）、小干扰 RNA（siRNAs）和 Piwi-interacting RNA（piRNAs），是一组长度小于 30 个核苷酸的非编码 RNA 分子，它们通过与目标 mRNA 互

补配对来降解或抑制 mRNA 的翻译，对基因表达调控、生物发育、代谢及疾病等生理过程具有重要影响。以 miRNA 为例，这类长度为 21～25 个核苷酸的小 RNA 广泛存在于真核生物中，对人类 60%～70% 的蛋白编码基因进行调控。miRNA 的生成始于一段 300～1000 个核苷酸长的前体 RNA，先由 DGCR8/Drosha 复合体剪切成 70～100 个核苷酸长的前体，再由 Dicer 酶处理并结合到 RISC 复合体中，最终形成成熟的 miRNA。异常表达的 miRNA 与多种复杂疾病的发生密切相关。

在高通量测序技术出现之前，小 RNA 的检测方法耗时且可能遗漏某些分子。高通量测序技术的发展使得可以在全基因组水平上进行小 RNA 的大规模分析，从而挖掘新的小 RNA 分子，并预测及鉴定其作用靶基因，分析样品间差异表达，并进行聚类和表达谱分析等。

小 RNA 测序文库构建过程相对简单，因为小 RNA 自带天然磷酸化的 5' 和 3' 末端，无需额外磷酸化处理。不过，由于小 RNA 片段过短，无法直接使用反转录随机引物进行反转录，因此必须先连接两端接头再进行反转录。这种策略可能产生接头二聚体问题，通常采用高分辨率凝胶电泳和切胶回收或修饰接头的方法来解决。目前市面上的小 RNA 文库构建试剂盒通常采用先连接 3' 和 5' RNA 接头、进行 cDNA 链反转录、PCR 扩增以及高分辨率凝胶电泳筛选回收适当大小片段的策略来构建文库。

3. 文库制备的质量评价及影响因素　高通量测序文库制备是一项精细的工作，它对 DNA 或 cDNA 片段进行接头连接，以适配不同的测序平台。文库质量和数量对测序结果至关重要，因此在上机测序前进行质量控制是必不可少的步骤。文库片段大小和浓度是评估文库质量的主要参数，而文库的转化率和复杂度也会影响检测准确性。

文库片段大小可以通过琼脂糖凝胶电泳和微流控芯片技术检测。琼脂糖凝胶电泳适合初步筛选，但微流控芯片技术如 Agilent 2100 等能提供更精确的测定，适用于上机前的文库检测。文库浓度常用 Qubit 荧光计、实时荧光定量 PCR（qPCR）和生物分析仪等方法检测。Qubit 适用于文库峰分布广泛的情况，而 qPCR 则适用于文库量的精确定量。Agilent 2100 等生物分析仪则适合文库峰较尖锐的情况。

转化率是指起始样本转化为接头片段的比例，受连接效率影响。提高连接效率和 PCR 扩增效率对提高转化率至关重要。同时，文库复杂度指的是样本中捕获的特异分子数量，它影响数据集中重复读取的少多，复杂度越高，重复读取越少，信息量越丰富。为了保证复杂度，对于低浓度样品应尽可能提高连接效率和转化率。

在数据分析时，保证文库复杂度、读长在基因组或目标区域内的均匀分布及制备准确程度也是评估文库质量的重要指标。均匀的读长覆盖可以减少所需测序数，而准确的文库制备可提高变异报告的可信度。因此，在实验室建立方法过程中，必须考虑这些关键质量指标，以确保获得可靠的高通量测序结果。

三、第三代测序技术

理想的 DNA 测序方法旨在直接、精确地读取原始模板，且不受序列长度限制。经过数十年的探索，第三代测序技术如单分子实时测序（single molecule real-time sequencing，SMRT）和纳米孔测序技术取得了突破性进展。这些技术能够实现无需 PCR 扩增的单分子长读长测序，一次性读取可达数万碱基长度，极大简化了基因组拼接工作，并减少了以往技术无法覆盖区域的遗漏。第三代测序技术为基因组学研究提供了前所未有的细节，被誉为照亮了基因组暗角的光源。然而，该技术目前仍面临较高错误率的挑战，这限制了其在临床应用中的广泛推广。科研人员正努力优化算法和提高技术精度，以期将来能够更好地服务于精准医疗和复杂疾病的研究。

(一)单分子测序技术

单分子实时测序(SMRT 测序)技术是由 Webb 和 Craighead 提出的一种先进的单分子实时测序方法,后经 Korlach、Turner 和 Pacific Biosciences(PacBio)团队的改进,于 2009 年以 PacBio 测序平台的形式推向市场。该技术的核心在于其独特设计的 SMRT cell,内含数以万计的透明零模波导(zero-mode waveguide,ZMW)孔,这种微小孔径仅有 100 纳米左右,小于激光波长的一半,使得激光束无法穿透孔壁,从而将信号限制在孔内,减少了游离 dNTP 的荧光背景干扰。在 SMRT 测序技术中,DNA 聚合酶被固定在 ZMW 孔底部,通过单分子检测方式直接读取 DNA 链上不同荧光标记的 dNTP,依据荧光波长和峰值来确定碱基类型。此外,检测相邻碱基之间的测序时间差异可用于探测碱基修饰,如甲基化等。在荧光标记的 dNTP 被聚合酶结合时,前一个荧光基团会被切除,以便下一个标记的碱基进入 ZMW 孔。

在当今高通量测序技术中,单分子实时测序技术作为第三代测序技术的代表,具有一系列显著的技术优势。它能够实现非常长的平均读长,通常超过 15 kb,最长可达到 100 kb 以上,这样的读长优势使得基因组组装更为连贯,覆盖度更加均匀。尽管 SMRT 测序技术的测序错误率相对较高,在 13%~15%,但由于这些错误是随机分布的,通过多次测序可以显著提高准确率,最高可以达到 99.999%。此外,SMRT 测序技术在测序过程中没有序列偏好性,这意味着整个基因组的各个区域,包括具有挑战性的回文序列以及复杂度低或高的区域,都能获得均一的测序深度。

SMRT 测序技术还具有检测表观遗传特征的能力,它可以直接识别广泛存在的碱基修饰,例如 5 甲基胞嘧啶、N_6- 甲基腺嘌呤、N_4- 甲基胞嘧啶等,这使得基因组学和表观遗传学数据可以在同一平台上进行统一分析。此外,循环一致性测序(circle consensus sequencing,CCS)模式为 SMRT 测序技术增添了另一项强大工具,这种模式是目前唯一能够产生分子内一致性序列的技术。它对于检测样本中含量极低的 DNA 分子非常有效,这使得 SMRT 测序技术在检测如急性髓系白血病中的低频突变等应用中显示出巨大潜力。

然而,SMRT 测序技术同样面临着第三代测序技术普遍存在的问题,即较高的测序错误率。虽然这些错误可以通过多次测序来纠正,但是在实际应用中仍需考虑成本和数据处理的复杂性。

(二)纳米孔单分子测序技术

纳米孔单分子测序技术是一种革命性的基因组分析工具,它源自库尔特计数和离子通道技术。这项技术通过电泳方式,驱动单一的核酸分子通过极细的纳米孔,实现高通量的序列检测。其独特之处在于无需对 DNA 进行扩增或化学标记,从而提供了一种更经济、快速且可靠的测序方法。与传统测序相比,纳米孔单分子测序具有成本低、样品需求量小等优势。理论上,仅需不到 1 ng 的基因组 DNA 样本即可实现 6 倍的序列覆盖,但实际操作中可能需要更多的基因组拷贝以确保检测浓度。此外,纳米孔单分子测序能够连续读取长达数千碱基的 DNA 片段,目前已证明生物纳米孔能一次性通过长达 25 kb 的单链 DNA,固态纳米孔则能通过长达 5.4 kb 的单链 DNA,这为长距离读取提供了可能性。

纳米孔单分子测序技术通过检测 DNA 分子穿过微小纳米孔时产生的电信号变化来识别碱基序列,目前仍然面临一些技术障碍和挑战。第一,控制 DNA 分子通过纳米孔的速度是一大难题,需要将其从微秒级提升至毫秒级以便更准确地读取碱基信息。第二,若采用溶血素七聚体作为纳米孔材料,则需开发相应的稳定载体,虽然相关研究已有所进展,但人工合成固态纳米孔因其稳定性和可调控性而显示出更大的潜力。第三,监测隧穿电流或电容变化来读取碱基的方法尚待进一步验证其可行性。此外,DNA 分子在通过纳米孔时的随机运动也会增加测序的背景噪声,影响数据质量。

尽管存在挑战,但纳米孔单分子测序技术的发展仍在继续。如 MinION 纳米孔单分子测序仪的应用研究表明,该技术能够处理大量数据和提供高深度的测序信息。以 GM12878 Utah/Ceph 细胞系基因组为例，使用 MinION 仪器可以产生 91.2 GB 的数据量，并达到约 30 X 的理论测序深度，读长方面也表现出色（N50 > 100 kb，最长可达 882 kb）。这表明，只要测序深度足够，并且所测序列是随机分布而非位点依赖性，则可以极大地提高测序准确性。

前纳米孔单分子测序技术可分为生物纳米孔和固态纳米孔两大类，前者通常采用金黄色葡萄球菌 α- 溶血素，后者则以硅或其衍生物为材料。

1. 生物纳米孔 生物纳米孔技术是一种基于跨膜蛋白通道的先进分子生物技术，它在单分子检测、疾病诊断和 DNA 测序领域显示出巨大潜力。通过现代分子生物技术的修饰，如核酸序列变异，可以改变特异部位的氨基酸残基，从而优化生物纳米孔的性能。与此同时，固态纳米孔传感器的出现，以及可将生物纳米孔和固态纳米孔优势结合的混合纳米孔的提出，进一步推动了纳米孔测序技术的发展。

在众多生物纳米孔中，α- 溶血素（α-hemdysin，α-HL）、耻垢分枝杆菌孔蛋白 A（MspA）和噬菌体 phi29 接头蛋白是三种主要类型。α-HL 以其特有的结构在 DNA 测序中发挥作用，但其孔径限制了对某些大分子的分析。MspA 则因其更小的通道直径和在极端条件下保持活性的能力而备受关注。而 phi29 接头蛋白则因其较大的孔径能够允许双链 DNA 等大分子通过而具有其独特性。

目前市场上已有基于纳米孔技术的单分子 DNA 测序仪器，如 GridION 和 MinION 系统。其中，MinION 是一种小型化、便携式的 DNA 测序装置，它的尺寸类似 USB 存储盘，适用于常规 DNA 测序。尽管 MinION 在分析错误率上有待改进，但其长读长和高精确度的单核甘酸多态性检测已经证明了其在微生物变异检出和诊断方面的应用潜力。此外，MinION 还有望实现直接的 RNA 测序和蛋白测序。

自 20 世纪 80 年代概念提出以来，Nanopore 纳米孔测序技术经过几十年的技术发展和优化，已成为当今基因组学领域的重要工具。该技术不同于传统的光学或化学检测方法，而是通过电信号来读取 DNA 序列。英国牛津纳米孔技术公司（Oxford nanopore technologies，ONT）在 2012 年建立了该平台，并于 2013 年推出了 MinION 测序仪的早期试用版。2014 年，首款消费级纳米孔测序仪 MinION 问世，因其独特的性能和便携性引起广泛关注。该技术能够通过电泳驱动 DNA 分子逐一通过极小的纳米孔进行检测，无需扩增或标记，大幅降低成本和样品量需求，同时提供快速、可靠的测序。纳米孔直径的精细控制使得单链 DNA 能够连续通过，实现长距离测序，已证实最长可达 25 kb。

ONT 纳米孔测序仪利用生物纳米孔和核酸外切酶进行 DNA 分子的解析。当单链 DNA 通过纳米孔时，每个碱基与孔内的传感器相互作用，造成特定的电流变化，从而实现碱基识别。这种技术可以产生超长的读长，并且读取速度快，高通量，能够在短时间内产出大量数据。此外，MinION 设备小巧便携，可直接连接计算机 USB 端口使用。

ONT 技术的一个显著优势在于其样本制备过程简单，并且能够直接读取修饰碱基如甲基化的 C，无需传统的亚硫酸盐处理，这为表观遗传学研究提供了极大便利。然而，该技术也面临着较高错误率的挑战，尤其是在插入 / 缺失（InDel）的检测上。尽管如此，随着试剂和算法的不断改进，ONT 测序准确性已得到显著提高。

2. 固态纳米孔 随着纳米技术的不断进步，固态纳米孔作为一种精细技术逐渐受到科研界的广泛关注。固态纳米孔以其卓越的化学、热、机械稳定性以及可调的尺寸和良好的集成性，成为了生物分子检测和分析领域的重要工具。这种纳米孔可广泛应用于 DNA 测序、蛋白质检测、分子迁移研究以及疾病诊断等多个领域，具有重要的实验和产业价值。

在制备纳米孔的材料方面，氮化硅（Si_3N_4）、二氧化硅（SiO_2）、氧化铝（Al_2O_3）、氮化硼（BN）、石墨烯、聚合物膜和杂化材料等均有广泛应用。特别是 Si_3N_4 和 SiO_2 膜因其低应力性和高化学稳定性而被频繁使用。通过电子或离子束等手段，可以在这些材料上精准雕刻出纳米孔。值得注意的是，Si_3N_4 和 SiO_2 基质在长时间浸泡于高浓度电解质溶液中时，孔径可能会发生变化，这对于纳米孔的应用和性能有一定影响。

Al_2O_3 膜在电性能方面相较于 SiO_2 和 Si_3N_4 有所提升，尤其在 DNA 迁移实验中显示出更低的噪声水平，信噪比更高。采用原子层沉积技术可以制造出单原子层厚度的 Al_2O_3 膜，而聚焦离子束和透射电子显微镜则可用于在金属氧化物薄膜上制造纳米孔。由于 Al_2O_3 表面带正电，与带负电的双链 DNA 分子存在静电作用，使得 DNA 通过 Al_2O_3 纳米孔时的速度慢于通过 Si_3N_4 纳米孔。

单层膜如石墨烯和氮化硼由于其超薄特性，在 DNA 测序等应用中具有潜在的超高分辨率优势。例如，石墨烯膜仅由单层碳原子构成，其厚度与 DNA 双螺旋中两个碱基之间的距离相似，为 0.335 nm，这使得它在分子水平上提供了前所未有的时空分辨率。

目前，固态纳米孔的一个主要挑战是对尺寸相近分子的化学鉴别能力有限。为了解决这一问题，研究者们尝试通过表面功能化或添加特异性识别序列和受体来改善固态纳米孔的选择性。例如，使用发夹 DNA 或其他受体功能化的纳米孔能够提高对核苷酸序列的识别能力。此外，流体脂质双分子层包被技术也被用来控制蛋白质的易位过程，并且可以通过不同脂质精确调控包被层的厚度和表面化学组成。高阻抗流体脂质双分子层还可以通过囊泡融合技术形成在单一 Al_2O_3 纳米孔传感器上，从而提高了传感器的电气性能和机械稳定性。

四、测序技术的应用和展望

测序技术自诞生以来，其应用范围经历了巨大的拓展，不仅在考古学和犯罪调查中发挥作用，更在临床领域大放异彩，如产前诊断、遗传病筛查、肿瘤基因突变检测和病原感染检测等。此外，在基因调控研究、宏基因组学及作为未来分子计数器等方面的潜力也正在被挖掘。早期，DNA 测序主要关注的是人类部分或完整基因组的测序工作，而人类基因组计划完成后，研究重点转向对人类基因组的重测序以构建变异库。千人基因组计划的启动与实施，不仅标志着从种群角度观察人类变异的新篇章，也为解读人类疾病提供了重要工具。

在成本和效率方面，全外显子测序因其较低的成本和对样本量的较少需求而受到青睐。它能够增加测序深度，并允许同时检测多个样本，从而拓宽和深化基因组研究。全外显子测序在发现新基因、诊断孟德尔遗传性疾病方面已显示出其早期应用的巨大潜力。例如，在孤独症的研究中，通过全外显子测序发现了大量有意义的突变，为理解这一复杂疾病提供了新的线索。然而，尽管高深度测序能够识别稀有突变，但其高昂成本和漫长的数据分析时间对于某些疾病患者来说可能意味着错过治疗的最佳时机。因此，靶向测序技术在实体肿瘤和血浆循环肿瘤 DNA 检测中显示出其重要性，这不仅加快了肿瘤相关基因的检测和分析速度，也为患者提供了个体化的靶向治疗方案，并通过非侵入性诊断与实时监测实现了对治疗方案的及时调整。

此外，测序技术在基因调控研究中也扮演着关键角色。例如，蛋白 -DNA 相互作用可以通过结合染色质免疫沉淀测序（ChIP-Seq）来探究。随着新一代测序技术的不断进步，宏基因组学也得到了飞速发展。现今科研人员能够对环境中的全部微生物进行宏基因组构建和全基因组测序，通过大数据分析揭示微生物群落结构和基因功能组成等宝贵信息。

在过去 40 年间，DNA 测序技术经历了飞速的发展。早在 1985 年之前，Sanger 测序法几乎垄断了测序领域。随着 2000 年四色荧光标记和毛细管电泳技术的引入，测序实现了自动化。进入 2010 年后，各种高通量测序技术迅速崛起并日趋成熟，例如 Illumina HiSeq X 系列和 ONT PromethION 不断推动着测序成本的降低和数据产出的提高。2004 年，美国国家人类基因组研究所（National Human Genome Research Institude，NHGRI）启动基因组测序计划（genetic sequencing project，GSP），旨在加速降低基因组测序费用，并推广其在医学研究与服务中的应用。当时的测序费用高达 1000 万美元以上，但到了 2015 年，这一费用已降至 1000 美元左右。

尽管如此，目前测序技术仍面临一些挑战。首先是产生的数据量巨大，全球每年产生超过

15PB 的数据，这对数据分析和解读提出了挑战。其次，尽管短读长高通量测序技术已经相对成熟，但要完整解读全基因组信息还有很长的路要走。此外，单分子测序技术虽然取得了进展，但其准确度还需进一步提升。现有测序技术的局限性还不能满足实际应用中对高通量和个体基因组多样性分析的需求。同时，现有技术还不能直接测定 DNA 分子上的各种修饰，而对于 RNA 分子的多样性和修饰情况，仅能通过间接方法进行探索。

未来的测序技术将追求更高的精准度、更微观的分析、更高的通量以及更低的成本。不同代次的测序技术将会长期共存，并通过各自的性能优势互补不足。随着对生命奥秘探索需求的增加和研究工作的深入，新的测序原理和技术也将不断涌现，以满足不同学科领域的应用需求。这些进步不仅依赖于现有技术的发展，而且也将推动未来相关技术的进步。

第二节　基于质谱的蛋白质组学检测技术

蛋白质组学（proteomics）是一门专注于全面研究细胞、组织或生物体中所有蛋白质集合的学科，对蛋白质表达模式、功能、结构以及相互作用进行检测和分析，在蛋白翻译后修饰、蛋白-蛋白相互作用、疾病标志物筛选和药物靶标研究中发挥着重要作用。随着技术的进步，蛋白质组学已成为理解生物复杂性和疾病机制的重要途径。

基于检测方法，蛋白质组学可以分为基于质谱的蛋白质组学（mass spectrometry-based proteomics）和基于阵列的蛋白质组学（array-based proteomics）。前者是利用质谱仪（mass spectrometry，MS）鉴定和定量样品中的蛋白质，后者是使用固定有蛋白质或抗体的芯片进行蛋白质分析。基于质谱的蛋白质组学不依赖于已知特定蛋白质或抗体，可以发现新蛋白质或新的蛋白质形式，适用于数据驱动的研究；而基于阵列的蛋白质组学更适合进行特定范围内的蛋白质的高通量筛选，如生物标志物筛选和受体-配体相互作用研究。

在接下来的内容中，我们将深入探讨基于质谱的蛋白质组学，了解其仪器组成、检测原理和基本应用。

一、质谱分析技术相关的诺贝尔奖

在一百多年的质谱技术历史上，已有多个诺贝尔奖授予质谱技术的诞生和发展以及有关应用方面的研究。例如，1906 年约瑟夫·约翰·汤姆逊荣获诺贝尔物理奖，主要的贡献是测定了电子的荷质比，发现了电子，并把质量不同的原子分离开。1989 年德莫尔特和沃尔夫冈·保罗荣获诺贝尔物理奖，主要贡献是首次阐述了离子阱对高分辨率质谱的优点，建造了电子振荡器，发明了离子阱技术。2002 年，为了表彰日本工程师田中耕一和美国化学家约翰·芬恩在发展软电离技术方面的贡献，两位科学家被授予诺贝尔化学奖。田中耕一发展了基质辅助激光解吸/电离技术，约翰·芬恩发展了电喷雾电离技术，这两种技术使得以蛋白质为代表的生物大分子化合物能够被有效电离，其质谱分析成为可能，极大扩展了质谱在生物学和化学中的应用范围。

二、质谱仪的基本构造

质谱仪是通过测定离子的质荷比（mass-to-charge ratio，m/z）来进行成分和结构分析的仪器。它通过物理或化学的方式，使待分析物质产生若干带电离子碎片，通过这些带电离子碎片在电场中运动的飞行时间等信息，可以推算出每个离子的质量与其携带电荷的比值，即质荷比。待分析物质产生带电离子碎片的方式理论上是遵守特定物理化学法则的，因此对于每个物质，都可以理论计算出其能够产生的带电离子碎片的质荷比类型与不同类型碎片的丰度。再将真实观察到的带电离子碎片的类型、丰度与不同物质的理论计算结果进行一致性比对，就能够反推出待分析物质的化学结构特征与丰度。质谱仪基本构造包括三个部分：离子源（ion source）、质量分析器（mass analyzer）和检测器（detector）。在基于质谱的蛋白质组研究中，针对不同类型的蛋白质或者肽段样品的分析需求，需要选择不同类型的离子源、质量分析器和检测器。

（一）离子源

1. MALDI 和 ESI 离子源　蛋白质或者肽段经过离子源的电离过程获得电荷，以带电离子形式进入质谱仪，这个过程被称为离子化（ionization）。离子化是样品进入质谱仪，实现质谱分析的第一步。在蛋白质组学中，常用的离子化方法包括基质辅助激光解吸电离（matrix-assisted laser desorption ionization，MALDI）和电喷雾电离（electrospray ionization，ESI）。这是两类"软电离"技术，电离过程不会导致蛋白或者肽段的显著碎裂和热分解，避免了结构和序列信息的丢失。

基质辅助激光解吸电离适用于固定在基质中的蛋白样品的离子化。离子化过程是先蛋白质或肽段与"基质"化合物混合，这类"基质"能够吸收激光能量，在随后的激光照射中，"基质"迅速吸热并解吸，而蛋白或者肽段被携带出样品表面并形成带电离子，实现电离。用作蛋白或者肽段电离的基质有 α-氰基 -4- 羟基肉桂酸（α-cyano-4-hydroxycinnamic acid，CHCA）、2,5- 二羟基苯甲酸（2,5-dihydroxybenzoic acid，DHA）等。电喷雾电离适用于流动的液相样品的连续电离过程，常作为液相色谱 - 质谱联用（LC-MS）中的离子化方式。电离过程中，样品溶液流过一根在针头施加有高电压的喷针，使样品溶液形成带电的喷雾，喷雾中的小液滴在飞行过程中，溶剂逐渐蒸发，并发生"库仑爆炸"（Coulomb explosion），蛋白或者肽段形成带电离子并进入质谱仪。

2. 液质联用技术　根据蛋白是否需要酶解，蛋白质组研究可以分为自上而下的蛋白质组学和自下而上的蛋白质组学。自上而下的蛋白质组学不需要对蛋白进行酶解，直接测定蛋白谱图，该策略常采用基质辅助激光解吸电离的离子化方式。自下而上的蛋白质组学是使用质谱对蛋白酶解后的肽段离子进行测定，常与液相质谱联用，离子化采用电喷雾电离方式。自下而上的蛋白质组学采用液相色谱 - 质谱联用，能够在肽段离子化之前，先利用液相色谱技术对肽段进行初步分离，该过程可以降低同一时间进入质谱肽段的复杂性。通过精确控制色谱条件和优化色谱柱的选择，可以显著提高蛋白质组学分析的质量和深度。

色谱柱的尺寸和类型、流速、分离时长，是色谱使用中重要的考量方面。根据对离子性质的选择，色谱柱可以分为反相色谱柱、离子交换色谱柱、亲水相互作用色谱柱等。以 C18 烷基链为修饰的微米级硅胶颗粒作为疏水性（非极性）固定相制备的反相色谱柱，提供了较强的疏水相互作用，适合于多种蛋白质和肽段的分离，是蛋白质组检测中最受欢迎的色谱柱选择。分析过程中，肽段样品通过极性相对较高的流动相（如含有较低比例有机溶剂的水溶液）被引入色谱柱，由于疏水性相互作用，蛋白质或肽段与固定相上的疏水基团结合。通过改变流动相的极性（例如增加有机溶剂比例），可以控制样品在色谱柱中的滞留时间，实现分离。乙腈和甲醇是常见的用于肽段色谱分离的有机溶剂。

3. 离子淌度谱（ion mobility spectrometry，IMS，或称离子迁移谱）　近年来，离子淌度谱技术也被应用蛋白质组的液质联用检测中。离子淌度设备安装于离子源后，对离子化的肽段进行第一次分离。与质量分析器基于质荷比对离子进行区分不同，离子淌度谱通过测量离子在气相中通过电场的迁移速度来区分不同的离子，这主要取决于它们的大小、形状和电荷状态。在复杂的蛋白质组样品中，许多不同的肽段可能具有相似或相同的质荷比，这会在质谱分析中产生重叠的峰。离子淌度谱技术的应用，实现了对这些重叠肽段的区分，从而增强了对肽段离子的分辨率和鉴定能力,特别是在复杂背景下的低丰度蛋白质的检测。这一应用也特别适用于蛋白翻译后修饰的检测,因为离子淌度谱有助于区分带有不同翻译后修饰的同一肽段的离子,提高对这些修饰的检测能力。

(二)质量分析器

质量分析器是质谱仪的核心组件之一,质量分析器的作用是根据质荷比对离子进行分离和测量。不同类型的质量分析器具有不同的分离原理和性能特点。根据质量分析器,质谱仪可以分为飞行时间质谱仪(time-of-flight mass spectrometer,TOF-MS)、四极质谱仪(quadrupole mass spectrometer,Q-MS)、离子阱质谱仪(ion trap mass spectrometer,IT-MS)、傅里叶变换离子回旋共振质谱仪(Fourier transfer ion cyclotron resonance mass spectrometer,FT-ICR MS)等。

飞行时间质谱仪基于离子飞行时间的差异来测量离子质量。其基本原理是,所有离子先被加速到相同的动能,然后让离子飞行相同的距离,不同质量的离子飞行时间不同,以此来反映质荷比。飞行时间质谱仪特别适合于精确质量测定,质谱谱图相对简单,易于解析。但相比于其他类型的质量分析器,其动态范围较小,对于低丰度肽段的检测不如其他类型的质量分析器灵敏。

四级质谱仪可以用作质量滤波器,也可以用于串联质谱,其利用四根电极上的射频和直流电场来稳定或排斥特定质荷比的离子。相比于其他质量分析器,四级质谱仪成本较低,易于维护和操作,但分辨率和准确度低于其他类型质谱,扫描速度也较慢。

离子阱质谱仪通过电磁场捕获离子,在离子阱中进行质量分析。离子阱质谱仪适于串联质谱分析,对低丰度样品具有较高的检测灵敏度,对大质量离子的分析能力有限。其分辨率和质量准确度低于飞行时间质谱仪和傅里叶变换离子回旋共振质谱仪。

傅里叶变换离子回旋共振质谱仪利用超强磁场捕获离子,通过测量离子在磁场中的回旋频率来确定质荷比。该类型质谱仪具有极高的分辨率和质量准确度。但是,对样品纯度和组成有较高要求,容易受到非挥发性盐的干扰,导致信号抑制和设备污染,因此其设备成本和维护成本也相对较高。

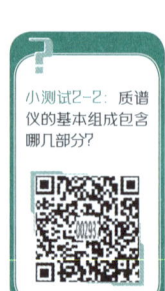

此外,美国生产的 Orbitrap 质谱仪,是一种电场轨道阱质谱仪。Orbitrap 质谱仪的工作原理独特,它通过创建一个电场来捕获和测量离子的质荷比。离子被捕获在一个中心电极和一个外部电极之间的电场中,并在电场中绕中心电极做高速旋转运动,同时沿轴向来回振荡。离子的运动产生电流,这个电流的频率与离子的质荷比呈正比。通过测量这个频率,可以精确地确定离子的质荷比。与傅里叶变换离子回旋共振质谱仪一样,Orbitrap 质谱仪能提供极高的质量分辨率,设备成本和维护成本也相对较高。

(三)检测器

检测器用来检测分离后的离子,并将离子的存在转换成电信号。检测器测量离子的强度(即离子通量),这与样品中对应分子的丰度有关。测得的信号被转化为质谱图,其中显示了离子的质荷比与其强度(或丰度)之间的关系。检测器的种类多样,包括电子倍增器(如光电倍增管)、法拉第杯、微通道板等。不同的检测器对离子的灵敏度和信号处理能力有所不同。

三、蛋白质组的质谱检测方法

(一)肽指纹图谱技术

临床蛋白质组研究,一般会采用自下而上的蛋白质组学研究策略,使用液质联用分析样本,并获得蛋白质组数据。其检测流程,通常包括蛋白质提取、蛋白质酶解、肽段纯化、质谱分析和数据解析等几个关键步骤。该研究方法,建立在以肽指纹图谱(peptide fingerprinting)技术为核心的基础上。肽指纹图谱技术是一种用于蛋白质鉴定的质谱技术，它基于这样一个事实：特定蛋白质经过酶解后，会产生一组特有的肽段，这组肽段的质量和序列构成了该蛋白质的一个独特"指纹"。质谱检测为样本中的肽段离子提供了质谱图，这些实际检测的质谱图与理论谱图数据库的比对，可以推断样本中肽段的氨基酸序列，实现蛋白质的鉴定。肽指纹图谱技术采用可预测的蛋白质水解或肽段碎裂方式，适用于已知序列的蛋白质研究。

（二）串联质谱技术

在肽指纹图谱检测中，质谱仪使用串联质谱法（tandem mass spectrometry，MS/MS）进行谱图的采集。串联质谱检测通过两级或多级质量分析器连续分析同一样品，提供肽段序列的详细信息。在蛋白质组数据检测过程中，肽段离子（母离子）首先经过第一级质量分析器进行分析，得到一级谱图（MS1），从而获得电离肽段的质荷比。随后经过肽段选择和碎裂过程，质谱根据一级谱图信息选定特定的肽段离子，并在碰撞室中使其碎片化。最后，碎片化后的离子（子离子）在第二级质量分析器中再次被分析，测定其质荷比，得到二级谱图（MS2）。

根据肽段的选择方式，串联质谱数据采集可以分为数据依赖性采集（data-dependent acquisition，DDA）和数据非依赖性采集（data-independent acquisition，DIA）。DDA 模式下，质谱仪自动选择一定数量的离子，进行进一步的二级谱图分析（MS/MS 分析），其选择的依据，一般是基于离子在一级扫描中的丰度。因此，DDA 选择方式倾向于鉴定丰度高的肽段，而遗漏丰度低的肽段，样本之间重复性相对较差。DIA 模式下，质谱仪不是选择特定的离子进行二级谱图分析，而是将给定质荷比区间分成若干个检测窗口，依次对各个窗口中的全部肽段离子进行二级谱图分析。这种方式能够系统地覆盖整个给定的质荷比范围，实现样品中所有离子的二级谱图检测。DIA 选择方式可以检测到丰度较低或变异较大的肽段，样品之间也具有更好的重复性。但是 DIA 产生的数据更加复杂，需要更先进的数据处理和分析软件。

串联质谱检测中，对肽段的碎裂是另一个关键步骤，生成可以用于肽段序列鉴定和定量的碎片离子，也就是串联质谱分析中的子离子。碎裂必须具有一定的规律性，二级谱图才能够更好地与理论谱图库进行比对，实现肽段鉴定。碰撞诱导解离（collision-induced dissociation，CID）是最常用的碎裂方式之一，特别是高能碰撞解离（higher-energy collisional dissociation，HCD），使用比传统 CID 更高的碰撞能量，肽段离子与气体分子（如氮气或惰性气体）碰撞后解离，主要产生 b 和 y 类型的碎片离子。电子转移解离（electron transfer dissociation，ETD）适用于高度带电的肽段离子，将低能电子转移到肽段离子上，导致肽段碎裂，主要产生 c 和 z 类型的碎片离子。ETD 倾向于保留肽段的修饰，如在糖修饰肽段的检测中，ETD 碎裂使得低能电子被转移到带正电的肽段离子上，引起骨架的断裂而不是侧链的断裂，这样的碎裂模式通常不会破坏糖基化位点附近脆弱的糖苷键，从而有助于保留糖基化信息。因此，在蛋白修饰组学中，采用 HCD 和 ETD 相结合的碎裂方式，能够更好地提供蛋白质翻译后修饰信息。此外，离子碎裂方式还有电子捕获解离（electron capture dissociation，ECD）、表面诱导解离（surface-induced dissociation，SID）和光解离（photodissociation，PD）等。

串联质谱检测允许对复杂样品中的蛋白质进行精确鉴定，即使在混合物中也能区分不同蛋白质的肽段。同时，该方法可以用于鉴定蛋白质的翻译后修饰，如磷酸化、糖基化等，这对于理解蛋白质的功能和调控机制至关重要。

四、蛋白质组定量分析

除了用于蛋白质鉴定外，串联质谱检测方法还可以通过比较肽段在质谱图中的信号强度进行蛋白质的定量分析，实现样本之间蛋白质表达差异的比较。基于串联质谱检测的蛋白质组定量方法，可分为标记定量（labeled quantification）和非标记定量（label-free quantification）。

（一）标记定量

标记定量包括体内标记和体外标记两类，体内标记使用细胞培养氨基酸稳定同位素标记（stable isotope labeling with amino acids in cell culture，SILAC）技术，体外标记使用同位素标记相对和绝对定量（isobaric tags for relative and absolute quantitation，iTRAQ）技术或串联质量标签（tandem mass tag，TMT）技术。体内标记和体外标记在标记原理、检测和定量策略上有所不同。

SILAC 使用重氮（^{15}N）或重碳（^{13}C）标记的氨基酸在细胞培养过程中进行体内蛋白质标记。细胞在培养过程中合成蛋白质时，会自然地将这些重元素标记（重标）氨基酸合成到新的蛋白质中。在质谱分析时，蛋白质样本产生的肽段会因为包含不同的同位素标记而显示不同的质量，通过比较不同同位素标记的肽段在质谱中的相对丰度，可以实现蛋白的定量分析。SILAC 标记方法是直接在细胞中进行标记的方法，该方法可减少样本处理步骤，避免复杂的化学标记过程。但是该方法受限于可以培养的细胞系统，只能用于比较有限数量的样本研究。

iTRAQ/TMT 是一种基于化学的标记策略，该方法使用含有不同同位素组合的化学试剂标记蛋白质的肽段，标记过程在蛋白质酶解后的肽段水平上进行，是一种体外标记方法。iTRAQ/TMT 的一组标记标签试剂里，所有标记标签质量均相同，一级质谱不会对标记的肽段进行区分。标记的肽段随后会被碎裂，并进行二级质谱分析，标记标签释放出的报告离子，会在二级质谱低质量区产生不同的报告离子峰。依据报告离子峰的强度，即可获得肽段的定量信息。基于 iTRAQ/TMT 的标记方法可以同时分析多个样本，适用于任何类型的蛋白质样本，包括体液和组织样本。标记后的样本可以进行混合，同时进行质谱检测，这样既可以减少分别上机造成的实验误差，也可以通过进一步的组分分级，增加鉴定深度。不过，该方法需要复杂的样本处理和化学标记步骤，数据可能受到标记效率和肽段溢出效应的影响。

（二）非标记定量

非标记定量又称无标记定量，是无需使用同位素标记或其他化学标记，用于测定样本中蛋白质相对丰度的方法。非标记定量分为两类，一类是谱图计数（spectral counting），一类是基于峰强度的定量（peak intensity-based quantification）。谱图计数方法基于观察到的肽段谱图数量，来估计蛋白质的丰度，其核心思想是，一个蛋白质的丰度越高，检测到肽段的谱图数量也越多。这种方法简单易行，但对于低丰度的蛋白质检测不够敏感。基于峰强度的定量是通过测量特定肽段的峰强度来定量蛋白质，其核心思想是，肽段在谱图分析中的峰强度与其在样本中的丰度呈正比。这种方法通常比谱图计数更加准确，特别是对低丰度蛋白质的定量。需要注意的是，非标记定量方法受到实验操作和仪器稳定性的影响较大，因为任何变化都可能影响峰强度或谱图计数，从而影响定量的准确性。因此，在非标记定量中，通常需要对数据进行归一化处理，以消除实验中的系统偏差。

蛋白质的定量分析在功能蛋白质组学、疾病生物标志物的发现、药物靶标验证等领域中具有重要应用。选择哪种定量方法取决于实验设计、样品类型、可用设备和预期结果。

五、基于质谱技术检测蛋白磷酸化组

磷酸化修饰是蛋白质翻译后修饰最常见的一种。蛋白激酶可催化蛋白的磷酸化修饰，而磷酸酶则催化蛋白的去磷酸化过程。这种可逆的磷酸化 - 去磷酸化循环是动态调控蛋白活性、定位、降解与复合物形成的重要机制，从而参与细胞增殖、分化、迁移、浸润与死亡等多种生物学功能。磷酸化蛋白组学技术是一种能够识别生物样本中蛋白上的磷酸化修饰位点，并对其进行定量的分析技术。该技术主要采用以下两种方法来实现：一种是基于抗体的技术；另一种则是基于液相色谱-质谱联用（LC-MS）平台的技术。基于抗体的方法包括单抗原表位/磷酸化修饰位点分析，如免疫印迹、免疫组化、酶联免疫吸附法等。基于LC-MS平台的技术有着高灵敏度、高通量的特点，并且能够定位到单个修饰位点，因此目前成为主要的研究蛋白质磷酸化修饰的分析方法。

磷酸化组数据检测与蛋白质组数据检测较大的区别在于样品制备过程。多达三分之一的蛋白具有磷酸化修饰，但是磷酸化修饰肽段的丰度比较低，与非磷酸化修饰的肽段相比，离子化的效率较低。因此，在进行质谱检测之前，需要对磷酸化修饰的肽段进行富集。常用的富集方法包含三种，第一种是固相金属离子亲和色谱法（immobilized metal affinity chromatography，IMAC），主要采用金属阳离子如Fe^{3+}、Ti^{4+}、Ga^{3+}和Zr^{4+}等作为吸附试剂用于吸附带负电的磷酸基团。这些阳离子主要包埋于磁珠或者基于二氧化硅的树脂，使得磷酸化修饰肽段能够被吸附。第二种是修饰有机物亲和色谱法（modified organic affinity chromatograph，MOAC），它通过TiO_2等金属氧化物修饰的有机物颗粒，实现对磷酸化修饰肽段的吸附。IMAC与MOAC都能吸附丝氨酸、苏氨酸与酪氨酸修饰的磷酸化肽段。第三种是抗酪氨酸抗体或者丝氨酸/苏氨酸模序特异的抗体。富集后的肽段再进一步经过反相高效液相色谱-质谱分析系统进行分离与位点修饰的鉴定以及定量分析。蛋白质组的定量方法同样适用于磷酸化组数据的定量，主要包括三种方法：无标记定量、化学试剂标记法与代谢物标记法。目前有许多软件提供肽段的定性与定量分析，如Proteome Discoverer、MaxQuant与Firmiana等。

框2-2　蛋白质组学辅助翻译后修饰的多样性和调控机制的研究

蛋白质翻译后修饰（PTM）是生物学研究中的一个重要领域，它涉及对新生或折叠蛋白质进行特定的酶催化修饰，从而增加了蛋白质多样性。这些修饰在原核和真核生物中都存在，但在真核细胞中更为广泛。蛋白质翻译后修饰可以通过蛋白酶作用和不同化学基团的酶促共价修饰来分类，并且这些修饰可以基于蛋白质氨基酸残基的特性、依赖特定辅酶的化学修饰或通过共价加成实现新功能。目前已知的PTM类型高达300~500种，预计蛋白质组的复杂性可能比基因组预测的要高2~3个数量级。蛋白质组学技术的发展为这些复杂的翻译后修饰提供了鉴定的可能，尽管分析难度较大。精细调控这些PTM对实现有序的生物学功能至关重要，因此深入理解PTM是现代生命科学研究的焦点和挑战。

富集与分离技术是实现这一目标的关键。例如，针对磷酸化蛋白质，可以利用金属氧化物富集法，通过静电吸引在低pH条件下富集磷酸化肽段；固相金属离子亲和色谱法则通过金属离子与磷酸基团的配位作用实现选择性富集；亲核取代富集法则利用磷酸基团在碱性条件下发生的β消除反应，通过亲核取代试剂引入生物素或硫基标签进行富集。在磷酸化蛋白质的质谱鉴定中，常用的方法是中性丢失或前体离子扫描，这些方法能够检测到在丝氨酸、苏氨酸或酪氨酸上增加的H_3PO_4基团。采用三重四极质谱仪时，中性丢失扫描能够有效降低样本复杂度，并直接分析磷酸化位点及氨基酸序列。此外，新型的肽段裂解技术如高能碰撞解离（HCD）、电子转移解离（ETD）和电子捕获解离（ECD）也被广泛应用于磷酸化蛋白质组学研究。

泛素化蛋白质的富集技术包括抗原表位标签表达系统、泛素串联结合结构域、泛素化亲和抗体等方法，这些技术可以增强对泛素化蛋白质的亲和力，并降低对不同泛素链的偏向性。最近开发的针对泛素化修饰特异性的亲和抗体，为泛素化蛋白质的富集鉴定提供了新工具。泛素化蛋白质的质谱鉴定涉及泛素这一由76个氨基酸组成、高度保守的多肽链。泛素通过E3连接酶共价接到目标蛋白质上，形成泛素化修饰。在胰蛋白酶消化过程中，泛素化位点上会产生GG标签（114 Da），使得串联质谱技术能够实现泛素化位点的规模化鉴定。

糖基化蛋白质由于其复杂性和微不均一性，富集分离也具有一定难度。目前的方法包括利用糖链的亲水特性进行亲水色谱法富集、超滤法以及凝集素亲和色谱法等。此外，酶富集与硼酸富集等技术通过共价结合作用实现糖基化蛋白质的选择性富集。糖基化蛋白质的质谱鉴定则涉及更为复杂的分析。由于糖肽和糖链的分子质量较高，通常需要先通过生物酶法或化学法释放 N-糖链或 O-糖链，然后结合释放前后的质量变化进行质谱检测。例如，N-糖链修饰的肽段经PNGase F水解后，修饰位点上的天冬酰胺会转化为天冬氨酸，并在肽段质量上产生0.984 Da的增加，从而实现对糖基化位点的精确确认。O-糖链研究中，则利用碱性条件下丝氨酸或苏氨酸的β消除反应，通过引入质量标签来确认 O-糖基化位点。

六、基于质谱的蛋白质组学在精准肿瘤学研究中的应用

质谱技术的快速发展使得生物样本中数千个蛋白质的表达测量成为可能。临床蛋白质组肿瘤分析联盟（Clinical Proteomic Tumour Analysis Consortium，CPTAC）开发了基于质谱技术的蛋白质组测量标准工作流程，并将这些工作流程应用于来自癌症基因组图谱（the cancer genome atlas，TCGA）的结直肠癌、卵巢癌和乳腺癌肿瘤组织研究中。在这项先导性研究之后，CPTAC还全面描绘了其他13种癌症类型的蛋白质组学景观。这些研究探索了蛋白质表达中的基因组异常的影响，基于蛋白质组学重新对分子亚型进行分类，并利用磷酸化蛋白质组数据识别癌症中的异常信号通路。中国人类蛋白质组计划（Chinese Human Proteome Project，CNHPP）在2019年发表了110对早期肝细胞癌组织与癌旁组织样本的蛋白质组数据，该研究发现早期肝细胞癌患者分成三种蛋白质组亚型，不同亚型的患者有不同的预后特征，并且发现了肝癌精准治疗的新靶点，开启了蛋白质组学驱动的精准医学新时代。另一支中国研究团队首次基于蛋白层面将弥漫型胃癌分为有预后差异的三个分子亚型，更清楚地从蛋白质层面解析了弥漫型胃癌的亚型特征。此外，我国科学家分别在肺癌、卵巢癌、肾癌等多种癌型中绘制了蛋白质组图谱，为进一步了解癌症的发生发展机制奠定了重要基础，在精准肿瘤学领域做出了重要贡献。

第三节　X射线单晶衍射技术

X射线单晶衍射（X-ray diffraction of single crystal）技术是蛋白质三维结构解析的主要方法之一。本节会深入探讨X射线单晶衍射技术的历史、操作流程、原理及应用。

一、X 射线单晶衍射技术的历史

（一）X 射线的发现

X 射线最早在 1895 年由德国物理学家威廉·康拉德·伦琴（Wilhelm Conrad Roentgen）发现。当时，他观察到一种未知的射线能够穿透物体，并在荧光屏上产生明亮的投影。这种射线被命名为 X 射线，成为了科学研究和医学诊断中的重要工具。伦琴也因此于 1901 年获得了首届诺贝尔物理学奖。

（二）X 射线晶体学的诞生

1912 年，物理学家马克斯·冯·劳厄（Max von Laue）提出了晶体会对 X 射线产生衍射的理论，他也由此获得了 1914 年的诺贝尔物理学奖。该理论表明，晶体的原子排列会对入射的 X 射线产生干涉和衍射，从而形成特定的衍射图样。1913 年，英国物理学家威廉·劳伦斯·布拉格（William Lawrence Bragg）和他的父亲威廉·亨利·布拉格（William Henry Bragg）提出了著名的布拉格方程，描述了 X 射线衍射的规律，为单晶衍射技术的应用奠定了理论基础。随后，他们利用这一技术测定了有史以来第一个晶体结构——NaCl 的结构，确立了现代晶体学。1915 年，年仅 25 岁的威廉·劳伦斯·布拉格凭借用 X 射线研究晶体内原子和分子结构的贡献，与父亲威廉·亨利·布拉格共同获得了诺贝尔物理学奖，他是最年轻的诺贝尔奖得主。

框 2-3　X 射线晶体结构研究揭示 EGFR 突变体致癌的分子机制

研究发现，表皮生长因子受体（epidermal growth factor receptor，EGFR）第 858 位氨基酸残基（位于 EGFR 的激酶区）发生从亮氨酸（Leu，L）改变为精氨酸（Arg，R）的突变（即 L858R）会导 EGFR 激酶组成型激活，引发肺癌。为什么 L858R 的这种突变会导致这样严重的疾病呢？这个问题可以通过对野生型（正常）和 L858R 突变体（致癌）EGFR 激酶晶体结构的对比分析找到答案。

作为激酶，EGFR 的活性是催化底物小肽上酪氨酸残基的磷酸化，因此首先它必须能结合底物小肽。如图 2-1 所示，科学家们解析了 EGFR 激酶区野生型（左）和 L858R 突变体（右）的晶体结构，发现野生型激酶处于活性关闭状态，而 L858R 突变体处于活性开启的状态。当 EGFR 激酶处于活性关闭状态（左）时，其 A-loop 的一段肽链呈现 α-螺旋构象，导致其底物小肽无法结合，而在活性开启状态（右），A-loop 的这一段肽链呈现伸展的构象，底物小肽可以很好结合。野生型激酶能稳定地停留在活性关闭状态，是因为有 L747、L777、L788、M766、L858、L861、L862 和 F723 这些疏水性氨基酸残基的存在。这些氨基酸残基通过疏水相互作用形成一个疏水性内核，可以使 A-loop 稳定地停留在螺旋构象。氨基酸残基 L858 位于这个疏水性内核的核心，如果它突变成更大侧链且亲水（带正电荷）的 Arg，必然导致这个疏水内核的崩解，使得 EGFR 激酶无法稳定地停留在活性关闭状态，从而不断导致其底物（效应）蛋白被磷酸化，最终通过下游细胞信号传导导致细胞分裂、增殖、迁移失控而致癌。

此研究不仅解释了 L858R 导致 EGFR 激酶组成型激活从而致癌的原因，还可以预测其他氨基酸残基突变也会致癌。确实如此，如 L861、L862 发生突变，也会导致癌症的发生。

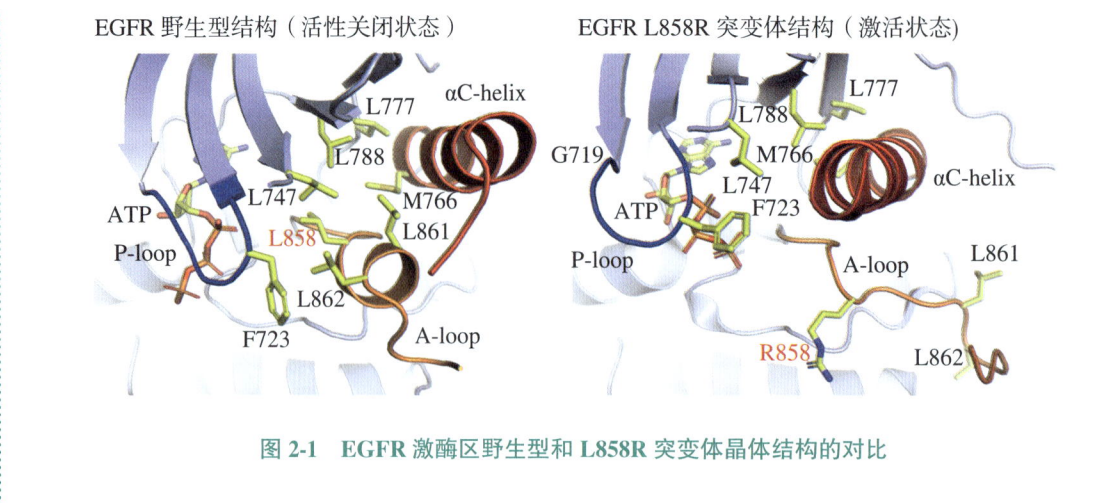

图 2-1 EGFR 激酶区野生型和 L858R 突变体晶体结构的对比

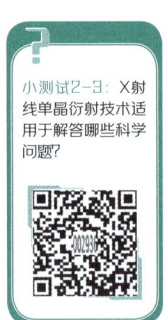

（三）X 射线单晶衍射技术解析生物大分子的三维结构

1953 年，X 射线晶体学首次被成功应用到解析生物大分子——DNA 的三维结构，获得了巨大突破，詹姆斯·沃森、弗朗西斯·克里克和莫里斯·威尔金斯为此获得了诺贝尔奖。

1958 年，英国科学家马克思·佩鲁兹（Max Perutz）和约翰·肯德鲁（John Kendrew）利用 X 射线单晶衍射技术成功地揭示了世界上首个蛋白质结构——肌红蛋白的分子结构。肯德鲁和佩鲁兹也因此于 1962 年获得了诺贝尔化学奖。在此之后，X 射线单晶衍射技术解析蛋白质结构的方法越来越成熟，也有越来越多的蛋白质结构陆续被解析。科学家们利用 X 射线单晶衍射技术解析蛋白质的三维结构来揭示生命活动的分子机制，并帮助研发全新的治疗药物。其中，多种重要蛋白质的结构研究也获得了诺贝尔奖，包括细菌光合反应中心、ATP 合酶、钾离子通道蛋白、核糖体、G 蛋白偶联受体等。

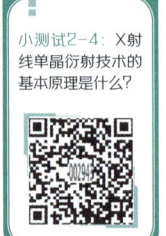

二、X 射线单晶衍射技术解析蛋白质三维结构的步骤

蛋白质 X 射线单晶结构解析是生物大分子晶体结构解析的最常见形式，其研究步骤（图 2-2）主要包括蛋白质样品的获取与纯化、蛋白质晶体的制备、晶体衍射数据采集和处理，以及晶体结构解析（包括相位求解、结构模型搭建、结构修正与分析）。

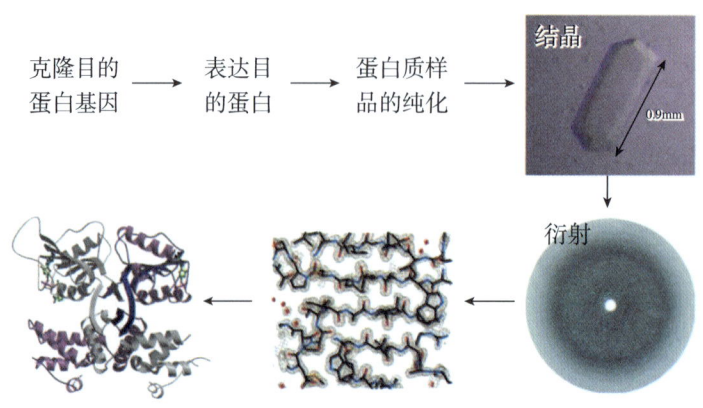

图 2-2 X 射线单晶衍射技术测定蛋白三维结构的步骤

（一）蛋白质样品的获取与纯化

利用 X 射线单晶衍射技术测定蛋白质结构，首先需要获取大量高质量的蛋白质样品。

获取大量蛋白质的方法一般包括组织提取和外源表达。一般来说，从生物组织中直接提取的方法只适用于一些天然表达丰度高的蛋白质，而外源表达方法应用更广泛。在蛋白质外源表达中，首先是将编码待研究蛋白质的基因（cDNA）克隆进适当的表达载体（如适当的质粒或者病毒载体），然后在大肠埃希菌、酵母、昆虫细胞或者哺乳动物细胞中表达。通常如果目的蛋白质能在大肠埃希菌中表达并正确折叠成可溶性产物，其制备成本会较低廉、蛋白表达量往往也会很高，将十分有利于开展结构研究；但不少来源于真核生物的蛋白在细菌中表达会发生折叠不好或者不能完成必要的翻译后修饰的问题，因此必须使用酵母、昆虫细胞或者哺乳动物细胞这样的表达体系。如果所研究的对象是细胞膜外表面的蛋白，它们常带有复杂的糖基化修饰，而且这种修饰常是不均一的，这样的蛋白在制备晶体学研究材料的时候不仅需要考虑选择适当的表达体系以解决糖基化问题，还需要采取一定的措施保证蛋白分子的糖基化均一，否则将可能很难结晶成功。

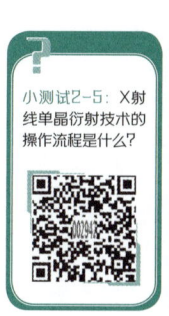
小测试2-5：X射线单晶衍射技术的操作流程是什么？

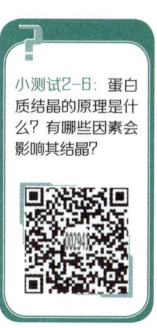
小测试2-6：蛋白质结晶的原理是什么？有哪些因素会影响其结晶？

蛋白质在用于结晶前必须进行纯化，尽可能去除杂质。提纯蛋白的经典方法是依据蛋白质分子量大小、所带电荷和表面疏水性的不同分别采用分子尺寸排阻层析（size exclusion chromatography，SEC；又称为凝胶排阻层析、分子筛层析）、离子交换层析（ion exchange chromatography）和疏水相互作用层析（hydrophobic interaction chromatography）。

（二）蛋白质晶体的制备

获得蛋白质晶体是进行 X 射线单晶衍射实验的前提条件，也是这一技术应用中最困难的环节之一。为了获得足够大的单晶体，需要尝试大量不同的结晶条件并设计合适的晶体生长优化实验。其中的关键步骤包括选择适当的缓冲液、蛋白浓度、pH 等影响晶体生长的因素。

1. 蛋白质晶体生长的原理 蛋白晶体的生长，其基本过程是将高浓度、高纯度蛋白样品置于一定 pH 的缓冲液中，并加入一定量的沉淀剂（一般是无机盐或者聚乙二醇等）以降低蛋白的溶解度，并采用适当的方法使溶液中的水分逐渐减少，蛋白和沉淀剂的浓度逐渐升高直至蛋白的浓度达到过饱和而以晶体的形式析出。结晶过程开始于在适当的过饱和度下结晶核心（称为晶核）的出现，此后仍需要保持适当的过饱和度以使蛋白分子从溶液中析出时能有序地堆积到晶核表面形成晶体并逐渐长大（图 2-3）。

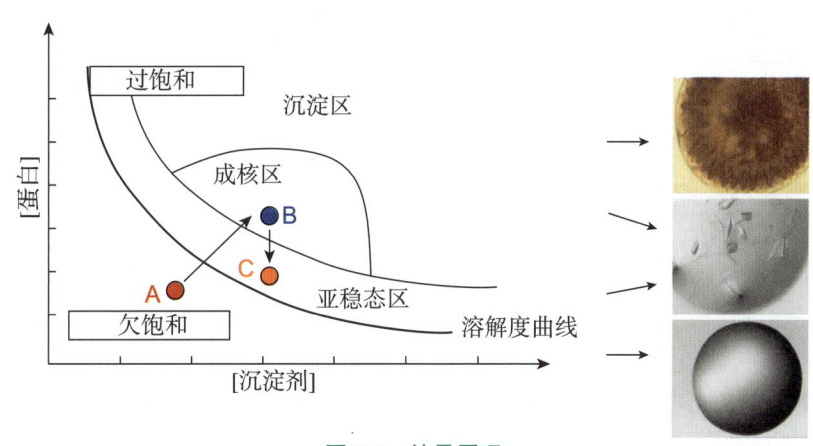

图 2-3 结晶原理

2. 影响蛋白质晶体生长的条件

（1）蛋白样品的浓度、纯度、稳定性和均一性：晶体生长对蛋白质样品的要求比较高。一般来说，蛋白样品应当满足以下条件方可用于结晶。

a. 蛋白纯度要足够高。蛋白纯度对能否结晶的影响极大，用于结晶的蛋白样品必须经过提纯，其纯度通常要达到95%以上才行，否则可能完全不能结晶或者晶体品质低劣。

b. 蛋白稳定。蛋白结晶是一个缓慢的过程，一般需要几天甚至几周。在这个过程中蛋白质需要保持稳定，不能降解、氧化或者变性。影响蛋白分子稳定性的因素，首先是蛋白质本身的性质，其次，适当的缓冲条件、离子强度和温度也有影响。

c. 蛋白分子状态均一。有的时候蛋白样品虽然纯度很高，也很稳定，但蛋白分子本身状态不均一也可能影响结晶。常见的情况有两种，第一种是构象不均一，如蛋白分子由多个相对刚性的结构域通过柔性肽段连接，或者蛋白分子带有较大的柔性末端肽段或柔性环区（loop region），这些情况均会导致蛋白分子的构象不均一；第二种是聚集状态不均一，有的蛋白分子会形成多种不同的聚集体共存于溶液中，这种情况也可能影响到结晶。

d. 浓度足够高。蛋白结晶的过程是蛋白溶液从不饱和走向过饱和的过程，因此蛋白浓度要足够高才可能形成晶体。

以上所述的对蛋白结晶样品的这些要求不是绝对的，并且彼此之间是有联系的。例如，任何蛋白样品都不可能做到绝对纯净、稳定和均一，而蛋白不够稳定也必定导致结晶过程中目的蛋白浓度和纯度下降；又如，蛋白分子仅在一定的构象和聚集状态下能堆积形成晶体，而在溶液中如果蛋白的其他构象和聚集状态与参与结晶的构象和聚集状态存在快速的互变平衡，这样结晶所消耗的具有适当构象和聚集状态的蛋白分子能通过平衡移动不断得到补充，则也可能继续进行晶体生长。

（2）pH：溶液pH对蛋白晶体生长的影响是多方面的。pH可以影响蛋白的稳定性、溶解度和表面电荷状态，因此优化蛋白的结晶条件一般都会把pH作为一个重要的变量进行摸索。

（3）沉淀剂种类和浓度：蛋白质晶体生长通常都需要加入沉淀剂，其作用是帮助降低蛋白的溶解度，而在基于扩散的各种结晶方法中沉淀剂的使用也会导致蛋白溶液失水，从而提升蛋白浓度，促进体系逐渐达到过饱和。蛋白质晶体生长中最常用的沉淀剂是盐（如氯化钠、硫酸铵、柠檬酸钠、酒石酸钾钠等）和各种分子量的聚乙二醇。每种蛋白质结晶所需要的沉淀剂种类和浓度都不一样，需要分别进行摸索。

（4）添加剂：有时蛋白质晶体的生长会受到少量存在的特定物质的影响，这些物质是否存在对晶体能否形成和晶体品质好坏的影响重大，这样的物质称为添加剂。添加剂的用量通常远低于沉淀剂。常见的添加剂如二价金属离子、多元醇、非去垢剂型蛋白增溶剂以及去垢剂等，其作用机制各不相同，可以是调节蛋白分子构象，介导蛋白分子间堆积，或者改变蛋白分子的溶解度或扩散速度以减少晶核数目等。

（5）温度：会影响蛋白的稳定性、溶解度和结晶过程的自由能变化，因此可以影响蛋白的结晶。蛋白结晶最常用的温度是 4～25 ℃。

3. 制备蛋白质晶体的操作方法　下面将介绍几种常用的蛋白质晶体生长方法（图2-4），以及蛋白质晶体的鉴定方法。

（1）悬滴气相扩散法：是目前最常用的蛋白质结晶方法。其做法是将微小体积的高浓度蛋白溶液与高浓度沉淀剂溶液（一般称为池液，reservoir solution）按一定比例（通常为1∶1）混合制成一个小液滴，将其悬挂在一片盖玻片下面，然后把小液滴与较大体积的池液密封在一个小室内。结晶过程中由于悬滴中沉淀剂浓度比池液中低，水分子会从悬滴通过气相扩散向池液转移，从而使悬滴中蛋白浓度越来越高直至形成晶体。

（2）座滴气相扩散法：原理与悬滴气相扩散法相同，区别仅在于座滴气相扩散法不是把蛋白-池液混合液滴悬挂在盖玻片下表面，而是置于一个支撑物（通常称为小板凳）的上表面。

（3）透析法：是把蛋白和池液置于透析膜的两侧，水和小分子可以通过透析膜进行交换，而蛋白则不能，以此促使蛋白逐渐进入过饱和状态而结晶。透析法与气相扩散法有一个显著区别是气相扩散法中蛋白-池液悬滴中沉淀剂浓度一般都会升高，而透析法中则不一定。透析结晶常用一种称为透析纽扣的装置，该装置将蛋白溶液置于纽扣表面的小孔中，再用透析膜覆盖纽扣表面并用橡胶圈固定，最后把整个纽扣浸泡于池液中。

（4）自由界面扩散法：此方法将蛋白溶液和高浓度沉淀剂溶液通过一个小管道直接联通，当两部分溶液通过接触界面自由扩散时会形成蛋白浓度梯度和沉淀剂浓度梯度，这样在适当的位置可能形成合适的过饱和度而出现晶体。此法由于是在液相直接扩散，又称为液相扩散法。

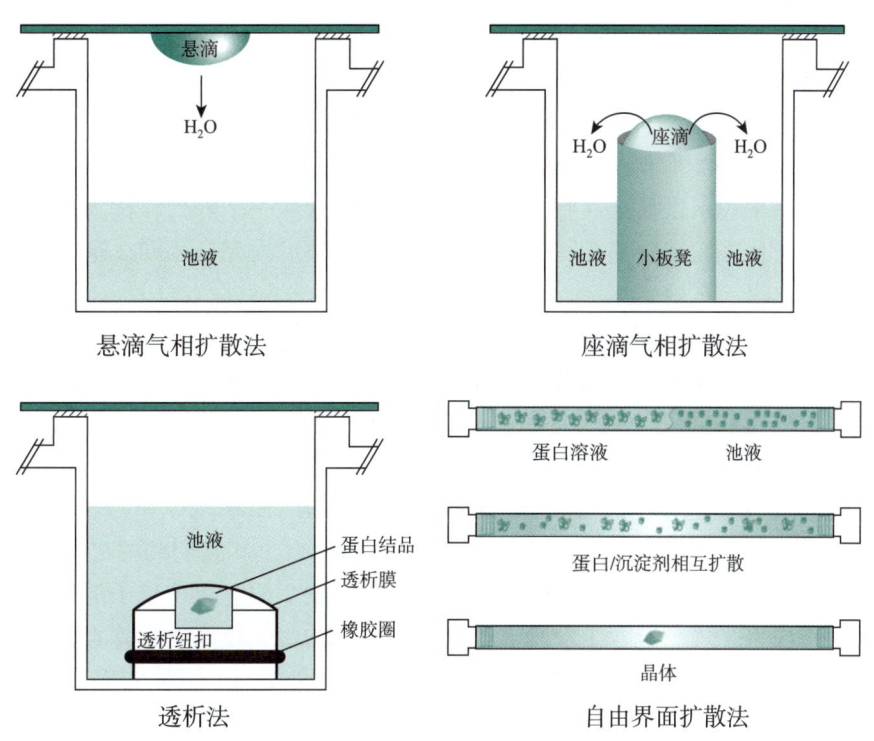

图 2-4　制备蛋白质晶体的操作方法

（5）批量静置法：传统的批量静置法是在结晶开始时通过调整蛋白和沉淀剂浓度或者 pH 等使蛋白处于一定的过饱和状态然后逐渐长出晶体。此法需要人为细致摸索蛋白浓度、沉淀剂浓度、pH 等参数，操作复杂，近年来已经很少使用了。近年来，经过改进的方法将样品置于油层覆盖下，水分子可以透过油层缓慢扩散，从而使蛋白浓度升高并结晶。

（6）蛋白质晶体的鉴定：蛋白质结晶体系中除所研究的目的蛋白外还含有大量的其他物质，包括缓冲剂、沉淀剂和添加剂。这些物质也可能形成晶体，因此在进行结晶条件优化和数据采集以前一般需要对晶体进行鉴定，以确定其是否为蛋白质晶体。

鉴定晶体是否为蛋白质晶体的最准确的办法是做一个衍射实验，观察晶体的衍射花样。蛋白质晶体的衍射均聚集在衍射画面接近中心的区域，衍射点排布密集；而小分子物质所形成的晶体衍射能力很强，衍射点分布稀疏，常在远离衍射画面中心的区域出现很少几个强衍射点，而在靠近中心的区域反而没有衍射点。

鉴定晶体是否为蛋白质晶体的第二个方法是染色法。该方法使用专用的染料（如 Izit Crystal Dye），能将蛋白质晶体染成蓝色而小分子晶体不会着色。此法操作简单，但有时出现假阴性结果。通常如果晶体能染色，一般可以肯定它是蛋白晶体；但如果晶体不能染色，则最好再用别的方法加以检验以确定其是否真的不是蛋白晶体。此外，有时候染料分子本身会在测试中结晶，需要与液滴中原有蛋白晶体加以区分，否则会造成假阳性的错误。

除上述方法以外，常用的简单推测晶体是否为蛋白质生成的方法还包括脱水法、刮擦法和偏振光法。蛋白质晶体含水量很高,如果脱水则晶体会很快崩解,小分子晶体则不会;蛋白质晶体脆弱易损伤,用小针尖一类的物体刮擦常常即可碎裂,小分子晶体则通常要坚硬得多;用偏振光照射晶体,再通过检偏镜观测时,当检偏镜转动到适当角度时常能看见晶体显示出瑰丽变幻的色彩,这一现象在小分子晶体中尤其明显,蛋白质晶体则往往比较弱,由此也可以初步推测晶体是否为蛋白质构成。

除此以外,如果研究中希望得到的是多个蛋白的复合物晶体,则除了鉴定晶体是否为蛋白质晶体以外,还需要判断晶体是否是复合物晶体而不是某一种蛋白单独结晶的产物。常见的做法是把晶体经过洗涤以后跑电泳或行质谱分析。

4. 晶体的性质

(1) 晶体的点阵结构:晶体是分子(或者原子、离子)依据一定的对称性排布所形成的结构基元在三维空间中周期性重复排列所构成的固体。如果把晶体中按周期性重复的每一个结构基元抽象为一个几何点来表示,那么这些点将在三维空间中形成一个阵列,称为晶体结构的空间点阵,其中每个阵点所代表的结构基元其内容、取向和周围环境均完全相同。这样晶体结构可以形象地表示为晶体的空间点阵 × 结构基元(图 2-5)。

不同的晶体具有不同的空间点阵排列。为了方便描述晶体的点阵,我们可以将这些阵点按一定的规则连接起来,把晶体点阵划分为无数个大小和形状完全相同的平行六面体单位格子,就构成了空间格子,称为晶格(lattice)。晶体点阵原则上有无限多种分割单位格子的方式,但实际工作中为了研究的方便分割单位格子不是随意的,而是要依据一定的规则[此规则由布拉维(O. Bravais)于 1895 年提出]来进行,此时单位格子所代表的结构基元称为晶胞(unit cell)。晶胞的大小和形状可以用晶胞平行六面体共顶点的三个边长 a、b、c 和它们两两之间的夹角 α、β 和 γ 这 6 个参数来描述,称为晶胞参数(unit cell parameter)(图 2-5)。单位格子的划分方式可归结为两大类:一类是单位格子内只包含 1 个阵点[平行六面体的每一顶点上的阵点为 8 个相邻的平行六面体所共有,因此所包含阵点数目为 8×(1/8)=1,除此外平行六面体内部不再包含其他阵点]的"简单格子",称为"初基格子"或"素格子";另一类是单位格子内包含的阵点数目大于 1 的"复格子"(表 2-1)。

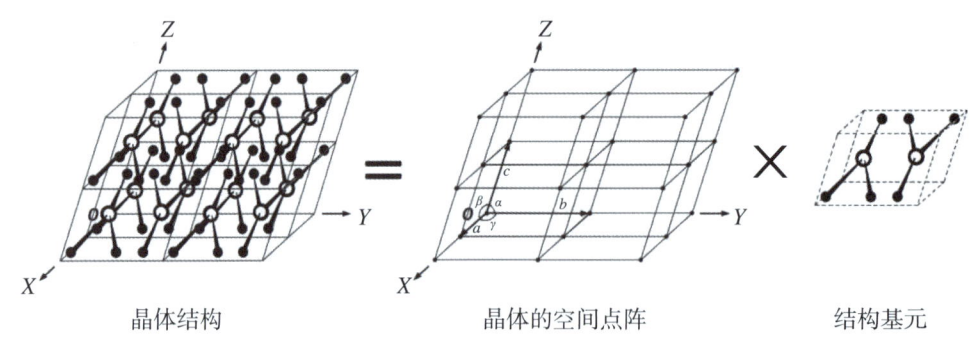

晶体结构　　　　　　晶体的空间点阵　　　　　　结构基元

图 2-5　晶体结构、晶体的空间点阵和结构基元示意图

(2) 晶体结构的对称性:晶体内部结构都具有一定的对称性。除结构基元(晶胞)在三维空间周期性重复排列这种平移对称性质以外,分子在晶胞内的排布一般也具有复杂的对称性。晶胞内分子(或者几个分子的集合体)之间以一种或多种严格的对称操作相互联系,这些对称操作所联系的分子(或者分子集合体)的构象和其所处的周边环境均完全相同,这种对称称为晶体学对称(crystallographic symmetry),而由晶体学对称所联系的分子或其集合体则称为不对称单元(asymmetric unit)。在很多情况下,不对称单元内包含不止一个分子,它们之间往往以不太严格的对称性相联系,这种对称称为非晶体学对称(non-crystallographic symmetry,NCS)。非晶体学

对称是不严格的对称，通过非晶体学对称联系的单个分子其所处的周边环境不相同，分子的构象也常有一定差异。

晶体结构中实际存在的晶体学对称可以是单个基本对称类型，如轴对称或者中心对称，也可以是多个基本对称类型的复杂组合。晶体结构中可能出现的所有格子类型和所有对称类型的组合总共可以有230种，称为230个空间群（space group）。但这230个空间群中，有的空间群所包含的对称性需要手性分子的两种对映异构体共同参加，而生物大分子仅存在一种对映异构体（如生物体中天然只存在 L-氨基酸，而不存在 D-氨基酸），因此在生物大分子晶体中可能出现的空间群数量比较少，总共只有65种。

晶体结构所具有的晶体学对称类型会制约晶胞的形状（如当晶胞内所具有的最高晶体学对称元素为四次旋转轴时，划分晶胞的规则要求将 c 轴放在这个四次旋转轴上，则晶胞6参数中必有 $a=b\neq c$、$\alpha=\beta=\gamma=90°$），因此从形状上区分晶胞的类型是有限的，一共有7个大类，分别对应7个晶系：三斜晶系、单斜晶系、正交晶系、三方晶系、四方晶系、六方晶系和立方晶系。每种晶系所具有的对称性不仅对晶胞的形状有制约，对单位格子内可能含有的阵点数目和阵点出现的位置也有制约，如果把这个因素也加以考虑，就可以把晶格分成14种格子类型，称为14种布拉维格子（Bravais lattice）（表 2-1）。

表 2-1 七大晶系和 14 种布拉维格子

晶系	简单格子（初基格子）	复格子（非初基格子）		
		底心格子	体心格子	面心格子
三斜晶系 $a\neq b\neq c$ $\alpha=\beta\neq\gamma\neq 90°$		底心格子可重划为简单格子	体心格子可重划为简单格子	面心格子可重划为简单格子
单斜晶系 $a\neq b\neq c$ $\alpha=\gamma=90°\neq\beta$			体心格子可重划为底心格子	面心格子可重划为底心格子
正交晶系 $a\neq b\neq c$ $\alpha=\beta=\gamma=90°$				
三方晶系 $a=b=c$ $\alpha=\beta=\gamma<120°\neq 90°$		不满足晶系对称性的要求（不可能存在）	体心格子可重划为简单格子	面心格子可重划为简单格子
四方晶系 $a=b\neq c$ $\alpha=\beta=\gamma=90°$		底心格子可重划为简单格子		面心格子可重划为体心格子

续表

晶系	简单格子（初基格子）	复格子（非初基格子）		
		底心格子	体心格子	面心格子
六方晶系 $a = b \neq c$ $\alpha = \beta = 90°$ $\gamma = 120°$		不满足晶系对称性的要求（不可能存在）	不满足晶系对称性的要求（不可能存在）	不满足晶系对称性的要求（不可能存在）
立方晶系 $a = b = c$ $\alpha = \beta = \gamma = 90°$		不满足晶系对称性的要求（不可能存在）		

（三）晶体衍射数据收集和处理

当获得合适的晶体后，需要用 X 射线进行衍射实验，为此需要将晶体暴露于 X 射线束中做旋转，即可获得衍射图像。需要采集多个不同角度旋转所得衍射图像（如 0°~1°、1°~2°、2°~3°…），以获取足够的数据量。

由于蛋白质从溶液中结晶，其晶体含水量很高，一旦失去水分就会崩解，在进行衍射数据采集的时候一般采取冷冻法保持晶体不脱水。首先，在晶体所处的溶液中加入一定量防冻剂（通常是多羟基类物质，如乙二醇、甘油，可以防止晶体在冷冻的过程中产生冰晶），然后用细纤维等材料做成的直径与晶体大致相当或稍大的环（称为 loop）把晶体从防冻溶液中捞出来，立即放入液氮中进行迅速冷冻。之后整个数据采集过程都在 100 K 左右的液氮蒸发气流中进行。晶体的冷冻处理操作简便，衍射背景低，且晶体在低温冷冻的状态下受 X 射线辐射损伤的速度明显下降，因此可以长时间耐受辐射。需要注意的是，每种晶体能适应的防冻条件都不同，防冻条件不合适会导致晶体衍射能力下降、镶嵌度升高（晶体内部有序性下降，缺陷增多），甚至晶体开裂、溶解而不能使用。因此，实际操作中对于衍射能力未知的新晶体可以先用毛细管方法做一个常温下的衍射实验以探知其原始的衍射能力，以此作对照，尝试不同的防冻条件，直至找到满意的条件为止。毛细管法是将晶体放入封闭的玻璃或有机材料的毛细管中，在常温下采集衍射数据的方法。此方法也可避免晶体直接暴露于空气中失去水分，但采用此法时晶体受 X 射线辐射损伤而迅速失去衍射能力，因此近年以来已经很少采用，仅在怀疑冷冻实验条件不合适时，用毛细管法采集晶体最初的几幅衍射画面来验证晶体的衍射能力。

采集晶体衍射数据需要将晶体置于高亮度、平行和单色的 X 射线中转动（一边照射一边转动），每转动一定角度，将衍射探测器探测到的衍射点记录下来。晶体总共需要转动的角度数与晶体内在的对称性有关。常用 X 射线主要来源于实验室用 X 射线发生器或同步辐射实验装置。实验室用 X 射线发生器是通过高能电子流轰击铜靶（或铬靶、钼靶），获得其相应特征波长的 X 射线，其波长固定不可调；而同步辐射则是速度接近光速的电子束团在磁场中沿弧形轨道运动时，沿转弯的切线方向产生的高强度 X 射线，其波长连续可调，且平行性、单色性和相干性均比实验室光源更好，衍射分辨率更好。

收集到的衍射数据需要通过指标化、积分、合并和统计还原，最终获得每一个衍射点的衍射指标数值和结构振幅数值，为下一步解析晶体结构做好准备。

（四）晶体结构解析

晶体结构解析相关内容会在本章第四节中予以介绍。

三、X射线单晶衍射技术解析蛋白质结构的原理

（一）X射线产生蛋白质晶体衍射图样的基本原理

X射线是一种电磁波，它射入晶体后，其周期性变化的电磁场迫使原子核外电子随之发生受迫振动（由于原子核的质荷比比电子小很多，其受迫振动可忽略）。振动着的电子则会向各个方向发射出与入射X射线波长相同的电磁波，这个现象称为散射。原子散射X射线的能力和原子中所含电子的数目有关，电子越多（即原子序数越大），散射能力（以原子散射因子f表示）越强。由于晶体结构内部存在的结构基元周期重复性质，晶体相当于一个三维光栅，这种三维光栅会使晶体中所有原子散射的电磁波相互干涉，从而在特定方向上得到加强，这一现象称为衍射。

1. 衍射的方向 衍射相对于入射X射线的方向与X射线的波长和晶体的空间点阵形态（晶胞的大小和形状）和取向有关系。晶体的三维空间点阵可以以无限多种方式划分成平面点阵族，每一划分方式所得到的平面点阵族可以用3个互为质数的整数h_0、k_0和l_0表示。平面点阵族$(h_0k_0l_0)$是一组互相平行的、面间距离（记为$d_{h_0k_0l_0}$）相等的点阵平面。可以证明，晶体对X射线的衍射现象在数学上等效于这种平面点阵族相邻平面对X射线的反射线形成的干涉。其中，入射X射线和"反射"X射线与平面族的夹角均用θ表示，这样"反射"（衍射）方向和入射方向之间的夹角为2θ。由此很容易推导出相邻平面反射X射线的光程差为$2d_{h_0k_0l_0}\sin\theta$（图2-6），则相邻平面反射X射线发生干涉加强的条件（亦即衍射发生的条件）为：

$$2d_{h_0k_0l_0}\sin\theta = n\lambda \tag{式2-1}$$

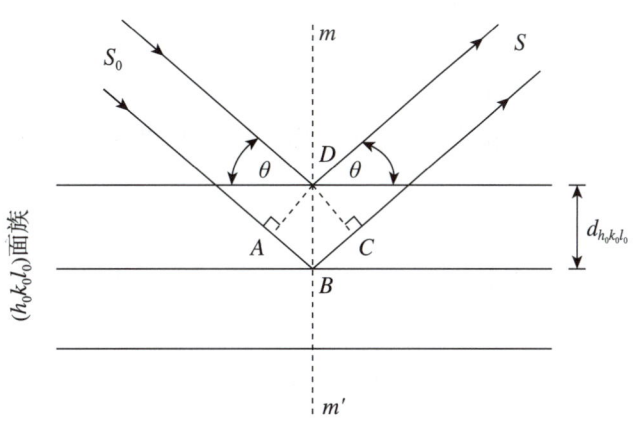

图2-6 布拉格方程的表达

此公式就是著名的布拉格方程（Bragg equation），它把衍射发生的方向、平面点整族的面间距离和X射线的波长联系起来了。方程右边的整数n称为衍射级数，衍射级数$n=0$、1、2、3…所对应的衍射称为平面点阵族$(h_0k_0l_0)$的零级、一级、二级、三级……衍射。衍射级数不同，衍射角θ也不相同。这个方程可以改写为

$$2\frac{d_{h_0k_0l_0}}{n}\sin\theta = \lambda \tag{式2-2}$$

此方程表明平面点阵族（$h_0k_0l_0$）的 n 级衍射可以看作与之平行，但面间距离为 $d_{h_0k_0l_0}/n$ 的平面族的一级衍射。一般用 d_{hkl} 来表示 $d_{h_0k_0l_0}/n$，这样布拉格方程的形式简化为：

$$2d_{hkl}\sin\theta_{hkl}=\lambda \tag{式2-3}$$

hkl 称为此衍射的衍射指数。衍射指数 hkl 与晶面指数（$h_0k_0l_0$）的区别在于前者3个整数可以有公因子，而后者3个整数之间互为质数。

晶体衍射 X 射线的方向还可以用劳厄方程给出，具备更为清晰的物理意义，这里不再赘述。

2. 衍射的结构因子 晶体对 X 射线的衍射发生的方向由晶体的晶胞大小、形状、取向和入射 X 射线的波长决定，这一关系由布拉格方程（或劳厄方程）给出。衍射光束的强度和相位则由晶胞中原子的种类和位置（即晶胞中物质的三维结构）决定，这一关系由所谓结构因子给出。设晶胞内一共有 N 个原子，f_j 是第 j 个原子（其位置坐标是 x_j，y_j 和 z_j）的原子散射因子，则从晶胞内原子的种类（决定 f_j）和位置（x_j，y_j，z_j）计算衍射 hkl 的结构因子 $\boldsymbol{F}_{hkl}$ 的表达式为

$$\boldsymbol{F}_{hkl}=\sum_{(j=1)}^{N}f_j\exp[i2\pi(hx_j+ky_j+lz_j)] \tag{式2-4}$$

结构因子 $\boldsymbol{F}_{hkl}$ 是一个复数，因此从实验观测的角度可以表示为

$$\boldsymbol{F}_{hkl}=|\boldsymbol{F}_{hkl}|\exp[i\alpha_{hkl}]=|\boldsymbol{F}_{hkl}|\cos\alpha_{hkl}+i|\boldsymbol{F}_{hkl}|\sin\alpha_{hkl} \tag{式2-5}$$

此式定义结构因子 $\boldsymbol{F}_{hkl}$ 包含结构振幅 $|\boldsymbol{F}_{hkl}|$ 和相角 α_{hkl} 两个方面的数据。结构振幅 $|\boldsymbol{F}_{hkl}|$ 与衍射的强度 I 具有以下关系：

$$I\propto|\boldsymbol{F}_{hkl}|^2 \tag{式2-6}$$

在 X 射线单晶衍射实验中，衍射强度 I 可以直接测量，因此 $|\boldsymbol{F}_{hkl}|$ 的相对数值是可以通过实验测定的，但相角 α_{hkl} 在 X 射线单晶衍射实验中是一个不能通过实验方法直接测定的量，这就导致了相角问题（the phase problem，参见下一段）。

3. 晶体结构与其衍射效应之间的关系 晶体的结构和其衍射效应之间存在互为傅里叶变换的关系，这是 X 射线衍射分析可用于解析分子结构的数学基础。傅里叶变换是一种数学方法，晶胞中电子密度分布 $\rho(x,y,z)$ 和其衍射效应（用衍射的结构因子 $\boldsymbol{F}_{hkl}$ 描述）之间的傅里叶变换关系是：

$$\boldsymbol{F}_{hkl}=\int_0^1\int_0^1\int_0^1\rho(x,y,z)\exp[i2\pi(hx+ky+lz)]\cdot Vdxdydz \tag{式2-7}$$

$$\rho(x,y,z)=\frac{1}{V}\sum_{h=-\infty}^{+\infty}\sum_{k=-\infty}^{+\infty}\sum_{l=-\infty}^{+\infty}\boldsymbol{F}_{hkl}\exp[-i2\pi(hx+ky+lz)] \tag{式2-8}$$

这里 V 代表晶胞体积。此二式表明：已知晶胞中电子密度分布可以计算出衍射的结构因子，而已知衍射的结构因子也可以计算出晶胞中的电子密度分布。从结构因子到电子密度分布的逆傅里叶变换关系是 X 射线晶体学测定分子结构的数学基础。但是由于结构因子包含结构振幅和相角两方面的数据，而衍射的相角并不能在实验中直接测定，从而导致无法简单地从 X 射线单晶衍射数据计算电子密度，这就是所谓的"相角问题"。相角问题是 X 射线晶体学研究中一个需要解决的关键问题。

（二）从衍射数据到电子密度图——相角问题的解决

用 X 射线晶体学方法测定生物大分子结构，最常用的几种相角求解方法如下。

1. 差值傅里叶法（difference Fourier method） 当存在与待求解结构高度相似的已知晶体结构，而且该已知晶体结构与待求解晶体结构同晶（isomorphous，空间群和晶胞参数均相同）时，可以认为未知晶体结构与已知晶体结构的衍射相角近似相同。这样便可将从已知晶体结构所计算出来的相角（α_c）作为待求解晶体结构的衍射相角近似值直接用于计算未知结构的电子密度（称为 F_o 合成），并结合检视未知结构（结构振幅为 $|F_o|$）和已知结构（结构振幅为 $|F_c|$）的差值电子密度图（用结构振幅差值 $|F_o|-|F_c|$ 和 α_c 计算的电子密度图）来搭建和修正未知结构的模型。这一方法就是同晶差值傅里叶法，又称为差值电子密度函数法。这个方法特别适用于解析一些突变体蛋白或者蛋白和小分子的复合物的晶体结构，前提条件是这些突变或者小分子结合对蛋白的结构影响很小，以至于待求解晶体结构有与其同晶的已知晶体结构作为"起始模型"。

2. 分子置换（molecular replacement，MR）法 当存在与待求解结构非常相似的已知结构，但该已知结构不是晶体结构或者是为与待求解结构不同晶的晶体结构时，就可以尝试使用分子置换法来求解相角。其基本原理可简单地描述为把已知结构（称为搜索模型）通过旋转和平移放置到待求解晶体结构的晶胞中，如果放置正确，则由这个构建出来的晶胞所计算的结构因子 F_c，其结构振幅 $|F_c|$ 应与观测数值 $|F_o|$ 完全相同。

将搜索模型放进待求解晶体结构的晶胞中需要确定其三维旋转量（3 个旋转角度数值）和三维平移量（3 个平移量数值），亦即需要确定 6 个变量的数值，这会使得计算量大到难以实现。因此在实际求解中，一般是通过一种被称为帕特森函数的计算方法，将 6 个变量的求解拆分为两步，先仅求解旋转三变量，称为旋转函数（rotation function）求解，再求解平移三变量，称为平移函数（translation function）求解。

3. 实验相角求解（experimental phasing）法 如果完全没有和待测结构相似的已知结构存在，就只能通过一定的实验方法来求得相角，这些方法统称为实验相角求解，包括同晶置换法（isomorphous replacement method）和反常散射法（anomalous diffraction method）。这两类方法均需要将原子序数远大于蛋白天然原子（C、H、O、N 和 S）的原子（称为重原子，如 Pb、Pt、Hg、Au、Se、Gd 等）引入蛋白质晶体，在特定的 X 射线波长下（限于反常散射法）去采集衍射数据，再通过特殊的方法计算出相角，其原理和操作都较为复杂，仅用于全新的蛋白质晶体结构测定。

近年来，随着 AlphaFold 为代表的一系列基于人工智能技术的高精度蛋白质三维结构预测工具的出现，我们可以很容易获得某一蛋白序列可能折叠成的、具有一定可靠性的蛋白结构参考模型（即使没有类似已解析结构作为参考模板）。基于这些高精度预测的蛋白结构模型，即使没有实验解析结构，也可以使用分子置换法求解相角、解析晶体结构，因此实验相角求解法的使用越来越少，在此不再深入探讨。

通过上述方法获得待求解晶体结构的相角以后，即可根据以下公式计算得到晶胞中的电子密度分布（电子密度图）：

$$\rho(x,\ y,\ z) = \frac{1}{V} \sum_{h=-\infty}^{+\infty} \sum_{k=-\infty}^{+\infty} \sum_{l=-\infty}^{+\infty} F_{hkl} \exp[-i2\pi(hx+ky+lz)] \qquad (式 2-9)$$

（三）蛋白质模型的搭建与结构精修

基于电子密度图，并参考蛋白质三维结构的一般规律，科学家们可以建立蛋白质三维结构的原子模型。但是初始求解得到的衍射相角数值和相应的初始结构模型往往有较大的误差，需要经过修正后方能得到精确的衍射相角数值或者原子坐标。

三维结构模型是用分子中每一个原子的位置坐标和温度因子（表示原子热运动强度）参数来表示的，因此结构修正就是调整每个原子的位置坐标（x，y，z）和温度因子数值，使从结构模型计算出的结构因子的振幅 $|F_c|$ 与从实验测定的衍射强度导出的结构振幅观测值 $|F_o|$ 拟合。结构修正所依据的唯一实验数据是 $|F_o|$。此外，生物大分子晶体结构的修正一般还会用到所谓立体化学制约，即从以往测定的高分辨率、高质量结构中总结出来的原子间键长、键角、二面角、芳香环的平面性、碳原子的手性等参数，以及每一类氨基酸残基主链和侧链的常见构象等。结构修正一般的做法是用专门的计算机程序调整原子坐标或温度因子，使 $|F_c|$ 与 $|F_o|$ 拟合，然后用所得到的更新的结构模型计算相角 α_c 和电子密度图，对照结构模型和电子密度图，人工检视模型和电子密度图的差异，再次调整原子的位置，改正错误放置的原子等，由此得到的模型再进入下一轮修正，如此反复迭代，直至 $|F_c|$ 与 $|F_o|$ 很好地拟合，且模型的立体化学性质合理。

四、X射线单晶衍射技术的应用

（一）结构生物学：分子机制（结构与功能关系）研究

X射线单晶衍射技术是结构生物学的主要研究方法之一，有着广泛的应用。通过解析蛋白质的结构，可以揭示蛋白质发挥生物学功能的分子机制和蛋白复合物相互作用的结构基础，进而帮助科学家们理解复杂的生物过程，并为药物研发提供关键信息。需要说明的是，生物大分子结构分析的意义绝不是简单的对已知功能的生物大分子提供结构上的解释，还具有更广泛的重要意义，例如对生物大分子的功能做出预测，揭示生物大分子执行功能的工作机制，或者帮助确认蛋白质设计中的新型蛋白的结构与功能等。

框 2-4　X 射线晶体结构研究揭示 *EGFR T790M* 突变导致肿瘤耐药的分子机制

科学家利用 X 射线单晶衍射技术解析了 EGFR T790M 突变体与小分子抑制剂 AEE788 和 HKI-272 的复合物的三维结构（图 2-7），结合酶动力学分析，发现 *EGFR T790M* 突变导致耐药的机制有如下两个方面。

1. 该突变在蛋白的 790 位引入较大侧链的甲硫氨酸残基取代野生型中较小侧链的苏氨酸残基，会导致与药物分子发生空间抵触，使其结合能力下降。

2. 通过酶动力学分析发现 *T790M* 突变还导致致癌性 EGFR 突变体（如 L858R）对 ATP 底物的结合能力大大升高。由于细胞中 ATP 浓度较高，这种效应会导致药物分子无法与 ATP 竞争因而失效。

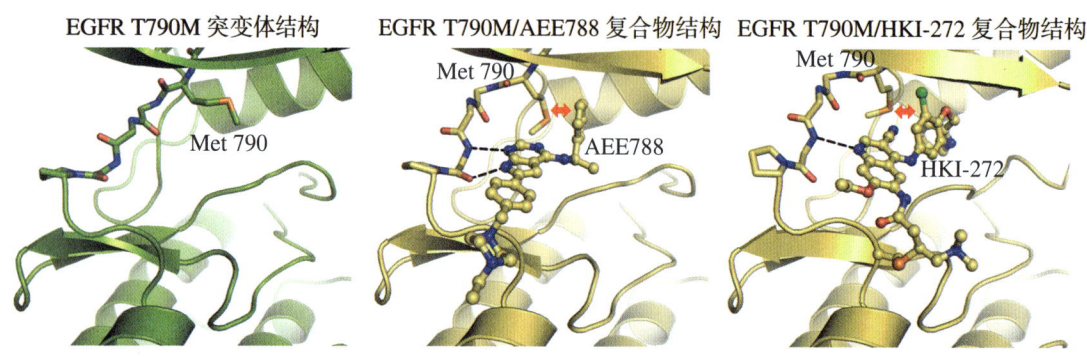

图 2-7　结构生物学研究揭示 *EGFR T790M* 突变导致肿瘤耐药的原因

（二）结构药理学：药物作用原理与基于（三维）结构的药物设计研究

测定药物分子与靶点结合所形成的复合物的三维结构，可以直观地解释药物分子作用于靶点的原理，以及靶点突变导致耐药的原理；除此以外，根据对靶点三维结构的分析，有可能实现针对靶点进行药物分子从头设计（de novo design），或根据靶点与药物分子的复合物结构去指导对已有药物分子结构的进一步改进。

药物分子与靶点的结合是在三维空间进行的，从靶点的三维结构出发设计药物小分子，使之与靶蛋白上的药物结合部位三维结构互补，相互作用位点匹配，就可以避免药物设计的盲目性，大大提高药物研发效率和成功率。因此，基于（三维）结构的药物设计（structure-based drug design，SBDD）是一种重要的理性药物设计（rational drug design）方法。同时，基于（三维）结构的药物设计必须要使用到一些计算模拟技术，因此也是一种计算机辅助药物设计（computer-aided drug design）。

框 2-5 三维结构指导药物分子的合理设计

根据科学家所揭示的上述 EGFR T790M 突变体的耐药机制，针对该突变的新药研发必须要克服药物分子与 Met 790 残基侧链抵触的问题和增强的 ATP 结合能力的问题，同时新药也必须要对突变体 EGFR 有选择性，即不能抑制野生型 EGFR 的功能以避免对正常组织的毒性。

科学家们采用基于三维结构的理性药物设计结合聚焦小分子库的方法，成功地研发出一个能选择性抑制含 EGFR T790M 突变耐药性肿瘤，而对野生型 EGFR 毒性极低的新药骨架 WZ-4002。图 2-8 是用 X 射线晶体学手段解析的 EGFR T790M 突变体激酶和 WZ-4002 形成的复合物的晶体结构，该结构很好地解释了基于三维结构的药物设计思路。

1．该小分子的骨架设计为 2-氨基嘧啶，可以与 EGFR 激酶形成两对氢键，增强小分子结合能力。

2．与老一代抗-EGFR 小分子药物 Iressa 和 Tarceva 相比，WZ-4002 去掉了会与 Met 790 侧链发生抵触的 4-苯胺取代基，因此它结合于 EGFR T790M 时不会与 Met 790 发生空间抵触。

3．嘧啶第 5 位氢原子用氯原子取代，该氯原子和 Met 790 较大的疏水性侧链会发生范德瓦耳斯相互作用促进此小分子化合物的结合。因此这一小分子对 T790M 的亲和力比对野生型 EGFR 的亲和力高。

4．WZ-4002 被设计为一个共价抑制剂，它可以与 EGFR 的 ATP 结合口袋边缘的 797 位半胱氨酸残基侧链的疏基发生化学反应，共价连接到 EGFR 上，使 ATP 再也无法结合到激酶上，这一策略可以解决 ATP 对 EGFR T790M 结合能力增强的问题。

5．嘧啶的 2-苯胺取代基上邻位甲氧基的加入可以增强该抑制剂对 EGFR 的选择性。由于细胞中含有大量激酶，它们与 EGFR 的结构都比较类似，所以药物设计必须要考虑到减少对这些激酶的亲和力的问题。在人细胞内数百种激酶中有十几种因为具有和 EGFR 的 Cys 797 相当的半胱氨酸残基，因此特别有可能受到这种不可逆抑制剂的抑制。幸运的是，这些激酶中的大多数在相当于 EGFR 的 790 位残基的位置是一个苏氨酸残基，因此它们和野生型 EGFR 一样对 WZ-4002 亲和性较低，只有 Jak3 和 ITK 这两种激酶不仅具有相当于 EGFR 797 位的 Cys 残基，而且在相当于 EGFR 790 位残基位置是一个疏水性的甲硫氨酸或者苯丙氨酸残基，预期将可能被 WZ-4002 抑制。为此我们在 WZ-4002 嘧啶的 2-苯胺取代基的邻位上加上一个甲氧基。当 WZ-4002 结合于 EGFR 时这个甲氧基与 EGFR 792 位的亮氨酸残基侧链靠近。Jak3 和 ITK 中相当于 EGFR 792 位的残基是酪氨酸或者苯丙氨酸，其侧链都很大，因此如果 WZ-4002 结合于这两种激酶，这个甲氧基就会与其发生空间抵触而阻碍结合。

这一设计因此显著地提升了 WZ-4002 的选择性，使之对 Jak3 和 ITK 的结合能力大大降低。

这里所列举的 WZ-4002 分子设计上的五个特点，无一不是依据 EGFR T790M 突变体激酶的三维结构进行针对性设计的结果，是三维结构指导合理药物设计的一个成功的范例。

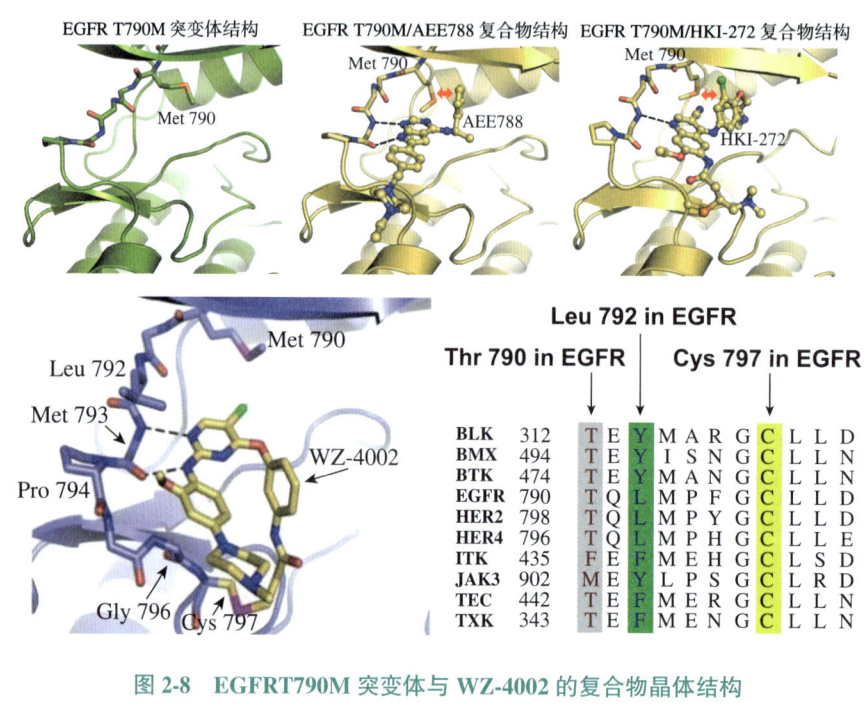

图 2-8　EGFRT790M 突变体与 WZ-4002 的复合物晶体结构

（三）材料科学

X 射线单晶衍射技术不仅在生物学领域有应用，还在材料科学中发挥重要作用。通过分析晶体的结构，科学家们可以了解材料的组成和性质，从而设计出更优化的材料。

第四节　透射电子显微镜技术

一、透射电子显微镜的发明

（一）显微镜的分辨率极限

光学显微镜的发明使人们首次看到了各种微生物和构成生物的基本单元——细胞，极大地推动了传染病学、微生物学等领域的发展。早在 1873 年，德国物理学家阿贝（Ernst Abbe）就提出了显微镜的分辨率与照射光的波长呈正比，约为波长的一半。根据这一原理，由于可见光中波长最短的蓝紫光波长大约在 0.4 微米，光学显微镜的理论分辨率只能达到 0.2 微米左右，即"阿贝极限"。随后，科学家进一步优化了分辨率的计算公式，提出了更准确的分辨率计算公式，即据瑞利判据（式中 σ 是分辨率，λ 是波长，n 是介质的折射率，α 是物体点对物镜半径所张的角）：

$$\sigma = \frac{1.22\lambda}{2n\sin\alpha} = \frac{0.61\lambda}{NA} \tag{式 2-10}$$

因此，如果想看清楚更微小的东西，例如病毒、细胞亚结构（如病例中提到的纤毛）或生物大分子，就需要利用更短波长的"光"来制作显微镜。

（二）电子的波粒二象性

1897 年，约瑟夫·约翰·汤姆森（Joseph John Thomson）在研究阴极射线的时发现了电子，并在随后准确测定了电子的电量和质量，也因此获得了 1906 年的诺贝尔物理学奖。

1924 年，德布罗意（Louis Victor de Broglie）提出物质波的概念，将波粒二象性从光推广到一切实物粒子。德布罗意也因为提出物质波理论在 1929 年获得了诺贝尔物理学奖。根据这一理论，可以推出电子波长的计算公式：$\lambda = h/p$（λ 是波长，h 为 Plank 常数，p 是动量）。再考虑到相对论效应，就可以计算出不同加速电压电镜对应的电子波长，其中 200 v 电镜对应的电子波长约为 2.51 pm。

因此，高能电子也可以作为"照射光"制作电子显微镜，凭借其比光波小得多的波长大大提高显微镜的分辨率。

（三）电磁透镜的发明与原理

透镜是显微镜最关键的组件，制作电子显微镜的关键步骤是发现聚焦电子的透镜。1926 年，汉斯·布什（Hans Busch）发现电子束通过轴对称非均匀电磁场时可以聚焦，如同光线通过透镜时可以聚焦一样，因此可以用于电子成像。基于此，可以建立电子显微镜中发挥电子透镜作用的"磁透镜"，为电子显微镜的发明提供了重要基础。

通电的线圈就可以生成轴对称的非均匀电磁场，因此可以作为最简单的电磁透镜。电子在电磁透镜中的运动如图 2-9 所示：速度为 V 的电子平行进入透镜，在 A 点磁场 B 可以分解为平行于速度的 B_z 和垂直于速度的 B_r，根据洛伦兹力的原理，电子在 A 点只受 B_r 的作用产生水平向外的力 F_t，获得向外的速度 V_t；而电子向外运动，又会受 B_z 的作用形成使电子向主轴靠近的洛伦兹力 F_r，因此使电子在电磁线圈中做螺旋近轴运动。平行的电子束进入电磁线圈将会汇集在中轴的一点，即电磁透镜的焦点。电磁透镜的焦距与线圈电流相关。

（四）电子显微镜的发明

1931 年，德国柏林工业大学的研究生鲁斯卡（Ernst Ruska）与其导师诺尔（Max Knoll）一起首次构建出电子显微镜的原型，尽管只能放大几十倍，但证实了使用电子束和电磁透镜可产生与光学显微镜相似的放大图像。经过改进，二人很快在 1933 年成功制造了可以放大 1 万多倍的电子显微镜。鲁斯卡也在 1933 年完成了题为"关于电子显微镜的磁性镜头"的博士论文，之后于 1939 年负责制造出了世界上最早的实用透射电子显微镜。1935 年，诺尔首次提出了扫描电镜的概念。

随后的几十年里，电子显微镜被进一步改进，也逐渐深入应用到各个领域，尤其是生物医学与材料学等。1986 年，鲁斯卡因为发明电子显微镜的贡献获得了诺贝尔物理学奖。

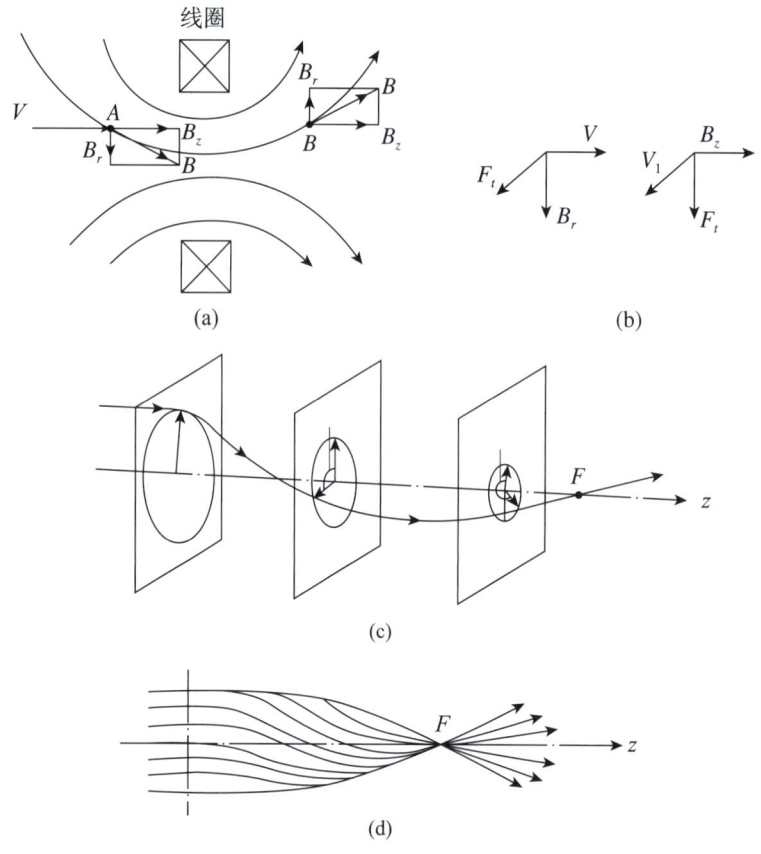

图 2-9 电磁透镜的原理

a. 电磁线圈磁场 B 可以分解为水平方向的 B_z 和垂直方向的 B_r；b. 电子以水平速度 V 或垂直速度 V_t 在磁场中运动的受力分析；c. 水平进入电磁线圈电子的螺旋运动轨迹；d. 平行的电子束进入电磁线圈汇集在电磁透镜的焦点 F

二、透射电子显微镜的结构

案例 2-1

案例 2-1 解析

小明是一名 7 岁的男孩，从小就反复发生呼吸道感染，有咳嗽、咳痰、鼻塞和气促等症状。小明在幼儿时期曾被诊为慢性鼻窦炎，并在过去几年里反复使用抗生素进行治疗。然而，症状并未缓解，反而越来越严重。因此，医生怀疑他可能患有原发性纤毛运动障碍（primary ciliary dyskinesia，PCD）。

PCD 是一类罕见的遗传性疾病，发病率约为 1∶7500，病理基础是基因突变导致纤毛的基础结构缺陷或功能异常，导致呼吸道感染、气道慢性炎症等多种临床症状。为了更准确地诊断该疾病，医生采用透射电子显微术（transmission electron microscopy）对患者的支气管黏膜上皮活检样本进行超微观察。

问题：

透射电子显微镜分析是 PCD 诊断的重要标准，它是如何帮助诊断的？

接下来的内容将深入探讨透射电子显微镜的发明史、原理、操作流程，及其在 PCD 等疾病的诊断和其他领域的应用。

透射电子显微镜（transmission electron microscope，TEM）主要由照明系统、成像系统和记录系统等组成（图2-10）。

（一）照明系统

在透射电子显微镜中，照明系统主要包括电子枪和聚光镜。

电子枪负责产生高速电子束作为光源照射样品，主要有两种类型：热阴极电子枪和场发射电子枪（field emission gun，FEG）。热阴极电子枪通过加热阴极金属丝发射电子，然后通过阳极对电子进行加速生成高速电子束；而场发射电子枪则是利用高电场使金属表面的电子克服表面的势垒从而被场发射出来，然后通过阳极加速聚焦成电子束。由于场发射具备无延迟和低功耗的优点，目前在高端TEM中被广泛使用。

聚光镜则是通过电磁透镜原理将电子束聚焦到样品上，负责调节电子束的孔径角、照明光斑的大小与亮度。

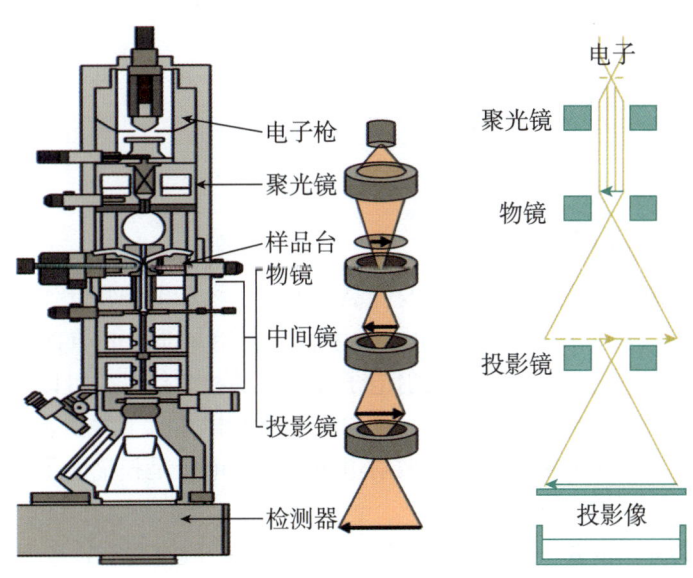

图2-10　TEM的结构模型与电子成像示意图

（二）成像系统

电子束透过样品后进入TEM的成像放大系统。高端电镜的成像系统一般包括物镜、中间镜和投影镜，电镜的总放大倍数是这些透镜放大倍数的乘积。

物镜是样品信号直接的成像透镜，也是成像系统中最重要的透镜。透镜引起像的失真称为像差。物镜的像差是限制电镜分辨率的主要因素。物镜一般放大倍数在100倍左右，通过改变透镜线圈的电流来调节焦距。中间镜和投影镜的放大倍数分别为几十倍和100倍左右，对物镜的成像进一步放大。TEM使用中主要通过关闭或调节中间镜和投影镜线圈的电流来控制电镜的放大倍数。

光阑是透镜单元中重要的元件，是中央有不同尺寸小孔的金属片，通过限制光路只从小孔通过来调节电镜。物镜光阑可以帮助提高电镜成像效果，具体原理将在本节第三部分介绍。

（三）记录系统

TEM的电子成像不能用人眼直接观察，需要利用荧光屏或者检测器来观察记录。荧光屏的材料通常为硫化锌等，可以与入射电子作用产生荧光信号，在屏幕上形成实时的影像。检测器的主要类型包括传统的电荷耦合器件（charge-coupled devices，CCD）和2013年后广泛应用的直接电子检测器（electron direct detection device，DDD）。

CCD相机不能直接检测电子，而是利用荧光闪烁体将入射电子信号转换成光子信号，进而传送到图像感应器转换为数字图像，拍照时间相对较长（1秒左右/张）。DDD可以直接记录电子信号，保持了原始信号的强度，信噪比高，提高了电镜图像的分辨率。此外，DDD的记录速度也远高于CCD，减少了成像过程中样品漂移产生的图像模糊，使得许多生物大分子可以很容易获得高分辨率电镜三维结构。

（四）其他装置

除了上述结构之外，TEM还包括样品台、真空系统、循环水冷却系统、高压电源系统、低温系统、操作系统等辅助装置。其中，样品台是将待观察的样品放置在透射电子显微镜中的平台，通常可移动，用来调整样品的位置和角度，从而控制样品与电子束的相对位置和角度。真空系统主要是维持电子显微镜的内腔在近真空条件，防止空气分子或者空气中的灰尘对电子的影响。

三、透射电子显微镜成像原理

（一）电子束与样品的相互作用

透射电子显微镜的成像原理基于电子束与样品中的原子核和电子相互作用的过程（图2-11）。当电子束射入样品时，与样品中原子核和电子发生相互作用，部分电子直接穿透样品或者发生弹性散射、非弹性散射后透过样品，形成透射电子显微镜的检测信号，可以反映样品的内部精细结构；部分电子反向弹回，生成背散射电子。入射电子还与样品电子发生能量交换，激发样品电子的释放，生成二次电子、俄歇电子等。背散射电子和二次电子是扫描电子显微镜的主要检测信号，可以反映样品的表面形貌。

透射电子显微镜的样品需要比较薄以保证让电子透过，一般厚度不超过100 nm。

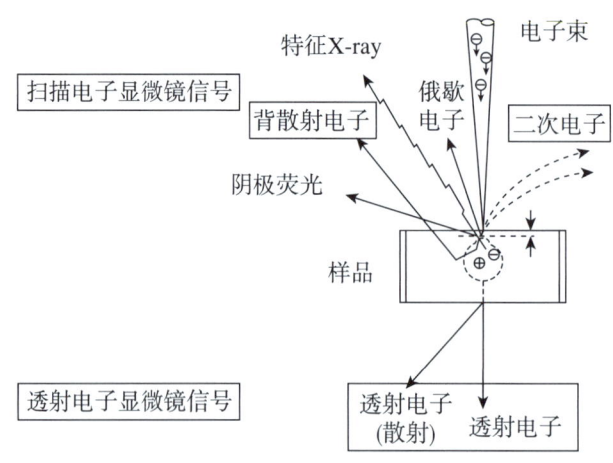

图2-11　电子束射入样品产生的信号

（二）二维成像原理

TEM中发射的电子束与样品相互作用后的透射电子由电磁透镜将其聚焦到检测器上，形成了样品高分辨率的二维图像。这些二维图像包含了样品的三维信息，可以显示其形貌和内部结构。

样品图像的细节如果想被分辨，就需要有亮度的明暗差别，也就是衬度（contrast）。光镜图像的衬度是依赖于样品不同区域对光吸收（阻碍光透过）的不同，吸收多就暗，吸收少就亮。但TEM样品很薄，不同区域的电子透过程度相差不大。TEM图像的衬度主要依赖于样品不同结构对入射电子的散射能力不同，具体又分成散射吸收衬度（或振幅衬度）和相位衬度。

1. 散射吸收衬度　样品的厚度越厚、所含原子密度密、原子序数越大，其散射电子的能力就越强。在TEM成像过程中，电镜通过物镜光阑特异性地阻挡散射角大的电子，使得对应图像位置接收的透射电子减少，在图像中呈暗色；而相对较薄、原子密度稀、原子序数较小的样品位置则因为透射电子的散射角小，不会受光阑的影响，在图像中呈明亮状态（图2-12）。这种光阑阻碍电子导致像平面接受电子数目的差异而形成的明暗图像类似于光镜样品对光吸收的不同形成的图像，因此称为散射吸收衬度或振幅衬度。

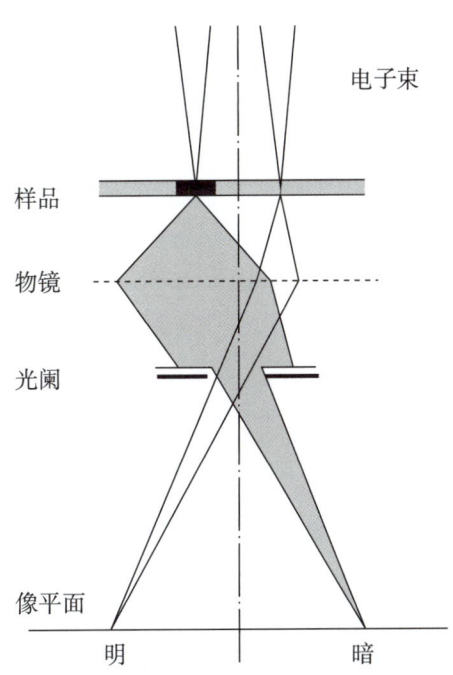

图2-12　电镜图像散射吸收衬度的原理

生物样品主要由C、H、O、N等低原子序数的原子组成，它们对电子的散射很弱且差别不大，因此在电镜中直接观察的衬度很低。在实际应用中，重金属原子常被用来对生物样品进行染色，通过重金属原子与样品不同组分的选择性结合来增加这些区域对透射电子的散射能力，从而提高电镜图像的散射吸收衬度。

需要注意的是，由于样品的高分辨率信息（相当于更密的样品）反应在更大散射角的透射电子中，光阑过滤在生成散射吸收衬度的同时也丢失了样品高分辨率的信息，因此仅依赖散射吸收衬度获得的电镜图像一般分辨率不高于2 nm。想获取更高分辨率图像的时候反而要避免用物镜光阑，主要利用相位衬度成像。

2. 相位衬度　相位衬度的产生基于电子的波动性。电子的相位差本身无法产生衬度，但通过不同相位波的叠加可以转化成振幅的差异从而产生衬度。简单来说，入射电子束打在样品上会生成透射波与具有不同相位的散射波，电镜图像是散射波与透射波合成而来。在特定条件下，散射波的振幅正好可以与透射波振幅相减（相位差180°）或相加（相位差0°或360°），从而在图像上表现为明暗差别，形成相位衬度。

下面以样品上的一点与3条代表性散射波为例说明相位衬度生成的过程（图2-13）。首先，大部分的入射电子直接穿透薄样品形成透射波（绿线），假设其相位为0°，形成了电镜图像的背景。其次，少部分入射电子与样品作用生成散射波。根据量子力学原理，散射波会比透射波多出90°的相位延迟，因此部分电子与样品低分辨率组分发生弱散射，生成的散射波相位为90°（蓝色）；与高分辨率组分发生较强散射，生成的散射波相位更大，分别为180°（橙色）与360°（灰色）。电镜图像是散射波与透射波的叠合，如果用向量来表示这一过程，我们可以发现透射波与90°散射波叠合后的振幅（向量长度）差别不大，生成图像的衬度不明显；当透射波与180°或360°散射波叠合后的振幅明显减小或增大，会生成明显的图像衬度。与之类似，这一叠合过程也可以利用波的正弦曲线来表示，结果同样显示叠合波的振幅会因为散射波的相位差异而增大或降低。

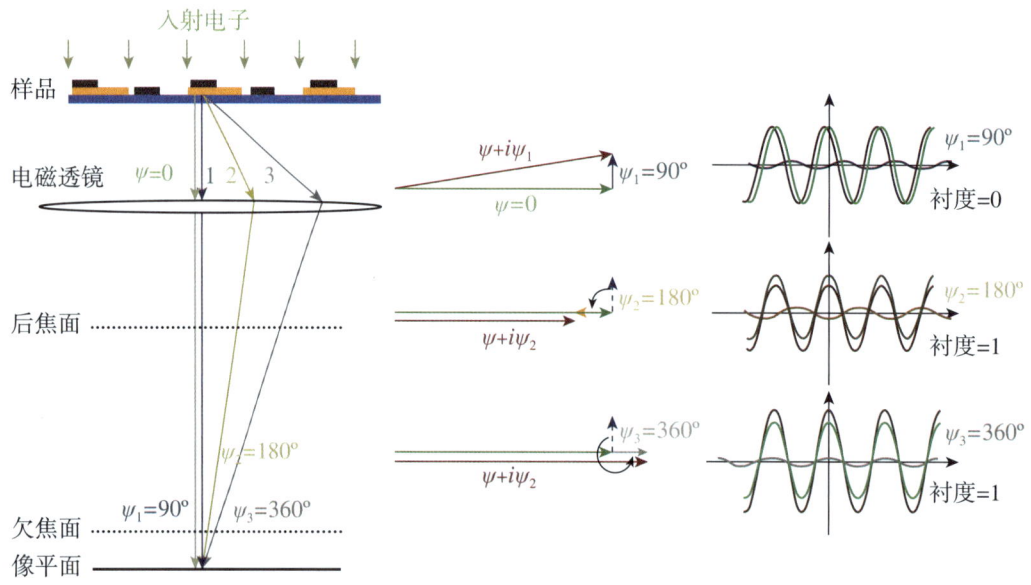

图 2-13　电镜图像相位衬度的原理

由于样品信息的分辨率与散射电子的散射角呈正相关，即样品的分辨率信息与散射波的相位差有关系，进而与电镜投影的相位衬度有关系，相位衬度与样品的分辨率信息可以表述成一个周期性振荡的曲线，即衬度传递函数（contrast transfer function，CTF）：

$$CTF(k) = \sin\left(\pi \Delta f \lambda k^2 + \frac{\pi}{2} C_s \lambda^3 k^4\right)$$

（式 2-11）

其中，k 表示分辨率，λ 表示波长，Δf 表示成像的离焦量（defocus，欠焦面和像平面的距离），C_s 表示透镜球差。在实际应用中，波长与 C_s 都是根据电镜固定的，所以一般需要设置离焦量来进行数据收集获得衬度较好的图像。

（三）三维重构原理

在透镜成像过程中，如果将物体沿光轴方向前后移动一段距离，在保持成像屏不动的前提下仍然可以清楚成像，那么移动的这段距离就是场深（depth of field）。换句话说，具有一定厚度的样品如果其厚度没有大于场深，那么整个样品可以同时被清楚成像。透镜的场深 D 和物体的透镜孔径角 α 与物体的透镜分辨率 δ 相关：

$$D = \delta / \alpha$$

（式 2-12）

透射电镜的孔径角很小,一般在 0.001rad 附近,如果分辨率达到 2 埃,那么对应的场深就是 200 nm,小于透射电镜的样品厚度。因此,样品的不同分层可以清楚地聚焦在同一个像平面上,或者说电镜图像其实是整个样品在垂直于电子束方向上的二维投影,包含了样品在所有厚度的三维信息。

物体的二维电镜图像经过处理可以得到物体的三维结构,这一过程就是电镜的三维重构 (three-dimensional reconstruction)。1968 年,Aaron Klug 提出电子显微图像的三维重构理论,即中央截面定理,并解析了第一个电镜三维结构——噬菌体的尾部结构。Klug 还利用电镜研究了多种病毒与生物大分子的三维结构,凭借这些贡献于 1982 年获得诺贝尔化学奖。

中央截面定理是电子显微镜三维重构的基本原理,表述为:一个三维物体电镜投影像的傅里叶变换等于该物体的三维傅里叶变换中垂直于投影方向且通过原点的截面。不同于二维投影图,截面图直接就是对应三维结构的一部分,所以可以直接进行三维重构。因此,通过电镜获取三维物体一系列角度的二维投影,就可以转换成该物体三维傅里叶变换在多角度的二维截面,然后可以直接重构获得物体的三维傅里叶变换,进而通过傅里叶逆变换得到三维物体的重构模型(图 2-14)。根据获得不同角度二维投影图方法的不同,电镜三维重构方法主要包括电子断层扫描和单颗粒分析技术。

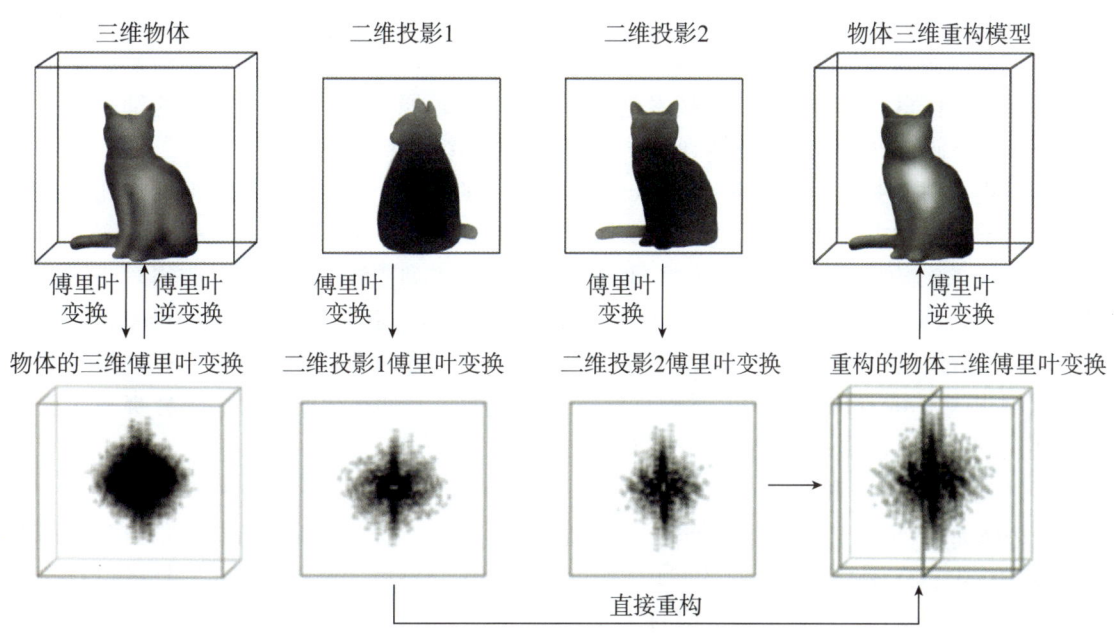

图 2-14 电镜三维重构的中央截面定理

四、透射电子显微镜三维重构方法

为了更好地保持生物医学样品的原始结构和获得更高分辨率的结构,透射电镜三维重构的样品一般都采取冷冻制样的方法进行样品制备。冷冻制样方法将新鲜生物样品快速冷冻固定在无定形状态玻璃态的冰中,使样品可以在含水状态下在电镜内观察,所得结果更接近天然状态。目前,生物医学样品的高分辨率三维电镜结构解析均采用冷冻制样,因此,本部分主要讨论冷冻电镜三维重构方法。

在相当长的一段时间里,X 射线晶体学一直是解析生物大分子的三维结构的主要方法。但随着 2013 年后电镜分辨率革命的到来,冷冻电镜单颗粒分析(single particle analysis,SPA)技术成

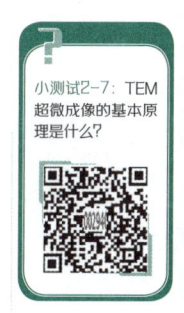

为解析生物大分子三维结构的重要技术，尤其适用于很难获得高质量晶体的多组分复合物和膜蛋白。冷冻电镜单颗粒分析技术的研究对象主要是体外溶液中纯化的生物大分子，如果希望直接研究大分子在细胞内的功能就需要用到冷冻电子断层扫描（cryo-electron tomography，cryo-ET）技术。

（一）冷冻电子断层扫描

电子断层扫描技术收集不同角度二维投影像的过程类似于医院的CT检查，只不过CT是扫描仪器绕身体旋转并进行拍摄，而电子断层扫描由于电镜光路是固定的，需要旋转样品。电子断层扫描每间隔一定角度拍摄一幅照片，通常在 −60° 到 +60° 的范围内，得到一系列代表同一结构、不同角度下的二维投影像，然后对这一系列投影像对正，利用中央截面定理计算即可获得样品的三维空间结构。

截至目前，冷冻电子断层扫描技术的研究方法仍然在不断优化改进，但一般主要步骤包括：样品玻璃化冷冻、冷冻荧光显微镜（cryo-FLM）观察定位、冷冻聚焦离子束（cryo-FIB）加工、冷冻电子断层扫描数据收集和图像处理。其中，样品冷冻薄片的制备是 cryo-ET 最关键的步骤，需要仔细控制加工与转移的过程，避免污染和对样品的结构损伤，具体内容会在本节第五部分介绍。

电子断层扫描技术不需要纯化样品，可以直接在原位以高分辨率研究原核和真核细胞中的传统细胞器和其他细胞复合物，还可以以高分辨率研究更接近真实状态的大分子复合物。不同于只能看到标记蛋白的超分辨率光学显微镜，电子断层扫描技术不需要标记，可以更清楚地直接看到细胞内部的所有信息。电子断层扫描技术是唯一以分子与近原子分辨率构建可视化细胞景观的技术，填补了在不同尺度上（从有机体到原子）研究生物系统的需求。

受限于电子对生物样品的辐射损伤，cryo-ET 技术在大部分的研究中还是很难达到原子分辨率。生物医学样品对电子辐射的耐受能力虽因冷冻而增加，但一般只能累积承受几十个电子的照射。由于 cryo-ET 需要在同一个样品位置通过旋转收集一系列图像，每张图像收集时所用的电子剂量必须很小，因此获得图像的信噪比很低，从而限制了 cryo-ET 三维结构的分辨率。此外，由于 cryo-ET 样品只在 −60° 到 +60° 进行数据收集，在电子束方向上方和下方都存在呈楔子型的信息缺失（缺失楔，missing wedge），导致最终三维重构变形。如果想要获得原子分辨率的三维结构，需要用到冷冻电镜的另一项技术——单颗粒分析。

对于一些在细胞内存在多个拷贝的大分子或复合物，可以利用子断层图像平均法（sub-tomogram average，STA）来提高分辨率。STA是将 cryo-ET 与单颗粒分析相结合的方法，首先从断层图像中提取包含感兴趣颗粒的 3D 子体积或子断层图，然后像单颗粒分析一样进行对齐和平均，从而增加低信噪比，提高最终重构的分辨率。

（二）冷冻电镜单颗粒分析

哥伦比亚大学的 Joachim Frank 博士在20世纪80年代建立了电镜的单颗粒分析重构技术。SPA技术结合电镜冷冻制样方法和2013年后广泛应用的直接电子检测器，可以很方便地获得较大生物大分子或病毒颗粒的高分辨率三维结构。2017年的诺贝尔化学奖也授予了开发该研究方法相关的三位科学家：Joachim Frank、Richard Henderson 与 Jacques Dubochet。

单颗粒分析的研究对象是分离的、结构相同的颗粒（如生物大分子、复合物或病毒）。根据电镜三维重构原理，进行三维重构需要获得大分子在不同角度的二维投影，考虑到作为研究对象的生物大分子每个分子的结构相同，电镜图片中呈不同取向的不同生物大分子颗粒可以认为是该生物大分子在不同角度的二维投影。SPA通过对相同的生物大分子某方向的投影显微像在实空间中经过调整后进行叠加平均，从而提高信噪比，使粒子中共同部分的结构信息得到加强，最后根据中心截面定理对各种不同投影方向的显微像在三维空间中进行重构，从而获得生物大分子的三维结构。

冷冻电镜单颗粒分析技术的主要研究步骤包括冷冻样品的制备、电镜数据收集和电镜图像处理。其中，冷冻样品制备是在特制载网上将纯化的生物大分子样品包埋在一层玻璃态薄冰内的过程，详细过程将在本节第五部分介绍。电镜图像的处理主要包括电镜图像的漂移校正、CTF 计算、颗粒选取、颗粒的对齐和平均、三维密度图搭建、三维密度图的分类和修正，以及最终的模型搭建与修正。这些过程主要依赖软件来完成，常用软件包括 relion、cryoSPARC 等。

单颗粒分析技术直接对溶液中的样品开展研究，更贴近天然状态；对各种生物大分子或病毒都可以研究，有广泛的应用范围。该技术操作简单，样品使用量非常少（～ 5 μg），还可以分析异质性的样品，大大降低了三维结构解析的研究门槛，为各种研究方向的科学家开展相关研究提供了条件。目前利用该技术解析的三维结构分辨率最高达 1.2 埃，证明了该技术可以真正从原子水平揭示大分子作用机制，可以应用于所有结构生物学相关领域，如药物设计等。由于单颗粒分析技术依赖于对目标颗粒图像的分析操作，该技术对于相对较小颗粒的高分辨率研究十分困难，对过小的颗粒（～ 50 kDa）则需要通过与抗体或其他辅助蛋白形成更大复合物才能开展研究。

（三）微晶电子衍射

微晶电子衍射（micro electron diffraction，MicroED）是科学家将晶体学和电镜相结合发展出来的一项新的电镜重构技术。MicroED 的原理类似于 X 射线晶体学，不过是用电子波取代 X 射线，照射到亚微米尺寸的微小晶体上，利用物镜的后焦面收集衍射数据，根据 X 射线晶体学原理处理数据即可获得样品三维结构。MicroED 的具体操作流程也与 X 射线晶体学相似，在此不做赘述。

五、透射电子显微镜的样品制备

透射电子显微镜样品制备是电镜研究的重要步骤。由于电镜产生的电子束穿透能力很弱，透射电镜的样品需要尽可能薄，以保证其可以被电子透过，一般在 50 ～ 100 nm 或更少。同时，生物医学样品为了适应近真空环境的电镜内腔还需要预先固定处理，主要方法包括切片的脱水固定加重金属染色、生物大分子样品的重金属负染加干燥，以及样品的冷冻制样等。

对于尺寸较大的样品，如组织、细胞或微生物，必须进行减薄处理使其厚度小于 100 nm，常用的制备方法包括超薄切片技术与冷冻聚焦离子束（cryo-focused ion beam，cryo-FIB）技术。对于较小的生物大分子样品，可以直接用溶液成膜的方法来制备，具体包括负染制样和冷冻制样。下面对这些方法进行详细介绍。

（一）超薄切片技术

超薄切片技术开发于 20 世纪 50 年代，可以将组织或细胞处理成厚度为 50 ～ 70 nm 的薄切片，长期以来都是生物医学电镜研究中最基本的样品制备技术，为亚细胞形态、结构和功能的研究提供了重要数据，也是目前临床病理分析中最常用的制样方法。

传统的超薄切片技术操作流程基本和光镜石蜡切片相似，需要经过取材、固定、脱水、浸透、包埋聚合、切片及染色等步骤。超薄切片技术还与冷冻制样相结合，先把样品进行冷冻固定后，利用冷冻切片机进行超薄切片，省去了传统超薄切片法的长时间的固定、脱水和包埋等处理，不经过强烈的化学处理，可以获得更好的细胞结构。此外，超薄切片技术还和细胞免疫化学或酶化学相结合形成电镜免疫细胞化学技术与电镜酶化学技术，可以对细胞内的特异组分进行定位与定性分析。

超薄切片技术的主要不足之处在于无论是传统的脱水、包埋处理，还是冷冻后的切片处理都容易破坏细胞精细结构，产生假象，无法获得高分辨率结构。

（二）冷冻聚焦离子束技术

聚焦离子束（FIB）技术很早就被广泛应用在材料领域，于 2007 年首次成功用来制备冷冻生物样品。经过多年的优化，冷冻聚焦离子束技术现在已经成为 cryo-ET 薄层样品制备的常规手段，可以对冷冻的组织、细胞、贮在载网上的细胞进行铣削，生成厚度 < 200 nm、不变形的薄片。

FIB 技术的工作原理是利用聚焦的离子束（通常是镓离子）对冷冻样品进行定点受控的轰击，通过溅射将原子从样品表面去除，生成 cryo-ET 成像薄层。FIB 铣削避免了与冷冻超微切割相关的机械切割假象，样品可以获得更高分辨率的三维结构。

因为生物医学样品隐藏在表面无定形冰层中，特征很少或没有对比度，FIB 铣削技术的一个难点就在于如何找到感兴趣的区域，需要仔细识别和定位适当的铣削位置。FIB 通常先用荧光显微镜找到冷冻样品上感兴趣的区域，然后通过双光子显微镜来完成样品铣削。双光子显微镜包括一个用来观察的扫描电子显微镜来观察，一个用来铣削样品的离子束显微镜。

（三）负染制样

电镜负染色技术是透射电镜观察颗粒性样品的常用方法，它利用高密度的重金属盐（如磷钨酸、醋酸铀等）将样品的背景染色，从而在电镜下显示黑暗的背景与相对明亮的样品的结构。该方法在生物医学与材料研究中有着广泛的应用，用来显示生物大分子、细菌、病毒、分离的细胞器、纳米材料等样品的形态与结构。

电子显微镜负染色制样操作简单、快速，可以在几分钟内完成。与超薄切片方法相比，负染色技术分辨率更高（可达 15Å）。负染制样的不足之处在于制样中需要将样品干燥，因此会改变分子的形态，产生假象；同时用于染色的重金属也会掩盖分子的结构细节，限制了图像分辨率。

（四）冷冻制样

冷冻电镜的概念在 20 世纪 60 年代被提出，但冷冻过程中形成的结晶冰会损坏生物的结构。直到 20 世纪 80 年代，Dubochet 和 McDowall 提出了快速浸没冷冻法才解决了这一问题，该方法使得样品可以保持完全水合状态冷冻嵌在玻璃状冰中，并且对辐射不敏感。这种制样方法革新了生物样品的电子显微镜研究，利用样品成分的变化来进行成像，而不是利用重金属染料来增强对比度，使得生物医学电镜研究的分辨率不再受样品制备的限制。上面提到的超薄切片技术与冷冻聚焦离子束技术都有利用冷冻的方法，这里主要讨论单颗粒分析中的冷冻制样。

冷冻制样的样品载网一般是由金属框架上覆盖一层布满小孔的超薄非晶体碳膜组成，制样时样品溶液会在小孔中形成一层薄水膜，冷冻后形成玻璃态的冰膜。单颗粒分析冷冻制样的过程：①对载网进行化学或等离子体处理使其亲水；②将 1～5 μl 样品液滴加到镊子固定的亲水化载网上；③用滤纸吸掉载网上多余的液体，留下薄薄的样品层；④将载网迅速投入到液体乙烷中快速冷却。使水玻璃化所需的冷却速率估计为每秒 10^5～10^8 K，太慢容易生成结晶冰，破坏生物大分子的结构并影响电镜图像信号。玻璃化后的载网需要在 −137 摄氏度以下保存处理，以防止冰层去玻璃化。这一制样过程可以通过商业化的仪器来完成，如 Vitrobot、EM GP 和 Cryoplunge 3 等。

六、透射电子显微镜的应用

透射电子显微镜的应用遍布生物学、医学、材料、物理、化学、地质学等各大领域，在此我们仅列举其在生物医学领域的部分应用。

（一）病理诊断

在病理学中，透射电子显微镜扮演着重要的角色，可用于诊断多种疾病，如肾病、肿瘤、纤毛结构缺陷等。透射电子显微镜通过清晰地辨识出正常细胞和病变细胞之间的细微差别，为疾病提供准确的病理诊断，并辅助临床判断疾病的进展和预后。随着近年来电镜三维结构研究分辨率的提高，未来有希望发现更多病变细胞的特征来帮助临床诊断，尤其是疾病的早期诊断。

透射电子显微镜还被广泛应用在细菌和病毒的检测。根据各自独特的形态和大小，透射电子显微镜可以辨别和分类这些微生物。透射电子显微镜还可以帮助人们理解微生物与宿主细胞之间的相互作用，从而有助于疾病的诊断和防治。

（二）药物研发

新药的研发往往需要在分子层面上理解药物分子的作用机制，而 TEM 则可以提供对药物作用靶点的直接观察，确定药物分子结合的位置、方式以及这种结合如何影响靶点分子的结构和功能。这对于研究药物的作用机制并进行药物设计和优化发挥重要作用，大大推动了药物研发的进程。

TEM 还被广泛应用于纳米粒子药物递送系统的研究。科学家们通过将药物包裹在纳米粒子中来提高药物的稳定性和有效性，并且更加精确地将药物送达病灶部位。TEM 能够清晰地展示这些纳米粒子的形态和大小，以及它们如何与细胞膜互动、是否成功进入细胞等。

（三）探索生命机制

透射电子显微镜是结构生物学研究的重要工具，可以帮助科学家们更简单、快速地获得医学样品或生物大分子的高分辨率三维结构，揭示生物分子结构与功能的内在联系和生命的奥秘。近年来，透射电镜通过提高分辨率，将传统的细胞生物学推进到分子与原子的水平，可以直观地看到生命活动中生物大分子在细胞内的分布与构象变化，开辟了一个新的研究领域。

值得关注的是，虽然透射电镜拍摄的是样品瞬间的结构，但是结合时间分辨率的冷冻制样与数据处理分析，TEM 可以研究生命的动态过程，如酶催化过程、受体信号传导过程、离子通道底物转运过程等。例如，北京大学的研究团队在 2022 年利用冷冻电镜技术在原子水平研究了人源蛋白酶体在毫秒范围内的底物降解过程，揭示了其动力学调控和构象重编程机制。

第五节　核磁共振成像

20 世纪 70 年代，磁共振成像（magnetic resonance imaging，MRI）技术横空出世，从此成为医学成像领域最耀眼的技术之一，此领域的科学家也成了诺贝尔奖台上的常客。与 X 线作为信号源的成像技术相比，磁共振成像技术以射频脉冲为成像的能量源，不适用电离辐射，对人体安全；图像的对比度有了极大的改善，能清楚地显示脑灰质、脑白质、肌肉、肌腱、脂肪等几乎所有人体组织，并可以轻易地与其相邻组织区分开来，同时对组织病变甚至功能改变都可以清晰显示；磁共振成像系统的多参数成像、多序列成像的特点，大幅度地增加了诊断信息。此外，血氧饱和度依赖性磁共振脑功能成像技术已经成为了脑科学领域最重要的研究方法，磁共振成像示踪法等功能成像技术不但为临床提供了诊断与治疗依据，而且已逐渐超脱辅助诊断功能，成为治疗某些顽疾的有效手段。

一、磁共振成像的历史

20世纪中叶，人们在对电磁波、物质本质等研究中取得的进展为磁共振成像技术这项伟大的发明奠定了理论基石。1937年，拉瑟里尤（B.G.Lasarew）和舒伯尼科（L.W.Schubnikow）被认为是最早发现核磁现象的人，他们发现只有在磁场环境下，氢原子核才能对某一特定频率的电磁波能量进行吸收，发生共振现象。当时，人们并未意识到这项技术可用于生物体成像，只是利用化学位移现象的发现，将这一技术用于化学成分分析上，布洛赫（Felix Bloch）最终成功研制了应用至今的谱仪设备。20世纪70年代初，美国医生达马迪安（Raymond Damadian）发现肿瘤组织的纵向弛豫时间长于正常组织，并由此激活了磁共振成像技术研制的发明过程。劳特伯（Paul C. Lauterbur）自制了三组彼此垂直的线性梯度磁场G_x、G_y和G_z来选择性地激发样品，应用组合层析和投影重建算法，获得了两根纯水的玻璃毛细管置于一根装有重水（D_2O）玻璃试管的一幅二维核磁共振图像。1978年，达马迪安及其课题组成功得到了第一幅人类MRI断层图像，至今，MRI已经在全世界拥有了10万台装机量，在中国已近一万台（2023）的装机，我国生产经营MRI设备的企业已从20世纪80年代的几家发展到今天的二十多家。

从MRI技术的发展历史可以看出，磁共振成像机的关键硬件主要包括产生射频能量的射频系统、产生磁场的磁体装置、产生梯度磁场的梯度系统。从应用技术层面，磁共振成像中所采用多数核磁共振（nuclear magnetic resonance，NMR）信号采集技术在20世纪50—70年代都已很成熟，例如自旋回波序列，是哈恩（Hahn）于1950年在《物理评论》杂志发表的信号采集技术，其中对分子扩散对核磁共振成像（NMRI）信号的影响也进行了描述。2000年以来，分子影像、血氧水平依赖（blood oxygen level dependent，BOLD）成像、MRI介入等概念被提出。

二、磁共振成像的原理

作为人体内含量最为丰富的氢原子核具有一个带正电的质子。带正电的氢原子核自转，会在局部磁场环境中产生磁矩μ，称为核磁矩（magnetom），氢原子核就可以理解为带有磁矩的小微粒。如图2-15所示。

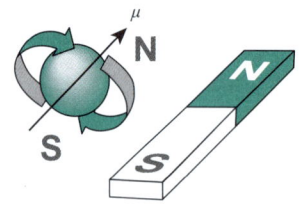

图 2-15 核磁矩示意图
带正电的原子核自转会形成一个类似具有N极和S极的小磁棒的效果

在磁共振成像系统的磁场环境中，类似小磁棒的核磁矩（氢核/氢质子）会沿着主磁场的方向排列。不过，因为小磁体本身还存在着自旋转动运动，所以，主磁场B_0对其产生一个磁力矩，结果小磁体发生了类似陀螺样的运动。陀螺样运动的中心主轴方向与主磁场方向一致，但是每一时刻，其形成的磁力矩方向与B_0呈一定的夹角（图2-16），角度的大小与磁场的大小以及核磁矩自转的速度有关。

氢核围绕主磁场的主轴发生类似陀螺的转动运动，称为进动（precession）。其进动的频率与外在的磁场强度大小呈正比，不同场强下氢质子进动的频率符合拉莫尔定律。

$$\omega=\gamma B_0 \tag{式 2-13}$$

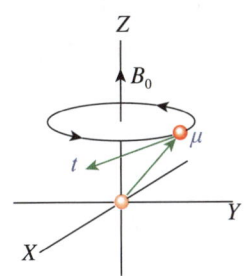

图 2-16 氢核进动示意图

核磁矩 μ 在磁场 B_0 中受到磁力矩 τ 的作用,发生 Larmor 进动

ω 为拉莫尔频率(Larmor frequency),γ 为旋磁比(gyromagnetic ratio)。

除了氢原子核,人体内其他带有奇数正电核的原子核在外加磁场的作用下,都具有与氢原子核相同的特点,即进动。其进动的频率也都符合拉莫尔定律与公式,只是旋磁比不同。如表 2-2 所示,氢核的 γ 为 42.58×10^6 Hz/T,表现如图 2-16 所示,μ 围绕 B_0 方向以 Larmor 频率旋转运动,称为 Larmor 进动。自然界中的原子核内部均含有质子和中子,统称为核子,都带有正电荷。但具有偶数核子的许多原子核其自旋磁场相互抵消,不能产生磁共振现象。只有那些含奇数核子的原子核在自旋过程中才能产生磁矩或磁场,如 ^{1}H(氢)、^{13}C(碳)、^{19}F(氟)、^{31}P(磷)等(表 2-2)。

表 2-2 不同场强的进动频率

	旋磁比(γ)(MHz/T)	场强(T)0.2 T	场强(T)0.5 T	场强(T)1.0 T	场强(T)1.5 T
^{1}H	42.58	8.50	21.30	42.60	63.90
^{13}C	10.17	2.14	5.35	10.73	16.10
^{19}F	40.04	8.01	20.03	40.10	60.10
^{31}P	17.24	5.05	8.62	17.26	25.90

带正电的核磁矩的进动运动与环形电流的作用是相同的(图 2-17)。环形的电流,在局部会产生磁场 M'。

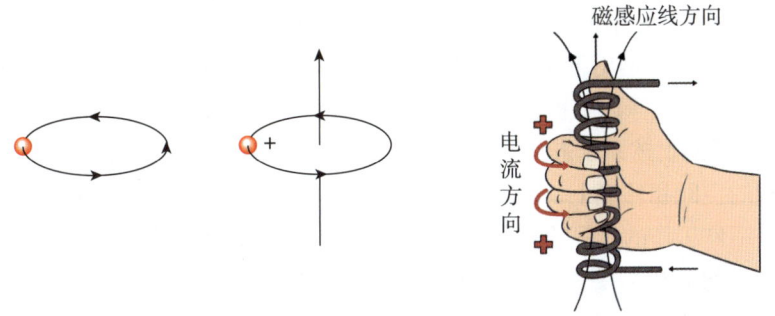

图 2-17 电磁感应的产生

带正电的核磁矩进动时产生类似环形电流的效果,会在局部产生小的磁场 M'

人体内的所有氢核在磁场环境下,整体上可以假设为一个大磁针,在人体进入主磁场环境后,会与磁针一样,在磁场的作用下,最终顺着磁力线方向排列而达到稳定状态。磁针的 2 个极分别由具有不同方向、具有不同数量核磁矩的氢核组成,它们的进动轴都平行于外加磁场磁力线,但却方向相反,即顺着磁力线方向的 +m 和逆着磁力线方向的 –m。在数量上符合波尔兹曼分布:+m 数量上大于 –m。其数目的差异取决于外磁场强度:随着外在磁场强度的增大,数目的

差异加大。例如，0.5 T 时，−m 数目为 100 万个时，+ m 的数目为 100 万 + 3；而在在 1.5 T 的磁场环境下，−m 核磁矩数目为 100 万个时，+ m 的核磁矩数目为 100 万 + 9。

与其他成像方法明显不同，磁共振成像是多参数成像，我们可以得到纵向弛豫时间（T1）、横向弛豫时间（T2）、质子密度、扩散等多种权重的图像（也称为加权像，weighted imaging，WI），并且可以通过对图像原始数据的后处理与计算得到各类参数图，如脑功能图像、灌注图像等。不过无论哪种图像，系统测量的对象都是 M_0。

这样，具有不同方向核磁矩的氢核会产生两种方向完全相反的磁化强度矢量和，由于顺磁力线方向核磁矩的氢核数目较多，因此，在顺着磁力线方向上会产生净磁化强度矢量 M_0（图 2-18）。

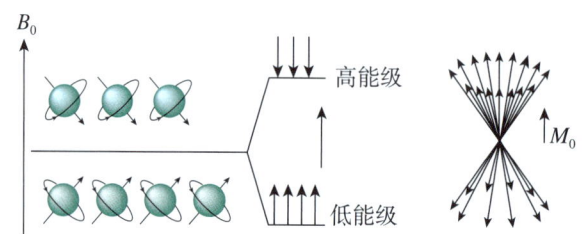

图 2-18　磁场环境下氢核自旋方向发生变化

顺着磁力线的核磁矩数目稍多于逆着主磁场方向的核磁矩，所以产生了净磁化强度矢量 M_0。

如前所述，随着磁场强度的增加，+m 的数目与 −m 的数目差异随之增加。同时，随着磁场强度的增加，按照（式 2-13），ω 会随之增加，参与进动的原子核增多，相当于环形电流加大，核磁矩所产生的局部磁场强度 M' 会增加，进而使 M_0 增加（图 2-18）。因此，随着磁场强度的增加，单位体素内的 M_0 也就会越大，体素内的信号强度增加。综合作用的结果是高场环境下体素内的信号强度会较低场环境下明显增加，提高图像信噪比（signal to noise ratio，SNR），图像质量好。这就是在磁共振成像硬件选择时，会倾向于选择高场强磁体的根本原因。

三、磁共振成像系统的硬件构成

从 MRI 的发展历史不难看出，磁共振成像机的核心部件包括：磁体、射频线圈、梯度线圈。然而，磁共振成像机对疾病诊断整体的功能实现却是一项系统工程。无论是产生磁场的磁体，产生与接收 MRI 信号的射频线圈，还是用于 MRI 信号空间定位的梯度线圈都需要复杂的工程技术支撑才可实现。因此，在涉及磁共振成像的工程技术实现时，我们一般将 MRI 的硬件组成分为磁体系统、射频系统、梯度系统，以及对上述系统进行调控的谱仪系统。由于医用 MRI 仪器检查的核心对象为患者，所以，在患者检查的空间和环境上，在医生、技术员、护士等工作人员的空间设计上也需要给予考虑。控制各个硬件组件工作的计算机谱仪系统以及各个硬件功能实现的辅助系统（如制冷系统、射频放大、梯度放大器等）也需要另外的空间，以方便工程师的维护、维修。按照 MRI 仪器安装及使用时的空间分布，可分为 MRI 主机房、电子设备房、MRI 操作间、患者准备间（图 2-19）。

MRI 主机房（A）：MRI 设备的主体放置的位置，也是 MRI 整体设备中直接和患者接触的空间，包括磁体、射频线圈、梯度线圈、支撑架、检查床，通过线缆与电子设备房及 MRI 操作间联系，因为这一空间内会产生较强的磁场和射频场，因此需要对主机房设置电磁屏蔽。

电子设备房（B）：MRI 各类硬件的控制系统，包括控制射频和梯度场工作并能进行波谱分析与成像处理用的谱仪，控制制冷设备的压缩机和空调控制系统，还包括与 MRI 操作间相连接的各类电缆、导线。

MRI 操作间（C）：是实现人机对话界面端口的所在地。MRI 工程师、MRI 扫描技术员或医生通过终端主机编写或执行既定的 MRI 扫描序列，这些序列的指令通过电子设备间的控制系统按照一定的时间顺序使 MRI 主体的各类硬件按照一定的时间顺序进行工作。同时，操作间内的计算机主机或额外配置的图像后处理工作站可实现图像的后处理、显示、照相等功能。

患者准备间（D）：是患者进入 MRI 主机房前进行准备的区域，包括患者检查需知的确认、MRI 增强检查前的静脉通路建立等。

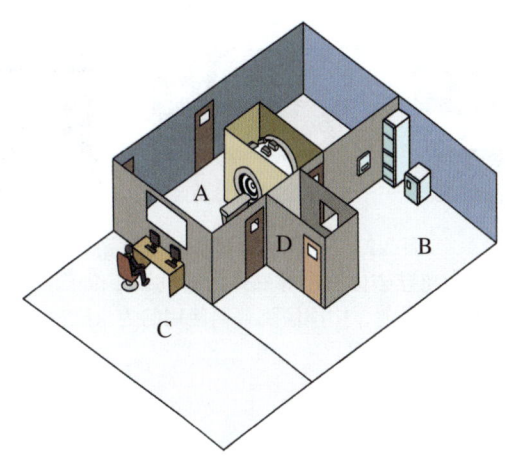

图 2-19　磁共振成像系统的空间布置
A：MRI 主机房；B：电子设备房；C：MRI 操作间；D：患者准备间

MRI 设备的主体硬件被安装在 MRI 主机房内，其控制和维护系统分别安装在电子设备房、MRI 操作间等区域。从 MRI 主机硬件组成的功能角度可分为：①磁体系统；②梯度系统；③射频系统；④谱仪系统；⑤控制台系统（图 2-20）。

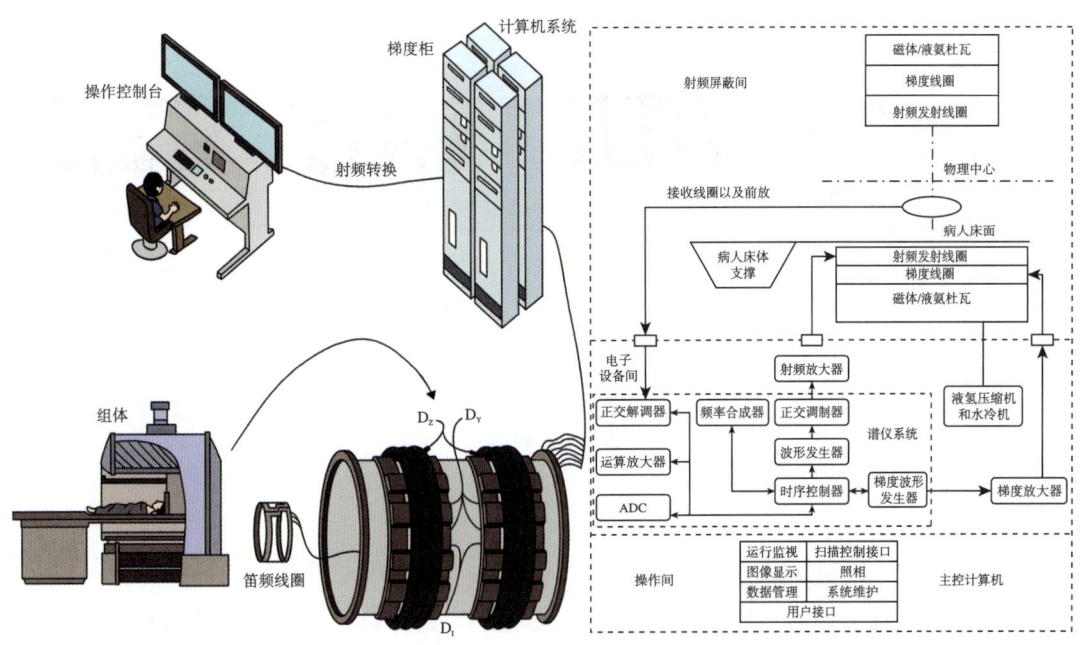

图 2-20　磁共振成像主机硬件组成与工作流程图

左上的机柜为 CPU，即计算机控制中心。G_x、G_y、G_z 分别代表读出、相位编码和层面选择方向的梯度场线圈，G_{B0} 为形成主磁场的线圈。在磁共振成像的过程中，将成像对象置入磁体后，在磁共振诊断人员选定成像的序列（硬件工作顺序）后，在 CPU 控制下，磁共振组成硬件（各组线圈）按照一定的时间顺序分别启动并以不同的持续时间工作，最终就会得到不同对比度、不同速度的 MRI 图像。

（一）磁体系统

磁体系统提供均匀主磁场（B_0），对于超导磁体系统来说包括超导磁体、冷却系统、供电保护和控制系统。主磁体根据其产生磁场的硬件基础分为多种类型，如永磁型磁体、常导磁体和超导磁体（图 2-21）。主磁体是 MRI 成像的基础，人体与组织样品在外磁场的作用下发生磁化，产生 MRI 系统测量的物理对象：磁化强度矢量 M_0。

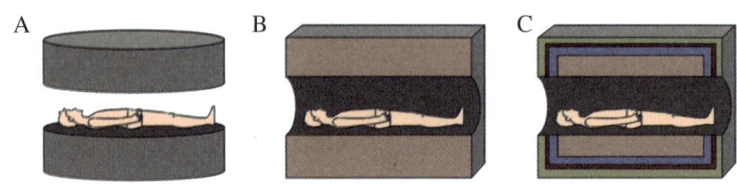

图 2-21　不同类型磁体的示意图

A 为永磁型磁体，B 为常导磁体，C 为超导磁体。超导磁体的通电线圈位于液氦所形成的超低温环境中，一般可以产生较高强度的磁场环境（> 1.0 T）。目前，中国医院普遍使用的为永磁型与超导型 MRI 仪器。

（二）梯度系统

提供成像所需梯度场，包括梯度线圈和梯度放大器等梯度调控系统。梯度（gradient，G）线圈：按照电磁学原理中的右手螺旋法则，将两组对应的线圈调整好距离后，通以电流而产生的局部梯度磁场。系统在 3 个主方向上安装相应的梯度线圈 GZ、GX、GY（图 2-22）。根据主磁体的分类，形成磁场梯度的梯度线圈设计也分为两大类，将在下文中详细介绍。磁场梯度 G 在空间定位、回波形成以及多种对比度形成上都起到关键作用（如扩散、流动敏感等）。X、Y、Z 方向的准确定义，G 对 M0 的作用以及原理将在第四章第一节详细介绍。

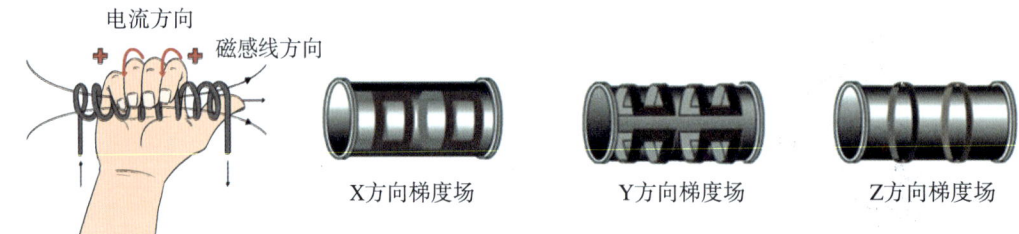

图 2-22　梯度线圈在磁体内部的位置和设计（以超导磁体内的梯度线圈设计为例）

通以电流后，会产生在 X、Y、Z 方向的梯度磁场。Z 是主磁场 B_0 的方向，一般定义为层面选择方向（表示为 G_s 或 G_z），Y 方向也称为相位编码方向（表示为 G_p 或 G_y），X 方向也称为读出方向（表示为 G_r 或 G_x）。以 G_z 为例，按照右手螺旋法则，通以电流后，会在 Z 方向或层面选择方向（G_s）产生具有一定梯度的磁场。

（三）射频系统

射频系统可分为射频发射子系统和射频接收子系统。

射频发射子系统提供满足成像要求的射频场（B_1），包括射频发射线圈和射频放大器等调控系统；射频（radio frequency，RF）线圈是具有一定频率与波长的电磁波。目前，临床诊断 MRI 仪器的射频工作频率范围在 8.52～127.73 MHz（相当于 0.2～3 T 的 MRI）。在临床试验用机中，目前可达到 298 MHz（7 T），甚至 383.18 MHz（9 T）或更高。射频线圈是产生射频的物质基础，其作用于组织磁化后产生的 M_0，使 M_0 成为可以被测量的形式。

射频接收子系统探测进动的磁化强度矢量（M_0），由接收线圈和前置放大器等组成。接收线圈是用于接收人体被成像部分所产生的磁共振信号，从外观上看，它与发射线圈非常相似（有时接收与发射共用一个线圈），但其线圈品质因子 Q 值要高（图 2-23）。

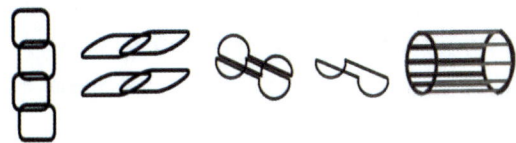

图 2-23　各类接收线圈

自左向右分别为脊柱相控阵线圈（phase array coil）、体部相控阵线圈、鞍形线圈、半鞍形线圈、鸟笼形线圈。

（四）谱仪系统

谱仪系统是射频和梯度系统的控制中心，进行扫描过程时序控制，对于射频波形和梯度波形进行计算与控制，对于信号进行采集和处理等。

（五）控制台系统

控制台系统提供用户接口，从临床工作的角度，控制台用以进行图像显示、图像打印、数据管理以及系统维护，并对谱仪预设的参数进行调整。对于工程技术人员，这也是通过谱仪控制系统各个硬件的平台，对于各个部件进行校准、故障诊断和维护。

四、磁共振成像技术在临床疾病诊断与科研中的应用

（一）磁共振成像检查的优点

1. **无辐射损伤。**
2. **多参数成像与高对比度**　CT 只有一个成像参数，即 X 线吸收系数。MRI 至少有 4 个成像参数，即 T1、T2、质子密度和流速。利用上述参数，软组织对比度明显高于 CT。
3. **分子生物学和组织学诊断的提高**　MRI 的 T1 加权像（T1WI）和 T2 加权像（T2WI）可在一定程度上反映被检查部分的分子生物学和组织学特征，在影像诊断向分子生物学和组织学方向的发展上迈进了一大步。一般来说，T1 加权像对正常解剖结构显示较好，T2 加权像对病变的显示较为敏感。
4. **无骨伪影**　如后颅凹及椎管内等部位的图像质量和对病变的诊断显著优于 CT。
5. **任意方位断层直接成像**　MRI 可行横轴位、矢状位、冠状位或斜位断层，有利于病变显示和立体定向。
6. **心脏、大血管形态和功能诊断的提高**　利用门控技术和 MRI 的流空效应，可用于多种心血管疾病的诊断。如在常规 SE-T1WI 或 FSE-T2WI 上，心腔和血管腔由于流空效应表现为无信号，与周围组织形成很好的对比，腔内的病变如血栓、肿瘤等也能清楚显示。利用流入增强效应或流动相位效应，在不用对比剂的情况下磁共振血管成像（MRA）技术可清楚显示血管结构，相位对比法磁共振血管成像（PC-MRA）还可检测血流的流速和流量。

（二）磁共振成像检查的缺点

1. **MRI 的扫描时间相对较长**　这对于需要快速诊断的情况或不能长时间保持静止的患者来

说可能不太适合。此外，MRI 对某些器官和疾病的检查能力还有限度。

2. MRI 在显示钙化方面表现不佳　钙化在 MR 图像上的信号表现复杂，这取决于钙质的含量、矿物质的成分以及结晶形态。成熟的钙化在 T1WI 和 T2WI 上通常显示为低信号，而不成熟的钙化，尤其是钙化结晶表面不规则时，周围可能存在大量结合水分子，这可能在 T1WI 上显示为高信号。

3. MRI 在显示骨性结构方面相对较差　由于骨质中氢质子的含量很低，MR 图像上骨质结构通常显示不清晰。然而，值得一提的是，MRI 在显示骨髓内病变方面具有优势，尤其是对骨髓水肿和骨髓内肿瘤浸润等病变的检测。

4. MRI 容易出现伪影，干扰图像的解读　由于 MRI 信号复杂，部分情况下定性诊断可能会比较困难。

5. MRI 的禁忌证和相对禁忌证较多　在进行 MRI 检查时，患者需要避免携带铁器等磁性物品进入扫描室，以免影响磁场的均匀性和图像质量。特别是植入心脏起搏器的患者，由于强磁场可能干扰起搏器的工作，因此严禁进行 MRI 检查。

（三）磁共振成像检查的适应证

1. 临床各系统疾病诊断

（1）中枢神经系统疾患：中枢神经系统是 MR 检查的最佳适应证。MRI 的多方位、多参数成像特点，对中枢神经系统病变的定位和定性诊断极有帮助，是诊断中枢神经系统病变的最佳选择。

（2）颅颈部疾患：由于 MR 不产生骨伪影，对后颅凹及颅颈交界区病变显示十分清晰，为咽、喉、颈部、淋巴结、血管病变等的诊断提供可靠信息。

（3）胸部疾患：由于纵隔内血管的流空效应及纵隔内脂肪的高信号衬托，形成 MR 图像的良好对比，诊断纵隔占位性病变优于 CT，但对肺内病变的诊断不如 CT。

（4）心脏、大血管疾患：MRI 可对心肌、心包病变，先天性心脏病做出明确诊断。可对心功能做定量分析。可直观显示主动脉瘤、夹层动脉瘤等大血管病变。

（5）肝、胆、脾、肾、腹膜后疾患：对腹部脏器的占位性病变可做出比较明确的定位定性诊断，对良恶性病变的鉴别诊断优于 CT。

（6）胰腺、胆管病变及输尿管病变：由于胰腺周围脂肪的衬托，MR 能显示胰腺及胰管的磁共振胆胰管成像（MRCP），对胰腺疾病的诊断有一定的帮助，能清晰显示扩张的胰管。肾周围脂肪囊能与肾形成对比，MRI 对肾病的显示有重要的诊断价值。磁共振尿路成像（MRU）对肾、输尿管梗阻和狭窄显示清楚，与静脉肾盂造影、逆行肾盂造影两者具有互补作用。

（7）盆腔病变：MRI 能清楚地显示盆腔的解剖结构。对男性、女性盆腔肿瘤、炎症、转移等病变，以及淋巴结等，能提供重要的诊断依据，是最佳影像学诊断手段。

（8）四肢、关节疾病：MRI 可清楚显示软骨、关节囊、关节液及关节韧带，对关节软骨损伤性病变能提供重要的诊断依据，能比其他影像方法更早地对早期关节软骨变化与坏死做出诊断。

2. 科研应用　磁共振成像技术在科研领域具有广泛的应用，尤其在生物医学研究中发挥着重要作用。该技术能够对生物样品或人体内的化学成分进行定量分析，如对脂肪含量的精确测定，以及通过磁共振波谱（MRS）对神经氨酸（NAA）、胆碱、乳酸等代谢物的详细分析。此外，MRI 技术也能够用于监测人体内与运动相关的各类生理活动与功能，例如水分子的运动、脑脊液的流动、组织灌注情况以及血管壁的通透性等，这些都是评估健康状况和疾病进展的重要参数。

在药物开发和新合成化合物的研究中，MRI 同样扮演着不可或缺的角色。它可以用来对药物以及人体组织的弛豫特性进行定量分析，从而帮助科研人员理解药物在体内的分布、代谢和作用机制。分子影像领域也离不开 MRI 技术，特别是在标志物的示踪研究中，MRI 可以提供高分辨率的图像信息，使得研究人员能够追踪标志物在生物体内的动态分布和代谢过程。总之，磁共振成像技术在科学研究中具有重要价值，它不仅能够提供非侵入性的高质量图像，还能为生命科

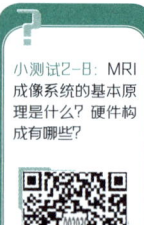

小测试2-8：MRI 成像系统的基本原理是什么？硬件构成有哪些？

学、药物开发和临床诊断等多个领域提供强有力的技术支持。

（四）磁共振成像检查禁忌证

磁共振成像（MRI）是一种临床常用的医学影像技术，然而，并非所有患者都适合进行 MRI 检查，以下是 MRI 检查的一些常见禁忌证。

植入心脏起搏器的患者不能进行 MRI 检查，因为强磁场可能会干扰起搏器的功能。同样，植入神经刺激器如膈肌刺激器的患者也不宜做 MRI。对于术后体内置有动脉瘤止血夹的患者，由于止血夹可能受到磁场影响而移位，故这类患者亦应避免 MRI 检查。植入心脏人工瓣膜和人工耳蜗的患者在进行 MRI 检查前需要特别注意，必须确认植入物的材质能够安全接受 MRI。若患者疑似眼内有铁磁性金属异物，则应避免接受 MRI，以免强磁场造成伤害。体内有微量输液泵的患者，例如使用胰岛素泵或化疗药物微量输液泵的患者，也应谨慎处理，因为 MRI 可能会影响泵的正常工作。手术后体内有大块金属植入物，如人工股骨头、人工关节、胸椎矫形钢板等的患者可能因为金属与磁场相互作用而受到影响。此外，患有幽闭恐惧症的患者可能无法忍受 MRI 检查过程中的封闭环境。体内有各种内支架者，如血管内支架，胆道、胃肠道支架，泌尿道等支架的患者也需要评估是否可以安全进行 MRI 检查。危重患者往往因为身体条件不稳定而不适合进行 MRI 检查。最后，肾功能严重损害的患者或急性肾衰竭合并糖尿病患者禁忌进行 MRI 增强扫描，因为使用的对比剂可能会加重肾负担。在进行 MRI 检查前，医生和医疗团队会仔细评估每位患者的情况，确保检查的安全性。

小 结

在 20 世纪末至 21 世纪初，生命科学领域实现了重大跨越，尤其是自 2003 年人类基因组计划（HGP）绘制完成人类基因组图以来，我们步入了后基因组学时代。这一时期标志着组学技术的崛起，涵盖了转录组学、表观遗传组学、蛋白质组学、代谢组学和微生物组学等多个分支，并逐渐扩展到表型组学等新兴领域。这些不同的组学研究通过协同作用和联合分析，实现了从基因到 RNA、蛋白质再到体内小分子的全面解读，揭示了生物系统的复杂性和动态性。通过这种多层次、多角度的研究方法，科学家们能够构建起生物分子与生命现象间的深刻联系，推动了对生命过程更为精确的理解。

整合思考题

1. 为什么需要检测核酸序列？有哪些核酸检测手段？
2. 质谱仪的基本组成包含哪几部分？基于质谱的蛋白质组检测流程是什么？在疾病研究中的应用有哪些？
3. X 射线单晶衍射技术在药物研发中有何重要性？
4. 透射电子显微镜为什么可以诊断原发性纤毛运动障碍？此外，透射电子显微镜还有什么具体应用？
5. MRI 在临床和科研中的优势和劣势，以及具体运用是什么？

第二章整合思考题解析

（杨恩策　云彩红　李婷婷　陶昶煜）

第三章　R 编程与医学数据分析

导学目标

通过本章的学习，学生应能够：

※ **基本目标**

1．知道 R 语言在医学数据分析中的作用与优势。
2．应用 R 语言的基本语法、常用数据格式与用法。
3．领会 R 语言函数结构与功能，以及常用绘图和数据处理函数。
4．知道 R 语言常用包及其使用方法。

※ **发展目标**

1．能撰写 R 脚本，完成从数据读入、分析和结果输出的任务。
2．能够用 R 绘图展示数据分布和特征。
3．能对 R 脚本优化，使得代码更简洁、执行效率更高。

案例 3-1

案例 3-1 解析

小明和同学最近在老师的指导下开展了一项医学研究，并收集了一批研究数据，具体的变量包括研究对象的一般人口学特征（姓名、年龄、性别、身高、体重等）、生理生化检测指标（空腹血糖、收缩压、舒张压、胆固醇等）、检测时间、疾病诊断（糖尿病、高血压、高脂血症）。小明将原始数据保存在 Excel 表格中，并尝试进行数据整理和分析，但进度较慢。项目组的其他同学听说 R 语言具有很好的数据分析和绘图功能，想改用 R 语言进行数据分析。

问题：

1．如何安装 R 语言，并将 Excel 文件数据导入 R？
2．如何在 R 中进行数据整理？如改变数据类型、处理缺失数据、计算新的变量等。
3．如何在 R 中进行数据分析？如计算研究对象的平均年龄、比较糖尿病患者与非糖尿病患者的年龄差异、分析研究对象年龄和体重之间的相关性。
4．如何在 R 中进行数据可视化？如绘制研究对象空腹血糖的直方图、绘制不同检测时间上收缩压变化的折线图、绘制年龄和体重的散点图等。

第一节 R 语言基础

一、R 语言在医学数据分析中的作用与优势

R 语言（简称 R）最初由 Ross Ihaka 和 Robert Gentleman 于 1990 年代初在新西兰奥克兰大学（University of Auckland）开发，如今已经成为数据科学和统计分析领域中的杰出工具之一。R 是一个免费且开源的编程语言，也是强大的数据分析和可视化工具。在医学数据分析中，R 具有诸多优势。

1. **强大的统计分析功能** R 提供了丰富的统计分析工具，包括统计检验线性模型、生存分析、逻辑回归等，这些工具可用于医学研究中的数据建模和推断。

2. **数据可视化能力** R 拥有出色的数据可视化能力，以 ggplot2、tidyverse 为代表的包能够创建各种图表、图形和数据可视化，有助于呈现医学数据的趋势和模式。

3. **广泛的包和库** 全球的数据科学家、统计学家和编程爱好者积极参与 R 语言社区，在 R 社区不断开发和分享各种包和库，覆盖了医学数据分析的多个领域，包括生物统计学、临床研究、遗传学、生物信息学、流行病学等。

4. **开放源代码** R 的开源性质使得用户可以自由访问其源代码，并根据需要进行自定义和扩展，适应不同的医学研究需求。

5. **社区支持** R 拥有庞大的用户社区，用户可以在社区中获取教程、文档和解决问题的支持，这有助于加快学习和解决实际问题的速度。

R 语言在医学数据分析中具有广泛的应用前景，为研究人员和医学专业人士提供了强大的工具，有助于更深入地理解和分析医学数据，推动医学研究的发展。

二、R 语言环境设置

本部分介绍 R 语言的环境设置，包括如何安装 R 以及如何配置 RStudio。

（一）R 与 RStudio 的区别

1. **R 语言** 是一种免费、开源的统计计算和数据分析编程语言，它提供了丰富的数据操作、统计分析和图形可视化功能。但 R 本身是一个命令行界面，通常需要用户在命令行中输入 R 代码。虽然可以直接在 R 命令行中工作，但许多人更喜欢使用图形用户界面来提高工作效率和可视化数据。

2. **RStudio** 是一个集成开发环境（integrated development environment，IDE），专为 R 语言设计，让 R 的使用更加交互和高效。它提供了一个图形用户界面，用于编写、运行和管理 R 代码。RStudio 旨在提高 R 的用户体验、可用性和生产力，它使 R 的使用更加便捷和交互。RStudio 有许多功能，包括代码编辑器、控制台、数据可视化窗口、包管理工具和项目管理功能；此外，它还提供了用于组织项目、导航代码和生成报告的功能。RStudio 还支持报告生成和版本控制，使得科学项目数据更加整洁和可维护。

（二）安装 R 语言

1. **访问 R 官方网站** 打开网络浏览器，并访问 R 官方网站（https://www.r-project.org/）。

2. 选择下载镜像 在 R 官方网站首页的左侧菜单栏中，点击"Download"下方"CRAN"选项，进入下载页面，并选择适合操作系统的下载镜像（图 3-1）。常用的中国镜像有清华大学（Tsinghua University）、北京大学（Peking University）、南方科技大学（Southern University of Science and Technology）等。

```
China
    https://mirrors.tuna.tsinghua.edu.cn/CRAN/    TUNA Team, Tsinghua University
    https://mirrors.bfsu.edu.cn/CRAN/             Beijing Foreign Studies University
    https://mirrors.pku.edu.cn/CRAN/              Peking University
    https://mirrors.ustc.edu.cn/CRAN/             University of Science and Technology of China
    https://mirrors.zju.edu.cn/CRAN/              Zhejiang University
    https://mirror-hk.koddos.net/CRAN/            KoDDoS in Hong Kong
    https://mirrors.e-ducation.cn/CRAN/           Elite Education
    https://mirrors.qlu.edu.cn/CRAN/              Qilu University of Technology
    https://mirror.lzu.edu.cn/CRAN/               Lanzhou University Open Source Society
    https://mirrors.nju.edu.cn/CRAN/              eScience Center, Nanjing University
    https://mirrors.sjtug.sjtu.edu.cn/cran/       Shanghai Jiao Tong University
    https://mirrors.sustech.edu.cn/CRAN/          Southern University of Science and Technology (SUSTech)
    https://mirrors.nwafu.edu.cn/cran/            Northwest A&F University (NWAFU)
```

图 3-1　常用中国下载镜像

3. 选择适合操作系统的版本 R 语言支持多种操作系统，包括 Windows、macOS 和各种 Linux 发行版。选择与当前操作系统匹配的版本。

4. 下载和运行 R 安装程序 点击所选版本的链接，下载 R 的安装程序。运行安装程序，按照提示进行安装，也可以根据需要进行自定义安装。

5. 验证 R 的安装 安装完成后，打开 R 的控制台（RGui. exe），输入一些简单的 R 命令，例如"1 + 2"，按 Enter 键，如果得到结果"[1] 3"，则说明 R 已成功安装（图 3-2）。

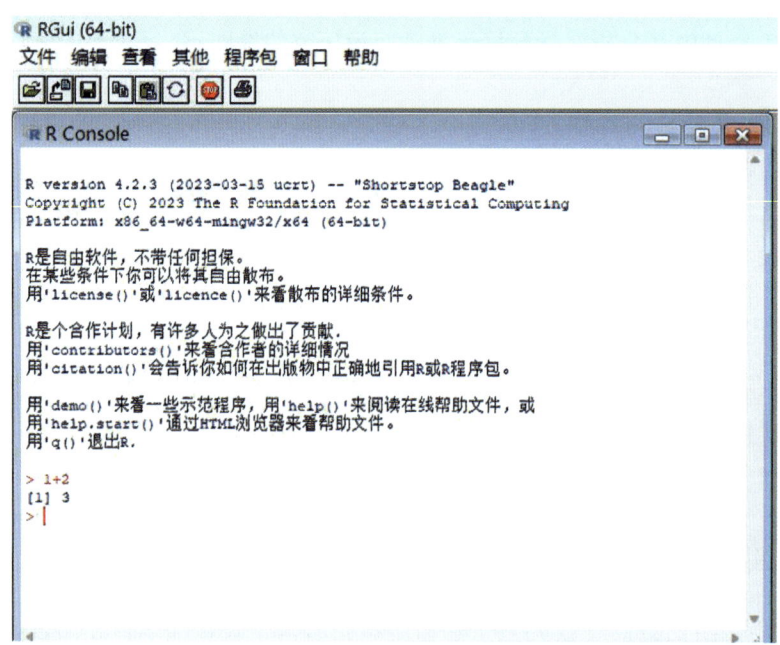

图 3-2　验证 R 是否安装成功

（三）配置 RStudio

在 R 语言安装完成后，就可以配置 RStudio，以增强 R 编程和数据分析的体验。具体包括以下几个步骤。

1. **访问 RStudio 官方网站** 首先，打开网络浏览器，并前往 RStudio 官方网站（https://posit.co/）。

2. **选择 RStudio 版本** 在 RStudio 官方网站的首页，点击"DOWNLOAD RSTUDIO"，然后选择"RStudio Desktop"。根据计算机操作系统，选择相应的下载链接。

3. **下载和运行 RStudio 安装程序** 点击所选版本的下载链接，下载 RStudio 的安装程序。下载完成后，双击安装程序，在引导下完成 RStudio 的安装。接受默认配置或根据需要进行自定义设置。

4. **验证 RStudio 的安装** 打开 RStudio 后，看到一个集成的开发环境，包括代码编辑器、控制台、文件浏览器和图形输出等。在控制台中输入 R 代码，然后按 Enter 键执行。如果安装正常，将看到 R 代码的执行结果。例如，输入"1 + 2"，按 Enter 键，如果得到结果"[1] 3"，则说明 RStudio 已成功安装（图 3-3）。

如果在安装或配置过程中遇到问题，可以参考 RStudio 的官方文档寻求支持和解答。

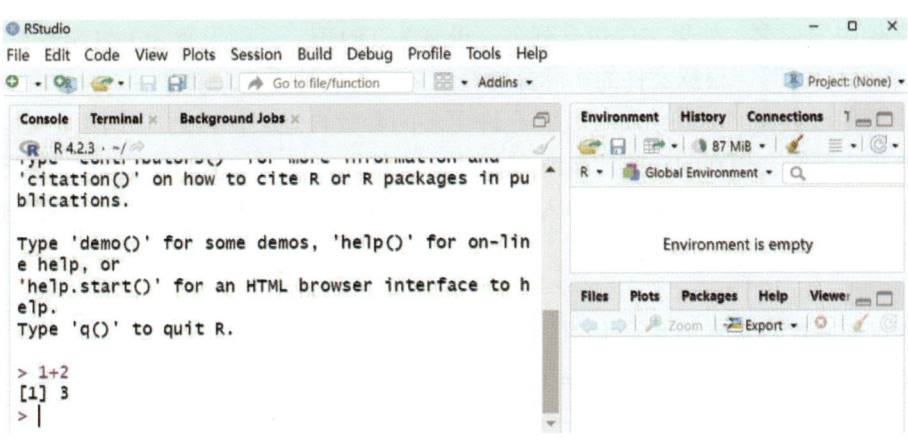

图 3-3 验证 RStudio 是否安装成功

框 3-1 RStudio 的首席科学家获考普斯总统奖

2019 年 8 月，国际统计学年会将考普斯奖（The Committee of Presidents of Statistical Societies Awards，被誉为统计学的诺贝尔奖，每年授予一位在统计学领域有杰出贡献的青年学者）奖颁给 RStudio 的首席科学家 Hadley Wickham，以表彰他在统计应用领域做出的卓越贡献。该奖项也充分说明 R 语言得到了学术界的肯定和认可。在跟进本章节知识学习的同时，如果你对 R 语言感兴趣，推荐大家阅读 Grolemund、Garrett 与 Hadley Wickham 的著作《R for Data Science》，该书第二版于 2023 年 6 月出版，并有免费的在线资源（参见 https://r4ds.hadley.nz/）。

三、数据导入和导出

（一）数据导入（data import）

R 提供了多种方法来导入各种数据格式，包括文本文件、Excel 文件、数据库，以及来自其他统计软件（如 SPSS、SAS 和 Stata）的数据等。R 导入数据的官方指南《R Data Import/Export》

可参考 https://cran.r-project.org/doc/manuals/R-data.pdf。在本部分，我们将详细介绍一些常见的数据导入方式，并对每个读取数据函数的主要参数进行介绍。

1. 读取文本文件 在医学数据分析中，文本文件是一种常见的数据存储格式。这些文件通常包含以逗号、制表符或其他分隔符分隔的数据，因此需要适当的方法来导入它们。在 R 中，可以使用多个函数来读取文本文件，以便进行医学数据分析。

常用的函数是"read.csv()"，它用于读取以逗号分隔的文本文件，如 csv 文件。以下是一个代码示例：

```
# 读取以逗号分隔的文本文件
data <- read.csv("data.csv", header = TRUE, sep = ",")
```

"read.csv()"函数的第一个参数是文件路径，指定要读取的文本文件。header 参数用于指定是否包括文件中的列名。如果文件包含列名，设置为 TRUE，否则设置为 FALSE。sep 参数定义了分隔符，这里是逗号。根据文件的实际分隔符，可以相应地更改此参数。

另一个常用函数是"read.table()"，它允许更多的参数自定义，以适应不同的文本文件格式，如在生信分析中可能会用到的一些".txt"格式文本文件。根据文件的实际情况，可以选择适当的函数，并调整参数，以确保数据正确导入到 R 中。下面是一个代码示例，其中我们假设数据文件是以制表符分隔的文本文件：

```
# 读取以制表符分隔的文本文件
data <- read.table("data.txt", header = TRUE, sep = "\t")
```

2. 读取".RData"文件 ".RData"文件是 R 的二进制文件格式，用于保存 R 工作环境中的数据对象，包括向量、数据框、列表等（相关内容见第二节"数据结构"），以及函数、图形和计算结果。要读取".RData"文件，可以使用 R 中的"load()"函数。这个函数会将".RData"文件中的数据对象加载到当前的 R 会话中。以下是一个更详细的代码示例：

```
# 指定 .RData 文件的路径和文件名
file_path <- "data.RData"
# 使用 load 函数加载 .RData 文件
load(file_path)
# 查看已加载的数据对象
ls()
```

在这个示例中，我们首先指定了".RData"文件的路径和文件名，然后使用"load()"函数加载该文件。加载后，可以使用"ls()"函数查看当前 R 会话中的所有已加载数据对象。

在医学研究中，使用".RData"文件有不少好处。其中一个好处在于它可以保留完整的 R 工作环境，包括数据对象、分析脚本、函数、图形和计算结果等，这对于追溯和共享医学数据分析非常有用。当需要在不同的 R 会话或不同的计算机上继续医学数据分析时，加载".RData"文件可以帮助研究者迅速回到之前的工作状态，无需重新执行所有的数据准备和分析步骤。此外，".RData"文件格式还具有较小的文件大小，因为它是二进制格式，相对于文本格式（如 csv 文件），可以更有效地存储数据。这在处理大规模医学数据时非常重要。

(二)数据导出(data export)

数据导出是数据处理流程中的一个关键步骤,涉及将处理后的数据保存为不同文件格式,以备份、共享或在其他工具中使用。

1. 导出为文本文件　将 R 中的数据导出为文本文件是进行数据共享和备份的重要环节。R 提供了多种方法来导出数据,可以选择适合需求的方法和文件格式。本部分介绍如何将数据导出为 csv 和 tsv 格式的文本文件。

(1)导出为 csv 文件:csv(逗号分隔值)是一种常见的文本文件格式,它以逗号作为分隔符将数据存储在文本文件中。使用"write.csv()"函数可以将数据导出为 csv 文件。代码示例如下:

```r
# 创建一个数据框
data <- data.frame(
    Name = c("Alice", "Bob", "Charlie"),
    Age = c(25, 30, 28),
    Score = c(95, 88, 92)
)
# 指定 csv 文件的路径和文件名
csv_file <- "data.csv"
# 使用 write.csv 函数将数据导出为 csv 文件
write.csv(data, file = csv_file, row.names = FALSE)
# 查看导出的 csv 文件
cat(readLines(csv_file), sep = "\n")
"Name", "Age", "Score"
"Alice", 25, 95
"Bob", 30, 88
"Charlie", 28, 92
```

在这个示例中,我们首先创建一个数据框(相关内容见第二节"数据结构"),再指定 csv 文件的路径和文件名。接着使用"write.csv()"函数将数据导出为 csv 文件,其中 row.names = FALSE 参数用于指定导出的文件包不含行名。

(2)导出为 tsv 文件:tsv(制表符分隔值)是另一种常见的文本文件格式,它以制表符作为分隔符将数据存储在文本文件中。使用"write.table()"函数可以将数据导出为 tsv 文件。代码示例如下:

```r
# 创建一个数据框
data <- data.frame(
    Name = c("Alice", "Bob", "Charlie"),
    Age = c(25, 30, 28),
    Score = c(95, 88, 92)
)

# 指定 tsv 文件的路径和文件名
tsv_file <- "data.tsv"
```

```
# 使用 write.table 函数将数据导出为 tsv 文件
write.table(data, file = tsv_file, sep = "\t", row.names = FALSE)
# 查看导出的 tsv 文件
cat(readLines(tsv_file), sep = "\n")
"Name"     "Age"    "Score"
"Alice"    25       95
"Bob"      30       88
"Charlie"  28       92
```

在这个示例中,我们首先创建一个数据框,再指定 tsv 文件的路径和文件名。接着使用"write.table()"函数将数据导出为 tsv 文件,其中通过 sep = "\t" 参数指定分隔符为制表符,row.names = FALSE 参数用于防止导出的文件包含行名。

2. 导出为 RData 在 R 中,可以使用"save()"函数将当前的数据对象保存为 RData 文件。以下是一个代码示例,展示了如何执行此操作:

```
# 创建一个数据框
data <- data.frame(
    Name = c("Alice", "Bob", "Charlie"),
    Age = c(25, 30, 28),
    Score = c(95, 88, 92)
)

# 指定 RData 文件的路径和文件名
rdata_file <- "medical_data.RData"
# 使用 save 函数保存数据对象为 RData 文件
save(data, file = rdata_file)
```

上述示例中,我们首先创建了一个数据框,并指定了要保存 RData 文件的路径和文件名。然后,我们使用"save()"函数将数据对象保存为 RData 文件。在实践中,可以保存一个或多个数据对象,只需将它们列在"save()"函数的参数中。

除了"save()"函数,还有一个有用的保存方法是使用"save.image()"函数。该函数可以保存整个 R 会话的工作环境,包括所有已加载的数据和函数,这对于保存整个分析工作非常有用。

3. 数据导出的选项 在实践中,数据导出的选项对于确保数据的适当格式和可用性至关重要。在 R 中,可以使用各种选项来自定义数据导出的方式,以满足不同需求。本部分将介绍一些常见的数据导出选项。

(1)文件格式选择:当需要导出数据时,首先要选择适当的文件格式。R 支持多种文件格式,包括文本文件(如 csv、tsv)、Excel 文件、数据库文件和 RData 文件。根据需求,选择合适的文件格式以确保数据的兼容性。

(2)子集选择:有时,我们可能只需要导出数据中的特定子集。在 R 中,可以使用相应操作(如方括号选择数据框的指定列)来选择要导出的数据子集,以减小文件的大小并提高数据的可读性。以下是一个代码示例:

```
# 仅导出数据框的 Name 列和 Age 列
selected_data <- data[, c("Name", "Age")]
```

(3) 分隔符选择：对于文本文件（如 csv、tsv），可以选择不同的分隔符来分隔数据。默认情况下，csv 文件使用逗号作为分隔符，而 tsv 文件使用制表符。我们可以使用"write.csv()"和"write.table()"等函数的 sep 参数来指定分隔符。

(4) 编码格式：根据数据的语言和字符集，需要选择适当的编码格式。在 R 中，可以使用 fileEncoding 参数来指定文件的编码格式。以下是一个示例。

```
# 导出数据并指定编码格式为 UTF-8
write.csv(data, file = "medical_data.csv", fileEncoding = "UTF-8")
```

(5) 行和列标签：有时可能需要在导出的数据中包含行和列标签。在 R 中，可以使用 row.names 和 col.names 参数来控制是否导出行和列标签。以下是一个示例。

```
# 导出数据时不包含行标签
write.csv(data, file = "medical_data.csv", row.names = FALSE)
```

(6) 其他选项：R 提供了许多其他导出选项，包括设置小数点的显示格式、导出日期和时间格式、控制文本引用符号等。可以根据具体需求选择适当的选项。

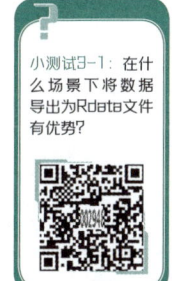

小测试3-1：在什么场景下将数据导出为Rdata文件有优势？

四、R 语言的基本语法

了解 R 语言的基本语法，如变量（variable）赋值和常用操作符，对更好地理解和使用 R 非常必要。

（一）变量赋值

在 R 语言中，变量（variable）是存储数据的容器。要将数值赋给变量，可以使用赋值操作符"<-"或"="，示例如下。

```
# 使用 <- 赋值
x <- 10
# 使用 = 赋值
y = 20
```

（二）常用操作符

R 语言支持各种操作符，用于执行数学运算、逻辑运算和比较操作。

1. **数学运算符**　+（加法）、-（减法）、*（乘法）、/（除法）、^（幂运算）等。
2. **逻辑运算符**　&（逻辑与）、|（逻辑或）、!（逻辑非）等。
3. **比较运算符**　==（等于）、!=（不等于）、>（大于）、<（小于）、>=（大于等于）、

<=（小于等于）等。

```
# 数学运算示例
result <- 5 + 3    # 结果为 8
product <- 2 * 4   # 结果为 8
power <- 2^3       # 结果为 8
# 逻辑运算示例
is_true <- TRUE
is_false <- FALSE
and_result <- is_true & is_false   # 逻辑与，结果为 FALSE
or_result <- is_true | is_false    # 逻辑或，结果为 TRUE
not_result <- !is_true             # 逻辑非，结果为 FALSE
# 比较运算示例
equal_result <- 5 == 5         # 结果为 TRUE
not_equal_result <- 5 != 3     # 结果为 TRUE
greater_than_result <- 8 > 5   # 结果为 TRUE
```

（三）获取 R 语言帮助

在学习和使用 R 语言时，获取帮助信息是非常重要的。R 提供了多种方式来获取帮助，具体如下。

1．"help()" 函数 可以使用 "help()" 函数来获取特定函数或包的帮助文档。例如，"help(mean)" 将显示有关 mean 函数的帮助信息。

2．? 操作符 可以使用 ? 操作符来搜索和查看帮助文档。例如，"?mean" 将显示与 mean 函数相关的帮助信息。

3．"example()" 函数 "example()" 函数可用于查看函数的示例用法。例如，"example(mean)" 将显示有关如何使用 mean 函数的示例。

4．RStudio 帮助面板 如果使用 RStudio，可以在右上角的帮助面板中搜索和查看帮助文档，以及函数的参数和示例。

第二节　数据结构

医学研究领域数据产生的途径丰富多样，包括临床病史收集、体格检查、影像学检查、实验室检测、高通量测序等，由此产生海量的数据。了解如何在 R 中正确表示和操作不同类型的数据将帮助研究者更好地进行研究和数据分析。本节将介绍各种数据结构，如向量、矩阵和数据框，以及它们在医学数据中的实例。

一、医学数据的表示结构

在 R 中，数据有多种不同的表示结构，包括向量、矩阵、数据框、数组、列表等。

（一）向量

在 R 中，向量（vectors）通常是指纵向排列的列向量，是基本数据结构，它可以存储单一类型的数据。在医学数据分析中，向量通常用于存储单变量测量数据，例如患者的年龄、血压、体重等。在 R 中，可以使用多种方法创建向量。常用的方法是使用"c()"函数（c 表示 combine），它允许我们将一组数值组合成一个向量。以下是一个简单的示例：

```
# 使用 c() 函数创建包含患者年龄的向量
patient_age <- c(45, 32, 56, 68, 40)
```

在 R 语言中，向量可以包含不同类型的数据，根据数据的性质选择不同的向量类型，包括字符型（character）、数值型（numeric）、时间型（time）、因子型（factor）和逻辑型（logical）。需要注意的是，每个向量中的数据类型必须一致，同一向量无法包括多个不同类型的数据。以下是各个类型的向量在医学数据中的一些应用案例。

字符型：用于存储文本信息，如患者姓名或诊断。

```
patient_names <- c("John", "Mary", "David", "Sarah", "Michael")
```

数值型：用于存储数值数据，如患者的胆固醇水平。

```
patient_cholesterol <- c(180.5, 200.2, 190.8, 215.3, 195.7)
```

时间型：用于处理日期和时间信息，例如记录患者的就诊时间。

```
patient_visits <- c("2023-05-10", "2023-05-15", "2023-05-20", "2023-05-25", "2023-05-30")
```

因子型：用于表示有序分类数据，如患者的基疾病严重程度。

```
patient_grade <- factor(c("mild", "moderate", "severe"))
```

逻辑型：用于表示布尔值，如患者是否吸烟。

```
patient_smoking <- c(TRUE, FALSE, FALSE, TRUE, TRUE)
```

在 R 中，可以使用多种方法创建向量。一种常用的方法是使用"c()"函数，它允许我们将一组数值组合成一个向量。以下是一个简单的示例，创建一个包含医学数据的向量：

```
# 使用 c() 函数创建包含患者年龄的向量
patient_age <- c(45, 32, 56, 68, 40)
# 使用 vector() 函数创建一个空的向量，然后填充数据
patient_blood_pressure <- vector("numeric", length = 5)
patient_blood_pressure <- c(120, 130, 140, 135, 125)
```

一旦创建了向量,我们可以进行多种操作,例如基本运算、逻辑运算、条件操作、统计操作等。

1. 基本运算　向量可以进行基本的加减乘除。下面是一个示例:

```
x1 <- c(2,4,8,10)
x2 <- c(1,3,5,6)
x3 <- c(3,5,4,7)
# 三次数据的求和
x1+x2+x3
[1]  6 12 17 23
# 第一次和第二次数据作差
x1-x2
[1] 1 1 3 4
# 三次数据求均数
(x1+x2+x3)/3
2.000000 4.000000 5.666667 7.666667
```

2. 逻辑运算　可以用于筛选满足某些条件的元素。常见的逻辑运算符包括等于(==)、不等于(!=)、大于(>)、小于(<)、与(&)和或(|)。例如,我们有一个 BMI 的数据,则可以进行以下逻辑运算:

```
BMI <- c(20,29,19,26,25)
# 筛选 BMI 大于 24
BMI>24
[1] FALSE   TRUE FALSE   TRUE   TRUE
# 筛选 BMI 小于 24
BMI<24
[1]   TRUE FALSE   TRUE FALSE FALSE
# 筛选 BMI 等于 24
BMI==24
[1] FALSE FALSE FALSE FALSE FALSE
# 筛选 BMI 不等于 24
BMI!=24
[1] TRUE TRUE TRUE TRUE TRUE
# 筛选 BMI 小于 24 且大于 20
BMI>20&BMI<24
> BMI>20&BMI<24
[1] FALSE FALSE FALSE FALSE FALSE
# 筛选 BMI 小于 24 或大于 20
BMI>20|BMI<24
[1] TRUE TRUE TRUE TRUE TRUE
```

3. 条件操作　可以通过逻辑运算的结果来选择向量中的元素,需要用到方括号选择元素。例如,对于上述 BMI 数据,我们可以筛选出 BMI > 24 的个体的具体值:

```
BMI[BMI>24]
[1] 29 26 25
```

4. 统计操作　R 语言内置了丰富的针对向量的统计函数。以上述 BMI 数据为例，一些常见的统计函数如下所示。

```
# 计算均值
[1] 23.8
# 计算最大值和最小值
max(BMI);min(BMI)
[1] 29
[1] 19
# 绘制直方图
hist(BMI)
```

（二）矩阵

矩阵（matrices）是 R 中的一种重要数据结构，通常用于存储多变量的测量数据，例如患者的多项生化检测指标。矩阵包含行和列两个维度，其每个列可以看作是一个向量，也只能包含一种类型的数据。想要创建一个矩阵，我们可以使用"matrix()"函数。这个函数允许我们指定数据元素，以及矩阵的行数（nrow）和列数（ncol）。以下是一个简单的示例。

```
# 创建一个包含患者多项生化指标的矩阵
patient_bio_data <- matrix(c(180.5, 72.3, 120, 45.6, 32.1, 130, 185.2, 68.8, 140, 58.7, 40.3, 135, 175.4, 69.5, 125), nrow = 5, ncol = 3, byrow = TRUE)
# 命名行和列
rownames(patient_bio_data) <- c("Patient1", "Patient2", "Patient3", "Patient4", "Patient5")
colnames(patient_bio_data) <- c("Cholesterol", "Weight", "BloodPressure")
```

现在，让我们看看这个矩阵的内容：

```
# 显示矩阵
patient_bio_data
         Cholesterol  Weight  BloodPressure
Patient1       180.5    72.3            120
Patient2        45.6    32.1            130
Patient3       185.2    68.8            140
Patient4        58.7    40.3            135
Patient5       175.4    69.5            125
```

在上面的示例中，我们创建了一个 5 行 3 列的矩阵，每行代表一个患者，每列代表一种生化指标。一旦创建了矩阵，我们可以进行多种数据管理和分析的操作。在 R 语言中，使用矩阵下标和方括号（行和列索引）来访问数据中的行、列或元素是其中的一项关键操作。X[i,] 指矩阵 X 中的第 i 行，X[,j] 指第 j 列，X[i,j] 指第 i 行的第 j 个元素。以下是一些操作的示例。

```
# 访问矩阵中的 Patient3 的体重（第 3 行，第 2 列）
element_3_2 <- patient_bio_data[3, 2]
element_3_2
[1] 68.8
# 访问矩阵中的所有病人的体重（第 2 列）
element_c2 <- patient_bio_data[,2]
element_c2
[1] 72.3
[2] 32.1
[3] 68.8
[4] 40.3
[5] 69.5
# 访问矩阵中的 Patient3 的所有信息（第 3 行）
element_r3 <- patient_bio_data[3, ]
element_r3
         Cholesterol  Weight  BloodPressure
Patient3     185.2     68.8        140
```

除了访问特定数据外，对于 patient_bio_data 这个矩阵，我们可能想知道每项指标的平均值，可以进行以下操作。

```
# 计算每列的均值
col_means <- colMeans(patient_bio_data)
col_means
Cholesterol      Weight  BloodPressure
   129.08        56.60       130.00
```

如果我们还想筛选出高胆固醇（＞180）的患者，相应的操作如下。

```
# 筛选高胆固醇的患者
high_cholesterol_patients <- patient_bio_data[patient_bio_data[，"Cholesterol"] > 180，]
high_cholesterol_patients
         Cholesterol  Weight  BloodPressure
Patient1    180.5     72.3        120
Patient3    185.2     68.8        140
```

除了上述内容外，在 R 中矩阵可进行一些基本的数学运算，如加减乘除、转置、内积、外积等，以下是一个示例：

```
# 创建一个 3×3 的矩阵
matrix_A <- matrix(1:9, nrow = 3, ncol = 3)
matrix_B <- matrix(9:1, nrow = 3, ncol = 3)
```

```
matrix_A
     [,1] [,2] [,3]
[1,]   1    4    7
[2,]   2    5    8
[3,]   3    6    9
matrix_B
     [,1] [,2] [,3]
[1,]   9    6    3
[2,]   8    5    2
[3,]   7    4    1
# 矩阵加法
matrix_sum <- matrix_A + matrix_B
matrix_sum
     [,1] [,2] [,3]
[1,]  10   10   10
[2,]  10   10   10
[3,]  10   10   10
# 矩阵减法
matrix_diff <- matrix_A - matrix_B
> matrix_diff
     [,1] [,2] [,3]
[1,]  -8   -2    4
[2,]  -6    0    6
[3,]  -4    2    8
# 逐元素的乘法
elementwise_multiply <- matrix_A * matrix_B
elementwise_multiply
     [,1] [,2] [,3]
[1,]   9   24   21
[2,]  16   25   16
[3,]  21   24    9
# 逐元素的除法
elementwise_divide <- matrix_A / matrix_B
elementwise_divide
          [,1]      [,2]      [,3]
[1,] 0.1111111 0.6666667 2.333333
[2,] 0.2500000 1.0000000 4.000000
[3,] 0.4285714 1.5000000 9.000000
# 矩阵转置
t(matrix_A)
     [,1] [,2] [,3]
[1,]   1    2    3
```

```
[2,]    4    5    6
[3,]    7    8    9
matrix_A
       [,1]  [,2]  [,3]
[1,]    1    4    7
[2,]    2    5    8
[3,]    3    6    9
# 矩阵内积
matrix_A%*%matrix_B
       [,1]  [,2]  [,3]
[1,]    90   54   18
[2,]   114   69   24
[3,]   138   84   30
# 矩阵外积
matrix_A%o%matrix_B
```

（三）数据框

数据框（data frames）也是 R 中最常用的数据结构之一，特别适用于医学数据的表示，因为它允许我们存储不同类型的变量，并且可以包含多个观察值。数据框类似于电子表格，每行表示一个观察对象，如患者、样本等；每列是一个变量，可以包含不同类型的数据，例如数字、字符、因子等。在医学数据分析中，通常会遇到不同种类的变量，例如患者的个人信息、生化指标、治疗方案等。相较于矩阵，数据框更接近 Excel、SPSS、SAS 等软件中的数据存储形式，是医学数据分析中最常见的数据结构。

要创建一个数据框，我们可以使用"data.frame()"函数。以下是一个示例：

```
# 创建一个包含患者信息的数据框
patient_info <- data.frame(
PatientID = c(1, 2, 3, 4, 5),
  Name = c("John", "Mary", "David", "Sarah", "Michael"),
  Age = c(45, 32, 58, 29, 60),
  Gender = c（"Male", "Female", "Male", "Female", "Male"））
patient_info
PatientID    Name   Age   Gender
1       1    John    45    Male
2       2    Mary    32    Female
3       3    David   58    Male
4       4    Sarah   29    Female
5       5    Michael 60    Male
```

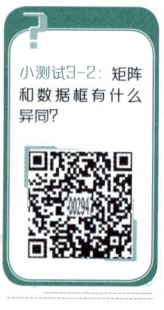

上面的示例创建了一个包含患者信息的数据框，其中包括患者 ID、姓名、年龄和性别变量。当数据框中观察对象较多（如有数百个患者）时，直接查看数据框可能不太方便。此时，我们可以采用"head()"函数或"str()"函数来更便捷地查看数据框的结构。"head()"函数可以查看数据框的前 5 行信息，"str()"函数可以查看数据框的结构，包括变量名、类型和前几个观察值。以下

是一个示例：

```
# 查看前 5 个观察对象
head(patient_info)
  PatientID    Name    Age   Gender
1     1        John    45    Male
2     2        Mary    32    Female
3     3        David   58    Male
4     4        Sarah   29    Female
5     5        Michael 60    Male
# 查看数据框的结构
str(patient_info)
# 输出结果如下：
'data.frame':   5 obs. of   4 variables：
 $ PatientID: num    1 2 3 4 5
 $ Name     : chr"John""Mary""David""Sarah" ...
 $ Age      : num    45 32 58 29 60
 $ Gender   : chr"Male""Female""Male""Female" ...
```

一旦创建了数据框，我们可以进行各种数据管理和分析的操作，其中一个常用操作是使用"$"符号访问数据框中的目标变量（特定列）。例如"patient_info$Age"用于访问 patient_info 数据框中的 Age 变量：

```
ages <- patient_info$Age
# 输出年龄信息
cat("Ages:", ages, "\n")
Ages: 45 32 58 29 60
```

这种方法简单明了，但在操作多个变量或对一个变量进行多项操作时可能稍显繁琐。此时，我们可以使用"with()"函数。该函数允许我们在一个上下文环境中引用数据框中的变量，而无需每次都使用"$"符号。如以下示例中我们通过"with()"函数同时输出 Age 的均数和中位数：

```
# 使用 with() 函数操作数据框
with(patient_info, {
  # 在这个上下文环境中可以直接引用变量
  mean_age <- mean(Age) # 储存 Age 均数
  median_age <- median(Age) # 储存 Age 中位数
  cat("Mean Age:", mean_age, "\n")# 输出 Age 均数
  cat("Median Age:", median_age, "\n")# 输出 Age 中位数
})
Mean Age: 44.8
Median Age: 45
```

上面的示例中，我们使用"with()"函数在一个上下文环境中计算了年龄的均数和中位数，而无需重复使用 patient_info$。

除了"with()"函数外，另一种简化数据框中变量访问的方法是使用"attach()"函数。该函数将数据框附加到搜索路径中，允许我们直接引用其中的变量。需要注意的是，使用"attach()"时，最好在使用完毕后使用"detach()"函数将其分离，以避免潜在的命名冲突。以下是一个示例：

```r
# 使用 attach() 函数附加数据框
attach(patient_info)
# 直接引用变量
mean_age <- mean(Age)
# 输出均值
cat("Mean Age:", mean_age, "\n")
Mean Age: 44.8
# 记得在使用完后分离数据框
detach(patient_info)
```

（四）列表

在 R 中，列表（lists）可能是最复杂但非常灵活的一种数据结构，它可以存储各种类型的数据对象，包括向量、矩阵、数据框，甚至其他列表。因此，列表可以以高度结构化的方式组织和管理多样性的医学研究数据。

列表允许整合多个不同对象到单个列表对象中，各个对象之间相互独立。在 R 中，要创建一个列表，我们使用"list()"函数。列表中的元素可以是各种数据类型。以下是一个示例：

```r
# 创建一个医学数据列表
medical_data <- list(
    patient_info = data.frame(
PatientID = c(1, 2, 3, 4, 5),
        Name = c("John", "Mary", "David", "Sarah", "Michael"),
        Age = c(45, 32, 58, 29, 60)
    ),
    lab_results = matrix(
        data = c(120, 80, 140, 95, 160, 72),
nrow = 3,
byrow = TRUE
    ),
    diagnosis = c("Hypertension", "Diabetes", "High Cholesterol")
)
```

在这个示例中，我们创建了一个名为"medical_data"的列表，其中包含了患者信息的数据框、实验室检查结果的矩阵以及诊断信息的字符向量。通过使用"str()"函数，我们可以查看列表的结构。

```
# 查看列表的结构
str(medical_data)
List of 3
 $ patient_info :'data.frame':	5 obs. of  3 variables:
  ..$ PatientID: num [1:5] 1 2 3 4 5
  ..$ Name     : chr [1:5] "John""Mary""David""Sarah" ...
  ..$ Age      : num [1:5] 45 32 58 29 60
 $ lab_results  : num [1:3, 1:2] 120 140 160 80 95 72
 $ diagnosis    : chr [1:3] "Hypertension""Diabetes""High Cholesterol"
```

如果要访问列表中的元素，我们也可以使用"$"符号选取目标元素，或者使用双重方括号指明列表中对应目标元素的数字或者名称。例如：

```
# 使用 $ 符号访问列表中的元素
medical_data$diagnosis
[1] "Hypertension""Diabetes""High Cholesterol"
# 使用双重方括号和数字访问列表中的元素
medical_data[[3]]
[1] "Hypertension""Diabetes""High Cholesterol"
# 使用双重方括号和名称访问列表中的元素
medical_data[["diagnosis"]]
[1] "Hypertension""Diabetes""High Cholesterol"
```

在医学数据分析中，嵌套列表是非常有用的工具，特别是当数据具有多层次的结构时。以下是一个示例：

```
# 创建一个嵌套列表，包含患者的基本信息和检测结果
patient1 <- list(
   name = "John",
   age = 45,
   diagnosis = "Hypertension"
)

patient2 <- list(
   name = "Mary",
   age = 32,
   diagnosis = "Diabetes"
)
patient3 <- list(
   name = "David",
   age = 58,
   diagnosis = "High Cholesterol"
)
```

```
medical_data <- list(
    patients = list(patient1, patient2, patient3),
    lab_results = list(
        blood_pressure = c(120, 130, 140),
        blood_sugar = c(95, 110, 120)
    )
)
```

在这个示例中，我们创建了一个名为"medical_data"的嵌套列表，其中包含了两个列表，列表 1 包括 3 位患者的基本信息，列表 2 包括两项实验室检查结果的向量。通过使用"str()"函数，我们可以查看列表的结构。

```
str(medical_data)
List of 2
 $ patients          : List of 3
  ..$ :List of 3
  .. ..$ name       : chr"John"
  .. ..$ age        : num 45
  .. ..$ diagnosis  : chr"Hypertension"
  ..$ :List of 3
  .. ..$ name       : chr"Mary"
  .. ..$ age        : num 32
  .. ..$ diagnosis  : chr"Diabetes"
  ..$ :List of 3
  .. ..$ name       : chr"David"
  .. ..$ age        : num 58
  .. ..$ diagnosis  : chr"High Cholesterol"
 $ lab_results       : List of 2
  ..$ blood_pressure : num [1:3] 120 130 140
  ..$ blood_sugar    : num [1:3]  95 110 120
```

对于嵌套列表，我们也可以使用双重方括号来访问每个嵌套结构中的元素，如：

```
# 访问 patient1 的姓名
medical_data[[1]][[1]][[1]]
[1] "John"
```

（五）数组

在 R 中，数组（arrays）是一种多维数据结构，允许使用者以有序方式存储多个维度的数据。与列表不同，数组中的数据类型必须相同。数组可以理解为包含了多个维度的矩阵。在医学数据分析中，特别是处理多维数据集（如医学影像数据、重复测量数据等）时，数组可以成为非常有用的工具。

要定义一个数组，可以使用"array()"函数。该函数有 3 个主要参数。
（1）数据元素：要存储在数组中的数据，可以是一个向量或矩阵。
（2）维度（dim）：定义数组的维度，通常是一个整数向量，指示每个维度的大小。
（3）维度名称（dimnames）：可选参数，用于指定维度的名称。
以下是一个创建数组的示例：

```
# 创建一个数组
blood_pressure_data <- array(
    data = c(120, 130, 140, 125, 135, 145, 122, 132, 142,
             130, 140, 150, 135, 145, 155, 132, 142, 152),
    dim = c(3, 3, 2),
dimnames = list(
      c("Patient1", "Patient2", "Patient3"),
      c("Visit1", "Visit2", "Visit3"),
      c("time1","time2")
    )
)
blood_pressure_data
, , time1
          Visit1 Visit2 Visit3
Patient1    120    125    122
Patient2    130    135    132
Patient3    140    145    142
, , time2
          Visit1 Visit2 Visit3
Patient1    130    135    132
Patient2    140    145    142
Patient3    150    155    152
```

在上述示例中，我们创建了一个名为"blood_pressure_data"的数组，其中包含了 3 位患者在两个时间点的 3 次收缩压测量结果。数组具有 3 个维度：患者、测量次数、测量时间点。

要访问数组中的特定元素，可以使用方括号，并逗用号区分每个维度，指定要访问的元素的位置。例如，要访问第二位患者（Patient2）在第一个时间点（time1）的第三次访问（Visit3）的收缩压数据，可以使用以下代码：

```
# 访问数组中的元素
blood_pressure_data["Patient2", "Visit3", "time1"]
132
```

二、数据格式转换

数据格式转换（data format transformtion）是数据分析中常见的任务。数据可能需要转换为不同的数据类型,或调整数据的格式以满足分析需求。本部分介绍如何在 R 中进行数据格式转换,包括改变数据类型、处理缺失数据以及注意事项。

(一)改变数据格式的常用函数

在医学数据分析中,经常需要改变数据的格式以满足分析需求。数据类型的改变可以包括将数据转换为数值型数据、转换为日期型数据等。R 提供了多种函数和方法来进行数据类型的转换。表 3-1 是一些常见的数据类型改变函数及示例。

表 3-1 R 常见的改变数据类型的函数

函数	功能	示例
as.numeric()	将数据转换为数值型	as.numeric("123.45") 将字符型转换为数值型
as.character()	将数据转换为字符型	as.character(123) 将数值型转换为字符型
as.Date()	将数据转换为日期型	as.Date("2023-10-15") 将字符型日期转换为日期型
as.factor()	将数据转换为因子	as.factor(c("A", "B", "C")) 将字符型向量转换为因子
as.logical()	将数据转换为逻辑型	as.logical(c(1, 0, 1)) 将数值型向量转换为逻辑型

(二)数据格式转换的注意事项

在医学数据分析中,进行数据格式转换时需要注意一些重要事项,以确保数据的质量和分析的准确性。常见的数据格式转换注意事项如下。

1. 数据类型兼容性 在执行数据类型转换时,确保目标数据类型与原始数据兼容。例如,将字符型数据转换为数值型数据时,确保字符中只包含可转换为数值的内容,否则可能会导致错误。

2. 缺失数据(missing data)处理 如果数据中包含缺失值,需要考虑如何处理它们。在进行数据类型转换之前,可以选择删除、填充或插补缺失数据等方式,以确保数据的完整性。

(1)填充缺失数据:"is.na()" 函数可用于识别缺失值,并使用其他数值来填充。

```
# 创建包含缺失值的数据框
data <- data.frame(A = c(1, 2, NA, 4, 5), B = c(NA, 2, 3, 4, 5))
# 填充缺失数据为 0
data[is.na(data)] <- 0
# 现在 data 中缺失值已被填充为 0
data
  A B
1 1 0
2 2 2
3 0 3
4 4 4
5 5 5
```

(2)插补缺失数据:插补是一种更复杂的缺失数据处理方法,它涉及使用模型或其他数据来估计缺失值。R 提供了各种插补方法,如均值插补、线性插补等。以下是一个均值插补的示例。

```r
# 创建包含缺失值的数据框
data <- data.frame(A = c(1, 2, NA, 4, 5), B = c(NA, 2, 3, 4, 5))
# 使用均值插补缺失数据
mean_A <- mean(data$A, na.rm = TRUE)
data$A[is.na(data$A)] <- mean_A
# 现在 data 中的 A 列使用均值插补了缺失数据
data
    A  B
1   1 NA
2   2  2
3   3  3
4   4  4
5   5  5
```

（3）删除包含缺失值的行：如果某一行中包含缺失值，并且这些缺失值不能被合理地填充或插补，可以选择删除包含缺失值的行。在 R 中，使用"na.omit()"函数执行此操作。

```r
# 创建包含缺失值的数据框
data <- data.frame(A = c(1, 2, NA, 4, 5), B = c(NA, 2, 3, 4, 5))
# 删除包含缺失值的行
cleaned_data <- na.omit(data)
# 现在 cleaned_data 中不包含缺失值的行
cleaned_data
    A B
2   2 2
4   4 4
5   5 5
```

3. 数据精度 当将数值型数据转换为其他类型时，要考虑数据的精度是否足够。例如，将浮点数转换为整数时可能导致数据精度丢失，需要谨慎处理。

4. 数据大小写敏感性 字符型数据在大小写敏感的情况下可能会有不同的含义。确保数据类型转换不会导致大小写敏感性问题。

5. 因子处理 当处理因子数据类型时，了解因子的级别和编码方式非常重要。确保在数据类型转换过程中保持因子的正确编码。

6. 数据标签 如果数据包含标签或注释，需要考虑如何在数据类型转换后保留这些信息，以便后续分析和可视化。

7. 数据验证 在执行数据类型转换后，进行数据验证以确保数据没有错误或不一致。使用数据检查工具和可视化来验证数据的准确性。

这些注意事项对于数据格式转换非常重要，特别是在医学数据分析中，数据的质量和准确性对于研究和决策具有关键意义。正确的数据格式转换可以确保数据在分析过程中得到正确处理。

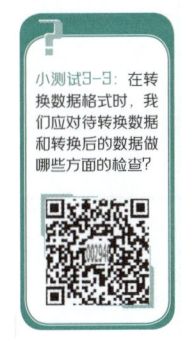

小测试3-3：在转换数据格式时，我们应对待转换数据和转换后的数据做哪些方面的检查？

第三节 流程控制

流程控制（control flow）允许我们根据特定条件或需求执行不同的操作，以及在处理数据时自动化重复任务。在本节中，我们将学习如何使用循环语句（for 循环和 while 循环）、条件语句（if-else）以及选择语句（switch）来控制程序的执行流程。这些流程控制语句在医学数据分析中具有重要的应用，能够根据不同的条件和需求进行数据筛选、分类、迭代处理等操作。

一、循环语句

循环（loop）是编程中非常重要的概念，它可以重复执行一段代码，直到某个条件得到满足。在医学数据分析中，循环语句可以用于遍历数据集、执行统计计算，以及进行模拟实验等，它可以用来处理大量数据、执行复杂的模拟实验，以及进行重复性的统计计算。下面介绍 for 循环和 while 循环的结果和应用。

（一）for 循环

for 循环是一种常见的循环结构，它可以按照指定的次数重复执行一段代码。在 R 中，for 循环的基本结构如下：

```
for( 变量名 in 序列 ){
    # 在这里执行重复的操作
}
```

"变量名"是循环控制变量，它在每次循环迭代中取序列中的一个值。"序列"是一个包含多个值的对象，例如向量、列表，或者整数序列。让我们通过一个简单的示例来说明 for 循环的使用。假设我们有一组患者的体重数据，我们希望计算这些患者的体质指数（BMI）。以下是一段示例代码：

```
# 创建一个包含患者体重的向量
体重 <- c(70, 62, 85, 75, 68)
# 创建一个包含患者身高的向量
身高 <- c(1.75, 1.68, 1.80, 1.70, 1.72)

# 创建一个空的向量用于存储计算得到的 BMI 值
BMI 值 <- numeric(length( 体重 ))
# 使用 for 循环计算每位患者的 BMI
for (i in 1:length( 体重 )) {
    BMI 值 [i] <- 体重 [i] / ( 身高 [i] ^ 2)
}
cat(" 计算得到的 BMI 值：", BMI 值 , "\n")
计算得到的 BMI 值: 22.85714 21.96712 26.23457 25.95156 22.9854
```

上述代码中，我们使用 for 循环遍历每位患者，计算其 BMI 值，并将结果存储在一个新的向量中并命名为 BMI 值。

（二）while 循环

while 循环是另一种常见的循环结构，适用于不知道具体的循环次数（此时 for 循环不适用），但要在满足某个条件时执行代码的情况。它可以在某个条件满足时重复执行一段代码。在 R 中，while 循环的基本结构如下。

```
while ( 条件 ) {
    # 在这里执行重复的操作
}
```

"条件"是一个逻辑表达式，只有当条件为真时，循环会继续执行。

假设我们要模拟一种高血压治疗药物的用药数据，每位患者进行多次治疗，每次治疗后血压值下降 5 mmHg，直至血压下降到正常水平及以下才停止用药，此时我们可以用下列代码模拟需要治疗的轮数：

```
# 初始血压值
初始血压 <- 150
# 目标血压值
目标血压 <- 120
# 模拟治疗轮数
治疗轮数 <- 0
# 使用 while 循环模拟治疗，直到目标血压得到满足
while ( 初始血压 > 目标血压 ) {
    # 模拟一轮治疗后，降低血压
    初始血压 <- 初始血压 - 5
    # 记录治疗轮数
    治疗轮数 <- 治疗轮数 + 1
}
cat(" 经过 ", 治疗轮数 ," 轮治疗后，患者的血压下降到目标水平以下。\n")
经过 6 轮治疗后，患者的血压下降到目标水平以下。
```

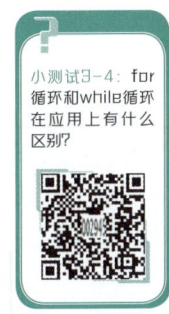

小测试3-4：for 循环和while循环在应用上有什么区别？

在上述示例中，我们使用 while 循环来模拟了治疗过程，直到患者的血压降低到目标水平及以下。这是一个简化的医学数据分析示例。流程控制结构允许我们模拟和分析医学数据中的复杂情况，以便更好地理解治疗和预测结果。

二、条件语句

条件语句（conditional execution）是编程中常用的控制结构，允许根据不同的条件执行不同的操作。在医学数据分析中，条件语句可以用于数据筛选和分类，以便更好地理解研究对象的特征。下面介绍 if 语句和 if-else 语句的结构和应用。

(一) if 语句

在 R 中，if 语句的基本结构如下：

```
if ( 条件 ) {
    # 如果条件为真，执行这里的代码块
}
```

"条件"是一个逻辑表达式，如果它为真（TRUE），则执行花括号 {} 内的代码块。让我们通过一个简单的示例来学习 if 语句的使用。假设有一组患者的体温数据，我们希望筛选出体温高于 37.0 ℃ 的患者。以下是一个示例代码：

```
# 创建一个包含患者体温的向量
体温 <- c(37.2, 37.5, 38.1, 36.9, 37.8)
# 使用 if 语句筛选高于目标体温的患者
for (t in 体温 ) {
    if (t > 37.0) {
        cat(" 高于正常体温的患者：", t, "℃ \n")
    }
}
高于目标体温的患者：37.2 ℃
高于目标体温的患者：37.5 ℃
高于目标体温的患者：38.1 ℃
高于目标体温的患者：37.8 ℃
```

上述代码中，我们使用 if 语句检查每位患者的体温是否高于 37.0 ℃，如果是，就输出该患者的体温。

(二) if-else 语句

有时我们不仅想执行某个单一操作，还希望在条件不满足时执行另一个操作。这时，可以使用 if-else 语句。

```
if ( 条件 ) {
    # 如果条件为真，执行这里的代码块
} else {
    # 如果条件为假，执行这里的代码块
}
```

在医学数据分析中，if-else 语句可以用来根据不同的条件对数据进行分类或标记。例如，我们可以根据患者的年龄将其分类为不同的年龄组：

```
# 创建一个包含患者年龄的向量
年龄 <- c(25, 42, 11, 15, 33)
```

```
# 使用 if-else 语句分类患者年龄
for (a in 年龄 ) {
  if (a < 18) {
    cat(" 未成年患者，年龄：", a, " 岁 \n")
  } else {
    cat(" 成年患者，年龄：", a, " 岁 \n")
  }
}
成年患者，年龄：25 岁
成年患者，年龄：42 岁
未成年患者，年龄：11 岁
未成年患者，年龄：15 岁
成年患者，年龄：33 岁
```

上述代码中，我们使用 if-else 语句根据患者的年龄将其分类为未成年或成年患者。

（三）多重条件

在医学数据分析中，常需要处理多个条件，根据不同的情况做不同的判断或采取不同的行动，例如存在多个疾病相关检测项目时，可以要求任何一个项目结果异常就给予治疗或某几个项目结果同时异常再给予治疗。

R 语言提供了逻辑运算符（例如 || 和 &&）来处理多重条件。这些运算符允许我们在条件语句中组合多个条件，以便更精确地控制程序的行为。

1. 逻辑"或"运算符 || 用于在多个条件中只要有一个条件为真时就执行特定的操作。语法如下：

```
if ( 条件 1 || 条件 2) {
  # 如果条件 1 或条件 2 为真，执行此块中的代码
}
```

只要条件 1 或条件 2 中有一个为真，逻辑或运算符将返回真（TRUE）。

2. 逻辑"与"运算符 && 用于要求多个条件同时为真时才执行特定的操作。语法如下：

```
if ( 条件 1 && 条件 2) {
  # 如果条件 1 和条件 2 都为真，执行此块中的代码
}
```

只有条件 1 和条件 2 同时为真，逻辑与运算符将返回真（TRUE）。

下面是一个示例，演示了逻辑"或"和逻辑"与"运算符的应用：

```
if ( 年龄 > 50 || 性别 == " 男 ") {
  # 如果年龄大于 50 或者性别为男，执行此块中的代码
  高风险因素 <- TRUE
```

```
    } else {
        高风险因素 <- FALSE
    }
    if ( 体重指数 >= 30 && 收缩压 > 140) {
        # 如果体重指数大于等于30且收缩压大于140，执行此块中的代码
        高血压风险 <- TRUE
    } else {
        高血压风险 <- FALSE
    }
```

在这个示例中，我们使用逻辑"或"运算符检查患者是否具有高风险因素，并使用逻辑"与"运算符来检查患者是否同时具有高血压风险。这种方法允许我们更灵活地处理多个条件，以更好地了解医学数据中的潜在风险因素。

三、选择语句

选择语句（switch function）是一种控制结构，它允许根据一个表达式的不同取值来执行不同的操作。在医学数据分析中，选择语句通常用于根据不同的病例或条件采取不同的分析方法或处理方式，提高了数据分析的精确性和实用性。

（一）switch 语句的基本结构

R 语言中的选择语句使用"switch()"语句来实现。switch 语句的基本结构如下：

```
switch(EXPR, CASE1=ACTION1,
             CASE2=ACTION2,
             ...,
             DEFAULT)
```

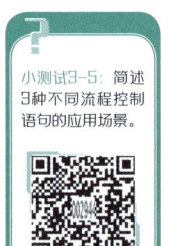

"EXPR"是一个表达式，通常是一个变量或函数，其值将用于选择不同的操作。"CASE1, CASE2, ..."是一系列可能的取值，当"EXPR"等于这些取值之一时，将执行相应的操作。"ACTION1, ACTION2, ... "是与每个取值对应的操作，它们可以是一段 R 代码或函数调用。"DEFAULT"是可选的，默认操作，当"EXPR"的值与任何给定的取值都不匹配时执行。

（二）switch 语句的应用

选择语句的一个常见应用是根据患者的病情选择不同的治疗方法。例如，根据患者的病情程度，可以选择不同的药物治疗方案。以下是一个示例，演示了如何使用 switch 语句来选择不同的治疗方案：

```
patient_condition <- " 严重 "   # 例如，患者的病情为严重
treatment <- switch(patient_condition,
" 轻微 "=" 给予药物 A",
```

```
"中度" = "给予药物 B",
"严重" = "紧急手术",
"默认治疗方案"
)
cat("治疗方案：", treatment, "\n")
治疗方案：紧急手术
```

在这个示例中，根据患者的病情程度，switch 语句选择不同的治疗方案。如果患者的病情为"严重"，则执行紧急手术，否则根据不同的病情程度给予不同的药物治疗。

（三）处理多个条件的实际案例

选择语句也常用于根据多个条件来执行不同的分析或处理。例如，可以根据患者的性别、年龄和疾病类型来选择不同的统计方法或分析流程。

以下是一个示例，演示了如何使用 switch 语句处理多个条件。

```
patient_gender <- "女性"
patient_age <- 60
disease_type <- "糖尿病"
analysis_method <- switch(
    paste(patient_gender, patient_age, disease_type, sep = "_"),
"男性_40_糖尿病" = "使用线性回归分析",
"女性_60_糖尿病" = "使用逻辑回归分析",
"默认分析方法"
)
cat("分析方法：", analysis_method, "\n")
分析方法：使用逻辑回归分析
```

在这个示例中，根据患者的性别、年龄和疾病类型，switch 语句选择不同的分析方法。其中，"paste()" 函数将 "patient_gender, patient_age, disease_type" 信息以 "_" 分隔，以匹配 "switch()" 函数中的可能取值。

第四节　R 语言的函数应用

一、函数入门

（一）函数的基本概念

函数（function）是编程中的重要概念，它指一个可重复使用的代码块，用于执行特定任务或操作。通俗而言，函数就像一个自动化工具，它能够完成一些具体的任务。我们可以把函数看作一个小程序，里面包含了一系列的操作，就像一个工具箱里的工具一样。为什么我们需要函数呢？因为它可以让我们把一些常用的步骤或操作封装起来，当我们需要的时候，只需要调用这个函数就能够完成一整套任务。

举个例子，假设我们在写一个程序，需要计算一些数字的平均值。我们可以写一段代码来完成这个任务，但是如果我们需要在不同的地方多次计算平均值，那么每次都写一遍相同的代码就显得很麻烦。这时候，我们可以创建一个名为"calculate_average"的函数，把计算平均值的代码放进去。以后，每当我们需要计算平均值的时候，只需要调用这个函数，就像使用一个专业的工具一样方便。

总的来说，函数就是一种代码的组织方式，它可以让我们的程序更加模块化、易读，同时减少代码的重复编写，提高代码的可维护性。

一个函数通常由以下部分组成。

函数名：函数的名称，用于标识和调用它。

参数（parameter）（或参数列表）：输入到函数的值，函数可以使用这些值来执行操作。

函数体：包含实际代码的部分，定义了函数的行为。

返回值：函数执行后返回的结果。

在 R 中，使用"function"关键字来定义函数，同时给出函数名和参数列表。函数的定义通常遵循以下格式：

```
function_name   <- function(parameter1, parameter2, ...) {
# 1. function_name: 函数的名称，用于调用这个函数执行其中的操作。
# 2. function: 关键字，表示我们正在定义一个函数。
# 3. (parameter1, parameter2, ...): 参数列表，函数的输入，可以有零个或多个参数，用于接收
   调用函数时传递进来的值。
parameter1<- parameter1+100;
result<- parameter1/ parameter2;
# 4. 函数体：函数内部的代码块，包含了具体的操作和逻辑，描述了函数的功能。

   return(result)
# 5. return(result): return 语句，用于将函数的计算结果返回给调用者。result 是函数计算的结
   果，可以是一个数值、向量、列表等。


}
```

具体说明如下。

函数的参数：函数可以接受一个或多个参数，这些参数可以用于函数内部的计算。参数可以是必需的或可选的，并且可以具有默认值。

返回值：函数可以返回一个或多个值。在 R 中，我们可以使用"return()"语句来指定函数的返回值。

函数的命名规范：函数名通常应该具有描述性，以便我们和其他人能够轻松理解函数的用途。函数名通常使用小写字母，并可以使用下划线来分隔单词。

函数构建好后通过函数名和所需的参数来调用函数。例如：

```
result <- function_name (arg1, arg2)
```

示例：如下是一个用于计算体重指数（BMI）的函数，用于评估体重与身高之间关系的指标。

```
# 定义计算 BMI 的函数
calculate_bmi<- function(weight_kg, height_m) {
  # 计算 BMI
bmi<- weight_kg / (height_m ^ 2)
  # 返回计算结果
  return(bmi)
}

# 调用函数并获取返回值
weight <- 70 # 体重，单位：千克
height <- 1.75 # 身高，单位：米

bmi_result <- calculate_bmi(weight, height)
print(paste(" 您的 BMI 是： ", round(bmi_result, 2)))

# 输出示例：
# [1] " 您的 BMI 是：22.86"
```

示例中，我们首先定义了一个名为"calculate_bmi"的函数，它接受两个参数：体重（以千克为单位）和身高（以米为单位）。函数内部计算了 BMI 并将其存储在 bmi 变量中，然后使用"return()"返回了结果。接着，我们在主程序中调用了这个函数，传递了体重和身高的值，获取了计算后的 BMI 值，并将其打印出来。

（二）函数变量的作用域

函数变量的作用域是指变量在函数代码块中可见和可访问的区域。了解函数内部和外部变量的作用域非常重要，因为它会影响在函数内部访问和修改外部变量的方式。

函数内部和外部变量的作用域如下。

全局作用域（global scope）：在 R 中，全局作用域指的是在代码的最顶层定义的变量，即不在任何函数内部定义的变量。全局作用域中的变量可以在整个程序中访问和修改，包括在函数内部。

局部作用域（local scope）：是指在函数内部定义的变量，这些变量只能在函数内部访问和修改。这意味着在函数外部无法直接访问函数内部的局部变量。

在 R 中，要在函数内部访问和修改外部变量，我们可以使用以下方法。

1. 全局变量在函数内部的访问　全局变量可以在函数内部直接访问，无需特殊操作。例如：

```
global_var <- 10

my_function <- function() {
  # 在函数内部访问全局变量
  result <- global_var + 5
  return(result)
}
```

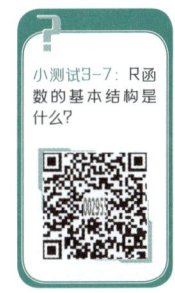
小测试3-7：R函数的基本结构是什么？

```
result <- my_function()
print(result) # 输出 15
```

注：函数内部可以直接使用"global_var"。

2. 在函数内部创建局部变量 如果在函数内部创建一个新的变量，它将具有局部作用域，不会影响外部同名变量。例如：

```
x <- 5

my_function <- function() {
    x <- 10 # 创建一个局部变量 x
    return(x)
}

result <- my_function()
print(result) # 输出 10
print(x)      # 输出 5，不受函数内部局部变量的影响
```

注：在函数内部创建的"x"是局部变量，不会改变外部的"x"。

3. 使用 <<- 修改外部变量 要在函数内部修改外部的全局变量，可以使用 <<- 操作符。这会告诉 R 查找并修改最近的外部变量。例如：

```
global_var <- 10

my_function <- function() {
    global_var <<- 20 # 修改外部全局变量
}

my_function()
print(global_var) # 输出 20，外部变量被修改
```

注意：在实际编程中，要谨慎使用 <<- 操作符，因为它可以导致代码的可读性下降。最好的做法是将需要修改的变量作为参数传递给函数，然后返回修改后的值。

由此可见，理解函数内部和外部变量的作用域以及如何访问和修改它们对于编写高效且易于维护的 R 代码至关重要。应根据需要选择合适的作用域和变量访问方法。

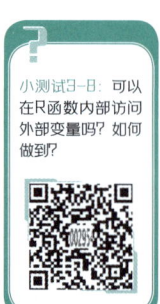

框 3-2　R 语言的开源函数

R 语言的开源函数是由广大程序员共同开发、共享的代码库。这种开放、共享的精神，让 R 语言得以不断发展，功能越来越丰富。这些开源函数就像是一把把强大的工具，为使用者提供了极大的便利。在 R 语言社区，程序员们可以自由地分享自己的知识和技能，一起参与到函数的开发和维护中。这种协作模式不仅推动了知识的共享和技能的传递，还让 R 语言社区成为一个充满活力和创新的学术和技术交流平台。正是这种开放、共享的精神，让 R 语言在数据科学领域中大放异彩，成为不可或缺的重要工具。

（三）函数参数的默认值

为了使函数更灵活，我们可以为某些参数提供默认值。默认值是在没有显式提供参数值的情况下使用的值。这对于某些情况下可选的参数非常有用，医学应用中可能会有一些可选参数。

基础代谢率（basal metabolic rate，BMR）是医学上的常见指标，用于估算一个人在休息状态下每天消耗的最小热量，通常以卡路里为单位。性别可以影响 BMR 的计算，因为男性和女性的新陈代谢率不同。以下是用 R 语言实现的一个含有默认值的计算基础代谢率的函数。

```r
# 定义计算 BMR 的函数，其中性别是用于区分男性和女性的参数
calculate_bmr <- function(weight_kg, height_cm, age_years, gender = " 未知 ") {
  # 根据性别确定基础代谢率（BMR）的公式
  if (gender == " 男性 ") {
    bmr <- 88.362 + (13.397 * weight_kg) + (4.799 * height_cm) - (5.677 * age_years)
  } else if (gender == " 女性 ") {
    bmr <- 447.593 + (9.247 * weight_kg) + (3.098 * height_cm) - (4.330 * age_years)
  } else {
    stop(" 无效的性别参数 ")
  }
  
  # 返回 BMR 值
  return(bmr)
}
```

在这个示例中，"gender"参数被用于区分男性和女性，并且根据性别选择不同的计算公式来计算 BMR。如果未提供性别信息，函数将使用默认值"未知"，并在无效的性别参数时返回错误信息。

```r
# 调用 calculate_bmr 函数，提供 weight_kg、height_cm、age_years 和性别信息
bmr_male <- calculate_bmr(70, 175, 30, " 男性 ")
print(paste(" 男性的 BMR 是：", round(bmr_male, 2), " 卡路里 "))

bmr_female <- calculate_bmr(60, 160, 25, " 女性 ")
print(paste(" 女性的 BMR 是：", round(bmr_female, 2), " 卡路里 "))

bmr_male <- calculate_bmr(70, 175, 30)
print(paste("BMR 是：", round(bmr_male, 2), " 卡路里 "))

# 输出示例：
# [1] " 男性的 BMR 是：1680.87 卡路里 "
# [1] " 女性的 BMR 是：1323.73 卡路里 "
```

二、数据分析中的函数应用

在医学数据分析中,函数是非常重要的工具,用于执行各种数据操作和分析。本部分介绍一些常用的内置函数(built-in function),这些函数在我们的数据分析工作中可能会经常用到。

(一)数据分析中的函数应用

以下是一些在医学数据分析中常用的内置函数,以及它们的主要用途。

1. **summary()** 用于生成数据的摘要统计信息,包括均值、中位数、最小值、最大值和四分位数等。这对于快速了解数据的分布很有帮助。
2. **mean()** 计算向量或数据框中数值变量的平均值。
3. **median()** 计算向量或数据框中数值变量的中位数。
4. **sd()** 计算向量或数据框中数值变量的标准差,用于衡量数据的离散程度。
5. **var()** 计算向量或数据框中数值变量的方差。
6. **min() 和 max()** 分别计算向量或数据框中数值变量的最小值和最大值。
7. **quantile()** 计算向量或数据框中数值变量的分位数。
8. **table()** 用于创建频率表,可以帮助我们了解数据中各个类别的频率分布。
9. **hist()** 用于创建直方图,可视化数值变量的分布情况。
10. **cor()** 计算数据框中数值变量之间的相关系数,用于分析变量之间的关系。
11. **t.test()** 执行 t 检验,用于比较两组数据的平均值是否存在显著差异,常用于实验设计和医学研究。
12. **lm()** 用于拟合线性回归模型,分析两个或多个变量之间的线性关系。
13. **glm()** 用于拟合广义线性模型,对二分类或多分类问题进行建模。
14. **anova()** 执行方差分析,用于比较多个组之间的差异。
15. **aggregate()** 用于根据指定的变量对数据进行分组并应用函数,例如计算每个组的平均值。
16. **subset()** 根据指定的条件子集数据,用于筛选感兴趣的数据点。

这些内置函数是我们在数据分析中经常会用到的基本工具。掌握它们的用法可以帮助我们进行数据清理、探索性数据分析、统计分析和可视化等任务。此外,R 语言还有大量的扩展包可供使用,可以进一步扩展分析功能。通过学习这些内置函数,我们可以更好地应用 R 语言进行医学数据分析。

下面是一个包含了前述 16 个内置函数的示例,它们都应用在医学相关的数据集上。

```r
# 创建一个包含医学数据的数据框
patient_data <- data.frame(
    Name = c("Alice", "Bob", "Carol", "David", "Eve"),
    Age = c(35, 42, 28, 56, 40),
    Gender = c("Female", "Male", "Female", "Male", "Female"),
    Weight = c(65, 78, 55, 70, 63),
    BloodPressure = c("120/80", "140/90", "110/70", "130/85", "125/75"),
    Disease = c("Diabetes", "Hypertension", "None", "Hypertension", "Diabetes")
)

# 生成数据摘要统计信息
```

```r
data_summary <- summary(patient_data)

# 计算年龄的平均值和中位数
age_mean <- mean(patient_data$Age)
age_median <- median(patient_data$Age)

# 创建体重数据的直方图
hist(patient_data$Weight, breaks = 10, main = "Weight Distribution", xlab = "Weight")

# 计算体重和年龄之间的相关系数
weight_age_correlation <- cor(patient_data$Weight, patient_data$Age)

# 执行患者年龄的 t 检验
t_test_result <- t.test(patient_data$Age)

# 拟合体重和血压之间的线性回归模型
linear_model <- lm(Weight ~ BloodPressure, data = patient_data)

# 拟合二分类问题的逻辑回归模型
logistic_model <- glm(Disease ~ Age + Gender, data = patient_data, family = binomial)

# 筛选出患有糖尿病的患者数据
diabetes_patients <- subset(patient_data, Disease == "Diabetes")

# 创建性别分布的频率表
gender_table <- table(patient_data$Gender)

# 计算身高和体重之间的协方差矩阵
cov_matrix <- cov(patient_data$Height, patient_data$Weight)

# 计算收缩压和舒张压的分位数
quantiles <- quantile(patient_data$SystolicPressure, c(0.25, 0.5, 0.75))

# 计算年龄的标准差
age_sd <- sd(patient_data$Age)

# 计算病情分布
disease_distribution <- table(patient_data$Disease)

# 计算年龄的方差
age_variance <- var(patient_data$Age)
```

```
# 执行方差分析，比较年龄在不同疾病组间的差异
anova_result <- anova(lm(Age ~ Disease, data = patient_data))

# 生成年龄和性别的交叉表
cross_tab <- table(patient_data$Age, patient_data$Gender)
```

（二）统计分布与随机数生成函数

在 R 语言中，统计分布与随机数生成函数是进行概率统计和随机模拟仿真的重要工具。这些函数允许用户生成符合特定概率分布的随机数，进行概率分布的计算和模拟实验等操作。表 3-2 是一些常见的统计分布与随机数生成函数。

表 3-2　R 语言常见统计分布与随机数生成函数

分布类型	概率密度/质量函数（d*）	累积分布函数（p*）	分位数函数（q*）	随机数生成函数（r*）
均匀分布	dunif(x, min, max)	punif(q, min, max)	qunif(p, min, max)	runif(n, min, max)
正态分布	dnorm(x, mean, sd)	pnorm(q, mean, sd)	qnorm(p, mean, sd)	rnorm(n, mean, sd)
二项分布	dbinom(x, size, prob)	pbinom(q, size, prob)	qbinom(p, size, prob)	rbinom(n, size, prob)
卡方分布	dchisq(x, df)	pchisq(q, df)	qchisq(p, df)	rchisq(n, df)
t 分布	dt(x, df)	pt(q, df)	qt(p, df)	rt(n, df)

这些函数使得用户可以模拟各种概率分布的随机变量，进行概率分布的计算和模拟实验，对概率统计理论进行实际应用。例如，通过 rnorm 函数生成正态分布的随机数，再通过其他函数计算概率密度或累积概率等。这对于生物医学领域的模拟实验和随机数据生成具有重要意义。

假设我们研究设计一个分析药物不良反应的模型，我们希望使用正态分布函数来模拟患者的生物学标志物浓度变化情况来检测该模型的合理性。我们可以假设患者的初始生物标志物浓度（使用药物前）服从均数为 50、标准差为 5 的正态分布，使用 rnorm 函数生成一组模拟数据。

```
set.seed(123)   # 设置随机种子，以保证结果可重现
initial_biomarker <- rnorm(100, mean = 50, sd = 5)
```

（三）绘图与可视化中的函数应用

在医学数据分析中，可视化是一项至关重要的任务，因为它可以帮助我们更好地理解数据、发现模式和展示研究结果。本部分介绍一些在绘图与可视化中常用的 R 函数，这些函数对于我们来说是非常有用的。

以下是一些在医学数据可视化中常用的 R 绘图函数，以及它们的主要用途。

1. **plot()**　创建散点图，用于展示两个变量之间的关系。
2. **hist()**　创建直方图，用于显示数值变量的分布情况。
3. **boxplot()**　创建箱线图，用于展示数值变量的统计分布。
4. **barplot()**　创建条形图，用于比较不同类别的数据。
5. **pie()**　创建饼图，用于显示数据的相对比例。
6. **line()**　创建折线图，用于展示数据随时间或其他连续变量的变化趋势。

7. heatmap() 创建热图，用于可视化矩阵数据的模式和相关性。

以下是一些示例代码，演示了如何使用上述绘图函数来绘制医学数据图表，可视化医学数据。

```r
# 创建一个包含医学数据的数据框
# 创建一个包含医学数据的数据框, 包括 SystolicPressure 和 DiastolicPressure
patient_data <- data.frame(
    Name = c("Alice", "Bob", "Carol", "David", "Eve"),
    Age = c(35, 42, 28, 56, 40),
    Gender = c("Female", "Male", "Female", "Male", "Female"),
    Weight = c(65, 78, 55, 70, 63),
SystolicPressure = c(120, 140, 110, 130, 125),
DiastolicPressure = c(80, 90, 70, 85, 75),
    Disease = c("Diabetes", "Hypertension", "None", "Hypertension", "Diabetes")
)
# 1. 创建散点图，展示年龄与体重之间的关系
plot(patient_data$Age, patient_data$Weight, main = "Scatter Plot of Age vs. Weight", xlab = "Age", ylab = "Weight")

# 2. 创建直方图，展示体重分布
hist(patient_data$Weight, breaks = 10, main = "Weight Distribution", xlab = "Weight", ylab = "Frequency")

# 3. 创建箱线图，展示血压的统计分布
boxplot(patient_data$SystolicPressure, patient_data$DiastolicPressure, names = c("Systolic", "Diastolic"), main = "Blood Pressure Boxplot")

# 4. 创建条形图，展示不同性别的患者数量
barplot(table(patient_data$Gender), main = "Gender Distribution", xlab = "Gender", ylab = "Count")

# 5. 创建饼图，展示疾病分布
pie(table(patient_data$Disease), main = "Disease Proportion")
```

结果显示：散点图、直方图、箱线图、饼图绘制结果如图 3-4 所示。

以上示例演示了如何使用 R 的绘图函数来可视化医学数据，包括散点图、直方图、箱线图、条形图和饼图等。在 R 运行环境中，通过输入'?函数名'，可以清晰地展示每个函数的参数，我们可以根据具体的研究问题和数据类型来选择适当的绘图方法，并根据需要配置参数。可视化可以帮助我们更好地理解数据、识别异常值、发现趋势和准备研究报告等。

（四）数据清洗与转换中的函数应用

在医学数据分析中，数据清洗（data cleaning）和转换是至关重要的步骤。这些操作有助于确保数据的质量和准确性，从而使医学研究更可靠。以下是一些常见的 R 函数，它们在数据清洗和转换中非常有用，适合我们的学习和实践。

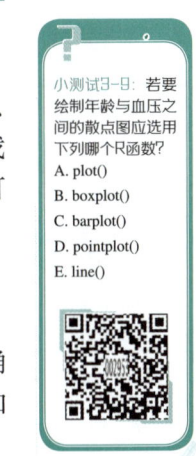

小测试3-9：若要绘制年龄与血压之间的散点图应选用下列哪个R函数？
A. plot()
B. boxplot()
C. barplot()
D. pointplot()
E. line()

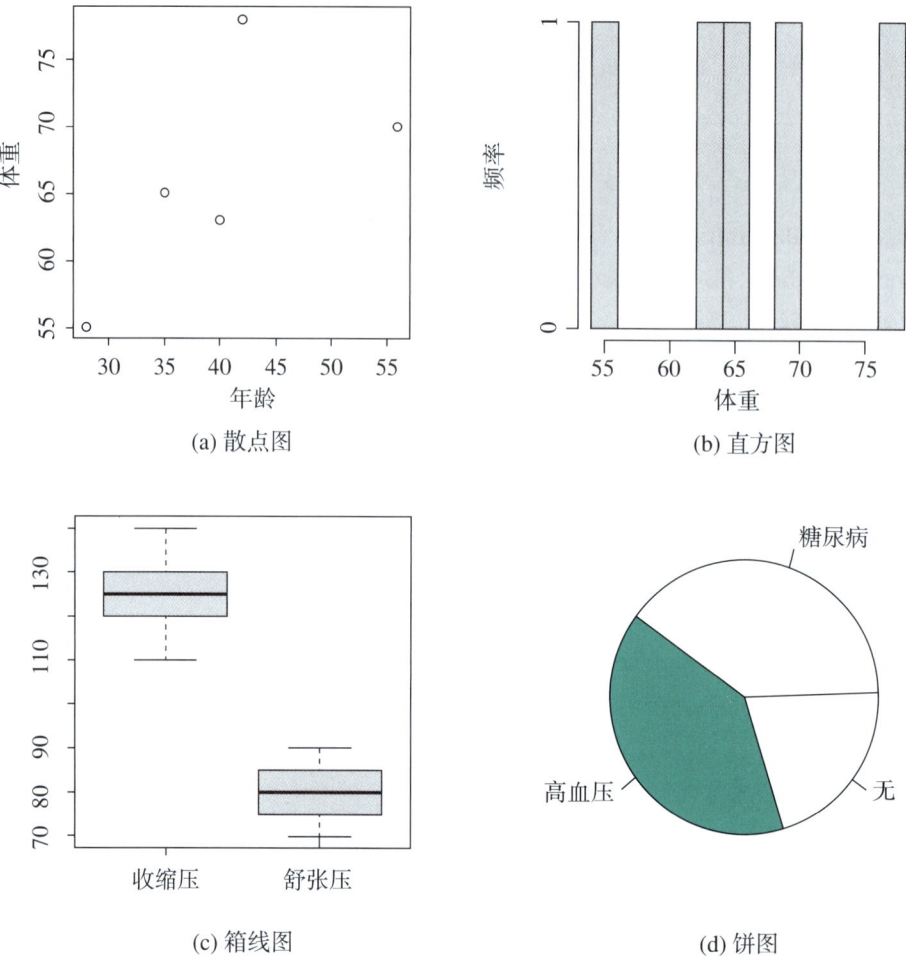

图 3-4 绘图结果展示
(a) 散点图；(b) 直方图；(c) 箱线图；(d) 饼图

1. 数据清洗

（1）subset()：筛选数据框中的行或列，以便我们可以选择特定的子集进行分析。
（2）na.omit()：删除包含缺失值的行，以确保数据的完整性。
（3）complete.cases()：检查数据框中哪些行包含完整的数据，有助于处理缺失值。
（4）duplicated()：查找并删除重复的数据行，防止数据重复引入偏差。

2. 数据转换

（1）transform()：根据一组操作对数据框中的列进行转换，生成新的数据框。
（2）cut()：将连续变量划分为离散的分组，有助于创建分类变量。

3. 数据格式转换

（1）as.numeric(x)：将变量 x 转换为数值型。适用于字符型或其他数据类型的变量。
（2）as.character(x)：将变量 x 转换为字符型。适用于数值型、逻辑型等其他数据类型的变量。
（3）as.logical(x)：将变量 x 转换为逻辑型。适用于数值型、字符型等其他数据类型的变量。
（4）factor(x)：将变量 x 转换为因子。适用于字符型或有限个取值的变量，用于表示分类数据。
（5）as.factor(x)：将变量 x 转换为因子。适用于字符型或有限个取值的变量，同样用于表示分类数据。
（6）paste(...)：将多个字符串或字符型变量合并为一个字符串。可以指定分隔符。

（7）tolower(x) 和 toupper(x)：将字符串 x 中的字符转换为小写或大写。用于字符大小写的转换。

（8）as.Date()：将字符型日期转换为日期格式，以进行时间序列分析。

（9）format()：将日期和时间数据格式化为指定的文本格式，用于可视化和报告。

4. 数据查找与替换

（1）grep()：在字符向量中查找匹配的模式，有助于数据查找和筛选。

（2）gsub()：在字符向量中替换匹配的模式，用于数据清洗和文本处理。

这些函数是我们进行数据清洗和转换时的有力工具。我们可以根据实际情况选择合适的函数来处理医学数据，确保数据的质量和可分析性。同时，学习这些函数也有助于我们提升数据处理的技能，以应对复杂的医学研究数据。

以下是一些示例代码，演示了如何使用函数清洗与转换医学数据。

```
# 创建一个包含医学数据的数据框
patient_data <- data.frame(
    Name = c("Alice", "Bob", "Carol", "David", "Eve"),
    Age = c(35, 42, NA, 56, 40),    # 包含缺失值
    Gender = c("Female", "Male", "Female", "Male", "Female"),
    Weight = c(65, 78, 55, 70, 63),
    Diagnosis = c("Diabetes", "Hypertension", "None", "Hypertension", "Diabetes")
)

# 数据清洗和转换示例

# 1. 删除包含缺失值的行
patient_data_clean <- patient_data[na.omit(patient_data), ]

# 2. 创建一个新的列 BMI（体重指数）
patient_data_clean$BMI <- patient_data_clean$Weight / ((patient_data_clean$Age / 100) ^ 2)

# 3. 将诊断名称转换为大写
patient_data_clean$Diagnosis <- toupper(patient_data_clean$Diagnosis)
# 4. 根据年龄将患者分为不同年龄段（青年、中年、老年）
patient_data_clean$AgeGroup<- cut(patient_data_clean$Age, breaks = c(0, 30, 60, max(patient_data_clean$Age)), labels = c("Young", "Middle-aged", "Elderly"))

# 查看清洗后的数据
print(patient_data_clean)
```

三、函数的向量化操作

在 R 中，向量化操作（vectorization operation）是指对整个向量（或数组）执行相同的操作，而无需显式地编写循环。R 语言的许多函数和操作符都是向量化的，这意味着它们可以同时处理

整个向量，而不需要使用循环逐个处理元素。这种特性使得R语言非常适合处理医学数据，因为医学数据通常以向量、矩阵或数据框的形式存在。在医学数据分析中，函数的向量化操作是一项非常重要的工具。它将为我们提供更简单、更高效的方式来处理各种医学数据，从患者信息到实验结果，都可以受益于这一概念。

（一）向量化操作函数的原因

1. 效率提升 向量化操作通常比使用循环更快速，尤其在处理大规模数据时，这意味着更少的等待时间和更高的计算效率。

2. 代码简洁性 通过使用向量化操作，我们可以使代码更简洁，减少了冗长的循环和条件语句，使代码更容易阅读和维护。

3. 适应不同数据集 医学数据通常以矩阵、数据框或向量的形式出现，而向量化操作非常适用于处理这些数据集。

让我们通过一个医学示例来具体了解向量化操作的优势。假设我们有一个包含多位患者体重和身高的数据集，我们的目标是计算每位患者的BMI，并将结果存储在一个新的向量中。

```
# 非向量化操作（使用循环）
bmi<-function(weight_kg, height_m){
 return (weight_kg / (height_m^2))
}
# 假设有一个包含体重和身高的数据框 df
n <- nrow(df)
bmi_vector <- numeric(n)
for (i in 1:n) {
   weight_kg <- df[i, "Weight"]
   height_m <- df[i, "Height"]
bmi_vector[i] <- bmi(weight_kg, height_m)
}
# 向量化操作：假设有一个包含体重和身高的数据框 df
bmi_vector <- bim(df$Weight,df$Height^2)
```

正如我们可以看到的，使用向量化操作的代码更为简洁、更容易理解。这对我们来说非常重要，因为可以轻松地将这些概念应用于医学数据的处理，而无需过多考虑编程细节。

（二）向量化操作的常用方式

以下是一些向量化操作的常用方式。

1. 不使用显式循环 在R中，尽量避免使用显式循环，而是采用向量化的方式处理数据。向量化操作通常会更简洁、更容易理解，也更为高效。

2. 使用内置函 数R提供了许多内置的向量化函数，如sum()、mean()、sd()等。这些函数能够直接对整个向量进行操作，无需显式循环。

3. 矢量化算术运算 R支持对整个矢量进行算术运算，例如，c(1, 2, 3) + 5 会将向量中的每个元素都加上5。

4. 逻辑运算和条件操作 向量化操作也适用于逻辑运算和条件操作。例如，my_vector > 3 会返回一个逻辑向量，表示每个元素是否大于3。

5. apply 系列函数　apply()、lapply()、sapply() 等函数也是向量化的工具，它们能够对矩阵或列表进行操作，避免显式循环。

在医学研究和实践中，向量化操作是一项强大的工具，可帮助我们更高效地处理数据、做出决策并进行研究。它简化了复杂的任务，提高了工作效率，同时保持了代码的可读性和可维护性。因此，向量化操作是我们在数据分析中不可或缺的重要概念。

四、函数的高级应用

（一）匿名函数的使用

在医学数据分析中，匿名函数（anonymous fanction）是一种强大的工具，它可以帮助我们更灵活地处理和分析医学数据。让我们深入了解我们如何使用匿名函数来简化数据处理和分析任务。

1. 匿名函数的概念　匿名函数，顾名思义，是指没有明确名称的函数，是一种不需要为其命名的小型函数。它通常用于执行一次性任务或在高阶函数（见下文）中作为参数传递。

可以通过使用 function 关键字来创建匿名函数。例如：

```
# 这段代码使用了匿名函数在数据框（data frame）df 的每一列上执行一些操作
df <- data.frame(first=5:9, second=(0:4)^2, third=-1:3)
# 创建了一个数据框（data frame）df，其中包含了三列数据

apply(df, 2, function(x) { sqrt(sum(x^2)) })
# 使高阶函数 apply 函数在 df 的每一列上应用一个匿名函数。其参数解释如下：
#df 是数据框。
#2 表示函数操作的方向，这里是按列应用。这里 1 表示对行进行操作，2 表示对列进行操作，也可以是 c(1, 2) 表示对行和列同时进行操作。
# 匿名函数 function(x) { sqrt(sum(x^2)) } 接受一个参数 x，该参数代表每一列的数据。
#apply 函数将匿名函数应用于每一列，返回一个包含每列平方和的平方根的向量。
```

2. 需要使用匿名函数的原因

（1）灵活性：医学数据分析通常涉及多种操作，如筛选、转换和汇总数据。使用匿名函数，我们可以快速创建临时函数来执行这些任务，而无需事先定义正式的函数。

（2）代码简洁性：我们可以将匿名函数嵌套在数据处理操作中，使代码更简洁、易读。这对于复杂的数据处理管道非常有帮助。

示例：计算患者的 BMI 并进行筛选。

首先，让我们创建一个包含患者身高（米）和体重（千克）的数据框。

```
# 创建包含患者身高和体重的数据框
patient_data <- data.frame(
    Name = c("Alice", "Bob", "Carol", "David"),
    Height = c(1.65, 1.75, 1.60, 1.80),
    Weight = c(65, 75, 60, 85)
)
```

```
# 打印数据框
print(df)
```

接下来,我们可以使用匿名函数来计算每位患者的 BMI,并筛选出 BMI 大于 25 的患者。

```
# 使用匿名函数计算 BMI 并筛选出 BMI 大于 25 的患者
high_bmi_patients <- filter(patient_data, function(x) {
bmi<- x$Weight / (x$Height^2)
  return(bmi> 25)
})

# 打印筛选结果
print(high_bmi_patients)
```

在这个示例中,我们使用匿名函数来计算 BMI。匿名函数接受一个参数 x,代表每位患者的数据行。在函数体内,我们计算了 BMI,并使用 return() 返回结果,然后使用 filter() 函数筛选出 BMI 大于 25 的患者。

总的来说,我们可以通过使用匿名函数来实现更灵活、简洁和可读的医学数据分析代码。这些函数使数据处理管道更加强大,允许我们根据需要创建临时函数,以便更好地理解和分析医学数据。医学数据分析中的匿名函数是一个重要的工具,可以提高效率和准确性,同时使数据分析更加容易掌握。

(二)函数的递归调用

递归(recursive)是一种在函数内部调用自身的编程技术。它可以用来解决需要重复执行相似操作的问题,在问题可以被分解成相似但规模较小的子问题时非常有用。在医学数据分析中,递归函数可以用来处理具有层次结构的数据或执行复杂的迭代任务。

1. 递归的基本概念 在递归函数中,通常有两个部分。

基本情况(base case):定义了递归的终止条件。当满足这个条件时,递归不再执行,避免无限循环。

递归情况(recursive case):描述了函数如何调用自身,通常是通过将问题分解为一个或多个较小的子问题。

2. 递归函数举例:计算斐波那契数列 这是一个常见的数学序列。斐波那契数列的每个数字是前两个数字的和,如 0、1、1、2、3、5、8、13…。以下是一个计算斐波那契数列的递归函数:

```
# 定义递归函数来计算斐波那契数列的第 n 个数字
fibonacci <- function(n) {
  if (n <= 1) {
    return(n)
  } else {
    return(fibonacci(n - 1) + fibonacci(n - 2))
  }
}
```

```
# 计算斐波那契数列的前 10 个数字
for (i in 0:9) {
  result <- fibonacci(i)
  cat("Fib(", i, ") =", result, "\n")
}
```

在这个示例中,我们定义了一个计算斐波那契数列的递归函数 fibonacci。让我们来理解基本情况和递归情况。

基本情况:是函数停止递归的条件。在这个例子中,基本情况是当 n 小于等于 1 时,直接返回 n。在斐波那契数列中,当 n 为 0 或 1 时,斐波那契数列的值就是 n 本身。

递归情况:是函数继续调用自身的条件。在这个例子中,递归情况是当 n 大于 1 时,计算"fibonacci(n - 1) + fibonacci(n - 2)"。在斐波那契数列中,第 n 项的值等于前两项的和。

这个示例展示了一个递归函数"fibonacci()",它计算斐波那契数列的第 n 个数字。在主循环中,我们计算了前 10 个斐波那契数,并打印出结果。我们可以运行这个代码来获得斐波那契数列的前几个数字,以便理解递归函数的工作原理。

3. 递归在医学数据分析中的应用 在医学数据分析中,递归函数可以用于处理层次结构的数据,如树状结构、家族数据或时间序列数据。例如,当涉及医学数据分析时,递归可以用于处理医学图像数据,特别是在图像分割。图像分割是将医学图像中的不同结构(例如器官、病变区域)分离或标记出来的过程。递归算法可以用于分割图像中的复杂结构。递归函数还可以用于解决复杂的优化问题,如医学实验设计或药物剂量优化。通过将问题分解为子问题并递归求解,可以找到最佳解决方案。总之,理解递归的概念和如何编写递归函数对于我们在数据分析和研究中处理复杂问题非常重要。

(三)高阶函数

在 R 语言中,高阶函数是指可以接受一个或多个函数作为参数,或者返回一个函数作为结果的函数。高阶函数允许我们更灵活地操作函数,将函数视为与其他数据类型(如整数、字符串、数组等)同等重要的实体。这意味着函数可以像其他数据类型一样被存储在变量中、作为参数传递给其他函数、从函数中返回,并在运行时进行创建和操作。这在医学数据分析中非常有用。

让我们通过一个实际的示例来展示高阶函数和函数式编程思想在医学数据分析中的应用。假设我们有一组患者的体温数据,我们想要筛选出超过正常体温范围的患者并进行进一步分析。

```
# 创建包含患者体温数据的数据框
patient_data <- data.frame(
    Name = c("Alice", "Bob", "Carol", "David", "Eve"),
    Temperature = c(36.9, 38.1, 36.5, 38.5, 37.0)
)

# 高阶函数,根据传入的函数筛选数据,参数名无需与被调用函数相同
filter_abnormal_data <- function(data, condition_function) {
    filtered_data <- data[condition_function(data), ]
    return(filtered_data)
}
```

```
# 定义一个函数来检查体温是否异常
is_abnormal_temperature <- function(data) {
    return(data$Temperature > 38 | data$Temperature < 36)
}

# 使用高阶函数筛选出异常体温的患者数据
abnormal_temperature_patients <- filter_abnormal_data(patient_data, is_abnormal_temperature)

# 打印筛选结果
print(abnormal_temperature_patients)
```

在这个示例中，我们首先定义了一个高阶函数 filter_abnormal_data()，该函数接受一个数据框和一个条件函数作为参数，并根据函数的逻辑来筛选数据。然后，我们定义了条件函数 is_abnormal_temperature()，该函数检查体温是否异常。最后，我们使用高阶函数将条件函数应用于患者数据，筛选出异常体温的患者数据。这个示例演示了高阶函数和函数式编程思想在医学数据分析中的应用。通过将条件函数作为参数传递给高阶函数，我们可以灵活地筛选出符合特定条件的患者数据，这有助于我们更好地理解高阶函数。

第五节　R 语言包

一、定义与功能

R 语言包（R package，简称 R 包）是 R 语言中的一种模块化组织方式，它包含了一组函数、数据集和文档，以特定的主题或任务为中心。R 包可以被认为是 R 语言的扩展，它们为用户提供了额外的功能和工具，使数据分析、统计建模、图形绘制和数据可视化等任务更加便捷。R 的强大之处在于其丰富的函数库和包系统。R 包的开发和贡献是社区驱动的，这使得 R 在数据科学和统计学领域得到了广泛的应用。

（一）获取方式

R 语言包主要通过以下几个资源进行获取。

1. CRAN（Comprehensive R Archive Network）

网站地址：https://cran.r-project.org/

描述：CRAN 是 R 语言最主要的软件包仓库，包含了大量的 R 包，用户可以通过访问 CRAN 网站来查找、下载和安装 R 包。

2. GitHub

网站地址：https://github.com/

描述：许多 R 包的源代码都托管在 GitHub 上，用户可以通过 GitHub 检索、克隆和贡献代码。通过 devtools 包的"install_github()"函数，可以直接从 GitHub 安装 R 包。

3. R-Forge

网站地址：https://r-forge.r-project.org/

描述：R-Forge 是一个 R 包和项目的协作平台，也是一个包的仓库，用户可以在这里查找和获取 R 包。

4. 其他资源 除了上述主要资源外，还有一些其他的 R 包仓库和资源。一些研究机构、大学和个人可能会提供他们开发的 R 包。

用户可以根据具体需求，选择合适的资源来获取所需的 R 包。

（二）R 包的意义

1. 模块化组织 R 包将函数和数据结构组织成独立的单元，使得用户可以根据需要加载和使用，从而提高了代码的可维护性和复用性。

2. 功能扩展 R 包提供了各种各样的功能扩展，包括数据操作、可视化、机器学习、统计分析等，使用户能够轻松扩展 R 的能力。

3. 标准化工具 R 包提供了标准化的工具和函数，有助于用户进行常见的数据处理和分析任务，同时保持了一致性。

4. 社区共享 R 包的开发和分享是社区驱动的，用户可以从全球社区的贡献中受益，获得各种领域的专业知识。

（三）R 包对生物医学数据分析的重要性

在医学数据分析中，R 包主要包括（但不限于）以下重要应用方向。

1. 数据处理和清洗 医学数据通常复杂且不完整，R 包提供了用于数据清洗和整理的工具，帮助医学研究人员准备数据进行分析。

2. 统计分析 R 包包括了各种用于统计分析的函数和算法，可用于探索性数据分析、假设检验、回归分析等。

3. 可视化 R 包中的 ggplot2 等工具可用于创建高质量的数据可视化，有助于医学研究人员更好地理解数据和结果。

4. 机器学习和深度学习 R 包提供了用于机器学习和深度学习的框架和接口，用于开发预测模型和分类器。

5. 生命组学数据和影像数据分析处理 对于生物医学数据，R 包如 Bioconductor 提供了专门的工具和方法，用于基因表达分析、序列分析、蛋白质结构预测等领域。

总之，R 包在医学数据分析中扮演着关键的角色，为医学研究人员提供了强大的工具和资源，以更深入地理解和研究医学数据。通过有效地利用 R 包，我们能够更好地应对医学领域的数据挑战，促进医学研究和临床实践的发展。

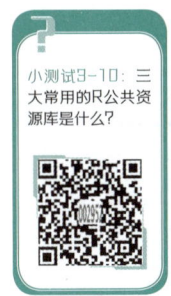

小测试3-10：三大常用的R公共资源库是什么？

框 3-3　R 包对应现代生物医学研究的意义

在现代生物医学研究中，R 包的作用越来越重要，涵盖了多个研究领域。例如，Bioconductor 生态系统提供了基因表达、蛋白质组学、代谢组学等分析工具，而 limma 和 DESeq2 等统计分析包则支持差异表达分析。GenomicRanges 用于处理基因组数据，EBImage 则专注于生物医学图像处理。ggplot2 提供强大的数据可视化功能，caret 和 randomForest 支持机器学习建模，xgboost 适用于大规模数据。Biostatistics 包涵盖生物统计学和实验设计，survival 包用于生存分析。Shiny 则支持构建交互式应用。这些工具不仅提高了研究效率，还促进了数据共享和科研交流。通过培养研究者的计算和数据科学技能，R 包在生物医学研究中发挥着积极作用，为科学家提供了更多可能性，加速了科学进展。

二、R 包的使用基本流程

使用 R 包时，可以按照以下步骤进行操作，以确保正确安装和使用包。

1. 安装包 使用 install.packages(" 包名称 ") 命令来安装所需的 R 包。例如，如果我们需要安装 dplyr 包，可以运行以下命令。

```
install.packages("dplyr")
```

在执行这个命令后，R 会从 CRAN 下载并安装指定的包。

此外，我们也可以构建一个安装函数考虑更多的安装情况。

```r
# 安装和导入包
install_and_load_package <- function(package_name, repository = "CRAN") {
  if (repository == "CRAN") {
    install.packages(package_name)
  } else if (repository == "GitHub") {
    if (!requireNamespace("devtools", quietly = TRUE)) {
      install.packages("devtools")
    }
devtools::install_github(package_name)
  } else if (repository == "local") {
    install.packages(package_name, repos = NULL, type = "source", dependencies = TRUE)
  } else if (repository == "R-Forge") {
    install.packages(package_name, repos = "http://R-Forge.R-project.org")
  } else {
    stop("Invalid repository. Supported values: 'CRAN', 'GitHub', 'local', 'R-Forge'")
  }

  # 导入包
  library(package_name, character.only = TRUE, logical.return = TRUE)
}

# 使用示例
package_name <- "dplyr"   # 替换为你需要的包名
repository <- "CRAN"   # 可选值："CRAN" "GitHub" "local" "R-Forge"

install_and_load_package(package_name, repository)
```

使用这个函数，你只需要提供包的名字和来源（CRAN、GitHub、R-Forge 或本地），它将负责安装和导入。记得替换"package_name"为你想要的包名，"repository"为你想要的来源。

安装 R 包注意事项如下。

依赖关系：在安装包时，可能会涉及依赖关系，需要安装依赖包。可以通过 install.packages

的 dependencies 参数进行设置。

版本问题：可能需要根据 R 的版本选择适合的包版本。

网络连接：在从 CRAN、Github 或 R-Forge 下载包时需要联网，确保网络畅通。

权限问题：在某些系统中，可能需要管理员权限来安装或导入包。

2. 加载包 安装完成后，使用 library(包名称) 或 require(包名称) 命令来加载包。例如，加载 dplyr 包可以这样做：

```
library(dplyr)
```

加载包后，其中的函数和数据将在当前 R 会话中变得可用。

3. 使用包中的函数 一旦包被加载，我们可以使用包中包含的函数。例如，dplyr 包提供了数据操作函数，如 filter()、select() 等，我们可以调用这些函数来处理数据。

```
filtered_data <- dplyr::filter(data, column_name > 10)
```

在上面的展示中，我们使用了 dplyr 包中的 filter() 函数来筛选数据。需要注意的是，在 R 中，函数名前加上包的名称通常是非必要的，因为 R 具有一种查找函数的机制，可以根据函数的名称找到对应的包。这意味着如果函数名在多个已加载的包中唯一，我们可以直接使用函数名而不需要指定包的名称。

4. 查看帮助文档 R 包通常包含详细的帮助文档，以帮助我们理解和使用其中的函数。我们可以使用 "?" 符号来查看函数的帮助文档。例如：

```
# 查看包的帮助文档
help(package = " 包名 ")

# 或者
? 函数名
```

阅读帮助文档有助于理解函数的参数、功能和示例用法。

5. 卸载包（可选） 如果我们不再需要某个已加载的包，可以使用 detach() 函数卸载它。这将释放内存并从当前 R 会话中删除包的函数和数据。

```
detach("package:dplyr", unload = TRUE)
```

通过遵循这些基本步骤，我们可以安装、加载和使用 R 包，以扩展 R 的功能并处理医学数据。使用 R 包可以帮助我们更轻松地进行数据分析和研究工作，同时也可以提高数据分析的效率和准确性。要记住，R 生态系统中有许多有用的包，可以满足各种生物医学分析和研究的需求，因此熟练使用包是提高数据分析能力的关键之一。

三、数据导入、导出常用的 R 包

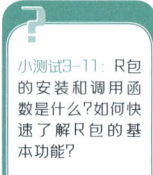

小测试3-11：R包的安装和调用函数是什么？如何快速了解R包的基本功能？

当进行医学数据分析时，数据导入和导出是一项至关重要的任务。R 语言提供了多个强大的包，用于处理各种数据格式。以下是一些常用的数据导入和导出相关的 R 包。

readr：用于数据导入的包，可以快速而准确地读取各种数据文件，如 CSV、Excel 等。

readxl：该包用于读取 Excel 文件，支持".xls"和".xlsx"格式。通过该包，我们可以轻松地将 Excel 数据导入到 R 中，进行进一步的分析和处理。

writexl：如果我们需要将分析结果保存到 Excel 文件中，writexl 包是一个不错的选择。它能够方便地将 R 中的数据写入到 Excel 文件，保存我们的分析结果。

openxlsx：类似于 readxl，openxlsx 也是一个用于读写 Excel 文件的包。它提供了更多的灵活性和功能，适用于更复杂的 Excel 操作需求。

RMySQL 和 RSQLite：如果我们的数据存储在 MySQL 或 SQLite 数据库中，这两个包可以帮助我们在 R 中连接数据库，执行查询和操作数据库中的数据。

haven：这个包特别适用于处理 SPSS、SAS 和 Stata 文件。它能够轻松读取和写入这些统计软件生成的数据文件，方便进行跨平台数据交互。

通过这些包，医学生能够更加轻松地处理各种数据来源，进行数据分析和可视化。这对于医学研究和临床实践提供了强大的支持，使得数据处理变得更加高效和灵活。

（一）readr 包

readr 是一个用于数据导入和读取的 R 包，它被设计成高效、简单和稳健的工具，以帮助我们轻松地将各种数据文件导入 R 中，包括 CSV、文本文件等。readr 包提供了比基本的 read.table() 和 read.csv() 更快、更准确的数据导入方法，同时保持了数据的一致性和可读性。我们可以通过学习 readr 包，更轻松地进行医学数据导入和读取的任务。

readr 的重要功能与效果如下。

数据导入效率：readr 包的设计旨在提高数据导入的速度和效率，这对于处理大型医学数据集尤为重要。

数据一致性：readr 包有助于确保导入的数据的一致性，消除了一些常见的数据导入问题。

简化数据读取：readr 包提供了简单而一致的语法，使我们能够轻松地导入各种数据格式。

数据可读性：readr 包导入的数据通常更容易理解和操作，有助于我们更好地处理数据。

代码示例：

```
# 安装并加载 readr 包
install.packages("readr")
library(readr)

# 创建一个 CSV 文件的示例数据
csv_data <- "Name,Age,Gender
John,25,Male
Jane,22,Female
David,28,Male
Sarah,23,Female"
```

```
# 将 CSV 数据保存到文件
writeLines(csv_data, "student_data.csv")

# 使用 readr 包读取 CSV 文件
student_data <- read_csv("student_data.csv")

# 查看导入的数据
print(student_data)

# 访问特定列
ages <- student_data$Age
print(ages)

# 计算年龄的平均值
average_age <- mean(ages)
print(paste(" 平均年龄：", average_age))
```

在这个示例中，我们首先创建了一个包含学生数据的 CSV 文件，然后使用 readr 包的 "read_csv()" 函数将数据导入 R 中。接下来，我们访问了特定列（例如年龄），并计算了年龄的平均值。这个示例展示了 readr 包如何帮助我们轻松地导入和操作数据。我们可以自己运行这个代码，并根据需要修改和扩展它来体验 readr 包的功能。

（二）读、写 Excel 文件相关包

1. 读取 Excel 文件 最便捷的方法是将 Excel 文件导出为一个逗号分隔（.csv）文件，再使用 "read.csv()" 函数读取。但当一个 Excel 文件包含多个工作表（sheet）时，这种方法不太适用。此时，R 提供了几种方法来读取 Excel 文件中的单个工作表，包括 "readxl" "openxlsx" 和 "xlsx" 包中的函数。以下是针对不同包的代码案例。

```
# 使用 readxl 包读取 Excel 文件
library(readxl)
data <- read_excel("data.xlsx", sheet = 1)
# 使用 openxlsx 包读取 Excel 文件
library(openxlsx)
data <- read.xlsx("data.xlsx", sheet = 1)
# 使用 xlsx 包读取 Excel 文件
library(xlsx)
data <- read.xlsx("data.xlsx", sheetIndex = 1)
```

其中 "read_excel" "read.xlsx" 函数用于读取 Excel 文件，data.xlsx 是要读取的包含 Excel 文件路径的文件名。sheet 参数和 sheetIndex 参数指定要读取的工作表，这里我们选择了第一个工作表（sheet 1）。更多参数的具体细节可以使用 R 语言的 help 功能查询。需要注意的是，在第一次使用 xlsx 包时，需要安装 xlsxjars 和 rJava 包，以及安装一个正常工作的 Java（http：//java.com）。

2. 导出 Excel 文件　将 R 中的数据导出为 Excel 文件是常见的需求。在本节，我们介绍使用 writexl 包和 openxlsx 包将数据导出为 Excel 文件。

采用 writexl 包将数据导出为 Excel 文件的示例如下：

```r
# 安装和加载 writexl 包
install.packages("writexl")
library(writexl)
# 创建一个数据框
data <- data.frame(
    Name = c("Alice", "Bob", "Charlie"),
    Age = c(25, 30, 28),
    Score = c(95, 88, 92)
)
# 指定保存 Excel 文件的路径和文件名
excel_file <- "data.xlsx"
# 使用 write_xlsx 函数将数据导出为 Excel 文件
write_xlsx(data, path = excel_file)
```

上述示例中，我们首先安装并加载了 R 中的 writexl 包。然后，我们创建了一个包含医学数据的数据框，并指定了要保存 Excel 文件的路径和文件名。最后，我们使用 write_xlsx 函数将数据导出为 Excel 文件。

相较于 writexl 包，openxlsx 包提供了更多的控制选项，允许设置单元格样式、添加图表和更多。以下是一个示例：

```r
# 安装和加载 openxlsx 包
install.packages("openxlsx")
library(openxlsx)
# 创建一个数据框
data <- data.frame(
    Name = c("Alice", "Bob", "Charlie"),
    Age = c(25, 30, 28),
    Score = c(95, 88, 92)
)
# 指定保存 Excel 文件的路径和文件名
excel_file <- "data.xlsx"
# 创建一个 Excel 工作簿
wb <- createWorkbook()
# 在工作簿中创建一个工作表
addWorksheet(wb, "Data")
# 将数据写入工作表
writeData(wb, sheet = "Data", x = data)
# 保存工作簿为 Excel 文件
saveWorkbook(wb, file = excel_file)
```

上述示例中，我们首先安装并加载了 openxlsx 包，然后创建了一个包含医学数据的数据框，并指定了要保存 Excel 文件的路径和文件名。接下来，我们创建了一个 Excel 工作簿、工作表，并将数据写入工作表。最后，我们保存工作簿为 Excel 文件。

（三）读、写数据库数据相关的包

医学研究中的数据有时存储在某种特定的数据库中，这需要一种方法来连接到数据库并读取数据。R 提供了多个包，可以用于连接到不同类型的数据库，如基于 DBI 包的 MySQL 和 SQLite 以及针对 ODBC 配置的 RODBC 包。以下是一些示例，演示如何连接到数据库并读取数据。

如果数据存储在 MySQL 数据库中，可以使用 RMySQL 包来连接并读取数据：

```
# 使用 RMySQL 包连接到 MySQL 数据库
library（RMySQL）
# 创建数据库连接
con <- dbConnect（MySQL(), user = " 用户名 ", password = " 密码 ", dbname = " 数据库名 "）

# 执行 SQL 查询以获取数据
data <- dbGetQuery（con，"SELECT * FROM 表名 "）
```

其中，"dbConnect()" 函数用于建立到数据库的连接，需要提供用户名、密码和数据库名。"dbGetQuery()" 函数用于执行 SQL 查询以获取数据。

对于 SQLite 数据库，则可以使用 RSQLite 包进行连接和数据读取：

```
# 使用 RSQLite 包连接到 SQLite 数据库
library（RSQLite）
# 创建数据库连接 con <- dbConnect（SQLite()，"data.db"）
# 执行 SQL 查询以获取数据
data <- dbGetQuery（con，"SELECT * FROM 表名 "）
```

相似地，"dbConnect()" 函数用于建立到数据库的连接，这里提供了 SQLite 数据库文件的路径。"dbGetQuery()" 函数用于执行 SQL 查询以获取数据。

（四）导出到数据库相关的包

R 提供了多种方法来实现数据导出到数据库的目标。本节以 RSQLite 包示例来介绍如何使用 R 来连接数据库并将数据导出到数据库表中。

在 R 中，连接数据库需要使用适当的包来与数据库进行通信。常见的 R 包包括 DBI 以及特定数据库的包，如 RMySQL、RSQLite、RPostgreSQL 等。首先，需要安装和加载相应的数据库包，以便建立连接。以下是一个使用 RSQLite 包连接 SQLite 数据库的示例：

```
# 安装和加载 RSQLite 包
install.packages("RSQLite")
library(RSQLite)
# 指定 SQLite 数据库文件的路径和文件名
```

```
db_file <- "medical_data.db"
# 建立与 SQLite 数据库的连接
con <- dbConnect(RSQLite::SQLite(), dbname = db_file)
# 创建一个数据框
data <- data.frame(
    ID = 1:3,
    Name = c("Alice", "Bob", "Charlie"),
    Age = c(25, 30, 28),
    Score = c(95, 88, 92)
)
# 将数据框写入数据库表
dbWriteTable(con, "patient_data", data)
# 断开与数据库的连接
dbDisconnect(con)
```

上述示例中，我们首先安装并加载了 RSQLite 包，并指定了 SQLite 数据库文件的路径和文件名。然后，我们使用"dbConnect()"函数建立与数据库的连接。接下来，我们创建一个数据框，使用"dbWriteTable()"函数将数据写入数据库表，最后断开与数据库的连接。导出到数据库还涉及一些选项，如表名、模式、字段类型等。这些选项可以根据数据库的不同进行调整。

（五）从 SPSS、SAS 和 Stata 导入数据相关的包

有时候，数据可能是其他统计软件导出的，包括 SPSS、SAS 和 Stata 等统计软件的专有格式。除了将这些格式的数据保存为逗号分隔（.csv）文件再读取外，在 R 中，还可以使用不同的包来导入这些不同格式的数据，以便进行数据分析。

1. 从 SPSS 导入数据 SPSS 是一种广泛用于数据分析的统计软件，许多医学研究中的数据以".sav"文件格式存储。要在 R 中导入 SPSS 数据，可以使用 haven 包，这是一个专门用于处理 SPSS、SAS 和 Stata 数据的包。从 SPSS 文件导入数据的代码如下：

```
# 使用 haven 包导入 SPSS 数据
library(haven)
# 指定 SPSS 文件的路径和文件名
spss_file <- "data.sav"
# 使用 read_sav 函数读取 SPSS 数据
data <- read_sav(spss_file)
```

另外，针对 SPSS 的".sav"数据，也可以使用 foreign 包中的"read.spss()"函数或 Hmisc 包中的"spss.get()"函数。

2. 从 SAS 导入数据 SAS 软件分析的数据通常以".sas7bdat"文件格式存储。要在 R 中导入".sas7bdat"数据，同样可以使用 haven 包。

```
# 使用 haven 包导入 SAS 数据
library(haven)
```

```
# 指定 SAS 文件的路径和文件名
sas_file <- "data.sas7bdat"
# 使用 read_sas 函数读取 SAS 数据
data <- read_sas(sas_file)
```

除了 haven 包外，foreign 包中的"read.ssd()"函数，Hmisc 包中的"sas.get()"函数，以及 sas7bdat 包中的"read.sas7bdat()"函数也可用于导入 SAS 数据。

3. 从 Stata 导入数据　　Stata 软件分析的数据以".dta"文件格式存储。与之前一样，仍然可以使用 haven 包来导入 Stata 数据。

```
# 使用 haven 包导入 Stata 数据
library(haven)
# 指定 Stata 文件的路径和文件名
stata_file <- "data.dta"
# 使用 read_dta 函数读取 Stata 数据
data <- read_dta(stata_file)
```

四、数据质量检查和清洗的常用 R 包

在医学数据分析中，确保数据的质量和一致性至关重要。以下是一些常用的 R 包，可以帮助我们进行数据质量检查和清洗，确保数据可靠性。

dplyr：用于数据操作和数据清洗的包，提供了一组直观且高效的函数，如 filter()、mutate()、group_by() 等（详见第四章）。

tidyr：用于数据整理和数据重塑的包，包括 gather() 和 spread() 等函数，有助于将数据从宽格式转换为长格式或反之（详见第四章）。

naniar：专注于处理缺失数据。它提供了一系列函数，用于识别、可视化和处理缺失数据，帮助我们确保数据的完整性。

Hmisc：提供了一些有用的函数，用于数据的摘要统计和异常值检测。它还包括了一些绘图函数，帮助我们可视化数据的分布和异常值。

data.table：用于处理大型数据集，具有高效的数据操作和汇总功能。它适用于医学研究中大规模数据的清洗和整理。

以上这些 R 包都是在医学数据分析中常用的工具，它们可以帮助我们检查和维护数据的质量，确保数据分析的可靠性和准确性。在医学研究和临床实践中，数据的质量非常关键，因此这些工具对我们来说是非常有价值的。通过学习和使用这些 R 包，我们可以更好地应对医学数据的质量检查和清洗任务。

naniar 包

naniar 包是 R 中用于处理和可视化缺失数据（missing data）的包，它提供了一组工具和函数，帮助我们更好地理解和处理医学数据中的缺失值。在医学数据分析中，经常会遇到缺失数据的情况，这可能是由于实验误差、丢失数据或其他原因导致的。

naniar 包可以帮助我们识别缺失值：naniar 包提供了函数，可以用于识别数据中的缺失值，

以便更好地了解缺失的模式和分布。还可以可视化缺失值：它提供了可视化工具，用于创建图形，帮助我们直观地了解缺失数据的情况。

以下是一个代码示例，演示了如何使用 naniar 包来处理缺失数据。假设我们有一个医学数据集，包含患者姓名、年龄和不同时间点的血压数据，但某些时间点的数据缺失：

```r
# 安装并加载 naniar 包
install.packages("naniar")
library(naniar)
# 创建医学数据集，包含缺失值
patient_data <- data.frame(
    Name = c("John", "Jane", "David"),
    Age = c(25, NA, 30),
    BloodPressure_2020 = c(130, NA, 120),
    BloodPressure_2021 = c(135, 140, NA)
)

# 使用 naniar 包的 gg_miss_upset() 函数创建缺失数据可视化图
miss_plot <- patient_data %>%
    gg_miss_upset()

# 打印结果
print(" 缺失数据可视化图：")
print(miss_plot)
```

在这个示例中，我们使用 naniar 包的 gg_miss_upset() 函数来创建缺失数据的可视化图。这个图形将帮助我们更好地理解数据中的缺失值模式，显示了哪些列有缺失值，以及它们之间的关系。这种可视化有助于确定缺失数据是否具有特定的模式或规律，从而有助于后续的数据处理和分析。这对于保持数据质量和有效进行数据分析非常重要。更多数据质量检查和清洗的包参见第四章。

五、绘图和数据可视化常用 R 包

R 语言作为一种数据分析和统计建模的工具，提供了丰富多样的绘图和数据可视化（data visualization）功能。R 的绘图系统是其强大的原因之一，这得益于 R 社区开发的众多绘图包。这些绘图包为 R 用户提供了各种绘图类型、图表样式和可视化方法。

在 R 的早期版本中，基础的绘图函数如 plot()、hist()、boxplot() 等已经内置于 R 中。但是，随着数据分析的需求日益复杂，R 社区开始开发更加灵活、高度定制化的绘图包。这些包不仅提供了更丰富的图形类型，还支持更高级的图形定制和交互性。一些著名的绘图包如 ggplot2、plotly、lattice 等，推动了 R 绘图的发展，使其在数据可视化领域占据了重要地位。

随着互联网和数据科学的迅速发展，R 的绘图包越来越多地支持交互式可视化和 Web 应用开发。这些新的绘图包使得用户能够创建交互式图形、动态图表、在线仪表板，以及可嵌入网页的图形，使得数据可视化更具活力和实用性。

常用 R 绘图包和工具如下。

ggplot2：提供了一个基于图形语法的绘图系统，支持生成各种精美、灵活的统计图表（详见第四章）。

plotly：创建交互式的绘图和可视化，适用于 Web 应用和在线交互式报告。

lattice：用于创建多面板的图形，支持各种多变量图和条件图。

ggvis：与 ggplot2 类似，但更侧重于交互式可视化，支持创建交互式的图形和仪表板。

highcharter：创建交互式高级图形，特别适用于生成各种 JavaScript 图表。

Shiny：用于创建交互式 Web 应用和仪表板，可以与其他绘图包结合实现动态数据可视化。

dygraphs：用于创建交互式的时间序列图，特别适用于展示大规模的时间序列数据。

heatmaply：创建热力图，支持交互式的热力图可视化。

rCharts：创建交互式图表，可以使用多种 JavaScript 图表库（如 Highcharts、NVD3 等）。

ggfortify：是一个用于将统计模型（尤其是时间序列和统计模型的诊断）与 ggplot2 结合的 R 包。它提供了一组功能，使用户能够使用 ggplot2 的语法轻松可视化统计模型的结果。

以上这些包提供了丰富的功能和灵活性，可以满足不同场景下的数据可视化需求。选择适合自己需求的包，可以根据具体任务和数据类型进行选择。

ggfortify 包

ggfortify 是一个基于 ggplot2 的统计图形的扩展包，它专注于支持各种统计模型的可视化。对于医学研究，它提供了一种直观、美观的方式来展示各种统计分析的结果。

以下是 ggfortify 包的主要特点。

1．模型可视化 ggfortify 可以帮助可视化各种统计模型的结果，包括线性回归、主成分分析、时间序列等。

2．图形一致性 通过使用 ggplot2 的语法，ggfortify 生成的图形与其他 ggplot2 图形一致，使得医学生可以更容易理解和比较不同模型的结果。

3．拟合图形 对于回归模型，autoplot() 函数可以生成包括回归线、拟合点和置信区间的图形，帮助理解模型的拟合情况。

4．模型诊断 ggfortify 还提供了一些用于诊断统计模型的图形，如残差图、Q-Q 图等，有助于医学生评估模型的合适性。

假设我们有一个医学研究的数据集，包含了患者的年龄和血压数据。我们希望比较不同性别患者的年龄和血压关系。以下是一个使用 ggfortify 可视化不同性别患者年龄和血压关系的例子：

```
# 安装和加载必要的包
install.packages("ggfortify")
library(ggfortify)


set.seed(123)
medical_data <- data.frame(
    Age = c(rnorm(50, mean = 30, sd = 5, rnorm(50, mean = 40, sd = 5)),
    BloodPressure = c(rnorm(50, mean = 120, sd = 10), rnorm(50, mean = 140, sd = 10)),
    Gender = repc"Male""Female" each = 50

# 拟合线性回归模型
lm_model <- lm(BloodPressure ~ Age + Gender, data = medical_data)
```

```
# 使用 ggfortify 可视化线性回归模型
autoplot(lm_model, data = medical_data, color = 'Gender') +
    labs(title = "Age vs. Blood Pressure by Gender",
         x = "Age",
         y = "Blood Pressure",
         color = "Gender") +
    theme_minimal()
```

在这个例子中,我们创建了一个包含不同性别患者年龄、血压数据的数据集,并使用 ggfortify 的 autoplot() 函数可视化了线性回归模型。通过这个图形,我们可以比较不同性别患者的年龄和血压之间的关系,以便更好地理解数据集的特征。

当然,我们也可以使用 R 内置的 plot() 函数来创建同样的散点图(代码如下)。通过比较这两种方法,我们可以发现 ggplot2 创建的散点图更加灵活,可以轻松地实现更多的定制化效果,同时也更容易添加颜色、标签等视觉元素,使得图形更加美观和易读。

```
# 使用 plot() 函数创建以上数据的散点图
# 绘制散点图
plot(
    medical_data$Age
    medical_data$BloodPressure,
    col = colors,
    pch = 16,
    main = "Age vs. Blood Pressure by Gender",
xlab = "Age",
ylab = "Blood Pressure"
# 添加图例
legend("topright", legend = c("Male", "Female"), col = c("blue", "red"), pch = 16)
```

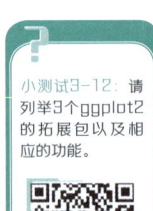

小测试3-12:请列举3个ggplot2的拓展包以及相应的功能。

六、特征选择和机器学习常用 R 包

医学数据通常包含大量的特征(例如患者的年龄、性别、生化指标、影像数据等),而这些特征可能不都对医学问题有关或重要。因此,特征选择(feature selection)是从中选择最相关和有信息量的特征的过程,有助于简化模型、提高预测性能、减少过拟合并提高解释性。

机器学习在医学领域中的应用涵盖了许多方面,例如疾病诊断、患者预后、药物研发和临床决策支持。通过利用机器学习算法,医学研究人员可以挖掘大规模的医学数据,发现模式和关联,以改进患者护理和疾病管理。

在 R 语言中,有许多常用的包和工具可供我们用于特征选择和机器学习任务。

以下是一些常用的 R 包和工具,用于特征选择和机器学习,适用于医学科学研究。

caret 包:提供了统一的界面,可让我们轻松访问多种机器学习算法和特征选择方法。它还包括了模型评估和调优的功能。

randomForest 包:随机森林是一种强大的机器学习算法,可用于分类和回归任务,以及特征选择。它能够计算特征的重要性得分。

glmnet 包：支持套索回归和弹性网络，适用于高维数据的特征选择和回归问题。

xgboost 包：是一种梯度提升树算法，适用于分类和回归任务，具有高效性能和准确性。它可以用于特征选择和建模。

e1071 包：提供了支持向量机（SVM）等机器学习算法的实现，适用于分类和回归任务。

ROCR 包：用于评估分类模型的性能，包括 ROC 曲线和 AUC 值的计算。

pROC 包：也用于 ROC 曲线的绘制和 AUC 值的计算，适用于分类模型的性能评估。

我们可以通过学习和应用这些 R 包和工具，掌握特征选择和机器学习的基本概念，并将其应用于医学临床和研究中的数据分析任务。这些工具有助于我们更好地理解医学数据，提高研究和临床决策的效能，以及推动医学科学的发展。

（一）caret 包

caret（classification and regression training，分类和回归训练）是一个强大的 R 包，用于简化机器学习模型的训练、评估和特征选择。它提供了一个统一的界面，可让用户轻松地访问多种机器学习算法和工具。caret 包在我们的学习和研究中非常有用，因为它可以帮助使用者更容易地应用机器学习方法来处理医学数据。

以下是一个示例，演示如何使用 caret 包进行二分类任务的模型训练和评估，以及特征选择。假设我们有一个医学数据集，包含患者的生化指标和是否患有糖尿病的标签：

```r
# 安装并加载 caret 包
install.packages("caret")
library(caret)

# 创建医学数据集，包含特征和目标变量
medical_data <- data.frame(
    Age = c(45, 30, 35, 40, 55, 65, 28, 60, 50, 48),
    Cholesterol = c(180, 200, 220, 240, 260, 210, 190, 180, 200, 230),
    Glucose = c(120, 140, 130, 160, 180, 170, 120, 130, 140, 150),
    Diabetes = factor(c("Yes", "No", "Yes", "Yes", "Yes", "No", "No", "Yes", "No", "Yes"))
)

# 划分数据集为特征和目标变量
X <- medical_data[, c("Age", "Cholesterol", "Glucose")]
y <- medical_data$Diabetes

# 建议：在实际应用中，确保样本量足够大以支持可靠的模型训练和评估。

# 定义分类任务
classification_task <- trainControl(method = "cv", number = 5) # 5 折交叉验证，即把数据集分成 5 份，依次用其中 4 份训练模型，1 份验证模型，以更准确地评估模型性能。这有助于避免因数据划分不当而引入的偏差，提高模型的可靠性。

# 使用 caret 包训练模型（以决策树为例）
model <- train(X, y, method = "rpart", trControl = classification_task)
```

```
# 打印模型结果
print("模型训练结果：")
print(model)

# 使用训练好的模型进行预测
new_patient <- data.frame(
    Age = c(40),
    Cholesterol = c(210),
    Glucose = c(150)
)

prediction <- predict(model, new_patient)
# 打印预测结果
print("新患者糖尿病预测结果：")
print(prediction)
```

在这个示例中，我们使用caret包执行了的任务包括：①划分了医学数据集为特征（Age、Cholesterol、Glucose）和目标变量（Diabetes）。②使用5折交叉验证的方式，训练了一个决策树分类模型。③使用训练好的模型对新患者的糖尿病风险进行了预测。

这个示例演示了如何使用caret包来训练分类模型，评估模型性能，并进行预测。对于我们来说，这是一个有用的示例，可以帮助理解如何应用机器学习方法来处理医学数据，尤其是在分类任务中。

（二）xgboost 包

xgboost包是一个强大的R包，用于梯度提升树（gradient boosting trees）模型的训练和预测。它在我们感兴趣的示例中可以用于多种任务，包括分类、回归和生存分析等。梯度提升树是一种集成学习算法，常用于医学数据分析，因为它在处理复杂数据和提高预测性能方面非常有效。

以下是一个示例，演示如何使用xgboost包进行二分类任务的模型训练和预测。我们将使用一个医学数据集，该数据集包含患者的生化指标和是否患有糖尿病的标签：

```
# 安装并加载 xgboost 包
install.packages("xgboost")
library(xgboost)

# 创建医学数据集，包含特征和目标变量
medical_data <- data.frame(
    Age = c(45, 30, 35, 40, 55, 65, 28, 60, 50, 48),
    Cholesterol = c(180, 200, 220, 240, 260, 210, 190, 180, 200, 230),
    Glucose = c(120, 140, 130, 160, 180, 170, 120, 130, 140, 150),
    Diabetes = factor(c("Yes", "No", "Yes", "Yes", "Yes", "No", "No", "Yes", "No", "Yes"))
)

# 划分数据集为特征和目标变量
```

```
X <- medical_data[, c("Age", "Cholesterol", "Glucose")]
y <- ifelse(medical_data$Diabetes == "Yes", 1, 0) # 转换为二分类标签

# 建立 xgboost 模型
xgb_model <- xgboost(data = as.matrix(X), label = y, nrounds = 10, objective = "binary:logistic")

# 打印模型结果
print("xgboost 模型训练结果：")
print(xgb_model)

# 使用训练好的模型进行预测
new_patient <- data.frame(
    Age = c(40),
    Cholesterol = c(210),
    Glucose = c(150)
)

new_patient_matrix <- as.matrix(new_patient)
prediction <- predict(xgb_model, newdata = new_patient_matrix, type = "response")

# 打印预测结果
print(" 新患者糖尿病预测概率：")
print(prediction)
```

在这个示例中，我们使用 xgboost 包执行的任务包括：①划分了医学数据集为特征（Age、Cholesterol、Glucose）和目标变量（Diabetes）。②使用 xgboost 包建立了一个二分类模型，以预测患者是否患有糖尿病。③使用训练好的 xgboost 模型对新患者的糖尿病风险进行了预测。

这个示例演示了如何使用 xgboost 包来训练和应用梯度提升树模型，以解决医学数据分析中的分类问题。对于我们来说，这是一个有用的示例，可以帮助了解如何使用 xgboost 包来处理医学数据并进行预测。

（三）ROCR 包

ROCR 是一个用于可视化和评估分类模型性能的 R 包。它主要用于二元分类问题，并提供了计算和绘制 ROC 曲线（receiver operating characteristic curve）的功能，ROC 曲线是一种用于评估模型在不同阈值下的分类性能的常用工具。ROCR 包还提供了计算 AUC（area under the curve）等性能指标的功能。

下面是使用 ROCR 包来评估 caret 和 xgboost 模型的示例代码：

```
# 加载必要的包
library(caret)
library(xgboost)
library(ROCR)
```

```r
# 创建模拟的医学数据
set.seed(123)
n <- 200
data <- data.frame(
    Age = rnorm(n, mean = 50, sd = 10),
    Cholesterol = rnorm(n, mean = 200, sd = 30),
    BloodPressure = rnorm(n, mean = 120, sd = 10),
    Diabetes = sample(0:1, n, replace = TRUE)
)
data$HighBloodPressure<- ifelse(data$BloodPressure > 140, 1, 0)

# 划分训练集和测试集
set.seed(456)
train_index <- sample(1:nrow(data), 150)
train_data <- data[train_index, ]
test_data <- data[-train_index, ]

# 创建和训练 caret 模型
model_caret <- train(
HighBloodPressure ~ Age + Cholesterol + Diabetes,
    data = train_data,
    method = "glm"
)

# 使用 predict 函数获得模型的预测概率
predictions_caret <- as.numeric(predict(model_caret, newdata = test_data, type = "raw"))

# 创建 ROCR 的 prediction 对象
prediction_obj_caret <- prediction(predictions_caret, test_data$HighBloodPressure)

# 计算 ROC 曲线
roc_obj_caret <- performance(prediction_obj_caret, "tpr", "fpr")

# 计算 AUC
auc_caret <- performance(prediction_obj_caret, "auc")@y.values[[1]]

# 可视化 ROC 曲线
plot(roc_obj_caret, main = paste("ROC Curve for caret Model (AUC =", round(auc_caret, 2), ")"))

# 创建和训练 xgboost 模型
model_xgboost<- xgboost(
    data = as.matrix(train_data[, c("Age", "Cholesterol", "Diabetes")]),
    label = train_data$HighBloodPressure,
```

```
nrounds = 10
)

# 使用 predict 函数获得模型的预测概率
xgb_predictions <- predict(model_xgboost, as.matrix(test_data[, c("Age", "Cholesterol", "Diabetes")]), type = "response")

# 创建 ROCR 的 prediction 对象
xgb_prediction_obj <- prediction(xgb_predictions, test_data$HighBloodPressure)

# 计算 ROC 曲线
xgb_roc_obj <- performance(xgb_prediction_obj, "tpr", "fpr")

# 计算 AUC
auc_xgb<- performance(xgb_prediction_obj, "auc")@y.values[[1]]

# 可视化 ROC 曲线
plot(xgb_roc_obj, main = paste("ROC Curve for xgboost Model (AUC =", round(auc_xgb, 2), ")"))
```

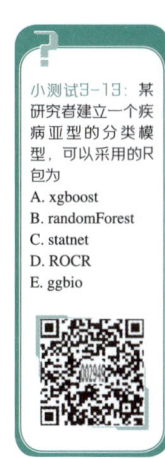

小测试3-13：某研究者建立一个疾病亚型的分类模型，可以采用的R包为
A. xgboost
B. randomForest
C. statnet
D. ROCR
E. ggbio

这个示例包括模拟的医学数据，并使用 caret 中的逻辑回归模型和 xgboost 进行了性能评估。模型性能评估包括 ROC 曲线和 AUC 值的计算。需要注意的是，模型的性能不仅取决于算法，还取决于数据质量、特征工程、参数调整等因素。因此，在实际应用中，通常需要尝试不同的算法和方法，以找到最适合特定数据集的模型。

七、基因组分析的 R 包

进行基因组分析的 R 包有很多，它们提供了各种功能，用于处理、分析和可视化基因组数据。以下是一些常用的基因组分析 R 包。

1. Bioconductor 是一个专门用于生物数据分析的 R 包集合，包括了各种用于基因组分析的包。一些常用的 Bioconductor 如下。

（1）GenomicRanges：用于处理和分析基因组范围数据。
（2）Bioconductor/DESeq2：用于差异表达分析的包。
（3）Bioconductor/limma：用于差异表达和蛋白质 - 核糖核酸相互作用（PPI）分析的包。
（4）Bioconductor/BSgenome：用于处理生物学序列的包。
（5）biocLite：用于安装和管理 Bioconductor 包的工具包。

2. ggbio 用于基因组可视化的包，可以创建各种生物学图形，如染色体图、基因结构图等。

3. biomaRt 用于从 Ensembl 数据库检索生物学信息的包，如基因注释、蛋白质注释等。

4. VariantAnnotation 用于处理和分析基因组变异数据的包，包括单核苷酸多态性（SNP）和结构变异。

5. bedtoolsr 一个用于处理 BED 格式数据的包，可用于基因组范围的操作和分析。

6. Gviz 用于创建精美的基因组数据可视化图形的包，包括染色体图、基因图、热图等。

7. Sushi 用于基因组数据可视化和交互式探索的包，支持互动式染色体和基因注释可视化。

这些包涵盖了基因组数据的各个方面，包括数据处理、差异分析、可视化、注释等。根据具体的基因组分析任务，我们可以选择适当的包来支持我们的工作。请注意，Bioconductor 包通常需要通过 Bioconductor 渠道进行安装和管理。要了解更多信息，可以查阅官方文档和示例。

（一）Bioconductor 包

Bioconductor 是一个专门用于生物信息学和生物统计学的 R 语言包集合，于 2001 年创建，它的目标是为生物学家和生物信息学家提供一套强大的工具箱，用于分析和处理高维生物数据。它提供了数百个用于处理生物学数据的包，包括了基因组学、蛋白质组学、代谢组学、流式细胞仪数据分析等各种领域。

1. 优势特点

（1）专业性强：Bioconductor 包被专门设计用于处理生物学数据，提供了许多专业性的分析工具和算法。

（2）开源免费：Bioconductor 是开源的，所有的包都是免费的，任何人都可以使用。

（3）持续更新：Bioconductor 社区活跃，包的开发和更新非常迅速，保持了与生物医学领域最新研究的同步。

（4）丰富的文档和示例：每个 Bioconductor 包都有详细的文档和示例，方便用户学习和使用。

（5）整合性：Bioconductor 包之间可以方便地进行整合，支持多个包的协同使用。

2. 基本用法

（1）安装和加载包：Bioconductor 包的安装通常需要使用 BiocManager 包 [install.packages("BiocManager")]，例如安装 GenomicRanges 包的命令为 BiocManager::install("GenomicRanges")。加载包使用 library(package_name)。

```
# 注意：对于中国大陆境内用户推荐使用国内镜像站点访问和安装 Bioconductor
# options 函数就是设置 R 运行过程中的一些选项设置
options("repos" = c(CRAN="https://mirrors.tuna.tsinghua.edu.cn/CRAN/")) # 对应清华源
options(BioC_mirror="https://mirrors.ustc.edu.cn/bioc/") # 对应《中国科学技术大学》源，当然可以换成其他地区的镜像

# 安装 GenomicRanges
if (!requireNamespace("BiocManager", quietly = TRUE))
    install.packages("BiocManager")
BiocManager::install("package_name")
```

（2）使用包：使用 Bioconductor 包和使用其他 R 包类似，可以调用包中提供的函数进行数据处理、分析和可视化。

（3）获取帮助：Bioconductor 包通常提供了详细的帮助文档，可以使用"?function_name"或者"help(function_name)"来获取函数的帮助信息。

（4）社区支持：如果在使用 Bioconductor 包时遇到问题，可以在 Bioconductor 的官方网站或者其他生物信息学相关的社区寻求帮助。

Bioconductor 的官方网站提供了丰富的文档和教程，可以帮助用户更深入地了解和使用 Bioconductor 包。

（二）ggbio 包

ggbio 是一个基于 ggplot2 的 R 包，专门设计用于生物学数据的可视化。它主要用于绘制生物信息学领域的数据，包括基因组数据、蛋白质结构、染色体轨迹等。用户可以根据自己的需求选择合适的函数和参数，创建高质量的生物学数据可视化图形。以下是关于 ggbio 包的一些重要信息。

1. 主要特点

（1）基于 ggplot2：ggbio 构建在 ggplot2 的基础上，因此继承了 ggplot2 的所有特性，如图层、主题和标度等。这使得用户可以利用 ggplot2 的灵活性和美观性进行高度定制化的图形设计。

（2）生物信息学特化：ggbio 包提供了专门用于处理生物学数据的图层，例如，可以轻松绘制基因组数据、RNA-seq 数据、变异数据等，而不需要用户手动处理复杂的数据转换。

（3）基因组坐标绘制：ggbio 支持绘制基因组坐标、染色体轨迹、基因结构等生物信息学数据，使得用户可以直观地观察基因和变异的分布。

（4）交互式探索：ggbio 支持在绘图中加入交互式元素，例如，用户可以通过鼠标悬停来查看具体数值，或者通过缩放和平移来探索大规模的基因组数据。

（5）丰富的主题和样式：用户可以根据需要选择不同的主题和样式，使得绘制的图形符合特定的领域需求或出版要求。

2. ggbio 函数和用法　使用 ggbio 包绘制标准的人类染色体 ideogram 条带图示例如下。

```
# 加载了 ggbio
library(ggbio)

# 我们可以使用 Ideogram() 函数创建一个标准的人类染色体 ideogram 对象，并将其保存到变量 p.ideo 中：

p.ideo <- Ideogram(genome = "hg19")
#p.ideo 中就包含了标准的人类染色体 ideogram 对象。我们可以通过打印 p.ideo 来查看这个对象的信息：

print(p.ideo)
# 请确保我们的 R 环境中已经有互联网连接，因为 Ideogram() 函数需要从远程服务器下载染色体的信息。
```

八、常用于生物医学影像数据分析和建模的 R 包

在生物医学影像数据分析和建模领域，有一些专门的 R 包被广泛使用。以下是部分常用于生物医学影像数据分析和建模的 R 包。

1. AnalyzeFMRI　用于功能磁共振成像（fMRI）数据分析的包，提供了处理和分析脑影像数据的功能。

2. oro.nifti　用于读取和处理神经影像数据的包，支持 Neuroimaging Informatics Technology Initiative（NIfTI）数据格式。

3. ANTsR　是 Advanced Normalization Tools（ANTs）的 R 接口，ANTs 是一套用于图像分

析的开源工具，包括了各种影像配准和分割算法。

4．neuroim 提供了处理神经影像数据的工具，支持多种数据格式和图像处理技术。

5．fslr 提供了对 FSL（FMRIB Software Library）工具包的接口，FSL 包括了很多用于脑影像分析的命令行工具。

6．oro.dicom 用于读取 DICOM（digital imaging and communications in medicine）格式的医学影像数据。

7．Pinnacle.API 用于处理和分析医学放射治疗数据的包，支持 Pinnacle Treatment Planning System。

8．RImageJROI 用于与 ImageJ 软件集成，ImageJ 是一个强大的图像处理和分析软件，这个包可以在 R 中与 ImageJ 进行交互。

9．RNiftyReg 提供了用于影像配准的工具，支持 2D 和 3D 影像。

10．EBImage 用于生物医学图像处理和分析的包，支持图像滤波、分割、特征提取等操作。

需要注意，这些包的使用可能需要一定的领域知识，建议在使用之前详细阅读它们的官方文档和示例，以确保正确的使用。同时，随着技术的发展，新的包和工具不断涌现，建议及时查阅最新的文献和社区讨论，以了解最新的分析方法和工具。

九、常用于生物医学文本数据分析和建模的 R 包

在生物医学文本数据分析和建模领域，有一些专门的 R 包被广泛使用。以下是一些常用于生物医学文本数据分析和建模的 R 包。

1．tm（Text Mining Package） 提供了用于文本挖掘和分析的功能，包括文本预处理、文本转换、文本聚类、文本分类等。

2．quanteda 是一个文本分析和挖掘的包，提供了丰富的文本分析工具，支持文本预处理、关键词提取、文本分析等。

3．text2vec 用于文本向量化和文本挖掘的包，支持文本特征提取、文本相似度计算、文本分类等。

4．textTinyR 提供了一些简单但有效的文本挖掘工具，适用于处理小规模的文本数据。

5．wordcloud2 用于创建词云图的包，可用于可视化文本中常出现的关键词。

6．tm.plugin.webmining 提供了用于从网页抓取文本数据的工具，适用于从互联网上收集文本数据进行分析。

7．NLP（Natural Language Processing） 提供了自然语言处理的工具，支持分词、词性标注、命名实体识别等任务。

8．tm.plugin.dc 用于与 DocDB 数据库集成，支持从 DocDB 数据库中提取文本数据进行分析。

9．textreg 用于文本分类和情感分析的包，支持从文本数据中进行情感极性判断和分类。

需要注意，这些包的使用可能需要一定的领域知识，建议在使用之前详细阅读它们的官方文档和示例，以确保正确的使用。同时，随着技术的发展，新的包和工具不断涌现，建议及时查阅最新的文献和社区讨论，以了解最新的文本分析方法和工具。

十、常用于图模型与网络分析和建模的 R 包

在图模型与网络分析和建模领域,有一些专门的 R 包被广泛使用。以下是一些常用于图模型与网络分析和建模的 R 包。

1．**igraph**　用于图论和网络分析的包,提供了创建、分析和可视化复杂网络的功能,包括节点度中心性、聚类系数、最短路径等分析方法。

2．**statnet**　用于动态网络建模和分析的包,支持复杂网络的估计、模拟和可视化,包括 ERGMs（Exponential Random Graph Models）等模型。

3．**network**　提供了一套用于网络分析的工具,包括社交网络分析、网络可视化、图论分析等功能。

4．**graph-tool**　提供了用于图论和网络分析的工具,具有高效的性能和多样的分析方法,支持大规模网络的处理。

5．**tnet**　用于长期网络分析的包,主要用于研究动态网络的演化和变化。

6．**intergraph**　用于处理网络数据的包,支持将网络数据转换为 igraph 对象,以及在 igraph 和 network 对象之间进行转换。

7．**graph**　用于创建和分析网络数据的包,支持多种图形结构,如邻接矩阵、邻接列表等。

8．**RSiena**　用于长期社交网络分析的包,支持估计长期网络的动态变化和演化。

以上这些包提供了丰富的功能,可以用于不同规模和类型的网络分析与建模任务。建议根据具体的任务需求和数据特性来选择所使用的包。同时,这些包的官方文档和示例通常提供了详细的使用说明和示例代码,可供用户参考。

小　结

本章系统地介绍了 R 语言的核心概念和技能,结合医学应用案例和实际数据,为医学生提供了强大的数据分析工具。从基本的数据结构和流程控制开始,逐步延伸到高级的向量化操作、匿名函数和函数式编程,全面涵盖了 R 语言的重要知识领域。同时,还介绍了 R 中众多强大的数据分析功能,并作 R 包展示,为读者提供了丰富的工具资源,帮助更好地处理、分析和呈现医学数据。

掌握这些知识和技能不仅对医学生的学术研究有着重要的支持作用,更为未来的医学实践提供了强大的数据分析工具。在医学研究和临床实践中,我们面对的数据越来越复杂,而 R 语言正是我们应对挑战的得力助手。通过准确、高效地处理和分析医学数据,我们能够更深入地了解疾病特性,为疾病的早期预防和精准治疗提供更有针对性的解决方案。因此,本章内容将为医学研究和临床实践提供更强大的支持。希望读者在学习中不仅能够获得知识,还能够将所学应用于未来的医学实践中,为医学领域的发展贡献更大的力量。

整合思考题

1. 在案例3-1中，小明课题组的Excel文件需导入到R中。请选择一个适用于数据导入的R包，并编写一个代码示例，演示如何使用该包将Excel表格中的数据导入到R中。

2. 某研究收集了5名研究对象的收缩压（120 mmHg、130 mmHg、140 mmHg、115 mmHg、125 mmHg）和舒张压（80 mmHg、85 mmHg、90 mmHg、75 mmHg、82 mmHg），请编写一个自定义函数计算患者的平均血压。

3. 在医学研究中，经常需要对某一指标的变化进行监测，例如患者血压的日常波动。请设计一个R函数，该函数用于接收一个患者的血压测量数据，然后输出该患者每天的血压波动情况，包括每日血压的平均值、最大值、最小值，并选取一个R包，创建箱线图，展示不同时间（如相邻两天）患者血压的分布情况。

（李淼新　陈　雯）

第四章　数据处理与存储

导学目标

通过本章的学习，学生应能够：

※ **基本目标**
1. 理解数据采集的基本概念与方式，运用次级数据采集方法收集数据。
2. 理解数据库的基本概念与数据库的软硬件支撑体系。
3. 运用 MySQL 语言及其 R 语言接口对表格数据进行存储与处理。
4. 分析生物医学数据库经典实例与发展方向。
5. 掌握数据异常值和缺失值处理方法。
6. 掌握数据清洗与处理的方法。
7. 熟练使用 R 语言以及 ggplot2 包进行数据可视化。

※ **发展目标**
1. 结合专业兴趣，设计实验、对生物医学数据表格进行采集、清洗与存储。
2. 了解 Python 语言中基于 pandas 库进行数据清洗与处理的方法。
3. 了解 Python 语言中基于 matplotlib 库进行数据可视化的方法。

第一节　数据采集工具与技术

一、初级数据采集

（一）从初级数据采集到次级数据采集

从数据的采集的来源形式上看，可以将生物医学数据采集分为**初级数据采集**（**primary data collection**）和**次级数据采集**（**secondary data collection**）。其中，初级数据采集指的是研究者通过调查、观察等方式从个人、组织中直接获得数据的方法。这种采集数据的方法可以为研究人员提供原始的第一手信息，因此往往比二手信息更加准确、可靠，也更易于控制研究数据是否符合研究目的。而次级数据采集则使用其他研究人员或组织机构已经收集的数据开展研究，其信息通常来自文献综述、数据挖掘以及历史数据的重分析。需要说明的是，初级与次级数据采集不是完全割裂的。事实上，现在许多基于初级数据采集的研究也会利用系统综述、荟萃分析或者历史数据的重分析,将研究的直接发现与历史数据进行比较研究,以确证一致性发现或筛选重要的差异性指标;而这种基于次级数据采集的比较研究又会产生一系列新的假说,反过来促进针对新的科学问题开展新的直接调查或观察研究。**因此,有学者将这种基于初级与次级数据采集的研究循环迭代、不断推进研究深入的模型称为数据的生命周期**(data life cycle)(图 4-1)。

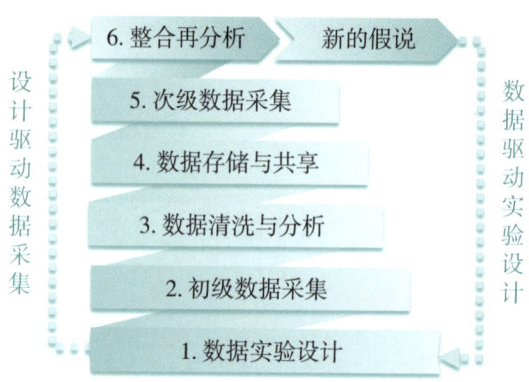

图 4-1 数据的生命周期示意图

(二)初级数据采集的工具和技术

初级数据采集的方法技术主要分为调查(survey)**与观察**(observation)**两大类别**。调查是指对个人或群体进行的问卷调查或访谈,从患者、医疗机构或公众那里收集信息,得到关于疾病状态、风险因素或健康问题主观见解的信息与数据。而观察则是指观察和记录人们在自然环境(非侵入性观察)和非自然环境(侵入性观察)中的行为、活动、生理与疾病指标,以收集难以通过调查或访谈衡量的信息与数据。

那么,在设计实验时具体应该选用调查还是观察?一般来说需要考虑以下几个核心因素。

1. **研究问题** 传统上,调查被认为更适用于公共卫生领域研究,如对某一个疾病高发地域的饮食、污染、睡眠等生活环境与生活状态进行排查,再通过统计方法推导、总结出疾病的风险因素。而观察则更适用于在医院和实验室进行的小群体研究,如观察特定招募人群的药物治疗效果和不良反应。

2. **数据类型** 不同类型的数据需要不同的数据收集方法。观察可产生定性数据(如症状程度、影像学特征等)和定量数据(如实验室检查指标等);而调查通常产生定量数据(程度、频次、类别等)。

3. **人群特征** 一般调查适用于大样本人群研究,而观察适用于特定样本研究。此外也要考虑研究的可行性,如对于老年人、残疾人等行动不便者,观察研究的可行性往往相对较低。

4. **时间和成本可行性** 一般来说,调查研究中单个样本数据采集成本较低,持续时间范围更长;而涉及仪器的观察可能成本更为高昂,大规模、长时间观察并不可行。

然而,需要特别说明的是,调查与观察之间的界线并不是泾渭分明的。例如,对于难以客观定量的临床指标,如精神健康相关指标,临床研究中同样需要通过结构化的调查表予以评估。而随着可穿戴设备、云健康等新型技术的发展与推广,大人群的实时健康观察也成为可能。表 4-1 就列举了在临床和实验室中常见的直接观察数据的采集工具和技术。这些技术的采集与数据处理方法在后续章节均有详细介绍,在这里不再展开赘述。

表 4-1　一些生物医学观察数据及其采集技术

数据类别	采集工具或技术	数据形式	相关章节
病史与治疗史	由临床医生观察记录[a]	通常是非结构化或半结构化的文本[d]	第九章
检验结果	实验室检查中各种检验试剂盒与仪器[b]	结构化或半结构化的定量或定性数据[d]	第五章、第九章
医学影像[c]	医学成像设备，如超声、MRI、X线、CT等，也可能包括录像设备记录的患者行为影像	非结构化的图片或视频[d]	第八章
医学图片[c]	照相机、显微镜等拍摄的病灶照片或病理切片	非结构化的图片[d]	第八章
生物信号数据	心电图、脑电图、呼吸监控、可穿戴设备等	半结构化的定量时间序列数据[d]	第十章
分子组学数据	高通量测序仪（基因组、转录组、微生物组等）和质谱设备（蛋白质组、代谢组等）	原始数据是非结构化/半结构化的数据，处理后的最终结果往往是结构化的定量数据[d]	第七章

[a] 这里指的是狭义的电子健康记录，广义的电子健康记录不仅包括患者的病史和治疗史，还涵盖了人口学统计、免疫状态、实验室检查结果、放射图像影像、生命体征等更多维度的信息。
[b] 这里的实验室检查一般指的是医院检验科临床实验室对于生物样本（血液、尿液、粪便等）进行的各种检测、分析和研究活动中产生的数据。
[c] 一般也会把医学影像与医学图片合称为医学图像。
[d] 数据是否结构化主要看数据是不是依照特定的格式模板组织起来的。

二、次级数据采集

不同于初级数据采集，次级数据采集需要利用已有实验或队列研究，或者来自日常生活的数据进行重新采集与分析。基于次级数据采集的研究，包括对历史实验数据的整合分析和一些基于真实世界数据的研究。以真实世界数据为例，真实世界数据指并非在实验、干预或控制条件下（包括临床试验、队列研究和动物/细胞实验等），而是在日常生活或者是在非控制环境下的临床实践中产生的数据。包括电子健康记录、医疗保险记录、从移动或可穿戴设备收集的健康状况信息，以及从互联网中收集的数据等。这些数据往往具有样本量大、偏倚性小、动态性高等优势，但同时也存在不易访问和获取、数据质量参差不齐、数据元素缺失较多等问题。对于此类数据，**其数据通常主要来源于互联网或已有的数据库平台，因此网络技术对于次级数据采集至关重要**。从网络平台上采集数据的工具与技术包括直接下载、网络应用程序接口和爬虫程序等。

（一）直接下载

直接下载（direct download）指的是不经过第三方工具或平台，直接从目标网站下载数据文件的方式。这种直接下载方式避免了中间环节可能带来的风险和不便，如被第三方工具或平台限制、需要注册或登录等操作。用户一般可以通过指定目标网页的链接，从网页浏览器下载对应数据。但对于体积较大的数据文件，如基因组和转录组测序原始数据，仍建议采用专用的工具进行下载，以保证下载的稳定性与数据的完整性。例如，美国国家生物技术信息中心（National Center for Biotechnology Information，NCBI）就开发了一套名为 SRA-Toolkit 的软件工具包，专门帮助用户从其旗下的测序数据库 SRA 中下载数据，并进行数据的验证、提取等操作。

(二)网络应用程序接口

网络应用程序接口(web application programming interface,WebAPI)是应用程序提供的一套供用户调用的接口,这种方式以 API 作为用户与网站服务器系统间沟通的桥梁,用户通过调用服务器系统提供的 API 接口来实现文件下载。对于复杂的数据库,用户需要的数据可能实际上涉及其中的多个数据表格或文件,如果表示为下载链接则会十分复杂,用户难以直接书写出来。而 WebAPI 则允许用户通过对 API 特定命令参数的调整,灵活地下载不同数据集中的数据,从而大大减少用户负担。一些大型综合生物医学数据库提供了专门的 WebAPI 供用户批量下载数据,如基因组综合数据库 Ensembl 就提供了基于 RESTful API 技术的 WebAPI 接口。用户可以通过该接口以自定义的方式批量获取基因组序列、变异、注释、调控等主要数据库的信息。

在 WebAPI 中,用户获取数据的主要方式有 GET 和 POST 两种,它们是超文本传输协议(HTTP)规定的从网页浏览器向网站服务器发送请求的两个主要方法。其中,**GET 请求方法将一系列参数直接加到目标网页链接的后方中,链接中每个参数的值代表一个字段,以此限定请求的具体信息**。如下方示例链接就采用 GET 方法,请求获得人类癌症基因 *PTEN*(Ensembl 中基因编号为 ENSG00000171862)的所有产物蛋白质序列。

> https://rest.ensembl.org/sequence/id/ENSG00000171862?content-type=text/x-fasta;multiple_sequences=1;type=protein

这里"https://rest.ensembl.org"是网站服务器域名,"/sequence/id/ENSG00000171862"是目标网页,而"?"后面则以"参数名=参数取值"的形式罗列了一系列限定请求的具体参数,以分号分割。如"content-type=text/x-fasta"要求数据以 FASTA 标准生物序列格式传输,而"type=protein"则指定下载蛋白质序列。在 R 语言中,可调用 WebAPI 实现同样的操作:

```
library(httr)
library(jsonlite)
library(xml2)
server<-"https://rest.ensembl.org"
tar<-"/sequence/id/ENSG00000171862?multiple_sequences=1;type=protein"
r<-GET(paste(server, tar, sep = ""), content_type("text/x-fasta"))
stop_for_status(r); print(content(r))
```

我们注意到,在以上 WebAPI 示例中,content_type 被单独列出,而没有放到执行请求的链接中,这更有利于在执行多个请求时统一数据的输出格式。除了标准 FASTA 格式外,Ensembl 的 **WebAPI 还支持 JSON 和 XML(详见框 4-1)这两种常见的半结构化数据格式**(这也是上例中需要调用软件包 jsonlite 和 xml2 的原因)。若想获取 JSON 和 XML 格式序列,只需要将 content_type 分别设置为"application/json"和"x-seqxml+xml"即可。此外,获取到的数据内容可以通过 content() 函数快速取得。相较于在浏览器中输入下载链接,WebAPI 更利于数据的批量获取并处理。

框 4-1 使用 JSON 与 XML 语言表示半结构化数据

随着医学数据科学的发展，单纯的结构化数据表格或者非结构化的图片无法涵盖全部的生物医学数据类型。生物医学数据中相当一部分可以用半结构化的形式存储，如电子病历。半结构化数据虽然也有一定属性条目的结构，但属于同一类的实体可以有不同的属性，即使他们被组合在一起，这些属性的顺序也并不重要。半结构化数据的这一特性要求通过表格以外的更为灵活的数据结构来进行数据存储与交换。JSON（JavaScript Object Notation）和 XML（eXtensible Markup Language）正是这种具有灵活结构的描述、传输和存储数据的语言。JSON 和 XML 具有简洁易读、可扩展性、跨平台和语言无关性等多个有利于表示半结构化数据的优势。下面是一个简单的 JSON 和 XML 表示同一数据的示例。

JSON 示例：

```
{
"姓名":"张三",
"诊断":["糖尿病","冠心病"],
"实验室检查":{
"血糖":8.1,
"心电图":"室性早搏"
}
}
```

注：JSON 以键值为数据储存单位，以"键值名称:键值"的形式表示数据，键值间以逗号分割，支持中文键值名。同类键值和不同类键值组需要分别用中括号和大括号表示它们的范围与层次关系。

而 XML 则以标签为数据储存单位，以"<标签名 属性>标签值</标签名>"的形式表示数据，一般不支持中文标签名，但可以以标签属性的形式代为表示。此外，XML 无需用括号形式区分同类和不同类标签。

XML 示例：

```
<person>
    <name> 张三 </name>
    <diagnosis>
       <diag> 糖尿病 </diag>
       <diag> 冠心病 </diag>
    </diagnosis>
    <extests>
       <extest1 testname=" 血糖 "> 8.1 </extest1>
       <extest2 testname=" 心电图 "> 室性早搏 </extest2>
    </extests>
</person>
```

如果要一次性下载多个基因的产物蛋白质，GET 请求就有些力不从心了。这时，我们可以改用 **POST 请求方法**提交下载请求，它不同于 GET，而是**将请求的具体信息以 HTML 请求头（header，可以粗略理解为一个涵盖所有请求参数的列表）的形式隐含地提交给目标网页**，因此可以支持形式更为复杂的请求。例如，下例在 *PTEN* 基因基础上，进一步使用 POST 方法同时获取另外两个常见癌症基因 *TP53*（基因编号 ENSG00000141510）和 *KRAS* 基因（基因编号 ENSG00000133703）的产物蛋白序列。

```
library(httr)
library(jsonlite)
library(xml2)
server<-"https://rest.ensembl.org"
tar<-"/sequence/id"
r<-POST(paste(server, tar, sep = ""), content_type("application/json"), accept("application/json"), body = '{"ids":["ENSG00000171862", "ENSG00000141510","ENSG00000133703"], "type":["protein"]}')
stop_for_status(r); head(fromJSON(toJSON(content(r))))
```

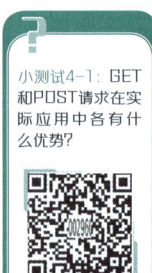

小测试4-1：GET和POST请求在实际应用中各有什么优势？

在上例中，content_type 同样被单独列出，此外请求参数信息以 JSON 格式赋值给了 body 参数，其形式为：

'{" 参数 1 名称 ":[参数 1 取值列表], ...," 参数 N 名称 ":[参数 N 取值列表]}'

这里大括号中先后提供了 ids 与 type 两个参数的取值列表，参数间以逗号分割。另外，需要特别注意上例中分别用单引号与双引号定义了输入字符串和 JSON 信息的边界，以避免混淆。关于 Ensembl 下载不同数据所需的具体 WebAPI 参数，在其官网提供了具体的说明（https://rest.ensembl.org/），这里就不再赘述了。

（三）爬虫程序

爬虫（**crawler**）是一种自动获取互联网数据的程序或脚本。它以模拟用户浏览网页的方式，提取所需信息，或执行特定操作。通过这种方式，网络爬虫能够从各类网站获取并分析大量数据。网络爬虫的应用领域广泛，包括搜索引擎、数据分析、网络监控、自动化测试等。不同于 WebAPI，爬虫技术是由数据获取方根据所需的数据要求主动抓取的，而不是由数据提供方主动提供的。爬虫没有特定的数据格式约束，从而使其更灵活、自由，例如爬虫可以从网站上抓取文字、表格、图像、视频等信息。

爬虫的算法主要涉及如何选择和遍历网页的策略，常见的有以下几种。

1. 深度优先搜索算法（DFS） 该算法要求尽可能深入地探索每个链接，从一个起始网页开始，沿着每个链接深入访问，直到没有新的链接为止，然后回溯到上一级网页，继续访问其他链接，直到所有网页都被访问过为止。这种算法适合抓取网站的整体结构，但可能会陷入死循环或者无效链接。

2. 广度优先搜索算法（BFS） 该算法要求尽可能广泛地覆盖每个网页，从一个起始网页开始，先访问它的所有直接链接的网页，然后再依次访问这些网页的直接链接的次级网页，以此类推逐级搜索，直到所有网页都被访问过为止。这种算法适合抓取网站的表层内容，但可能会遗漏一些深层次的信息。

3. PageRank 算法 该算法是根据网页的重要性进行优先访问，根据网页之间的链接关系，计算每个网页的重要性得分（一般一个网页被其他网页链接引用越多，重要性越高），然后按照得分从高到低进行访问。这种算法适合抓取网站的核心内容，但可能会忽略一些边缘或者新近添加的信息。

4. 主题爬虫算法 该算法根据预先定义的主题或者关键词进行相关性筛选，对每个网页进行内容分析，判断其是否与主题相关，然后根据相关性进行选择和访问。这种算法适合抓取特定领域或者需求的信息，但可能会遗漏间接相关的网页。

R 语言和 Python 语言都是常用的网络爬虫编程语言，它们都有多个爬虫软件包。总体来说，R 语言更适合做小型爬虫，语法简洁直观，有丰富的数据分析和可视化功能，但在处理大量数据或动态网页时，性能较差。Python 更适合做大型爬虫，语法灵活强大，并且有活跃的社区支持，更容易在网络论坛中找到技术问题的解决方案。

在 R 语言中常见的爬虫软件包如下。

rvest：一个专注于网页元素提取的程序包，它可以使用 CSS 选择器或者 XPath 来定位和获取网页中的文本、图片、链接等内容，并支持表单填写和模拟会话。它的优点是简单而强大，可以快速地完成网页数据的抓取和解析。rvest 适合用来爬取静态网页，也就是网页中的数据不需要通过 JavaScript 代码动态生成的网页。

RSelenium：一个专注于动态网页抓取的程序包，它可以控制浏览器进行网页的加载、渲染、点击、滚动等操作，并支持多种浏览器和操作系统。它的优点是强大而稳定，可以应对各种复杂和难以抓取的网页，如 JavaScript、Ajax、Flash 等。

RCurl：一个用来发送 HTTP 请求的程序包，它基于 libcurl 的 R 接口，可以实现 httr 的大部分功能。RCurl 还支持多种请求方法，也可以设置代理、cookie、用户代理等参数，从而实现更复杂的爬虫功能。RCurl 通常需要配合 XML 来解析和提取 HTML 中的数据。

在 Python 中常见的爬虫程序包如下。

requests：一个用来发送 HTTP 请求的程序包，它可以方便地获取网页的 HTML 源码，但是它不能执行 JavaScript 代码，也不能模拟浏览器的交互行为。requests 通常需要配合其他的库来解析和提取 HTML 中的数据，如 BeautifulSoup。

BeautifulSoup：一个用来解析和操作 HTML/XML 文档的程序包，它提供了更友好的方法来搜索和提取网页中的元素，如使用 CSS 选择器或者 XPath 表达式。BeautifulSoup 本身不负责发送请求和获取网页，所以它需要依赖 requests 或者其他的库来获取 HTML 源码。

Scrapy：一个用来构建和运行爬虫的程序包，它提供了很多强大的功能，如请求调度、数据提取、数据存储、中间件、管道、代理、爬虫管理等。Scrapy 可以发送请求和获取网页，也可以使用 CSS 选择器或者 XPath 表达式来解析和提取网页中的数据。Scrapy 是一个功能比较完整的爬虫解决方案，但是它对爬虫代码的规范性要求较高，相对更难学习。

Selenium：一个用来自动化测试网页应用的程序包，它可以模拟浏览器的行为，如点击、输入、滚动等，它也可以执行 JavaScript 代码，从而获取动态生成的网页内容。Selenium 需要配合浏览器驱动来使用，如 ChromeDriver 或者 FirefoxDriver 等，这会增加爬虫的开销和复杂度。Selenium 也需要配合其他的库来解析和提取网页中的数据，如 BeautifulSoup。

下面我们采用两个小型爬虫示例，展示如何使用 R 语言爬虫软件包从公共数据库中采集数据。

特别注意：**很多公共数据库都有反爬虫机制，大量爬虫获取信息会导致整个学校被数据库网站封禁！**

示例一：在 PubMed 上以"spatial transcriptomics"为关键词搜索 2018—2023 年的综述文章，提取文章题目、作者、摘要并保存，以便后续总结归纳该方向的研究进展（详见"知识拓展：爬虫示例一"二维码）。

知识拓展：爬虫示例一 PubMed 文献挖掘

示例二：在长链非编码 RNA（long non-coding RNA，lncRNA）数据库 NONCODE 中搜索感兴趣的基因编号 NONHSAG042970.2，提取表达矩阵和疾病关联矩阵，获取表达量最高的细胞和组织，以及该 lncRNA 的名字和出现最多的疾病，体现表达特异性对疾病关联的提示作用（详见"知识拓展：爬虫示例二"二维码）。

知识拓展：爬虫示例二 NONCODE 数据库页面挖掘

第二节 数据质量与数据清洗

一、数据质量分析概览

(一)缺失值的识别与处理

在现实世界中,用户填写不完整、数据编码错误、设备损坏等原因常导致数据中存在缺失值(missing value),这一现象是极其普遍的。所以在最开始接触一套数据时,我们需要对缺失值进行识别及处理,以方便后续的数据分析。

1. 缺失值识别 R 中的缺失值用符号"NA"(Not Available,不可用)表示,且字符型和数值型数据使用的缺失值符号相同,使用 is.na() 函数可以方便地检测缺失值(详见第三章)。

当数据集增大时,is.na() 函数则会难以清楚地展现出缺失值的模式。下面介绍 2 个能够更直观地观察数据中缺失值模式的包:mice 和 VIM,分别通过列表化和可视化的方式展现缺失值模式。这里我们以 R 中内置的数据 airquality 为例,说明这 2 个包的使用方式。

在此之前,我们可以使用 summary() 函数给出数据变量描述性统计特征,其中也包含了每个变量缺失值的个数。

```
summary(airquality)
##     Ozone           Solar.R          Wind            Temp
##  Min.   :  1.00   Min.   :  7.0   Min.   : 1.700   Min.   :56.00
##  1st Qu.: 18.00   1st Qu.:115.8   1st Qu.: 7.400   1st Qu.:72.00
##  Median : 31.50   Median :205.0   Median : 9.700   Median :79.00
##  Mean   : 42.13   Mean   :185.9   Mean   : 9.958   Mean   :77.88
##  3rd Qu.: 63.25   3rd Qu.:258.8   3rd Qu.:11.500   3rd Qu.:85.00
##  Max.   :168.00   Max.   :334.0   Max.   :20.700   Max.   :97.00
##  NA's   :37       NA's   :7
##     Month            Day
##  Min.   :5.000   Min.   : 1.0
##  1st Qu.:6.000   1st Qu.: 8.0
##  Median :7.000   Median :16.0
##  Mean   :6.993   Mean   :15.8
##  3rd Qu.:8.000   3rd Qu.:23.0
##  Max.   :9.000   Max.   :31.0
```

可以看到第一个变量 Ozone 和第二个变量 Solar.R 分别有 37 和 7 个缺失值。接下来我们进一步的使用 mice 和 VIM 包的函数探索缺失值模式。

(1)列表化方式:mice 包

mice 包提供的 md.pattern() 函数有利于我们对数据缺失模式有更好的理解。

```
install.package('mice')
library(mice)
md.pattern(airquality)
##      Wind Temp Month Day  Solar.R Ozone
## 111    1    1    1    1      1      1    0
## 35     1    1    1    1      1      0    1
## 5      1    1    1    1      0      1    1
## 2      1    1    1    1      0      0    2
##        0    0    0    0      7     37   44
```

0 和 1 分别表示有缺失值和没有缺失值的模式，第一行表示没有缺失值模式，第二行则表示只有 Ozone 变量有缺失值的模式，以此类推。第一列表示该模式的实例个数，最后一列则表示该模式中有缺失值的变量的个数。上述数据中有 111 个实例没有缺失值，35 个实例仅 Ozone 变量为缺失值。最后一行表示每个变量缺失值的个数，与之前通过 summary() 函数得到的结果是一致的，Ozone 和 Solar.R 变量分别有 37 和 7 个缺失值。

（2）可视化方式：VIM 包

VIM 包中的 aggr()、matrixplot() 函数能以图形的方式更直观地展现出缺失值模式。

```
install.packages('VIM')
library(VIM)
aggr(airquality, number=TRUE, prop = FALSE) # number=TRUE 表示展现个数，prop=FALSE 表示不以比例的方式展现
```

```
matrixplot(airquality)
```

默认红色表示缺失值，从图 4-2 左图可以看到 Ozone 变量的缺失值最多，右图则展现出和 mice 包中 md.pattern() 函数得到的类似的缺失值模式。

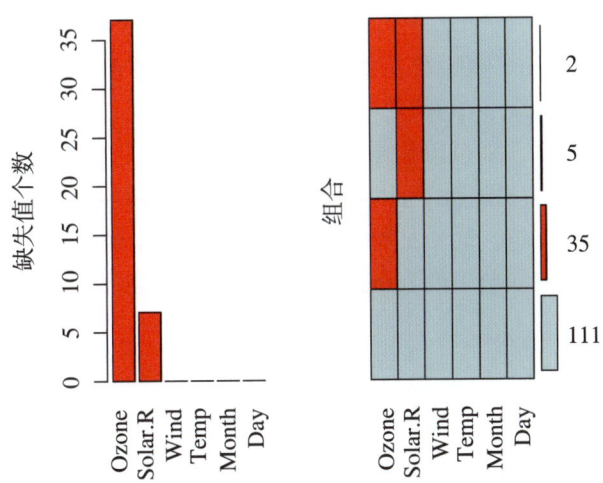

图 4-2　aggr() 生成的 airquality 数据集的缺失值模式图形

如图 4-3，默认红色表示缺失值，深色表示值小，浅色表示值大。通过 matrixplot() 函数可以更细致地观察到每个实例的变量缺失情况。

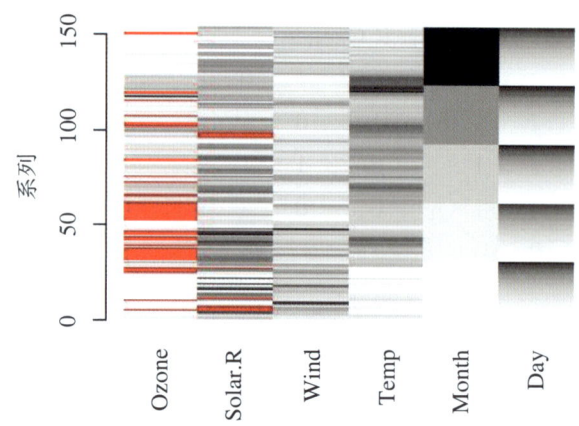

图 4-3　airquality 数据集按实例（行）展示真实值大小和缺失值（红）的矩阵图

2．缺失值处理　当我们识别出缺失值后，需要对缺失值进行处理，常见的方法有删除缺失值和填补缺失值法。

（1）删除缺失值：在进一步分析数据前要删除缺失值，否则含有缺失值的计算结果也是缺失值。

```
x <- c(1,3,5,NA)
sum(x)
## [1] NA
```

多数的数值函数像 sum() 函数一样有 na.rm=True 选项，能够在计算之前移除缺失值后使用剩下的值进行计算。

```
sum(x, na.rm = TRUE)
## [1] 9
```

此外，还可以通过 na.omit() 删除数据框中所有含有缺失值的行或通过 complete.cases() 函数识别含有缺失值的行并进行删除（详见第三章）。

如果缺失值存在的数量少，则可以使用删除方法，如果缺失值普遍存在于数据中，删除的方法则会删掉大量的观测值，这时候我们可以考虑填补缺失值法。

（2）用合适的值替代缺失值：简单插补即用 0 值、平均值、中位值或众数等具体的值直接替换缺失值。这里我们使用 Hmisc 包中的 impute() 函数进行简单插补。

```
install.packages('Hmisc')
library(Hmisc)
airquality$Ozone[1:5]
## [1] 41 36 12 18 NA
data <- airquality
impute(data$Ozone, mean)[1:5]
```

```
##         1         2         3         4        5
## 41.00000  36.00000  12.00000  18.00000 42.12931*
impute(data$Ozone, 0)[1:5]
##  1  2  3  4  5
## 41 36 12 18  0*
```

这里仅展示了经由 impute() 函数填补后的一部分数据，可以看到原本变量 Ozone 第 5 个数据为缺失值（标记为 *），根据填补的方式不同，分别填补为平均值或者 0 值。简单插补是插入某个的固定值，不具有随机性，其优点是不用减少分析过程中可用的样本量，但如果缺失值数据过多，简单插补则会造成低估变量标准差、曲解变量间的关系。

插补法还包括 KNN 插值法、多重插补、回归插补等，KNN 插值法常用 DMwR 包里的 knnImputation() 函数；多重插补常用的包有 Amelia、mice 和 mi 包，如果需要深入了解，可以查看相应包的说明文档。

（二）异常值处理

本节的异常值（outlier）是指离群点，有时候由于观测异常或者数据录入错误，会有极个别数据点出现巨大偏差，有可能会影响后续数据分析的结论，我们需要鉴别异常值并进行处理。

1．异常值识别

（1）可视化：箱线图能够很清楚地展示出离群点的位置。如图 4-4 所示，箱线图以上下四分位点为界画一个矩形盒子，默认延长线不超过盒长（IQR）的 1.5 倍，在此之外的则被认为是异常值。

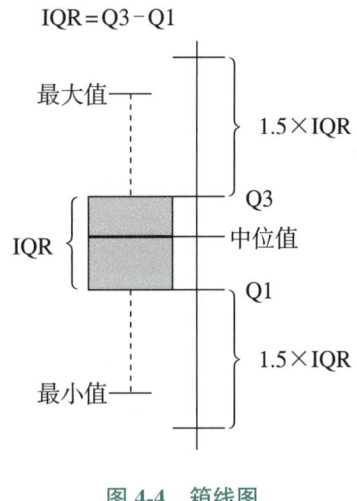

图 4-4　箱线图

可以使用 boxplot() 函数展示数据分布，也可以使用 boxplot.stats() 检测出异常值。具体操作和结果如下。

```
y <- c(0, 20:50, 500, 1000)
boxplot(y)
```

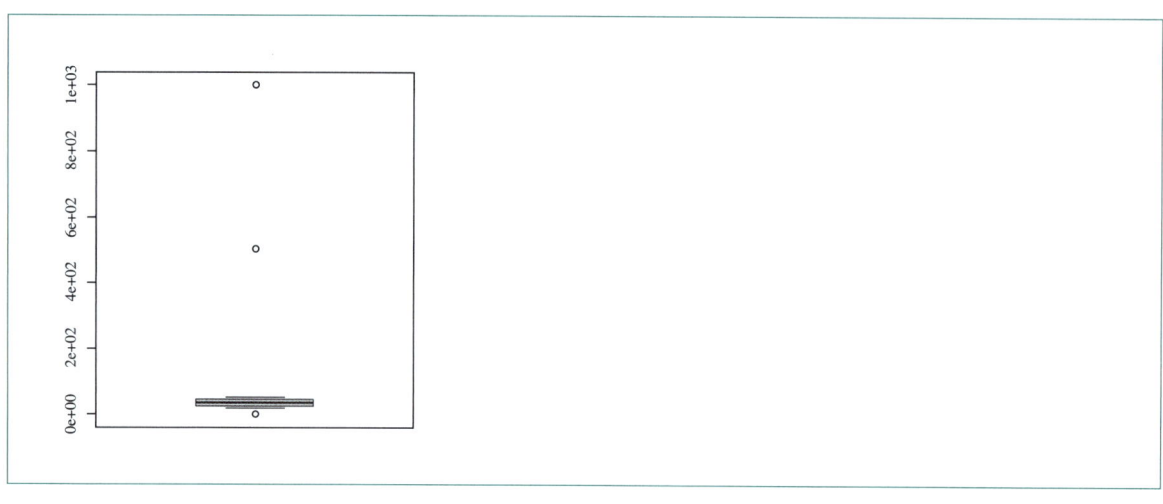

```
boxplot.stats(y)
## $stats
## [1] 20.0 27.0 35.5 44.0 50.0
##
## $n
## [1] 34
##
## $conf
## [1] 30.89355 40.10645
##
## $out
## [1]    0   500 1000
```

根据作图和 boxplot.stats() 函数输出的结果 out，可以看到 0、500、1000 都是异常值。其中 boxplot.stats() 函数的 coef 参数默认为 1.5，可以调节该参数，使得排除异常值的范围发生变化。

```
boxplot.stats(y, coef=2)
## $stats
## [1]    0.0 27.0 35.5 44.0 50.0
##
## $n
## [1] 34
##
## $conf
## [1] 30.89355 40.10645
##
## $out
## [1]   500 1000
```

当我们令 coef=2 时，0 不再是异常值。

（2）z-score 方法：是将数据进行标准化（数据减去平均值，再除以标准差），该方法认为数据服从正态分布，z-score 绝对值大于 3 的数据点认为是异常值。

```
y[abs(scale(y)) > 3]
## [1] 1000
```

此方法认为 1000 是异常值。

（3）局部离群因子法（local outlier factor，LOF）：是一种基于密度的离群点检测方法。LOF 值接近 1，说明该点的密度与邻近点的密度相近；LOF 值小于 1，说明该点的密度高于邻近点的密度，该点为密集点；LOF 值大于 1，说明该点的密度小于邻近点的密度，该点为离群点。

```
install.packages('DMwR2')
library(DMwR2)
y[lofactor(y, k=5)>2]
## [1]    0  500 1000
```

这里我们设阈值为 2，LOF 值大于 2 则认为是异常值，参数 k 用于计算 LOF 值的邻近点数量，可以看到 0、500、1000 是异常值。

2．异常值处理　在我们识别出异常值后，要确认是否是真实的异常值。有些值只是离群点，但并不是真实的异常值，处理的话反而会影响后续数据分析结论的准确性。如果确定是异常值，那么可以将异常值编码为缺失值，按照缺失值的方法（删除/填补）进行处理。

（三）dlookr 数据处理包的使用

dlookr 是一个用于数据诊断、探索和转换的 R 包。在数据质量分析（数据诊断）模块，dlookr 提供了高度集成的函数用于各类数据的缺失值和离群点等指标的分析，并提供了方便易用的可视化函数展示结果，还能生成数据诊断的网页或 pdf 报表。同时，dlookr 包主要使用 tibble 对象作为输出结果，与常用的数据清洗包 dplyr 高度兼容（见下文），使用者可以灵活地结合使用两个包内的工具完成数据诊断和清洗。此外，dlookr 包中的许多函数对数据库数据提供了分析支持，数据库数据可以以 tbl_dbi 类型对象的形式输入这些函数，详细使用方法请自行查阅官方说明文档。

本节以 nycflights13 包内的飞行航班数据为例讲解 dlookr 如何用于数据质量分析。首先，下载并导入示例数据和相关 R 包。

```
install.packages('tidyverse')
install.packages('dlookr')
install.packages('nycflights13')
library(tidyverse)
library(dlookr)
library(nycflights13)
```

1．diagnose 函数及其变体的使用　dlookr 包将丰富的数据诊断功能集成于 diagnose 函数和它的变体 diagnose_category()、diagnose_numeric() 和 diagnose_outlier()。diagnose() 是通用的数据诊断函数，而后三者则可以执行更加全面且精细的分类变量、数值变量以及数值变量的离群点诊断。

（1）diagnose() 函数：接受 data.frame、grouped_df 或 tbl_dbi 类型数据作为输入，并统计各列变量的缺失值和重复值。示例如下。

```
diagnose(flights) %>% print(n = 4)
## # A tibble: 19 × 6
##    variables types   missing_count missing_percent unique_count unique_rate
##    <chr>     <chr>           <int>           <dbl>        <int>       <dbl>
## 1 year      integer             0               0            1  0.00000297
## 2 month     integer             0               0           12  0.0000356
## 3 day       integer             0               0           31  0.0000920
## 4 dep_time  integer          8255            2.45         1319  0.00392
```

缺失值占比过高（接近 100%）的变量应该在下游分析前被去除。若占比较低，则可根据具体情况选择直接删除含有缺失值的观测单位或使用一些填充策略（如均值填充）填充缺失值。而所有变量都为同一重复值的变量（unique count）也不应当被纳入下游分析，因为其变异为 0，可以认为不含有信息。

可以通过向 diagnose() 函数传入列名参数来诊断特定的变量，而不是全部。既可以逐个传入列名参数，也可以将其作为位置看待，即使用"："指定列变量的位置范围。另外，还可以在变量名或范围前加"-"反选变量。

```
diagnose(flights, year, month, day)
## # A tibble: 3 × 6
##    variables types   missing_count missing_percent unique_count unique_rate
##    <chr>     <chr>           <int>           <dbl>        <int>       <dbl>
## 1 year      integer             0               0            1  0.00000297
## 2 month     integer             0               0           12  0.0000356
## 3 day       integer             0               0           31  0.0000920
diagnose(flights, year:day)
## # A tibble: 3 × 6
##    variables types   missing_count missing_percent unique_count unique_rate
##    <chr>     <chr>           <int>           <dbl>        <int>       <dbl>
## 1 year      integer             0               0            1  0.00000297
## 2 month     integer             0               0           12  0.0000356
## 3 day       integer             0               0           31  0.0000920
diagnose(flights, -(year:day)) %>% print(n = 4)
## # A tibble: 16 × 6
##    variables      types   missing_count missing_percent unique_count unique_rate
##    <chr>          <chr>           <int>           <dbl>        <int>       <dbl>
## 1 dep_time       integer          8255            2.45         1319  0.00392
## 2 sched_dep_time integer             0               0         1021  0.00303
## 3 dep_delay      numeric          8255            2.45          528  0.00157
## 4 arr_time       integer          8713            2.59         1412  0.00419
```

(2) diagnose_numeric() 函数：与 diagnose() 的使用方法类似。但只对输入数据中的数值变量进行诊断，并返回更加详细的数值变量质控统计量。

```
diagnose_numeric(flights) %>% print(n = 4)
## # A tibble: 14 × 10
##   variables   min    Q1   mean  median    Q3   max  zero minus outlier
##   <chr>     <dbl> <dbl>  <dbl>   <dbl> <dbl> <dbl> <int> <int>   <int>
## 1 year       2013  2013   2013    2013  2013  2013     0     0       0
## 2 month         1     4   6.55       7    10    12     0     0       0
## 3 day           1     8  15.7       16    23    31     0     0       0
## 4 dep_time      1   907  1349.    1401  1744  2400     0     0       0
```

结果中的极值、均值和分位数可以展示数据分布的概况，而零值、负值和离群点的统计可以提示异常观测的存在。可以根据分析目的在下游分析中去除或转换这些异常观测。

(3) diagnose_category() 函数：可以对输入数据中的类别变量（factor、character、datetime）进行更细致的分析。统计类别变量每个水平出现的频数和频率，并按频率高低排序。

```
diagnose_category(flights, add_date = F) %>% print(n = 4)
## # A tibble: 33 × 6
##   variables levels       N   freq ratio  rank
##   <chr>     <chr>    <int>  <int> <dbl> <int>
## 1 carrier   UA      336776  58665  17.4     1
## 2 carrier   B6      336776  54635  16.2     2
## 3 carrier   EV      336776  54173  16.1     3
## 4 carrier   DL      336776  48110  14.3     4
```

需要注意的是，目前 diagnose_category() 不支持同时分析 datetime 类型变量和其他类型类别变量，可以分别通过 add_character 和 add_date 参数控制是否纳入 character 类型和 date 类型的变量。此外，可以通过 top 参数指定返回每个变量频率最高的 n 个水平。

(4) diagnose_outlier() 函数：可以输出相对于 diagnose_numeric() 更加丰富的关于数值变量离群点的诊断信息，包括删除离群点前后变量的均值。不过要判断离群点对于数据分布的影响，下面介绍的可视化工具更加直观和实用。

2. 缺失值与离群点的可视化展示　plot_na_pareto()、plot_na_hclust()、plot_na_intersect() 可以接受 data.frame 类型数据作为输入，统计各变量的缺失值，并以不同方式可视化结果。

(1) plot_na_pareto()：绘制各变量缺失值的帕累托图，并根据缺失值占比对变量评级。通过 grade 参数可以修改评级标准。具体操作和结果如下。

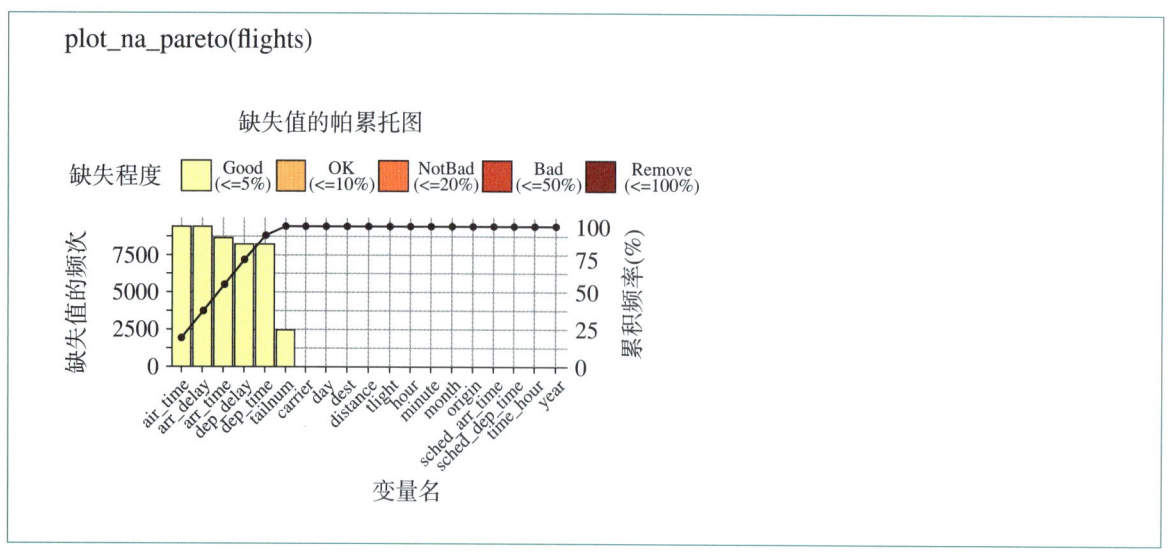

（2）plot_na_hclust()：与 plot_na_pareto() 展示的信息相似，但会根据缺失值占比对变量进行层次聚类。

（3）plot_na_intersect()：可以展示变量组合的缺失值，揭示变量之间的关系，有助于精准制定缺失值处理策略。具体操作和结果如下。

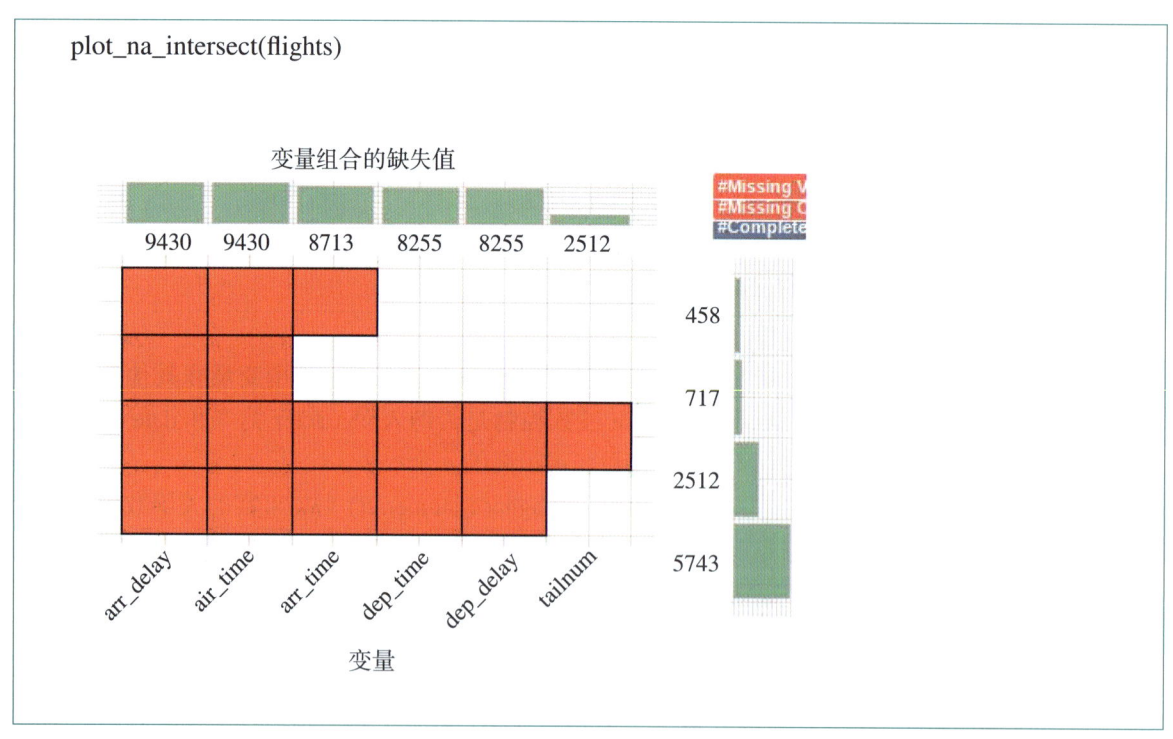

（4）plot_outlier()：可以展示离群点对变量分布的影响，其使用方法与 diagnose() 函数类似。plot_outlier() 会为每个纳入分析的变量生成一个分析结果，这里展示 flights 数据集中 arr_delay 变量的分析结果。

```
plot_outlier(flights, arr_delay)
```

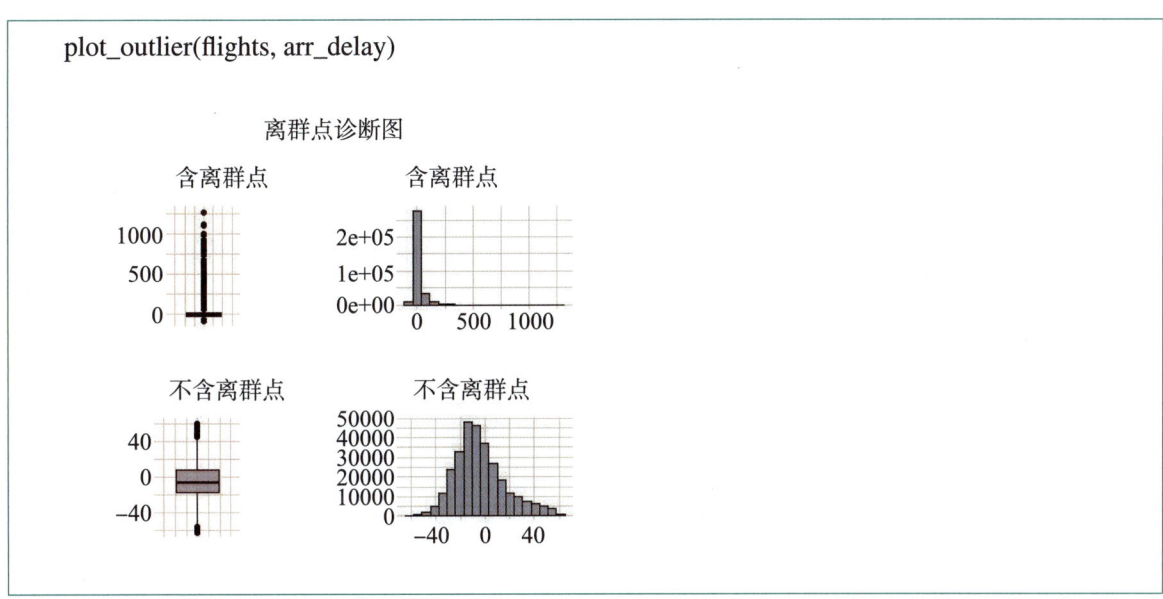

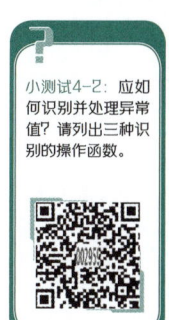

小测试4-2：应如何识别并处理异常值？请列出三种识别的操作函数。

可以发现，删去缺失值后，数据较接近正态分布。若在要求该变量服从正态分布的模型中（如将该变量作为预测变量的线性模型），应该考虑删去缺失值。

3．**动态与静态报告生成** diagnose_web_report() 和 diagnose_paged_report() 函数可以接受 data.frame 或 tbl_dbi 类型数据作为输入，并分别生成详尽的动态 html 网页和静态 pdf 形式的数据诊断报告。报告内容为以上介绍的各种数据诊断函数输出结果的综合，还包括输入数据头尾部分样本的展示。

二、数据清洗基础

（一）排序

数据排序是数据分析中重要的预处理步骤。在 R 语言中，数据排序通常通过 3 个函数来实现：sort()、rank()、order()。

1．**sort() 函数** 接受向量作为输入，返回排序后的向量。

```
x <- c(64,93,31,87,72,31,100,99,11,31)      # 定义向量 x
x
##  [1]  64  93  31  87  72  31 100  99  11  31
sort(x)
##  [1]  11  31  31  31  64  72  87  93  99 100
```

sort() 函数有一个常用参数 decreasing，decreasing=FALSE 按照升序排序，decreasing=TRUE 按照降序排序。不指定该参数时，默认升序排序。

```
sort(x, decreasing = TRUE)
##  [1] 100  99  93  87  72  64  31  31  31  11
```

第四章　数据处理与存储

2. rank() 函数　返回向量中每个元素对应的秩次。

```
rank(x)
##  [1]  5  8  3  7  6  3 10  9  1  3
```

rank() 函数中 ties.method 是一个重要参数，指定了在元素相同时，如何选取秩次。该参数可取值为 "average", "first", "last", "random", "max", "min"。默认为 ties.method="average"，即取平均秩次。示例如下，请注意数值 31 的秩次在参数选取不同时的变化。

```
rank(x, ties.method = 'first')    #原数据中位于前面的元素秩次较小
##  [1]  5  8  2  7  6  3 10  9  1  4
rank(x, ties.method = 'random')   #随机定义相同元素的秩次大小
##  [1]  5  8  3  7  6  2 10  9  1  4
rank(x, ties.method = 'max')      #以相同元素的最大秩次作为这几个元素的共同秩次
##  [1]  5  8  4  7  6  4 10  9  1  4
```

3. order() 函数　返回对应排名的元素在原向量中的位置。

```
order(x)
##  [1]  9  3  6 10  1  5  4  2  8  7
```

按照 order() 函数返回的元素位置，对原向量进行元素选取，即获得和 sort() 函数相同的效果。

```
x[order(x)]
##  [1]  11  31  31  31  64  72  87  93  99 100
```

如此看来，为何不直接使用 sort() 函数？请看 order() 函数在对数据框的行进行排序时的应用：order() 函数可以按照数据框中某一列中元素的排序，扩展排序每行中所有元素。

```
df <- head(mtcars)    # mtcars 为 R 语言内置数据集，这里通过 head() 函数取前 6 行
df         #查看 df 数据框
##                    mpg cyl disp  hp drat    wt  qsec vs am gear carb
## Mazda RX4         21.0  6  160 110 3.90 2.620 16.46  0  1    4    4
## Mazda RX4 Wag     21.0  6  160 110 3.90 2.875 17.02  0  1    4    4
## Datsun 710        22.8  4  108  93 3.85 2.320 18.61  1  1    4    1
## Hornet 4 Drive    21.4  6  258 110 3.08 3.215 19.44  1  0    3    1
## Hornet Sportabout 18.7  8  360 175 3.15 3.440 17.02  0  0    3    2
## Valiant           18.1  6  225 105 2.76 3.460 20.22  1  0    3    1
df[order(df$mpg),]    #按照 mpg 列，对行进行排序
##                    mpg cyl disp  hp drat    wt  qsec vs am gear carb
## Valiant           18.1  6  225 105 2.76 3.460 20.22  1  0    3    1
## Hornet Sportabout 18.7  8  360 175 3.15 3.440 17.02  0  0    3    2
```

```
## Mazda RX4          21.0   6   160 110 3.90 2.620 16.46   0   1   4   4
## Mazda RX4 Wag      21.0   6   160 110 3.90 2.875 17.02   0   1   4   4
## Hornet 4 Drive     21.4   6   258 110 3.08 3.215 19.44   1   0   3   1
## Datsun 710         22.8   4   108  93 3.85 2.320 18.61   1   1   4   1
```

注：dplyr 包中 arrange() 函数也可用于排列行，与 order() 对数据框排列行的效果是相同的，可按照自己的习惯进行选择使用。

（二）抽样

R 语言中，sample() 函数可实现随机抽样。第一个参数为输入的向量，size 参数指定抽取次数，replace=FALSE 表示不放回随机抽样，replace=TRUE 表示有放回随机抽样。在运行 sample() 函数之前，通过 set.seed() 函数设置了随机数种子，这保证了该随机结果可复现。

```
y <- c(64,7,93,87,31,72,15,100,99,11)     # 定义向量 y
y
## [1]  64   7  93  87  31  72  15 100  99  11
set.seed(1234)    # 设置随机种子
sample(y, size = 6, replace = FALSE)
## [1]  11  72  31  87  64 100
sample(y, size = 6, replace = TRUE)
## [1] 72 87 7 15 72 11
```

（三）合并

数据框的合并通过 3 个函数实现：rbind()、cbind()、merge()。rbind() 和 cbind() 函数是数据框的简单拼接。

1. rbind() 函数　其中的"r"指的是 row，因此该函数将不同数据框的行拼接在一起，该函数需要待拼接数据框的列数相同，并且列名对应。

```
head(mtcars, n = 3)     # mtcars 数据框的前 3 行
##                    mpg cyl disp  hp drat    wt  qsec vs am gear carb
## Mazda RX4         21.0   6  160 110 3.90 2.620 16.46  0  1    4    4
## Mazda RX4 Wag     21.0   6  160 110 3.90 2.875 17.02  0  1    4    4
## Datsun 710        22.8   4  108  93 3.85 2.320 18.61  1  1    4    1
tail(mtcars, n = 3)     # mtcars 数据框的后 3 行
##                    mpg cyl disp  hp drat   wt qsec vs am gear carb
## Ferrari Dino      19.7   6  145 175 3.62 2.77 15.5  0  1    5    6
## Maserati Bora     15.0   8  301 335 3.54 3.57 14.6  0  1    5    8
## Volvo 142E        21.4   4  121 109 4.11 2.78 18.6  1  1    4    2
rbind(head(mtcars, n = 3), tail(mtcars, n = 3))   # 合并 mtcars 数据框的前 3 行和后 3 行
##                    mpg cyl disp  hp drat    wt  qsec vs am gear carb
## Mazda RX4         21.0   6  160 110 3.90 2.620 16.46  0  1    4    4
## Mazda RX4 Wag     21.0   6  160 110 3.90 2.875 17.02  0  1    4    4
```

```
## Datsun 710          22.8  4   108  93 3.85 2.320 18.61  1  1  4  1
## Ferrari Dino        19.7  6   145 175 3.62 2.770 15.50  0  1  5  6
## Maserati Bora       15.0  8   301 335 3.54 3.570 14.60  0  1  5  8
## Volvo 142E          21.4  4   121 109 4.11 2.780 18.60  1  1  4  2
## Maserati Bora       15.0  8   301 335 3.54 3.570 14.60  0  1  5  8
## Volvo 142E          21.4  4   121 109 4.11 2.780 18.60  1  1  4  2
```

2．cbind() 函数　其中的"c"指的是 column，该函数将不同数据框的列拼接在一起，需要待拼接数据框的行数相同。

```
head(mtcars)[,4:6]     # mtcars 数据框的前 6 行、4~6 列
##                     hp  drat   wt
## Mazda RX4          110 3.90 2.620
## Mazda RX4 Wag      110 3.90 2.875
## Datsun 710          93 3.85 2.320
## Hornet 4 Drive     110 3.08 3.215
## Hornet Sportabout  175 3.15 3.440
## Valiant            105 2.76 3.460
head(mtcars)[,1:3]     # mtcars 数据框的前 6 行、1~3 列
##                    mpg  cyl disp
## Mazda RX4          21.0  6  160
## Mazda RX4 Wag      21.0  6  160
## Datsun 710         22.8  4  108
## Hornet 4 Drive     21.4  6  258
## Hornet Sportabout  18.7  8  360
## Valiant            18.1  6  225
cbind(head(mtcars)[,4:6], head(mtcars)[,1:3])   # 合并 mtcars 数据框前 6 行的 4~6 列和 1~3 列
##                     hp drat    wt   mpg cyl disp
## Mazda RX4          110 3.90 2.620 21.0  6  160
## Mazda RX4 Wag      110 3.90 2.875 21.0  6  160
## Datsun 710          93 3.85 2.320 22.8  4  108
## Hornet 4 Drive     110 3.08 3.215 21.4  6  258
## Hornet Sportabout  175 3.15 3.440 18.7  8  360
## Valiant            105 2.76 3.460 18.1  6  225
```

3．merge() 函数　与 cbind() 函数一样，都是横向合并数据框，但是 merge() 函数的功能更加强大，可以按照两个数据框共享的列进行合并。该函数也是在数据分析中最常用的数据合并函数。为了演示 merge() 函数的使用方法，我们首先基于 mtcars 数据集构建示例数据。

```
set.seed(1234)      # 设置随机种子
df1 <- mtcars[sample(10, 6), 1:3]    # 取 mtcars 数据框的 1~3 列，并从前 10 行中随机选择 6 行
df1 <- tibble::rownames_to_column(df1, var = 'car')   # 将行名变成数据框的一列
```

```
df1
##                    car  mpg cyl disp
## 1            Merc 280  19.2   6 167.6
## 2             Valiant  18.1   6 225.0
## 3  Hornet Sportabout  18.7   8 360.0
## 4     Hornet 4 Drive  21.4   6 258.0
## 5          Mazda RX4  21.0   6 160.0
## 6          Merc 240D  24.4   4 146.7
df2 <- mtcars[sample(10, 6), 3:5]    # 取 mtcars 数据框的 3~5 列，并从前 10 行中随机选择 6 行
df2 <- tibble::rownames_to_column(df2, var = 'name')
df2
##              name  disp  hp drat
## 1         Valiant 225.0 105 2.76
## 2  Hornet 4 Drive 258.0 110 3.08
## 3   Mazda RX4 Wag 160.0 110 3.90
## 4      Duster 360 360.0 245 3.21
## 5        Merc 280 167.6 123 3.92
## 6       Merc 240D 146.7  62 3.69
```

请仔细观察 df1 和 df2 两个数据框。首先，二者包含了车辆的多种信息：df1 有 mpg、cyl、disp 三列，df2 有 disp、hp、drat 三列，disp 列是二者所共享的，而其余两列是每个数据框特有的。其次，观察每一行发现，有 4 种型号的车是二者共有的，包括 Merc 280、Valiant、Hornet 4 Drive、Merc 240D，每个数据框各有两种型号的车是独有的。此外，车型号名称这一列的列名不相同：df1 为 "car"，df2 为 "name"。面对如此不规整的数据，如何进行信息的有效整合？merge() 函数可以做到。

merge() 函数的前两个参数需要输入两个数据框的变量名。by.x 参数指定第 1 个数据框的某一列列名，该列用于整合；by.y 参数指定第 2 个数据框中用于整合的列。all 参数指定整合方式：all=TRUE 按照外连接方式进行整合，即按 by 参数中指定的列取并集进行整合；all=FALSE 按照内连接方式进行整合，即按 by 参数中指定的列取交集进行整合；all.x=TRUE 按照左连接方式进行整合，即保留第 1 个数据框中的行；all.y=TRUE 同理。

```
merge(df1, df2, by.x = 'car', by.y = 'name', all = FALSE)
##                car  mpg cyl disp.x disp.y  hp drat
## 1  Hornet 4 Drive  21.4   6  258.0  258.0 110 3.08
## 2       Merc 240D  24.4   4  146.7  146.7  62 3.69
## 3        Merc 280  19.2   6  167.6  167.6 123 3.92
## 4         Valiant  18.1   6  225.0  225.0 105 2.76
merge(df1, df2, by.x = 'car', by.y = 'name', all = TRUE)
##                  car  mpg cyl disp.x disp.y  hp drat
## 1         Duster 360   NA  NA     NA  360.0 245 3.21
## 2     Hornet 4 Drive 21.4   6  258.0  258.0 110 3.08
## 3  Hornet Sportabout 18.7   8  360.0     NA  NA   NA
```

```
## 4         Mazda RX4 21.0   6   160.0    NA   NA   NA
## 5       Mazda RX4 Wag     NA   NA    NA   160.0 110 3.90
## 6         Merc 240D 24.4   4   146.7  146.7   62  3.69
## 7           Merc 280 19.2   6   167.6  167.6  123 3.92
## 8            Valiant 18.1   6   225.0  225.0  105 2.76
merge(df1, df2, by.x = 'car', by.y = 'name', all.x = TRUE)
###                    car   mpg cyl disp.x disp.y   hp drat
## 1       Hornet 4 Drive 21.4   6   258.0  258.0 110 3.08
## 2  Hornet Sportabout 18.7   8   360.0    NA   NA   NA
## 3         Mazda RX4 21.0   6   160.0    NA   NA   NA
## 4         Merc 240D 24.4   4   146.7  146.7   62 3.69
## 5           Merc 280 19.2   6   167.6  167.6  123 3.92
## 6            Valiant 18.1   6   225.0  225.0  105 2.76
```

（四）数据重组

数据重组有 reshape2、tidyr 等 R 包可以实现。本节介绍 tidyr 的使用方法。tidyr、stringr、dplyr、ggplot2 等数据处理、分析与可视化 R 包均包含于 tidyverse 集合包中。该包功能强大，构建了一套流畅的语法体系，在数据分析与可视化中广泛使用。

通常，我们得到的数据结构是多样的。在绘图、分析或构建模型之前，我们需要通过数据重组将不同结构的数据规整为整洁数据（tidy dataset）。

整洁数据有 3 个标准：①每个变量形成一列；②每个观测形成一行；③每个值有独立的单元格。tidyr 包中内置了多个数据集，其中的整洁数据只有 table1。

```
##     <chr>    <dbl>   <dbl>    <dbl>
## 1 Afghanistan  1999    745    19987071
## 2 Afghanistan  2000   2666    20595360
## 3 Brazil       1999  37737   172006362
## 4 Brazil       2000  80488   174504898
## 5 China        1999 212258  1272915272
## 6 China        2000 213766  1280428583
```

在数据重组时，我们首先需要判断在数据中变量、观测、值分别是什么。请观察 table4a 中的变量、观测、值分别是什么。

```
table4a
## # A tibble: 3 × 3
##    country    '1999' '2000'
##    <chr>      <dbl>  <dbl>
## 1 Afghanistan   745    2666
## 2 Brazil      37737   80488
## 3 China      212258  213766
```

如果对应整洁数据 table1 来看，我们发现 table4a 中 1999 和 2000 两个列名是变量 year 的值，这两列中的值是变量 cases 的值。在数据重组中，我们需要将 1999 和 2000 两个值赋值给变量 year，并将这两列里的值（745、2666、37737 等）赋值给变量 cases。

使用 pivot_longer() 函数可以完成该操作。cols 参数指定了有问题的列（列名为某个变量的值）；names_to 和 values_to 参数均指定新列的列名（变量名），其中 names_to 参数指定原数据有问题的列中列名包含的值转换为什么变量，而 values_to 参数指定原数据有问题的列中的值转换为什么变量。

```
pivot_longer(table4a, cols = c('1999', '2000'),  names_to = "year", values_to = "cases")  # 注意，1999 和 2000 使用了反引号，因为有效变量名不能以数字开头
## # A tibble: 6 × 3
##   country     year  cases
##   <chr>       <chr> <dbl>
## 1 Afghanistan 1999    745
## 2 Afghanistan 2000   2666
## 3 Brazil      1999  37737
## 4 Brazil      2000  80488
## 5 China       1999 212258
## 6 China       2000 213766
```

我们再看另一个例子：

```
table2
## # A tibble: 12 × 4
##    country      year type         count
##    <chr>       <dbl> <chr>        <dbl>
##  1 Afghanistan  1999 cases          745
##  2 Afghanistan  1999 population 19987071
##  3 Afghanistan  2000 cases         2666
##  4 Afghanistan  2000 population 20595360
##  5 Brazil       1999 cases        37737
##  6 Brazil       1999 population 172006362
##  7 Brazil       2000 cases        80488
##  8 Brazil       2000 population 174504898
##  9 China        1999 cases       212258
## 10 China        1999 population 1272915272
## 11 China        2000 cases       213766
## 12 China        2000 population 1280428583
```

本例中，每两行可看作是同一个观测，如 1、2 行都是 Afghanistan 在 1999 年的信息。而第 3 列 type 中的 cases 和 population 实际上是变量名。我们需要将第 3 列中的值（实际上是变量）提取出来，形成各自的列，再将第 4 列的值对应到新列中。

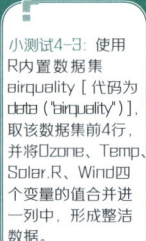

小测试4-3：使用R内置数据集airquality [代码为data("airquality")]，取该数据集前4行，并将Ozone、Temp、Solar.R、Wind四个变量的值合并进一列中，形成整洁数据。

使用 pivot_wider() 可以完成该操作。names_from 参数指定了将哪一列的值（这些值实际是变量）提取出来，形成新的列；values_from 参数指定了新列的值来源于原始数据的哪一列。

```
pivot_wider(table2, names_from = type, values_from = count)
## # A tibble: 6 × 4
##    country      year   cases population
##    <chr>       <dbl>   <dbl>      <dbl>
## 1 Afghanistan  1999     745   19987071
## 2 Afghanistan  2000    2666   20595360
## 3 Brazil       1999   37737  172006362
## 4 Brazil       2000   80488  174504898
## 5 China        1999  212258 1272915272
## 6 China        2000  213766 1280428583
```

三、用 dplyr 包处理数据

（一）使用 filter() 和 slice() 筛选行

filter() 函数通过对观测值的特征限定进而筛选符合条件的子集。在本部分，dplyr 包的函数的第 1 个对象都是一个数据框，filter() 函数亦是如此。filter() 函数的第 2 个及以后的参数是所筛选特征的表达式。例如，我们筛选英里每加仑（mpg）等于 21，汽缸（cyl）不少于 5 个汽车。

```
library(tidyverse)
filter(mtcars, mpg == 21, cyl>= 5)
##                mpg cyl disp  hp drat    wt  qsec vs am gear carb
## Mazda RX4       21   6  160 110  3.9 2.620 16.46  0  1    4    4
## Mazda RX4 Wag   21   6  160 110  3.9 2.875 17.02  0  1    4    4
```

slice() 函数的作用为对数据框进行切片操作，筛选符合条件的行，与 filter() 函数不同的地方在于，slice() 函数并非针对特定元素进行筛选，而是单纯通过所在行的行数进行限定，其第 2 个及以后的参数为所挑选的子集的行号而非表达式。例如，我们筛选 mtcars 中第 1、2 行。

```
slice(mtcars, 1, 2)
##                mpg cyl disp  hp drat    wt  qsec vs am gear carb
## Mazda RX4       21   6  160 110  3.9 2.620 16.46  0  1    4    4
## Mazda RX4 Wag   21   6  160 110  3.9 2.875 17.02  0  1    4    4
# 我们也可以用向量替代
slice(mtcars, c(1,2))
##                mpg cyl disp  hp drat    wt  qsec vs am gear carb
## Mazda RX4       21   6  160 110  3.9 2.620 16.46  0  1    4    4
## Mazda RX4 Wag   21   6  160 110  3.9 2.875 17.02  0  1    4    4
```

```
#slice_head() 和 slice_tail() 分别可以选取数据框中的前几行和后几行，用法如下。
slice_head(mtcars, n=5)
##                    mpg cyl disp  hp drat    wt  qsec vs am gear carb
## Mazda RX4          21.0  6  160 110 3.90 2.620 16.46  0  1    4    4
## Mazda RX4 Wag      21.0  6  160 110 3.90 2.875 17.02  0  1    4    4
## Datsun 710         22.8  4  108  93 3.85 2.320 18.61  1  1    4    1
## Hornet 4 Drive     21.4  6  258 110 3.08 3.215 19.44  1  0    3    1
## Hornet Sportabout  18.7  8  360 175 3.15 3.440 17.02  0  0    3    2
slice_tail(mtcars, n=5)
##                    mpg cyl disp  hp drat    wt  qsec vs am gear carb
## Lotus Europa       30.4  4  95.1 113 3.77 1.513 16.9  1  1    5    2
## Ford Pantera L     15.8  8 351.0 264 4.22 3.170 14.5  0  1    5    4
## Ferrari Dino       19.7  6 145.0 175 3.62 2.770 15.5  0  1    5    6
## Maserati Bora      15.0  8 301.0 335 3.54 3.570 14.6  0  1    5    8
## Volvo 142E         21.4  4 121.0 109 4.11 2.780 18.6  1  1    4    2
```

（二）使用 arrange() 排列行

arrange() 函数在 dplyr 包中用来排序，其用法与 filter() 类似，并都是对行进行操作，但是 arrange() 函数不会选择数据框的行，而是改变数据框行的排列顺序。它的第 2 个及之后的参数是作为排序依据的列名，越是靠前代表排序过程中优先度越高，即在靠前的列名排序的基础上对之后的列名进行排序，默认按照升序进行排序。

```
arrange(mtcars, mpg, disp)
##                    mpg cyl disp  hp drat    wt  qsec vs am gear carb
## Lincoln Continental 10.4  8 460.0 215 3.00 5.424 17.82  0  0    3    4
## Cadillac Fleetwood  10.4  8 472.0 205 2.93 5.250 17.98  0  0    3    4
## Camaro Z28          13.3  8 350.0 245 3.73 3.840 15.41  0  0    3    4
## Duster 360          14.3  8 360.0 245 3.21 3.570 15.84  0  0    3    4
## Chrysler Imperial   14.7  8 440.0 230 3.23 5.345 17.42  0  0    3    4
## Maserati Bora       15.0  8 301.0 335 3.54 3.570 14.60  0  1    5    8
```

使用 desc() 或者 -，可以对该列进行降序排序。

```
arrange(mtcars, -mpg)
##                   mpg cyl disp  hp drat    wt  qsec vs am gear carb
## Toyota Corolla    33.9  4  71.1  65 4.22 1.835 19.90  1  1    4    1
## Fiat 128          32.4  4  78.7  66 4.08 2.200 19.47  1  1    4    1
## Honda Civic       30.4  4  75.7  52 4.93 1.615 18.52  1  1    4    2
## Lotus Europa      30.4  4  95.1 113 3.77 1.513 16.90  1  1    5    2
## Fiat X1-9         27.3  4  79.0  66 4.08 1.935 18.90  1  1    4    1
## Porsche 914-2     26.0  4 120.3  91 4.43 2.140 16.70  0  1    5    2
```

```
arrange(mtcars, desc(mpg))
##                  mpg cyl disp  hp drat    wt  qsec vs am gear carb
## Toyota Corolla   33.9  4  71.1  65 4.22 1.835 19.90  1  1    4    1
## Fiat 128         32.4  4  78.7  66 4.08 2.200 19.47  1  1    4    1
## Honda Civic      30.4  4  75.7  52 4.93 1.615 18.52  1  1    4    2
## Lotus Europa     30.4  4  95.1 113 3.77 1.513 16.90  1  1    5    2
## Fiat X1-9        27.3  4  79.0  66 4.08 1.935 18.90  1  1    4    1
## Porsche 914-2    26.0  4 120.3  91 4.43 2.140 16.70  0  1    5    2
```

注意，无论是升序还是降序排序，缺失值总是排在最后。

```
df <- data.frame(x = c(1,NA,2))
df
##    x
## 1  1
## 2 NA
## 3  2
arrange(df,desc(x))
##    x
## 1  2
## 2  1
## 3 NA
arrange(df,x)
##    x
## 1  1
## 2  2
## 3 NA
```

（三）使用 select() 选择列

对于列数极多的数据框，无论是在观测还是操作上都较为繁琐，因此学习如何挑选感兴趣的列是非常重要的。select() 与 filter() 函数的操作类似，但是用于选择列。我们可以使用列名，或者列号进行操作，生成所需的变量子集。

例如，在 mtcars 数据集中选取 mpg、carb 列。

```
elect(mtcars,c(1,11))
##                    mpg carb
## Mazda RX4          21.0  4
## Mazda RX4 Wag      21.0  4
## Datsun 710         22.8  1
## Hornet 4 Drive     21.4  1
## Hornet Sportabout  18.7  2
```

```
## Valiant                18.1    1
select(mtcars,mpg,carb)
##                        mpg carb
## Mazda RX4              21.0    4
## Mazda RX4 Wag          21.0    4
## Datsun 710             22.8    1
## Hornet 4 Drive         21.4    1
## Hornet Sportabout      18.7    2
## Valiant                18.1    1
```

此外，我们还可以添加辅助函数筛选特定的列，如：用 starts_with('m') 筛选 m 开头的列。

```
select(mtcars,starts_with('m'))
##                        mpg
## Mazda RX4              21.0
## Mazda RX4 Wag          21.0
## Datsun 710             22.8
## Hornet 4 Drive         21.4
## Hornet Sportabout      18.7
## Valiant                18.1
```

（四）使用 mutate() 添加新变量

除了选择现有的列外，在数据分析过程中，我们常需要添加新的列。mutate() 函数用于在数据框中添加新列，例如添加 car 列为常数 1，添加 car2 列为 mpg 列与 cyl 列的差。

```
mutate(mtcars, car=1, car2=mpg-cyl)
##                        mpg cyl disp  hp drat   wt  qsec vs am gear carb car
## Mazda RX4              21.0  6 160.0 110 3.90 2.620 16.46  0  1    4    4   1
## Mazda RX4 Wag          21.0  6 160.0 110 3.90 2.875 17.02  0  1    4    4   1
## Datsun 710             22.8  4 108.0  93 3.85 2.320 18.61  1  1    4    1   1
## Hornet 4 Drive         21.4  6 258.0 110 3.08 3.215 19.44  1  0    3    1   1
## Hornet Sportabout      18.7  8 360.0 175 3.15 3.440 17.02  0  0    3    2   1
## Valiant                18.1  6 225.0 105 2.76 3.460 20.22  1  0    3    1   1
##                        car2
## Mazda RX4              15.0
## Mazda RX4 Wag          15.0
## Datsun 710             18.8
## Hornet 4 Drive         15.4
## Hornet Sportabout      10.7
## Valiant                12.1
```

而给现有列名赋值 NULL 就可以去掉这些列。

```
mutate(mtcars, mpg=NULL, drat=NULL)
##                       cyl disp  hp   wt    qsec  vs am gear carb
## Mazda RX4              6 160.0 110 2.620 16.46  0  1   4    4
## Mazda RX4 Wag          6 160.0 110 2.875 17.02  0  1   4    4
## Datsun 710             4 108.0  93 2.320 18.61  1  1   4    1
## Hornet 4 Drive         6 258.0 110 3.215 19.44  1  0   3    1
## Hornet Sportabout      8 360.0 175 3.440 17.02  0  0   3    2
## Valiant                6 225.0 105 3.460 20.22  1  0   3    1
```

mutate() 函数允许在函数调用中直接用创建中的变量进一步创建新的变量。

```
mutate(mtcars, mpg=NULL, drat=NULL, car=cyl-carb, carSq=car*car)
##                       cyl disp  hp   wt    qsec  vs am gear carb car carSq
## Mazda RX4              6 160.0 110 2.620 16.46  0  1   4    4    2    4
## Mazda RX4 Wag          6 160.0 110 2.875 17.02  0  1   4    4    2    4
## Datsun 710             4 108.0  93 2.320 18.61  1  1   4    1    3    9
## Hornet 4 Drive         6 258.0 110 3.215 19.44  1  0   3    1    5   25
## Hornet Sportabout      8 360.0 175 3.440 17.02  0  0   3    2    6   36
## Valiant                6 225.0 105 3.460 20.22  1  0   3    1    5   25
```

（五）使用 summarize() 计算统计量

数据汇总可以帮助我们快速了解一份数据的各个属性，在数据分析中至关重要。在 dplyr 包中，我们通过 summarize() 函数进行这一操作。summarize() 的第一个参数是输入的数据框，之后的参数则是以函数处理的方法呈现，示例如下，我们将通过该函数计算 mpg 的最小值、cyl 的平均值以及 wt 的最大值。

```
summarize(mtcars, min(mpg), mean(cyl), max(wt))
##    min(mpg) mean(cyl) max(wt)
## 1    10.4    6.1875   5.424
```

函数中可以使用各类，甚至是自定义的函数，但是输出的值必须是单独的值。在使用 summarize() 函数进行数据汇总的过程中，我们还可以指定列名。

```
summarize(mtcars, Min_mpg=min(mpg), Average_cyl=mean(cyl), Min_wt=max(wt))
##    Min_mpg Average_cyl Min_wt
## 1   10.4     6.1875    5.424
```

（六）使用 group_by() 拆分数据框

顾名思义，group_by() 函数的作用就是将数据分组。如果单使用 summarize() 函数或者

group_by() 函数，二者实际作用并不大。然而，在通过 group_by() 函数对数据进行分组后，summarize() 函数可以对分组后的数据，按照组别批量进行函数操作，能够大大降低数据分析的难度和繁琐程度。

首先，我们查看下 group_by() 函数的功能。

```
group_by(mtcars, vs)
## # A tibble: 32 × 11
## # Groups:   vs [2]
##      mpg  cyl disp   hp  drat   wt   qsec   vs   am  gear  carb
##    <dbl><dbl><dbl><dbl><dbl><dbl><dbl><dbl><dbl><dbl><dbl>
##  1  21    6  160   110  3.9   2.62  16.5   0    1    4     4
##  2  21    6  160   110  3.9   2.88  17.0   0    1    4     4
##  3  22.8  4  108    93  3.85  2.32  18.6   1    1    4     1
##  4  21.4  6  258   110  3.08  3.22  19.4   1    0    3     1
##  5  18.7  8  360   175  3.15  3.44  17.0   0    0    3     2
##  6  18.1  6  225   105  2.76  3.46  20.2   1    0    3     1
##  7  14.3  8  360   245  3.21  3.57  15.8   0    0    3     4
##  8  24.4  4  147.   62  3.69  3.19  20     1    0    4     2
##  9  22.8  4  141.   95  3.92  3.15  22.9   1    0    4     2
## 10  19.2  6  168.  123  3.92  3.44  18.3   1    0    4     4
```

相较 group_by() 前，看不出有什么明显的变化。但是在进行 summarize() 后：

```
vs_group <- group_by(mtcars, vs)
summarize(vs_group, Average_cyl=mean(cyl))
## # A tibble: 2 × 2
##      vs Average_cyl
##   <dbl>    <dbl>
## 1   0      7.44
## 2   1      4.57
```

group_by() 函数按照 mtcars 的 vs 列中的值将数据进行分组，然后得到了不同组别的 cyl 的平均值。

（七）使用传递符 "%>%" 组合多个操作

本节介绍的 dplyr 包中的最后一个函数，或者概念为管道。管道主要用于解决数据连续处理问题，管道将左侧准备的数据或者表达式，传递给右侧函数，以此将多个函数连接在一起。在对一个数据类型进行多步操作时，管道符号可以很大程度减少步骤、减少嵌套，同时使代码更加简洁美观。以下为示例。

```
# 无管道流程
carCyl<- arrange(mtcars, -cyl)
```

```
carSelect <- select(carCyl, cyl,mpg,vs)
carFilt <- filter(carSelect, mpg >= 15)
carGroup <- group_by(carFilt, vs)
carSumary <- summarize(carGroup, Average_cyl=mean(cyl))
carSumary
## # A tibble: 2 × 2
##      vs Average_cyl
##   <dbl>       <dbl>
## 1     0        7.23
## 2     1        4.57
# 使用管道
mtcars %>%
  arrange(-cyl) %>%
  select(cyl,mpg,vs) %>%
  filter(mpg >= 15) %>%
  group_by(vs) %>%
  summarize(Average_cyl=mean(cyl))
## # A tibble: 2 × 2
##      vs Average_cyl
##   <dbl>       <dbl>
## 1     0        7.23
## 2     1        4.57
```

使用管道符号后，不需要反复创建中间变量，过程大幅度简洁。

第三节　数据库的基本概念与实例

一、数据库的基本概念

数据库（**database**）是按照数据结构来组织、存储和管理数据的仓库，是存储在计算机内的、有组织的、可共享的、统一管理的大量数据的集合。数据库的统一管理由**数据库管理系统**（**database management system**，**DBMS**）实现。DBMS是一种操纵和管理数据库的大型软件，具有数据创建、数据检索、数据修改、数据删除、数据安全性控制、数据完整性检验等功能。因为数据库的使用与DBMS高度绑定，在日常语境中，也会把数据库与DBMS混淆在一起，合称为数据库或数据库系统。数据库的首要任务是有组织地存储数据，**不同类型的数据库以不同的数据结构对数据进行组织**。

数据结构是指计算机存储、组织数据的方式，它反映了数据元素之间存在的一种或多种特定关系。在数据库实践中，数据结构的使用一方面要考虑数据内在逻辑的匹配性（如数据是否天然具有层次关系），还要考虑数据存储与检索的效率。一些常见的数据结构如下。

数组（**array**）：元素之间存在连续的、按顺序排列的、非层次性的一对一关系（图4-5）。数组中各元素连续排布，使用简单、直观，创建和检索数组的操作通常十分容易，一般均可实现数据的随机访问（random access），即可以直接、快速地访问数组中的任何元素，而无需按顺序从头遍历数组。且因为数据是连续存储的，内存使用也更有效率。

散列表（hash table）：又称为哈希表，是一种离散的、非层次性关系。在散列表中，每个数据元素的位置并没有连续的先后顺序，而是根据每个数据所对应的键值（key value）来访问特定位置的数据。键值与数据元素位置存在一对一的映射关系，建立这个映射关系的函数称为散列函数（图4-5）。散列表的优势在于仅通过键值就能够一步到位地检索到特定元素，但缺点是不能表示元素间的逻辑关系。

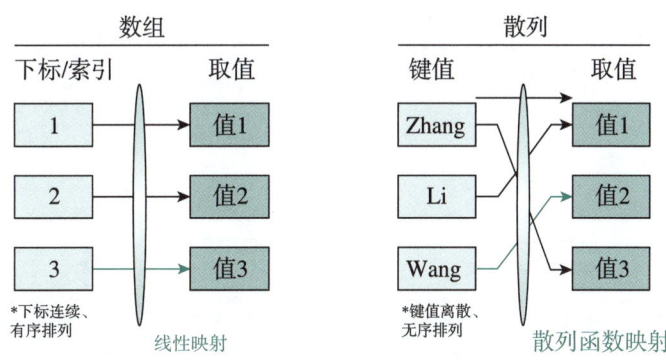

图 4-5　数组与散列

树（tree）：元素之间存在上下级的层次关系，每一层的一个结点能且只能和上一层的一个结点相关，但同时可以和下一层的多个结点相关，形成"一对多"的关系（图4-6）。目前已有一系列基于树结构的数据检索算法，如深度优先算法、广度优先算法等；此外，还有专门特化的树结构，如二叉树、B树、红黑树等来根据特定目的高效组织数据，这些都保证了树结构在反映数据间层次逻辑关系的同时，还能实现数据较为快速的检索。

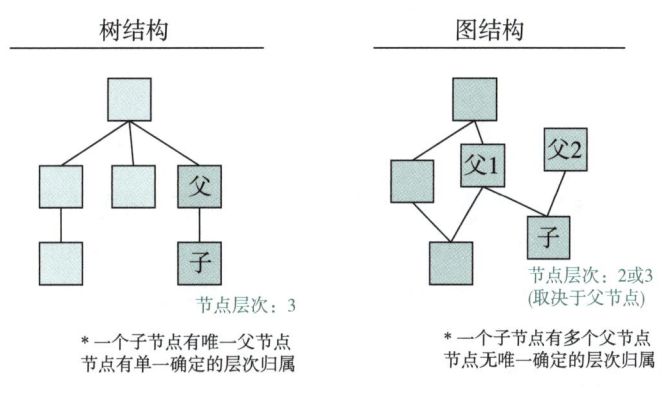

图 4-6　树与图

图（graph）：元素之间存在上下级的层次关系，但与树状结构不同，每一层的一个结点既能够和上一层的多个结点相关，又可以和下一层的多个结点相关，形成"多对多"的网络状关系（图4-6）。图结构的检索算法复杂度相对较高，但表示数据元素关系时更为灵活。

根据数据组织形式，可以将数据库分为关系数据库与非关系数据库。其中**关系数据库（relational database）是最常用的数据库类型**。在关系数据库中，数据以表格的形式存储，每个数据表由行和列组成：每一列（又称字段）代表一个属性，每一行（又称记录）代表一个实体，这种用表格形式表示实体间联系的数据结构也被称为关系数据结构。

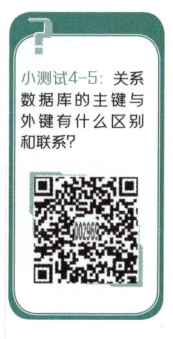

而关系数据库另一个核心要素就是完整性约束，主要包括实体完整性（保证每个记录都是唯一的）和参照完整性（保证表格间引用的完整性）。**其中，主键（primary key）和外键（foreign key）是关系数据库实现完整性约束的基础**（图 4-7）。主键是一个数据表中的某一特殊的列或列组，其值能够唯一地标识表中的每一行数据。主键保证了每条数据可被唯一确定的一个或多个列识别，是实体完整性的基础。主键还起到了数据表内部索引的作用，通过主键可以进行随机访问，也就是说用户无需从头遍历整个数据表就可以快速寻找到数据表中的任意记录。而外键则是指当前表中的一个列或列组，它们的值对应另一个外部表中的主键。关系数据库通过外键建立起表之间的关系，使得两个表中的数据可以相互关联与连接。外键也是参照完整性的基础，如果一个表中的外键不匹配另一个表中的主键，那么数据库会拒绝插入、更新或删除等操作，以避免产生插入重复记录或引用不存在的记录等数据完整性问题。常见的用于管理关系数据库的 DBMS 包括 MySQL、Oracle、Microsoft SQL Server、Microsoft Access、PostgreSQL 等。

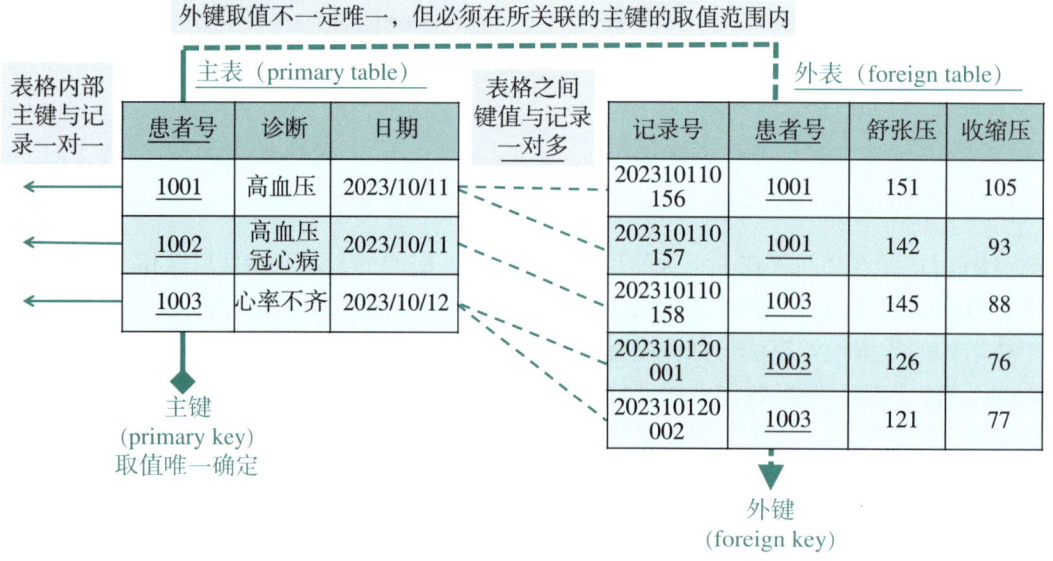

图 4-7　关系数据库中的主键和外键

而非关系数据库则是与关系数据库相对的概念，它不需要固定的表格结构，而是通过其他数据结构，灵活地存储和管理数据。根据数据组织结构，非关系数据库可分为层次数据库、网状数据库、键值数据库、文档数据库、对象数据库等。非关系数据库同样需要依赖特定的数据结构表示实体的属性和实体之间的关系（图 4-8）。常见的非关系数据库 DBMS 有 Google BigTable、Cassandra、MongoDB、CosmosDB 等。

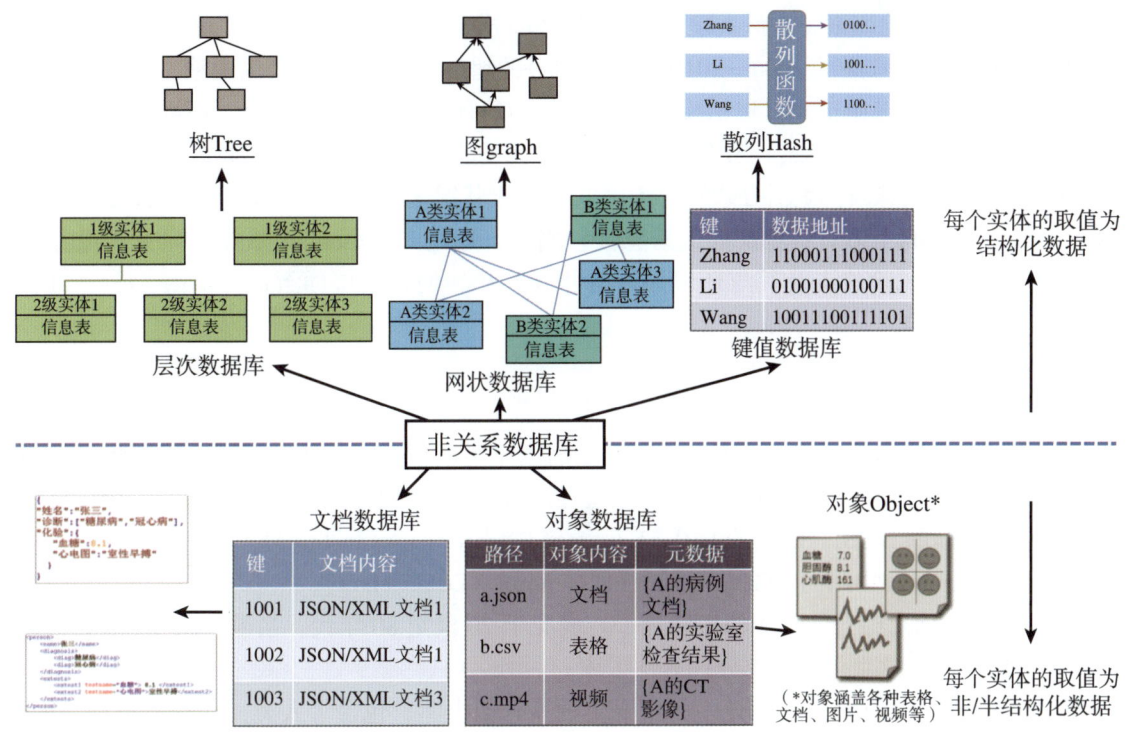

图 4-8　一些非关系数据库类型及其背后的数据结构

二、生物医学数据库实例

（一）基于疾病队列和人群数据的综合生物医学数据库

目前，国内和国际上已有多个基于大规模队列的综合数据库，其中比较有代表性的数据库有 TCGA、CKB 和 UK Biobank。

TCGA 是单一大类疾病队列的生物医学数据库的代表。TCGA 是由美国国家癌症研究所和美国国家人类基因组研究所合作建立的一个癌症研究项目，于 2006 年启动，旨在通过全基因组、外显子组、表观遗传组和蛋白质组等多组学分析技术，结合临床队列随访，探究癌症的遗传基础与致病机制，以提高对癌症诊断、治疗和预防的能力。2018 年，TCGA 的泛癌症图谱在《Cell》及其子刊以 27 篇高水平论文呈现，对 33 种癌症、11000 个多个肿瘤样本的基因组、表观遗传组和蛋白质组学变化及其与临床表型的关联进行系统分析，全面揭示了癌症不同层面的遗传与调控特征，也标志着 TCGA 计划的阶段性目标正式完成。TCGA 及其合作癌症基因组项目的数据可通过 GDC 数据库平台获取。

中国嘉道理生物银行（China Kadoorie Biobank，CKB）一般也以其背后的大规模人群**中国慢性病前瞻性研究项目**代称。中国慢性病前瞻性研究项目于 2004 年启动，是一项由北京大学和英国牛津大学牵头的，多家单位联合开展的慢性病国际合作项目。该项目采集了中国 10 个省（区）市/地区、50 万余人的血液样本及其相关的健康信息、环境因素和基因组变异信息，旨在从遗传、环境和生活方式等多个环节探究危害中国人群健康的各类重大慢性病（如心脑血管疾病、癌症、糖尿病等）的流行规律、致病因素与保护性因素，探讨发病机制，为制定符合我国人群特点的慢性病防控策略提供依据。通过 CKB 数据分析，研究者已经发现并验证了多个与慢性病风险相关的基因位点与风险因素，为深入理解慢性病的发病规律与致病机制提供了新的线索与证据。

UK Biobank 同样收集了 2006—2010 年期间招募的超过 50 万名志愿者的血液、尿液和唾液样本，以及相对完善的健康信息（包括疾病诊断、药物治疗、健康问卷调查）、环境因素信息（饮食、吸烟、饮酒、运动、污染、噪声等）和遗传信息（基因组变异信息）。通过不同维度的信息间的关联分析，探索基因、生活方式和环境因素与健康状况之间的关系，如遗传特征如何与环境因素相互作用，影响个体对各种疾病的易感性。当前，通过 UK Biobank 数据，研究者已经发现了大量的疾病遗传风险位点及其与环境因素的相互作用，使系统层面解读"基因 - 环境 - 疾病"的三元关系成为可能。

（二）生物信息综合数据库

生物信息综合数据库记录了关于基因与基因组多维度的信息，是研究基因功能和疾病遗传风险，发现药物靶点，理解疾病机制的必需资源。目前，全球范围内先后成立了四个生物信息综合数据库，包括美国的 NCBI、欧洲的 EBI（European Bioinformatics Institute）、日本的 DDBJ（DNA Data Bank of Japan）和中国的 NGDC（National Genomics Data Center）。

NCBI 是生物信息综合数据库的先驱之一，成立于 20 世纪 80 年代。当前，NCBI 已拥有数十个不同的专题子库，这里仅列举部分代表性子库。

1. GenBank 和 RefSeq　NCBI 中的主要生物序列数据库，包含了人类、动物、植物、细菌、古菌、病毒和人工合成的基因组、cDNA 序列和蛋白序列。

2. GEO　全称为 Gene Expression Omnibus，是全球最具影响力的转录组数据库之一，包含了基于 Microarray 和 RNA-Seq 的转录组数据和 ChIP-Seq 等转录调控相关数据。

3. SRA　全称为 Short Read Archive，是 NCBI 旗下的高通量测序数据存储库，包含了大量生物样本的基因组和转录组原始测序数据。

4. PubMed　全球最具影响力的生物医学文献数据库，包含了超过 3600 万篇生物医学领域相关文献等。

5. PubChem　化学信息数据库，包含了超过 1.1 亿个化合物的信息，被用于药物研发与药理学研究。

6. dbSNP、dbVAR 和 ClinVar　NCBI 旗下基因组变异数据库，分别涉及单核苷酸变异、基因组结构变异和临床表型相关变异的信息，涉及超 10 亿个人类基因组变异。

7. NCBI Taxonomy　生物分类学数据库，覆盖物种数超 56 万，可用于微生物组与进化研究等。

除了 NCBI 外，EBI、DDBJ 和 NGDC 也具备基因组、基因组注释、基因组测序数据、基因组变异与转录组数据等专题子库。根据四方间的不同合作协议，四个综合数据库的部分基因与基因组数据库存在定期同步的机制，以保证数据的新颖性与完整性。而对于测序原始数据、个人全基因组图谱等敏感数据，则一般采用交换元数据（即数据集基本描述信息）的方式实现数据引用信息的共享。此外，EBI、DDBJ 和 NGDC 也同样拥有特色子库，如 EBI 在蛋白质信息方面就有全球最具影响力的蛋白质功能人工注释数据库 UniProt 和蛋白质结构数据库核心镜像之一 PDBe。DDBJ 新近推出 MetaboBank 以应对日益增长的代谢组数据存储需求。NGDC 是四个数据库中最年轻的，但目前旗下的数据库也在快速发展。

（三）专题数据库

据统计，当前全球有相关文献发表的生物医学数据库至少超过 6000 个，而其中占绝大多数的是专题数据库。专题数据库虽然没有综合数据库那样复杂、完备，但有着主题突出、数据专业、注释精细的优势。例如，DrugBank 数据库就是一个药物专题数据库，全面、详细地记录了获批与实验药物的多维度信息，包括基本识别信息（药物的名称、描述、类型、化学式等）、药理学信息（药物的适应证、并发症、药效学、药物靶点、作用机制、药物代谢、分布、消除途径等）、药物-药物联用和相互作用信息，以及相关临床研究信息等。而 ADNI（Alzheimer's Disease Neuroimaging Initiative）则专注于阿尔茨海默病，记录了患者来自 MRI 和 PET 的脑部影像数据以及遗传变异数据、认知测试数据、生物学标志物等信息，为全面理解阿尔茨海默病机制提供数据支撑。一般来说，用户可通过在搜索引擎中以"主题+数据库"的词组形式（如"protein structure database"），快速找到特定主题的专题数据库。

（四）我国学者在生物医学数据库领域的贡献

当前我国在生物医学数据库领域发展十分迅猛。生物信息数据库共享与评价平台 DatabaseCommons（https://ngdc.cncb.ac.cn/databasecommons）动态监测了全球范围内新建立的生物信息数据库与已有数据库的影响力。根据 DatabaseCommons 统计，我国数据库总量位居全球第2，累计引用量位居全球第6，而实时影响力位居全球第3，提示我国不仅已成为生物医学数据库大国，还正在向生物医学数据库强国迈进。以上成就离不开我国生物医学信息学领域的专家学者的重要贡献，表4-2列举了 DatabaseCommons 收录的主要作者机构在中国的实时高影响力数据库（据 2023 年 10 月排名统计）。这些数据库涉及主题广泛，兼具综合性与专题数据库，主要作者机构分布广泛，且体现了我国生物信息领域在新世纪的重点突破方向（如非编码 RNA、转录调控、药物靶点与代谢、蛋白质翻译后修饰等）与特色优势研究方向（如中药靶点与药理、微生物毒力因子、必需基因等）。此外，所列举的数据库中有多个与疾病和治疗直接相关，提示医学研究已成为我国生物医学数据库研究发展的重点。最后，交叉引用与主题拓展是当前生物医学数据库的发展趋势之一，如 miRTarBase 最新版就收录了 HMDD、miR2Disease 等数据库记录的 miRNA 与疾病的关联信息；而 LncRNADisease 也在新近版本中收录了 circRNA 与疾病的关联，以增强数据的综合性与完备性。

表 4-2 一些主要作者机构在中国的高影响力生物医学数据库

数据库名称	主要作者机构	数据库主要主题
miRTarBase	香港中文大学	miRNA-靶基因相互作用
ENCORI/starBase	中山大学	RNA 相互作用网络
VFDB	中国医学科学院北京协和医学院	微生物毒力因子
PlantTFDB	北京大学	植物转录因子
NONCODE	中国科学院生物物理研究所	lncRNA 综合数据库
TCMSP	西北农林科技大学	中药靶点与药理
TTD	清华大学	药物靶点
HMDD	北京大学	miRNA 与疾病的关联
miR2Disease	哈尔滨工业大学	miRNA 与疾病的关联
DEG	天津大学	必需基因
LncRNADisease	北京大学	lncRNA 与疾病的关联
admetSAR	华东理工大学	药物代谢与活性
AnimalTFDB	华中科技大学	动物转录因子
Cistrome DB	同济大学	基因组顺式调控元件
CIRCpedia	中国科学院-马普学会计算生物学伙伴研究所	circRNA 综合数据库
NGDC	国家生物信息中心	综合生物信息数据库

续表

数据库名称	主要作者机构	数据库主要主题
PlantPAN	成功大学	植物启动子调控
dbPTM	元智大学	蛋白质翻译后修饰
GSA	国家生物信息中心	基因组测序数据
iProX	国家蛋白质科学中心	蛋白质组数据

注：数据库信息根据 DatabaseCommons（https://ngdc.cncb.ac.cn/databasecommons）2023 年 10 月记录的信息统计；该数据库实时更新，因此需要注意不同时期的高影响力数据库列表与排名会存在明显差异。

第四节　数据库的软件与硬件支撑

一、数据库的软件操作语言

数据库管理系统是数据库的核心软件支撑，它往往需要搭配专用的数据库操作语言，以实现对数据库的高效管理。其中，结构化查询语言（structured query language，SQL）是关系型数据库的标准语言，很多主流的关系数据库 DBMS，如 MySQL、Oracle、SQL Server、MS Access、Sybase、PostgreSQL 等，都将 SQL 作为其标准处理语言。SQL 语言不要求用户详细指定对数据的储存方法，也不需要用户了解具体的数据储存方式，因此允许用户对不同数据库系统使用相同的结构化编程语言予以查询和管理。根据前述关系数据库的定义可知，SQL 对数据的操作是围绕关系数据结构，也就是数据表格进行的。**下文以最常用的 SQL 语言类型之一 MySQL 为例，介绍其如何实现数据的加载、筛选、汇总、连接等数据管理功能**。不同 SQL 语言类型语法（如括号与引号的使用）略有差异，可查阅对应 SQL 文档进一步了解。

（一）表格的创建、格式更改与删除

在 MySQL 中，要想创建表格，必须先在命令行中运行 MySQL 程序，进入 MySQL 运行环境，输入的命令为

```
mysql -h 主机名 -u 用户名 -p 用户密码
```

进入环境后，我们创建一个新的数据库，并指定该数据库为当前使用的数据库。

```
CREATE DATABASE med_assay;
USE med_assay;
```

这里的 med_assay 就是我们当前创建与使用的数据库的名称。接下来，我们要在该数据库中创建新的表格，可以使用 CREATE TABLE 语句实现，其一般形式为

```
CREATE TABLE 表名 ( 列 1 列 1 属性 , 列 2 列 2 属性 , ..., PRIMARY KEY ( 主键列 ));
```

从直观上看，以上写法与 R 语言函数基本类似，但有**三处值得注意的不同点**。

1．与 R 语言不同，MySQL 语句的关键词（如 CREATE DATABASE）是大小写不敏感的（也就是说同样可以写成 create database 或 Create Database 等）；但为了避免与数据内容混淆，习惯上仍以全大写命名，且允许中间出现空格。

2．MySQL 函数/语句可以没有参数，当没有参数时，函数名后无需加上空括号()。这意味着数据名称（包括数据库名、表名、列名等）不能与 MySQL 语句的内置关键词重合（即使大小写不同也不可以），以防止混淆。

3．每一个 MySQL 语句必须以英文分号";"结尾，以明示语句的结束。

和一般表格一样，MySQL 表格同样由多行（又称记录 record）和多列（又称字段 field）组成。下面是一个简单示例，建立表格 hepato_test 记录了乙肝患者的一部分血液检查结果、乙肝病毒检查结果、超声影像检查结论和治疗记录。

```
CREATE TABLE hepato_test(
    patient_id INT(9),
    code_name VARCHAR(6),
test_date DATE,
    blood_Ast FLOAT,
    blood_Alt FLOAT,
    blood_Glu DECIMAL(5,2),
    blood_Tg DECIMAL(5,2),
HBsAg BOOL,
    HBeAg BOOL,
HBcAb BOOL,
    Diagnosis VARCHAR(50),
    Ultrasound VARCHAR(1000),
    PRIMARY KEY (patient_id)
);
```

在示例中，各列列名以全小写英文字母或大小写混合英文字母表示，而 MySQL 内置关键词以全大写表示。此外，列名一般不允许空格，因此这里用下划线代替。hepato_test 表格各列的数据类型设计具体说明如下。

第一列：patient_id，由一个最大显示长度为 9 的整数组成，以 INT(9) 表示其数据类型，如果无需特定显示长度，可直接以 INT 表示，另外无论显示长度如何，整数数值都不能超出 $-2^{32} \sim 2^{32}$。

第二列：code_name，是患者姓名，根据个人信息脱敏原则，这里以代号替代真实姓名，因此 VARCHAR(6) 表示的是由长度最大为 6 的可变长度字符串组成的姓名代号，如果要表示固定长度字符串，可以用 CHAR 代替 VARCHAR。

test_date 列：是检查完成时间，以日期 DATE 表示。

blood_Ast 和 blood_Alt：即天门冬氨酸氨基转移酶与丙氨酸氨基转移酶的测量值，这里因为不同仪器测定的小数位数不同，所以用 FLOAT 表示无特定数字位数的浮点小数。

blood_Glu 和 blood_Tg：即血糖和甘油三酯的测量值，这里因为测定血糖、血脂采用了统一标准化的仪器，所以读数固定小数位 2 位，整数位最多 3 位，总数字位数为 5，对应地使用

DECIMAL(5,2) 表示总长度为 5、小数点后位数为 2 的浮点小数。

HBsAg、HBeAg、HBcAb：是乙肝免疫检查的核心指标，检查结果分阳性和阴性两种，这正好对应布尔值逻辑数据，以 BOOL 表示，数据中 0 表示 FALSE，1 表示 TRUE。

Ultrasound 和 Diagnosis：分别是超声检查报告结论和初诊诊断，这里同样以长度可变字符串 VARCHAR 表示，但因为这两列文本内容相对较多，这里设置允许更多的字符；此外，TEXT 类型也可以支持相当于或超过 VARCHAR 限制（65535 字符）的长文本，但占用存储空间较大，因此实践中除非数据文本非常之长，否则一般不考虑 TEXT 类型。

最后的 PRIMARY KEY 函数：指定了该表格的主键所在列，即 patient_id。在 MySQL 中一个表格可以由多个列的组合作为主键，如 PRIMARY KEY(patient_id, code_name) 就将患者 ID 和姓名的组合作为主键。但在处理逻辑关系比较简单的数据时，仍建议优先采用单一列作为主键。

采用类似的语句形式，我们可以用 ALTER TABLE 对表格进行格式更改，如下。

```
ALTER TABLE hepato_test ADD blood_Ch DECIMAL(5,2) AFTER blood_Tg;
```

如上就在甘油三酯 blood_Tg 这一列后面追加了一个固定位数的浮点小数列总胆固醇列 blood_Ch。

将 Ch 列属性从固定位数的浮点小数 DECIMAL 修改为不固定位数的 FLOAT。

```
ALTER TABLE hepato_test MODIFY blood_Ch FLOAT;
```

将新追加的总胆固醇列 blood_Ch 从表格中移除。

```
ALTER TABLE hepato_test DROP COLUMN blood_Ch;
```

最后，我们可以用 DROP TABLE 将整个表删除，如果想要清空表格内容但保留数据结构，可改用 TRUNCATE TABLE 语句（这里就不实际执行这些删除命令了）。

（二）为表格添加数据

如果要在表格中添加一行数据，可以采用 INSERT INTO 语句实现，如下。

```
INSERT INTO hepato_test VALUES (590017126, 'A9B2', '2023-09-01', 85.0, 62.0, 5.71, 2.62, 1, 1, 1, 'liver cirrhosis','moderate beam attenuation observed');
```

VALUES 后面的数据的格式应与表格创建时定义的格式一致，对于字符型或日期型数据，与 R 语言类似，应用引号予以区分（**MySQL 中更习惯使用单引号来标识字符型或日期型数据的边界**）。

显然，以上方法输入数据的效率很低，因此还可以采用 **LOAD DATA 的方式，从文本表格中批量加载数据**，其语句格式为：

```
LOAD DATA LOCAL INFILE 文件路径 INTO TABLE 表名 LINES;
```

需要注意的是，Windows 文本文件与 Linux 文本文件的行尾换行符不同，因此在加载 **Windows**

文本文件时，还需要额外限定 TERMINATED BY '\r\n'。

（三）在 R 语言中调用 MySQL 语句

R 语言提供了面向多种 SQL 语言类型的接口软件包，如 DBI、dbConnect、sqldf、RODBC、RSQLite、RMySQL、RMariaDB、RPostgreSQL 等。其中，RMariaDB 是 RMySQL 的后继版本，也是目前常用的调用 MySQL 的 R 接口软件包。在 RMariaDB 中，可使用 dbConnect() 函数连接数据库。

```
library(RMariaDB)
con = dbConnect(MariaDB(), user = " 用户名 ", password = " 密码 ",
dbname = " 数据库名 ", host = " 主机名 ", port = " 端口名 ")
```

其中主机名与端口名与系统配置有关，一般默认为 localhost 和 3306。
在完成数据库连接后，可使用 dbWriteTable() 直接从数据框建立表格，如下。

```
dbWriteTable(con, "hepato_test", df_hepato)
```

其中，con 是数据库连接句柄，hepato_test 是 MySQL 数据表名，df_hepato 是输入数据框名。在此基础上，可以用 dbReadTable() 与 dbAppendTable() 函数读取表格并追加一行数据，例如：

```
dbReadTable(con, "hepato_test")
dbAppendTable(con,"hepato_test", df_hepato[1,])
```

数据输入完成后，可以利用 dbSendQuery 对表格数据进行选择浏览（查询），一般采用一组 3 个语句的组合，依次发送查询指令、获取查询结果、最后关闭并清除当前查询。如下。

```
newsqlquery<- dbSendQuery(con, "SELECT code_name, test_date FROM hepato_test")
dbFetch(newsqlquery)
dbClearResult(newsqlquert)
```

查询结果一般以数据框的形式存储与展示。关于 SELECT 查询语句的用法，在下一小节将具体说明。此外，应注意到上例中执行 MySQL 语句无需末尾添加分号，这是适应 R 语言环境的一个改动。

最后，除了上述函数外，还可以用 dbExecute() 函数执行用户指定的 MySQL 语句，如下。

```
dbExecute(con, "ALTER TABLE hepato_test DROP COLUMN blood_Ch")
```

（四）表格数据的选择浏览、筛选与排序

在 MySQL 中，数据的选择浏览（查询）可以使用 SELECT 语句实现，其语句格式为：

SELECT 所选择列的范围 FROM 表名;

例如，要浏览 hepato_test 的全部列，可以使用 * 通配符。

SELECT * FROM hepato_test;

也可以具体指定所选择浏览的列的范围，如下。

SELECT code_name, test_date FROM hepato_test;

如果我们进一步想要限制只选择满足特定条件的行，可以加上以 WHERE 起始的检索条件**子句**（**clause**），实现数据的筛选。在 MySQL 语言中，执行操作的语句可由多个部分组成，各部分各司其职，最终形成具有完整功能的语句，这些 MySQL 语句的组成部分称为子句，一般以特定关键词标志子句的起始。以下是一个结合 SELECT 与 WHERE 子句的数据筛选示例。

SELECT name, test_date FROM hepato_test WHERE blood_Glu>6.1;

该语句就筛选出存在高血糖问题的患者及对应的检查日期。这一语句就依次由 SELECT、FROM、WHERE 3 个**子句**组成。一些 MySQL 子句必须按特定顺序搭配使用，如这里的 SELECT 和 FROM 子句；而另一些子句则不是必须出现的，如这里的 WHERE 子句。

此外，可以注意到以上语句采用比较运算确定数据筛选的条件，在 MySQL 中，比较运算符的写法大体与 R 语言相同，但**需要特别注意的是，在 MySQL 中，等于与不等于比较运算分别写作"="与"<>"**。如下。

小测试4-6:
上例中'%beam attenuation%'能否换成'beam attenuation%'或者'%beam attenuation'？除了这里用到的%，MySQL 还有哪些通配符？

SELECT code_name, test_date FROM hepato_test WHERE HBsAg<>0;

对于多重条件，我们同样可以用逻辑运算与（AND）、或（OR）、非（NOT）表示，如下。

SELECT code_name, test_date FROM hepato_test WHERE blood_Glu>6.1 AND blood_Tg>18.0;

对于离散字符型数据，我们可以用 IN 来检索，其用法与 R 语言的"%in%"操作类似，如下。

SELECT code_name, test_date FROM hepato_test WHERE Ultrasound IN ('moderate beam attenuation observed', 'severe beam attenuation observed');

该语句就检索了可能存在明显肝硬化超声影像学表现的患者记录。

我们也可以用"LIKE+ 关键词"匹配的方式进行模糊查询，如筛选超声结果包含 beam attenuation 子字符串的记录。

SELECT code_name, test_date FROM hepato_test WHERE Ultrasound LIKE '%beam attenuation%';

除了对行的筛选外，SELECT 还可以后接 ORDER BY 进一步根据特定列进行排序，如下。

ELECT code_name, test_date, blood_Glu, blood_Tg FROM hepato_test ORDER BY blood_Glu DESC;

就以血糖 blood_Glu 对数据进行排序。MySQL 默认排序为升序排序，若想要进行降序排序，只需要如上例一样，在指定排序依据列后加上 DESC 这一限定关键词即可。

ORDER BY 还支持基于多列数据的排序，如下。

SELECT code_name, test_date, blood_Glu, blood_Tg FROM hepato_test ORDER BY blood_Glu DESC, blood_Tg;

就依次根据血糖 blood_Glu 降序（首要排序依据）与甘油三酯 blood_Tg 升序（次要排序依据）对数据进行排序。

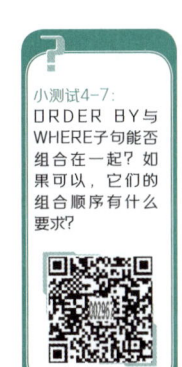

小测试4-7：ORDER BY与WHERE子句能否组合在一起？如果可以，它们的组合顺序有什么要求？

（五）表格数据的更新与删除

在 MySQL 中，可使用 UPDATE 子句结合 WHERE 查询条件子句，对满足条件的数据予以更新，其格式为：

UPDATE 表名 SET 赋值语句 WHERE 条件；

例如，我们可以先添加一列是否存在高血糖的布尔逻辑数据列，然后将血糖偏高的记录标记为真值。

ALTER TABLE hepato_test ADD HyperGly BOOL;
UPDATE hepato_test SET HyperGly=1 WHERE blood_Glu>6.1;

我们还可以采用 DELETE FROM 子句结合 WHERE 子句对满足条件的行予以删除，其格式为：

DELETE FROM 表名 WHERE 条件；

删除操作与之前的筛选与更新的语句形式类似，这里就不再赘述了。

（六）表格数据的分类汇总

在 MySQL 中，可以将 SELECT 函数与汇总函数整合，形成对特定数据列的分类汇总统计，如下。

SELECT AVG(blood_Alt), AVG(blood_Ast) FROM hepato_test;

就分别从表格中统计汇总了所有患者的两种转氨酶的平均水平。

在实际的生物医学研究中，我们往往需要将研究对象分为两到多个组别，对每个组别进行分类汇总。对于分类汇总，我们可以在上述语句后添加 GROUP BY 子句，以确定用于将数据分类的依据。如下。

> SELECT AVG(blood_Alt) FROM hepato_test GROUP BY Diagnosis;

就通过初诊结果 Diagnosis 列，将不同诊断的患者的转氨酶水平进行分类汇总。在 MySQL 中，常见的汇总子句处理除 AVG（求平均）外，还包括 MAX（求最大值）、MIN（求最小值）、SUM（求和）、COUNT（计数）等。

（七）表格数据的连接

在 MySQL 中，表格数据可以通过 JOIN 系列子句根据共有的数据列连接在一起，形成融合的表格。JOIN 系列子句常与 SELECT 子句搭配，一般格式为：

> SELECT 表 1. 列名 1,..., 表 2. 列名 n FROM 表 1 JOIN 关键词表 2 ON 连接条件；

例如，假设我们除了上面的 hepato_test，还有一个医保支付记录表格 insr_tab，其中 payment_id、code_name、payment_date、payment_fee 分别记录了支付流水号、患者姓名代号、支付日期和支付金额。显然这里的患者姓名代号 code_name 是两个表共有的，这样我们就可以以此作为连接条件，连接两个表格，方便进一步统计每种疾病（即 hepato_test.diagnosis 列）的医疗花销（即 insr_tab.payment_fee 列）。

> SELECT hepato_test.patient_id, hepato_test.diagnosis, insr_tab.payment_id, insr_tab.payment_fee
> FROM hepato_test INNER JOIN insr_tab
> ON hepato_test.code_name = insr_tab.code_name;

这里 SELECT 子句选择的列与 ON 子句指定的条件均采用"表名 . 列名"的形式明确操作的是哪个表格的哪一列。INNER JOIN 则明确两个表格以内部连接的形式进行连接，MySQL 中定义表格连接的基本 JOIN 关键词如下。

INNER JOIN：返回指定连接条件列取值在两个表格中都有匹配结果的行。
LEFT JOIN：返回表 1 所有行以及与指定连接条件列取值匹配的表 2 的行，若没有匹配的行则用缺失值 NULL 填充，下同。
RIGHT JOIN：返回表 2 所有行以及与指定连接条件列取值匹配的表 1 的行。
FULL JOIN：返回指定连接条件列取值在任意一个表格中有匹配结果的行。

二、数据库的硬件基础设施

存储与处理海量数据不仅需要 DBMS 等专业管理软件，还需要强有力的硬件支撑。**数据中心（data center）就是一个用于存储和管理大量数据的设施，它通常包括计算机系统、网络设备、存储设备、电源和冷却设备等**（图 4-9）。目前，国内外已有多个大规模数据中心设施投入运行，如国家生物信息中心（详见框 4-2）。数据中心硬件要求包括计算机系统、网络设备、存储设备、电源和冷却设备、安全设备等。

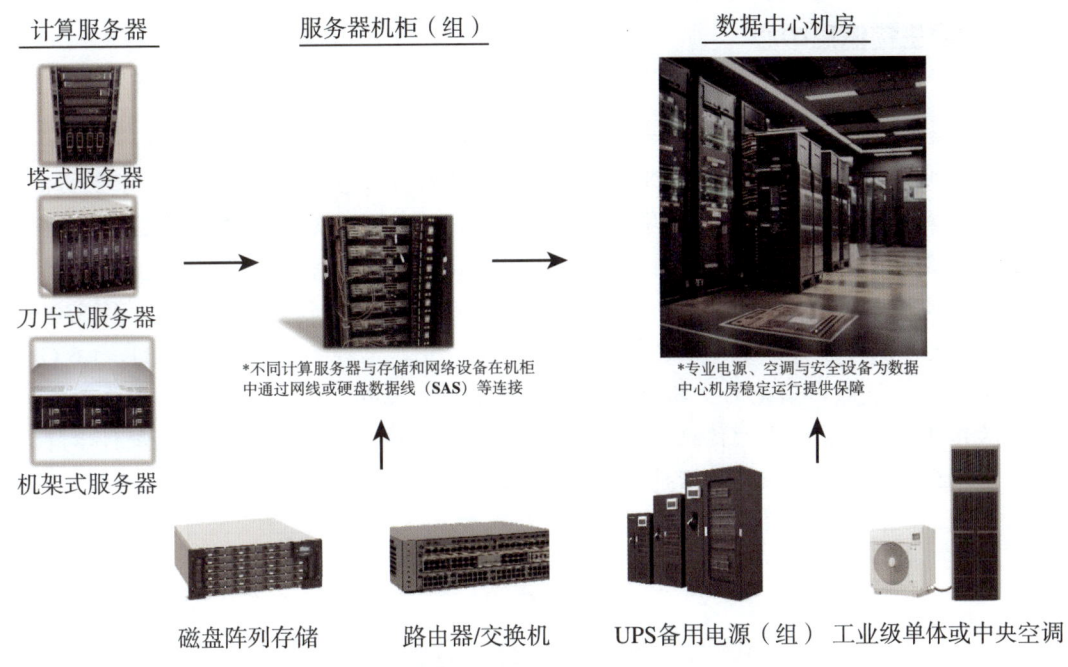

图 4-9　数据中心基础设施的组成

1．计算机系统　数据中心需要高性能的计算机系统来处理和存储数据。数据中心的主体计算机系统一般由服务器（server）组成。相较于个人计算机，服务器往往拥有更强大的计算性能，如一台计算服务器可能有几十个 CPU 核、几百 GB 内存、几十 TB 硬盘和专用的主板架构，此外还可能配备有专门的图形处理单元（GPU）以支持人工智能等服务。服务器的架构往往具有高性能、高负载、稳健性、冗余性的特点。按网络规模分，服务器可分为工作组级服务器、部门级服务器和企业级服务器。按用途分，服务器可分为通用型服务器和专用型服务器。按外观和结构分，服务器可分为塔式服务器、机架式服务器和刀片式服务器等。

2．网络设备　数据中心需要高速网络设备来传输数据，例如交换机、路由器等。交换机主要用于提供独享的信号通路，以连接不同节点计算机形成局域网。而路由器主要用于连接不同的网络并转发数据包，将由交换机组好的局域网相互连接起来，或者接入外网。这些设备可以连接不同的计算机系统，并确保数据传输的可靠性和安全性。

3．存储设备　数据中心需要大容量、高性能的存储设备来存储数据，例如硬盘、固态硬盘等。这些设备需要能够提供足够的存储空间和冗余性（也就是一份数据被多个硬盘或硬盘区域存储），以确保数据的安全性和完整性。一些数据中心还会使用专门的存储服务器（磁盘阵列）来保障高效存储数据。

4．电源和冷却设备　数据中心需要稳定的电源和有效的冷却设备来确保设备的正常运行。电源设备需要能够提供足够的电力，并确保电流和电压的稳定。为了确保数据的安全性，数据中心需要备用电源来应对电源故障或自然灾害突发情况。数据中心的冷却设备往往也是专用设计的，如使用工业级空调，它需要 24 小时不间断运行，以保证将设备产生的热量散发出去，防止设备过热。

5．安全设备　数据中心需要安全设备来保护数据的安全性，例如防火墙、入侵检测系统等。这些设备可以检测和阻止未经授权的访问和攻击。此外，一些数据中心还配备监控、消防等其他安全设备，从物理层面保障数据安全。

框 4-2　国家生物信息中心

国家生物信息中心脱胎于中国科学院北京基因组研究所，2019年正式挂牌成立。目前，已拥有世界领先的生物信息学研究平台和大规模生物信息学分析能力。国家生物信息中心重点研发关于生物数据和信息存储汇交、安全管理、知识发现关键核心技术，是我国人类遗传资源相关数据的最重要的汇交中心之一。国家基因组科学数据中心是国家生物信息中心的核心机构，截至2023年，该机构已拥有266万亿次/秒的计算能力，约8300个计算核心，39 PB 的存储资源（其中在线存储资源23 PB，离线备份存储16 PB），1.6 Gbps 网络带宽，形成了国内领先的生物大数据云计算平台。此外，利用数据积累与技术优势，国家生物信息中心也面向医疗健康、生物数据与信息安全等重大战略需求及生命科学前沿，开展一系列生物信息学和相关数据科学技术研究。

第五节　数据可视化

在信息量呈指数型上涨的时代，数据的呈现方式尤为重要。数据可视化是指将结构或非结构的数据转换成适当的可视化图形，并将数据中的信息直接展现于人们面前。图形化的数据往往比纯文本数据更容易和更快地被理解。与传统的表格或文档展现数据的方式相比，图形化可以更直观、简洁地展现数据，且可以帮助揭示数据中的隐藏模式、趋势和关系。

在第三章中，提及了R语言内置的一系列绘图函数，包括散点图、直方图、箱线图、条形图和饼图等，它们都是数据可视化的常用形式。在这一部分，我们将深入讲解其语法结构以及常用参数，以便大家能够迅速地得到期望的结果。

一、基本绘图函数的语法结构及其常见参数

（一）plot() 函数绘制散点图、折线图

在 R 中使用 plot() 函数的基本语法结构如下。

```
plot(x, y = NULL, type = "p",
    xlim = NULL, ylim = NULL,
    log = "", main = NULL, sub = NULL, xlab = NULL, ylab = NULL,
    ann = par("ann"), axes = TRUE, frame.plot = axes,
    panel.first = NULL, panel.last = NULL, asp = NA,
    xgap.axis = NA, ygap.axis = NA,...)
```

plot() 函数绘图时常见参数及其解释如表4-3所示。

表 4-3　plot() 函数绘图时常见参数及其解释

参数	描述
col	设置颜色
p	点的形状
l	表示各个矩阵绘图区域的长和宽的比例
b	取"是"或"不是",表示各图形内的横纵轴比例尺是否一致
xlim、ylim	分别设置 x 轴和 y 轴的范围
main	图形的主标题
type	定义要绘制的图形类型
h	高低线
pch	设置点的形状,这个参数可以接受数字(例如 1、2、3…)或者字符(例如"o""s""+"…)

使用 plot() 函数绘制散点图示例如下。

```
#1.创建数据集
x <- 1:10
y <- rnorm(10)
#2.绘图
plot(x,y,
     type = 'b',
     col = 'red',
     pch = 19,
     xlab = 'number',
     ylab = 'value')
```

结果展示

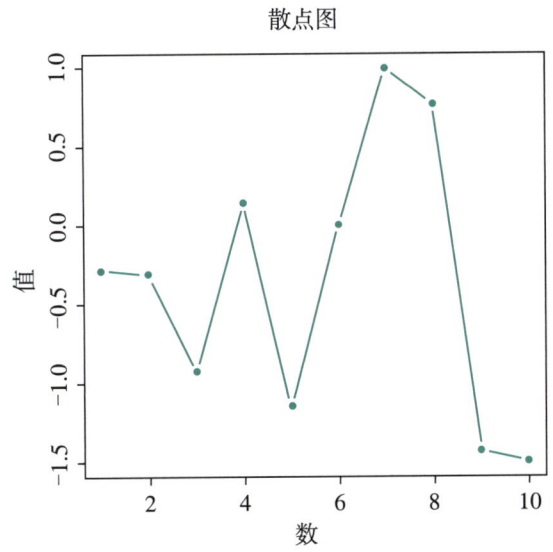

通过调整不同的参数设置,能够在图表中生成各种颜色、大小和形状的折线图以展示数据的多样性。

（二）hist() 函数绘制直方图

在 R 中可以使用 hist() 函数绘制直方图，其基本语法结构如下。

```
hist(x, breaks = "Sturges",
     freq = NULL, probability = !freq,
     include.lowest = TRUE, right = TRUE,
     fuzz = 1e-7, density = NULL,
     angle = 45, col = "lightgray",
     border = NULL,
     main = paste("Histogram of" , xname),
     xlim = range(breaks), ylim = NULL,
     xlab = xname, ylab, axes = TRUE,
     plot = TRUE, labels = FALSE,
     nclass = NULL, warn.unused = TRUE, ...)
```

注意：直方图一般用来展示数值型数据，其横轴上的数据是连续的，纵轴表示数量或占比，因此画图时 x 需选择数值向量。

使用 hist() 函数绘图时常见参数及其解释如表 4-4 所示。

表 4-4　hist() 函数绘图时常见参数及其解释

参数	描述
x	数值向量，指画图所用到的数据
breaks	直方图的分段区间，可以为函数或者字符串值
freq	设置直方图纵轴时表示频数还是概率密度，默认为 FALSE 展示概率密度
col	设置直方图的填充颜色
border	设置直方图的边框颜色
density	设置直方图中填充斜线的密度
angle	设置直方图中填充斜线的角度
include.lowest	是否包含最小值（默认为 TRUE）
right	直方图默认为左开右闭区间，即 right = TRUE
labels	为直方图添加频数或注释

使用 hist() 函数绘制散点图示例如下。

```
# 生成 1000 个服从正态分布的随机数据
data <- rnorm(1000)
# 绘制直方图
hist(data,
    main="Histogram",
    xlab="Value", ylab="Frequency",
    col="lightblue",   # 设置直方图颜色
    border="black")    # 设置边框为黑色
```

结果展示

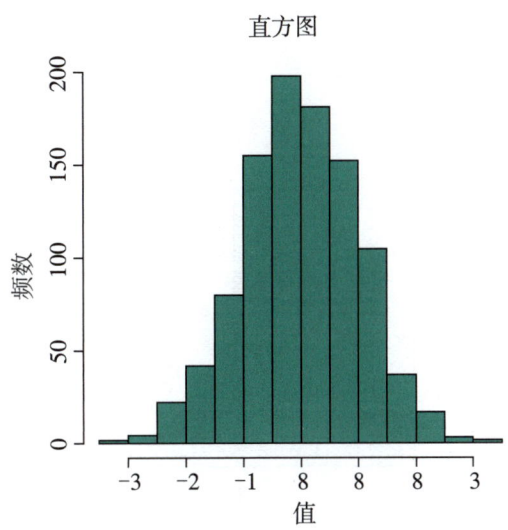

（三）density() 函数、plot() 函数联合使用绘制密度曲线图

密度图与直方图密切相关，它用一条连续的曲线表示变量的分布。当频率分布直方图的样本容量足够大时，各个组之间的组距就会减小，这时的折线会逐渐演变为光滑的曲线，这条曲线就称为总体的密度分布曲线。相比于直方图，密度分布曲线能够更精确地反映总体的分布规律。

在 R 中，可以使用 density() 函数来获取概率密度数据，接着使用 plot() 函数绘制密度曲线图。示例如下。

```
# 使用 R 中自带的数据 mtcars
x <- mtcars$qsec# 将 mtcars 的变量 qsec 赋值给变量 x
fig <- density(mtcars$qsec) # 使用 density() 函数获取概率密度数据
plot(fig)
```

结果展示：从该图中可以看出该数据的分布。同样也可以在一张图中同时展示出频率分布及密度分布图。

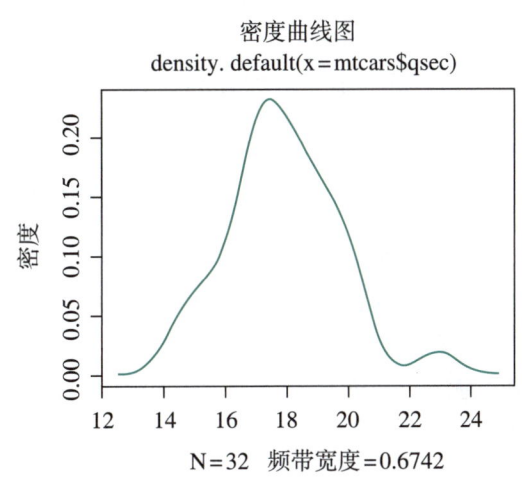

```
hist(x)
 lines(density(x), col = 'blue')
```

结果展示

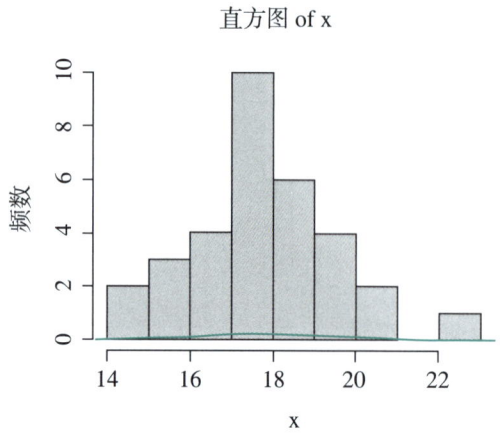

（四）barplot() 绘制条形图

条形图（柱状图）是非常重要的一类统计图形，在数据分析中具有基础性地位。条形图可以通过垂直或水平的条形展示类别型变量的分布。条形图通常用于直观地进行不同类别或维度（如时间）的幅度比较。

编程中，barplot() 函数的基本用法如下。

```
barplot(height, width =1, space = NULL,
        names.arg = NULL, legend.text = NULL, beside = FALSE,
        horiz= FALSE, density = NULL, angle =45,
        col = NULL, border = par("fg"),
        main = NULL,sub= NULL,xlab= NULL,ylab= NULL,
        xlim= NULL,ylim= NULL,xpd= TRUE, log ="",
        axes = TRUE,axisnames= TRUE,
        cex.axis = par("cex.axis"),cex.names = par("cex.axis"),
        inside = TRUE, plot = TRUE, axis.lty=0, offset =0,
        add= FALSE, ann =!add&& par("ann"), args.legend = NULL,…)
```

使用 barplot() 函数绘图时主要参数及其解释如表 4-5 所示。

表 4-5 **barplot() 绘图主要参数及详细解释**

参数	描述	示例
height	这是一个向量，包含了要绘制的条形的高度或长度	height = c(10, 20, 30, 40)
width	指定条形的宽度，通常是一个介于 0 和 1 的值，表示相对于默认宽度的比例。如果不指定，默认为 1	width = 0.5
space	指定条形之间的间距。通常是一个正数，表示单位宽度的倍数。默认为 1，表示没有间距	space = 0.2

续表

参数	描述	示例
names.arg	一个向量，包含了每个条形的标签或名称。这些标签将显示在条形的顶部或底部，以便识别各个条形	names.arg = c("A", "B", "C", "D")
horiz	一个逻辑值，用于指定是否绘制水平条形图。如果设置为 TRUE，则绘制水平条形图；如果设置为 FALSE（默认值），则绘制垂直条形图	horiz = TRUE
density	一个正数，表示条形的填充密度，用于表示每个条形的阴影效果。通常在绘制白色填充条形时使用	density = 10
angle	一个用于指定阴影线条角度的值，以改变阴影的方向。通常在绘制白色填充条形时使用	angle = 45
col	用于指定条形的颜色，可以是颜色名称、颜色代码或颜色向量	col = "blue"
border	用于指定条形的边框颜色，可以是颜色名称、颜色代码或颜色向量	border = "black"
main	一个字符串，用于添加主标题（标题位于图的顶部中央）	main = "Bar Plot"
xlab	一个字符串，用于添加 x 轴标签	xlab = "Categories"
ylab	一个字符串，用于添加 y 轴标签	ylab = "Frequency"
xlim	一个包含两个值的向量，用于设置 x 轴的限制范围	xlim = c(0, 50)
ylim	一个包含两个值的向量，用于设置 y 轴的限制范围	ylim = c(0, 60)

示例：用 barplot() 函数绘制条形图，我们使用生成的示例数据和以下代码来创建图表。

```
# 示例数据
data <- matrix(c(10,20,30,40,15,25,35,45),nrow=2,byrow= TRUE)
colnames(data)<- c("A","B","C","D")
rownames(data)<- c("Group 1","Group 2")
# 绘制条形图
barplot(data, beside = TRUE, legend.text =rownames(data), args.legend = list(x ="topleft"),
col = c("blue","red"))
title("Barplot")
```

结果展示

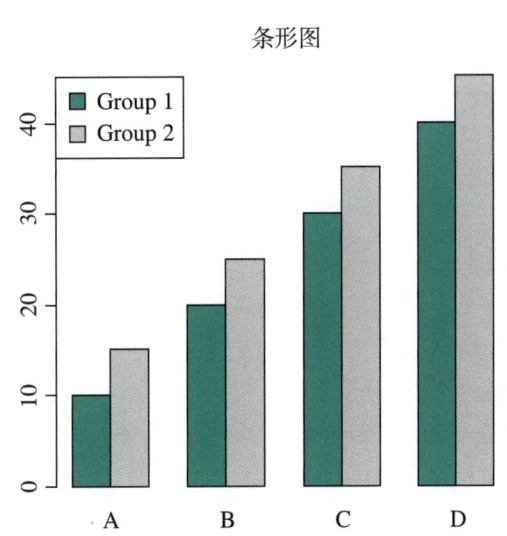

条形图

这段代码首先创建了一个包含两个组（Group 1 和 Group 2）和四个类别（A、B、C 和 D）的示例数据矩阵。然后，它使用 barplot() 函数来绘制堆叠条形图。重要的参数和选项如下。

beside = TRUE：这个选项告诉 R 将每个组内的条形堆叠在一起，而不是并列显示。

legend.text = rownames(data)：指定堆叠条形图的图例文本，以显示每个组的标签。

args.legend = list(x = "topleft")：用于设置图例的位置，此处设置为在图的左上角。

col = c("blue","red")：用于指定条形的颜色，可以根据需要设置更多颜色。

最后，title() 函数用于添加主标题。运行这段代码将绘制一个堆叠条形图，显示两个组中的各个类别，并在图的右上角显示图例。

（五）lines() 绘制折线图

在 R 语言中，lines() 函数用于在已有的图形上添加线条或曲线。它通常与 plot() 函数一起使用，用于在同一图形上添加多个数据系列的线条。lines() 函数基本用法如下。

```
lines(x, y = NULL, type = "l", ...)
```

当使用 R 语言中的 lines() 函数时，格式各个参数详细解释如下。

1. "x"（x 轴坐标值向量） 这是一个包含 x 轴坐标值的向量，表示要绘制的线条或曲线的 x 轴坐标。如果 "y" 参数为空，那么 "x" 参数必须包含 y 轴坐标的值。如果 "y" 参数不为空，那么 "x" 参数可以为空，此时 x 轴坐标将默认为 1：n，其中 n 是 "y" 向量的长度。

2. "y"（y 轴坐标值向量） 这是一个包含 y 轴坐标值的向量，表示要绘制的线条或曲线的 y 轴坐标。如果 "x" 参数不为空，那么 "y" 参数可以为空，此时 y 轴坐标将默认为 1：n，其中 n 是 "x" 向量的长度。如果 "x" 和 "y" 都为空，lines() 函数不会绘制任何内容。

3. "type"（线条类型） 这是一个可选参数，用于指定线条的类型。可以选择的值如下。

（1）"l"（默认值）：绘制直线。

（2）"o"：绘制带有点的线条。

（3）"b"：绘制带有点和线段的线条。

（4）"n"：不绘制线条，仅绘制点。

4. "..."（其他参数） 这个参数用于传递其他可选参数，可以控制线条的颜色、线型、线宽等属性。例如，可以使用 "col" 参数来指定线条的颜色，使用 "lty" 参数来指定线型，使用 "lwd" 参数来指定线条的宽度等。

绘图示例：

```
# 创建一个空白图形
plot(1:10, type ="n",xlim= c(1,10),ylim= c(0,15),xlab="X ",ylab="Y ")
# 创建两个数据集
x1 <-1:10
y1 <- c(2,4,3,6,8,7,10,9,12,11)
x2 <-1:10
y2 <- c(1,3,2,5,7,6,9,8,11,10)
# 使用 lines 函数添加两条折线到图形上
lines(x1, y1, type ="b", col ="blue",lty=1,lwd=2)# 蓝色实线
lines(x2, y2, type ="o", col ="red",lty=2,lwd=2)# 红色虚线
```

```
# 添加图例
legend("topright", legend = c("Group1","Group2"), col = c("blue","red"),lty=1:2,lwd=2)
```

结果展示

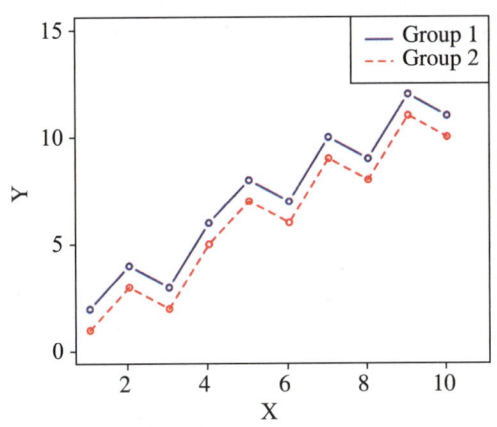

在上述示例中，首先使用plot()函数创建了一个空白的图形，并设置了横坐标和纵坐标的范围以及标签。然后，使用lines()函数两次，分别绘制了两条折线，设置了不同的颜色、线型和线宽。最后，使用legend()函数添加了一个图例，标识了每条线的含义。

阶梯折线图是一种常用于可视化离散数据的图表类型，其中折线通过连接数据点的垂直和水平线段来表示数据。在R语言中，可以使用lines()函数来创建阶梯折线图。以下是一个示例。

```
# 创建一个空白的绘图区域
plot(1:10, type ="n",xlim= c(1,10),ylim= c(0,10),xlab="X ",
ylab="Y ", main =" Example of a ladder line diagram ")
# 创建数据点
x <-1:10
y <- c(2,4,1,7,5,8,3,6,9,2)
# 使用 lines 函数创建阶梯折线图
lines(x, y, type ="s", col ="blue",lwd=2)
```

结果展示

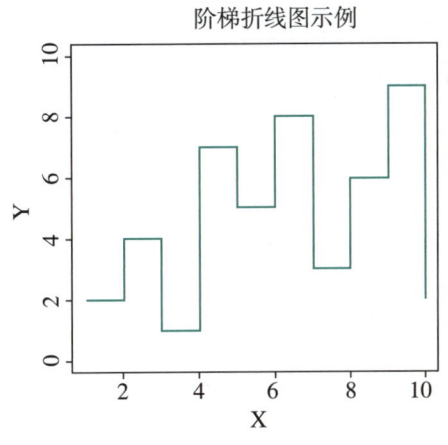

在上面的示例中，首先使用 plot() 函数创建一个空白的绘图区域，并指定了 x 轴和 y 轴的范围、标签以及主标题。然后，创建了一组数据点"x"和"y"，表示要绘制的阶梯折线图的数据。最后，使用 lines() 函数，将数据点按照阶梯折线图类型（type = "s"）、线条颜色（col = "blue"）和线宽度（lwd = 2）添加到绘图中。

运行这段代码将创建一个阶梯折线图，其中 x 轴表示 1 到 10 的离散值，y 轴表示对应的数据点。阶梯折线图通过垂直和水平线段连接数据点，以显示数据的变化趋势。可以根据需要修改数据和绘图参数以满足特定的可视化需求。

（六）boxplot() 绘制箱线图

箱线图的主要组成部分如下。

1．箱体（box） 代表数据的中间 50% 范围，也就是第二四分位数（Q2，即中位数）和第三四分位数（Q3）之间的数据。箱体的长度表示数据的分布范围，越长表示数据的变化越大。

2．中位数线 在箱体内部有一条线，代表数据的中位数（Q2），即数据的中间值。

3．上边缘和下边缘 箱体的上边缘表示第三四分位数（Q3），下边缘表示第一四分位数（Q1）。这两个值用于计算箱体的高度和确定潜在的离群值。

4．箱须（whiskers） 箱体的上下两边通常会延伸一定倍数的四分位距（IQR，即 Q3 – Q1），形成箱须。箱须的长度表示数据的范围，数据点在箱须外被视为潜在的离群值。

5．离群值（outliers） 在箱须之外的个别数据点被认为是离群值，它们可能是异常值或特殊情况下的观测值。

以下是在 R 中使用 boxplot() 函数创建箱线图的基本方法。

```
boxplot(data,
        main ="Box Plot 示例 ",# 主标题
xlab=" 数据集 ",# x 轴标签
ylab=" 观测值 ",# y 轴标签
        notch = FALSE,# 是否绘制缺口（用于比较两个数据集）
        col ="lightblue",# 箱体颜色
        border ="blue",# 箱体边框颜色
        horizontal = FALSE,# 是否水平绘制箱线图
        outline = TRUE)# 是否显示离群值
```

运行上述代码将创建一个箱线图，显示了数据集"data"的分布情况。可以根据需要自定义图表标题、颜色以及其他属性来满足特定的可视化需求。

在 R 中，使用 boxplot() 函数也可以同时比较多组数据的分布情况。通常，这些多组数据分布在不同的类别或因子下，例如不同的组、类别或条件。以下是详细的步骤和示例，演示如何创建一个包含多组比较的箱线图。

```
# 示例数据框
data_df <- data.frame(Group= rep(c("A","B","C"), each =50),
Value= c(rnorm(50, mean =10, sd =2),
rnorm(50, mean =15, sd =3),
rnorm(50, mean =20, sd =4)))
```

```
# 创建箱线图
boxplot(Value~Group, data = data_df,
        main ="Boxplot",
xlab="Group",
ylab="Value",
        col = c("blue","green","coral"),# 设置箱体颜色
        border ="black",# 设置箱体边框颜色
        notch = FALSE,# 不绘制凹口
        range =1.5)# 离群值范围为 1.5 倍的四分位距
```

结果展示

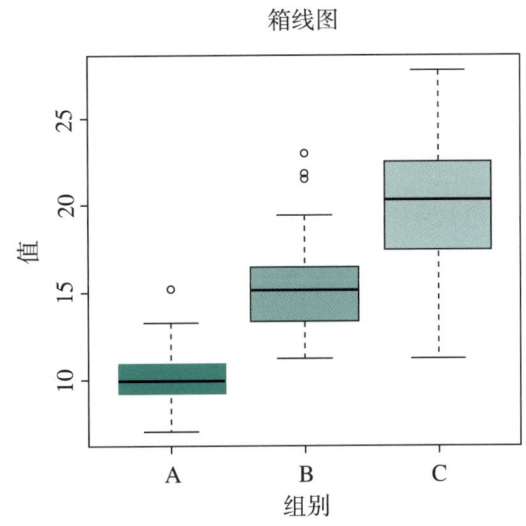

此示例创建了一个箱线图，比较了 3 组不同组别的观测值分布情况。每个箱线图表示一个组别（A、B、C），并显示了中位数、四分位数、离群值等信息。箱线图的颜色可以根据组别进行自定义。可以根据需要添加更多的组别和自定义参数来满足特定的可视化需求。

（七）vioplot() 绘制小提琴图

小提琴图是一种用于可视化数据分布的图表类型，结合了箱线图和核密度估计，可以更详细地显示数据的分布情况。vioplot 是一个用于在 R 中创建小提琴图（violin plot）的包。以下是一些关于 vioplot 包的介绍和基本用法：要使用 vioplot 包，首先需要安装，然后加载。可以使用以下命令来安装 vioplot 包。

```
install.packages("vioplot")
```

然后，加载包。

```
library(vioplot)
```

vioplot 包提供了 vioplot() 函数来创建小提琴图。以下是该函数的一般语法。

> vioplot(..., names, col, border, horizontal = FALSE, at = NULL,add= FALSE, range =1.5, width = NULL, plot = TRUE,colMed="white",ylim= NULL,xlab="",ylab="", main = NULL,...)

使用 vioplot() 函数绘图时的关键参数及其说明如表 4-6 所示。

表 4-6　vioplot() 绘图的一些关键参数及其说明

参数	描述
...	表示一个或多个数值向量，每个向量对应一个小提琴图
names	一个字符向量，用于为每个小提琴图指定名称
col	指定小提琴的填充颜色
border	指定小提琴的边框颜色
horizontal	一个逻辑值，指定是否水平绘制小提琴图
at	一个数值向量，指定小提琴图的位置
add	一个逻辑值，指定是否将小提琴图添加到已有图形
range	控制离群值的范围，通常为四分位距的倍数
width	一个数值，用于指定每个小提琴的宽度
colMed	指定中位数线的颜色
ylim	设置 y 轴的限制范围
xlab	用于设置 x 轴标签的字符向量
ylab	用于设置 y 轴标签的字符向量
main	用于设置主标题的字符向量

要使用 vioplot 包创建比较的小提琴图，需要准备好要比较的数据，并使用 vioplot() 函数来绘制小提琴图。以下是一个演示示例：首先，确保已经安装并加载了 vioplot 包。接下来，创建一个包含多组数据的示例，并绘制小提琴图。

```
# 示例数据
group1 <-rnorm(55, mean =0, sd =1)
group2 <-rnorm(58, mean =2, sd =1)
group3 <-rnorm(63, mean =4, sd =1)
group4 <-rnorm(52, mean =1, sd =1)
group5 <-rnorm(50,mean =3, sd =1)
# 创建小提琴图
vioplot(group1, group2, group3, group4, group5,
        names = c("Group 1","Group 2","Group 3","Group 4","Group 5"),
        col = c("blue","green","coral","yellow","pink"),
        main ="Vioplot",
   xlab="Group",
   ylab="Value")
```

结果展示

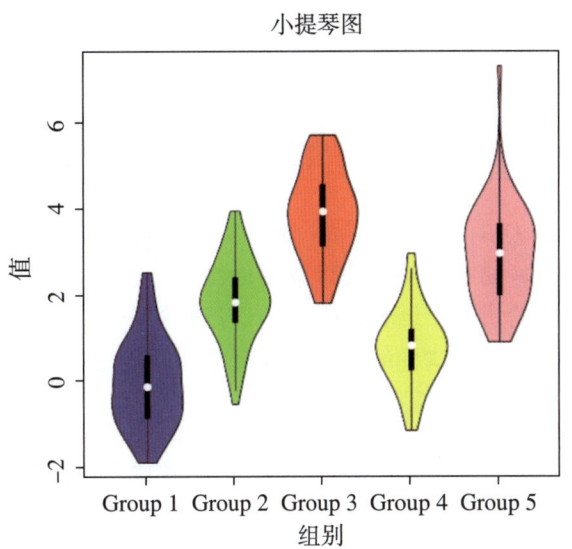

小测试4-8：假设您有一个数据集，其中包含5组不同类型的数据（例如，5种不同品牌的产品在不同指标上的表现）。您想使用vioplot包绘制小提琴图来比较这5组数据的分布情况。请思考，使用vioplot包创建小提琴图时，哪些参数对图的外观和解释性至关重要？在实际应用中，小提琴图有哪些潜在的用途或应用场景？

在这个示例中，我们创建了5组随机生成的数据，然后使用vioplot()函数将这些数据绘制成小提琴图。参数"names"用于指定每个小提琴的名称，"col"用于指定小提琴的填充颜色，"main""xlab"和"ylab"分别用于设置标题和坐标轴标签。运行上述代码，将得到一个包含5组比较的小提琴图，每个小提琴代表1个数据组的分布情况。

（八）pie() 绘制饼图

以下是使用 pie() 函数绘制饼图的方法。

```
pie(x, labels = NULL, main = NULL, col = NULL, clockwise = FALSE, radius =1,
  startangle=90, density = NULL, angle =45, border ="black",
  lty= NULL, init.angle =0,...)
```

使用 pie() 函数绘制饼图的相关参数及说明如表 4-7 所示。

表 4-7　pie() 函数绘制饼图参数及说明

参数	描述
x	一个包含各部分数据值的数值向量，表示各部分的大小
labels	一个字符向量，包含与每个部分对应的标签。如果不指定标签，则默认使用部分的编号作为标签
main	一个字符向量，用于设置饼图的标题
col	一个颜色向量，用于设置各个部分的颜色。可以使用 R 中的内置颜色名称或自定义颜色
clockwise	一个逻辑值，指定饼图的绘制方向是否顺时针。默认为 FALSE，即逆时针方向
radius	一个数值，用于设置饼图的半径大小
startangle	一个数值，用于设置饼图的起始角度。默认为 90 度，即从垂直方向开始
density	一个数值，用于设置阴影的密度，通常用于增强视觉效果
angle	一个数值，用于设置标签与圆心之间的夹角。默认为 45 度
border	一个字符向量，用于设置各个部分的边框颜色

参数	描述
lty	一个字符向量，用于设置各个部分的线条类型
init.angle	一个数值，用于设置初始的旋转角度。默认为 0 度
...	其他图形参数，用于进一步自定义饼图的外观

绘图示例：在 R 中，pie() 函数默认情况下并不直接支持在饼图上显示百分比标签。如果想要在饼图上显示百分比标签，通常需要手动计算百分比，并将它们添加到饼图上。以下是一个示例，演示如何绘制带百分比的饼图。运行以下代码，将得到一个带有百分比标签的饼图，每个部分的百分比都显示在饼图的外部。这样的饼图可以更清晰地传达各部分的相对比例。请根据实际数据和需求对代码进行适当调整。

```r
# 创建一个包含多个数据点的向量
data <- c(11,19,8,21,8)
# 为每个数据点创建一个标签向量
labels <- c("Group1"," Group 2"," Group 3"," Group 4"," Group 5")
# 计算每个数据点的百分比
percentages <- round(data/sum(data)*100,2)
# 创建一个新的标签向量，包含原始标签和百分比
new_labels <- paste(labels," (", percentages,"%)", sep ="")
# 使用 pie() 函数绘制饼图，并添加新的标签
pie(data, labels = new_labels, main ="Pie Chart")
```

结果展示

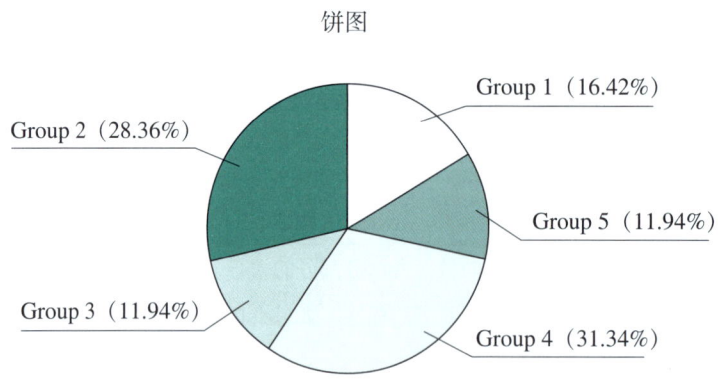

在这个例子中，我们首先计算每个数据点的百分比，然后将原始标签和百分比合并成一个新的标签向量。最后，我们使用 pie() 函数绘制饼图，并将新的标签添加到图例中。

（九）par()、layout() 进行画布分割

在实际绘图过程中，出于对比、罗列等目的，往往需要在一张画布上绘制出多个图形，因此需要对画布进行合理分割以充分利用一张画布。画布分割的常用函数包括 par()、layout() 等函数，不同函数的分割的对象不尽相同。下面详细介绍 par()、layout() 两个函数。

1. par() 函数　是一个常用的画布分割函数,可以设置多个参数以适应绘图者的需求,绘图者可以输入 par() 来获取相关的参数信息,表 4-8 列举出一些常用的参数和使用方法。

表 4-8　par() 函数的常用参数及使用方法

参数	描述
mar	图形边距参数,mar 为行边距。调用格式形如"par(mar = c(1,1,1,1))",4 个参数依次为下、左、上、右
mfrow/mfcol	页面摆放参数,将一个页面分成若干份,使用表示行数和列数的二维向量进行表示。mfrow 表示逐行从左至右绘图,mfcol 表示逐列从上至下绘图。调用格式形如"par(mfrow = c(2,2))"
mgp	坐标轴位置参数,三维向量,分别对应标题、刻度标签与刻度位置。调用格式形如"par(mgp = c(1,1,1))"
oma	外边界宽度参数,调用格式形如"par(oma = c(1,1,1,1))"

通过下面的代码,我们将展示 par 函数在画布分割和图形组合实现的结果。

test1<-par(mar = c(5,5,2,2),bg = "white")# 使用 mar 参数设置图形的边距,背景为白色
test2<-par(mfrow = c(2,2))# 使用参数 mfrow 将画布分为 2 行、2 列,合计 4 块

```
(1)  for (i in1:4) {
            plot(c(1:i),main = paste("image:",i))
     }

     test3<-par(oma = c(3,3,2,2))

(2)  for (i in1:4) {
            plot(c(1:i),main = paste("image:",i))
     }

     test4<-par(mgp = c(4,2,2))

(3)  for (i in1:4) {
            plot(c(1:i),main = paste("image:",i))
     }
```

结果展示

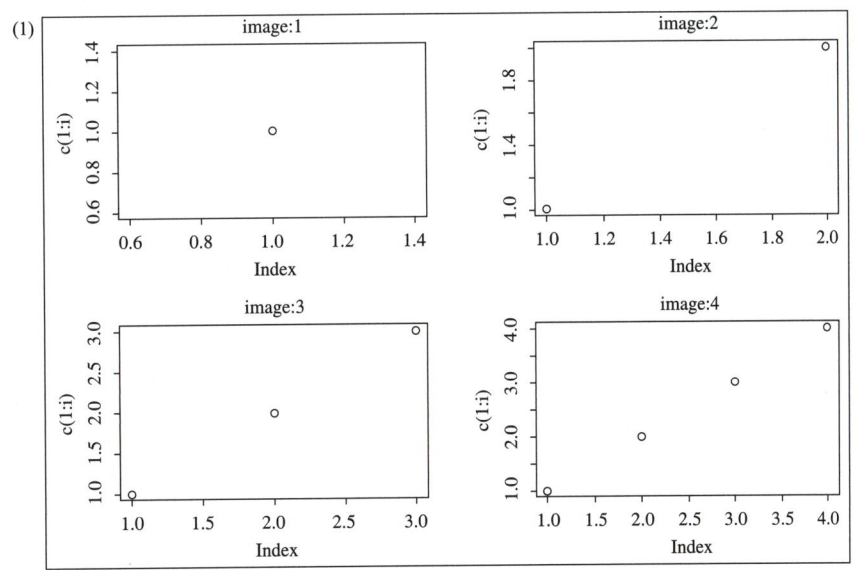

(2)

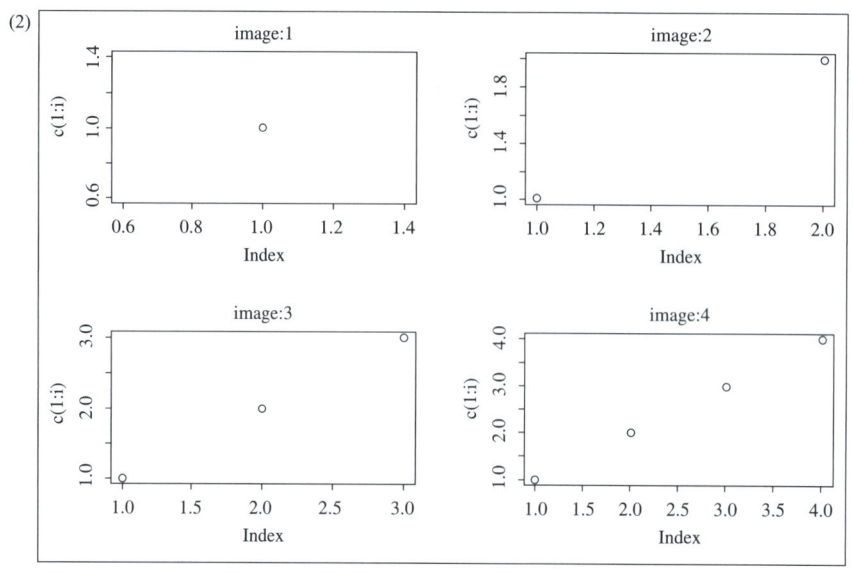

(3)

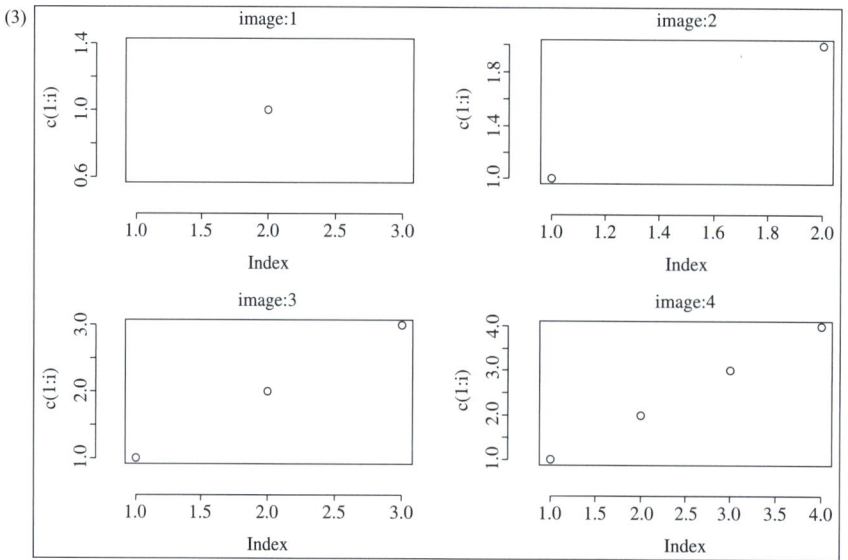

可以看到，示例中首先将画布分成了 4 个相同大小白色背景的绘图区，而后我们调整了图形的外边界距离，最后我们加入了刻度标签。从上例我们已经可以感受到画布分割的作用，但是等长、等宽的图形难以适应绘图者差异化的需求，因此我们将介绍 layout() 函数，通过这两个不同的函数，我们可以完成不同的画布分割以适应绘图任务。

2．layout() 函数与 par() 函数 的相同之处是二者都可以对画布进行分割，但不同之处在于 layout() 函数可以不均等地切割页面，突破了 par() 函数网格状拆分的限制。调用格式为：

layout(mat,width=rep(1,ncol(mat)),height=rep(1,nrow(mat)),respect=FALSE)

表 4-9 列举出 layout() 函数一些常用的参数。

表 4-9　layout() 函数的常用参数

参数	描述
mat	输入矩阵，该参数规定了绘图的顺序和图形版面的安排，矩阵中的元素为正整数 1−n，数字的顺序与图形方格一致，相同数字的部分会合并成一个区域

续表

参数	描述
widths/heights	表示各个矩阵绘图区域的长和宽的比例
respect	取"是"或"不是",表示各图形内的横轴、纵轴比例尺是否一致

下面的代码展示 layout() 函数在画布分割和图形组合实现的结果。

```
mat<-matrix(c(1,1,2,3,4,4),nrow = 2,byrow = TRUE)
layout(mat)
for (i in1:4) {
        plot(c(1:i),main = paste("image:",i))
}
```

结果展示

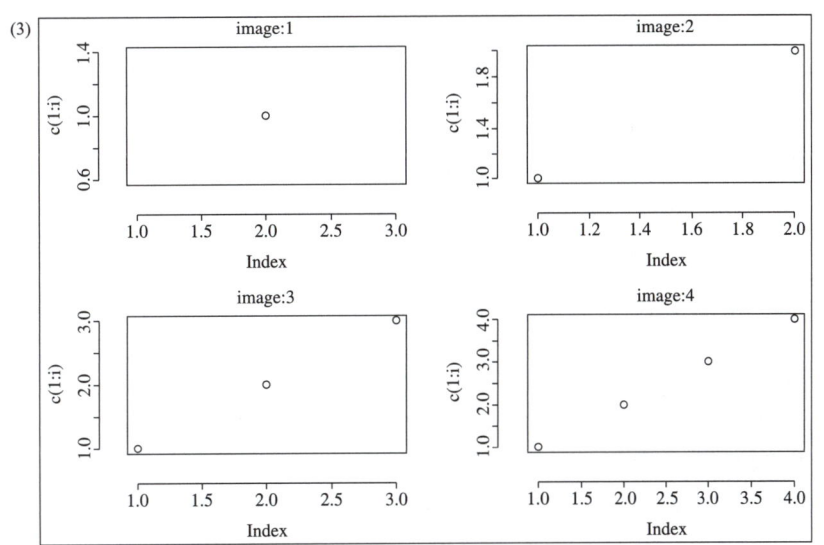

可以看到,layout() 函数将一块画布分割成了 4 块,不同于 par(),4 块绘图区的长和宽不尽相同,这正得益于 layout() 分割画布的特点,因而会有更灵活的绘图策略来适应绘图者的不同需求。

二、R 绘图进阶

通过前文的学习,我们对绘制基本图形、修改图形参数等内容有了一些了解。然而前文中的函数是有一定局限性的,即难以满足一些更为复杂的绘图要求,因此本部分将从基本语法、绘图架构、图形属性、分面以及图形应用 5 个方面介绍 ggplot2。

ggplot2 是一个进阶的绘图程序包。想使用 ggplot2,就必须先安装该软件包。运行以下命令下载和安装 ggplot2 软件包。

```
install.packages("ggplot2")
```

（一）ggplot2 的基本语法

ggplot2 是一个用来绘制统计图形的 R 软件包，不同于其他多数图形语言包，ggplot2 通过一套图形语法来实现绘图，由一系列独立的图形部件组成，并通过图层形式组合，可以根据需要灵活地将其组合起来。图层是 ggplot2 绘图中经常用到的一个词语，正确理解图层能够更好地使用 ggplot2。

学习图形语法不仅可以绘制出已经充分了解的图形，还可以使绘图者构思出更复杂的图形并通过绘图实现。总体而言，图形的语法将图层作为主要的考查对象，并将其嵌入 R 中。具体而言，我们可以从这套语法得知，一张统计图形是从数据到几何对象的图形属性的一个映射。其中也可能包含数据的统计变换，最后将其绘制在某个特定的坐标系中。当涉及可视化一套数据集的不同方面时就会引入一个新的概念——分面，分面可以用来生成不同数据子集的同一个图形。总而言之，一张统计图形是由若干个独立的图形部件构成，所有的图形由以下部件组成。

1. 数据　无论以什么方法绘图，首先需要的是我们要处理的数据，然后是将数据中变量对应到图形属性的映射。

2. 图层　由几何元素和统计变换组成。几何对象代表在图中看到的图形元素。

3. 标度　将数据的取值映射到图形空间。展现标度的常见做法是绘制图里的坐标轴和刻度，他们实际上是从图形到数据的映射，可以使读者从图形中观察到原始的数据。

4. 坐标系　描述了数据是如何映射到图形所在平面的，同时也提供了看图所需的坐标轴和网格线。一般地，我们使用笛卡尔坐标系，当然也可以根据需要使用极坐标等其他坐标系。

5. 分面　描述了如何将数据分解为各个子集，以及将子集作图并联合进行展示。

6. 主题　控制着各点的精细展示，包括字体大小、背景颜色以及图例形状等。

图形语法也会有一些局限。首先，对于绘图问题，它没有指出应该采取哪种绘图策略进行绘图并展示；其次，图形语法只描述了静态的图形。

（二）ggplot2 的绘图架构

下一步我们需要理解 ggplot2 图像的构成，ggplot2 图像有 3 个基本构成：①数据，如 ggplot2 包中内置的 mpg 数据；②图形属性映射，即变量如何映射到图层的图形属性上；③几何对象（至少一层），用于指定绘图的几何对象，如散点图等图形。

以下图为例，我们绘制出了发动机排量和城市驾驶耗油量的散点图。

> ggplot(mpg,aes(x = displ,y = cty)) + geom_point()

结果展示

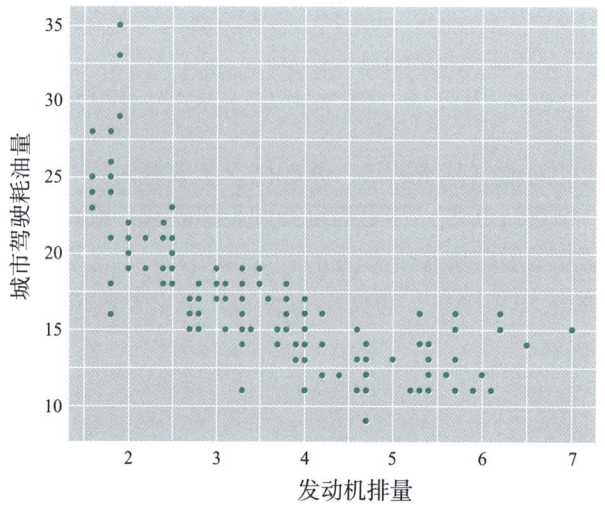

该图展现了由 3 个组件构成的散点图。①数据：mpg 数据集。②图形属性映射：发动机排量对应 x 轴，城市驾驶耗油量对应 y 轴。③几何对象：散点图。

不难发现，此处代码的数据和图形属性映射包含在 ggplot() 函数之中，通过"+"添加图层。随着更加深入的学习，可以添加更多、更复杂图形组件以丰富图形的内容。一般地，图像会将变量映射到 x 和 y 上，因此 aes() 的前两个变量默认映射为 x 和 y，即"x="和"y="可以省略。下文代码与上文例子结果完全相同。

ggplot(mpg,aes(displ,cty)) + geom_point()

为了展现更多信息，我们可以调整其他图形属性，如颜色、形状以及大小，这些图形属性与 x 和 y 相同，需要写入 aes() 中。

aes(displ, cty, colour = class)
aes(displ, cty, shape = drv)
aes(displ, cty, size = cyl)

以车辆类型为例，我们将车辆类型映射为颜色，并添加了图例。

ggplot(mpg,aes(displ, cty, colour = class)) + geom_point()

结果展示：加入车辆类型图例的发动机排量和城市驾驶耗油量散点图

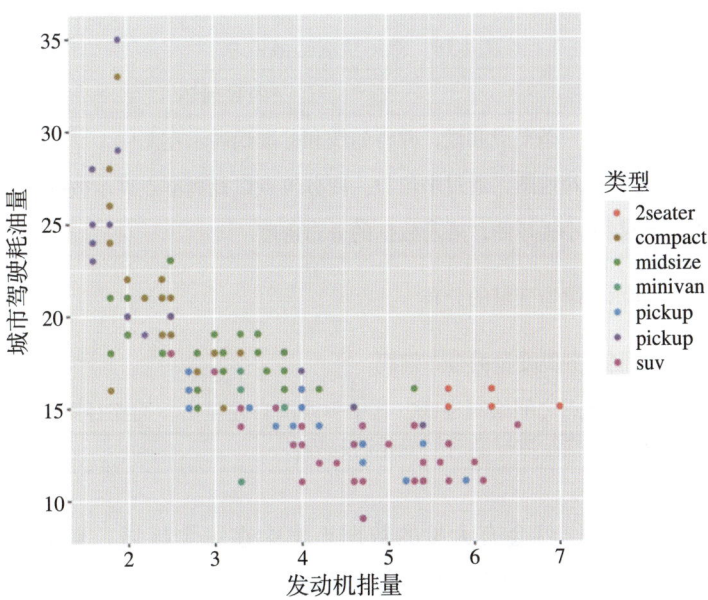

每个点对应着它的车辆类型，展示了颜色和车辆类型的对应关系。如果想给某个图形属性赋固定值而不使用标度，把对应代码不写入函数之中即可。对比下面两幅图就能明白二者的区别。

ggplot(mpg,aes(displ, cty)) + geom_point(aes(colour = "green"))
ggplot(mpg,aes(displ, cty)) + geom_point(colour = "green")

结果展示:改变散点图颜色

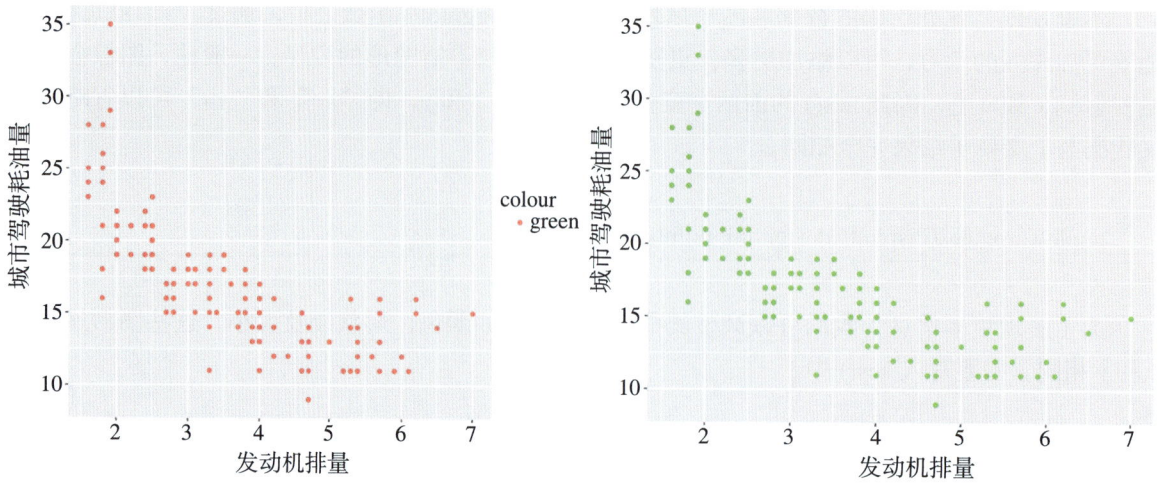

十分有趣的是,左图"绿色"经标度变换成了粉色,并生成了图例。而右图中,所有点均为绿色。这说明了标度和属性固定值的区别,可以通过阅读相关书籍查询颜色和其他图形属性的调用形式和不同取值。

既然我们可以通过使用"+"来丰富图形的外观,那么就会存在过度使用图形属性的情况。通过常识易知,图形属性应用不是越多越好,绘图者的目的是要简单、明确地展示需要展示的数据,避免杂乱混杂。当大量颜色形状等信息混在一起时,我们很难发现其中的联系,所以要注意避免过度使用图形属性。总之,简明直观且突出重点是绘图的一个要点。

1. **绘图类型函数**　下面介绍一些常用的绘图函数。表 4-10 展示的图像类型并不全面,但比较常用。

表 4-10　常见绘图函数汇总

函数	内容描述
geom_smooth()	拟合出一条平滑曲线,并将曲线和标准误展示在图中
geom_boxplot	绘制出箱线图,通过中位数、四分位点以及离群点展示数据的分布情况
geom_violin()	绘制出小提琴图,展示数据的分布密度
geom_histogram() geo_freqpoly()	展示连续型变量的分布
geom_bar()	绘制出分类变量的分布情况
geom_path() geom_line()	在数据点之间绘制连线。其中折线图自左至右,而路径图可以是任意方向。折线图常用于描绘数据随时间变化的趋势

如果散点图的数据点太多,就会有大量的数据点集中在一个区域,数据的实际趋势或许难以观察。这种情况下可以加入一条平滑曲线来观察数据的趋势。

```
ggplot(mpg,aes(displ , cty))+
    geom_point()+geom_smooth()
```

结果展示

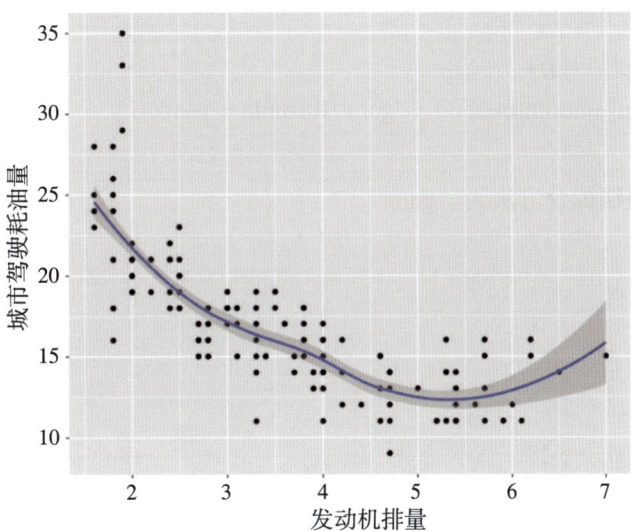

我们在图中插入了一条平滑的蓝色曲线，周围灰色的部分是置信区间，是使用样本构造的统计量对总体参数进行估计的估计区间，默认参数是绘制出置信区间，如果不想绘制置信区间，则可以通过调整 se 参数实现，调用形式形如"geom_smooth(se=FALSE)"。

拟合方法可以用"method="进行控制。一般地，在样本量不是很大（< 1000）时，默认拟合方法是局部线性拟合（"loess"）。可以通过"span"这个参数来控制曲线的平滑程度，该参数取值为 0 到 1，取值越大越平滑。

```
ggplot(mpg,aes(displ , cty))+
        geom_point()+geom_smooth(span=0.5)
ggplot(mpg,aes(displ , cty))+
        geom_point()+geom_smooth(span=1)
```

结果展示：改变拟合曲线平滑参数

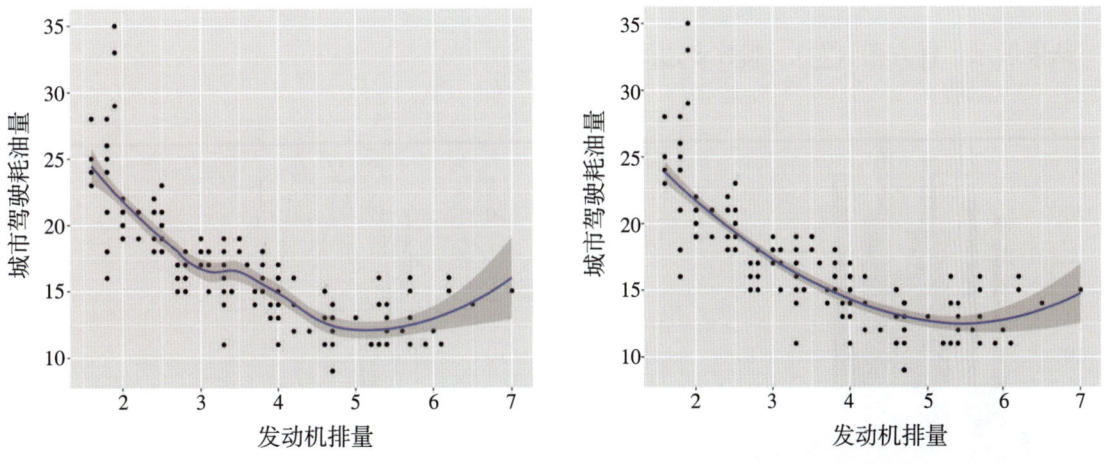

局部回归拟合方法空间复杂度较高，因此样本量很大时，会应用其他拟合方法。当 ggplot2 样本量较大时，会默认使用广义可加模型（"gam"）。如果想使用这个模型需要调用 mgcv 包，并

用如下形式函数进行调用。

```
library(mgcv)
ggplot(mpg,aes(displ , cty))+
geom_point()+geom_smooth(method = "gam",formula = y~s(x))
```

结果展示：平滑曲线拟合方法为"gam"

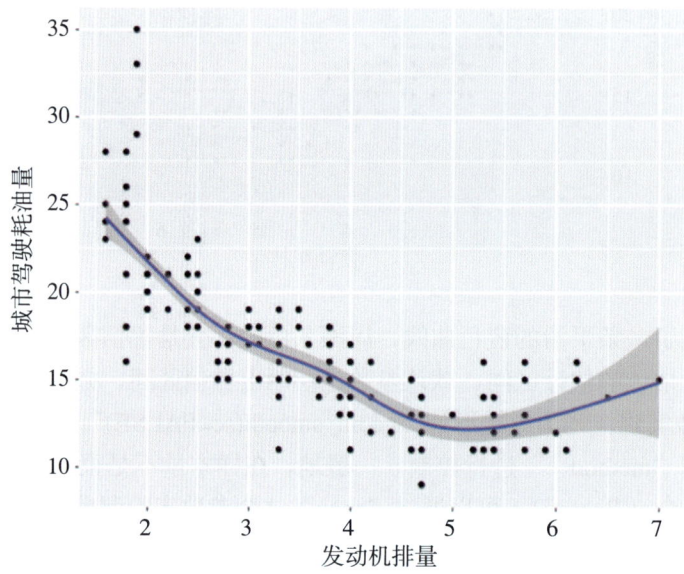

也可以根据需要使用线性模型（"lm"）和其他模型，感兴趣的读者可以阅读官方帮助文档进行查阅。

尽管散点图可以看到每一个点的值，但是我们难以从更为整体的角度上观察样本点在单个变量上的分布，因此我们可以画出直方图和频数多边图来实现这一功能。

```
ggplot(mpg,aes(cty))+geom_histogram()
ggplot(mpg,aes(cty))+geom_freqpoly()
```

结果展示：直方图（左）、频数多边图（右）

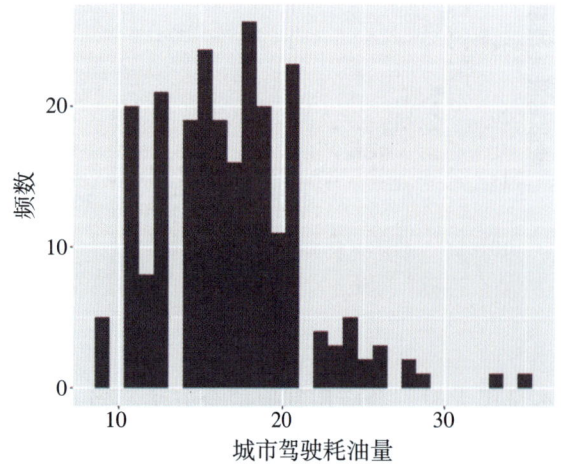
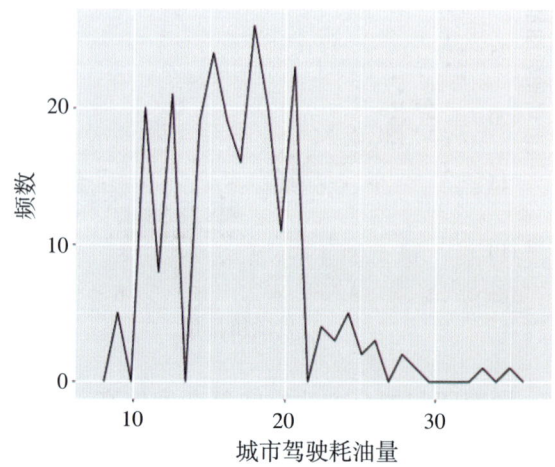

二者都是统计在某个区间的频数，区别在于前者使用条形图显示，而后者使用折线。在绘制过程中，这两幅图会提示我们选择的组距不是十分合适，因此我们可以通过进一步调整参数"binwidth"来调整组距，因为每组数据都会有不同的数据特征，使用相同的组距不一定会完全展现数据的信息，于是要多次尝试，寻找一个适合的组距。

```
ggplot(mpg,aes(cty))+geom_histogram(binwidth=3)
ggplot(mpg,aes(cty))+geom_histogram(binwidth=1.5)
```

结果展示：更改组距的直方图

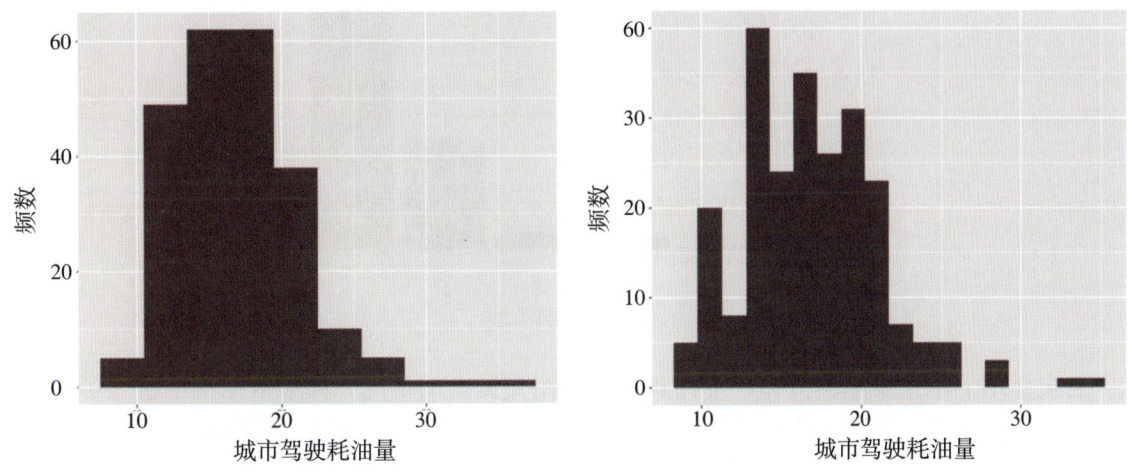

为了展现数据中不同的类别数据的分布，我们可以将分类变量映射为填充色或者颜色，并制出图例以区分不同类别的数据。以燃料类型作为分类变量为例。

```
ggplot(mpg,aes(displ,colour=fl))+geom_freqpoly(binwidth=0.5)
ggplot(mpg,aes(displ,fill=fl))+
         geom_histogram(binwidth=0.5)+facet_wrap(~fl,ncol=1)
```

结果展示：添加分类变量作为颜色的频数多变图（左）和直方图（右）

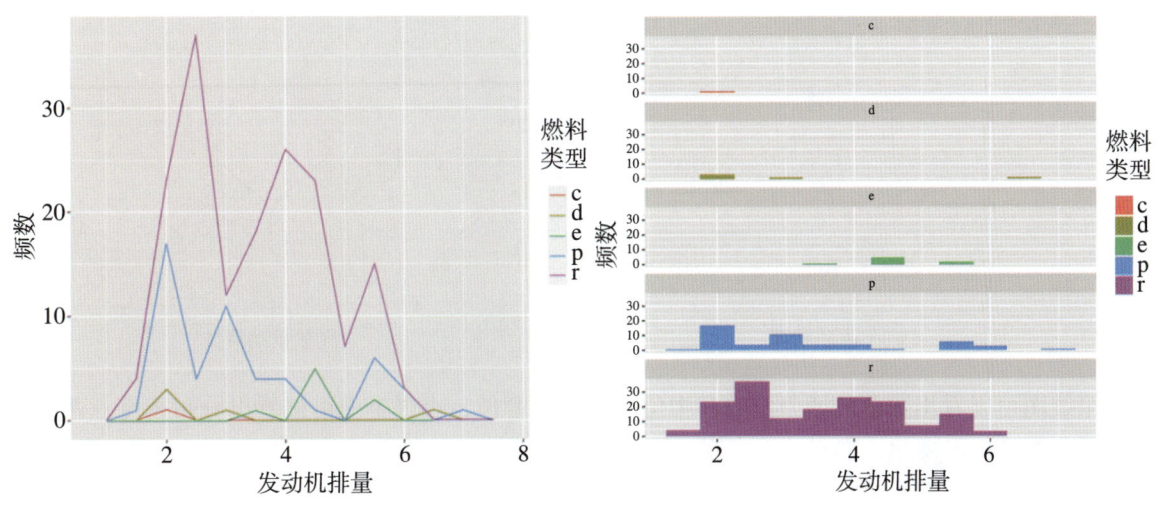

在离散变量的情况下，我们可以绘制出条形图，其作用与直方图类似，以燃料类型为例绘制条形图。

> ggplot(mpg,aes(fl))+geom_bar()

结果展示

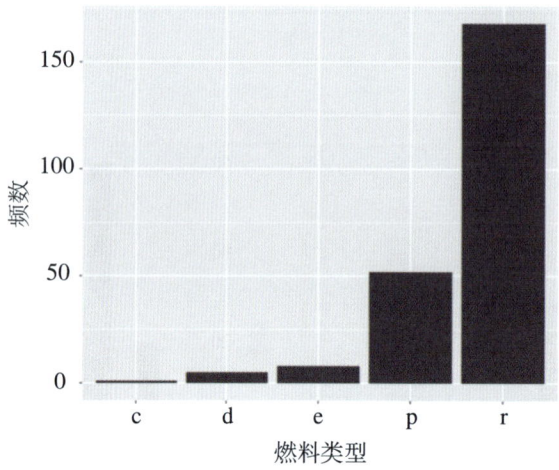

上文介绍了单个变量的分布，下面我们将介绍更复杂的情况。如果数据集中包含了分类变量和多个连续变量，散点图对不同取值的分类变量下某特定连续变量的分布情况的可视化效果就不甚理想了。因此，必须要使用其他的工具解决可视化问题，于是我们下面介绍小提琴图和箱线图。如下的例子是汽车驱动系统和城市驾驶耗油量的数据。

> ggplot(mpg,aes(drv,cty))+geom_boxplot()
> ggplot(mpg,aes(drv,cty))+geom_violin()

结果展示：箱线图（左）和小提琴图（右）

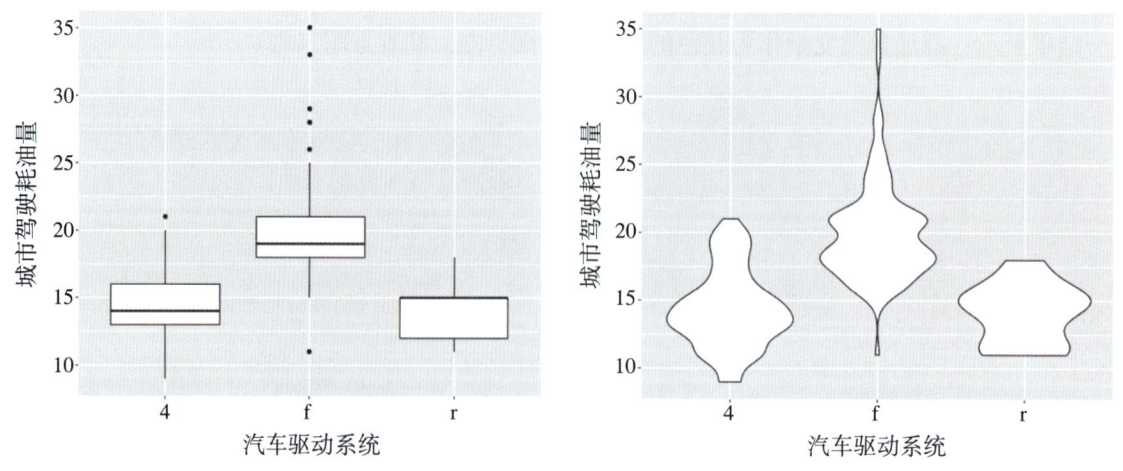

箱线图可以看出数据的四分位数和中位数以及离群值，小提琴图可以看出分布密度，两种图从不同角度进行可视化，都有助于直观观测数据的分布情况。

在上述情况我们考虑了各种变量的单一时间截面下的情况，下一步我们介绍可视化与时间相关的数据。由于 mpg 数据并没有十分多的时间变量数据，我们采用了描述美国经济的 economics 数据集。首先绘制出折线图。

```
ggplot(economics,aes(date,unemploy))+geom_line()
ggplot(economics,aes(date,pop))+geom_line()
```

结果展示

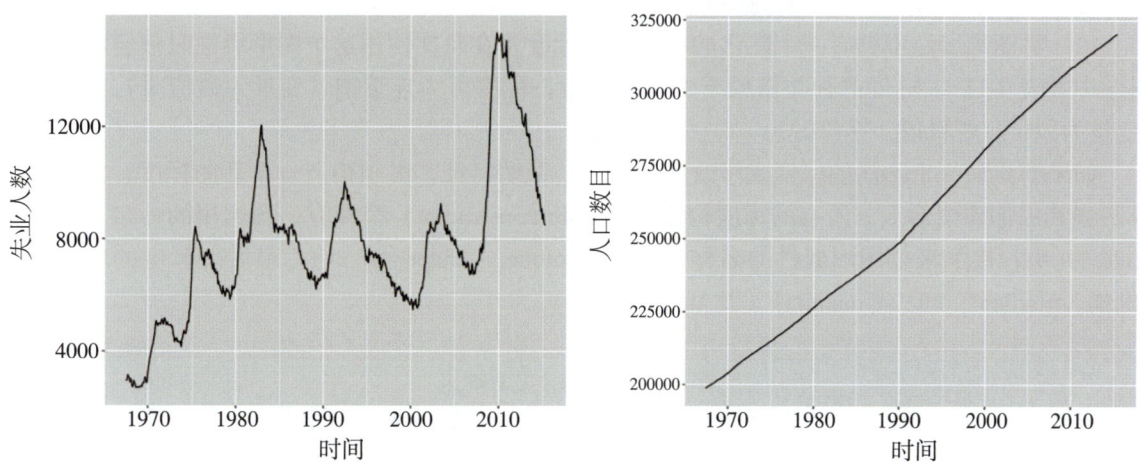

第一张图描绘出了失业人数随时间的变化情况，而第二张图描绘出了人口数目的变化情况。我们由图不仅可以看出数据随着时间的变化情况，也可以看出峰值和波动情况。不过，为了将两个变量变化情况联系起来，我们可以画出路径图，图例为时间。

```
ggplot(economics,aes(unemploy,pop))+geom_path()+geom_point()
year<-function(x)as.POSIXlt(x)$year+1900
ggplot(economics,aes(unemploy,pop))+geom_path(colour="blue")+geom_point(aes(colour=year(date)))
```

结果展示

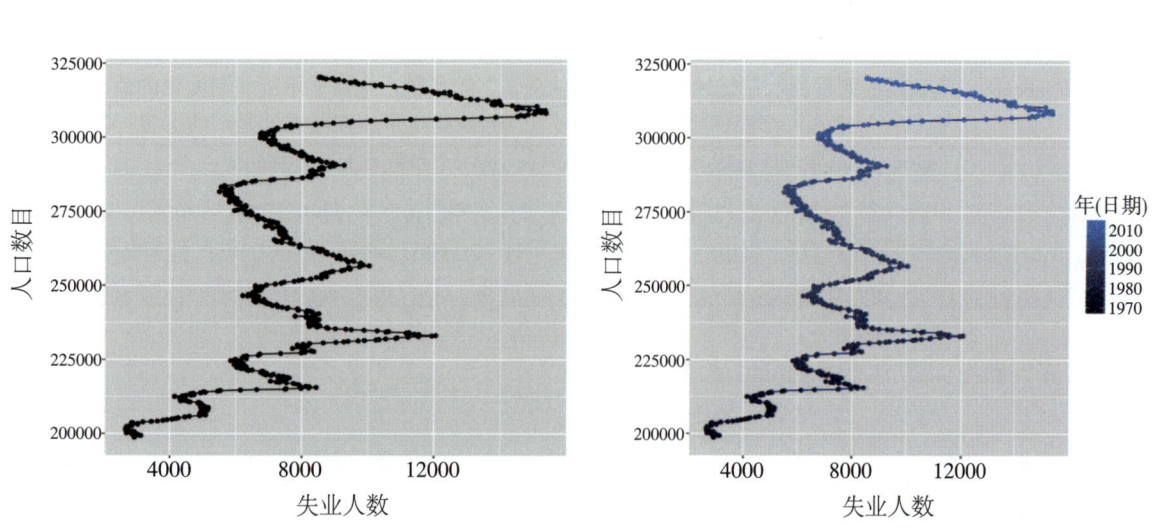

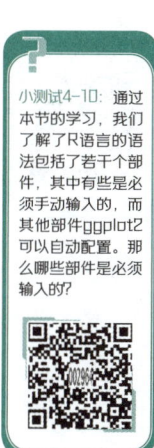

小测试4-10：通过本节的学习，我们了解了R语言的语法包括了若干个部件，其中有些是必须手动输入的，而其他部件ggplot2可以自动配置。那么哪些部件是必须输入的？

上面的左图为绘制的路径图，不过为了使变量随时间的变化更加明显，我们可以修改图例的颜色（右图），由此我们可以观察到两个变量的关系以及随时间变化的情况。

2. 标度（scale）控制 标度或称尺度，控制着数据到图形属性的映射。

每一种标度都是从数据空间的某个区域（标度的定义域）到图形属性空间的某个区域（标度的值域）的一个函数。每种标度的定义域都对应着提供给这个标度的变量的取值范围，此定义域可以是连续型或离散型、有序型或无序型。而标度的值域则包含了图形属性：位置、颜色、形状、大小和线条类型。

标度从具体形式上来看是图例和坐标刻度。

每一种图形属性都拥有一个默认的标度，此标度将在每次使用这个图形属性时被自动添加到图形中（表4-11）。标度的种类依赖于变量的类型；标度可为连续型（变量为数值时）或离散型（变量为因子、逻辑值、字符时）。

如果要添加一个不同的标度或修改默认标度的某些特征，必须构造一个新的标度，然后使用"+"将其添加到图形上。所有的标度构建器（scale constructor）都拥有一套通用的命名方案，以scale_ 开头，接下来是图形属性的名称（例如，colour_、shape_ 或 x_），最后以标度的名称结尾（例如，gradient、hue 或 manual）（表4-12）。

表4-11 4种标度及其描述

标度	描述
位置标度	用于将连续型、离散型和日期-时间型变量映射到绘图区域，以及构造对应的坐标轴（x_、y_）
颜色标度（color_、fill_）	用于将连续型和离散型变量映射到颜色
手动标度（manual_）	用于将离散型变量映射到选择的符号大小、线条类型、形状或颜色，以及创建对应的图例
同一型标度	用于直接将变量值绘制为图形属性，而不去映射它们

表4-12 通用参数

通用参数	描述
name	设置坐标轴或图例上出现的标签。可以指定字符串（使用 \n 换行）或数学表达式。由于经常需要微调这些标签，所以使用3个辅助函数，即 xlab()、ylab() 和 labs() 简化输入
limits	固定标度的定义域。连续型标度接受一个长度为2的数值型向量；离散型标度接受一个字符型向量
breaks 和 labels	breaks 控制着显示在坐标轴或图例上的值，即坐标轴上应该显示哪些刻度线的值，或一个连续型标度在一个图例中将被如何分段。labels 指定了应在断点处显示的标签。若设置了 labels，则必须同时指定 breaks，只有这样，这两个参数才能被正确匹配
formatter	如果未指定任何标签，则将在每个断点处自动调用格式刷（formatter）来格式化生成标签。对于连续型标度，可用的标签刷为：comma、percent、dollar 和 scientific；对于离散型标度，则为 abbreviate

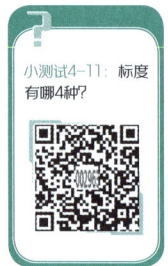

小测试4-11：标度有哪4种?

3. 图例和坐标系 统用 ggplot2 绘制柱状图。

```
library(ggplot2)
dt = data.frame(index =1:10,
                data = c(2,15,6,18,9,7,13,15,10,3),
```

```
group= c('A','C','A','B','C','D','A','C','D','B'))
dt
# 输出结果
#   index data group
#1    1    2     A
#2    2   15     C
#3    3    6     A
#4    4   18     B
#5    5    9     C
#6    6    7     D
#7    7   13     A
#8    8   15     C
#9    9   10     D
#10  10    3     B
p = ggplot(dt, aes(x = index, y = data, color = group,fill=group)) +
geom_bar(stat="summary",fun=mean,position="dodge")
```

结果展示

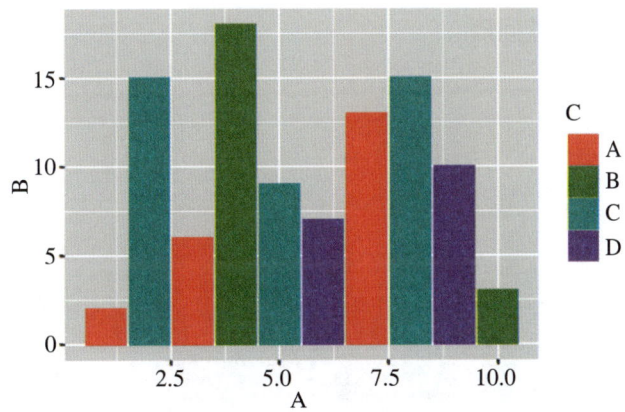

ggplot2 可以自由地设置 *x* 轴、*y* 轴。

（1）修改坐标轴的显示范围：设置 *x* 坐标轴范围为 –5 到 15，设置 *y* 坐标轴范围为 0 到 10。

```
# 设置连续的坐标轴范围：
p + scale_x_continuous(limits = c(-5,15))+
    scale_y_continuous(limits = c(0,10))
# 直接设置坐标轴范围
p +xlim(-5,15)+ylim(0,10)
```

结果展示：柱状图修改坐标轴

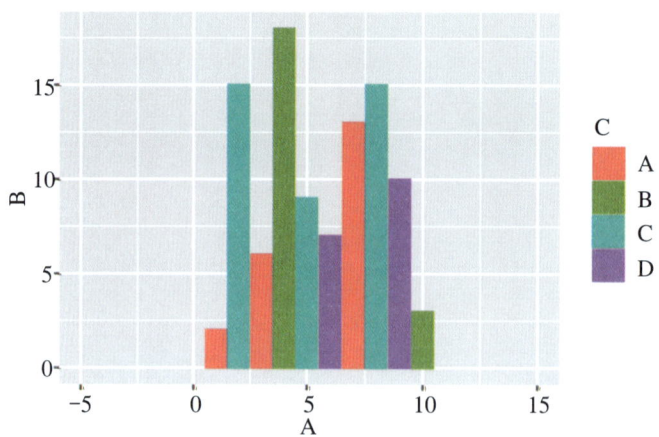

（2）修改坐标轴的刻度间隔："breaks"为坐标轴的刻度。设置 x 坐标轴范围为 0 到 10，间隔为 2；设置 y 坐标轴范围为 0 到 18，间隔为 3。

> p + scale_x_continuous(breaks=seq(0,10,2))+
>   scale_y_continuous(breaks=seq(0,18,3))

结果展示：柱状图修改刻度间隔

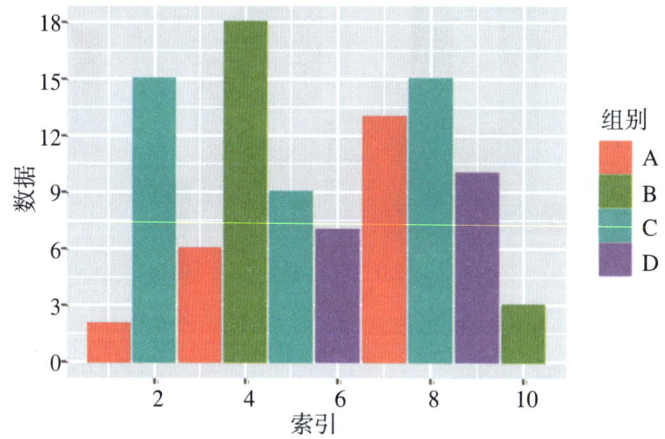

（3）修改坐标轴的刻度标签："labels"为刻度标签，把刻度上显示的文字修改为 index 的 100 倍。注意，"labels"需要与"breaks"的数目匹配。

> p + scale_x_continuousbreaks=dt$index, labels = dt$index*100)

使用 axis.text 修改坐标轴的标签的格式、大小、字体、颜色、加粗、位置、角度（表 4-13），axis.text.x 指定 x 轴格式，axis.text.y 指定 y 轴格式。

表 4-13　修改 axis.text 的详细参数

详细参数	描述
size	设置字符大小
family	设置字体，family 默认为"sans"（Arial），将 family 设置为"serif"（Times New Roman）
face	设置粗体"bold"/斜体"italic"/正常"plain"
color	设置字体颜色
vjust、hjust	设置标签位置
angle	设置标签倾斜角度

```
p + theme(axis.text =
          element_text(size =15, family ="serif",
          color ="red", face ="bold",
vjust=0.5,hjust=0.5, angle =45))
```

结果展示：柱状图修改刻度标签

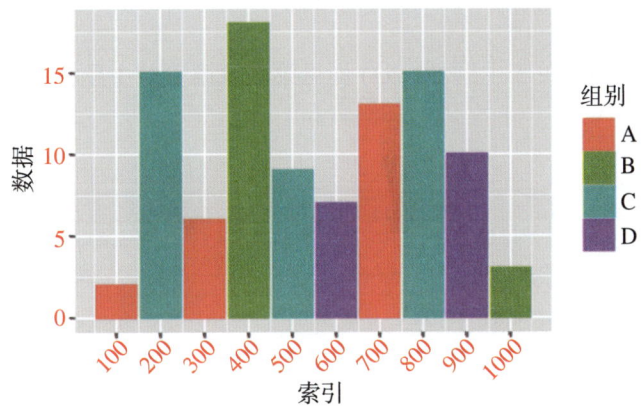

使用 element_blank() 去掉刻度标签和刻度线。

```
p + theme(axis.text = element_blank())+
    theme(axis.ticks = element_blank())
```

结果展示：柱状图去掉刻度和边框

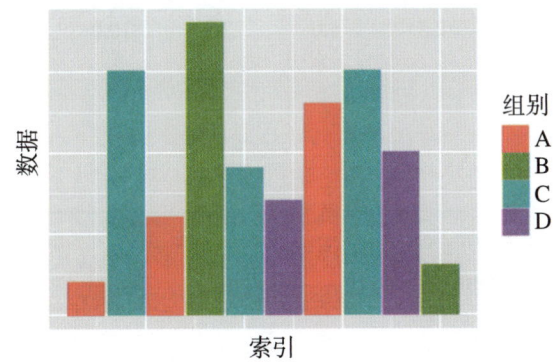

还可设置"panel.border"删去外层边框，通过"axis.line"加上坐标轴，并设置颜色和粗细。

```
p + theme(panel.border = element_blank())+
+     theme(axis.line = element_line(size=1, colour ="black"))
```

结果展示：柱状图修改坐标轴线

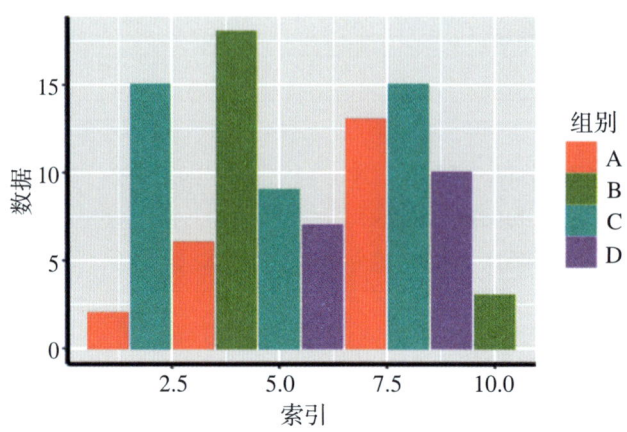

（4）ggplot2 修改图例：关于主题 theme() 详见第四章第五节主题样式。
- 去掉部分图例。

```
# 去掉"fill"的图例，留下"color"的图例。
p + guides(fill='none')
```

结果展示

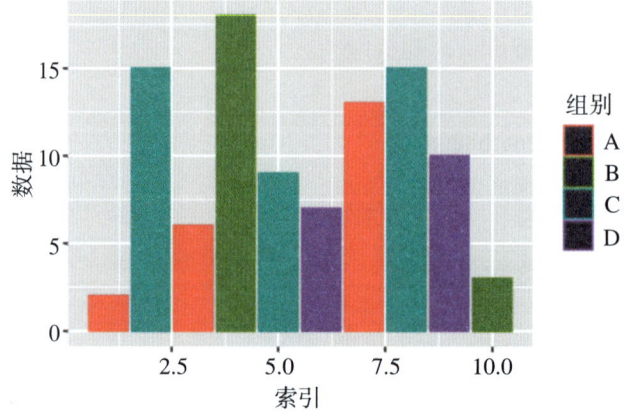

- 去掉全部图例。

```
p + theme(legend.position ='none')
p + theme(legend.title = element_blank())
```

- 控制图例位置，放置在图中上、下、左、右（'top' 'bottom' 'right' 'left'）。

```
p + theme(legend.position ='top')
```

结果展示

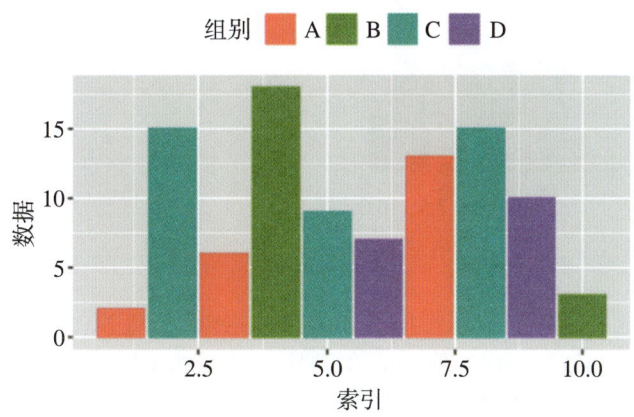

- 控制图例在指定位置。

```
p + theme(legend.position = c(0.95,0.6))
```

结果展示

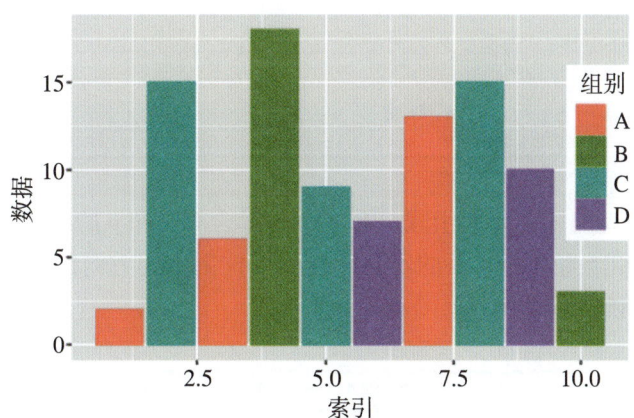

- 设置图例的排列方式，有垂直与竖直两种方向，即"horizontal"和"vertical"。

```
p + theme(legend.direction ='horizontal')
```

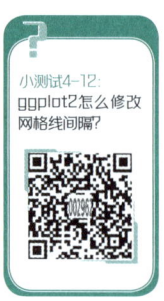

结果展示

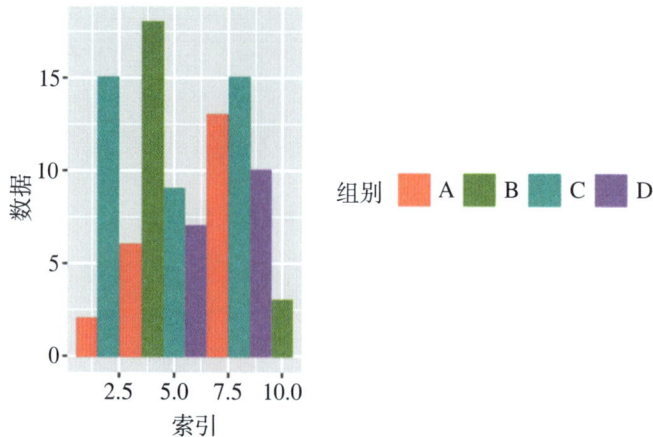

4．主题设计 主题系统控制着图形中的非数据元素外观，它不会影响几何对象和标度等数据元素。主题的控制包括标题、坐标轴标签、图例标签等文字调整，以及网格线、背景、轴须的颜色搭配调整。

内置主题如下。默认的 theme_gray() 使用淡灰色背景和白色网格线，另一个常用主题 theme_bw() 为传统的白色背景和深灰色的网格线。

```
theme_gray()# 默认
theme_bw()
theme_linedraw()
theme_light()
theme_dark()
theme_minimal()
theme_classic()
theme_void()
```

主题由控制图形外观的多个元素组成。有 3 个元素含有 x 和 y 的设置：axis.text、axis.title 和 strip.text。通过对水平和竖直方向元素的不同设置，可控制不同方向的文本外观，这些控制元素外观的函数被称为元素函数（表 4-14）。

表 4-14 元素函数

主题元素	类型	描述
axis.line	segment	直线和坐标轴
axis.text.x	text	x 轴标签
axis.text.y	text	y 轴标签
axis.ticks	segment	轴须标签
axis.title.x	text	水平轴标题
axis.title.y	text	竖直轴标题
legend.background	rect	图例背景

续表

主题元素	类型	描述
legend.key	rect	图例符号
legend.text	rect	图例标签
legend.title	rect	图例标题
panel.background	rect	面板背景
panel.border	rect	面板边界
panel.grid.major	line	主网格线
panel.grid.minor	line	次网格线
plot.background	rect	整个图形背景
plot.title	text	图形标题
strip.background	rect	分面标签背景
strip.text.x	text	水平条状文本
strip.text.y	text	竖直条状文本

内置元素函数有四个基础类型：文本（text）、线条（lines）、矩形（rectangles）、空白（blank）。每个元素函数都有一系列控制外观的参数（表4-15）。

表 4-15　元素函数的参数

参数	描述
element_text()	绘制标签和标题，可控制字体的 family、face、colour、size、hjust、vjust、angle、lineheight
element_line()	绘制线条或线段，该元素函数可控制 colour、size、linetype
element_rect()	绘制主要供背景使用的矩形。可以控制填充颜色（fill）和边界的 colour、size、linetype
element_blank()	表示空主题，即对元素不分配相应的绘图空间。该函数可删去绘图元素

使用 theme_get() 可得到当前主题的设置。theme() 可在一幅图中对某些元素进行局部性地修改，theme_update() 可为后面图形的绘制进行全局性地修改。

（三）图形属性

每个几何对象都有自己的属性，这些属性的取值需要通过数据提供，图形属性决定了图形的外观。aes() 函数是 ggplot2 中的映射函数，是数据关联到相应图形属性的一种对应关系，将一个变量中离散或连续的数据与一个图形属性相互关联。对于数据怎么映射为属性，需要标度（scale）控制。

对于任何一个图形属性，如颜色类（color、fill、alpha），形状类（linetype、size、shape），位置类（x、y、xmin、xmax、ymin、ymax、xend、yend），group 和 order 等，ggplot2 提供了不同的标尺，其一般通用的函数名格式是：scale_［图形属性］_［标度类型］。按照数据的类型，标度类型包含 continuous（连续性）、discrete（离散型）、identity（数据取值相同）、manual（手工指定）4 种基本类型。例如，scale_*_continuous()：将数据的连续取值映射为图形属性的取值；scale_*_discrete()：将数据的离散取值映射为图形属性的取值；scale_*_identity()：使用数据的值作为图形属性的取值；scale_*_manual()：将数据的离散值作为指定图形属性的取值等。在 ggplot2 中，包括文本、点的大小和线条的宽度，都是以毫米为单位指定的。

假设根据 mtcars 数据以 wt 为 x 轴变量，mpg 为 y 轴变量，以 cyl 变量的 3 个因子水平分析 wt 和 mpg 的关系。

```
# 创建一个基本绘图
p <- ggplot(data = mtcars, aes(x = wt,y=mpg))
p+geom_point(aes(color= factor(cyl), shape = factor(cyl), size = 2))
+ scale_shape_manual(values = c(8,15, 18))
+ scale_color_manual(values = c('#E69F00','#56B4E9','#FFC0CB'))
+ ylim(15,40)
```

结果展示：wt 和 mpg 关系的散点图

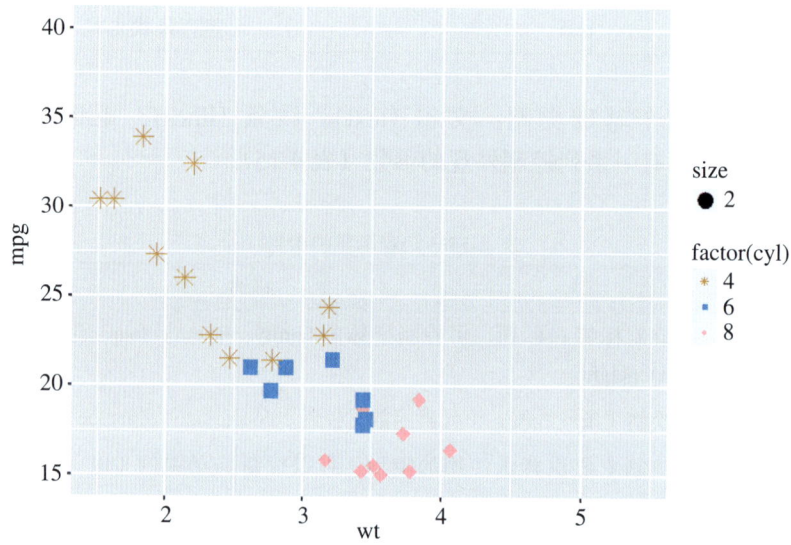

选择的标度函数必须与数据类型相匹配。上面的示例中，manual 后缀表明指定了绘图的符号和颜色，而且只有在处理离散型数据时 manual 后缀才起作用。cyl 变量有 3 个变量，需要用 factor() 将数值转换为因子类型，3 个因子变量为离散型，所以 scale_shape_manual 函数提供了 3 个绘图符号的数值。

对于有些待处理的数据可能已经分组，我们需要在图形属性中呈现这些分组之间不同。像重复测量或纵向的数据就是很好的例子。创建一个数据框，显示两个不同促销活动的产品（promo）在两个不同商店（store）、不同周（week）内的总销售额（sales）。根据不同商店对销售额进行分组。

```
# 创建一个示例数据框
df <- data.frame(store=rep(c('A', 'B'), each=8),
promo=rep(c('Promo1', 'Promo2'), each=4, times=2),
week=rep(c(1:4), times=4),
sales=c(1, 2, 6, 7, 2, 3, 5, 6, 3, 4, 7, 8, 3, 5, 8, 9))
ggplot(df, aes(x=week, y=sales, color=store, shape=promo, group=interaction(store, promo))) +
geom_point(size=3) +
```

```
  geom_line(aes(linetype=promo)) +
    scale_linetype_manual(values = c("solid", "dashed"))
```

结果展示：每周不同商店销售额变化的折线图

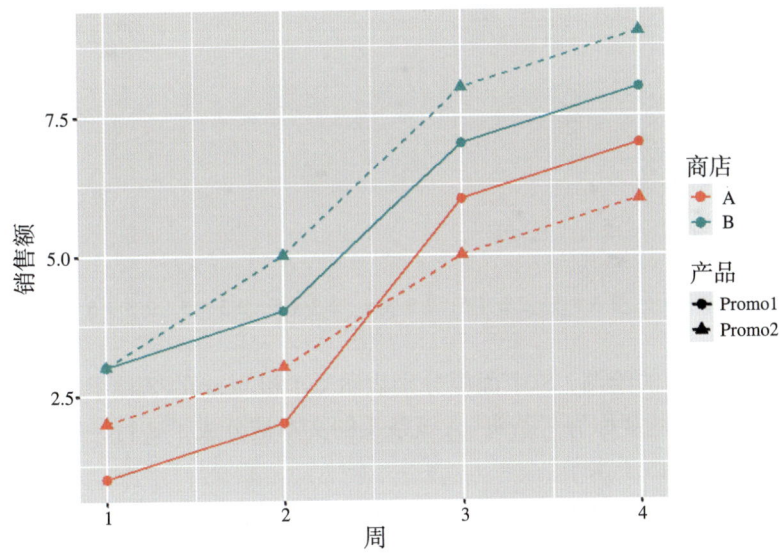

这里使用了图形属性 color 和 linetype 清晰地分开不同 store 不同 promo 的 sales。上面用到了 group 参数，指定 group=interaction(store,promo)，相当于 store 和 promo 变量的所有可能组合，以便将数据按照这些组合进行分组。另外，可以通过 ggpubr::show_point_shapes() 函数查看点的形状；ggpubr::show_line_types() 函数查看线的形状。

（四）分面

对于复杂数据而言，只用图形属性的点无法在一张图上很好地呈现分组信息。在这种情况下，可以考虑将整个图形划分为多个子图进行比较。在 ggolot2 中把这种方法称为分面（facet）。

分面是表现分类变量的一种方式，用于将图以面板矩阵的形式分为多个子图进行绘制，可以有效提高可视化的可读性和解释性。根据变量进行分面主要通过 facet_grid() 或者 facet_wrap() 实现。

1. facet_grid() 用法 facet_grid() 允许根据一个或多个变量的水平将数据拆分成多个子图，以便比较不同子集之间的图形。facet_grid() 需要一个 "rows ~ cols" 形式的公式，可以根据数据中的变量分别替换 rows 和 cols，其中 rows 和 cols 可以是一个或者多个因子变量。每个子图显示一个因子变量的组合。如果不比较其他变量，公式左侧可以不放变量，但必须提供一个点（.）作为任意变量。

使用 mtcars 数据集，根据 gear 变量的各因子水平，分析 wt 与 disp 之间的关系。

```
  library(ggplot2)
  ggplot(mtcars, aes(x = wt, y = disp)) +
    geom_point() +
    facet_grid(. ~ cyl+gear)
```

结果展示：facet_grid() 基于 cyl 和 gear 变量按列分面

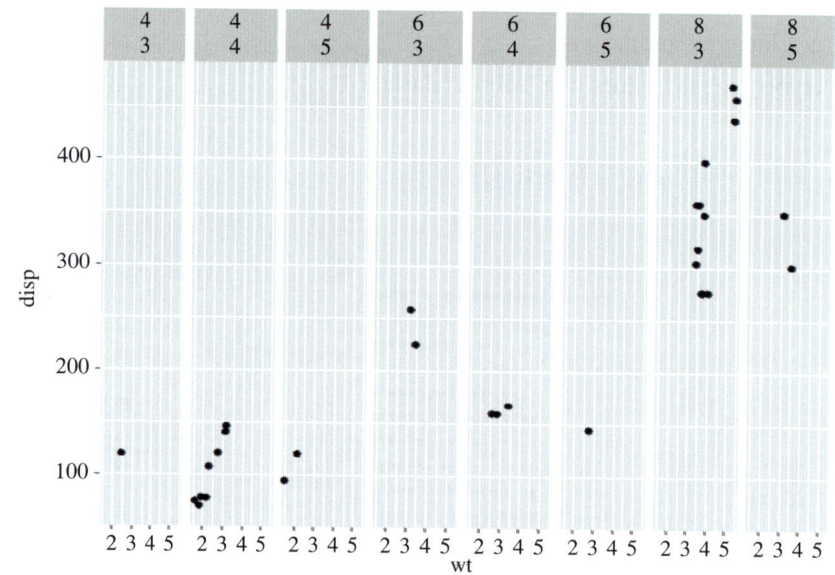

得到的结果是 1 × 8 的绘图，8 个面板分别表示 cyl 和 gear 的 8 种组合。cyl 和 gear 变量的因子水平出现在面板头，通常称为"条头"。该条头的文本被分成了 2 行，第 1 行表示 cyl 的因子水平，第 2 行表示 gear 的因子水平。

2. facet_wrap() 用法 虽然 facet_grid() 可以控制分面的布局，但对于多维数据和多个分面变量的情况，facet_grid() 就显得力不从心。如果分面变量的取值不平衡，还可能导致某些分面大小不一致，影响可视化的效果。针对分面变量的因子水平较多的情况，可以用 facet_wrap() 代替 facet_grid()。facet_wrap() 可以自动调整排列方式以适应子图的数量，更好地填充可用页面。以相同的示例，展示 facet_wrap() 和 facet_grid() 结果的差异。

```
library(ggplot2)
ggplot(mtcars, aes(x = wt, y = disp)) +
    geom_point() +
    facet_wrap(~ cyl+gear)
```

结果展示：facet_wrap() 的矩阵排列

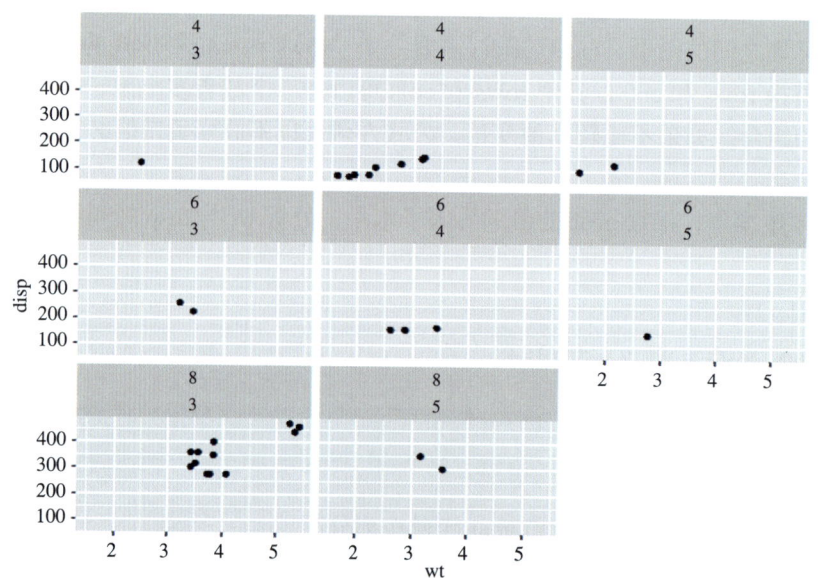

用 facet_grid() 函数根据 cyl 和 gear 变量进行分面,创建 1×8 的绘图,各面板非常细长。而使用 facet_grid() 函数,得到的是 3×3 网格形式布局的 8 个面板。根据 cyl 和 gear 的 8 种因子水平次序依次放置。从左上角开始,并排向右放 3 个,然后换行,并排向右放 3 个;最后再从左下角开始,并排向右放 2 个。

注:facet_grid() 和 facet_wrap() 比较。①分面方向:facet_grid() 函数会严格按照用户指定的方向分面,即横向分面必须是 . ~ x 的格式,纵向分面必须是 y ~ . 的格式,当然也可以是 y ~ x 表示纵、横两个维度的方向进行分面绘图;facet_wrap() 函数不存在横向或纵向或者横纵向的分面,实际是按照从左到右、从上到下的顺序摆放每一个分面图。②两种函数语法上的区别:facet_grid() 函数必须是 . ~ x 或 y ~ . 或 y ~ x 的格式,而 facet_wrap() 函数只能是 ~ x 的格式,与之等价的是加引号的分面变量,即 'x'。③排版自由度:facet_grid() 函数只能全在行方向上或者全在列方向上;而 facet_wrap() 函数可以自由排版分面行方向的个数和列方向的个数,通过 nrow 和 ncol 参数实现。

(五) ggplot2 图形应用

ggplot2 是一个用于数据可视化的 R 语言包。它基于图层化语法,将数据、数据到图形要素的映射,以及数据无关的图形要素分开,提供了一种灵活且强大的方式创建各种类型的统计图形。ggplot2 提供了许多种图形,其作用可以大致地分为:表现数量、表现一维或二维分布、表现两个变量之间的数量关系等。

常见的一些 ggplot2 图形应用:如散点图 (scatter plot),可以使用 geom_point() 函数创建,用于显示两个变量之间的关系,通常用于探索数据中的模式或趋势;折线图 (line plot),可以使用 geom_line() 函数创建,适用于显示连续变量随时间或其他有序因素的变化;箱线图 (boxplot),可以使用 geom_boxplot() 函数创建,用于显示数据的分布和离群值;直方图 (histogram),又称质量分布图,是一种统计报告图,使用 geom_histogram() 函数创建,由一系列高度不等的纵向条纹或线段表示数据分布的情况。一般用横轴表示数据类型,纵轴表示分布情况。用于显示数值数据的分布情况。ggplot2 还支持许多其他类型的图形,可以根据数据和分析目标选择合适的图形类型。

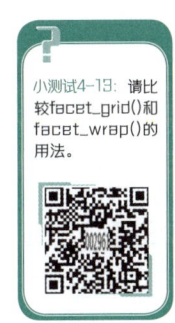

小测试4-13:请比较facet_grid()和facet_wrap()的用法。

小 结

生物医学数据的采集方式可分为初级数据采集与次级数据采集。初级数据采集往往直接来自生物医学研究,而次级数据采集往往需要利用网络信息技术收集数据以进行再分析。

数据清洗是数据分析与可视化的基础。基于强大的 tidyverse R 集合包,可进行数据缺失值的处理、数据表的重组与整合,以及数据表的各类变换、筛选、排序、分组统计等操作。

数据库是数据存储的通用形式,当前已发展出关乎健康与疾病方方面面话题的数据库。数据库的组织形式与其数据结构密切相关,基于 MySQL 等专用语言的 DBMS 与数据中心基础设施分别从软件和硬件层面保障了数据库的效率与稳定。

数据可视化是信息直观、高效的展示方式。利用 R 语言基础绘图以及基于 ggplot2 包绘图,可以满足绝大部分数据可视化需求。

整合思考题

1. WebAPI 与爬虫技术在收集公共数据上有何不同？

2. 有向无环图（directed acyclic graph，DAG）是一种特殊的图结构，它的结点间有明确的指向方向（即有向），且被指向结点不会再次指回那些能够直接或间接指向它的结点从而形成环路（即无环）。DAG 结构经常被用于对生物学概念数据进行组织整理，这种选择的主要依据是什么？

3. 结合本章关于数据清洗与数据库的相关内容，比较 MySQL 的 JOIN 系列子句与 R 语言 merge 函数功能的异同。

4. 请访问浏览本章中列举的高影响力数据库，探讨它们与同类数据库相比的优势。

5. 使用 mice 包内置数据 nhanes（安装 mice 包：install.packages("mice")）。
（1）探究：哪几个变量有缺失值？缺失值的数量分别是多少？
（2）请列举该数据包含的缺失值模式及个数。
（3）请用变量的平均值填补缺失值。

6. 期末评选三好学生，将根据班级内学生成绩进行判定，判定标准：①体育成绩要求大于等于60分；②在此基础上，语、数、英3门课的平均分排名前3。那么，该如何选出相应的同学？另外，班主任还希望能够得到这3名同学的艺术成绩以及语数英的平均分。

	Chinese	Math	English	Sports	Art
A	90	96	100	100	60
B	100	60	80	50	50
……					
Z	70	80	60	60	80

7. 使用 ggplot2 自带的数据集 mtcars，利用 ggplot2 创建一个折线图，要求：绘制 hp（总马力）随 wt（重量）变化的折线图，根据 cyl（气缸的个数）设置不同的线条颜色，颜色设置为红、黄、蓝。标题为"Line Plot"，横坐标为"Weight"，纵坐标为"Horsepower"，图形展示为网格白色主题。

8. 已知可以从 R 包 datasets 中加载鸢尾花（iris）数据集，请绘制出横坐标为长度（Sepal.Length）、纵坐标为宽度（Sepal.Width）、颜色为品种（Species）的散点图，并进一步添加3个品种鸢尾花的光滑曲线，再进一步尝试适当更改坐标轴和图例的名称以及图例的位置。

（赵东宇　周　源）

第四章整合思考题解析

第五章 生物医学统计基础

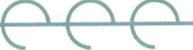

通过本章学习，学生应能够：

※ **基本目标**
1. 掌握医学数据的统计描述方法。
2. 掌握统计推断的基础知识。
3. 掌握参数估计的基本思想和方法。
4. 掌握假设检验基本原理、步骤以及方法。
5. 掌握相关与回归分析原理与方法。
6. 熟悉删失数据的分析原理与方法。

※ **发展目标**
1. 下载一篇提供原始数据的学术论文，尝试利用 R 软件复现论文的主要结果和图表。
2. 参考有关专著，了解广义线性模型的基本原理、基本方法和适用条件。

第一节 统计描述

一、个体变异与分布

（一）个体变异

变异是指相同环境条件下同种个体表现的差异，又称为个体变异（individual variation）。以身高为例，同一个种族、同一个地区、同一个年代的成年男性身高间存在差异，这就是身高的个体变异。个体变异是由多种已知和未知的不可控因素综合产生的结果。就一个个体而言，其观察指标的变异是不可预测的，或者说是随机的。因此，观察指标常称为变量（variable）或随机变量（random variable）。德国哲学家莱布尼茨曾经说过："世上没有两片完全相同的树叶"。这说明现实世界中个体变异是广泛存在的。正因为个体变异的存在，现实世界才具有丰富的多样性，需要运用统计学对个体变异的规律进行描述与分析。

（二）分布规律

由于研究群体中存在个体变异，因此生物医学研究中任何一个指标不同个体的数值均不尽相同。当个体数目较多时，这些数值就会呈现出特定的分布（distribution）规律。揭示分布规律最有效的形式是频数分布（frequency distribution），根据样本中指标的频数分布能够初步判断该指标所在总体的分布特征。当样本含量足够大时，频数分布将接近其理论分布。

以身高为例，介绍展示定量资料样本分布的方式。

例 5-1 英国生物样本库（UK Biobank，UKB）采集了 50 万英国自然人群的信息。从中随机抽取了 10000 名 20～50 岁男性身高数值，如表 5-1 所示。

表 5-1　英国 10000 名 20～50 岁男性身高数值（单位：cm）

176.0	174.0	175.0	172.0	177.0	175.0	178.0	170.0	179.0	181.0	177.0	182.0
180.0	171.0	174.0	175.0	185.0	175.0	186.0	169.0	174.0	165.6	193.0	176.0
183.6	186.0	160.0	165.0	177.0	174.0	176.0	179.0	174.0	167.0	187.0	180.0
179.0	170.0	170.0	180.0	182.0	179.0	192.0	175.0	181.0	193.0	176.0	183.0
180.0	168.0	187.2	181.0	184.0	175.0	172.0	190.0	186.0	170.0	170.0	188.0
184.0	177.0	176.0	186.0	186.0	179.0	177.5	177.0	170.0	179.0	170.0	174.0
174.0	187.0	177.0	190.0	179.3	184.0	185.2	176.0	175.0	174.0	171.0	177.5
……	……	……	……	……	……	……	……	……	……	……	……
176.0	180.0	177.0	177.0	186.0	182.0	173.0	180.0	186.0	171.0	179.0	177.0

从数值上看，不同个体的身高数值大小不一，杂乱无章。为了体现身高的分布规律，将数值每 5 厘米分为一组，统计各组的人数，并绘制成如下柱状图（图 5-1）。该图称为身高的频数分布图，也称为直方图（histogram）。此外，也可以计算各组的频率（频数 / 总样本含量），绘制频率分布图。

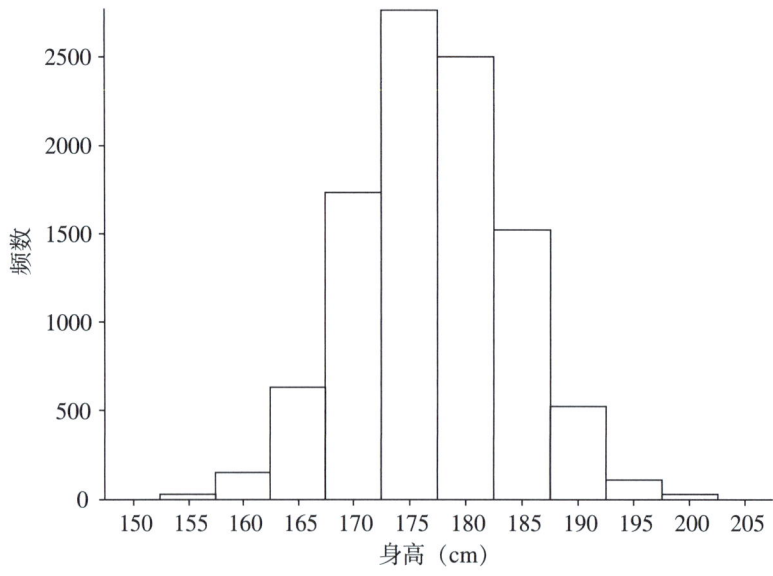

图 5-1　英国 10000 名 20～50 岁男性身高频数分布

根据频数分布的形状，可将其分为对称分布与非对称分布。非对称分布又称偏态（skewed）分布，包括正偏态（positive skewness）和负偏态（negative skewness）。正偏态是指分布的尾部偏向数轴正侧（或右侧），故又称右偏态；负偏态是指分布的尾部偏向数轴负侧（或左侧），故又称左偏态。只有一个高峰的分布称为单峰分布；出现两个或多个高峰则称为双峰或多峰分布。

如图 5-2（a）所示，大多数人的发汞含量在 1～15 µmol/kg，少数人的发汞大于 15 µmol/kg，呈正偏态分布；图 5-2（b）是某城市老年人生存质量自评分的频数分布，是负偏态分布；图 5-2（c）中，大部分黑色素瘤患者生存时间在 30 个月以内，少数能达 45 个月，分布呈极度偏态，又称 L 型分布；图 5-2（d）中，死亡年龄分布出现了两个高峰，一个在 0 至 5 岁，另一个在 70 至 75 岁。资料的分布类型不同，所选用的统计分析方法也不相同。

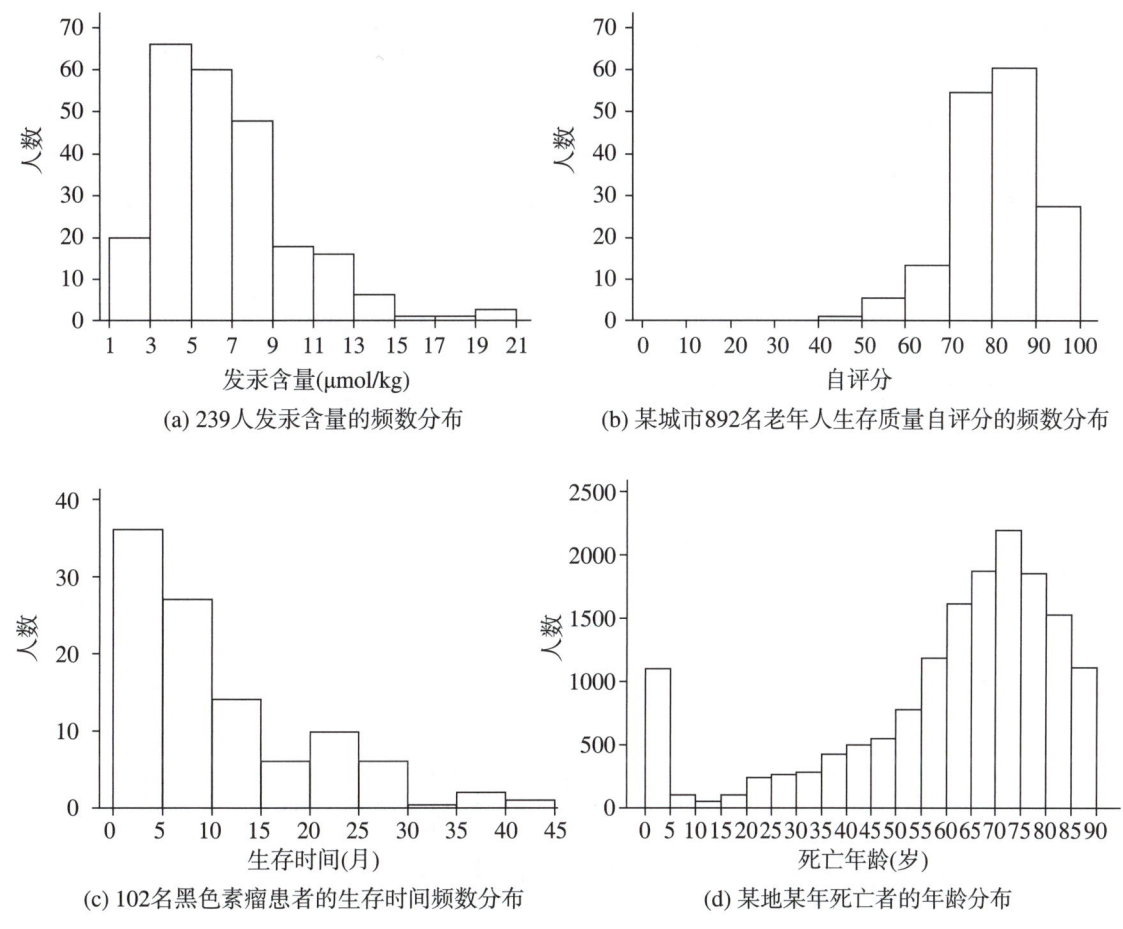

图 5-2　几种偏态分布的实例

频数分布展示的是样本（sample）中个体变异的分布规律。总体（population）中个体变异的分布规律可采用统计学分布进行描述。例 5-1 中，假如人数不断增加、分组数不断变多、组距不断分细，频数分布就会越来越呈现出中间高、两边低且左右对称的特征，直方图的边线渐渐接近于一条光滑曲线，这条曲线称为频数分布曲线。若以各组的频数在总样本含量中所占的比例绘图，则所得直方图称为频率分布曲线（图 5-3），由于频率的总和等于 100% 或 1，故该曲线下的面积为 100% 或 1。

（三）正态分布

就例 5-1 而言，如图 5-4 所示，身高的总体分布是正态分布（normal distribution）。

生物医学中，很多连续性指标服从正态分布，如年龄、体重、身高等。正态分布是统计学中重要的概率分布，主要原因是：①不少指标服从或近似服从正态分布；②很多统计方法是建立在正态分布的基础之上的；③很多其他分布的极限为正态分布。因此，正态分布是统计描述和分析的重要基础。

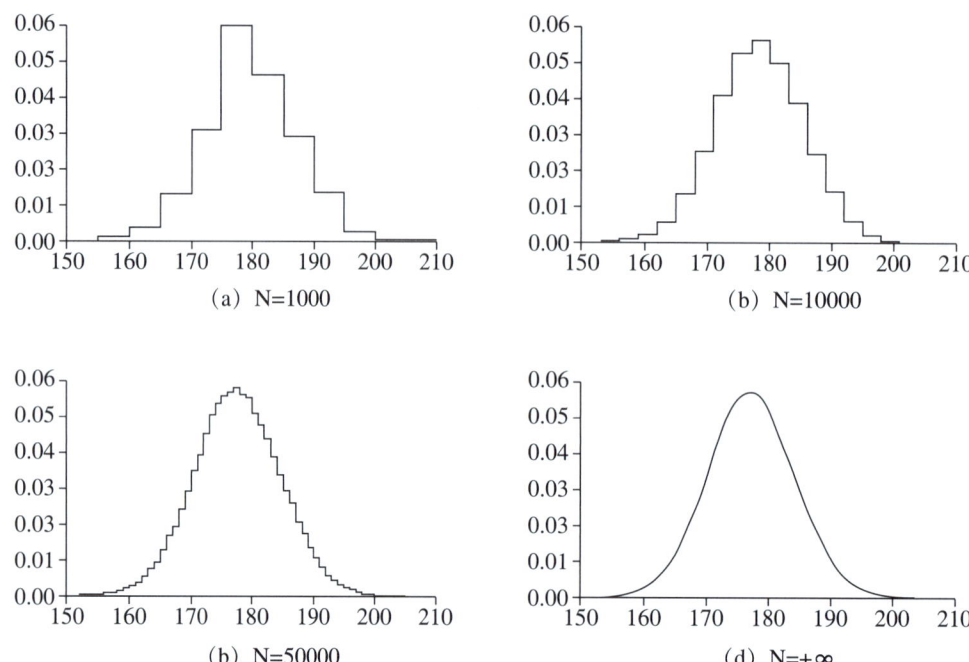

图 5-3　样本的指标分布演变为总体的指标分布

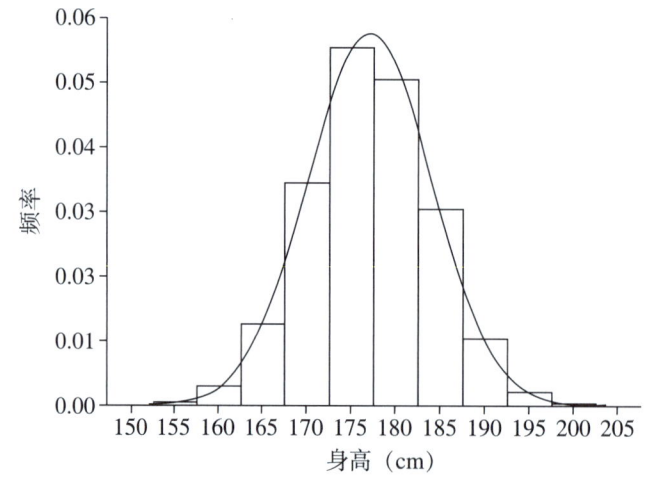

图 5-4　英国人身高的正态分布

如果一个随机变量 X 的分布曲线可由如下概率密度函数来描述：

$$f(x)=\frac{1}{\sigma\sqrt{2\pi}}e^{-(x-\mu)^2/(2\sigma^2)}, \quad (-\infty < x < +\infty) \tag{式5-1}$$

则称变量 X 服从正态分布。式中 π 为圆周率，e 为自然常数，x 为随机变量 X 的具体取值，代表图中横轴数值，$f(x)$ 为纵轴数值，μ 和 σ 是正态分布的两个参数，μ 为总体均数，σ 为总体标准差。一般情况下，用 $N(\mu, \sigma^2)$ 表示均数为 μ、方差为 σ^2 的正态分布。

(四)正态分布的特征

正态分布具有如下特征。

1. 正态分布是单峰分布,峰值位于均数 $x=\mu$ 处,这一点由 $f(x)$ 的定义即知。
2. 正态分布以均数为中心,左右完全对称,因此总体中位数亦为 μ。
3. 正态分布由均数 μ 和标准差 σ 两个参数决定。μ 为位置参数,μ 变大,则曲线沿横轴向右移动;μ 变小,则曲线沿横轴向左移动。σ 为形态参数,表示数据的离散程度,若 σ 小,则曲线形态"瘦高";若 σ 大,则曲线形态"矮胖"(图 5-5)。

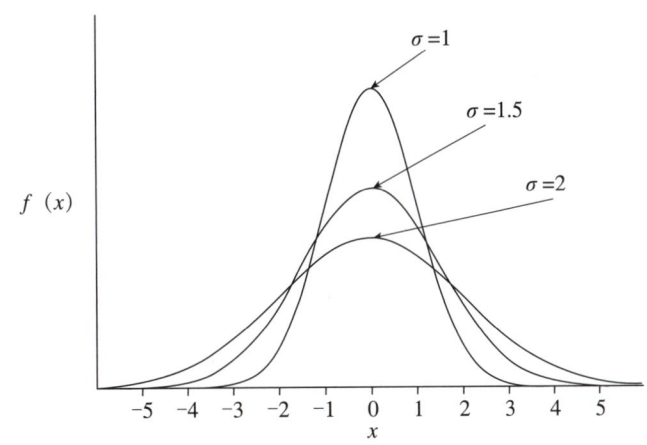

图 5-5　不同标准差 σ 的正态分布示意

(五)正态分布曲线下面积规律

在实际工作中,经常需要了解正态曲线下横轴上一定区间的面积占总面积的比例,用以估计该区间的例数占总例数的比例,或变量值落在该区间的概率。最常用的是 $-\infty$ 至某一数值 x 的曲线下面积占总面积的比例,这可以通过对正态分布的概率密度函数的定积分求得:

$$F(x) = \frac{1}{\sigma\sqrt{2\pi}} \int_{-\infty}^{x} e^{-(t-\mu)^2/2\sigma^2} dt \qquad (\text{式 5-2})$$

式中,$F(x)$ 代表横轴自 $-\infty$ 到 x 间曲线下面积,即下侧累计面积(概率)。

当然,对标准正态分布的概率密度函数,式 5-2 积分的计算更为简便:

$$\Phi(u) = \frac{1}{\sqrt{2\pi}} \int_{-\infty}^{u} e^{-x^2/2} dx \qquad (\text{式 5-3})$$

式中,$\Phi(u)$ 为标准正态变量的分布函数,表示从 $-\infty$ 到 u 的标准正态分布曲线下面积。实际应用中,当 μ、σ 和 X 已知时,可先用公式 $u=(X-\mu)/\sigma$ 求得 u 值,再根据式 5-3 计算区间面积占总面积的比例。

正态分布曲线下对称于 μ 的区间面积相等。例如,图 5-6(a)显示区间 $(-\infty, \mu-1.64\sigma)$ 与区间 $(\mu+1.64\sigma, +\infty)$ 的面积相等。实际应用中常用到:区间 $\mu\pm1.64\sigma$ 曲线下面积是 90%;区间 $\mu\pm1.96\sigma$ 曲线下面积是 95%,如图 5-6(b)所示;区间 $\mu\pm2.58\sigma$ 曲线下面积是 99%,如图 5-6(c)所示。

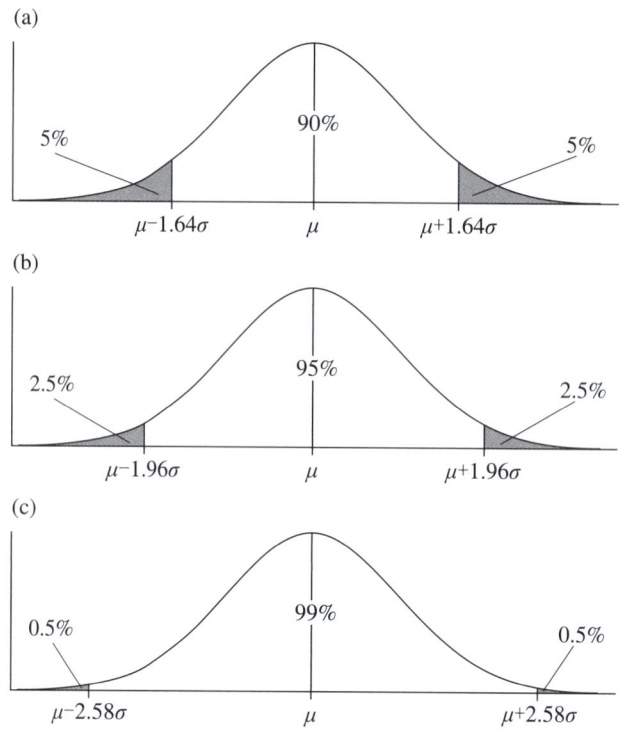

图 5-6 正态曲线下面积分布示意

二、统计描述

不同类型资料的名称并无完全统一的说法。本章采用以下命名方式，即资料包括：定量资料（quantitative data）、等级资料（ordinal data）和定性资料（qualitative data）。定量资料，又称计量资料，表现为变量取值是连续的，且数值大小有度量单位。定性资料，又称计数资料，表现为变量取值是离散的、分类的、定性的，表现出互不相容的类别或属性。等级资料则介于定量资料和定性资料之间，变量取值只有大小等级的区别，且不同等级之间的差异通常很难严格测量和比较。

统计描述的本质是描述某一指标的分布规律。对定量资料而言，重点是刻画该指标的集中趋势和离散程度。

（一）定量资料的集中位置

平均数是描述定量资料集中位置的一组指标体系，包括算术均数、几何均数、中位数、众数、调和均数等，以前 3 种较为常用。

1. 算术均数（arithmetic mean） 简称均数（mean），常用符号 $\bar{X}$ 表示。均数反映一组变量值的平均水平，定义为：

$$\bar{X} = \frac{X_1 + X_2 + \cdots + X_n}{n} = \frac{\sum X}{n} \tag{式 5-4}$$

式中，希腊字母 $\sum$ 为求和符号，$X_1, X_2, \cdots, X_n$ 对应 n 个观察值。均数有时采用加权方法计算。如一门课程的成绩由 3 部分组成：平时成绩（X_1）占 10%，期中成绩（X_2）占 20%，期末成绩（X_3）占 70%。则平均成绩为：

$$\bar{X}_w = 0.1 X_1 + 0.2 X_2 + 0.7 X_3$$

其中，0.1、0.2、0.7 称为权重（weight），反映每一部分成绩对均数的贡献。设有 n 个观察值 $X_1, X_2, \cdots, X_n$，则其加权均数（weighted mean）为：

$$\bar{X}_w = w_1 X_1 + w_2 X_2 + \cdots + w_n X_n \tag{式 5-5}$$

其中，$w_1, w_2, \cdots, w_n$ 是权重系数，满足：$\sum w_i = 1$ $(w_i > 0)$。

均数适用于描述单峰对称分布资料的平均水平。

2. 几何均数（geometric mean） 简记为 G。有些指标，如抗体滴度、细菌计数等，其频数分布呈明显偏态，各变量值之间形呈倍数关系，经对数变换后观察值如趋向于单峰对称分布，则宜用几何均数表示其平均水平。

设有 n 个变量值 $X_1, X_2, \cdots, X_n$，其几何均数定义为 n 个变量值之积开 n 次方根：

$$G = \sqrt[n]{X_1 \times X_2 \times \cdots \times X_n} \tag{式 5-6}$$

为避免很多数相乘使计算结果太大或太接近于 0，导致计算机（器）溢出，可用对数变换法，即先对原始数据做对数变换，求其均数，再用反对数变换获得几何均数。对数变换可以选择不同的底，如自然常数 e、2、10 等。以自然常数为底举例：

$$G = \exp\left(\frac{\ln(X_1) + \ln(X_2) + \cdots + \ln(X_n)}{n}\right) = \exp\left(\frac{\sum \ln(X)}{n}\right) \tag{式 5-7}$$

应用几何均数的注意事项：①数值不能有 0，否则乘积为 0。此时可采用近似处理，即先将全部变量值各加一个"小值"，再从算得的几何均数中减去此"小值"。②同一组变量值不能同时存在正值和负值。③若变量值全为负值，可在计算时忽略负号，算出结果后再冠以负号。

3. 中位数和百分位数 中位数（median）简记为 M。设有一组变量值 X，其 n 样本按从小到大的顺序排列为 X_1、X_2、……、X_n。当 n 为奇数时，$M = X_{(n+1)/2}$；当 n 为偶数时，$M = (X_{n/2} + X_{n/2+1})/2$。在一个数列中，大于和小于中位数的变量值数目相等。

百分位数（percentile）是一种位置指标，用符号 P_X 表示。一个百分位数可将一组变量值分为两部分，理论上有 $X\%$ 的变量值比它小，有 $(100-X)\%$ 的变量值比它大。例如，一份含量为 200 的样本，取第 5 百分位数 P_5，理论上应有 10 个变量值小于 P_5，有 190 个变量值大于 P_5。显然，第 50 百分位数（P_{50}）就是中位数。

对于某一连续分布资料，当指定 $X\%$ 后，P_X 即为定值；而对于一组原始数据，P_X 并不恰好等于某一变量值。如 10 例由小到大排列的正常人发汞值（μmol/kg）分别为：1.1、1.8、3.5、4.2、4.8、5.6、5.9、7.1、10.5、16.3，理论上，10.5 与 16.3 之间的任何数均可作为 P_{90} 的估计值，因为任何在 10.5 与 16.3 之间的数，都满足"90% 的变量值比它小，10% 的变量值比它大"的条件，实际工作中常取两者的均数 13.4（μmol/kg）作为 P_{90}。同理，该组资料的中位数取 $(4.8+5.6)/2 = 5.2$（μmol/kg）。

实际应用中应注意：①中位数和百分位数的计算对资料分布没有特殊要求，所有资料均可计算中位数和百分位数。一般情况下，分布在中间的百分位数较稳定，靠近两端的百分数，仅在样本含量足够大时才趋于稳定，所以当样本含量较少时不宜用靠近两端的百分位数来估计频数分布范围。②由于中位数不是综合全部变量值计算所得，它只是位置居中的观察值，与两端的极端值无关，因此在抗极端值的影响方面，中位数比均数具有较好的稳定性，但不如均数精确。

此外，无论是算术均数、几何均数，还是中位数，应用平均数的前提条件是观察单位具有同质性，不同质的观察单位不宜合在一起求任何平均数。

（二）定量资料的离散程度

先看一个例子。

例 5-2 有 A、B 两组同性别、同年龄儿童体重（单位：千克）。

A 组　　　　26、28、30、32、34　　　　$\bar{X}_A=30$　$n_A=5$

B 组　　　　24、27、30、33、36　　　　$\bar{X}_B=30$　$n_B=5$

两组儿童体重的均数相同，均为 30 千克，但两组数据的离散程度不同。B 组数据显得分散，A 组数据相对集中。可见，平均数只能反映指标的集中位置，不能反映变量值在分布上的离散程度。用于反映离散程度的统计指标包括全距（range）、四分位数间距（interquartile range）、方差（variance）、标准差（standard deviation）和变异系数（coefficient of variation）等。

1. 全距　简记为 R，亦称极差，是一组变量值中最大值与最小值之差，反映资料分布的范围。全距大，说明数据的变异度大；反之，则说明变异度小。

用全距来说明变异度的大小，虽然简单，但存在如下缺点。①不灵敏：仅反映最大值与最小值之间的差异，当组内其他数据变动时，全距仍然不变。②不稳定：当样本例数增加时，获得过大或过小的变量值的可能性增大，因而全距可能变大。故全距对变异度的描述是很粗略的，只能用来初步反映变异的大小。

2. 四分位数间距　四分位数（quartile）是两个特定的百分位数：第 25% 分位数 P_{25} 和第 75% 分位数 P_{75}，分别记为 Q_L 和 Q_U。

四分位数间距定义为：$Q_U - Q_L$，其间包括了全部观察值的一半。四分位数间距越大，说明数据的变异度越大。

四分位数间距较全距稳定，常与中位数一起，描述不对称分布资料的特征。

3. 方差和标准差　为了全面考虑每个观察值的变异情况，就总体而言，应考虑总体中每个变量值 X 与总体均数 μ 之差，称为离均差。由于 $X-\mu$ 有正有负，且 $\sum(X-\mu)=0$，故将离均差平方后再相加，即 $\sum(X-\mu)^2$，称为离均差平方和（sum of squares about the mean，简记为 SS）。但 $(X-\mu)^2$ 的大小，除与变异程度有关外，还与变量值的个数 N 有关，N 大则 $\sum(X-\mu)^2$ 也大。为了消除 N 的影响，可取其平均，这就是总体方差，用 σ^2 表示，即：

$$\sigma^2 = \frac{\sum(X-\mu)^2}{N} \qquad (\text{式 5-8})$$

由于方差的单位是原度量单位（如 kg、cm 等）的平方，为了恢复成原单位，将总体方差开平方，即得总体标准差（简记为 SD 或 σ）。

$$\sigma = \sqrt{\frac{\sum(X-\mu)^2}{N}} \qquad (\text{式 5-9})$$

标准差和方差均反映个体变异，变异度越大，标准差和方差也越大，反之亦然。

然而，在实际工作中得到的是样本资料，总体均数往往是未知的，只能用样本均数 $\bar{X}$ 作为 μ 的估计值。但如果直接在式 5-9 中用 $(X-\bar{X})^2$ 代替 $(X-\mu)^2$，用样本例数 n 代替 N，往往低估总体标准差。为弥补这一缺点，1908 年英国统计学家 Gosset 提出，求离均差平方和的平均时，用 $n-1$ 代替 n 作为校正，于是样本标准差 s 的定义为：

$$s = \sqrt{\frac{\sum(X-\bar{X})^2}{n-1}} = \sqrt{\frac{\sum X^2 - \frac{1}{n}(\sum X)^2}{n-1}} \qquad (\text{式 5-10})$$

标准差的基本内容是离均差"$X-\bar{X}$",即一组变量值与其均数的距离,故标准差直观地描述了变量值的离散程度。在同质的前提下,标准差大表示变量值的离散程度大,即变量值的分布分散、不整齐、波动较大;反之,标准差小表示变量值的离散程度小,即变量值的分布集中、整齐、波动较小。

4. 变异系数 简记为 CV,亦称离散系数(coefficient of dispersion),是标准差 s 与均数 $\bar{X}$ 之比,即:

$$CV = \frac{s}{\bar{X}} \times 100\% \qquad \text{(式 5-11)}$$

变异系数派生于标准差,其应用价值在于同时排除了平均水平和量纲的影响。因此变异系数常用于:①比较度量衡单位不同的两组或多组资料的变异度。②比较均数相差悬殊的两组或多组资料的变异度。

例 5-3 某地 20 岁男子 100 人,身高均数为 166.06 cm,标准差为 4.95 cm;体重均数为 53.72 kg,标准差为 4.96 kg,试比较身高和体重的变异度。

由于单位不同,故不能直接比较两者的标准差,而应比较变异系数。

身高 $CV = \dfrac{4.95}{166.06} \times 100\% = 2.98\%$

体重 $CV = \dfrac{4.96}{53.72} \times 100\% = 9.23\%$

由此可见,该地 20 岁男子体重的变异度大于身高的变异度。

定量资料统计描述常用的统计指标及其适用场合见表 5-2。

表 5-2 定量资料统计描述常用统计指标及适用条件

描述内容	指标	意义	适用条件
集中位置	均数	个体的平均值	对称分布,特别是正态分布资料
	几何均数	平均倍数	取对数后对称分布,或对数正态分布资料
	中位数	位次居中的观察值	①非对称分布;②半定量资料;③末端无确切数值;④分布不明
离散程度	极差	观察值的取值范围	不拘分布形式,概略分析
	标准差	观察值距离均数的平均程度	对称分布,特别是正态分布资料
	四分位数间距	居中半数观察值的全距	①非对称分布;②半定量资料;③末端无确切数值;④分布不明
	变异系数	标准差与均数之比	①不同计量单位的变量间比较;②计量单位相同但平均水平相差悬殊的变量间比较

(三)定性资料的统计描述

定性资料可用各属性的观察个数来描述,如治愈或死亡人数,又称为绝对数。但绝对数不便于互相比较,因此常计算相对数指标来进行统计描述。常见的相对数指标有:频率、构成比、率和比(表 5-3)。

表 5-3 分类变量统计描述常用的统计指标及其适用场合

指标	定义	适用场合
频率	n/N	估计总体中某一结局发生的累积概率或可能性
构成比	n_1/N、n_2/N、…、n_k/N	估计总体中所有可能结局所占的比例,k 个比例相加总和为 100%
率	发生数/单位时间(空间)内的总观察数	估计总体中某时期内或单位时间内某一结局发生的概率,表示事件发生的速率或强度
比	A/B	估计两个指标的相对大小

1. 比例(proportion) 是某事物内部各组成部分的观察单位数与所有组成部分的观察单位总数之比,描述事物内部各组成部分所占的比例。频率和构成比都属于比例。频率的定义:

$$频率 = \frac{某现象实际发生的观察单位数}{可能发生该现象的观察单位总数} \times K \tag{式 5-12}$$

这里,K 是比例基数,可取 100%、1000‰、10000/万、100000/10 万等。比例基数的选择主要根据习惯用法,使得计算结果能保留 1~2 位整数。如吸烟率一般用百分率,婴儿死亡率用千分率,而癌症患病率用万分率等。

构成比的定义:

$$构成比 = \frac{该事物内部某组成部分的观察单位数}{某事物内部各个组成部分的观察单位总数} \times 100\% \tag{式 5-13}$$

构成比描述事物内部各组成部分的比例,而频率则关注事物内部某一组成部分的比例。

例 5-4 某研究检测了 507 名傣族人的血型。其中,O 型 205 人,A 型 112 人,B 型 150 人,AB 型 40 人。将 4 种血型整理成表 5-4 的频数分布。四种血型的构成比分别为 40.43%、22.09%、29.59% 和 7.89%,构成比之和为 100%。

表 5-4 507 名傣族人血型的频数分布

血型	频数	构成比(%)
O	205	40.43
A	112	22.09
B	150	29.59
AB	40	7.89
合计	507	100.00

2. 率(rate) 是一个具有时期概念的指标,用于说明在某一时段内某现象或事件发生的频率或强度。根据研究目的,可采用两种定义。

(1)描述某事件在某时期内发生(频)率的定义为:

$$率 = \frac{某时期内发生某事件的观察单位数}{该时期开始时合计纳入的观察单位数} \tag{式 5-14}$$

常用的有生存率、死亡率等。上述定义的率是描述在某一时期内某现象发生的频率或强度,亦称为累积发生率。

(2)描述某现象在观察单位时间内发生率的定义为:

$$率 = \frac{发生某事件的观察单位数}{\sum 观察单位 \times 观察时间} \quad \text{(式 5-15)}$$

即所观察的事件在单位时间内发生的频率或强度，即速率，其倒数就是平均观察多少时间该事件发生一次。该公式常用于计算随访期间特定人群的发病率等，因此所定义的率也称为强度型的率，在流行病学中用该公式定义的发病率（incidence rate），也称发病密度（incidence density）。例如，某高校对某肿瘤高发地区 5 万人的自然人群队列进行了随访，累计随访 45.2 万人年，共发现肺癌病例 358 例，则该地区肺癌年发病率为：358/45.2 万人年 =79.2/10 万人年。

3. 比（ratio） 也称为相对比，表示两个相关指标之比，描述一个指标值是另一个指标值的几倍或百分之几。计算公式如下：

$$比 = \frac{指标A的值}{指标B的值} \quad \text{(式 5-16)}$$

这里，A 和 B 两个指标的性质可以相同，也可以不同。

例如，据我国 2020 年全国人口普查数据显示，2019 年年末我国 0～4 岁人口共 77883888 人。其中男孩 40969331 人，女孩 36914557 人。按照国际惯例性别比定义为：男性人口数 / 女性人口数 ×100，则我国 0～4 岁性别比为：110.98。又如，对晚期非小细胞肺癌患者，传统化疗 1 年生存率为 20%，而靶向治疗 1 年生存率为 45%，则靶向治疗与化疗的风险比为：（1-45%）/（1-20%）=0.69。

流行病学研究中经常用到的两个相对比指标：风险比（risk ratio，RR）和优势比（odds ratio，OR）都是相对比。参见本章第五节。

应用相对数指标应注意以下事项：①计算相对数时总观察单位数应足够多。观察单位数过小，一方面缺乏代表性，另一方面所得相对数也不稳定，不能准确反映总体的客观规律。②区分相对数中的频率与率的差异。前者是与时间无关的指标或者仅是一个时点的指标；后者是一个强度指标，与观察的人数多少及时间长短有关。由于历史原因，医学上有些指标名义上是率，实际不是率，而是比例或者相对比。如患病率就是一个时点的频率指标，属于比例，而不是率。应用时注意区分。③区别比例中的构成比和频率。例如，患病率的本质是频率，不是构成比。

三、统计学图表

（一）统计表

统计表是包含研究指标或统计量的特定表格，以简单直观、清晰易懂的方式对数据的基本特征进行描述和比较，是描述性统计分析中常用的重要工具。一个最简单统计表的基本结构如下。

①标题（title）：位于表的正上方，概括地说明表的基本内容。标题可以包含资料产生的时间、地点或来源，内容较多时也可以放在位于表下方的注释里。一篇文章中如果有多个表格的话，标题应包含表的编号，以便区分和引用。②标目（caption）：用于说明表内纵横方向的内容。横标目（horizontal heading）说明每一行的内容；纵标目（vertical heading）说明每一列的内容；横总标目（row caption）是对多个横标目的总称；纵总标目（column caption）是对多个纵标目的总称。一般情况下，横标目与纵标目是主宾结构。在复合表中，纵标目和横标目可能会有次级标目（sub heading）。③表体（body）：是表的主体部分，通常是相应的统计量，具体以数字体现。数字一律用阿拉伯数字。每一列的数字要求保留小数位数一致，小数点对齐。对于不存在的值或不需要填写的地方用"—"或文字表示。④分割线：最简单的统计表为三线表（开放式统计表），

即顶线、底线和纵标目下的横线。该横线主要起到分割纵标目与表体的作用。线条长度均与表同宽，中间不断开。有时根据绘制需要可以增加线条。线条应用的一般基本原则是：仅使用横线，不使用竖线和斜线。有时用留空来表示分割线。⑤注释：需要额外解释的内容。通常放在表下方，注释不是必选项。

统计表包括单式统计表（unitary statistical table）和复式统计表（multiple statistical table）。单式统计表也称简单表，其主语只有一个层次。例如，表 5-5 描述了使用阿莫西林治疗儿童中耳炎的研究结果，主语只有试验分组一个层次，属于单式统计表。表中内容反映了不同组别（横标目）的疗效（纵标目）构成情况。

表 5-5 某研究使用阿莫西林治疗儿童中耳炎的疗效比较

组别	总例数	有效数	无效数	总有效率（%）
阿莫西林组	124	62	62	50.0
安慰剂组	96	36	60	37.5
合计	220	98	122	44.5

统计表的主语有两个以上层次，称复式统计表。表 5-6 描述了 UKB 中英国人群肥胖率的现况，将研究对象按年龄和性别两个特征进行分层，一个表中含两个主语，属于复式统计表。表中内容反映了不同年龄（横标目）、不同性别（纵标目）的肥胖（次纵标目）构成情况。

表 5-6 UKB 数据中英国 30～60 岁人群肥胖情况分析（单位：千人）

年龄	男性			女性		
	总人数	肥胖人数	肥胖率（%）	总人数	肥胖人数	肥胖率（%）
30～39 岁	0.86	0.18	20.93	0.92	0.17	18.48
40～49 岁	49.10	11.93	24.30	59.71	13.04	21.84
50～60 岁	61.58	17.06	27.70	80.47	20.12	25.00

表 5-7 展示了多个数据集中脑胶质瘤患者的人口学特征、临床指标、遗传信息和治疗信息。该表同时描述了连续性指标和分类指标，较为全面地展示了研究对象的特征。

表 5-7 构建脑胶质瘤预后预测模型 6 个数据集的人群特征描述

指标	数据集 1	数据集 2	数据集 3	数据集 4	数据集 5	数据集 6
样本量	505	408	143	121	137	106
诊断年龄	43.0 ± 13.4	40.3 ± 10.9	39.8 ± 10.6	45.8 ± 15.3	43.1 ± 13.0	46.2 ± 13.0
性别（%）						
男	279（55.2）	236（57.8）	83（58.0）	60（61.9）	84（61.3）	70（66.0）
女	226（44.8）	172（42.2）	60（42.0）	37（38.1）	53（38.7）	36（34.0）
未知	0	0	0	24	0	0
级别（%）						
Ⅱ	245（48.5）	220（53.9）	103（72.0）	64（52.9）	61（44.5）	23（21.7）
Ⅲ	260（51.5）	188（46.1）	40（28.0）	57（47.1）	76（55.5）	83（78.3）
未知	0	0	0	0	0	0

续表

指标	数据集1	数据集2	数据集3	数据集4	数据集5	数据集6
1p/19q 共缺失（%）						
是	165（32.7）	131（35.0）	24（36.9）	23（19.0）	37（27.0）	40（37.7）
否	340（67.3）	243（65.0）	41（63.1）	98（81.0）	100（73.0）	66（62.3）
未知	0	34	78	0	0	0
IHD 突变（%）						
是	400（80.5）	277（73.5）	95（66.9）	—	115（83.9）	46（53.5）
否	97（19.5）	100（26.5）	47（33.1）	—	22（16.1）	40（46.5）
未知	8	31	1	121	0	20
MGMT 甲基化（%）						
是	417（82.6）	191（56.0）	37（27.4）	—	111（81.6）	—
否	88（17.4）	150（44.0）	98（72.6）	—	25（18.4）	—
未知	0	67	8	121	1	106
放疗（%）						
是	313（66.2）	320（80.0）	130（92.2）	—	58（57.4）	75（94.9）
否	160（33.8）	80（20.0）	11（7.8）	—	78（42.6）	4（5.1）
未知	32	8	2	121	1	27
化疗（%）						
是	287（66.2）	236（80.0）	57（92.2）	—	48（42.6）	18（94.9）
否	180（33.8）	158（20.0）	81（7.8）	—	88（57.4）	61（5.1）
未知	38	14	5	121	1	27

注："未知"为缺失数据，不参与计算构成比。

（二）统计图

统计图利用点的位置、线段的升降、直条的长短与面积的大小等各种几何图形，将研究对象的内部构成、对比情况、分布特点与相互关系等特征形象生动地表达出来。统计图主要用来探索和揭示数据蕴含的规律，常与统计表联合使用。

统计图形种类繁多，每一种图形提供了不同的视角。统计图的基本要素如下。

①图题：即统计图的标题，用简明扼要的文字说明统计图所要传达的内容。与表题不一样，图题往往置于图的下方，有时也置于图的上方。②坐标：二维平面图形默认采用直角坐标系，用原始尺度绘制图形。为了呈现效果，亦可将横轴或纵轴的尺度进行对数变换等。标目放置于纵轴的外侧和横轴的下方，用简要的文字说明横轴和纵轴分别代表的变量名及其计量单位。坐标轴的尺度要合适，恰好包含所展示的数据区域，并略宽松。坐标刻度的疏密可根据画幅而调整，适度为宜。③图体：是统计图的核心，将变量值或统计量的值映射至点、线、面积等几何图形以表达主题，并通过几何图形的大小、形状、灰度、颜色、透明度等来区分、强化主题。④图例：是对图中各种点、线、块、颜色等做简要注释，便于读懂图中各几何图形或标记的含义，常置于图形的上方或侧面。若图体中有足够的空白区域，亦可置于图体。⑤图注：对研究背景、数据特征、分析方法、缩写注释、图形反映的主要结果加以简要说明，便于读懂图形，抓住重点。图注不是必选项。

从图形类型上看，常用统计图形包括：条形图（bar chart）、直方图（histogram）、箱线图（box plot）、线图（line plot）、半对数线图（semilogarithmic plot）、饼图（pie chart）、点图（dot chart)、散点图（scatter plot）、维恩图（Venn diagram）等。若从应用目的来看，图形可用来描述分布、关系、构成、趋势、变化速度，还可以用来比较大小，描述研究或操作流程等。

1. 描述分布 描述分布的图主要有：直方图和箱线图。

直方图基于实际观测数据直观显示数值变量的分布情况。将所有数据等距分为若干组段显示于横轴，用"柱子"的面积（等距时为高度）表示该组的样本频数（或频率）。频数（或频率）越大则柱子越高。图 5-7 是根据 UKB 中 30～60 岁英国人群的 BMI 资料绘制的直方图，如图所示，BMI 的分布主要位于 20～40，同时，仍有相当比例的人数达到肥胖标准（BMI > 30 kg/m²）。

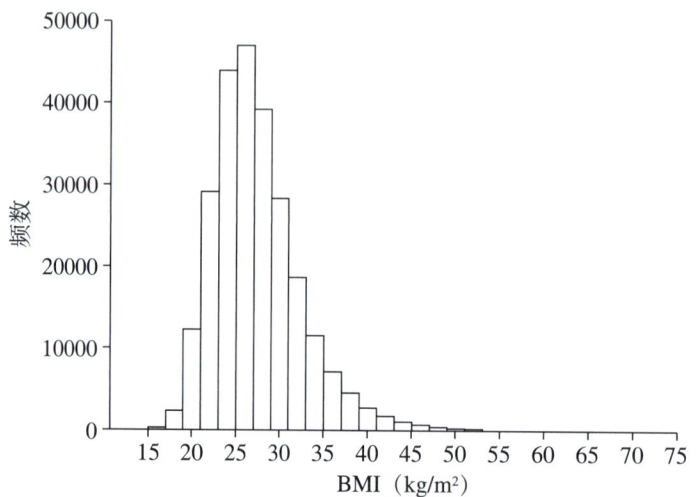

图 5-7　UKB 中英国 30～60 岁人群 BMI 分布

箱线图是基于多个描述性统计量来绘图描述连续性变量的分布。箱线图中间的线表示中位数，箱子的上、下底分别是上四分位数（Q_3）和下四分位数（Q_1），即箱体包含了 50% 的数据。箱子的高度在一定程度上反映了数据的波动范围。从箱体上下边缘起，向外侧延展 1.5 倍（或 3 倍）的四分位间距，在此范围之外的数据点通常被识别为潜在离群值，以圆点表示。该图也称箱须图（box-whisker plot）。图 5-8 反映了 UKB 中随机抽取 1000 名不同性别 30～60 岁人群的 BMI 分布情况，可以看出，女性的 BMI 中位数较低，分布也相对较散。

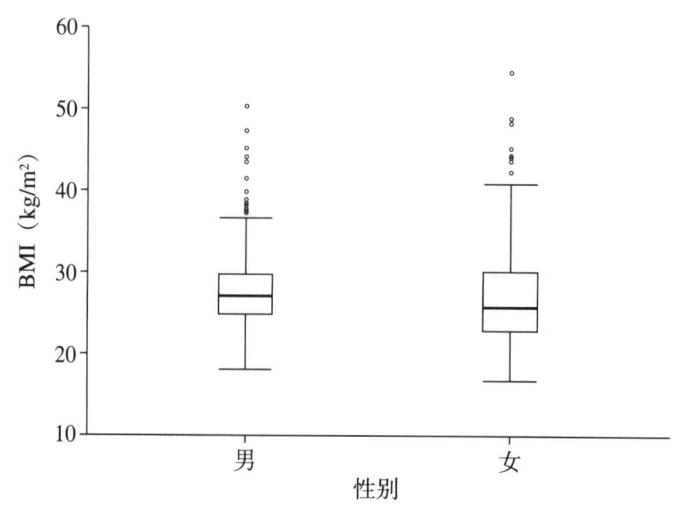

图 5-8　英国 1000 名 30～60 岁人群的分性别 BMI 箱线图

2. 描述关系 描述关系的图有：散点图、维恩图。

散点图常用来描述两个连续性变量之间的关系。散点图的绘制方法是以自变量为横坐标，以因变量为纵坐标，在平面坐标系中画出每一对观察值所在的位置。例如，图 5-9 描述了英国 1000 名 30～60 岁男性身高与体重关系，该散点图显示出身高与体重之间存在共变关系，身高越高的人其体重也相对较重。

维恩图可用于描述定性资料间的关系。以炎症性肠病转录组学研究为例，研究收集了 10 只健康中国恒河猴的外周血（RMC），10 只持续性腹泻的中国恒河猴的外周血（RM），同时收集了 10 例炎症性肠病患者的外周血（HB）和肠道组织（HI），10 例持续性腹泻小鼠的肠道组织（MI）。RMC 分别和其他 4 组比较，所检出的差异表达基因的数目的重叠情况如图 5-10 所示。

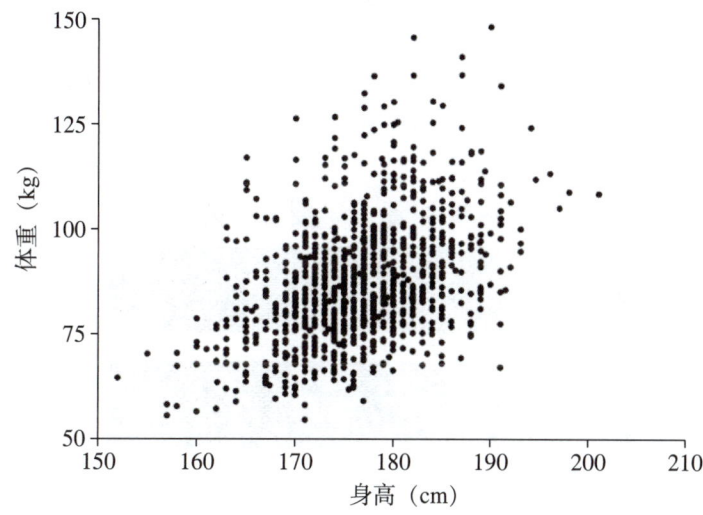

图 5-9 英国 1000 名 30～60 岁男性身高与体重关系的散点图

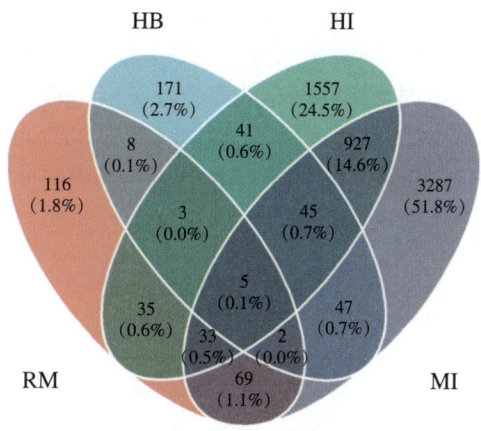

图 5-10 中国恒河猴、人、小鼠炎症性肠病全基因组差异表达基因情况

3. 描述构成 描述构成的图有：饼图、百分条图。

饼图以圆饼表示定性资料各类别的频数（或构成比）之和，各扇形代表各类别，扇形角的大小和相应频数（或构成比）呈比例。通常用不同颜色或条纹以区分不同的类别，各类别的频率或频数需要标注于图上。以 UKB 中 30～60 岁人群 BMI（单位 kg/m²）分布为例，将 BMI < 18.5kg/m² 定义为体重偏低，18.5 kg/m² ≤ BMI < 25 kg/m² 为正常范围，25 kg/m² ≤ BMI < 30 kg/m² 为超重，BMI ≥ 30 kg/m² 为肥胖。图 5-11 展示了 UKB 中 30～60 岁男性人群肥胖和超重的构成情况。

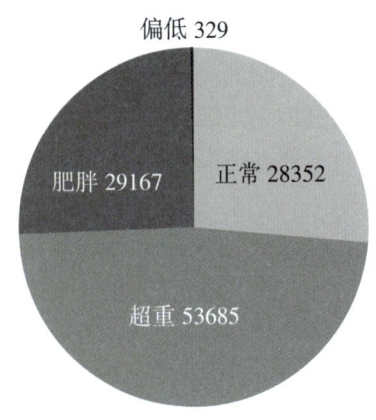

图 5-11　UKB 中英国 30～60 岁男性人群肥胖和超重的构成情况

百分条图以直条总宽度为 "100%"，分割为若干小块，每一小块的面积（长度）占比代表不同类别的构成。图 5-12 分性别展示了 30～60 岁人群肥胖和超重的构成情况。

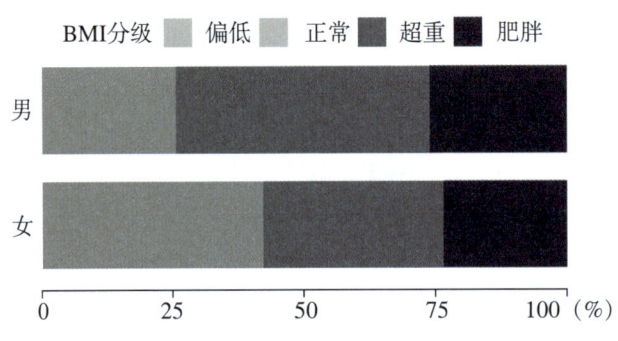

图 5-12　分性别 30～60 岁人群肥胖和超重的构成情况

4．描述趋势　描述两个变量之间的趋势关系用线图，在直角坐标系中表示纵轴变量随着横轴变量的变化情况。两个变量的数值一一对应，形成唯一的数值对，在平面直角坐标系中用点、连线（折线或平滑曲线）连接相邻的点。有时可以将两个或多个意义相同的线图放在同一个坐标系中，以利于直观比较它们的趋势差异。线图的纵轴可以是原始观察值。以 1990—2009 年某省细菌性痢疾月发病数为例，从图 5-13 上可以清晰地看到细菌性痢疾月发病数周期性明显，且呈逐年下降的趋势。

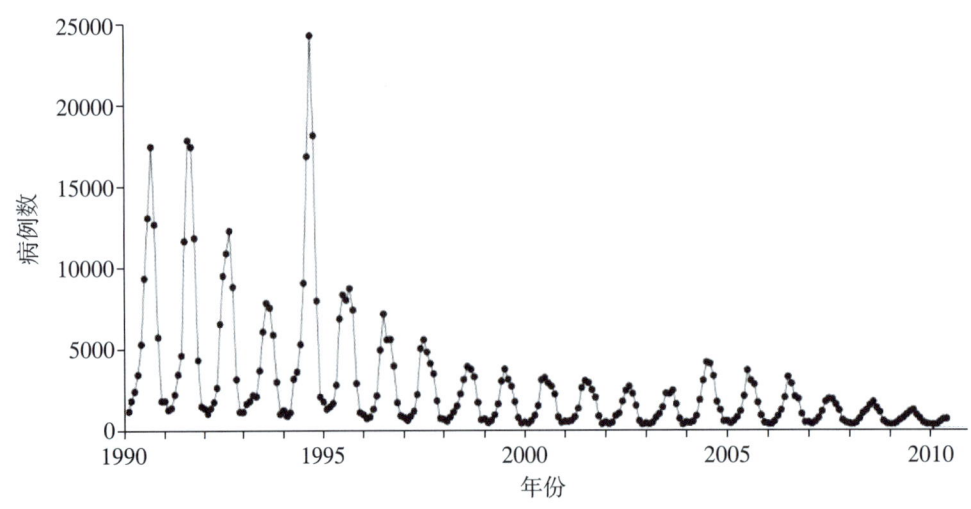

图 5-13　1990—2009 年某省细菌性痢疾发病数

5. 描述变化速度 描述事物发展速度的变化一般用半对数线图。这是一种特殊的线图，适用于呈现指数级变化趋势的数值变量资料。通常，纵坐标是对数尺度，横坐标为原始尺度，因而又称半对数线图。若横轴为时间，则可用来反映变化速度。以图 5-13 的数据为例，其相应的半对数线图如图 5-14 所示，可见病例数随着时间的变化，除了周期趋势外，下降速度几乎是呈线性的。

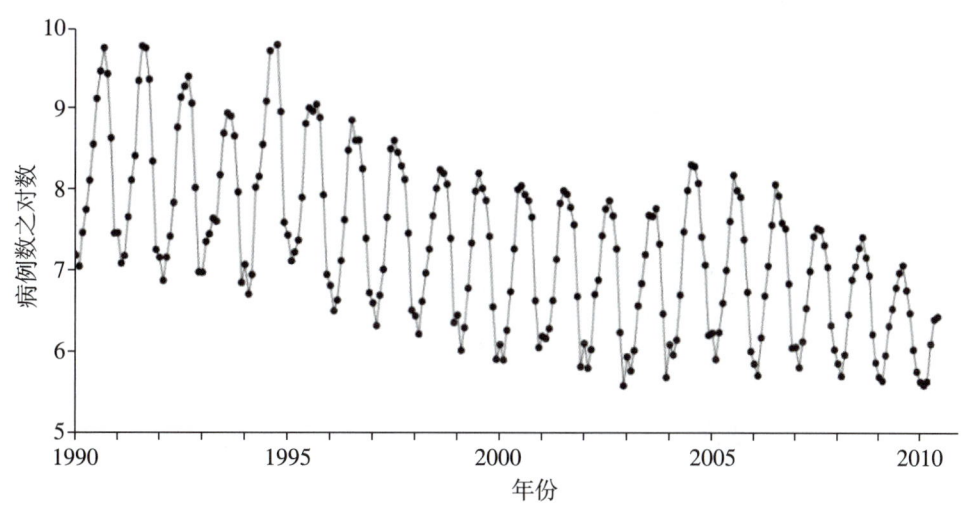

图 5-14　1990—2009 年某省细菌性痢疾发病数（对数尺度）

6. 比较大小 比较大小的图有：直条图、点图。

多组间比较常用直条图，以展现多组间的频数、均数、率等统计量的组间比较。常见的条形图为纵向设计，横轴为组别或类别，纵轴为描述指标，直条的高度代表统计量的大小。为了同时描述指标或其统计量的变异，可以在条图上增加误差线，展示标准差或标准误。图 5-15 展示了 UKB 人群身高的均数及其标准差，清晰可见男、女平均身高存在差异，标准差较为相似。

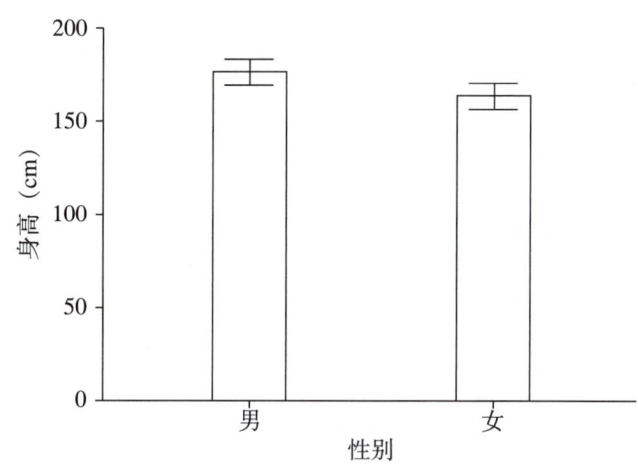

图 5-15　UKB 不同性别人群的平均身高比较

心理学研究提示，人类感知数据点在标尺上的位置，比感知条形长度更为直观。用虚线代表值域范围，在虚线上用点位置反映值的大小，称为点图，可展示多个指标的某个测量值（或均数、率、比等统计量）的大小关系。图 5-16 展示了孟加拉国 569 名新生儿脐带血清中的 56 种元素与儿童 3 岁时神经发育的关联性分析结果，横轴代表各元素含量每增加一个标准差，儿童 3 岁时 Bayley Scale 量表认知得分的平均改变量。

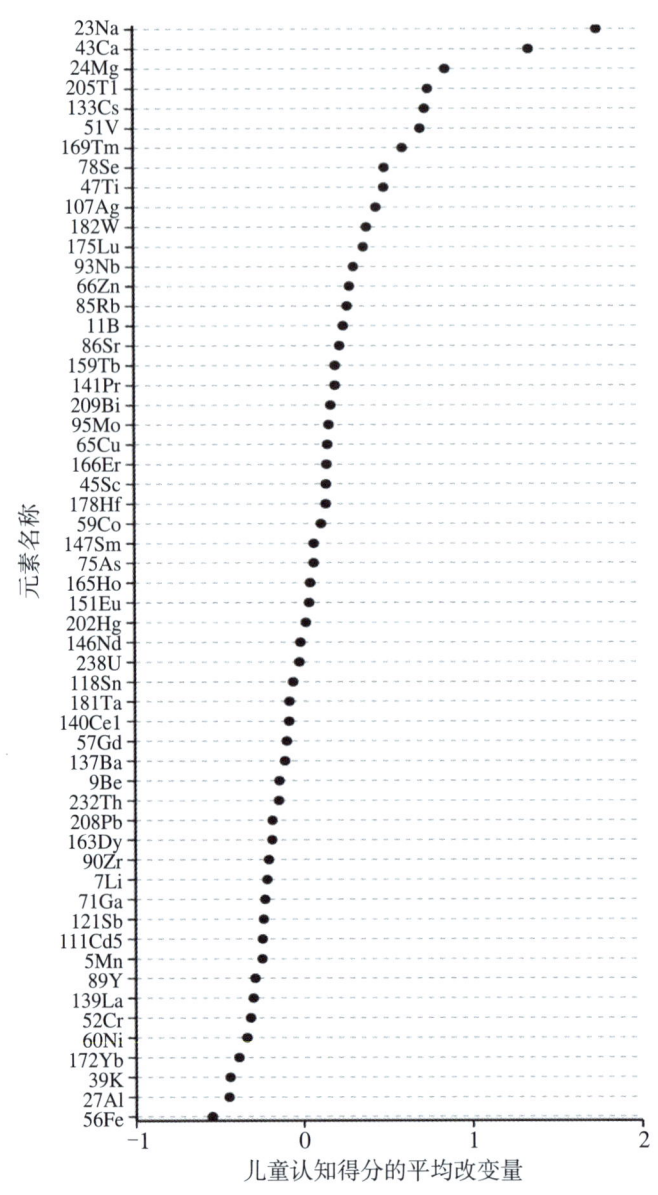

图 5-16　56 种元素和儿童认知得分的关联性

7. 描述流程　在随机对照临床研究分析报告中，首张图通常是描述研究的流程图。按照随机对照试验报告规范（consolidated standards of reporting trials，CONSORT）的要求，该流程图需包含招募筛选、随机分组、随访、分析 4 个部分，并以瀑布式展示各部分的受试者人数。节点间以箭头相连，每个节点至下一节点受试者人数上的变化，需要加引导线列举失访或缺失的人数及原因。

当然，非随机对照研究也可以给出研究流程图。如图 5-17 所示，一项新生儿支气管肺发育不良（broncho-pulmonary dysplasia，BPD）研究从 5744 名新生儿呼吸衰竭患者中纳入 1733 例研究对象。按 BPD 诊断标准，454 例为 BPD 患儿，1279 例为非 BPD 患儿。流程图清晰地反映了整个研究样本选择和疾病诊断的过程。

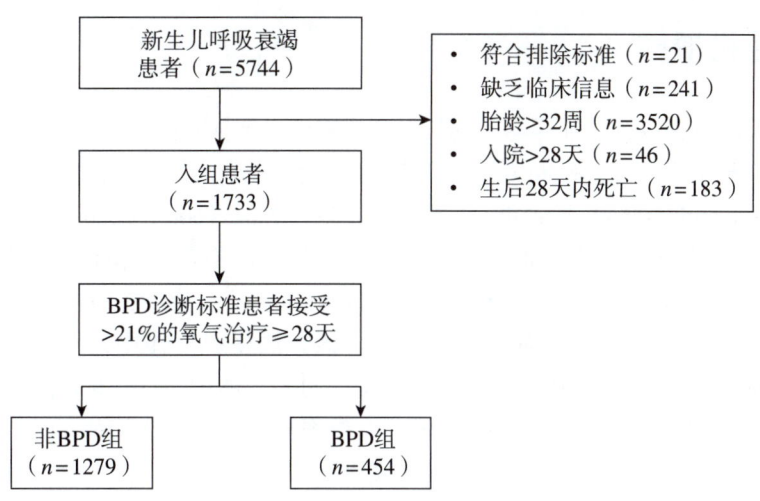

图 5-17　新生儿支气管肺发育不良研究人群筛选和诊断流程

事实上，对于任何一项研究，都适合用流程图来展示其设计思路和步骤。包括数据质控流程图和预测模型研究流程图等。

8. 其他统计图　统计图形种类繁多，尚有很多具有较高展示度的统计图形。例如，用阶梯线图方式来反映随访过程中生存率随时间变化的生存曲线图等。

第二节　简单随机抽样及相关概念

统计推断（statistical inference）是统计学的核心方法，其目的是利用调查或试验得到的观测数据来推断研究对象总体的特征（如均值和方差等），如图 5-18 所示。推断的形式一般包括未知参数的估计、置信区间的构造和假设检验等。统计推断的前提是获取总体的观测数据，这就需要用到抽样的技术和方法。

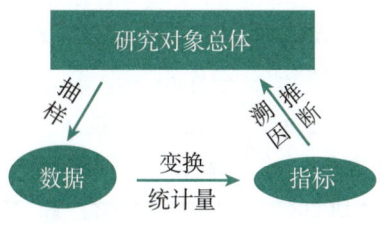

图 5-18　统计推断流程示意图

从研究总体中抽取个体进行观测或数据采集的工作称为抽样。日常生活中我们经常与抽样打交道。去买瓜子时，先要随机抓两个尝尝这批瓜子好不好吃，味道合不合适，以此判断这批瓜子的质量与口感，然后才会进一步决定是否需要购买。这时称这批瓜子是一个总体，单个的瓜子是个体。这就是一个利用抽样获得的样本信息来推断总体信息的典型例子。下面引入一些专业术语。

第五章 生物医学统计基础

一、简单随机抽样

统计推断的精度首先取决于抽样样本的质量和代表性,即抽到的样本是否能很好地反映总体的特征,其次还依赖于采用的统计推断方法。前者主要由抽样方法决定。抽样方法大致分为两大类:概率抽样方法(probability sampling method)和非概率抽样方法(non-probability sampling method)。

概率抽样方法利用概率论进行抽样设计,使得总体中所有的个体能够按照设计的概率被抽到。概率抽样方法有简单随机抽样(simple random sampling)、分层抽样、整群抽样、等距抽样等。最简单的概率抽样方法是简单随机抽样方法,该方法使得总体中每个个体被抽到的概率相等。用简单随机抽样得到的样本中每个个体都具有等同的总体代表性,因此,样本中所有个体的平均值能很好地反映总体的所有个体的平均值。非概率抽样方法有志愿者抽样、判断抽样、就近抽样等。非概率抽样方法得到的样本不一定能很好地反映总体的特征。

(一)总体

定义 5-1 在统计学中,总体(population)是指按研究目的所确定的研究对象中,所有观测个体的某项观测指标取值的集合。总体是观测指标(例如身高、体重)取值的集合,而非研究对象的集合。

我们要推断的是总体的性质。总体中观测个体的数目有时较难确定,但是往往并不影响总体分布的确定,也不影响问题的解决。在判断一批瓜子是否好吃时,我们没有必要(也很难)知道这一批瓜子共有多少个。

记某总体特征为变量 X,则总体 X 的均值 μ、总体方差 σ^2、总体标准差都是用于描述总体特征的指标,是关于总体分布的参数,简称为参数(parameter)。换句话说,参数表示总体的分布特征,是要推断的指标。

(二)样本

定义 5-2 从总体中抽取一部分个体,称抽取的个体集合为总体的一个样本。样本的信息又称观测数据(observational data)。样本中含有的个体数目称为样本容量,简称样本量(sample size)。

定义 5-3 采用简单随机抽样得到的样本,称为简单随机样本(simple random sample)。

本章讲述的统计推断方法都是基于简单随机样本。假设 $X_1, X_2, \cdots, X_n$ 是一个简单随机样本,则 $X_1, X_2, \cdots, X_n$ 是独立同分布(independent and identically distributed,I.I.D.)的样本。简单随机抽样样本都有具体的取值,称为样本观测值,记作小写形式 $x_1, x_2, \cdots, x_n$,用以区分大写形式的样本记号,大写的样本记号表示观测开始之前个体的随机变量。

如果 X_1 是从总体 X 中随机抽样得到的个体样本,则 X_1 是随机变量,X_1 的分布与总体的分布相同。如果对总体进行有放回的随机抽样,则得到独立且与总体同分布的随机变量 $X_1, X_2, \cdots, X_n$。这时称 $X_1, X_2, \cdots, X_n$ 就是总体 X 的一个简单随机样本。

用 X 表示待观测总体的某个具体变量。对总体进行独立重复观测时,用 X_i 表示第 i 次独立观测结果,则 $X_1, X_2, \cdots, X_n$ 独立且与 X 同分布,因此,$X_1, X_2, \cdots, X_n$ 也是总体 X 的一个简单随机样本。

框 5-1 简单样本大小写记号的区分

在统计学中,通常不把 $X_1, X_2, \cdots, X_n$ 与它们的观测值 $x_1, x_2, \cdots, x_n$ 严格区分,这是为了符号使用的方便。当介绍统计推断方法时,常用大写形式 $X_1, X_2, \cdots, X_n$,实际计算时更多地用小写形式 $x_1, x_2, \cdots, x_n$。

二、统计量及抽样分布

样本是进行统计推断的依据。但在实际应用时，一般不是直接使用样本本身，而是对样本进行整理加工，以提取信息，即针对具体问题构造适当的函数——统计量，利用这些函数来进行统计推断，揭示总体特征。

定义 5-4 不含任何未知参数的样本的函数称为统计量（statistic），它是完全基于样本的量。

用概率统计的语言表述：设 $X_1, X_2, \cdots, X_n$ 是来自总体 X 的样本，则称不含任何未知参数的函数 $g(X_1, X_2, \cdots, X_n)$ 为统计量，相应实数 $g(x_1, x_2, \cdots, x_n)$ 称为统计量 $g(X_1, X_2, \cdots, X_n)$ 为的样本观测值。

统计量可以看作是对样本数据加工处理的一种方式，目的是从样本观测数据中提取有用信息用于推断总体特征。本章第一节中介绍的描述统计量，例如样本均值、样本方差、四分位数间距、变异系数等都是常见的统计量。关于统计量及统计量的观测值在记号上略有区别，举例如下。

（1）样本均值统计量 $\bar{X} = \dfrac{1}{n}\sum_{i=1}^{n} X_i$，其样本观测值是 $\bar{x} = \dfrac{1}{n}\sum_{i=1}^{n} x_i$。样本均值是样本的平均值，用于估计总体的均值。统计量 $\bar{X}$ 是总体均值 μ 的近似值，称为 μ 的估计量（estimator）。

（2）样本方差统计量 $S^2 = \dfrac{1}{n-1}\sum_{i=1}^{n}(X_i - \bar{X})^2 = \dfrac{1}{n-1}\left(\sum_{i=1}^{n} X_i^2 - n\bar{X}^2\right)$，其样本观测值为 $s^2 = \dfrac{1}{n-1}\sum_{i=1}^{n}(x_i - \bar{x})^2$ 样本方差 S^2 是描述观测数据偏离样本均值程度的指标，用于描述数据分散程度或波动幅度。

（3）样本标准差 $S = \sqrt{S^2} = \sqrt{\dfrac{1}{n-1}\sum_{i=1}^{n}(X_i - \bar{X})^2}$，其样本观测值为 $s = \sqrt{\dfrac{1}{n-1}\sum_{i=1}^{n}(x_i - \bar{x})^2}$。

（4）样本 k 阶（原点）矩 $A_k = \dfrac{1}{n}\sum_{i=1}^{n} X_i^k, k = 1, 2, \cdots$，其样本观测值为 $a_k = \dfrac{1}{n}\sum_{i=1}^{n} x_i^k, k = 1, 2, \cdots$。样本 k 阶（原点）矩 A_k 常用于估计总体 X 的 k 阶矩 $E(X^k)$，在后面的矩估计部分会用到。

针对不同的问题，需要用不同的统计量。应正确理解和选择统计量。

例 5-5 甲同学听说有一位身高 1.75 米的成年人在平均水深为 1 米的小河中溺水了，他觉得不可思议（参考下图）。

1. 你觉得这件事情是否是一个玩笑？
2. 该问题中，基于不同位置水深测量值，选用什么统计量来警示下河游泳的风险最合适？

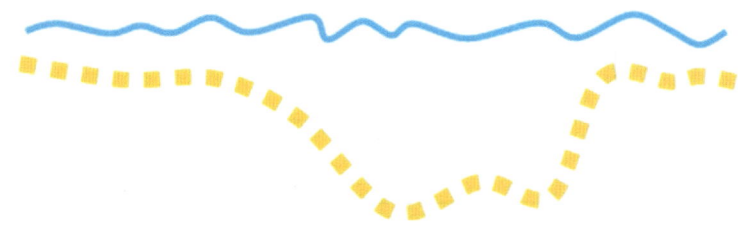

例 5-5 中，基于河流剖面的深度观测数据来推断河流总体深度的分布信息，用不同的统计量，如样本均值、样本最大次序统计量，可以从不同角度描述总体的特征。实际中，需根据应用目的来选择最合适统计量，例如用于警示下河游泳的风险时，最大深度（样本最大次序统计量）比平均深度（样本均值）更合适。

另外，在实际中，用于描述或推断总体某个特征或参数的统计量常是不唯一的。例如，用于描述总体的均值或中心位置，可以选择样本均值和样本中位数两种统计量。单是样本均值就可以定义好多不同的统计量，可以选择全部样本的平均，也可以选择其中一部分样本观测来做平均，还可以基于特定的权重做样本加权平均。这种不唯一性，也就是统计量的多样性，反映的是参数估计的不唯一性。这为统计学家们寻找更好的统计量留下了余地。

因为统计量只依赖于观测样本，样本的观测值变化时，统计量的取值就随之改变，因此统计量本身就是一个随机变量。这也是上文中选择使用大小写的记号来区分统计量及其观测值的主要原因。

统计量作为随机变量当然就有自己的分布，常称为抽样分布。每一个统计量都有自己独特的抽样分布特征和规律，它们的抽样分布有助于我们判断统计量取值的集中或离散规律，进而帮助判断统计量描述总体特征的准确度和稳定性。

样本均值和样本方差是我们最常用的两个统计量，作为随机变量，它们有如下重要的理论结果。

定理 5-1 设总体 X 的均值为 μ，方差为 σ^2，$E(\cdot)$ 和 $D(\cdot)$ 分别代表变量 X 的期望和方差，已知 $X_1, X_2, \cdots, X_n$ 是总体 X 的一个简单随机样本，则有

$$E(\bar{X}) = \mu, \quad D(\bar{X}) = \frac{\sigma^2}{n}, \quad E(S^2) = \sigma^2$$

定理5-1证明

定理 5-1 表明样本均值和样本方差两个统计量具有很好的性质，它们的期望值恰好等于总体的均值和方差。

除了正态分布之外，χ^2 分布（χ^2 distribution）、t 分布（t distribution）和 F 分布（F distribution）也是统计学中最常用的抽样分布，被称为统计学的三大分布。下面逐一介绍。

（一）χ^2 分布

定义 5-5 如果 $X_1, X_2, \cdots, X_n$ 是正态总体 $N(0, 1)$ 的简单随机样本，则其平方和 $X_1^2 + X_2^2 + \cdots + X_n^2$ 服从自由度为 n 的 χ^2 分布，记做 $\chi^2(n)$，读作"卡方"分布。

定义 5-5 中的自由度是指 $X_1^2 + X_2^2 + \cdots + X_n^2$ 中包含的独立变量的个数。卡方分布随着自由度 n 的增大，其密度曲线逐渐趋于平缓和对称。$\chi^2(n)$ 的密度曲线如图 5-19。

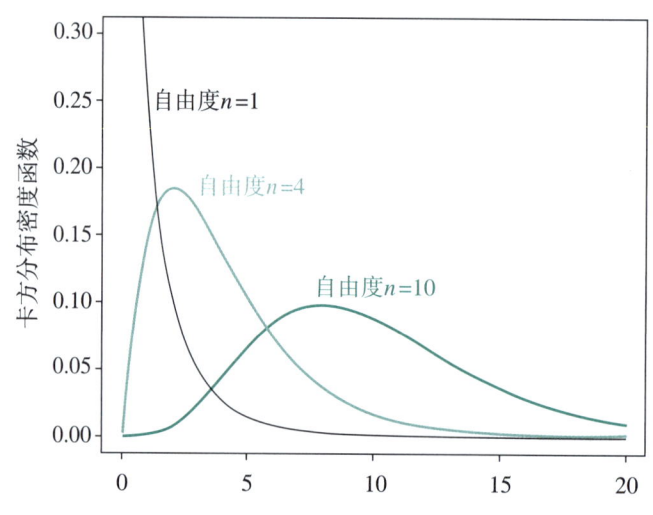

图 5-19 不同自由度下 $\chi^2(n)$ 的密度曲线

关于 χ^2 分布，还需要掌握如下性质。

定理 5-2

(1) 如果 $Y \sim \chi^2(n)$，则 $E(Y) = n$，$D(Y) = 2n$。

(2) 如果 $Y \sim \chi^2(n)$，$Y_2 \sim \chi^2(m)$，且 Y_1、Y_2 独立，则 $Y_1 + Y_2 \sim \chi^2(n+m)$。该结论可以推广到

3个及以上独立卡方分布随机变量和的情形。

χ^2分布的分位数（quantile）：对于给定的正数α，$0<\alpha<1$，称满足条件$P\{\chi^2>\chi_\alpha^2(n)\}=\int_{\chi_\alpha^2(n)}^{+\infty}f(x)\mathrm{d}x=\alpha$的点$\chi_\alpha^2(n)$为卡方分布$\chi^2(n)$的上$\alpha$分位点（图5-20）。

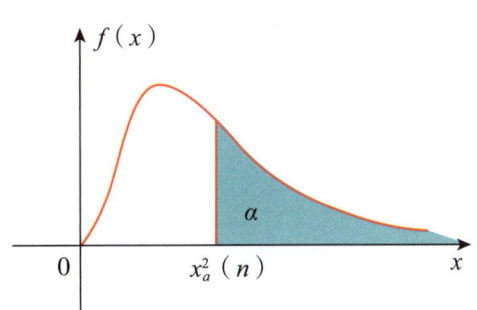

图5-20　χ^2分布的上α分位点

（二）t分布

定义 5-6　设随机变量$X\sim N(0,1)$，$Y\sim\chi^2(n)$，且X、Y独立，则称随机变量$T=\dfrac{X}{\sqrt{\dfrac{Y}{n}}}$服从自由度为$n$的$t$分布，$T\sim t(n)$。自由度为1的$t$分布，即$t(1)$又称柯西分布。

t分布又称学生t分布（student's t distribution），t分布形状和标准正态概率密度的形状相似（图5-21）。随着自由度的逐渐增大，密度曲线逐渐接近于标准正态分布$N(0,1)$的密度曲线。

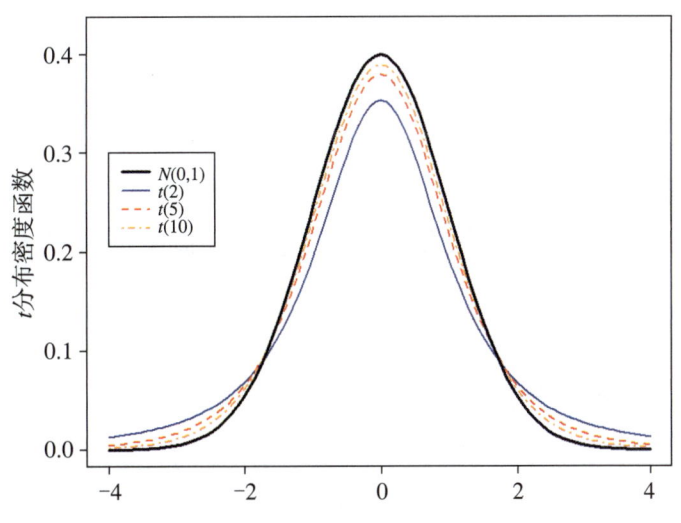

图5-21　t分布的密度曲线

（三）F分布

定义 5-7　设随机变量$U\sim\chi^2(n)$、$V\sim\chi^2(m)$，且U、V独立，则随机变量$F=\dfrac{U/n}{V/m}$服从自由度为(n,m)的F分布，记为$F\sim F(n,m)$。其分布密度曲线如图5-22所示。

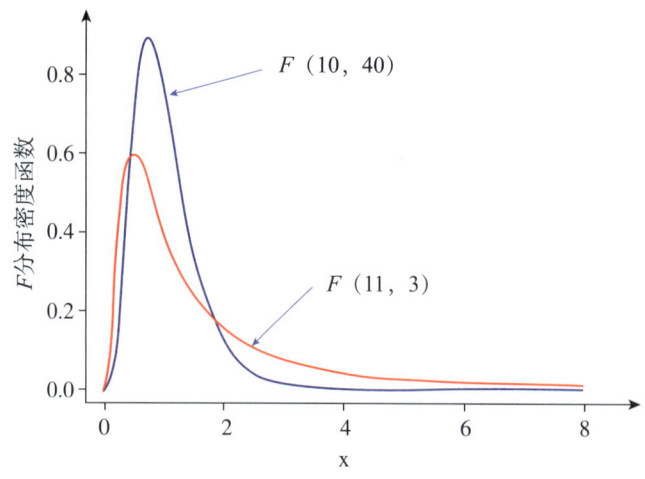

图 5-22 F 分布的密度曲线

由定义 5-7，很容易验证 F 有如下的性质。

定理 5-3 如果 $X \sim F(n, m)$，则 $1/X \sim F(m, n)$。

例 5-6 已知 $X \sim t(n)$，证明 $X^2 \sim F(1, n)$。

证明过程较为简单，在此略过。例 5-6 的结论在下文中会多次用到。

（四）单个正态总体样本均值与样本方差的抽样分布

定理 5-4 设 $X_1, X_2, \cdots, X_n$ 是总体 $N(\mu, \sigma^2)$ 的简单随机样本，则其样本均值 $\bar{X}$ 和样本方差 S^2 有如下的结论。

(1) $\bar{X} \sim N(\mu, \dfrac{\sigma^2}{n})$。

(2) $\dfrac{(n-1)S^2}{\sigma^2} \sim \chi^2(n-1)$。

(3) $\bar{X}$ 和 S^2 相互独立。

定理 5-5 设 $X_1, X_2, \cdots, X_n$ 是来自总体 $N(\mu, \sigma^2)$ 的简单随机样本，且 σ^2 未知，那么 $T = \dfrac{\bar{X} - \mu}{S/\sqrt{n}} \sim t(n-1)$。

定理 5-5 证明

（五）两个正态总体样本均值和样本方差的抽样分布

设 $X \sim N(\mu_1, \sigma_1^2)$，$Y \sim N(\mu_2, \sigma_2^2)$。$X_1, X_2, \cdots, X_{n_1}$ 是总体 X 的简单随机样本，$X_1, X_2, \cdots, X_{n_2}$ 是总体 Y 的简单随机样本，总体 X 和总体 Y 独立。设 $\bar{X} = \dfrac{1}{n_1}\sum_{i=1}^{n_1} X_i$ 和 $\bar{Y} = \dfrac{1}{n_2}\sum_{i=1}^{n_2} Y_i$ 分别是两组的样本均值。$S_1^2 = \dfrac{1}{n_1-1}\sum_{i=1}^{n_1}(X_i - \bar{X})^2$ 和 $S_2^2 = \dfrac{1}{n_2-1}\sum_{i=1}^{n_2}(Y_i - \bar{Y})^2$ 分别是两组的样本方差。

容易验证如下两个独立的正态总体下样本均值和样本方差的抽样分布结论，这些结论是后续课程中构造参数置信区间、假设检验以及方差分析和回归模型的检验方法的理论基础，非常重要。

定理 5-6 设 $X_1, X_2, \cdots, X_{n_1}$ 是总体 $N(\mu_1, \sigma_1^2)$ 的简单随机样本，$X_1, X_2, \cdots, X_{n_2}$ 是总体 $N(\mu_2, \sigma_2^2)$ 的简单随机样本，且两个总体独立。可以得到如下的结论。

(1) $\dfrac{S_1^2/S_2^2}{\sigma_1^2/\sigma_2^2} \sim F(n_1-1,\ n_2-1)$。

(2) 如果 $\sigma_1^2 = \sigma_2^2 = \sigma^2$，则

$$\dfrac{(\bar{X}-\bar{Y})-(\mu_1-\mu_2)}{\sqrt{S_w^2\left(\dfrac{1}{n_1}+\dfrac{1}{n_2}\right)}} \sim t(n_1+n_2-2)$$

其中 $S_w^2 = \dfrac{(n_1-1)S_1^2+(n_2-1)S_2^2}{n_1+n_2-2}$。

(3) 如果 $\sigma_1^2 \neq \sigma_2^2$，则近似成立如下理论结果

$$\dfrac{(\bar{X}-\bar{Y})-(\mu_1-\mu_2)}{\sqrt{\dfrac{S_1^2}{n_1}+\dfrac{S_2^2}{n_2}}} \sim t(\nu)$$

其中，自由度表达式为 $\nu = \left(\dfrac{\sigma_1^2}{n_1}+\dfrac{\sigma_2^2}{n_2}\right)^2 \bigg/ \left[\dfrac{(\sigma_1^2/n_1)^2}{n_1-1}+\dfrac{(\sigma_2^2/n_2)^2}{n_2-1}\right]$，实际中，可以使用

$\hat{\nu} = \dfrac{\left(\dfrac{S_1^2}{n_1}+\dfrac{S_2^2}{n_2}\right)^2}{\dfrac{(S_1^2/n_1)^2}{n_1-1}+\dfrac{(S_2^2/n_2)^2}{n_2-1}}$ 近似自由度的值。

（六）大数定律

不同的统计量通常有不同的概率分布函数或者密度函数，但在实际中，当不同统计量之间满足某种假设或条件时，它们有可能有相似的性质或可建立近似关系。

1. 伯努利大数定律 设 m 是 n 次伯努利试验中事件 A 发生的次数，p 是每次实验 A 发生的概率，则对任意正数 ε，总有

$$\lim_{n\to\infty}\Pr\left\{\left|\dfrac{m}{n}-p\right|<\varepsilon\right\}=1 \tag{式5-17}$$

伯努利大数定律的意义：当 n 足够大时，频率值接近于真实概率值。假设我们随机独立重复抛掷一枚均质硬币 n 次，出现正面朝上的频率值，会随着抛掷次数 n 的增加，逐渐趋向并稳定在 0.5 的附近（图 5-23）。

2. 切比雪夫大数定律 我们知道样本均值是总体期望的一个估计，对于独立同分布的随机变量 $X_1,\cdots,X_n$，我们当然希望样本均值对总体期望的估计在概率意义下样本量越大时估计越准确，用数学语言表述：对于任意的正数 ε，总有

$$\lim_{n\to\infty}\Pr\left\{\left|\bar{X}-E(X)\right|<\varepsilon\right\}=1 \tag{式5-18}$$

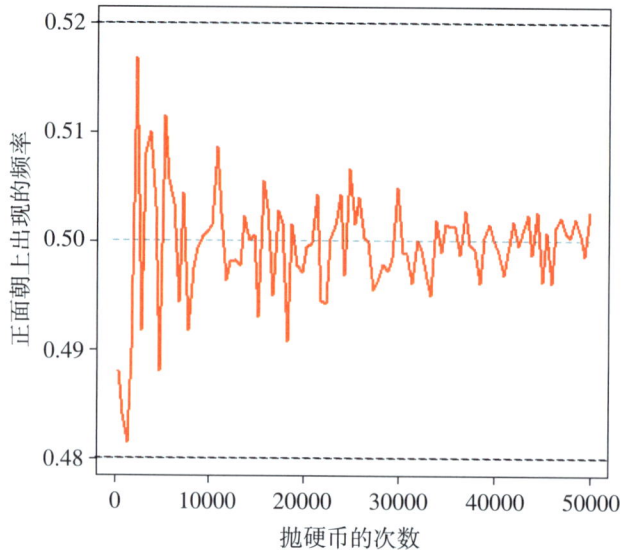

图 5-23　计算机模拟随机抛硬币正面朝上的频率结果

这就是大数定律（law of large number theorem）的一般形式。现在需要讨论的问题是：一组随机变量 $X_1, \cdots, X_n$ 在什么条件下服从大数定律。下面给出切比雪夫大数定律。

定理 5-7　如果 $X_1, \cdots, X_n$ 是一组独立的随机变量，每个 X_i 的期望 $E(X_i)$ 和方差 $D(X_i)$ 均存在，且方差 $D(X_i)$ 具有共同上界，则随机变量序列 $\{X_n\}$ 服从大数定律。即对任意的正数 ε，上述大数定律的一般形式（式 5-18）成立。

注意，切比雪夫大数定律只要求 $\{X_n\}$ 互相独立，并不要求它们是同分布的。切比雪夫大数定律的意义：当 n 足够大时，样本算术平均值几乎是一常数，其值趋近于总体的期望值。

（七）中心极限定理

中心极限定理（central limit theorem）探究的是当 n 较大时，独立随机变量的部分和的概率分布问题。假设被研究的变量可由多个独立的随机变量的总和解释，其中每个随机变量对于总和的作用都很微小且可比较，则当随机变量的数目很大时就可以认为这个研究变量服从正态分布的。这就是下面将要介绍的中心极限定理。

定理 5-8　如果随机变量序列 $\{X_k\}(k=1,2,\cdots)$ 独立同分布，并且有 $E(X_k)=\mu$ 和 $D(X_k)=\sigma^2$，则对任意实数 t，有：

$$\lim_{n \to \infty} \Pr\left\{ \frac{\bar{X}-\mu}{\sigma/\sqrt{n}} \leq t \right\} = \int_{-\infty}^{t} \frac{1}{\sqrt{2\pi}} \exp\left(-\frac{u^2}{2}\right) du = \Phi(t) \tag{式 5-19}$$

式中，$\Phi(\cdot)$ 表示标准正态分布函数。中心极限定理还可以用下面的一般形式来表示。

$$\frac{\bar{X}-\mu}{\sigma/\sqrt{n}} \xrightarrow[n \to +\infty]{\text{依分布收敛}} N(0, 1) \tag{式 5-20}$$

例 5-7　设 $\{X_i, i=1, \cdots, n\}$ 独立同分布于 $B(1, p)$ 分布，则部分和 $Z = \sum_{i=1}^{n} X_i$ 满足

$$\frac{Z-np}{\sqrt{np(1-p)}} \xrightarrow[n \to +\infty]{\text{依分布收敛}} N(0, 1) \tag{式 5-21}$$

由中心极限定理可知，随着样本量 n 的增加，多次重复抽样下 $\dfrac{Z-np}{\sqrt{np(1-p)}}$ 的观测值的柱状图越来越接近标准正态分布概率密度的形状（图 5-24）。

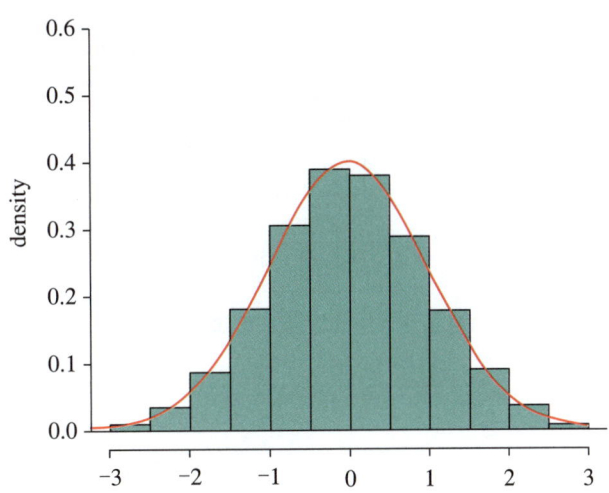

图 5-24　50000 个两点分布之和标准化之后的观测值柱状图

中心极限定理是概率论中最重要的基本定理，在本书的统计部分将多次使用中心极限定理。当研究对象可以表示为独立同分布的总和，且样本量很大时，可以用正态分布来近似其概率分布。

本节内容主要介绍简单随机抽样及统计量和统计量的抽样分布主要结论。本章第一节介绍的描述性统计量都属于样本统计量。本节上升到理论层面，给出了严格定义，并介绍了统计量常用的几个抽样分布定理，以及大数定律和中心极限定理的知识。这部分理论结果大多是不加证明的介绍，是后续学习点估计、区间估计、假设检验、方差分析、相关分析和回归分析方法原理的基础，非常关键。本章后续知识学习过程中，建议多联系本节知识，反复查阅、复习，强化相关知识的理解和掌握。

第三节　参数估计

观测样本对应的总体分布通常依赖于一些未知参数。例如，设 $X_1, \cdots, X_n$ 为总体 X 的一个（简单随机抽样）样本，且 $X \sim N(\mu, \sigma^2)$，则均值 $E(X) = \mu$ 和方差 $D(X) = \sigma^2$ 就是确定总体 X 分布的两个关键参数。换句话说，只要 μ 和 σ^2 的值确定了，总体 X 的分布就能唯一确定。那么，获取样本以后，如何根据观测数据来估计这些总体分布的参数呢？上一节中，根据切比雪夫大数定律的结论可知，样本均值是总体均值的一个近似估计。但是，一般的分布参数，例如总体方差，是如何来估计的呢？这就需要用到本节参数估计的知识，具体内容包括点估计和区间估计（图 5-25）。

简单来说，参数估计就是基于样本数据"寻找"一个统计量（或统计量的函数）来估计总体参数。该统计量称为参数的估计量，或称为参数的点估计（point estimation）；具体可以通过随机抽样，将样本值代入估计量的公式中，得到总体参数的估计值。点估计只给出了一个具体的数值，度量一个点估计的精度则需要对未知参数给出一个区间估计，称为参数的区间估计（interval estimation）。下面，我们分别对点估计和区间估计进行介绍。

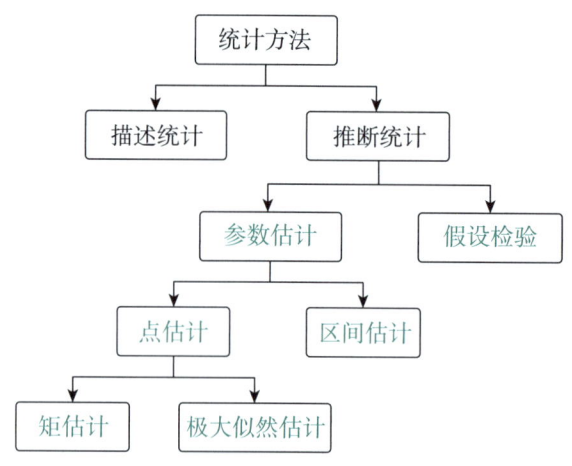

图 5-25 统计推断宏观知识结构

一、点估计

常用的点估计（point estimation）方法包括矩估计方法和极大似然估计方法。

（一）矩估计方法

矩估计方法简称矩估计，假设总体具有已知的概率分布函数，其核心思想是：用样本矩替换总体矩，用样本矩的函数替换相应的总体矩的函数，通过用样本 m 阶矩依概率收敛到理论 m 阶矩来得到参数估计（图 5-26）。

$$
\begin{array}{ccc}
\text{样本矩} & & \text{总体矩} \\
A_1 = \dfrac{1}{n}\sum_{j=1}^{n} X_j = \sum_{i=1}^{k} x_i \dfrac{f_i}{n} & \xrightarrow{\text{大数定律}} & \mu_1 = EX = \sum_{i=1}^{k} x_i p_i \\
A_2 = \dfrac{1}{n}\sum_{i=1}^{n} X_i^2 & \xrightarrow{\text{大数定律}} & \mu_2 = E(X^2) = \sum_{i=1}^{k} x_i^2 p_i \\
A_m = \dfrac{1}{n}\sum_{i=1}^{n} X_i^m & \xrightarrow{\text{大数定律}} & \mu_m = E(X^m) = \sum_{i=1}^{k} x_i^m p_i
\end{array}
$$

图 5-26 矩估计的原理

例 5-8 设待估参数为 $E(X)=\mu$ 和 $D(X)=\sigma^2$，则总体的一阶矩为 $\mu_1=E(X)$、二阶矩为 $\mu_2=E(X^2)=D(X)+(EX)^2=\sigma^2+\mu^2$，样本一阶矩为 $A_1=\dfrac{1}{n}\sum_{i=1}^{n} X_i$、二阶矩为 $A_2=\dfrac{1}{n}\sum_{i=1}^{n} X_i^2$，使用样本矩替换总体矩可以获得

$$\begin{cases} \hat{\mu} = \dfrac{1}{n}\sum_{i=1}^{n} X_i \\ \hat{\sigma}^2 + \hat{\mu}^2 = \dfrac{1}{n}\sum_{i=1}^{n} X_i^2 \end{cases}$$

即 $\hat{\mu}=\bar{X}$，$\hat{\sigma}^2 = \dfrac{1}{n}\sum_{i=1}^{n} X_i^2 - \hat{\mu}^2 = \dfrac{1}{n}\sum_{i=1}^{n} X_i^2 - \bar{X}^2 = \dfrac{1}{n}\sum_{i=1}^{n}(X_i - \bar{X})^2$。

（二）极大似然估计方法

下面介绍总体分布函数类型已知的情形下，总体未知参数的极大似然估计（maximum likelihood estimation）方法。极大似然估计方法的完整理论是由英国统计学家R.A.Fisher建立的，极大似然估计的名称也是Fisher给的。它是建立在极大似然原理基础上的一类统计方法。极大似然原理的直观想法是：一次随机试验有若干个可能的结果，就是可能会有不同的试验观测值。在一次试验中，观测到的结果应该是当前试验条件下发生可能性最大的，也就是试验条件最有利于当前结果的发生。现假设感兴趣总体的待估参数为θ，它可以取不同的值，根据极大似然原理，我们应该在θ的一切可能取值之中选出一个使得当前样本观测值出现的可能性（概率）达到最大。将这个θ值作为参数的估计值，则该估计值就被称为参数θ的极大似然估计。例如，图5-27为正态总体$X \sim N(\mu, 1)$中均值参数μ的极大似然估计示意图，图中参数μ的取值有多个（$\mu_1, \cdots, \mu_5$），使得样本出现可能性最大的取值，换句话说，使得总体分布与观测样本分布最接近的参数（即μ_3）就是总体参数μ的极大似然估计值。

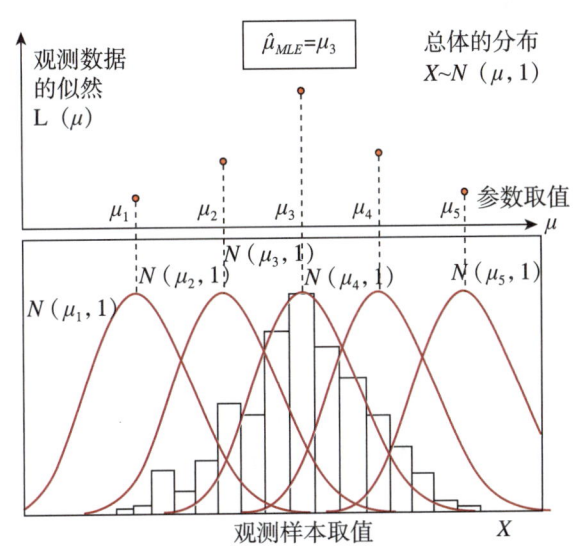

图 5-27　极大似然估计原理的示意图

下面用概率的严谨语言来介绍参数的极大似然估计。设随机变量X的密度函数为$f(x|\theta)$，其中$\theta = (\theta_1, \cdots, \theta_p)$是待估的$p$个未知参数构成的向量。利用简单随机抽样得到$X$的一组样本观测值$x_1, \cdots, x_n$。对于给定的样本值，观测样本的联合概率函数是关于未知参数θ的函数，即样本的似然函数（likelihood function），其定义为

$$L(x_1, x_2, \cdots, x_n | \theta) = f(x_1|\theta) f(x_2|\theta) \cdots f(x_n|\theta) = \prod_{i=1}^{n} f(x_i|\theta) \quad \text{（式5-22）}$$

具体地说，似然函数描述了在已知一组参数下观察到给定样本的可能性大小，似然函数的值越大表示抽样得到这个样本的可能性越大。当参数值使得似然函数取得最大值时，这组参数被视为最有可能解释或产生观测样本的数据，此时待推断总体的分布密度函数与观测样本的直方图形状最为接近（图5-27）。

基于上述分析，可知未知参数的估计值应该使得似然函数$L(\theta)$值达到最大，

$$\begin{aligned}\hat{\theta} &= \arg\max_{\theta} L(x_1, x_2, \cdots, x_n | \theta) \\ &= \arg\max_{\theta} \Pr(X_1 = x_1, X_2 = x_2, \cdots, X_n = x_n | \theta)\end{aligned} \quad \text{（式5-23）}$$

这样的估计方法称为极大似然估计方法。求极大似然估计时，常利用对数似然函数求解。

例 5-9 以正态分布总体的均值和方差参数的极大似然估计求解为例，其具体步骤如下。

步骤 1：写出似然函数 $L(x_1, x_2, \ldots, x_n \mid \mu, \sigma^2) = \dfrac{1}{(\sqrt{2\pi})^n}(\sigma^2)^{-\frac{n}{2}} e^{-\frac{1}{2\sigma^2}\sum\limits_{i=1}^{n}(x_i-\mu)^2}$

步骤 2：似然函数作对数变换 $\ln L = -\dfrac{n}{2}\ln(2\pi) - \dfrac{n}{2}\ln\sigma^2 - \dfrac{1}{2\sigma^2}\sum\limits_{i=1}^{n}(x_i-\mu)^2$

步骤 3：求解多元对数似然函数的极大值点

$$\begin{cases} \dfrac{\partial \ln L}{\partial \mu} = \dfrac{1}{2\sigma^2}\sum\limits_{i=1}^{n}2(x_i-\mu) = 0 \\ \dfrac{\partial \ln L}{\partial \sigma^2} = -\dfrac{n}{2}\cdot\dfrac{1}{\sigma^2} + \dfrac{1}{2(\sigma^2)^2}\sum\limits_{i=1}^{n}(x_i-\mu)^2 = 0 \end{cases}$$

步骤 4：整理结果 $\begin{cases} \hat{\mu} = \dfrac{1}{n}\sum\limits_{i=1}^{n}x_i = \bar{x} \\ \hat{\sigma}^2 = \dfrac{1}{n}\sum\limits_{i=1}^{n}(x_i-\bar{x})^2 = s^{*2} \end{cases}$

当样本量 n 足够大时，极大似然估计的值可以依概率收敛到真实的参数值，而且在一定条件下，极大似然估计是最有效的（most efficient）。

二、参数估计的评价准则

一个分布中未知参数的估计量，往往需要满足一定的合理性，保证其能在多次试验中体现出其优良性。本部分介绍几个评判估计量优劣的常用标准：无偏性、有效性和相合性。

（一）无偏性

无偏性（unbiasness）是评价参数估计优良性的标准之一。如果 $\hat{\theta}$ 满足：$E(\hat{\theta}-\theta)=0 \Leftrightarrow E(\hat{\theta})=\theta$，则称估计量 $\hat{\theta}$ 为无偏估计量（unbiased estimation），即估计量的值在参数真值附近摆动，而且它的期望值等于未知参数的真值。如图 5-28 所示，$\hat{\theta}_1$ 是一个无偏估计，而 $\hat{\theta}_2$ 是一个有偏的估计。

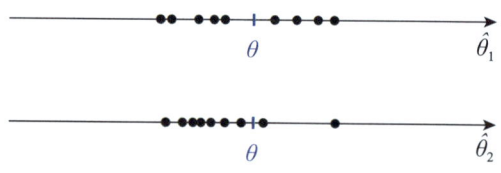

图 5-28　参数估计的无偏性示意图

例 5-10、例 5-11 是关于正态分布总体均值 μ 和总体方差 σ^2 的无偏点估计。

例 5-10　总体均值的无偏估计

如果 $X_1, X_2, \ldots, X_n$ 是来自总体 X 的样本。证明：样本的加权均数 $\sum\limits_{i=1}^{n}c_i X_i$，$\sum\limits_{i=1}^{n}c_i = 1$，为总体均值 μ 的无偏估计。

例 5-10 证明

证：$E(\sum_{i=1}^{n} c_i X_i) = \sum_{i=1}^{n} c_i E(X_i) \xlongequal{E(X_i)=\mu} \sum_{i=1}^{n} c_i \mu = \mu \sum_{i=1}^{n} c_i = \mu$

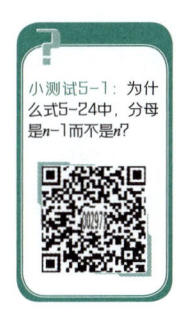

注：例 5-10 的结论说明无偏估计是不唯一的。

例 5-11 总体方差 σ^2 的无偏估计为

$$\hat{\sigma}^2 = s^2 = \frac{1}{n-1}\sum_{i=1}^{n}(x_i - \overline{x})^2 \tag{式 5-24}$$

证：$E\left(\sum_{i=1}^{n}(x_i - \overline{x})^2\right) = (n-1)\sigma^2$

$E(s^2) = E\left(\frac{1}{n-1}\sum_{i=1}^{n}(x_i - \overline{x})^2\right) = \frac{1}{n-1}(n-1)\sigma^2 = \sigma^2$

$E(s^{*2}) = E\left(\frac{1}{n}\sum_{i=1}^{n}(x_i - \overline{x})^2\right) = \frac{1}{n}(n-1)\sigma^2 < \sigma^2$

（二）有效性

当参数可估时，其无偏估计可以有很多，如何在无偏估计中进行选择？统计量满足无偏性是否足够？请看如下例子。

例 5-12 设 $X_1, X_2, \cdots, X_n$ 是来自总体 X 的样本，总体均值为 μ，方差为 σ^2，考虑如下 (a)、(b)、(c) 3 个关于总体均值的估计量，试问哪一个是最优统计量？

(a) $E(X_3) = \mu$，$D(X_3) = \sigma^2$

(b) $E\left(\frac{1}{2}X_1 + \frac{1}{2}X_n\right) = \mu$，$D\left(\frac{1}{2}X_1 + \frac{1}{2}X_n\right) = \frac{1}{2^2}[D(X_1) + D(X_n)] = \frac{\sigma^2}{2}$

(c) $E\left(\frac{1}{5}\sum_{i=1}^{5} X_i\right) = \mu$，$D\left(\frac{1}{5}\sum_{i=1}^{5} X_i\right) = \frac{1}{5^2}\sum_{i=1}^{5} D(X_i) = \frac{1}{5^2} 5\sigma^2 = \frac{\sigma^2}{5}$

分析：直观的想法是希望估计值围绕在参数真值附近，且取值越集中越好，即取值波动越小越好，而波动大小可以用方差衡量，方差越小也即波动较小，估计值相对集中（图 5-29）。因此，当样本量相同时，参数的估计中方差越小的无偏估计量越有效，这就是参数估计的有效性 (efficiency)。总结上述分析，可知例 5-12 (c) 中统计量 $\frac{1}{5}\sum_{i=1}^{5} X_i$ 相比 (a) 和 (b) 中的更有效，直观上也不难理解，(c) 中统计量相比另外两个统计量使用的样本信息更多，因而其结论更加可靠。

注意有效性的前提是参数估计满足无偏性，如果抛开无偏性，单纯考虑估计量的方差大小是没有意义的。

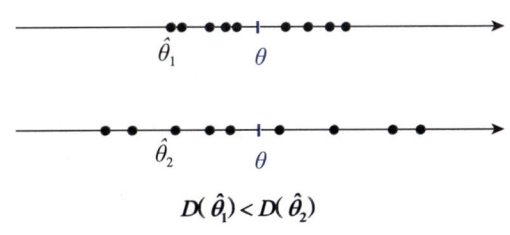

图 5-29 参数估计的有效性示意图

例 5-13 比较样本均值与加权均值。

$$D\left(\sum_{i=1}^{n} c_i X_i\right) = \sum_{i=1}^{n} c_i^2 D(X_i) = \sigma^2 \sum_{i=1}^{n} c_i^2$$
$$\geq \sigma^2 \frac{1}{n}\left(\sum_{i=1}^{n} c_i\right)^2 \overset{\sum_{i=1}^{n} c_i = 1}{=} \frac{\sigma^2}{n} = D(\bar{X})$$

(式 5-25)

注：（1）样本均值为总体均值 μ 的无偏估计。

（2）在所有加权均值中，样本均值是总体均值 μ 的最有效估计。

通过无偏性和有效性两个评判准则，我们明确了一个参数估计的偏差（无偏性）和方差（取值的波动性）的重要性。实际中，为了兼顾参数估计的偏差和方差，人们引入了一个新的工具，即参数估计的均方误差（mean squared error，MSE）。参数估计 $\hat{\theta}$ 的均方误差定义为 $MSE(\hat{\theta}) = E(\hat{\theta} - \theta_0)^2$，$\theta_0$ 表示参数 θ 的真实值。经过简单推导可知

$$MSE(\hat{\theta}) = E[(\hat{\theta} - E(\hat{\theta})) + (E(\hat{\theta}) - \theta_0)]^2 = \left[E(\hat{\theta}) - \theta_0\right]^2 + E[\hat{\theta} - E(\hat{\theta})]^2$$
$$= \left[Bias(\hat{\theta})\right]^2 + D(\hat{\theta})$$

由此可知，均方误差是一个可以兼顾估计的偏差和方差的评价指标。均方误差在统计回归分析和机器学习中也被广泛应用。

（三）相合性

当样本量 n 无限增大时，无偏估计量未必比有偏估计量更优，有些总体参数不一定存在无偏估计量，也有些参数可能存在不止一个无偏估计量。在这种情况下，评价参数估计的合理性要兼顾无偏性和有效性。此外，随着样本量 n 越大，估计量接近参数真实值的可能性就越大，估计也就越精确，这就是估计量的相合性（consistency）。相合性被认为是对估计的一个最基本要求，其定义如下。

定义 5-8 设 $\hat{\theta}$ 是参数 θ 的估计量，如果对任意的 $\varepsilon > 0$ 均有

$$\lim_{n \to \infty} \Pr(|\hat{\theta} - \theta| < \varepsilon) = 1$$

(式 5-26)

即 $\hat{\theta}$ 依概率收敛到 θ，则称 $\hat{\theta}$ 为 θ 的相合估计。

注：样本均值和样本方差分别是总体均值和总体方差的无偏估计和相合估计。

三、区间估计

前面介绍了参数的点估计。所有的估计或多或少都会受到抽样误差的影响。这里，抽样误差指的并不仅是测量误差，无论对 X_i 的测量多么精确，观测样本 $X_1, X_2, \cdots, X_n$ 的信息对于推断总体的特征（即参数）可能仍然是存在偏差的。根据点估计值不能显示出估计的精度差异。下面介绍参数的区间估计方法。区间估计又称置信区间，是估计参数的取值范围。

定义 5-9（参数 θ 的 $1-\alpha$ 置信区间） 设感兴趣的参数为 θ，给定置信水平为 $1-\alpha$，确定两个样本统计量 $f_L(X_1, X_2, \cdots, X_n)$、$f_U(X_1, X_2, \cdots, X_n)$ 使得：

$$\Pr\{f_L(X_1, X_2, \cdots, X_n) < \theta < f_U(X_1, X_2, \cdots, X_n)\} = 1 - \alpha$$

(式 5-27)

则称 $[f_L(X_1,X_2,\cdots,X_n), f_U(X_1,X_2,\cdots,X_n)]$ 为参数 θ 的 $1-\alpha$ 双侧置信区间（confidence interval，CI）。

下面解释一下置信区间的含义。如果可以独立重复抽取 100 批观测样本，假设每批样本的样本量相同为 n。利用每批样本观测数据可以计算得到 θ 的一个 95% 置信区间，则 100 批观测样本可以获得 100 个不同的 95% 置信区间。总体参数 θ 的真实值是客观不变的，而每次抽样是变化的，得到 θ 的 95% 置信区间也是随机变化的。θ 的 95% 置信区间的含义是：在 100 次重复独立简单抽样下，计算得到 θ 的 100 个 95% 置信区间中，大约有 95 个置信区间会覆盖总体参数 θ 的真实值，而约有 5 个置信区间不会包含 θ 的真实值。

我们利用计算机模拟技术来辅助解释正态分布总体均值参数 μ 的 95% 置信区间的含义。设均值参数 μ 的真实值为 1，标准差为 1，通过计算机软件生成 100 组独立重复的随机样本，每组样本量为 $n=200$。计算获得参数 μ 的 100 个 95% 置信区间（图 5-30），其中有 95 个区间包含参数真值 1，但有 5 个区间不包含真值。

第五章 代码示例 1

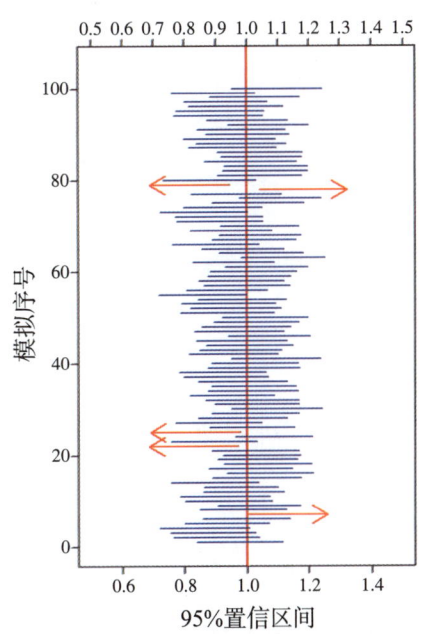

图 5-30 参数 μ 的 95% 置信区间的含义解释：基于 100 次计算机数值模拟的结果

置信区间的性质：置信区间是一个随机区间，因此获得的置信区间有可能不包含参数的真实值。但是，依据置信区间和置信水平的定义可知，在置信水平固定的前提下，置信区间长度越短，对参数真实值推断的精度越高，也就是说区间估计也越好。

置信区间的宽度与置信水平、样本量等因素有关。
(1) 在置信水平固定的情况下，样本量越多，置信区间越窄。
(2) 在样本量相同的情况下，置信水平越高，置信区间越宽。

总体参数置信区间的构造方法：首先，计算参数的点估计值，如均值或者比例；然后，计算抽样误差，即点估计量的标准差；最后，参数点估计值加、减（$C\times$ 抽样误差）就得到了区间估计的两个端点，其中 C 是一个与置信水平大小和点估计抽样分布的分位数相关的量，即区间估计可以表示为：

（点估计值 $-C\times$ 抽样误差，点估计值 $+C\times$ 抽样误差）

这个区间能够在设定的置信水平下，依概率覆盖总体参数的真实值（未知）。

（一）单个总体均值 μ 的区间估计

假设从一个正态总体 $N(\mu, \sigma^2)$ 中抽取一个简单随机样本 $x_1, \cdots, x_n$，样本量为 n，样本均值记为 $\bar{x}$，样本标准差记为 s。当方差 σ^2 已知时，如图 5-31 所示，从抽样分布出发，可知

$$X \sim N(\mu, \sigma^2) \Rightarrow \bar{X} \sim N\left(\mu, \frac{\sigma^2}{n}\right) \Leftrightarrow U = \frac{\bar{X} - \mu}{\sigma/\sqrt{n}} \sim N(0, 1)$$

$$\Pr\left(\left|\frac{\bar{X} - \mu}{\sigma/\sqrt{n}}\right| < u_{\alpha/2}\right) = 1 - \alpha, \Rightarrow \Pr\left(|\bar{X} - \mu| < u_{\alpha/2}\frac{\sigma}{\sqrt{n}}\right) = 1 - \alpha$$

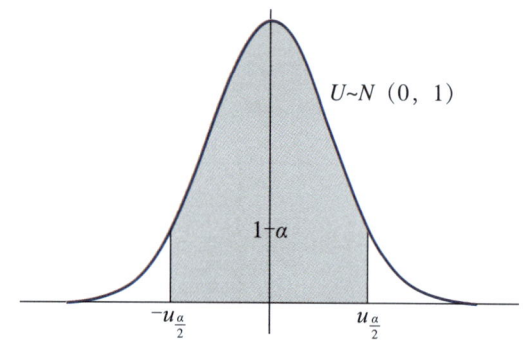

图 5-31　单一总体均值的置信区间构造（方差 σ^2 已知）

如果 $\alpha = 0.05$，$u_{0.025} \approx 1.96$

$$\Pr\left(|\bar{X} - \mu| < 1.96 \frac{\sigma}{\sqrt{n}}\right) = 0.95$$

$$\Pr\left(\bar{X} - 1.96\frac{\sigma}{\sqrt{n}} < \mu < \bar{X} + 1.96\frac{\sigma}{\sqrt{n}}\right) = 0.95$$

综上可知，总体均值 μ 的置信水平为 $1-\alpha$ 的区间估计为

$$(\bar{x} - u_{\alpha/2}\sigma_{\bar{X}}, \bar{x} + u_{\alpha/2}\sigma_{\bar{X}})$$

这里 $u_{\alpha/2}$ 是标准正态分布的临界值，即 $\Pr(U \geq u_{\alpha/2}) = \alpha/2$，可以从标准正态分布表查到。当置信水平 $1-\alpha = 95\%$ 时，临界值 $u_{0.025} = 1.96$。

当正态总体方差 σ^2 未知时，有

$$T = \frac{\bar{X} - \mu}{S/\sqrt{n}} \sim t(n-1) \tag{式5-28}$$

$$\Pr\left\{\left|\frac{\bar{X} - \mu}{S/\sqrt{n}}\right| < t_{\alpha/2}(n-1)\right\} = 1 - \alpha \tag{式5-29}$$

上式等价于 $\Pr\left\{\bar{X} - t_{\alpha/2}(n-1)\frac{S}{\sqrt{n}} < \mu < \bar{X} + t_{\alpha/2}(n-1)\frac{S}{\sqrt{n}}\right\} = 1 - \alpha$（图 5-32）。上式中，$t_{\alpha/2}(n-1)$

表示自由度为 $n-1$ 的 t 分布的上侧 $\alpha/2$ 分位数。即 $\Pr(T \geq t_{\alpha/2}(n-1)) = \alpha/2$。

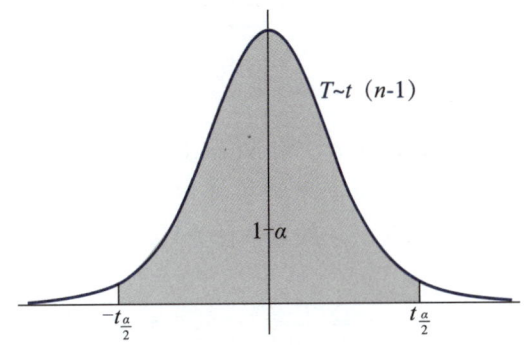

图 5-32　单一总体均值的置信区间构造（方差 σ^2 未知）

当正态总体方差 σ^2 未知时，总体均值 μ 的置信水平为 $1-\alpha$ 的区间估计为

$$\bar{x} \pm t_{\alpha/2}(n-1)\sqrt{\frac{s^2}{n}} = \bar{x} \pm t_{\alpha/2}(n-1) s_{\bar{X}} \tag{式5-30}$$

这里 $t_{\alpha/2}(n-1)$ 可以从 t 分布表查到，也可以使用统计软件快速计算得到。

例 5-14　测量 25 名男性的血压，收缩压（mmHg）的样本均值为 110，样本标准差为 5。假定血压值服从正态分布，求男性总体的收缩压均值 μ 的置信水平为 $1-\alpha=95\%$ 的置信区间。

解：自由度为 $n-1=24$ 的 t 分布的临界值 $t_{0.05/2}=2.064$。因此，得到男性总体的收缩压均值 μ 的置信水平为 95% 的区间估计为（$110-2.064\times 5/5$，$110+2.064\times 5/5$）=（107.936，112.064）。

课堂演示（计算机模拟）：使用 R 软件计算均值 μ 的置信区间请见二维码。

第五章　代码示例 2：使用 R 软件计算均值 μ 的置信区间

（二）正态总体方差 σ^2 的区间估计

已知 $X \sim N(\mu, \sigma^2)$，$\dfrac{(n-1)S^2}{\sigma^2} \sim \chi^2(n-1)$，$\hat{\sigma}^2 = S^2$，如图 5-33 所示，可得

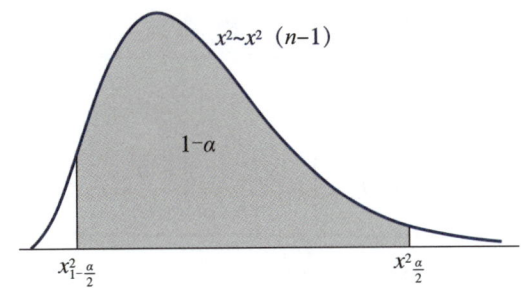

图 5-33　正态总体方差 σ^2 的置信区间构造

$$\Pr\left(\chi^2_{1-\alpha/2}(n-1) < \frac{(n-1)S^2}{\sigma^2} < \chi^2_{\alpha/2}(n-1)\right) = 1-\alpha$$

$$\Pr\left(\frac{(n-1)S^2}{\chi^2_{\alpha/2}(n-1)} < \sigma^2 < \frac{(n-1)S^2}{\chi^2_{1-\alpha/2}(n-1)}\right) = 1-\alpha \tag{公式5-31}$$

第五章　代码示例 3：使用 R 计算方差的置信区间

式中，$\chi^2_{\alpha/2}(n-1)$ 表示自由度为 $n-1$ 的卡方分布的上侧 $\alpha/2$ 分位数。因此，正态总体方差 σ^2 的 $1-\alpha$ 置信区间为：

$$\left(\frac{(n-1)S^2}{\chi^2_{\alpha/2}(n-1)}, \frac{(n-1)S^2}{\chi^2_{1-\alpha/2}(n-1)}\right) \quad \text{(式5-32)}$$

（三）两个总体均值之差的区间估计

设有两个方差相同的正态总体 $N(\mu_1,\sigma^2)$ 和 $N(\mu_2,\sigma^2)$，要估计两个总体均值之差 $\mu_1-\mu_2$ 的置信区间。从这两个总体分别抽取一个简单随机样本 $x_1,\cdots,x_{n_1}$ 和 $y_1,\cdots,y_{n_2}$，样本均值分别为 $\bar{x}$ 和 $\bar{y}$。当两个总体的共同方差 σ^2 未知时，σ^2 的点估计为 S_c^2。由于

$$T = \frac{\bar{X}-\bar{Y}-(\mu_1-\mu_2)}{S_c\sqrt{\frac{1}{n_1}+\frac{1}{n_2}}} \sim t(n_1+n_2-2) \quad \text{(式5-33)}$$

$$S_c = \sqrt{\frac{(n_1-1)S_1^2+(n_2-1)S_2^2}{n_1+n_2-2}} \quad \text{(式5-34)}$$

因此，两总体均值之差 $\mu_1-\mu_2$ 的置信水平为 $1-\alpha$ 的区间估计为

$$\left[\bar{X}-\bar{Y}-t_{\alpha/2}(n_1+n_2-2)S_c\sqrt{\frac{1}{n_1}+\frac{1}{n_2}},\ \bar{X}-\bar{Y}+t_{\alpha/2}(n_1+n_2-2)S_c\sqrt{\frac{1}{n_1}+\frac{1}{n_2}}\right] \quad \text{(式5-35)}$$

这里 $t_{\alpha/2}(n_1+n_2-2)$ 是自由度为 n_1+n_2-2 的 t 分布的上侧 $\alpha/2$ 分位数。

（四）比例的区间估计

设总体感兴趣事件的发生率为 p，从总体中抽取样本量为 n 的简单随机样本，设样本中有 m 个感兴趣事件的发生，用百分比估计事件的发生率为 $\hat{p}=m/n$。根据中心极限定理，可以证明当样本量比较大时，估计量 $\hat{p}$ 近似服从正态分布，即

$$U = \frac{\hat{p}-E(\hat{p})}{\sqrt{D(\hat{p})}} = \frac{\hat{p}-p}{\sqrt{p(1-p)/n}} \sim N(0,1) \quad \text{(式5-36)}$$

其均值近似总体真正发生率 p。

$$\Pr\left(\left|\frac{\hat{p}-p}{\sqrt{p(1-p)/n}}\right|<u_{\alpha/2}\right) = \Pr\left(\left|\frac{\hat{p}-p}{\sqrt{\hat{p}(1-\hat{p})/n}}\right|<u_{\alpha/2}\right) = 1-\alpha \quad \text{(式5-37)}$$

因此，总体的发生率 p 的95%置信区间为

$$\hat{p}-u_{\alpha/2}\sqrt{\hat{p}(1-\hat{p})/n} < p < \hat{p}+u_{\alpha/2}\sqrt{\hat{p}(1-\hat{p})/n} \quad \text{(式5-38)}$$

（五）两个总体的比例之差的置信区间

记两个独立总体的事件发生率分别为 p_1 和 p_2。利用抽样调查比较两个总体的比例的差异 p_1-p_2。设从一个总体抽取一个样本有 n_1 个观测，得到样本比例为 $\hat{p}_1=m_1/n_1$。从另一个总体抽取一个样本有 n_2 个观测，得到样本比例为 $\hat{p}_2=m_2/n_2$。由中心极限定理，样本量 n_1 和 n_2 都比较大时，样本比例都近似正态分布。

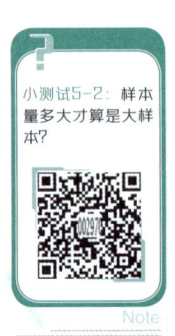

小测试5-2：样本量多大才算是大样本？

$$\hat{p}_1 \sim N\left(p_1, \frac{p_1(1-p_1)}{n_1}\right), \quad \hat{p}_2 \sim N\left(p_2, \frac{p_2(1-p_2)}{n_2}\right)$$

$$\Rightarrow \hat{p}_1 - \hat{p}_2 \sim N\left(p_1 - p_2, \frac{p_1(1-p_1)}{n_1} + \frac{p_2(1-p_2)}{n_2}\right)$$

$$\sigma^2 = \frac{p_1(1-p_1)}{n_1} + \frac{p_2(1-p_2)}{n_2}, \quad 则 \hat{\sigma}^2 = \frac{\hat{p}_1(1-\hat{p}_1)}{n_1} + \frac{\hat{p}_2(1-\hat{p}_2)}{n_2}$$

两总体百分比之差 $p_1 - p_2$ 的 95% 置信区间是：

$$\hat{p}_1 - \hat{p}_2 - u_{\alpha/2}\hat{\sigma} < p_1 - p_2 < \hat{p}_1 - \hat{p}_2 + u_{\alpha/2}\hat{\sigma} \tag{式5-39}$$

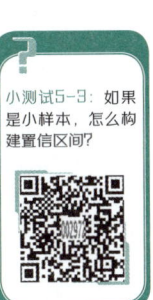

小测试5-3：如果是小样本，怎么构建置信区间?

（六）基于置信区间的样本量计算方法

在抽样调查和试验设计时，为了实现预期的统计推断精度（precision），需要有足够的样本量（n）才行。样本量的计算与参数的区间估计有密切的联系。前面介绍区间估计时，我们知道样本量越大，置信区间会越窄。因此，可以通过置信区间的宽度来控制估计的精度，从而确定样本容量的大小。

例如，考虑估计总体的比例 p 的样本量。总体比例 p 在置信度为 $1-\alpha$ 时的置信区间为 $\hat{p} - u_{\alpha/2}\sqrt{\hat{p}(1-\hat{p})/n} < p < \hat{p} + u_{\alpha/2}\sqrt{\hat{p}(1-\hat{p})/n}$。若要求置信区间长度不超过 2δ，即

$$u_{\alpha/2}\sqrt{\frac{\hat{p}(1-\hat{p})}{n}} \leq \delta \tag{式5-40}$$

反解式 5-40 可得 $n \geq \frac{u_{\alpha/2}^2 \hat{p}(1-\hat{p})}{\delta^2}$。预期的容许误差 δ 越小，则为了确保参数推断的置信度 $1-\alpha$ 不变，所需求的样本量 n 就会越大。但是，这个不等式中 $\hat{p}$ 在调查得到样本之前是未知的。因为 $\hat{p} = 0.5$ 时，有 $\hat{p}(1-\hat{p}) = 0.25$ 达到最大值，所以，可以得到一个偏大的样本量。例如，置信水平为 $1-\alpha = 0.95$ 时，$\mu_{\alpha/2} = 1.96$。由这个不等式可知，为了使得容许误差 $\delta = 3\%$，则要求样本量 $n \geq 1068$。如果要求容许误差进一步减小到 1%，则要求样本量 n 扩大约 9 倍，$n \geq 9604$。

第四节 假设检验

统计推断（statistical inference）是通过样本数据来推断总体特征的一种统计方法，包括参数估计和假设检验（hypothesis test）。参数估计是通过样本数据来估计总体的未知参数；假设检验则是利用样本数据判断关于总体的某些假设是否成立。两种统计推断方法具有异曲同工之妙。参数估计包含区间估计，即以既定的可信度估计总体参数所在的区间范围；假设检验可以计算概率 P 值，在既定的假设条件下估计样本来自特定总体的概率大小。在进行统计推断时，两种方法的结论一致。

一、假设检验的基本原理和步骤

（一）假设检验的意义

举一个简单的例子，阐述为何实际研究中需要进行假设检验。

如图 5-34 所示，总体 A 的总体均数为 5，从中随机抽取两个样本 a_1 和 a_2；总体 B 是与 A 完全不同的总体，总体均数为 7.5，从中随机抽取一个样本 b。

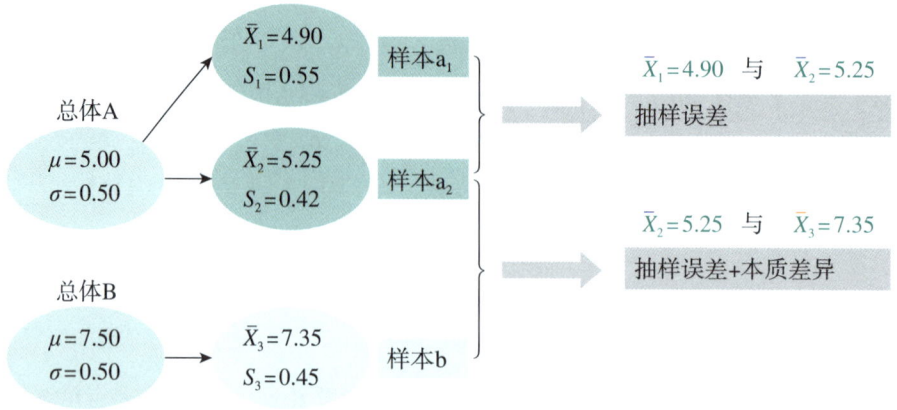

图 5-34　两个样本均数存在差异的现象和原因

可以看出：a_1 与 a_2 都是 A 的随机样本，它们的均数之差：5.25 - 4.90 = 0.35，属于偶然的；a_2 与 b 分别是 A 与 B 的随机样本，它们的均数之差：7.35 - 5.25 = 2.10，主要是由 A 与 B 总体之间的差别所导致。如第二节所述，a_1 与 a_2 的均数之差属于抽样误差。关于 a_2 与 b 之差，首先，是两个总体均数本质差异的反映；其次，也包含抽样误差。

在实际研究中，研究者能够掌握的信息只有样本，并非总体，只能通过对样本的分析来估计和评价总体。如果两个样本均数之间的差异纯粹由抽样误差导致，则推断两个样本来自同一个总体。如果两个样本均数之间的差异并非仅由抽样误差导致，则推断两个样本来自不同总体。假设检验是协助判断的重要方法。

（二）假设检验的原理

先介绍一个和假设检验密切相关的名人轶事——女士品茶。20 世纪 20 年代末的一个夏日午后，一群在英国剑桥大学工作的年轻人正在校园里享用下午茶。这时，一位女士声称：她只要尝一口奶茶，就知道调制奶茶时是先加的奶还是先加的茶。当然，在场的所有人都不相信这位女士具有这样的特殊能力。现场有位先生对这个问题很感兴趣。他兴奋地说，我们来做个试验吧！于是，他调制了 8 杯奶茶来测试这位女士，其中 4 杯是将牛奶加入茶中，4 杯是将茶加入牛奶中。令人惊讶的是，女士居然准确地挑出了 4 杯将牛奶加入茶中的奶茶！最后，大家不得不认为该女士确实具有特殊能力。

如果你在现场亲眼见证了这个事情，相信你也会认为女士确实具有特殊能力。实际上，在得出上述结论时，你已经潜移默化地运用了假设检验进行判断。

我们来梳理一下思路，以便理解假设检验的原理。当我们判断该女士有无特殊能力时，无非只有两种结果：有特殊能力、无特殊能力。如果我们判断其有特殊能力，事实上对方也全部说对了添加奶茶的顺序，这时我们并没有利用任何已知的知识进行推理，显然这并不合理；如果我们判断其无特殊能力，那么该女士猜对一杯的概率是 0.5。据此，我们可以计算连续猜对 8 杯的概率，以便后续判断。因此，假设检验的思路如下。

1. 提出两个假设

H_0：该女士不具备特殊能力

H_1：该女士具备特殊能力

第一个假设 H_0 称之为原假设（null hypothesis），第二个假设 H_1 称之为备择假设（alternative hypothesis)。我们在原假设之下，进行逻辑推理。备择假设为原假设的否定命题。一旦原假设不成立，则接受备择假设。

2. 计算原假设条件下事件的发生概率

8杯奶茶中有4杯是将牛奶加入茶中的。如果能将这4杯挑出来，就等于说对了全部。该问题类似于在古典概率问题中的抽球游戏：游戏箱子中一共有8个球，4个白球，4个黑球，随机从中抽出4个球，其中4个均为白球（等价于分辨出4杯将牛奶加入茶中的奶茶）的概率是多少？

借助排列组合的思想，定义统计量X是抽到白球的数量，显然X的取值范围是：0、1、2、3、4。通过排列组合公式，可得各组合的概率分别是：

X	组合	概率
0	$C_4^0 \times C_4^4 / C_8^4$	0.0143
1	$C_4^1 \times C_4^3 / C_8^4$	0.2286
2	$C_4^2 \times C_4^2 / C_8^4$	0.5143
3	$C_4^3 \times C_4^1 / C_8^4$	0.2286
4	$C_4^4 \times C_4^0 / C_8^4$	0.0143

可见，猜对4杯的概率是0.0143，这是一个非常小的概率。统计学上，把小于或等于0.05的概率称为小概率（small probability）。

显然，在原假设下，该女士说对8杯奶茶调制顺序的事件是一个小概率事件（small probability event）。

3. 进行统计推断

小概率原理（small probability event principle）是指小概率事件在一次试验中不会发生。因此，在原假设下，该女士在不具备特殊能力的情况下连续猜对8杯奶茶调制顺序的事件是不可能发生的。然而，该事件已经发生了。原假设下，事件不会发生；现实世界，事件已经发生。结果发生矛盾，我们只能认为原假设不成立。既然不能接受原假设，那么只能被动接受备择假设，不得不承认该女士有特殊能力。

可见，假设检验的基本思想是"反证法"，其基本思想是：首先，建立一个原假设，在原假设条件下，计算当前事件发生的概率。然后，基于小概率原理，推断原假设是否成立。如果在原假设下，事件发生的概率是小概率，那么我们就拒绝原假设，接受备择假设。如果在原假设下，事件发生的概率并非小概率，那么我们就暂时不拒绝原假设。

（三）假设检验的步骤

假设检验一般包括四个基本步骤：①建立假设；②确定检验水准；③计算检验统计量；④确定P值并作出推断。下面结合案例具体介绍假设检验的步骤。

例5-15 已知正常女性的血红蛋白浓度是132 g/L。血液科某医生随机抽取了25名真性红细胞增多症女性患者，测得其血红蛋白浓度的均数是150 g/L，标准差是16.5 g/L。请问真性红细胞增多症女性患者总体和正常女性总体的血红蛋白浓度均数是否存在差异？

1. 建立假设

根据反证法的思想提出原假设H_0，同时设置与H_0相对立的备择假设H_1。

H_0：$\mu = 132$（真性红细胞增多症女性患者的血红蛋白总体均数与正常女性相同）

H_1：$\mu \neq 132$（真性红细胞增多症女性患者的血红蛋白总体均数与正常女性不同）

2. 确定检验水准

设 $\alpha=0.05$。

此处，α 是显著性水平（significance level），是人为预先设定的小概率的阈值。通常情况下检验水平设定为 0.05，也有特殊情况下设定为 0.01、0.025 或者 0.1、0.2 等。

3. 计算检验统计量

检验统计量是将服从不同分布类型的样本统计量与假定的参数的差别转换为服从特定分布的标准值，如 μ 值、t 值、F 值、χ^2 值等。检验统计量与统计描述的样本统计量都是根据样本计算的统计量。统计描述的统计量主要用于参数估计，如利用样本均数点估计总体参数。假设检验的统计量主要用于确定假设检验的 P 值。

根据第二节抽样分布相关知识可知，对样本均数进行学生变换（student's transformation）后可获得 t 统计量：

$$t = \frac{\overline{X} - \mu}{S/\sqrt{n}} = \frac{150 - 132}{16.5/\sqrt{25}} = 5.4545$$

该 t 统计量服从自由度为 24 的 t 分布。

4. 确定 P 值并作出推断

根据图 5-35 可知，在自由度为 24 时，$P(|t| \geqslant 2.064) = 0.05$，则 $P(|t| \geqslant 5.4545) < 0.05$。因此，在原假设下观察到当前样本是小概率事件。

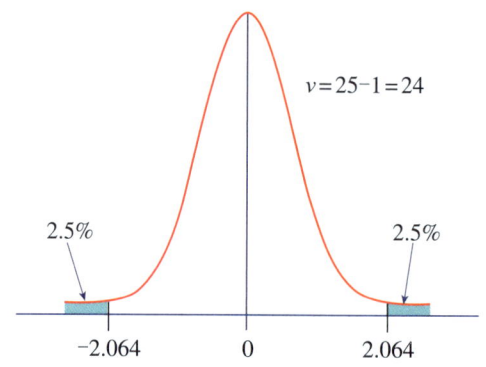

图 5-35 自由度为 24 的 t 分布及双侧尾部面积为 5% 的 t 界值

按照事先确定的检验水准 $\alpha=0.05$，比较 P 值与 α 的关系，并据此对 H_0 的取舍作出推断。

$P \leqslant \alpha$，拒绝 H_0，接受 H_1

$P > \alpha$，不拒绝 H_0

当 $P \leqslant \alpha$ 时，表示在原假设下从总体随机获得当前样本（包含与总体参数偏离更大的样本）的概率 $\leqslant 5\%$。此时，作出拒绝 H_0 而接受 H_1 的结论。

当 $P > \alpha$ 时，表示在原假设下从总体随机获得当前样本的概率 $> 5\%$。此时，不能拒绝 H_0。但是，不能直接说接受 H_0。因为 H_0 原本是研究者提出的假设，若该假设不成立，则拒绝，实属无可非议。但是，当 P 值不太小，拒绝的理由不充分时，并不等于该假设就成立。

在例 5-15 中，因为 $P \leqslant 0.05$，所以拒绝 H_0，接受 H_1。假设检验的结论是：真性红细胞增多症女性患者的血红蛋白与正常女性不相同。

（四）注意事项

1. 正确理解假设检验的 P 值 P 值指在原假设下从所假定的总体进行重复随机抽样，获得

大于及等于（或小于及等于）当前检验统计量的概率。美国统计学会的声明中对 P 值的非正式定义是：P 值是基于特定的统计模型，根据数据算得统计量与观测值相等或比观测值更极端的概率。在例 5-15 中，P 值就是基于自由度为 24 的 t 分布下 t 统计量的绝对值等于或大于 5.4545 的概率。如图 5-36 所示，$P(|t| \geqslant 5.4545) = 1.32 \times 10^{-5}$，这是一个极其小的概率。

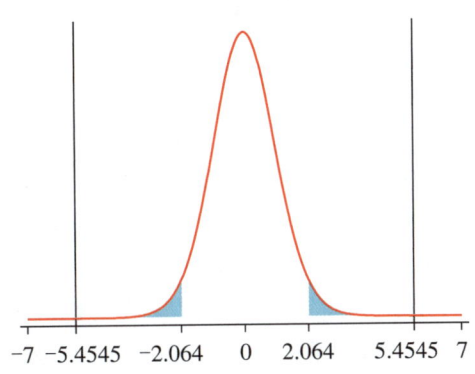

图 5-36　例 5-15 假设检验对应的 P 值

如果 P 值很小，说明当前事件在原假设下发生的概率很小。根据小概率原理，就有理由拒绝原假设。小概率原理认为小概率事件在一次试验中不可能发生。实际上，小概率事件在一次试验中并非一定不可能发生。因此，基于小概率原理进行统计推断具有一定的主观性和得出错误结论的风险。P 值就表明针对当前数据，作出"拒绝 H_0 而接受 H_1"推断时实际犯错误的风险。P 值越小，犯错误的实际风险就越小，认可此结论的可能性也小。因为 P 值不会为 0，所以结论不可能没有犯错风险。

再次以女士品茶为例，当我们作出"该女士具备特殊能力"的结论时，犯错误的实际风险是 $P = 0.0143$。

此外，关于 P 值的正确表述应该是：$P > 0.05$ 称"无统计学意义"；$P \leqslant 0.05$ 称"有统计学意义"。统计学的假设检验无法回答是否有临床意义或者显著意义，这需要进一步结合临床知识或专业背景作出判断。

2. 正确理解假设检验水准　在假设检验时，若设定 $\alpha=0.05$，得到 $P \leqslant 0.05$ 的结果，则结论的基本意义是：按犯错误不超过 5% 的概率拒绝 H_0 而接受 H_1。实际上，我们并不关心 P 的具体数值，主要关心 P 和 α 的关系。因为无论 P 值大小，只要 $P \leqslant \alpha$，我们就会拒绝 H_0，接受 H_1。从这个角度，检验水准是我们作出"拒绝 H_0 而接受 H_1"结论时犯错误风险的上限。

一般情况下，检验水准设为 0.05。特别值得注意的是，假设检验的水准是事先设定的，并且不可以再调整。例如以下做法是不正确的。

某研究者算得假设检验的 P 值为 0.06。事先设定的检验水准为 0.05，因为 $P > 0.05$，所以该研究者只能作出不拒绝 H_0 的结论。但是，该研究者主观期望作出拒绝 H_0，接受 H_1 的结论。因此，该研究者将检验水准调整为 0.10，使得 $P < 0.10$ 以达到主观目的。这是完全错误的做法。实际工作中，必须在算得 P 值前事先指定检验水准，切不可以根据结果主观随意调整检验水准。

3. 第一类错误与第二类错误　假设检验的核心是推断 H_0 是否成立：当 H_0 是真实成立的，拒绝 H_0 就是错误的，不拒绝 H_0 则是正确的；当 H_0 是不真实的，拒绝 H_0 就是正确的，不拒绝 H_0 则是错误的。显然，存在两种正确推断和两种错误推断（表 5-8）。

表 5-8　假设检验中的两种类型的错误

实际情况	假设检验结论	
	拒绝 H_0	不拒绝 H_0
H_0 为真	第一类错误（α）	推断正确（$1-\alpha$）
H_0 为假	推断正确（$1-\beta$）	第二类错误（β）

统计学上规定：H_0 真实但被拒绝称为第一类错误，又称 I 类错误（type I error）。H_0 不真实但未被拒绝为第二类错误，又称 II 类错误（type II error）。

一般设定检验水准 $\alpha=0.05$，这表示当 H_0 为真实时允许出现第一类错误的概率的上限是 $\alpha=0.05$；与此相对，当 H_1 为真实时，出现第二类错误的概率称第二类错误率，符号记为 β。通常设定 β 值略大于 α 值，如取 $\alpha=0.05$，$\beta=0.10$。当然研究者可以根据需要进行调整。

下面通过一个实例介绍，更好地理解第一类错误和第二类错误的概念。谷草转氨酶（AST）主要分布在心肌、肝等组织中。正常人血清中的 AST 含量较低。肝病患者的肝细胞受损时，细胞膜通透性增加，胞浆内的 AST 释放入血，故使血清 AST 浓度升高。所以，肝病患者 AST 的往往高于正常人。为便于叙述，假设 AST 浓度服从正态分布。图 5-37 是两个人群血清 AST 浓度的分布。H_0 为健康人（阴性），H_1 为肝病患者（阳性）。由于 H_0 分布与 H_1 分布有部分重叠，故无论把诊断的阈值定在何处，总会出现误诊的假阳性者或漏诊的假阴性者，或二者兼而有之。

例如，若设定诊断阈值为 40，即 AST 浓度 ≥ 40 则判断为患者，AST 浓度 < 40 则判断为正常人。此时正常人中仍然有一部分被误诊为患者，这个比例就是 α，类似于误诊率或假阳性率，相当于正常人 AST 浓度分布中右侧的红色曲线下面积。这可以近似理解为第一类错误率。肝病患者也有一部分被漏诊为正常人，这个比例是 β，类似于漏诊率或假阴性率，相当于患者 AST 浓度分布中左侧的蓝色曲线下面积。这可以近似理解为第二类错误率。

有两点需要特别说明：①实例中所涉及的分布是样本观察值的分布，而假设检验中所涉及的分布为样本统计量的分布；②实例中误诊率和漏诊率均为单侧的，而假设检验中的第一、二类错误可能是单侧的，也可能是双侧的。

进行假设检验时，当 $P \leq \alpha$ 时，拒绝 H_0 接受 H_1 就要注意第一类错误；当 $P > \alpha$ 时，不拒绝 H_0 就要注意第二类错误。另外，第二类错误率 β 表示对真实的 H_1 作出错误结论的概率，那么 $1-\beta$ 就表示对真实的 H_1 作出正确结论的概率，常被用来表示某假设检验的检验功效（power of a test）或把握度，相当于患者 AST 分布中阈值右侧的曲线下面积。

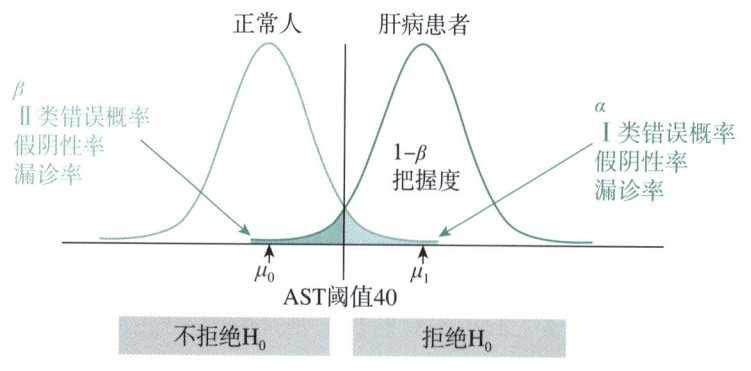

图 5-37　基于 AST 浓度指标进行判断的两种类型错误示意

4. 两类错误的关系与控制　以图 5-37 为例阐述两类错误的关系。如果提高 AST 浓度阈值至 50，则第一类错误概率减小，第二类错误概率增大；如果降低 AST 浓度阈值至 30，则第二类错误概率减小，第一类错误概率增大。所以，变动 AST 浓度的阈值，会发现两类错误呈现此消彼长的关系。遗憾的是，研究者无法同时使得两类错误概率变低。

实际应用假设检验时，若样本量固定，则通过直接控制第一类错误的大小，达到间接控制第二类错误的目的。在原假设下，统计量的分布是已知的。所以，通常设定第一类错误概率为 α，其大小就是假设检验水准。对于某一具体的检验来说，当样本量 n 一定时，α 越小，β 越大；α 越大，β 越小，统计效能 $1-\beta$ 越大。显然，当 α 固定时，只能通过增加样本量以提高统计效能。

5．假设检验与置信区间的关系 就同一个数据而言，进行假设检验与计算置信区间应该得到相同的结论。若假设检验结果为 $P<\alpha$，得到拒绝 H_0 而接受 H_1 的结论，则其 $1-\alpha$ 置信区间必定不包括 H_0 所规定的总体参数；反之亦然。可见，假设检验与置信区间相辅相成，结论的含义一致，基础都是抽样误差理论。

以例 5-15 数据说明假设检验与置信区间的关系。

（1）置信区间：将样本信息代入公式 $\bar{X}-t_{\nu,1-0.05/2}\times\frac{S}{\sqrt{n}}<\mu<\bar{X}+t_{\nu,1-0.05/2}\times\frac{S}{\sqrt{n}}$，可知 $150-2.064\times\frac{16.5}{\sqrt{25}}<\mu<150+2.064\times\frac{16.5}{\sqrt{25}}$。因此，估计真性红细胞增多症女性患者血红蛋白总体均数的 95% 置信区间为 143.19～156.81（g/L）。显然，该区间不包括正常人总体均数 132 g/L，结论是两个人群的总体均数有差异。

（2）假设检验

H_0：$\mu=132$

H_1：$\mu\neq132$

$\alpha=0.05$，$t=5.4545$，$P<0.05$，拒绝 H_0 而接受 H_1，结论同样是两个人群的总体均数有差异。

二、定量资料的假设检验

采用均数 ± 标准差描述的定量资料，组间均数的比较可以采用 t 检验或方差分析（analysis of variance，ANOVA）。

（一）单个样本均数与总体均数的比较

例 5-16 已知居住在平原地区健康男性的脉搏是 72 次/分。研究者随机测量了 25 名居住在高原地区健康男性的脉搏，均数为 74.2 次/分，标准差为 6 次/分。请问高原地区健康男性脉搏是否高于平原地区？

1．建立假设

H_0：$\mu=72$（高原地区健康男性脉搏总体均数等于平原地区）

H_1：$\mu>72$（高原地区健康男性脉搏总体均数高于平原地区）

2．确定检验水准：设检验水准 $\alpha=0.05$。

3．计算检验统计量

$$t=\frac{\bar{X}-\mu}{S/\sqrt{n}}=\frac{74.2-72}{6/\sqrt{25}}=1.8333$$

4．确定 P 值并作出推断

本研究备择假设 H_1 是"$\mu>72$"，这与"$\mu\neq72$"传达不同的思想。前者对应单侧（one-sided）假设检验，后者对应双侧（two-sided）假设检验。下文将详细解释。

在本例中，我们需要判断的是两个地区人群的脉搏总体均数"相等"，还是高原地区人群脉搏总体均数"高于"平原地区。此时，P 值应该是 t 统计量 ≥ 1.8333 的概率。从图 5-38 可知，$P(t \geq 1.711) \leq 0.05$，则 $P(t \geq 1.8333) < 0.05$。因此，作出拒绝 H_0 而接受 H_1 的结论，认为高原地区健康男性脉搏总体均数高于平原地区。

此处介绍单侧假设检验和双侧假设检验的区别。

仍以例 5-16 为例，若我们关心两个地区人群脉搏总体均数相等还是不等，则应该采用双侧假设检验。此时，原假设和备择假设是：

$$H_0: \mu = 72$$
$$H_1: \mu \neq 72$$

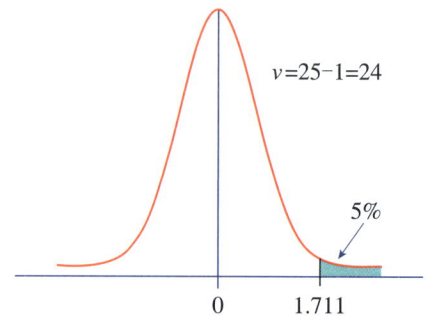

图 5-38　自由度为 24 的 t 分布及单侧尾部面积为 5% 的 t 界值

当 $P \leq \alpha$ 时，作出拒绝 H_0，接受 H_1 的结论。此时，H_1 是 $\mu \neq 72$，包括 $\mu > 72$ 或 $\mu < 72$ 两种情况。它们都符合与 $H_0: \mu=72$ 对立的条件，皆可作为拒绝 H_0 时的备选。无论 $\mu > 72$ 或 $\mu < 72$，都表示总体均数不等于 72。它们的差别是分别从两个方向偏离 $\mu=72$，即 $\mu > 72$ 为一侧方向，$\mu < 72$ 为相反的另一侧方向，故称双侧检验。

若仅取其中之一侧，就是单侧检验，其检验假设如下。

① $\begin{cases} H_0: \mu = 72 \\ H_1: \mu > 72 \end{cases}$　或　② $\begin{cases} H_0: \mu = 72 \\ H_1: \mu < 72 \end{cases}$

情形①对应的研究场景是，两个地区人群脉搏总体均数相等，还是高原地区人群脉搏均数大于 72 次 / 分？此时，P 值表示在原假设下，获得大于及等于当前检验统计量（1.833）的概率，对应 t 分布中从 1.833 到正无穷的曲线下面积。

情形②对应的研究场景是，两个地区人群脉搏总体均数相等，还是高原地区人群脉搏均数低于 72 次 / 分？此时，P 值表示在原假设下，获得小于及等于当前检验统计量（1.833）的概率，对应 t 分布中从 1.833 到负无穷的曲线下面积。

实际研究中，如何判断选择双侧检验，还是单侧检验？原则上，依据资料的性质来选择。在例 5-16 中，高原地区气压低下、氧气稀薄，人体为了适应这种生存环境，通过增加心脏收缩次数，以保证组织器官的血氧供应。因此，理论上而言高原地区的人群脉搏次数不太可能低于平原地区人群。在这个研究场景下，只能进行第①种情形的单侧检验。

该案例选择假设检验的依据非常清楚，但实际情况较为复杂。当研究者没有充分的把握，则不宜勉强选用单侧检验，而应选用双侧检验为妥。

（二）两个样本均数的比较——t 检验

两个样本均数比较，主要有两种情形，分别是采用配对设计的两相关样本比较和采用成组设计的两独立样本比较。

1. 配对设计 目的是控制某些重要的干扰因素，使得这些因素在组间均衡可比。有两种配对设计的情况。一是自身配对：同一对象接受两种处理，如对同一标本同时用两种方法进行检验，同一患者先后接受两种处理方法；二是异体配对：将条件相近的实验对象配对，并分别给予两种处理。

对配对设计的数据进行 t 检验，首先应求出各对数据间的差值 d，将 d 作为变量值计算均数。若两个处理因素的效应无差别，则理论上差值 d 的总体均数 μ_d 应为 0。因此，可将配对 t 检验理解为样本均数 $\bar{d}$ 与总体均数 $\mu_d = 0$ 的比较。

例 5-17 某医生研究脑缺氧对脑组织中生化指标的影响，将乳猪按出生体重配成 7 对，一组为对照组，一组为脑缺氧模型组。试比较两组猪脑组织钙泵的含量有无差别（表 5-9）。

表 5-9 两组乳猪脑组织钙泵含量（μg/g）

样本号	对照组	实验组	差值 d
1	0.3550	0.2755	0.0795
2	0.2000	0.2545	−0.0545
3	0.3130	0.1800	0.1330
4	0.3630	0.3230	0.0400
5	0.3544	0.3113	0.0431
6	0.3450	0.2955	0.0495
7	0.3050	0.2870	0.0180
均值	0.3193	0.2753	0.0441

不同乳猪对缺氧的耐受性存在较大差异。因此，研究者采用异体配对设计，将出生状况相似的两头乳猪配成一对，并将它们随机分入两组，一只进入缺氧实验组，另一只进入非缺氧的对照组，以提高组间的可比性。理论上，缺氧不会使乳猪脑组织钙泵含量增加。因此，选用单侧检验。

（1）建立假设

H_0：$\mu_d = 0$，即两组乳猪脑组织钙泵含量相等

H_1：$\mu_d > 0$，即对照组乳猪脑组织钙泵含量高于实验组

（2）确定检验水准：单侧 $\alpha=0.05$。

（3）计算检验统计量

针对差值进行分析：$n=7$，差值的均数 $\bar{d}=0.0441$（μg/g），差值的标准差 $S_d=0.0572$（μg/g）。因此，检验统计量为：

$$t = \frac{\bar{d} - \mu_d}{S_d / \sqrt{n}} = \frac{0.0441 - 0}{0.0572 / \sqrt{7}} = 2.0398$$

（4）确定 P 值并作出推断

t 统计量服从 $\nu=n-1=7-1=6$ 的 t 分布。$P(t \geq 2.0398)=0.0437 < 0.05$，按 $\alpha=0.05$ 的水准，拒绝 H_0，接受 H_1，差别有统计学意义，故可认为脑缺氧可造成钙泵含量的降低。

2. 成组设计

例 5-18 脂质过氧化物酶是一种含有唾液酸、唾液酸糖蛋白和细胞原浆的蛋白质，可以杀灭各种微生物，保护细胞。吸烟、饮酒等环境暴露因素，或者脂肪肝、酒精性肝炎等病理因素可能

会引起脂质过氧化物酶升高。某内分泌科医生欲判断肥胖人群与正常人群的脂质过氧化物酶含量是否存在差异，随机获取了 30 名肥胖者和 30 名正常人的脂质过氧化物酶含量数据。

肥胖者：$n_1 = 30$，$\bar{X}_1 = 9.36$，$S_1 = 0.83$

正常人：$n_2 = 30$，$\bar{X}_2 = 7.58$，$S_2 = 0.64$

该研究既未用自身配对设计，也未用异体配对设计，两组是相互独立的，属于成组设计。成组设计下，两个样本均数比较的目的在于推断两个样本所代表的两总体均数 μ_1 和 μ_2 是否相等。此时，t 检验的公式为：

$$t = \frac{\bar{X}_1 - \bar{X}_2}{S_{\bar{X}_1 - \bar{X}_2}} \tag{式5-41}$$

式中，$\bar{X}_1$ 和 $\bar{X}_2$ 为两样本均数，$S_{\bar{X}_1 - \bar{X}_2}$ 为均数之差的标准误。

$$S_{\bar{X}_1 - \bar{X}_2} = \sqrt{S_c^2 \times \left(\frac{1}{n_1} + \frac{1}{n_2}\right)} \tag{式5-42}$$

S_c^2 为两个样本的合并方差，是两样本方差的加权平均（以自由度为权重）

$$S_c^2 = \frac{(n_1 - 1) \times S_1^2 + (n_2 - 1) \times S_2^2}{n_1 + n_2 - 2} \tag{式5-43}$$

n_1 和 n_2 是两组的样本含量，按自由度 $n = n_1 + n_2 - 2$ 的 t 分布界定 P 值并作出统计推断。

本例的假设检验过程如下。

（1）建立假设

H_0：$\mu_1 = \mu_2$，即肥胖人群脂质过氧化物酶总体均数与正常人群相等

H_1：$\mu_1 \neq \mu_2$，即肥胖人群脂质过氧化物酶总体均数与正常人群不等

（2）确定检验水准：双侧 $\alpha=0.05$。

（3）计算检验统计量

$$S_c^2 = \frac{(n_1 - 1) \times S_1^2 + (n_2 - 1) \times S_2^2}{n_1 + n_2 - 2} = \frac{(30-1) \times 0.83^2 + (30-1) \times 0.64^2}{30 + 30 - 2} = 0.5493$$

$$S_{\bar{X}_1 - \bar{X}_2} = \sqrt{S_c^2 \times \left(\frac{1}{n_1} + \frac{1}{n_2}\right)} = \sqrt{0.5493 \times \left(\frac{1}{30} + \frac{1}{30}\right)} = 0.1914$$

$$t = \frac{(\bar{X}_1 - \bar{X}_2) - (\mu_1 - \mu_2)}{S_{\bar{X}_1 - \bar{X}_2}} = \frac{(9.36 - 7.58) - 0}{0.1914} = 9.30$$

（4）确定 P 值并作出推断

t 统计量服从自由度为 58 的 t 分布。$P(|t| \geq 9.30) = 4.22 \times 10^{-13} < 0.05$，按 $\alpha = 0.05$ 的水准，拒绝 H_0，接受 H_1，认为两组样本均数差别有统计学意义，故可认为肥胖人群脂质过氧化物酶总体均数与正常人群不等。

（三）多个样本均数的比较——方差分析

假设有 K 组均数需要比较，若采用 t 检验两两比较需要 $m = C_K^2$ 次。例如，5 组均数两两比较需要进行 10 次检验。若检验水准设为 α，进行多次检验至少 1 次犯第一类错误的概率是

$1-(1-\alpha)^m$。若 $\alpha=0.05$，10 次检验至少 1 次犯第一类错误的概率约为 0.4。可见，多次检验会增加犯第一类错误的概率。因此，当多组均数比较时，不能直接在 $\alpha=0.05$ 的检验水准应用 t 检验。可以通过两种方法控制第一类错误，一种方法是调整单次检验水准，使得 $1-(1-\alpha)^m$ 等于 0.05。另一种方法是通过一次检验同时比较多个均数。

英国统计学家 R.A. Fisher 于 1923 年提出的方差分析，又称变异数分析，是最常用的多个均数比较的假设检验方法。该方法的基本思路是把全部观察值间的变异按照设计和需要分解成两个或多个部分，然后将各影响因素产生的变异与随机误差进行比较，以判断各部分的变异与随机误差相比是否具有统计学意义，从而达到仅需一次检验便可以推断多组均数有无差异的目的。

1. 完全随机设计 以例 5-19 阐述方差分析的基本思想。

例 5-19 肝重比值是肝重量占体重的比值。长期摄入高脂食物会引起肝重比值升高。某研究者欲评价 4 种饲料喂养小鼠的效果，将同一批次的 16 只大鼠随机分为 A、B、C、D 四组，每组采用不同饲料喂养 3 个月。16 只老鼠肝重比值如表 5-10 所示。请问四种饲料是否存在差异？

表 5-10 4 种饲料喂养大鼠后肝重比值（%）

个体编号	A（$j=1$）	B（$j=2$）	C（$j=3$）	D（$j=4$）
$i=1$	2.62	2.82	2.91	3.92
$i=2$	2.23	2.76	3.02	3.02
$i=3$	2.36	2.43	3.28	3.30
$i=4$	2.40	2.73	3.18	3.04

方差分析聚焦数据的变异，变异分为 3 类。

（1）总变异（$SS_{总}$）：16 只老鼠肝重比值大小不一，不尽相同，所有样本的变异称为总变异。其大小可用每一个数值 X_{ij}（i 表示个体编号，j 表示分组编号）与总均数 $\bar{X}$ 的离均差平方和（sum of squares of deviations from the mean，记作 SS）来表示，即 $SS_{总}=\sum_{j=1}^{4}\sum_{i=1}^{4}\left(X_{ij}-\bar{X}\right)^2$。$SS_{总}$ 的大小与总样本量 N 有关。准确地说，$SS_{总}$ 与总自由度 $n_{总}=N-1$ 有关。

（2）组间变异（$SS_{组间}$）：4 种饲料对应 4 个分组，4 个组间的肝重比值均数 $\bar{X}_j$ 不相等。组间样本均数的变异称为组间变异（between-group variation），既可能包含不同饲料对肝重比值的影响（不同饲料喂养效果可能不同），也包含了随机变异。其大小可用各组均数 $\bar{X}_j$ 与总均数 $\bar{X}$ 的离均差平方和表示，即 $SS_{组间}=\sum_{j=1}^{4}n_j\left(\bar{X}_j-\bar{X}\right)^2$，$SS_{组间}$ 的大小也与各组例数 n_j 有关，其组间自由度 $n_{组间}=K-1$（K 为组数），本例 $K=4$。为消除样本数量的影响，可计算组间均方（mean of SS，MS）：$MS_{组间}=SS_{组间}/(K-1)$。

（3）组内变异（$SS_{组内}$）：4 个组各自组内的数值也不一样，这种变异称为组内变异（within-group variation）。组内同质个体即便接受相同的干预，数值也存在差异，这反映了随机变异（包括个体变异和其他因素的随机影响），其大小可用每一组的每个数值 X_{ij} 与该组均数 $\bar{X}_j$ 的离均差平方和来表示，即 $SS_{组内}=\sum_{j=1}^{4}\sum_{i=1}^{4}\left(X_{ij}-\bar{X}_j\right)^2$。$SS_{组内}$ 的大小也与各组例数 n_i 有关，其组内自由度 $v_{组内}$ 为 $N-K$。因此，组内均方为 $MS_{组内}=SS_{组内}/(N-K)$。

上述 3 种变异和自由度的关系是：

$$SS_{总}=SS_{组间}+SS_{组内}, \quad v_{总}=v_{组间}+v_{组内} \quad (式5\text{-}44)$$

如果 4 种饲料喂养效果相同,那么组间的数值变异应该等于组内的数值变异,均只反映随机变异。由于均方 MS 的本质是方差。此时,组间均方与组内均方的比值是 F 统计量,服从自由度为 $(v_{组间}, v_{组内})$ 的 F 分布:

$$F = MS_{组间}/MS_{组内} \tag{式5-45}$$

即便 4 种饲料喂养效果相同,由于存在抽样误差,F 值并不一定等于 1,而是非常接近于 1,不会很大。相反,若 4 种饲料喂养效果不同,则组间均方不再单纯反映随机变异,而额外包含了 4 种饲料导致的数值变异。组间均方就会明显变大,F 值也将明显大于 1。F 值多大才有统计学意义呢?这可以根据 F 分布的界值来确定,例如 F 分布单侧尾部面积 0.05 对应的分位数。详情参考本章第二节抽样分布。

由此可见,方差分析是从数据的变异来源入手进行分析,比较组间和组内变异的相对大小,再作出统计学结论的方法。本例中仅分析一个因素(饲料),所涉及的方法称为单因素方差分析,其所涉及的计算公式汇总在表 5-11 中。方差分析的优点主要有 3 个:不受比较组数的限制;可同时分析多个因素;可分析因素间的交互作用。

表 5-11　单因素方差分析计算公式

变异来源	离均差平方和 SS	自由度 v	均方 MS	F 值
总变异	$SS_{总} = \sum_{j=1}^{K}\sum_{i=1}^{n_j}(X_{ij}-\bar{X})^2$	$N-1$		
组间变异	$SS_{组间} = \sum_{j=1}^{K}n_j(\bar{X}_j-\bar{X})^2$	$K-1$	$\dfrac{SS_{组间}}{v_{组间}}$	$\dfrac{MS_{组间}}{MS_{组内}}$
组内变异	$SS_{组内} = \sum_{j=1}^{K}\sum_{i=1}^{n_j}(X_{ij}-\bar{X}_j)^2$	$N-K$	$\dfrac{SS_{组内}}{v_{组内}}$	

共有 K 组,每组样本量为 n_j,总样本量为 N。

据此,本例单因素方差分析的过程如下。

(1) 建立假设

H_0:$\mu_A=\mu_B=\mu_C=\mu_D$,4 种饲料喂养大鼠效果相同

H_1:4 种饲料喂养大鼠效果不全相同

(2) 确定检验水准:$\alpha=0.05$。

(3) 计算检验统计量

根据方差分析表可知,F=10.40,服从第 1 自由度为 3、第 2 自由度为 12 的 F 分布(表 5-12)。

表 5-12　例 5-19 方差分析表

变异来源	离均差平方和 SS	自由度 v	均方 MS	F 值	P 值
总变异	2.8074	15			
组间变异	2.0275	3	0.6758	10.40	0.0012
组内变异	0.7799	12	0.0650		

(4) 确定 P 值并作出推断

F 分布单侧尾部面积 $P(F \geq 10.40) = 0.0012 < 0.05$。因此,拒绝 H_0,接受 H_1,认为 4 种饲

料喂养大鼠效果不同或不全相同。

2. 随机区组设计 区组设计是配对设计的拓展，也称配伍组设计。区组设计的目的与配对设计相同，区别是将条件相同或相似的多个样本形成一个区组（block），区组内随机分配到不同的处理组。结合例 5-20 进行阐述。

例 5-20 某内分泌科研究者想评价血液搁置时间是否影响血糖测定值。该研究者随机选择 8 名志愿者采集血样，并将每份样本分为 4 份，并随机分配到 4 个不同时间组：0、45、90、135（分钟）（表 5-13）。

表 5-13 8 名志愿者血液不同搁置时间下的血糖测定值

个体编号 （区组因素）	血液搁置时间（处理因素）				
	0 分钟（$j=1$）	45 分钟（$j=2$）	90 分钟（$j=3$）	135 分钟（$j=4$）	行均数 $\bar{X}_i$
$i=1$	95	95	89	83	90.500
$i=2$	95	94	88	84	90.250
$i=3$	106	105	97	90	99.500
$i=4$	98	97	95	90	95.000
$i=5$	102	98	97	88	96.250
$i=6$	112	112	101	94	104.750
$i=7$	105	103	97	88	98.250
$i=8$	95	92	90	80	89.250
列均数 $\bar{X}_j$	101.000	99.500	94.250	87.125	—

该例中，受试者是待控制因素，称为区组因素；血液搁置时间是待研究因素，称为处理因素。本例涉及两个因素，需采用两因素方差分析。与单因素方差分析类似，仍然聚焦数值变异的分解。变异分为 4 类。

（1）总变异（$SS_{总}$）：所有样本的变异称为总变异，可用每一个数值 X_{ij}（i 表示个体编号，j 表示分组编号）与总均数 $\bar{X}$ 的离均差平方和表示，即 $SS_{总} = \sum_{j=1}^{4}\sum_{i=1}^{8}(X_{ij}-\bar{X})^2$。$SS_{总}$ 与总自由度 $n_{总}=N-1$ 有关，其中 N 为总样本量。

（2）处理组间变异（$SS_{处理组间}$）：本例共有 $G=4$ 个处理组，处理组间的均数 $\bar{X}_j$ 不相等，称为处理组间变异，可用各处理组均数 $\bar{X}_j$ 与总均数 $\bar{X}$ 的离均差平方和表示，即 $SS_{处理组间}=\sum_{j=1}^{4}B(\bar{X}_j-\bar{X})^2$。其中，$B=8$ 是区组数目。$SS_{处理组间}$ 的大小也与处理组间自由度 $n_{处理组间}=G-1$ 有关。$MS_{处理组间}=SS_{处理组间}/(G-1)$。

（3）区组间变异（$SS_{区组间}$）：本例共有 $B=8$ 个区组，区组间的均数 $\bar{X}_i$ 不相等，称为区组间变异，可用各区组均数 $\bar{X}_i$ 与总均数 $\bar{X}$ 的离均差平方和表示，即 $SS_{区组间}=\sum_{i=1}^{8}G(\bar{X}_i-\bar{X})^2$。其中，$G=4$ 是处理组数目。$SS_{区组间}$ 的大小也与区组间自由度 $n_{区组间}=B-1$ 有关。$MS_{区组间}=SS_{区组间}/(B-1)$。

（4）误差变异（$SS_{误差}$）：误差变异反映了随机变异，等价于单因素方差分析中的组内变异。

上述 4 种变异和自由度的关系是：

$$SS_{总}=SS_{处理组间}+SS_{区组间}+SS_{误差},\ v_{总}=v_{处理组间}+v_{区组间}+v_{误差} \quad \text{（式 5-46）}$$

第五章 生物医学统计基础

随机区组设计将数据按区组和处理组两个方向进行分组，属两因素方差分析。同样，以 $MS_{误差}$ 作为参照物，评价 $MS_{处理组间}$ 的大小。对处理因素的假设检验，统计量是 $F=MS_{处理组间}/MS_{误差}$，其服从第 1 自由度为 $G-1$，第 2 自由度为 $(G-1)(B-1)$ 的 F 分布；对区组因素的假设检验，统计量是 $F=MS_{区组间}/MS_{误差}$，其服从第 1 自由度为 $B-1$，第 2 自由度为 $(G-1)(B-1)$ 的 F 分布。两因素方差分析计算公式总结在表 5-14 中。

表 5-14 两因素方差分析计算公式

变异来源	离均差平方和 SS	自由度 ν	均方 MS	F 值
总变异	$SS_{总} = \sum_{j=1}^{G}\sum_{i=1}^{B}(X_{ij}-\bar{X})^2$	$N-1$		
处理组间	$SS_{处理组间} = \sum_{j=1}^{G} B(\bar{X}_j-\bar{X})^2$	$G-1$	$\dfrac{SS_{处理组间}}{\nu_{处理组间}}$	$\dfrac{MS_{处理组间}}{MS_{误差}}$
区组间	$SS_{区组间} = \sum_{i=1}^{B} G(\bar{X}_i-\bar{X})^2$	$B-1$	$\dfrac{SS_{区组间}}{\nu_{区组间}}$	$\dfrac{MS_{区组间}}{MS_{误差}}$
误差	$SS_{误差}=SS_{总}-SS_{处理间}-SS_{区组间}$	$N-G-B+1$ $=(G-1)(B-1)$	$\dfrac{SS_{误差}}{\nu_{误差}}$	

共有 G 个处理组，B 个区组，总样本量为 N。

据此，本例两因素方差分析的过程如下。

(1) 建立假设

针对处理因素的假设

H_0：4 个时间的血糖浓度总体均数相同

H_1：4 个时间的血糖浓度总体均数不全相同

针对区组因素的假设

H_0：8 个志愿者的血糖浓度总体均数相同

H_1：8 个志愿者的血糖浓度总体均数不全相同

(2) 确定检验水准：$\alpha=0.05$。

(3) 计算检验统计量

根据方差分析表可知，$F=78.49$ 和 28.74，服从第 1 自由度为 3、第 2 自由度为 12 的 F 分布（表 5-15）。

表 5-15 例 5-20 方差分析表

变异来源	离均差平方和 SS	自由度 ν	均方 MS	F 值	P 值
总变异	1833.96880	31			
处理组间	943.59375	3	314.53125	78.49	1.41×10^{-11}
区组间	806.21875	7	115.17411	28.74	2.20×10^{-9}
误差	84.15625	21	4.0074405		

(4) 确定 P 值并作出推断

针对处理因素：F 分布单侧尾部面积 $P(F\geq 78.49)=1.41\times10^{-11}<0.05$。因此，拒绝 H_0，接受 H_1，认为 4 个时间的血糖浓度总体均数不全相同。

针对区组因素：F 分布单侧尾部面积 $P(F \geqslant 28.74) = 2.20 \times 10^{-9} < 0.05$。因此，拒绝 H_0，接受 H_1，认为 8 个志愿者的血糖浓度总体均数不全相同。

（四）均数比较的注意事项

1. 均数比较的应用条件　应用 t 检验或方差分析进行均数比较时，原始数据需要满足以下 3 个条件。

（1）独立性（independence）：要求各观察个体相互独立。实际研究中，检验数据独立性的统计方法比较复杂，一般根据资料的性质判断，例如，遗传性、传染性皆可影响观察单位间的独立性。此外，对同一观察对象的重复观察值之间也是非独立的。非独立数据不能采用 t 检验或方差分析，需要借助其他方法。

（2）正态性（normality）：数据样本量较小时，要求数据服从正态分布。单样本均数的 t 检验要求数据服从正态分布；配对 t 检验要求差值服从正态分布；成组 t 检验或方差分析要求各组数据均服从正态分布。正态性检验方法参见陆守曾的专著（2022）。不过正态性检验较为严格。实际应用时，可以绘制数据的直方图。如果呈现单峰对称分布，可认为数据近似服从正态分布。

数据样本量较大时，t 检验和方差分析对正态性并无特别要求。因为，中心极限定理表明无论原始数据服从何种分布，样本量较大时，其均数近似服从正态分布。因此，大样本时两个方法较为稳健，资料稍许偏离正态分布对结果影响不大。

（3）方差齐性（homogeneity）：要求各组正态分布的方差相等。方差齐性检验可以判断多组方差是否齐同。两样本方差的齐性检验主要有 F 检验和 Bartlett 检验，均以资料服从正态分布为前提。3 个及以上样本方差的齐性检验主要有 Bartlett 检验及 Levene 检验。由于 Levene 检验对资料分布是否服从正态分布不做要求，因此 Levene 检验是国际通用统计软件的默认齐性检验方法。方法参见陆守曾的专著（2022）。

2. 常见的变量变换方式　若方差不齐，或某样本对应的总体不服从正态分布，可采用数据变换或秩转换的非参数检验。

当原始数据不能满足分析方法基本要求时，经适当的数值变换，其变换值可达到或接近要求。在多数情况下，变量变换若达到方差齐性的要求，其正态性问题一般也会有所改善。以下是 3 种常用的变量变换方式。

（1）对数变换（logarithmic transformation）：将原始数据的对数值用于分析。常用形式为 $y = \lg X$，也可选用 $y = \lg(X+k)$ 或 $y = \lg(k-X)$。当原始数据有 0 时，可用 $\lg(X+k)$ 进行数据变换，其中 k 为一小值。该变换适用于服从对数正态分布的资料，部分正偏态资料、等比资料等。

（2）平方根变换（square root transformation）：将原始资料的平方根 $y = \sqrt{X}$ 或 $y = \sqrt{X+k}$ 作为分析数据。该变换适用于服从 Poisson 分布的资料、轻度偏态资料、样本的方差与均数呈正相关的资料等。

（3）平方根反正弦变换（arcsine transformation）：将原始资料的平方根反正弦变换值 $y = \sin^{-1}\sqrt{X}$ 作为分析数据。该变换可用于原始数据为（0，1）区间内的资料，例如，发生率、患病率等。

3. 方差分析后的两两比较　从逻辑上讲，只有方差分析拒绝 H_0，认为各组总体均数不等或不全相等时，才需要进行两两比较。有时，方差分析拒绝 H_0，但两两比较却找不到差异有统计学意义的两组均数。这是因为方差分析的检验功效比两两比较的检验功效高。这种现象往往发生于各检验统计量在其界值附近时。这时下结论应特别谨慎。

两两比较不能直接用 t 检验，因为这将人为地增加第一类错误率。事先未计划的两两比较，可采用 SNK-q 检验法；事先计划好的各组均数与对照组的比较，一般采用 Dunnett-t 检验；只对某一对或某几对在专业上有特殊意义的均数进行比较，可采用 LSD-t 检验。Bonferroni 检验以调整 P 值为主，即将 LSD-t 检验获得的 P 值乘以可能比较次数C_K^2后再与人为确定的 α 比较，结果最为保守。相反，上述几种两两比较方法中 LSD-t 检验的结果更容易得到差异有统计学意义的结论。

4. t 检验与方差分析的关系 两个均数比较时，同一个数据的方差分析结果与 t 检验完全等价。成组设计方差分析与成组设计 t 检验等价，区组设计方差分析与配对设计 t 检验等价，均表现为$t^2 = F$。

5. 区组设计的拓展 当研究因素仅有 1 个，控制 1 个因素采用区组设计，控制 2 个因素采用拉丁方设计，控制 3 个因素采用希腊-拉丁方设计；当研究因素有多个，控制因素有 1 个或多个时，可采用裂区设计、交叉设计、裂-裂区设计等。详见陆守曾、陈峰的专著（2022）。上述设计统计方法均可采用方差分析。

三、定性资料的假设检验

（一）单个样本率与总体率的比较

样本率与总体率比较的目的是推断该样本是否来自某已知总体。由于存在抽样误差，即便从率为 π 的总体中随机抽样，样本率 p 也不会恰好等于总体率 π。样本率与总体率的差异是本质差别还是抽样误差，可用假设检验进行推断。

1. 正态近似法 样本率服从二项分布。根据本章第三节理论，当 n 较大时，样本率近似服从正态分布。一般以 $np \geq 5$ 同时 $n(1-p) \geq 5$ 为界限，符合此条件者即可用正态近似法检验。统计量 u 的计算为：

$$u = \frac{p - \pi}{\sqrt{\pi(1-\pi)/n}} \tag{式5-47}$$

例 5-21 常规胃溃疡患者总体出血率 $\pi=20\%$。研究者随机调查了某地区 400 例胃溃疡患者，其出血率 $p=35\%$。请问该地区患者出血率与常规患者相比，是否不同？

（1）建立假设

H_0：该地区胃溃疡患者总体出血率与 20% 相等

H_1：该地区胃溃疡患者总体出血率与 20% 不等

（2）确定检验水准：$\alpha=0.05$。

（3）计算检验统计量

$$u = \frac{p - \pi}{\sqrt{\pi(1-\pi)/n}} = \frac{0.35 - 0.20}{\sqrt{0.20 \times (1-0.20)/400}} = 7.5$$

（4）确定 P 值并作出推断

u 服从标准正态分布，双侧尾部面积 $P(|u| \geq 7.5) = 6.37 \times 10^{-14} < 0.05$。因此，拒绝 H_0，接受 H_1，认为地区胃溃疡患者总体出血率与 20% 不等。

2. 确切概率法 当 n 和 p 不符合 $np \geq 5$ 且 $n(1-p) \geq 5$ 的条件时，需要采用二项分布法计算假设检验的确切概率。

例 5-22 妊娠 32 周出生的早产儿中，支气管肺发育不良（bronchopulmonary dysplasia，BPD）的发生率约为 $\pi=0.01$。某地区新生儿内科研究者开展了 400 例抽样调查，发现有 1 例 BPD 患者。请问该地区 BPD 发生率与常规相比有无差异？

（1）建立假设

H_0：该地区早产儿 BPD 总体发生率与 0.01 相等

H_1：该地区早产儿 BPD 总体发生率与 0.01 不等

（2）确定检验水准：$\alpha=0.05$。

（3）计算 P 值

在原假设下，BPD 事件数 X 服从二项分布 B（400，0.01）。基于二项分布公式，可得事件数 X 的概率：

$$P(X)=C_n^X \pi^X(1-\pi)^{n-X}=C_{400}^X \times 0.01^X \times (1-0.01)^{400-X}$$

假设检验 P 值的本质是，在原假设下当前事件及更极端事件的累计概率。在原假设下，当前事件的概率 P（$X=1$）=7.25%。图 5-39 展示了二项分布 B（400，0.01）事件 X 取值从 0 至 20 的概率。可见，事件 $X \leqslant 1$ 和 $X \geqslant 7$ 对应的概率均 ≤ 7.25%。因此，假设检验 P 值为：P（$X \leqslant 1$）+P（$X \geqslant 7$）= $1 - P$（$1 < X < 7$）=0.2001030。

（4）作出推断

$P > 0.05$。因此，暂不拒绝 H_0，认为该地区早产儿 BPD 总体发生率与 0.01 相等。

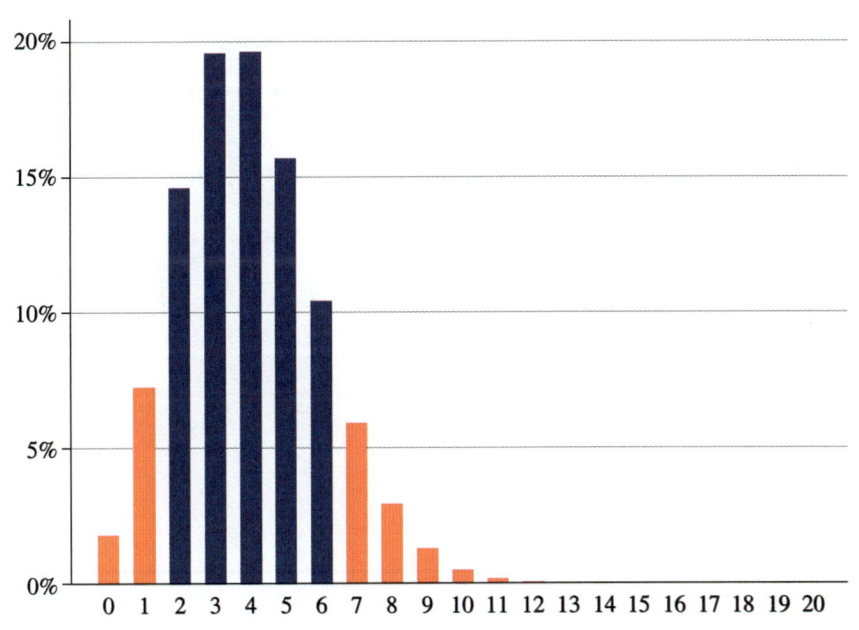

图 5-39　二项分布 B（400，0.01）

（二）两组样本率的比较

1. 成组设计

（1）卡方检验

例 5-23 某肿瘤科对接受治疗的乳腺癌患者 $n=131$ 例进行为期 5 年的随访。其中，单纯手术治疗组 $n_1=84$ 例，存活 $X_1=57$ 例，存活率 $p_1=67.86\%$；联合治疗（手术 + 术后化疗）组观察 $n_2=47$ 例，存活 $X_2=39$ 例，存活 $p_2=82.98\%$。请问两种治疗方式有无差别？

首先,将资料整理成表 5-16 的状态。

表 5-16 两种不同乳腺癌治疗的比较

处理	存活数	死亡数	样本量	存活率(%)
联合治疗	39 (a)	8 (b)	47 ($a+b$)	82.98
单纯治疗	57 (c)	27 (d)	84 ($c+d$)	67.86
合计	96 ($a+c$)	35 ($b+d$)	131 ($n=a+b+c+d$)	73.28

然后,结合案例介绍卡方检验的基本思想。如果假设两种治疗没有差异,那么就可以将两组数据合并。在此假设下,理论上存活率是 96/131=73.28%,理论死亡率则是 26.72%。此时,根据各组样本量可以算得理论存活数和理论死亡数。如联合治疗组理论死亡频数为 12.56=47×26.72%、理论存活频数为 34.44=47×73.28%(图 5-40)。

实际频数(A)

	死亡	存活	
联合治疗	8	39	47
单纯治疗	27	57	84
合计	35	96	131

理论频数(T)

	死亡	存活	
联合治疗	12.56	34.44	47
单纯治疗	22.44	61.56	84
合计	35	96	131

图 5-40 原假设下实际频数与理论频数的比较

原假设下,实际频数与理论频数的差异可以 χ^2 统计量衡量:

$$\chi^2 = \sum \frac{(A_i - T_i)^2}{T_i} \quad (式5\text{-}48)$$

如果原假设 H_0 成立,那么实际频数与理论频数的差异完全由抽样误差所致,一般不会很大,χ^2 统计量就不会很大;在一次随机试验中,出现大的 χ^2 值的概率 P 是很小的。因此,若根据实际样本资料求得一个很小的 P,且 $P \leq \alpha$(检验水准),根据小概率原理,就有理由怀疑 H_0 的真实性,因而拒绝它;若 $P > \alpha$,则没有理由拒绝 H_0。

χ^2 统计量服从卡方分布,其自由度是 (R–1)(C–1)。其中,R 是组别数目、C 是结局的分类数目。

就例 5-23 而言,χ^2 检验过程如下。
- 建立假设

H_0:$\pi_1 = \pi_2$,两种治疗方式总体存活率相等

H_1:$\pi_1 \neq \pi_2$,两种治疗方式总体存活率不等
- 确定检验水准:α=0.05。
- 计算统计量

$$\chi^2 = \frac{(8-12.56)^2}{12.56} + \frac{(39-34.44)^2}{34.44} + \frac{(27-22.44)^2}{22.44} + \frac{(57-61.56)^2}{61.56} = 3.52$$

- 确定 P 值并作出推断

χ^2 统计量服从自由度为 (2–1)×(2–1)=1 的卡方分布。如图 5-41 所示,$P(\chi^2 \geq 3.84)$=0.05,$P(\chi^2 \geq 3.52) = 0.0606 > 0.05$。因此,暂不拒绝 H_0,认为两种治疗方式总体存活率相等。

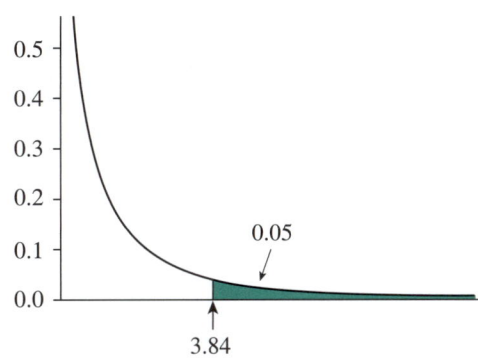

图 5-41　自由度为 1 的卡方分布

理论频数是从实际频数计算而来。当资料格式和表 5-16 一样，包含提供关键信息的 4 个单元格 a、b、c、d 时，又常被称为四格表（four-fold table）。两组率的比较可以用如下公式快速获得 χ^2 统计量：

$$\chi^2 = \frac{(ad-bc)^2 n}{(a+b)(c+d)(a+c)(b+d)} \tag{式5-49}$$

χ^2 分布是连续性分布，但两个或多个率比较的原始数据却是定性资料，是不连续的，因此上式为近似计算公式。若四格表中的数值均不太小时，则这种近似程度相当高。如果四格表中的任一数据出现小值，那么依据上述公式所得 χ^2 值往往偏大，P 值偏小，从而导致第一类错误膨胀。此时，可计算校正 χ^2 统计量：

$$\chi^2_{\text{corrected}} = \sum \frac{(|A-T|-0.5)^2}{T} = \frac{(|ad-bc|-n/2)^2 n}{(a+b)(c+d)(a+c)(b+d)} \tag{式5-50}$$

该校正称为连续性校正（Yate's continuity correction）。一般认为计算校正 χ^2 统计量的条件是：任意一个理论频数 T 较小，如 $1 \leq T < 5$，但总例数 n 不太小（如 $n > 40$）。

当 n 和 T 过小，如 $T < 1$ 或 $n < 40$ 时不宜用 χ^2 检验，应采用确切概率法（见下文）。不过，有观点认为所有四格表 χ^2 检验宜一律校正；还有观点认为校正 χ^2 值可能矫枉过正。笔者建议当 χ^2 检验所得 P 值接近检验水准 α 时，最好用四格表确切概率法。

（2）正态近似法

当 $n_1 p_1$、$n_2 p_2$、$n_1(1-p_1)$、$n_2(1-p_2)$ 均大于 5 时可采用正态近似法，推断两个总体率是否存在差异。

仍以例 5-23 数据介绍正态近似法。

- 建立假设

H_0：$\pi_1 = \pi_2$，两种治疗方式总体存活率相等

H_1：$\pi_1 \neq \pi_2$，两种治疗方式总体存活率不等

- 确定检验水准：$\alpha = 0.05$。
- 计算统计量

$$u = \frac{p_1 - p_2}{S_{p_1-p_2}} = \frac{p_1 - p_2}{\sqrt{p_{\text{pooled}}(1-p_{\text{pooled}})\left(\dfrac{1}{n_1} + \dfrac{1}{n_2}\right)}} \tag{式5-51}$$

式中，p_1、p_2 分别两样本率，$S_{p_1-p_2}$ 为率差的标准误；n_1、n_2 分别为两样本例数；p_{pooled} 为两样

本合计率，$p_{pooled} = (X_1+X_2) / (n_1+n_2)$。

$$u = \frac{p_1 - p_2}{S_{p_1-p_2}} = \frac{0.8298 - 0.6786}{\sqrt{0.7328 \times (1-0.7328) \times \left(\frac{1}{47} + \frac{1}{84}\right)}} = 1.8758$$

- 确定 P 值并作出推断

u 统计量服从标准正态分布。$P(|u| \geq 1.8758) = 0.0607 > 0.05$。因此，暂不拒绝 H_0，认为两种治疗方式总体存活率相等。

事实上，正态近似法和卡方检验的结果完全相同，且有 $X^2 = u^2$。

（3）确切概率法：当 $T < 1$ 或 $n < 40$ 时，应采用确切概率法。结合案例予以讲解。

例 5-24 某医院随机抽取了 29 例脑瘤患者的资料，欲比较大脑左、右半球恶性肿瘤所占比例有无差异。数据整理在表 5-17。

表 5-17 大脑两半球恶性肿瘤所占比例

部位	良性	恶性	合计	恶性肿瘤占比（%）
左半球	13 (a)	3 (b)	16 ($a+b$)	18.75
右半球	7 (c)	6 (d)	13 ($c+d$)	46.15
合计	20 ($a+c$)	9 ($b+d$)	29 (n)	

本例是两组构成比的比较，方法同两组率的比较。由于 $n=29 < 40$，应采用确切概率法。确切概率法由 R.A. Fisher 提出，其基本思想是：在四格表的行列合计数（16、13、20、9）保持不变的条件下，用下式计算四格表数据各种组合的概率：

$$P_i = \frac{(a+b)!(c+d)!(a+c)!(b+d)!}{a!b!c!d!n!} \tag{式5-52}$$

式中，$i=1, 2, 3\cdots$ 代表第 i 种组合，a、b、c、d、n 的意义同表 5-16，"!" 为阶乘的符号。根据假设检验 P 值的定义，P 值为当前事件以及更极端事件的累计概率。

据此，例 5-24 确切概率法假设检验过程如下。

- 建立假设

H_0：$\pi_1 = \pi_2$，大脑左、右半球恶性肿瘤总体比例相等

H_1：$\pi_1 \neq \pi_2$，大脑左、右半球恶性肿瘤总体比例不等

- 确定检验水准：$\alpha=0.05$。
- 计算 P 值

在边缘合计数不变的情况下，本例四格表所有组合见图 5-42。以四格表右下角单元格取值为例，取值从 0 至 9，共计 10 种组合。第 7 种组合是当前所观察的事件，概率 $P_7=0.09592$。统计检验的 P 值应为所有有利于拒绝 H_0 的各种四格表所对应的概率之和。因此，$P=P(1) + P(2) + P(3) + P(7) + P(8) + P(9) + P(10) = 0.225586$。

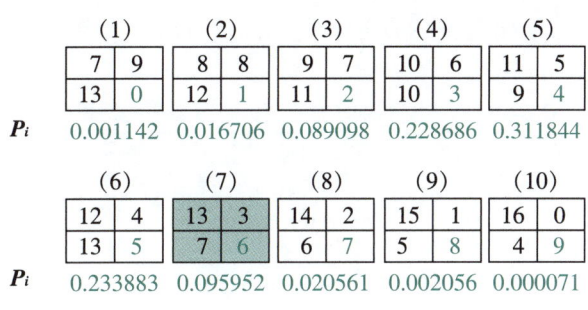

图 5-42 四格表数值的所有组合及其概率

- 作出推断

$P > 0.05$。因此，暂不拒绝 H_0，认为大脑左、右半球恶性肿瘤总体比例相等。

2. 配对设计

（1）卡方检验：配对设计的特点是两样本不满足独立性，例如对同一样本分别用甲、乙两种方法处理，观察其阳性与阴性例数。如表 5-18 所示，观察结果有四种情况：两法均为阳性（a）、两法均为阴性（d）、甲为阳性但乙为阴性（b）、甲为阴性但乙为阳性（c）。a、d 为两法结果相同部分；b、c 为结果不同部分。显然，如果两种方法没有差别，则总体 $B=C$，但由于抽样误差的存在，样本常表现为 $b \neq c$。因此，需要进行假设检验。

表 5-18　配对设计两种方法检测结果的比较

甲法	乙法		合计
	+	-	
+	a	b	$a+b$
-	c	d	$c+d$
合计	$a+c$	$b+d$	$a+b+c+d=n$

配对设计的两个率的比较用配对 χ^2 检验，即 McNemar's 配对 χ^2 检验。假设甲、乙两法一样，则理论上应该 $b=c$。因此，两个方法观察结果不一致的总数目 $b+c$ 应该平均分配，这两个单元格的理论频数应该 $(b+c)/2$。同样，可用卡方统计量衡量实际频数与理论频数的差异。当 $b+c \geq 40$ 时，配对 χ^2 统计量是

$$\chi^2 = \sum \frac{(A_i - T_i)^2}{T_i} = \frac{\left(b - \frac{b+c}{2}\right)^2}{\frac{b+c}{2}} + \frac{\left(c - \frac{b+c}{2}\right)^2}{\frac{b+c}{2}} = \frac{(b-c)^2}{(b+c)} \quad \text{（式5-53）}$$

当 $20 \leq b+c < 40$ 时，连续性校正的配对 χ^2 统计量

$$\chi^2_{\text{corrected}} = \sum \frac{(|A_i - T_i| - 0.5)^2}{T_i} = \frac{\left(\left|b - \frac{b+c}{2}\right| - 0.5\right)^2}{\frac{b+c}{2}} + \frac{\left(\left|c - \frac{b+c}{2}\right| - 0.5\right)^2}{\frac{b+c}{2}} = \frac{(|b-c|-1)^2}{(b+c)} \quad \text{（式5-54）}$$

配对四格表 χ^2 统计量服从自由度为 1 的卡方分布。

当 $b+c < 20$ 时，应采用确切概率法（见下文）。

例 5-25　某研究者欲评价 A、B 两法检测类风湿因子的效果，将 239 份血标本等分为 2 组，

分别采用两种方法检测。结果如表 5-19 所示。请问两种方法有无差异？

表 5-19　A、B 两种方法检测类风湿因子的结果比较

A法	B法		合计
	+	-	
+	160	26	186
-	5	48	53
合计	165	74	239

- 建立假设

H_0：$B = C$，两种方法检测类风湿因子的结果相同

H_1：$B \neq C$，两种方法检测类风湿因子的结果不同

- 确定检验水准：$\alpha = 0.05$。
- 计算检验统计量

因为当 $(b+c) = 31$，所以计算校正的配对 χ^2 统计量：

$$\chi^2_{\text{corrected}} = \frac{(|b-c|-1)^2}{(b+c)} = \frac{(|26-5|-1)^2}{(26+5)} = 12.90$$

- 作出推断

在自由度为 1 的卡方分布中，$P(\chi^2 \geq 12.90) = 3.29 \times 10^{-4} < 0.05$。因此，拒绝 H_0，接受 H_1，认为两种方法检测类风湿因子的结果不同。

（2）**确切概率法**：当配对四格表 $b+c < 20$ 时，应采用确切概率法。此处结合案例进行介绍。

例 5-26　某研究者欲评价甲、乙两法细菌培养的效果，将 85 份血标本等分为 2 组，分别采用两种方法检测。结果如表 5-20 所示。请问两种方法有无差异？

表 5-20　两种方法细菌培养的结果比较

甲法	乙法		合计
	+	-	
+	30(a)	13(b)	43
-	2(c)	40(d)	42
合计	32	53	85

确切概率法的基本思想是：若两种方法相同，则 b 和 c 服从二项分布 $B(b+c, 0.5)$，b 和 c 的所有组合式为 (0, 15)、(1, 14)、(2, 13) …… (14, 1)、(15, 0)，共 16 种组合。利用二项分布概率公式：

$$P(X) = C_n^X \pi^X (1-\pi)^{n-X} = C_{15}^X \times 0.5^X \times (1-0.5)^{15-X}$$

可以算得各种组合出现的概率。假设检验 P 值是当前组合及更极端组合累计概率。

据此，例 5-26 确切概率法假设检验过程如下。

- 建立假设

H_0：$B = C$，两种方法进行细菌培养的结果相同

H_1：$B \neq C$，两种方法进行细菌培养的结果不同

- 确定检验水准：$\alpha = 0.05$。
- 计算 P 值

本例四格表所有组合见图 5-43。以四格表左下角单元格取值为例，取值从 0 至 15，共计 16 种组合。第 3 种组合是当前所观察的事件，概率 $P(X=2)=0.3204\%$。因此

$$P=P(X=0)+P(X=1)+P(X=2)+P(X=13)+P(X=14)+P(X=15)=0.7385\%$$

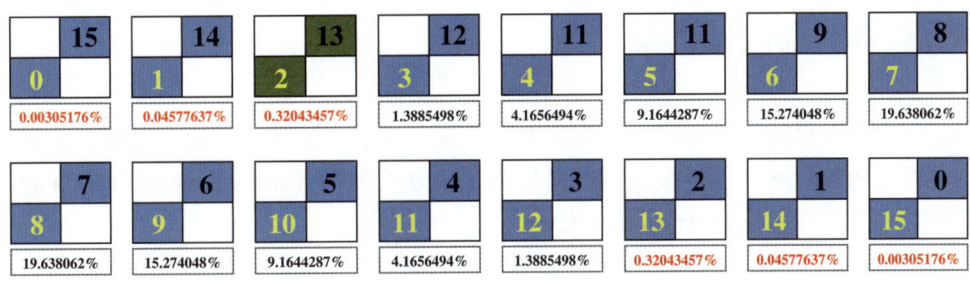

图 5-43 配对四格表数值的所有组合及其概率

- 作出推断

$P < 0.05$。因此，拒绝 H_0，接受 H_1，认为两种方法进行细菌培养的结果不同。

（三）多组率或构成比的比较

多组率与多组构成比的假设检验方法相同。若采用卡方检验，其方法和两组率或两组构成比的方法相同。下面通过一个实例说明。

例 5-27 某研究者随机采集了 3 个地区玉米黄曲霉素污染率，结果如表 5-21 所示。请问 3 个地区黄曲霉素污染率是否存在差异？

表 5-21 3 个地区黄曲霉素污染率比较

地区	未污染	污染	样本量	污染率
A	6	23	29	79.3%
B	30	14	44	31.8%
C	8	3	11	27.3%
合计	44	40	84	47.6%

1．建立假设

H_0：3 个地区黄曲霉素总体污染率相等

H_1：3 个地区黄曲霉素总体污染率不全相等

2．确定检验水准：$\alpha=0.05$。

3．计算统计量

$$\chi^2 = \sum \frac{(A_i - T_i)^2}{T_i}$$
$$= n\left(\sum \frac{A^2}{n_R n_C} - 1\right)$$
$$= 84 \times \left(\frac{6^2}{29 \times 44} + \frac{23^2}{29 \times 40} + \frac{30^2}{44 \times 44} + \frac{14^2}{44 \times 40} + \frac{8^2}{11 \times 44} + \frac{3^2}{11 \times 40} - 1\right)$$
$$= 17.91$$

4. 确定 P 值并作出推断

χ^2 统计量服从自由度为 (3-1)×(2-1)=2 的卡方分布。$P(\chi^2 \geq 17.91) = 1.29 \times 10^{-4} < 0.05$。因此，拒绝 H_0，接受 H_1，认为 3 个地区黄曲霉素总体污染率不全相等。

四、等级资料的假设检验

实际工作中有大量的等级资料，如疾病治疗效果：痊愈、显效、有效、无效。一般把该类介于定量与定性之间的资料称作等级资料，又称有序多分类资料（ordinal categorical data）。本部分主要介绍较为常用的秩和检验（rank sum test）。

秩和检验主要是对数值按等级大小进行编秩，得到秩次（rank）。秩次反映等级的高低。将秩次求和便得到秩和（rank sum）。秩和反映各组等级的分布位置。如图 5-44a 所示，紫色和绿色两个分布的集中位置相近，秩和也相似；图 5-44b 中两个分布集中位置不同，秩和也不同。秩和检验就是通过秩次的排列求出秩和，从而对总体的分布进行假设检验的方法。

1. 完全随机设计

结合案例进行讲解。

例 5-28 某研究者欲评价缺氧条件下猫和兔的生存时间，随机选择了 8 只猫和 12 只兔子开展实验。生存时间（单位：分钟）见表 5-22。

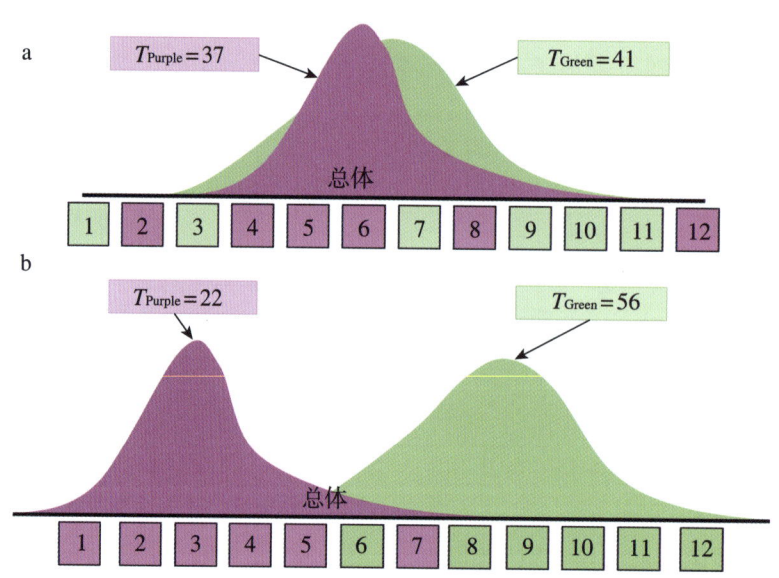

图 5-44 秩和反映总体分布的示意

表 5-22 猫和兔子缺氧条件下的生存时间（单位：分钟）

猫		兔	
生存时间	秩次	生存时间	秩次
25	9.5	14	1
34	13	15	2
44	15	16	3
46	16	17	4
46	17	19	5

续表

猫		兔	
生存时间	秩次	生存时间	秩次
48	18	21	6.5
49	19	21	6.5
50	20	23	8
		25	9.5
		28	11
		30	12
		35	14
$n_1=8$	$T_1=127.5$	$n_2=12$	$T_2=82.5$

虽然生存时间是定量资料，但是由于其不满足均数比较 t 检验的条件，此处姑且将其视为等级资料。首先，将数值从小到大排序，按顺序编秩。数值相同，则取平均秩次。第一组的秩次相加得秩和 T_1，第二组的秩次相加得秩和 T_2。

Wilcoxon 秩和检验的基本思想是：在原假设 H_0 下，两组数据的等级分布相同，则 n_1 样本的实际秩和 T_1 与其理论秩和 $n_1(N+1)/2$ 的差异应该单纯由抽样误差导致，其中 N 为样本总数。该差值一般不会很大，且差值越大的概率越小。若现有样本的实际秩和 T_1 与理论秩和相差很大，则说明从 H_0 规定的总体中随机抽得现有样本及更极端样本的概率 P 很小，如小于等于检验水准 α，则可拒绝 H_0。

本例假设检验的过程如下。

（1）建立假设

H_0：猫和兔的生存时间分布相同

H_1：猫和兔的生存时间分布不同

（2）确定检验水准：$\alpha=0.05$。

（3）计算统计量

一般选样本量较小组的秩和作为统计量，本例 $T=T_1=127.5$。

在 H_0 成立时，T 的理论范围是 58～110。该范围称为 T 界值表，可参考陆守曾、陈峰著作（2022）的相关附表。相关算法可参考吴喜之、赵博娟的专著（2013）。

显然，本例中 $T=127.5$，不在理论范围内。根据图 5-45 可知，只要 T 不在理论范围内，则 $P \leqslant 0.05$。

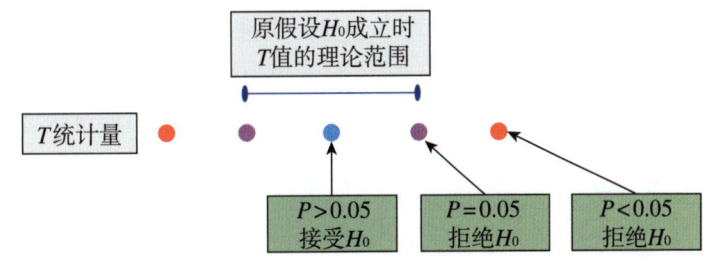

图 5-45　根据 T 值理论范围判断 P 值与检验水准关系的示意

（4）确定 P 值并作出推断

$P<0.05$。因此，拒绝 H_0，接受 H_1，认为猫和兔的生存时间分布不同。

当 $n_1 > 10$ 或 $n_2-n_1 > 10$ 时，T 值已接近均数为 $n_1(N+1)/2$、方差为 $n_1n_2(N+1)/12$ 的正态分布。因此，直接计算 u 值，按标准正态分布界定 P 值并作出推断结论。

$$u = \frac{|T - n_1(N+1)/2| - 0.5}{\sqrt{n_1n_2(N+1)/12}} \qquad \text{（式5-55）}$$

上式要求数据无相同观察值，即无相同秩次（ties）时使用。若相同秩次过多（如超过25%），上式计算的 u 值偏小，应按下式进行校正：

$$u_{corrected} = \frac{u}{\sqrt{C}} \qquad \text{（式5-56）}$$

式中 $C = 1 - \frac{\sum t_j^3 - t_j}{N^3 - N}$，$t_j$ 为第 j 个相同秩次的个数。u 经校正后将略增大，P 值相应减小。

2. 配对设计 结合案例进行讲解。

例 5-29 某研究者想评价新、旧两种方法检测谷草转氨酶的差异，采集了10名志愿者的血标本，并等分为2组，分别用新、旧两法检测。结果如表5-23所示。

表 5-23 新、旧两法检测谷草转氨酶结果比较

样品号	旧法	新法	差值	次序	秩次
1	40	60	−20	8	−8
2	132	142	−10	6	−6
3	212	210	2	1	1.5
4	80	82	−2	2	−1.5
5	38	25	13	7	7
6	212	243	−31	9	−9
7	230	237	−7	5	−5
8	95	100	−5	3	−3.5
9	236	200	36	10	10
10	38	43	−5	4	−3.5

Wilcoxon 配对秩和检验的基本思想是：假定两种方法相同，则样本非0差值由抽样误差所致，其总体分布应以0为中位数，且越接近于0，频数分布越密集；若此假设成立，则样本差值之正秩和及负秩和均应与其理论秩和 $n(n+1)/4$ 比较接近，其中 n 为对子数。若从样本求得一个偏离 $n(n+1)/4$ 很远的 T 值，且其相应的 P 小于检验水准 α 时，根据小概率原理，我们就有理由拒绝 H_0，接受 H_1；反之，若 P 不是太小，则没有理由拒绝 H_0。

本例中两法测得谷草转氨酶的差值不满足配对 t 检验的要求，姑且将其视为等级资料。

（1）建立假设

H_0：两法检测转氨酶差值的总体中位数为0

H_1：两法检测转氨酶差值的总体中位数不为0

（2）确定检验水准：$\alpha=0.05$。

（3）计算统计量

首先，计算旧法与新法的差值。如果差值为0，则将0剔除，不用于后续分析。然后，按绝对值大小排序，赋予秩次。若差值等级相同，则取平均秩次。值得注意的是，另外赋予秩次与差

值相同的符号。

分别求正秩和 T_+、负秩和 T_-，并以 T_+ 或 T_- 作为统计量 T。本例，$T_+=18.5$，$T_-=36.5$。在 H_0 成立时，T 的理论范围是 8～47。显然，无论是 T_+ 或 T_- 均在范围内。

(4) 确定 P 值并作出推断

$P>0.05$。因此，暂不拒绝 H_0，认为两法检测转氨酶效果相同。

当 n 增加时，T 统计量接近均数为 $n(n+1)/4$、方差为 $n(n+1)(2n+1)/24$ 的正态分布。当 $n>50$ 时，近似程度已较高。因此，可按采用正态近似法计算 u 值。

$$u=\frac{|T-n(n+1)/4|-0.5}{\sqrt{n(n+1)(2n+1)/24}} \tag{式5-57}$$

当差值的绝对值相同时，也需要进行统计量的校正：

$$u=\frac{|T-n(n+1)/4|-0.5}{\sqrt{\dfrac{n(n+1)(2n+1)}{24}-\dfrac{\sum t_j^3-t_j}{48}}} \tag{式5-58}$$

式中，t_j 为第 j ($j=1,2,\cdots$) 个相同绝对差值的对子数。

第五节　相关与回归

一、相关分析

(一) 定量资料

1. 直线相关的概念　当两个变量之间出现如下情况：一个变量增大，另一个变量也随之增大（或减少），则称这种现象为共变，提示两个变量有相关关系。当两个变量同时增加或减少，变化趋势是同向的，则两变量之间的关系为正相关（positive correlation）；当一个变量增加，另一个变量却减少，变化趋势相反，则称为负相关（negative correlation）。相关关系分为线性（linear）和非线性（non-linear）两种。此处只讨论线性相关关系。

直线相关系数（linear correlation coefficient）又称 Pearson 相关系数，简称相关系数（correlation coefficient），是表达两个正态分布变量间线性相关的程度和方向的统计量。样本相关系数用符号 r 表示，总体相关系数用希腊字母 ρ 表示。这里 r 是 ρ 的估计值，样本相关系数的计算公式为：

$$r=\frac{\sum(X-\bar{X})(Y-\bar{Y})}{\sqrt{\sum(X-\bar{X})^2\sum(Y-\bar{Y})^2}}=\frac{l_{XY}}{\sqrt{l_{XX}l_{YY}}} \tag{式5-59}$$

相关系数没有量纲，取值范围为 [-1, 1]。相关系数小于 0 为负相关，大于 0 为正相关；相关系数的绝对值等于 1 为完全相关，等于 0 为零相关。相关系数的绝对值越大，表示两变量间的相关程度越密切。图 5-46 左边 4 张图显示了不同程度的线性相关，右边 4 张图展示了没有线性相关的情形。

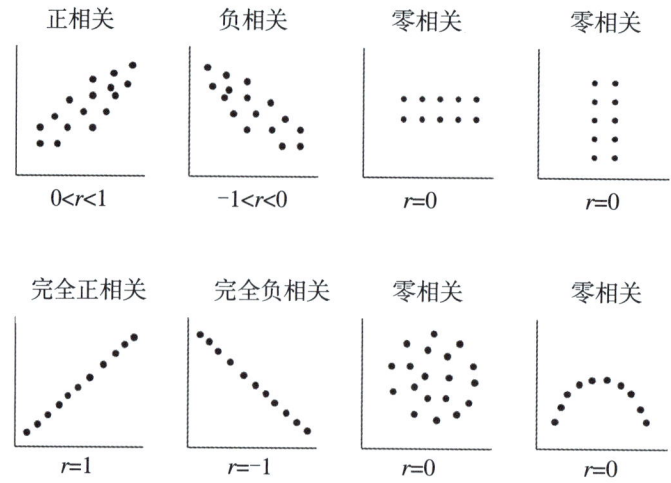

图 5-46 两个变量线性相关的示意图

2. 相关系数的假设检验 样本相关系数 r 是对总体相关系数 ρ 的点估计。由于存在抽样误差,即使从一个相关系数 $\rho=0$ 的总体中随机抽样,样本相关系数 r 也未必等于 0。因此,当计算出 r 值之后,需要进一步通过假设检验判断 r 是否来自 $\rho=0$ 的总体。

相关系数的假设检验用 t 检验,其统计量为:

$$t = \frac{r}{S_r} = \frac{r}{\sqrt{(1-r^2)/(n-2)}} \tag{式5-60}$$

在零假设下,该统计量服从自由度 $v=n-2$ 的 t 分布。

例 5-30 某研究者随机调查获取了 44 名女生的肺活量和身高资料(表 5-24)。请对肺活量和身高进行相关分析。

表 5-24 44 名女生的肺活量和身高资料

身高(cm)	肺活量(L)	身高(cm)	肺活量(L)	身高(cm)	肺活量(L)
155.0	2.20	163.0	2.72	168.0	2.78
155.0	2.65	163.0	2.82	168.0	3.63
155.4	3.06	163.0	3.40	169.4	2.80
158.0	2.40	164.0	2.90	170.0	3.88
160.0	2.30	165.0	3.07	171.0	3.38
160.2	2.63	166.0	3.03	171.0	3.75
161.0	2.56	166.0	3.50	171.5	2.99
161.0	2.60	166.0	3.66	172.0	2.83
161.0	2.80	166.0	3.69	172.0	4.47
161.0	2.90	166.6	3.06	174.0	4.02
161.0	3.40	167.0	3.48	174.2	4.27
161.2	3.39	167.0	3.72	176.0	3.77
162.0	2.88	167.0	3.80	177.0	3.81
162.0	2.96	167.6	3.06	180.6	4.74
162.0	3.12	167.8	3.70		

首先，绘制身高和肺活量的散点图，判断两者间是否存在线性相关关系。如图 5-47 所示，两者存在明显的正相关关系。

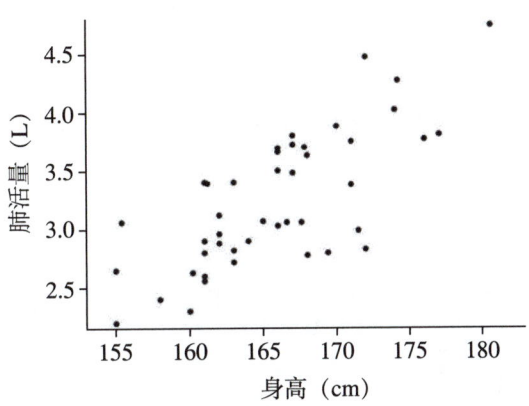

图 5-47　44 名女生肺活量和身高的散点图

女生肺活量和身高的样本相关系数 r 为：

$$r = \frac{l_{XY}}{\sqrt{l_{XX}l_{YY}}} = \frac{108.5369}{\sqrt{1476.7683 \times 14.3758}} = 0.7449$$

进一步，进行相关系数的假设检验。

（1）建立假设

H_0：$\rho = 0$，女生肺活量和身高的总体无线性相关关系

H_1：$\rho \neq 0$，女生肺活量和身高的总体有线性相关关系

（2）确定检验水准：$\alpha = 0.05$。

（3）计算统计量

$$t = \frac{r}{S_r} = \frac{r}{\sqrt{(1-r^2)/(n-2)}} = \frac{0.7449}{\sqrt{(1-0.7449^2)/(44-2)}} = 7.2357$$

t 统计量服从自由度为 $v = 44-2 = 42$ 的 t 分布。

（4）确定 P 值并作出推断

$P(|t| \geq 7.2357, v=42) = 6.70 \times 10^{-9} < 0.05$。因此，拒绝 H_0，接受 H_1，认为女生肺活量和身高的总体有相关关系。

3. 相关系数的区间估计　理论研究表明，从相关系数 $\rho=0$ 的总体中抽样，样本相关系数近似正态分布。从相关系数 $\rho \neq 0$ 的总体中抽样，样本相关系数的分布是偏态的。所以，仅 $\rho=0$ 时，才能对相关系数进行 t 检验。R.A.Fisher（1921）提出的 z 变换法，对相关系数 r 作如下变换：

$$z = \tanh^{-1} r = \frac{1}{2}\ln\left(\frac{1+r}{1-r}\right) \tag{式5-61}$$

z 值近似服从均数为 $0.5\ln[(1+r)/(1-r)]$、标准差为 $1/\sqrt{n-3}$ 的正态分布。因此，可以先估计 z 值的区间。针对 z 值区间上、下限再计算 r 值区间的上、下限，获得总体相关系数 ρ 的置信区间。反变换公式是：

$$r = \tanh z = \frac{e^{2z}-1}{e^{2z}+1} \tag{式5-62}$$

仍以例 5-29 资料举例估算 ρ 的 95% 置信区间。z 值服从正态分布 N（0.9614，1/41）。z 值的区间是：0.6553～1.2675。因此，ρ 的 95% 置信区间是：0.5753～0.8531。该置信区间没有包括 0，同样提示女生肺活量和身高的总体有相关关系。

（二）定性资料

定性资料中，可用 Cramér 修正列联系数 V 以评价两个指标的相关性。

例 5-31　按两种血型系统统计某地区 6094 人的血型分布，结果见表 5-25。两种血型的分布间有无关系？

表 5-25　某地 6094 人按两种血型系统划分结果

ABO 血型	MN 血型			合计
	M	N	MN	
O	431	490	902	1823
A	388	410	800	1598
B	495	587	950	2032
AB	137	179	325	641
合计	1451	1666	2977	6094

Cramér 修正列联系数 V 公式为：

$$V = \sqrt{\frac{\chi^2}{n \times \min(R-1,\ C-1)}} \quad \text{(式5-63)}$$

式中，χ^2 为列联表假设检验 χ^2 统计量，n 为样本含量，$\min(R-1,\ C-1)$ 表示取（行数 –1）或（列数 –1）中的最小值。V 的范围为 0～1，0 表示完全无关，1 表示完全相关。V 只能表示相关程度，并不能表示相关方向。不过因为定性资料的取值是无序多分类的，所以列联系数只需要表示相关程度即可。在本例中

$$V = \sqrt{\frac{\chi^2}{n \times \min(R-1,\ C-1)}} = \sqrt{\frac{8.5952}{6094 \times \min(4-1,\ 3-1)}} = 0.0266$$

列联系数非常小，提示相关程度很弱。对列联系数的假设检验等价于列联表的卡方检验。具体方法参考本章第四节例 5-29。χ^2 统计量服从自由度为 6 的卡方分布，$P(\chi^2 \geq 8.5952) = 0.1977 > 0.05$，提示两种血型无相关关系。

（三）等级资料

等级资料中，常用 Spearman 等级相关系数评价两个指标的相关性。其基本思想是：首先分别对两个指标 X 和 Y 编秩，得到秩次 R_X 和 R_Y；然后视 R_X 和 R_Y 为定量资料，计算 Pearson 相关系数。样本等级相关系数用 r_s 表示，总体等级相关系数用 ρ_s 表示。

例 5-32　某病不同年龄组患者的治疗效果资料如表 5-26 所示，试分析年龄与疗效之间的关系。

表 5-26　某病 170 例不同年龄患者的疗效

患者年龄 X（岁）	疗效 Y			合计
	无效	好转	治愈	
<18	5	32	20	57
18～	30	38	10	78
50～	15	10	10	35
合计	50	80	40	170

患者年龄与疗效的等级相关系数 r_s 为：

$$r_s = \frac{l_{R_X R_Y}}{\sqrt{l_{R_X R_X} l_{R_Y R_Y}}} = \frac{-530.1775}{\sqrt{2076.9231 \times 2076.1243}} = -0.2553$$

当 $n < 50$ 时，假设检验方法参考陆守曾、陈峰的专著（2022）。当 $n > 50$ 时，等级相关系数 r_s 的假设检验同 Pearson 相关系数 r。具体方法参考本节例 5-30。

例 5-32 中，$t=-3.4228$，服从自由度为 168 的 t 分布，$P(|t| \geq 3.4228) = 7.79 \times 10^{-4} < 0.05$。因此，认为患者年龄和疗效总体存在负相关。

值得注意的是，相关关系是一种共变关系，并非因果关系，也不一定有内在联系。如某人喜得千金一枚，在庭前种一棵小树以示纪念。每年测量女儿身高和树高。数年后积累了身高与树高的数据。如果进行相关分析，必得出正相关的结论。显然，身高与树高之间并没有任何"因果关系"。

若要开展因果分析，请参考第六章相关内容及 Pearl. J 的专著（2009）。

二、回归分析

（一）定量资料的线性回归

1. 简单线性回归模型　与相关分析不同，回归分析中两个变量的地位不相同。把一个变量称为自变量（independent variable）或解释变量（explanatory variable），用 X 表示；把另一个变量称为因变量（dependent variable）或反应变量（response variable），用 Y 表示。逻辑是，自变量影响因变量，或反应变量依赖于解释变量。线性关系是两个变量最简单的关系。因此，两个变量的线性回归模型常被称为简单线性回归模型，其形式是：

$$E(Y|X) = a + bX \tag{式 5-64}$$

因为变量 X 与 Y 的关系具有非确定性，所以无法直接建立两个变量实测值的函数关系。在回归模型中，$E(Y|X)$ 是给定 X 时，Y 的总体均数。由此可见，回归模型表达了 $E(Y|X)$ 和 X 的线性函数关系。回归模型由 a、b 两个参数决定。a 为回归直线在 Y 轴上的截距（intercept）或常数项（constant）；b 为回归系数（regression coefficient），即回归直线的斜率（slope）。$b > 0$，表示 Y 随 X 的增加而增加；$b < 0$，表示 Y 随 X 的增加而减少；$b=0$，表示回归直线与 X 轴平行，即 X 与 Y 无回归关系。

2. 回归系数的统计推断直线　回归方程有两个待估系数 a 和 b。经典的估计方法是最小二乘法（least square method），其基本思想是：使得所有实测值 Y 与估计值 $\hat{Y}=a+bx$ 之差的平方和 $\sum(Y-\hat{Y})^2$ 为最小。在此准则下，可得到两个系数的最小二乘估计（least square estimation，LSE）：

$$\hat{b} = \frac{\sum(X-\bar{X})(Y-\bar{Y})}{\sum(X-\bar{X})^2} = \frac{l_{XY}}{l_{XX}} \qquad \text{(式5-65)}$$

$$\hat{a} = \bar{Y} - b\bar{X} \qquad \text{(式5-66)}$$

以例 5-30 资料为例，回归模型的两个系数估计如下。

$$\hat{b} = \frac{l_{XY}}{l_{XX}} = \frac{108.5369}{1476.7683} = 0.0735 \text{（L/cm）}$$

$$\hat{a} = \bar{Y} - b\bar{X} = 3.2405 - 0.0735 \times 165.8068 = -8.9457 \text{（L）}$$

据此，身高与肺活量之间的线性回归方程是：

$$\hat{Y} = -8.9457 + 0.0735X$$

结合案例解释两个回归系数的意义：回归系数 b 为斜率，表示自变量增加一个单位时，应变量的平均改变量。本例中，$b = 0.0735$（L/cm），表示身高每增加 1 cm，女医学生的肺活量平均增加 0.0735 L。本质上是身高（X+1）cm 的女医学生与身高 X cm 的女生相比，前者的肺活量比后者平均多 0.0735 L。

回归系数 a 为截距，表示当 X=0 时，应变量 Y 的总体估计值。从坐标轴上看，a 对应回归直线延伸至 X=0 时与 Y 轴的交点，故称为截距。当 X 不可能等于 0 时，a 没有实际意义。例如，本例身高不可能为 0。

显然，b=0.0735（L/cm）仅提示样本回归系数不为 0，仍需要通过假设检验判断总体回归系数 β 是否为 0。若假设总体回归系数 β 为 0，则样本回归系数 b 对应的 t 统计量为：

$$t = \frac{b}{S_b} \qquad \text{(式5-67)}$$

该统计量服从自由度为 n–2 的 t 分布。式中 S_b 为 b 的标准误：

$$S_b = \frac{S_{Y \cdot X}}{\sqrt{l_{XX}}} \qquad \text{(式5-68)}$$

其中，$S_{Y \cdot X}$ 是剩余标准差（standard deviation about the regression），也称标准估计误差（standard error of estimation），常用于评价回归方程的拟合精度。其计算公式为：

$$S_{Y \cdot X} = \sqrt{\frac{\sum(Y-\hat{Y})^2}{n-2}} \qquad \text{(式5-69)}$$

本例回归系数假设检验过程如下。
（1）建立假设
H_0：$\beta = 0$，女生肺活量和身高的总体无回归关系
H_1：$\beta \neq 0$，女生肺活量和身高的总体有回归关系
（2）确定检验水准：α=0.05。
（3）计算统计量

$$S_{Y \cdot X} = \sqrt{\frac{\sum(Y-\hat{Y})^2}{44-2}} = 0.3903, \quad S_b = \frac{0.3903}{\sqrt{1476.7683}} = 0.01016$$

$$t = \frac{0.0735}{0.01016} = 7.2342$$

t 统计量服从自由度为 $v=44-2=42$ 的 t 分布。

（4）确定 P 值并作出推断

$P(|t| \geqslant 7.2342) = 6.70 \times 10^{-9} < 0.05$。因此，拒绝 H_0，接受 H_1，认为女生肺活量和身高的总体有回归关系。

理论上，相关系数 r 的检验统计量 t_r 和回归系数 b 的检验统计量 t_b 完全相等。本例在公式计算过程中保留小数位数不够充足，导致两个统计量略有出入，但 P 值是相同的。因此，两个变量只要存在线性相关关系，就一定存在线性回归关系。

3. 预测值的置信区间估计　给定 X 时，Y 的总体均数的估计值是 $\hat{Y}$。其标准误是：

$$S_{\hat{Y}} = S_{Y \cdot X} \sqrt{\frac{1}{n} + \frac{(X - \bar{X})^2}{\sum(X - \bar{X})^2}} \qquad \text{（式5-70）}$$

可见，当 $X = \bar{X}$ 时，$S_{\hat{Y}}$ 最小；X 与 $\bar{X}$ 相差越大，$S_{\hat{Y}}$ 越大。因此，离 $\bar{X}$ 越远，总体均数的置信区间就越宽。$100(1-\alpha)\%$ 置信区间是：

$$\hat{Y} \pm t_{n-2, 1-\alpha/2} \times S_{\hat{Y}}$$

欲估计身高是 160 cm 女生肺活量预测值的 95% 置信区间。令 $X=160$，则：

$$\hat{Y} = -8.9457 + 0.0735 \times 160 = 2.8143$$

$$S_{\hat{Y}} = 0.3903 \times \sqrt{\frac{1}{44} + \frac{(160 - 165.8068)^2}{1476.7683}} = 0.0833$$

自由度为 42 的 t 分布双侧尾部面积 0.05 时，对应的 t 界值 $t_{42, 1-0.05/2} = 2.0181$。因此，95% 置信区间是：$2.8143 \pm 2.0181 \times 0.0833$，即 $2.6462 \sim 2.9824$ L。

4. 个体值的容许区间估计　个体值的容许区间就是给定 X 时，Y 的波动范围。其标准差是：

$$S_Y = S_{Y \cdot X} \sqrt{1 + \frac{1}{n} + \frac{(X - \bar{X})^2}{\sum(X - \bar{X})^2}} \qquad \text{（式5-71）}$$

可见，标准差大于标准误。同样，当 $X = \bar{X}$ 时，S_Y 最小；X 与 $\bar{X}$ 相差越大，S_Y 越大。因此，Y 的标准差也是变化的，其容许区间离 $\bar{X}$ 越远就越宽。$100(1-\alpha)\%$ 容许区间是：

$$\hat{Y} \pm t_{n-2, 1-\alpha/2} \times S_Y \qquad \text{（式5-72）}$$

再次估计身高是 160 cm 女生肺活量的 95% 容许区间。令 $X=160$，则：

$$S_Y = 0.3903 \times \sqrt{1 + \frac{1}{44} + \frac{(160 - 165.8068)^2}{1476.7683}} = 0.3991$$

因此，95% 容许区间是：$2.8143 \pm 2.0181 \times 0.3991$，即 $2.0089 \sim 3.6197$ L。

本例中，身高的范围为 $155 \sim 180.6$ cm。如此，可以估计出这个范围内女生肺活量的总体均数、95% 容许区间和 95% 置信区间，并绘制成图 5-48。图中，有 1 条回归线、2 条容许区间线和 2 条置信区间线共计 5 条线，观察点散落在 5 条线上，类似于音乐的五线谱。因此，这类图被称为回归模型的五线谱。

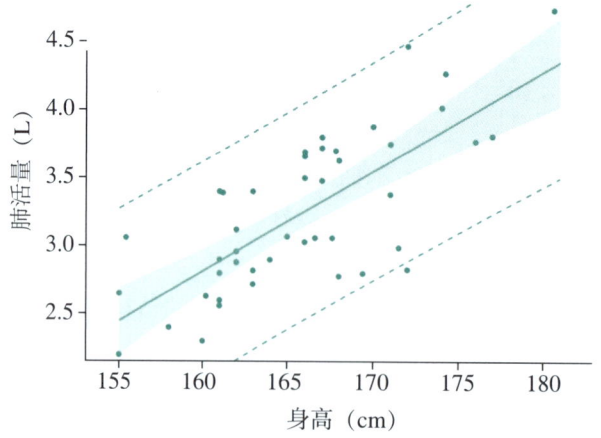

图 5-48　44 名女生肺活量和身高线性回归模型的五线谱

5. 多重线性回归模型　简单线性回归仅描述一个应变量 Y 与一个自变量 X 间的线性回归关系。实际上，影响应变量的因素有很多。例如，女生肺活量不仅受到体重影响，也可能受到胸围、锻炼、遗传等因素的影响。用回归方程描述一个应变量与多个自变量的依存关系，称为多重线性回归（multiple linear regression），也称多因素线性回归（multivariable linear regression），其基本形式为：

$$\hat{Y} = b_0 + b_1 X_1 + b_2 X_2 + \cdots + b_m X_m \quad \text{（式 5-73）}$$

式中 $X_1, X_2, \cdots, X_m$ 为自变量，m 为自变量个数，b_0 为常数项，$b_1, b_2, \cdots, b_m$ 为偏回归系数（partial regression coefficient），简称为回归系数。回归系数 b_1 表示在 $X_2, X_3, \cdots, X_p$ 固定的条件下（等价于控制了上述因素的影响），X_1 每增加一个单位，Y 平均改变 b_1 个单位。b_1 反映了 X_1 对 Y 的局部（partial）效应，偏回归系数由此而得名。因此，多重线性回归是简单直线回归的拓展。

回归方程可以用矩阵表示。令：

$$\mathbf{Y} = \begin{pmatrix} y_1 \\ y_2 \\ \vdots \\ y_n \end{pmatrix}_{n \times 1} \quad \mathbf{X} = \begin{pmatrix} 1 & x_{11} & \cdots & x_{m1} \\ 1 & x_{12} & \cdots & x_{m2} \\ \vdots & \vdots & \cdots & x_{m3} \\ 1 & x_{1n} & \cdots & x_{mn} \end{pmatrix}_{n \times (m+1)} \quad \mathbf{E} = \begin{pmatrix} e_1 \\ e_2 \\ \vdots \\ e_n \end{pmatrix}_{n \times 1} \quad \mathbf{B} = \begin{pmatrix} b_0 \\ b_1 \\ \vdots \\ b_m \end{pmatrix}_{(m+1) \times 1}$$

其中，$\mathbf{Y}$ 是因变量矩阵；$\mathbf{X}$ 为设计矩阵（design matrix）或增广矩阵。它的第 1 列元素均为 1，对应于常数项。$\mathbf{E}$ 是残差（residual）矩阵，对应 $Y - \hat{Y}$；$\mathbf{B}$ 是回归系数矩阵，第一个元素为常数项。包含 m 个自变量的多重线性回归可写为：

$$\mathbf{Y} = \mathbf{XB} + \mathbf{E} \quad \text{（式 5-74）}$$

仍然可以基于最小二乘法进行系数估计。

$$\mathbf{B} = (\mathbf{X}'\mathbf{X})^{-1} \mathbf{X}'\mathbf{Y} \quad \text{（式 5-75）}$$

其中，X′是X的转置矩阵。关于多重线性回归的详细内容请参考其他专著。

6. 模型评价指标　多重线性回归模型拟合优劣程度可用统计量进行评价。常用指标如下。

（1）复相关系数（multiple correlation coefficient）：R^2，又称决定系数（determination coefficient），反映模型的拟合优度（goodness of fit），其值越大越好。R^2 的定义表示回归模型所有自变量可解释的数值变异 $SS_{回归}$ 占总变异 $SS_{总}$ 的比例。从相关的角度看，R^2 反映的是因变量与所有自变量线性组合的综合相关关系，即 Y 与 $\hat{Y}$ 的相关关系。

$$R^2 = \frac{SS_{回归}}{SS_{总}} = 1 - \frac{SS_{误差}}{SS_{总}} \tag{式5-76}$$

复相关系数的缺点是，当回归模型中变量增加时，复相关系数总是增加的，即便所增加的变量无统计学意义。因此，根据 R^2 判断模型优劣时，总是变量最多的方程最好。显然，这不合理。

（2）校正复相关系数（adjusted multiple correlation coefficient）：$R^2_{校正}$，又称修正复相关系数，其意义同复相关系数。公式如下。

$$R^2_{校正} = 1 - \frac{n-1}{n-m-1}(1-R^2) = 1 - \frac{MS_{误差}}{MS_{总}} \tag{式5-77}$$

其中，n 为样本含量；m 为方程中变量数。与 R^2 类似，$R^2_{校正}$ 也反映模型的拟合优度，但增加了对自变量数目的"惩罚"。当有统计学意义的变量进入方程，可使校正复相关系数增加，而当无统计学意义的变量增加到方程中时，校正复相关系数反而减少。$R^2_{校正}$ 衡量方程优劣的标准是：方程中尽可能多地包含有意义的变量，而尽可能少地包含无意义的变量。因此，$R^2_{校正}$ 是最常用的模型评价指标之一。（3）剩余标准差（residual standard deviation）：$S_{Y \cdot X_1 X_2 \cdots X_m}$，又称残差标准差，本质就是残差的标准差。残差的方差又称均方误差，其值越小越好。一般它随回归方程中自变量的增加而减少，但当增加一些无统计学意义的自变量后，剩余标准差反而会增大。这一性质与校正复相关系数相似。因此，$S_{Y \cdot X_1 X_2 \cdots X_m}$ 是另一个常用评价指标。

（4）赤池信息准则（Akaike's information criterion，AIC）：是日本学者赤池提出的，广泛应用于各类模型的自变量筛选及模型的比较。其定义为：

a. 当模型或方程是用最小二乘法估计时：

$$AIC = n \ln \left[S^2_{Y \cdot X_1 X_2 \cdots X_m}(n-m)/n \right] + 2m \tag{式5-78}$$

b. 当模型或方程是用极大似然法估计时：

$$AIC = -2\ln(L) + 2m \tag{式5-79}$$

式中，m 为模型中的参数个数，L 是模型的极大似然函数，n 为样本含量。AIC 由两部分组成，前面一部分反映了回归方程的拟合精度，其值越小越好；后一部分反映了回归中变量数的多少，即模型的复杂程度，实际上也是对自变量个数或模型中参数个数的"惩罚"。因而，AIC 越小越好。其原则与校正复相关系数、剩余标准差等一样。

（5）C_p 统计量：由 C.L. Mallows 提出，其定义如下。

$$C_p = \frac{(n-p-1)MSE_p}{MSE_m} - (n-2p) \tag{式5-80}$$

其中，p 表示模型中参数的个数，MSE_p 是包含 p 个参数的模型的均方误差，MSE_m 是包含所有变量的模型的均方误差。用 C_p 统计量选择最优模型的准则是：选择 C_p 最接近 p 的那个模型。

7. 线性回归模型的应用条件和注意事项

（1）线性回归模型的应用条件：①线性（linear），即 X 和 Y 间的关系为线性关系；②独立（independent），即 n 个观察单位必须是独立的；③正态（normal），即给定 X 后，Y 为正态分布，且均数就是回归线上的点；④等方差（equal variance），又称方差齐性（homoscedasticity），即不同 X 值所对应的 Y 之分布具有相同的方差。

将这 4 个条件的英文首字母组合，简记为 LINE。当只满足第一个条件时，也可以建立回归方程，但回归方程的一些性质不再成立，如前文所述置信区间、假设检验方法等均不再适用。

（2）线性回归模型的注意事项：①做直线回归分析要有实际意义。任何 n 对数据都能计算相关系数，构建回归方程，但不能因此就说明指标间存在内在联系，更不能就此确定存在因果关系。②充分利用散点图。无论相关分析，还是回归分析，必须首先通过散点图判断两变量间的存在线性关系、无离群点等，然后再开展分析。③回归系数的统计学意义。不可根据回归系数假设检验的 P 值判断回归效果的优劣。因为 P 值不仅与回归系数大小有关，还与样本含量多少有关。大样本分析时，不仅要判断回归系数有无统计学意义，更要关注回归系数本身大小。尽管回归系数有统计学意义，但是回归系数太小，可能对模型的贡献也有限。④内插和外推。回归分析与相关分析一样，以当前观察值作为基础，即使 X_0 不是 X 观察值中的某一个值，也可利用回归方程对 Y 进行估计。若 X_0 在 X 的观察范围内，此估计称为内插（interpolation）；若 X_0 在 X 的观察范围之外，此估计称为外推（extrapolation）。通常情况下，容许内插，不宜外推。因为当直线延伸后，两变量间的关系是否仍维持同样的直线关系不得而知。经验告诉我们，两变量在一个较大范围内的关系往往是复杂的，常是曲线关系；而在一个较小范围内则近似呈直线关系。

（二）定性资料的 logistic 回归

1. 多重 logistic 回归 当因变量是二分类变量，如发病（$Y=1$）与不发病（$Y=0$），死亡（$Y=1$）与存活（$Y=0$），发生（$Y=1$）与未发生（$Y=0$）等。此时，用样本率 p 进行统计描述，p 的取值范围为 $0 \sim 1$。1970 年 Cox 引入了 logit 变换（logit transformation），使得因变量与自变量联系起来。设 $P(Y=1|\mathbf{X})$ 表示存在多个影响因素 $\mathbf{X}$ 时事件发生的概率，记为 P。称发生概率 P 与未发生概率（$1-P$）之比为优势（odds），则 logit（P）定义为优势的对数。

$$\text{logit}(P) = \ln\left(\frac{P}{1-P}\right) \tag{式5-81}$$

因此，多重 logistic 回归模型的一般形式是：

$$\text{logit}(P) = b_0 + b_1 X_1 + b_2 X_2 + \cdots + b_m X_m \tag{式5-82}$$

logistic 回归模型还有另外一种常见的表达形式如下。

$$P = \frac{1}{1 + e^{-(b_0 + b_1 X_1 + b_2 X_2 + \cdots + b_m X_m)}} \tag{式5-83}$$

2. 回归系数的解释 logistic 回归模型系数的解释与多重线性回归模型系数的解释相同，即 b_i 表示 X_i 每增加一个单位时，logit（P）的改变量。为了更容易理解，结合一个实例阐述 logit（P）改变量的特殊涵义，使得解释更贴近实际。

例 5-33 某肺癌遗传学研究显示：携带 rs1316298 特定基因型的人群吸烟更容易发生肺癌。

数据如表 5-27 所示。

表 5-27　特殊遗传背景人群吸烟状况与是否肺癌的四格表

是否肺癌（Y）	是否吸烟（X）	
	否（$X=0$）	是（$X=1$）
否（$Y=0$）	1512（a）	949（b）
是（$Y=1$）	802（c）	1422（d）

（1）首先，采用传统方法计算优势比（odds ratio，OR）及95%置信区间。

设 P_0、P_1 分别表示不吸烟组和吸烟组中肺癌的比例，则两组人群肺癌的优势分别是 $P_0/(1-P_0)$、$P_1/(1-P_1)$。因此，吸烟组和不吸烟组人群肺癌的优势之比就是优势比。此处：

$$OR = \frac{P_1/(1-P_1)}{P_0/(1-P_0)} = \frac{d/c}{b/a} = \frac{ad}{bc} = \frac{1512 \times 1422}{949 \times 802} = 2.8250$$

OR 的95%置信区间是：2.5089～3.1809。公式如下。

$$OR \times \exp\left(\pm u_{1-\alpha/2}\sqrt{\frac{1}{a}+\frac{1}{b}+\frac{1}{c}+\frac{1}{d}}\right)$$
$$= 2.8250 \times \exp\left(\pm 1.96 \times \sqrt{\frac{1}{1512}+\frac{1}{949}+\frac{1}{802}+\frac{1}{1422}}\right)$$

（2）然后，采用 logistic 回归分析估计参数，以此说明回归系数与 OR 的关系。

此处先给出统计软件输出的回归模型系数（表 5-28），下文再解释系数估计的算法。可见，经典方法与 logistic 回归的结果完全等价。

表 5-28　特殊遗传背景人群吸烟状况与肺癌 logistic 回归分析结果

指标	回归系数	标准误	u 值	P 值	OR	95% 置信区间	
X	1.0385	0.0605	17.15	<0.001	2.8250	2.5089	3.1809
常数项	−0.6341	0.0437	−14.52	<0.001			

logistic 回归模型是：

$$\text{logit}(P) = -0.6341 + 1.0385X$$

$$P = \frac{1}{1+e^{-(-0.6341+1.0385X)}}$$

根据 OR 的定义及 logit 的定义，对 OR 求对数，得

$$\ln(OR) = \ln\left[\frac{P_1/(1-P_1)}{P_0/(1-P_0)}\right] = \text{logit}(P_1) - \text{logit}(P_0)$$
$$= (b_0 + b_1 \times 1) - (b_0 + b_1 \times 0) = b_1 \times (1-0) = b_1$$

可见，X 的 $OR = e^{b_1}$。本例，$e^{1.0385} = 2.8250$。

当 X 是连续性变量时，OR 表示 X 每增加 1 个单位，事件发生的风险是原先的 $OR = e^{b_1}$ 倍：

$$\ln(OR) = \ln\left[\frac{P_1/(1-P_1)}{P_0/(1-P_0)}\right] = \text{logit}(P_1) - \text{logit}(P_0)$$
$$= [b_0 + b_1 \times (X+1)] - (b_0 + b_1 \times X) = b_1$$

3. 回归系数的统计推断 设因变量为 Y，自变量为 $X=\{X_1, X_2, \cdots, X_m\}$。为方便起见，记常数项为 $X_0=1$，系数为 b_0，样本量为 n。则根据 logistic 回归的定义，有

$$Y=1 \text{ 时}: P(Y=1|\mathbf{X}) = \frac{\exp\left(\sum_{j=0}^{m} b_j X_j\right)}{1+\exp\left(\sum_{j=0}^{m} b_j X_j\right)}, \quad Y=0 \text{ 时}: P(Y=0|\mathbf{X}) = \frac{1}{1+\exp\left(\sum_{j=0}^{m} b_j X_j\right)}$$

上述两式可统一表达为

$$P(Y=Y_i|\mathbf{X}) = P(Y=1|\mathbf{X})^{Y_i} \times P(Y=0|\mathbf{X})^{1-Y_i} = \left[\frac{\exp\left(\sum_{j=0}^{m} b_j X_{ij}\right)}{1+\exp\left(\sum_{j=0}^{m} b_j X_{ij}\right)}\right]^{Y_i} \left[\frac{1}{1+\exp\left(\sum_{j=0}^{m} b_j X_{ij}\right)}\right]^{1-Y_i}$$

（式5-84）

则似然函数为

$$L = \prod_{i=1}^{n} \left[\frac{\exp\left(\sum_{j=0}^{m} b_j X_{ij}\right)}{1+\exp\left(\sum_{j=0}^{m} b_j X_{ij}\right)}\right]^{Y_i} \left[\frac{1}{1+\exp\left(\sum_{j=0}^{m} b_j X_{ij}\right)}\right]^{1-Y_i} = \prod_{i=1}^{n} \frac{\left[\exp\left(\sum_{j=0}^{m} b_j X_{ij}\right)\right]^{Y_i}}{1+\exp\left(\sum_{j=0}^{m} b_j X_{ij}\right)} \quad （式5-85）$$

对数似然函数为

$$\ln(L) = \sum_{i=1}^{n} \left\{ Y_i \sum_{j=0}^{m} b_j X_{ij} - \ln\left[1+\exp\left(\sum_{j=0}^{m} b_j X_{ij}\right)\right] \right\} \quad （式5-86）$$

对系数 b_j 求一阶导数

$$\frac{\partial \ln(L)}{\partial b_j} = \sum_{i=1}^{n} \left\{ Y_i X_{ij} - \frac{X_{ij} \exp\left(\sum_{j=0}^{m} b_j X_{ij}\right)}{1+\exp\left(\sum_{j=0}^{m} b_j X_{ij}\right)} \right\} \quad （式5-87）$$

令一阶导数等于 0，可得参数 b_j 的极大似然估计值。

对数似然函数的二阶混合偏导数为：

$$\frac{\partial^2 \ln(L)}{\partial b_j \partial b_k} = -\sum_{i=1}^{n} \frac{X_{ij} X_{ik} \exp\left(\sum_{j=0}^{m} b_j X_{ij}\right)}{\left[1+\exp\left(\sum_{j=0}^{m} b_j X_{ij}\right)\right]^2} \quad （式5-88）$$

据此可求得信息矩阵（information matrix），其第 j 行第 k 列元素取值如式 5-88 所示。信息矩阵负数的逆矩阵为参数的方差-协方差矩阵。

根据参数的极大似然估计值及其方差（或标准误），可通过 Wald 检验法对参数进行假设检验。在例 5-33 中，通过 Wald 检验比较回归系数与 0 的差别，其检验统计量为：

$$u = \frac{b}{S_b} = \frac{1.0385}{0.0605} = 17.1653$$

u 服从标准正态分布。因为 $u > 1.96$，所以 $P < 0.05$。

实际上，线性回归和 logistic 回归都属于广义线性回归（generalized linear regression model, GLM）的一种特例。根据变量的类型，选择合适的链接函数（link function），GLM 能够建立适用于多种场景的模型。详细内容参考陈峰（2018）的专著。

第六节 生存分析

生存分析（survival analysis）方法广泛应用在与寿命类似的时间结局变量的研究中，我们将这类时间结局的观测统称为生存时间（survival time）或者事件发生时间（time-to-event），亦或失效时间（failure time）。这里，生存时间的概念是广义的，不仅仅局限于寿命的时间。例如，生存时间可以是患者手术治疗结束到某个不良反应事件发生的时间，即预后不良反应出现的时间长度；还可以是一个人 50 岁开始算起到确诊阿尔兹海默病的时间等。

抽象地说，生存时间为从选定时刻开始到某种事件出现的时间长度。生存时间是非负随机变量。生存分析研究的问题种类很多，包括寿命分布的估计和比较，平均寿命、1 年生存率、3 年生存率和 5 年生存率等特征量的估计，生存因素和预后因素的识别和影响等。

因为失踪、失访、项目截止、非连续观测等原因，我们经常遇到不完全观测的生存数据。例如，观测不到事件的确切发生时间，只观测到在某个已知时间点上事件尚未发生。由于未观测到事件确切的发生时间，给数据分析带来了挑战，使问题变得复杂，这反过来也促成了生存分析研究自身的特色，最终使得生存分析成为统计学和生物统计学的一个重要分支。生存分析方法不仅用在生物医学研究中，也广泛应用于健康保险精算、评估医疗产品质量与可靠性等众多领域。

一、右删失数据

所谓右删失数据（right-censored data）是指在最后一次观测时间点 C 处，没有观测到感兴趣的结局事件的发生，也就是说事件应该是在时间点 C 后将来某个时间点发生的（图 5-49）。在医学研究中，右删失数据是常见的数据类型。实际问题中，往往既存在事件确切观测值，也存在一定比例的右删失观测。需要特别注意的是，由于右删失的个体通常是事件发生需要较长时间的个体，通过丢弃删失数据来获得简单估计的方法往往会损失一些有价值的信息，进而得到有偏的结论。

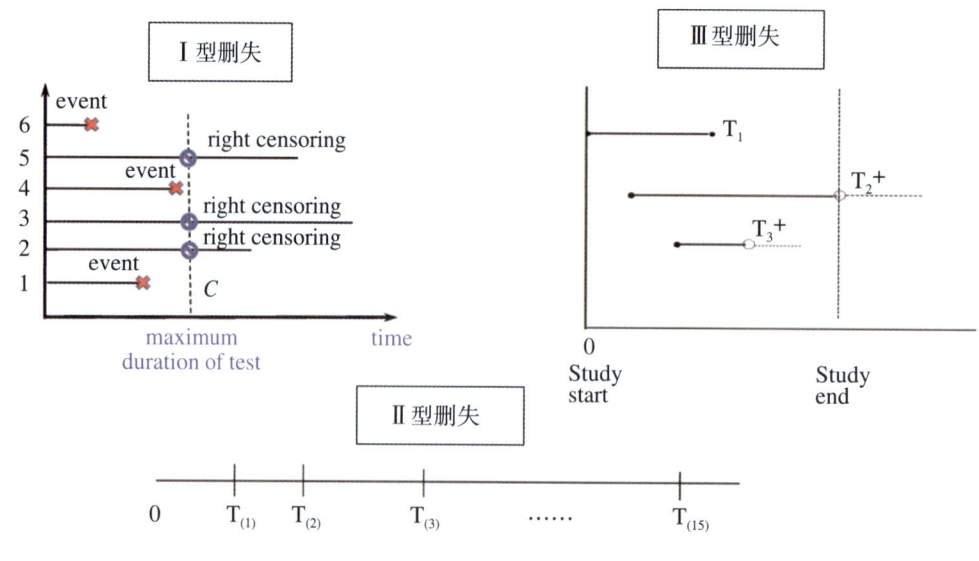

图 5-49　Ⅰ、Ⅱ、Ⅲ型右删失数据的示意图

根据数据获取方式，通常把右删失数据分为Ⅰ型、Ⅱ型和Ⅲ型右删失数据。

1．Ⅰ型右删失数据　在生物寿命实验中，对研究对象同时开始观测，到事先设定好的时间点就停止实验。实验结束时，有些生物对象在实验期间发生了死亡，有些在截止观测时间仍然存活。这样的数据称为Ⅰ型右删失数据，也称为定时删失数据。

2．Ⅱ型右删失数据　如果我们的生物实验不是按照规定好的时间停止，而是规定在观测到一定数量的生物死亡后停止，这样的数据称为Ⅱ型右删失数据，也称为定数删失数据。

3．Ⅲ型右删失数据　在医学临床试验（clinical trial）中，进入项目的患者往往不是同时进入，对于在研究期间死亡的患者，我们能够观测到他们的确切生存时间，有些患者在观测截止时仍然存活。这样的数据称为Ⅲ型右删失数据，也称为随机删失数据。

在医学临床试验中，受试者的观测可能会因为不同的原因发生删失。

（1）由于经费或时间等原因，临床试验在感兴趣的结局事件发生之前就结束了，导致观测不到确切的发生时间，这也被称为行政删失（administrative censoring）。按删失定义划分，行政删失是属于Ⅰ型右删失。例如，某地一项研究人群阿尔兹海默病发病率的队列研究，由于经费有限，该研究项目只能持续追踪受访者 20 年，然而有些受访者，在这 20 年研究期间直到研究结束，也没有发病。这样的删失时间观测通常独立于事件的失效过程（failure process），也就是事件发生时间的随机过程。

（2）由于受访者随机失访（loss to follow-up），如受访者移民、意外死亡等原因，导致观测不到感兴趣事件的确切发生时间，因此只知道该受访者在最后一次观察时感兴趣的结局事件还没有发生，这种观测通常属于Ⅲ型右删失数据。

（3）试验对象或受试者决定中途退出试验（withdrawal from study），例如，药物临床试验中，由于试验组或对照组中的受试患者因为病情恶化或者受试对象接受新治疗后完全康复，出于人道主义或者医学伦理因素的考虑，受试患者已不适合继续进行试验，不得不中途退出试验，进而导致结局事件的观测发生删失。

例 5-34　[急性髓系白血病（AML）数据]　考虑一项用于评价急性髓系细胞白血病维持化疗疗效的临床试验研究的初步试验结果，这项研究由斯坦福大学的 Embury 等（1977）主持进行，患者通过化疗达到缓解状态后进入研究，并被随机分为两组。第一组接受维持性化疗，第二组即对照组不接受维持性化疗。试验的目的是观察维持性化疗是否能延缓患者 AML 复发的时间。观测数据见表 5-29，表中带加号"+"的数据均表示右删失观测数据。

表 5-29　两组患者在维持性化疗后完全缓解的时间

分组	完全缓解的时长（单位：周）
试验	9、13、13+、18、23、28+、31、34、45+、48、161+
对照	5、5、8、8、12、16+、23、27、30、33、43、45

思考：如何分析例 5-34 中的删失数据？上面介绍的删失数据有何不同？实际中，如果忽略删失数据，不考虑删失的存在，可不可以？下面，我们先以一个简单的右删失模拟数据为例介绍一下右删失数据在不同处理下的差异。

例 5-35　假设感兴趣事件的失效时间 T 的分布为离散分布，只取两个值，不妨设 T 的取值分别为 $T=1$ 和 $T=3$，概率分布列为 $\Pr(T=1)=\Pr(T=3)=0.5$，假设研究截止日期设为 $\tau=2$，那么在研究截止前无法观测到 $T=3$，只观测到在 $C=2$ 时事件尚未发生，因此 $C=2$ 是右删失观测。我们感兴趣的是估计 T 的均值。在该例中，对比以下两种处理方式：①忽略删失的存在，把删失数据当成是普通的完全观测数据，直接做分析；②意识到删失数据的存在，但是仍然将这部分删失数据剔除，再做分析（表 5-30）。结果如下。

表 5-30　不同处理删失观测的方式下 $E(T)$ 的估计值比较

	真值	忽略删失	剔除删失
$E(T)$	2.0	1.5	1.0

结果显示，忽略删失和剔除删失数据均会产生较大估计偏差，确切地说，在该例中是严重低估真值。例 5-35 的计算机模拟结果告诉我们有必要研究并发展针对删失数据的分析方法，以提高删失数据分析准确度和统计推断的精度。

二、描述事件发生风险和分布的几个概念

设描述感兴趣事件失效的时间（failure time）T 为非负（连续）随机变量，定义它的累积分布函数（cumulative distribution function，CDF）为 $F(t)=\Pr(T\leq t)$，$t\geq 0$。记 T 的分布密度函数（density function）为 $f(t)$。

对于 T 为离散时间的情形，使用离散分布和离散概率分布列来描述 T 的分布规律。如果是离散与连续混合的情形，可以使用斯蒂尔斯积分（Stieltjes integration）的广义表示方法来定义分布函数和密度函数。实际应用中，T 的分布有不同的刻画方式。在生存分析中，最常用的是生存函数和风险函数。

定义 5-10　生存函数（survival function）定义为 T 大于给定值 t 的概率，即

$$S_T(t)=\Pr(T>t)=1-F(t),\ 0\leq t<+\infty \quad \text{(式 5-89)}$$

简记 $S_T(t)$ 为 $S(t)$。由定义 5-10 可知，生存函数是单调不增的右连续函数，满足 $S(0)=1$，$\lim_{t\to+\infty}S(t)=0$。不同于累积分布函数 $F(t)$，$S_T(t)$ 度量的是整体分布右侧的概率，更适合用于右删失数据的情形，也更方便用于临床医学中患者生存概率的刻画。

定义 5-11　风险函数（hazard function）的定义为

$$\lambda(t)=\lim_{\Delta t\to 0^+}\frac{1}{\Delta t}P(t\leq T<t+\Delta t\,|\,T\geq t) \quad \text{(式 5-90)}$$

风险函数的解释是生存时间 T 大于某时刻 t 的个体在 t 值附近单位时间内结局事件发生的条件概率瞬时变化率。$\lambda(t)$ 取值非负，它是比例，不是一个概率值，$\lambda(t)$ 取值可以大于1。**风险函数**在 t 时刻的值越大，表示生存个体在 t 时刻结局事件发生的风险越高。

风险函数与密度函数和生存函数之间的关系如下：

$$\lambda(t) = \lim_{\Delta t \to 0^+} \frac{1}{\Delta t} P(t \leq T < t + \Delta t | T \geq t) = \lim_{\Delta t \to 0^+} \frac{1}{\Delta t} \frac{P(t \leq T < t + \Delta t)}{P(T \geq t)} = \frac{f(t)}{S(t)} \quad (\text{式}5\text{-}91)$$

上式稍作调整，可以改写成：$f(t) = \lambda(t) S(t)$。这是一个非常有用的关系式，下文中会多次用到。

定义 5-12 累积风险函数（cumulative hazard function）的定义为

$$\Lambda(t) = \int_0^t \lambda(s) \, ds \quad (\text{式}5\text{-}92)$$

累积风险函数和生存函数具有如下关系

$$S(t) = \exp\{-\Lambda(t)\} \quad (\text{式}5\text{-}93)$$

推导如下：已知 $\lambda(t) = \dfrac{-d}{dt} \log S(t)$，两边同时在 $(0, t)$ 积分可得：

$$\Lambda(t) = -\int_0^t d \log S(u) \Rightarrow S(t) = \exp\{-\Lambda(t)\} \quad (\text{式}5\text{-}94)$$

式 5-93 建立了生存函数与**累积风险函数**之间的关系式，因此，未来关于生存函数的研究或统计建模可以转化为**风险函数**或者**累积风险函数**的研究或建模。**累积风险函数**是取值在 $[0, +\infty)$ 的单调递增函数，在统计建模时具有很好的性质，所以应用广泛。

三、生存分析的研究目标

生存分析是对感兴趣事件的发生时间的分析和研究，主要研究目标有三类。

1. 估计感兴趣事件发生时间的分布函数，探索事件发生时间的分布规律。利用生存数据评估或预测未来事件发生的概率大小或者事件发生的**风险函数**取值，即发生风险的大小。

2. 基于观测数据，比较或检验不同研究组（或干预组）生存结局的生存函数（生存曲线）或风险函数的统计学差异。

3. 探究解释变量 X 与生存时间 T 之间的关系，特别是通过建立统计学模型来刻画它们之间的关联关系，量化不同解释变量对生存结局发生时间 T 的影响，进而用于预测或干预性量化研究。

四、乘积限估计

下面介绍独立右删失机制下，估计生存函数的一种常用非参数估计方法——乘积限估计（product limit estimator），也就是著名的 Kaplan-Meier（K-M）估计。

假设我们研究肺癌患者在接受某种治疗后几年内的生存概率，为此，我们对 n 名患者治疗后的生存时间 T 进行了随访观测。由于临床研究的时间跨度有限，加上部分患者因失访等原因无法观测到确切的死亡时间，只观测到死亡结局在最后一次随访时尚未发生，即观测到右删失时间

C。令 $\delta = I\,(T \leqslant C)$，则可获得观测数据如下。

$$\{(y_1, \delta_1), (y_2, \delta_2), \cdots, (y_n, \delta_n)\}$$

其中，$\delta_i=1$ 时 $y_i=t_i$，表示观测到治疗后的确切死亡时间；$\delta_i=0$ 时 $y_i=c_i$，表示在时刻 c_i，患者还处于生存状态，死亡结局应该在大于 c_i 的某个未来时刻发生。

将 $y_1, \cdots, y_n$ 按由小到大排序，特别地，如果一个删失观测 C 和一个结局观测 T 的值相同，则将 T 的值排在 C 的值之前，得到 $y_{(1)} \leqslant y_{(2)} \leqslant \cdots \leqslant y_{(n)}$，对应上述排序顺序，可定义 $\delta_{(i)}$ 为对应于 $y_{(i)}$ 的 δ 值。设 $R(t)$ 表示在时刻 t 的风险集，也即在时刻 t 结局尚未发生的个体集合。以死亡结局为例，记：

$n_i = \# R(y_{(i)})$，其中，# 表示集合中患者的人数，$\# R(y_{(i)})$ 表示 $y_{(i)}$ 时刻存活且处于死亡风险中的总人数

$d_i =$ 在时刻 $y_{(i)}$ 观测到死亡发生的例数

$p_i = \Pr(T > t_i | T > t_{i-1})$

$\quad = \Pr(\text{活过区间 } I_i = (t_{i-1}, t_i] \mid \text{在 } t_{i-1} \text{ 活着})$

$\quad = 1 - \Pr(\text{在区间 } I_i \text{ 内死亡} \mid \text{在 } t_{i-1} \text{ 活着})$

$\quad = 1 - \lambda_i \approx 1 - d_i / n_i$

假设观测数据中没有结点（ties），即 $y_1, \cdots, y_n$ 中没有值相等的观测点。Kaplan 和 Meier（1958）提出了如下的乘积限估计。

$$\hat{S}(t) = 1 \cdot 1 \cdot 1 \cdot \left(1 - \frac{d_1}{n_1}\right) \cdot \left(1 - \frac{d_2}{n_2}\right) \cdot 1 \cdot 1 \cdots \left(1 - \frac{d_i}{n_i}\right) = \prod_{j: t_j \leqslant t} \left(1 - \frac{d_j}{n_j}\right)^{\delta_j} \quad \text{（式5-95）}$$

用于估计感兴趣结局事件发生时间 T 的生存函数。上式简称为 PL（product limit）估计，因为是 Kaplan 和 Meier 首次提出，又名 K-M 估计（Kaplan-Meier estimator）。

为什么上述 K-M 估计可以估计真实的生存函数呢？直观想，假设依据观测时间 $y_1, \cdots, y_n$ 由小到大的排序，记为 $\{y_{(i)}: i = 1, \cdots, n\}$，将时间轴划分成一系列时间区间，如图 5-50 所示。如果任意事件发生时间 $T=t$ 必定落入某个区间 $I_k = (y_{(k-1)}, y_{(k)}]$，则 $y_{(k-1)} < t \leqslant y_{(k)}$。

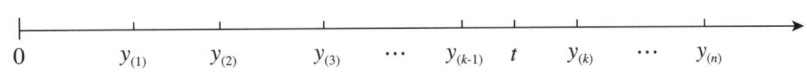

图 5-50　观测数据的区间划分

因此，利用条件概率公式可得，在 t 时刻结局（死亡）尚未发生（也即存活）的概率，也就是 t 时刻的生存概率，可以表示为

$$\begin{aligned} S_T(t) &= \Pr(T > t) \\ &= \Pr(T > t | T > y_{(k-1)}) \Pr(T > y_{(k-1)} | T > y_{(k-2)}) \cdots \Pr(T > y_{(3)} | T > y_{(2)}) \\ &\quad \times \Pr(T > y_{(2)} | T > y_{(1)}) \Pr(T > y_{(1)} | T > y_{(0)}) \Pr(T > y_{(0)}) \\ &= 1 \cdot p_{(k-1)} \cdot p_{(k-2)} \cdots p_{(3)} \cdot p_{(2)} \cdot p_{(1)} \cdot \Pr(T > y_{(0)}) \end{aligned}$$

其中，当 $k=1$ 时，$y_{(0)} = 0$。最后一项 $\Pr(T > 0) = S_T(0) \equiv 1$，换句话说，在初始 0 时刻，研究随访的患者全都健在，没有死亡结局事件发生，即生存概率 $\equiv 1$。对于每个 $p_{(i)}$，其估计值或者等于 1（实际数据中区间 $I_i = (y_{(i-1)}, y_{(i)}]$ 内没有观测到任何个体的事件发生时，也即 $\delta_{(i)} = 0$），或者

等于 $1-\dfrac{d_i}{n_i}$（实际数据中区间 $I_i=(y_{(i-1)},y_{(i)}]$ 内，观测到了事件的发生，即 $\delta_{(i)}=1$，设该区间内共有 n_i 个个体，其中观测到 d_i 个发生了事件）。进一步整理后可得

$$\hat{S}(t) = \prod_{j:t_j\leqslant t}\left(1-\dfrac{d_j}{n_j}\right)^{\delta_j} \qquad (式5\text{-}96)$$

由此可得 K-M 估计的计算公式，另外，K-M 估计的公式也可以利用非参数极大似然估计（non-parametric maximum likelihood estimate）方法获得，该内容略过。下面通过两个实际例子的计算来帮助大家掌握 K-M 估计的计算过程。

例 5-36（例 5-34 续） 记 T 为癌症治疗预后复发的时间，$S(t)$ 表示 T 的生存函数，表 5-31 给出了 K-M 估计的计算细节。

表 5-31　K-M 估计的计算过程

排序	$y_{(i)}$	$\delta_{(i)}$	d_i	n_i	$\lambda_i=d_i/n_i$	$\hat{S}(y_{(i)})$
0	0	0	0	10	0.000	$\hat{S}(0)=1.000$
1	2	1	1	10	0.100	$\hat{S}(2)=\hat{S}(0)\times(1-0.1)=0.9$
2	5	0	0	9	0.000	$\hat{S}(5)=\hat{S}(2)\times(1-0)=0.9$
3	8	1	1	8	0.125	$\hat{S}(8)=\hat{S}(5)\times(1-0.125)=0.788$
4	12	0	0	7	0.000	$\hat{S}(12)=\hat{S}(8)\times(1-0)=0.788$
5	15	1	1	6	0.167	$\hat{S}(15)=\hat{S}(12)\times(1-0.167)=0.656$
6	21	0	0	5	0.000	$\hat{S}(21)=\hat{S}(15)\times(1-0)=0.656$
7	25	1	1	4	0.250	$\hat{S}(25)=\hat{S}(21)\times(1-0.250)=0.492$
8	29	1	1	3	0.333	$\hat{S}(29)=\hat{S}(25)\times(1-0.333)=0.328$
9	30	0	0	2	0.000	$\hat{S}(30)=\hat{S}(29)\times(1-0)=0.328$
10	34	1	1	1	1.000	$\hat{S}(34)=\hat{S}(30)\times(1-1)=0.000$

根据表 5-31 的计算结果可知，$\hat{S}(t)$ 为单调不增的阶梯函数，且只在 $\delta_{(i)}=1$ 的 $y_{(i)}$ 值上有跳跃，在 $\delta_{(i)}=0$ 的 $y_{(i)}$ 值处不发生改变。因此，K-M 估计计算过程中，只需计算有事件发生（$\delta=1$）的时间点上的估计值。

现在，假设我们已经得到了 $S(t)$ 在每个时间点 t 处的估计值，为了方便对生存函数的估计进行统计推断，我们还需要计算每一点处 K-M 估计值的方差。这就需要用到著名的 Greenwood 方差计算公式。

$$\hat{\sigma}_G^2(t)=\hat{S}(t)^2\sum_{j:t_j\leqslant t}\dfrac{d_j}{n_j(n_j-d_j)} \qquad (式5\text{-}97)$$

该方差公式的推导也可以通过非参数极大似然估计方法获得，本书略过。根据 Breslow & Crowley（1974）的结论，我们可以构造任意给定时间点生存函数估计值的 95% 置信区间 $\hat{S}(t)\pm1.96\cdot\hat{\sigma}_G(t)$。可以注意到，$S(t)$ 的取值应该严格限定于 [0, 1]，但是上述置信区间的构造方式不能保证其区间端点值也能限定在 [0, 1]。为解决该问题，通常的做法是先构造生存函

数的单调变换，例如 log $S(t)$ 或 log $[-\log S(t)]$ 的 $(1-\alpha)$ 100% 置信区间，再反解，获得 $S(t)$ 的 $(1-\alpha)$ 100% 置信区间，即

（1）log 变换

$$\exp\left(\log \hat{S}(t) \pm 1.96 \cdot \hat{\sigma}_G(t) \cdot \hat{S}^{-1}(t)\right) \qquad (式5\text{-}98)$$

（2）log（-log）变换

$$CI\{S(t)\} = \left\{\exp(-e^{\log[-\log \hat{S}(t)] - 1.96 \cdot \frac{\hat{\sigma}_G(t)}{\hat{S}(t) \cdot \log \hat{S}(t)}}), \exp(-e^{\log[-\log \hat{S}(t)] + 1.96 \cdot \frac{\hat{\sigma}_G(t)}{\hat{S}(t) \cdot \log \hat{S}(t)}})\right\} \qquad (式5\text{-}99)$$

当然，还可以利用 logit 变换，即 log $[S(t) / (1- S(t))]$ 来构造生存函数的置信区间，在此略过。使用 R 软件中 survival 软件包的 survfitKM () 或 survfit ()，可以很方便实现 K-M 估计的数值计算、不同变换下的置信区间估计，还能快速实现作图。

例 5-37（例 5-34 续） 以 AML 数据为例，计算用 R 代码如下，画图结果如图 5-51 所示。

```
> library (survival)
> dat <- data.frame (week=c (9, 13, 13, 18, 23, 28, 31, 34, 45, 48, 161),
+           status=c (1, 1, 0, 1, 1, 0, 1, 1, 0, 1, 0)) ;
> Surv (time=dat$week, event=dat$status)
  [1]  9  13  13+  18  23  28+  31  34  45+  48  161+
> km.fit = survfit (Surv (week, status) ~1, data=dat, conf.type='log-log')
> km.fit
Call：survfit (formula = Surv (week, status) ~ 1, data = dat)
    n    events    median   0.95LCL   0.95UCL
    11     7        31        18       NA
> summary (km.fit) # survival is the estimated S (t)
Call：survfit (formula = Surv (week, status) ~ 1, data = dat)
 time  n.risk  n.event  survival  std.err  lower 95% CI  upper 95% CI
   9     11       1     0.909    0.0867      0.7541         1.000
  13     10       1     0.818    0.1163      0.6192         1.000
  18      8       1     0.716    0.1397      0.4884         1.000
  23      7       1     0.614    0.1526      0.3769         0.999
  31      5       1     0.491    0.1642      0.2549         0.946
  34      4       1     0.368    0.1627      0.1549         0.875
  48      2       1     0.184    0.1535      0.0359         0.944
> library(survminer)
> ggsurvplot(fit = km.fit, xlab="Time until relapse (in weeks)", ylab="Probability in remission")
```

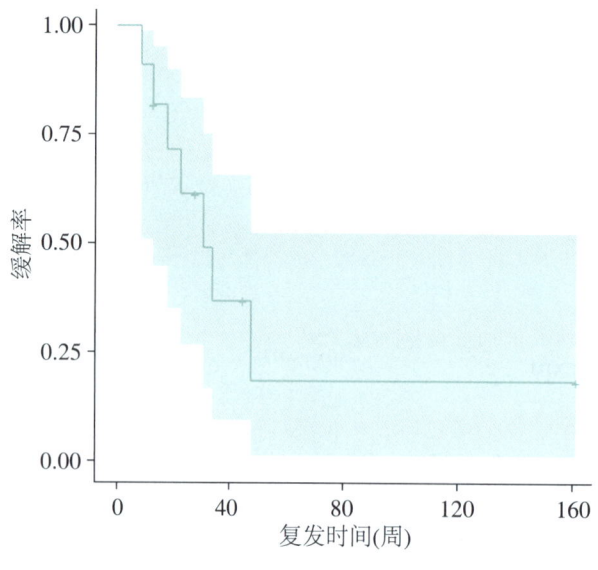

图 5-51　K-M 估计曲线

五、生存分布或生存曲线的比较

上面，我们介绍了生存函数的 K-M 估计方法，给出了生存曲线的非参数估计。我们注意到，实际临床医学研究中常需要对接受不同干预方法或药物治疗的患者的预后效果进行对比和评价，这可以通过对不同干预或治疗组患者关键结局的生存分布或生存曲线的差异比较来实现。利用作图比较生存曲线可以肉眼粗略判别曲线的差异，但是有时仅凭图像下结论过于主观，不能判断差异是显著的还是由数据的抽样误差造成的。因此还需要进行统计假设检验。

（一）两样本对数秩检验

设临床试验中，对照组与处理组观测的连续样本数据为

$$\{(Y_{i,j}, \Delta_{i,j}): Y_{i,j}=\min(T_{i,j}, C_{i,j}), \Delta_{i,j}=I(T_{i,j} \leqslant C_{i,j}), j=1, \cdots, n_i\}$$

其中，$i=0$ 表示对照组，$i=1$ 表示处理组。假设 $\{T_{i,j}\}$ 与 $\{C_{i,j}\}$ 相互独立。记 $T_{0,j}$ 和 $T_{1,j}$ 的生存函数分别为 $S_0(t)$ 和 $S_1(t)$。

考虑如下原假设

H_0：$S_0(t) \equiv S_1(t)$，$t \geqslant 0 \Leftrightarrow$ 两组结局的生存分布相同，即处理效果无差异

对应可能的备择假设是

（1）H_1：存在 t 使得 $S_1(t) > S_0(t) \Leftrightarrow$ 处理组比对照组更有效

（2）H_1：存在 t 使得 $S_1(t) < S_0(t) \Leftrightarrow$ 对照组比处理组更有效

（3）H_1：存在 t 使得 $S_1(t) \neq S_0(t) \Leftrightarrow$ 两组效果的生存分布存在差异

前两个是单边备择假设，最后一个是双边备择假设（two-sided alternative）。为了检验两组的治疗效果有无差异，下面介绍生存分析中使用最广泛的一类检验方法——两样本对数秩检验（log-rank test for two samples）。对数秩检验的检验统计量分为两类，一种是 Z 检验，另一种是 χ^2 检验。Z 检验是由 Nathan Mantel 提出的最原始的对数秩检验，统计软件中较常用的是 χ^2 检验。

两样本对数秩检验的构造利用了超几何分布（hypergeometric distribution）的原理。考虑在给定的 t 时刻，不妨设 $t \in \{t_1, \cdots, t_k\}$，两组中的事件发生数（或者失效数、死亡数）和生存数

（事件尚未发生的样本个体数）如表 5-32 所示。

表 5-32 在 t 时刻两组数据的事件数列联表

	处理组	对照组	合计
事件发生数（例如 deaths）	$d_{1,t}$	$d_{0,t}$	d_t
未发生事件数（survivors）	$n_{1,t} - d_{1,t}$	$n_{0,t} - d_{0,t}$	$n_t - d_t$
处于风险的个数（at-risk）	$n_{1,t}$	$n_{0,t}$	n_t

在原假设 H_0 成立的条件下，两组结局的生存分布相同，没有差异。换句话说，处理对结局的发生没有影响。因此，给定 n_t 和 d_t，事件发生数 $d_{1,t}$ 的取值是纯粹随机的，等价于在进行 $n_{1,t}$ 次无放回的随机抽样中，恰好从 d_t 个次品中随机抽到 $d_{1,t}$ 个次品的概率，可以验证 $d_{1,t}$ 的分布服从超几何分布 $H(n_t, d_t, n_{1,t})$。根据超几何分布的性质，可知随机变量 $d_{1,t}$ 的期望和方差分别为

$$E_{1,t} = E(d_{1,t}) = n_{1,t} \frac{d_t}{n_t} \tag{式5-100}$$

$$V_{1,t} = D(d_{1,t}) = \frac{d_t(n_t - d_t)}{n_t - 1} \frac{n_{1,t}}{n_t}\left(1 - \frac{n_{1,t}}{n_t}\right) \tag{式5-101}$$

考虑所有观测时间节点 $\{t_1, \cdots, t_k\}$，计算每个时间点上观测到的事件发生数与原假设 H_0 成立时的期望发生数的差异，再求和。当样本量足够大时，由中心极限定理可知

$$Z = \frac{\sum_{j=1}^{k}(d_{1,t_j} - E_{1,t_j})}{\sqrt{\sum_{j=1}^{k} V_{1,t_j}}} \xrightarrow{\text{依分布收敛到}} N(0, 1) \quad \text{当} k \text{固定且} n_t \to \infty \text{ 或 } k \to \infty \tag{式5-102}$$

这就是对数秩检验的 Z 检验统计量的推导过程。

给定显著性水平，例如 $\alpha = 0.05$，以双边备择假设为例，取标准正态分布双侧 95% 分位数 $u_{0.975} \approx 1.96$，若 Z 统计量的绝对值大于 1.96，则拒绝原假设，认为两组的总体生存分布存在显著统计学差异，反之，则未发现充分证据表明它们之间存在显著差异。

Z 检验统计量的平方就是 χ^2 检验统计量。χ^2 检验统计量形式如下。

$$W = \frac{(O-E)^2}{V} = \frac{\left[\sum_{j=1}^{k} d_{1,t_j} - \sum_{j=1}^{k} E_{1,t_j}\right]^2}{\sum_{j=1}^{k} V_{1,t_j}} \xrightarrow{\text{依分布收敛到}} \chi^2(1) \tag{式5-103}$$

其中，$O = \sum_{j=1}^{k} d_{1,t_j}$，$E = \sum_{j=1}^{k} E_{1,t_j}$，$V = \sum_{j=1}^{k} V_{1,t_j}$。注意，$\chi^2$ 检验统计量的拒绝域为单边拒绝域，也就是说，只有当 W 的值较大时，才能拒绝原假设。这也很好理解，W 的值或 Z 的绝对值越大时，意味着观测到的处理组事件发生数与原假设成立情形下的理论发生数差异越大。当原假设成立时，这种差异不应该很大。如果实际中观察到了较大的差异，说明原假设很可能是不成立的。

例 5-38 我们用一个简单数据的例子来详细阐述两样本对数秩检验统计量的计算，考虑两组

分别接受新、旧治疗方法后延长的生存时间（周），数据如下。

旧疗法　3、5、7、9+、18

新疗法　12、19、20、20+、33+

考虑假设检验　H_0：$S_1(t) \equiv S_2(t)$，H_1：存在 t 使得 $S_1(t) \neq S_2(t)$。利用两样本对数秩检验方法进行判别的计算细节如表 5-33 所示。

表 5-33　比较新、旧疗效的对数秩检验 Z 统计量计算明细

分组	t_i	n_{t_i}	n_{1,t_i}	d_{1,t_i}	d_{t_i}	$E(d_{1,t_i})$	r_{t_i}	$\dfrac{d_{t_i}(n_{t_i}-d_{t_i})}{n_{t_i}-1}$	$\dfrac{n_{1,t}}{n_t}\left(1-\dfrac{n_{1,t}}{n_t}\right)$
旧	3	10	5	1	1	0.50	0.50	1	0.2500
旧	5	9	4	1	1	0.44	0.56	1	0.2469
旧	7	8	3	1	1	0.38	0.62	1	0.2344
旧	9+	7							
新	12	6	1	0	1	0.17	−0.17	1	0.1389
旧	18	5	1	1	1	0.20	0.80	1	0.1600
新	19	4	0	0	1	0.00	0.00	1	0.0000
新	20	3	0	0	1	0.00	0.00	1	0.0000
新	20+	2							
新	33+	1							
合计					4		$\sum_{i=1}^{10} r_{t_i}=2.31$,		$\sum_{i=1}^{10} V_{1,t_i}=1.03$

表格中 $r_{t_i} = d_{1,t_i} - E(d_{1,t})$，由此可得对数秩检验 Z 统计量的值为 $Z=2.31/1.03 = 2.242$。计算双边检验设置下 Z 统计量对应的 P 值为 0.025。同样，可以计算 χ^2 检验统计量 $W=(2.31)^2/1.03=5.180$，对应 P 值为 0.023。

综上，若检验的显著性水平设为 0.05，此时 P 值 $<$ 0.05，则应拒绝原假设，认为两种疗法在延长患者寿命的效果上存在显著性差异。

框 5-2　对数秩检验名称的由来

该检验由 Nathan Mantel 于 1966 年首次提出，随后被 Richard Peto 和 Julian Peto 命名为 log-rank test。

将 "log-rank test" 译为"对数秩检验"是简单直译，方便称呼，但译名不好解释，因为检验本身与"对数"没有任何关系。也有教材译为"时序检验"，不过它和时间序列分析也没有任何关系，因为这是比较生存曲线差异的检验方法。

一个比较权威的解释是：log 有记录的意思，rank 有排列的意思。在生存分析中，每隔一段时间就要对患者进行一次随访，记录（log）患者的数据，根据时间顺序将该数据排列（rank），方便比较两种治疗方法效果是否有差异。

（二）分层对数秩检验

考虑在允许比较群体异质性的同时，检验多个组结局的生存分布的差异性，一种简单的方法是利用纳入的辅助协变量信息对样本进行分层。通过将每个独立的层（strata）内获得的对数秩统计量和相应方差相加，获得对有异质性的总体的检验统计量。

具体来说，在比较 p 个治疗组时，如果共划分了 K 个层，记 l 为第 l 个分层的索引，设 $W_{(l)}$ 是对应第 l 个分层数据的观测频数 $O_{(l)}$ 与理论频数 $E_{(l)}$ 差异的统计量（$p \times 1$ 向量），$\Sigma_{(l)}$ 是 $W_{(l)}$ 的协方差矩阵（$p \times 1$ 矩阵），那么分层对数秩检验（stratified log-rank test）的统计量定义为

$$\left(\sum_{l=1}^{K} W_{(l)}\right)^{T}_{p \times 1} \left(\sum_{l=1}^{K} \Sigma_{(l)}\right)^{-1}_{p \times p} \left(\sum_{l=1}^{K} W_{(l)}\right)_{p \times 1} \qquad (式5\text{-}104)$$

其中，$W_{(l)} = O_{(l)} - E_{(l)}$，符号 $(A_{p \times 1})^T$ 表示向量 $A_{p \times 1}$ 的转置（transpose），符号 $(B_{p \times p})^{-1}$ 表示矩阵 $B_{p \times p}$ 的逆矩阵。可以证明，分层对数秩检验统计量在原假设成立时依分布收敛到 $\chi^2(p-1)$。

该检验对每个层中相似的 p 个治疗组之间的差异最为敏感。对每个层中单独的对数秩检验的检查也可以为层之间可能的交互作用的处理提供一些线索或见解。分层对数秩检验在处理混杂因素，尤其是像存在辛普森悖论（Simpson's paradox）情形的问题中，非常有效。

（三）加权对数秩检验

当不同组结局之间的风险比（hazard ratio）随时间大致恒定（即不同时间点上 W_i 有同等的重要性）的情形下，对数秩检验统计量对偏离零假设非常敏感。在某些情况下，可能有理由预期生存分布的任何差异会在早期出现，并且在治疗已经实施了一段时间后接受治疗组和未接受治疗组个体的生存分布会表现出很小的差异。有时相反，在某些情况下，治疗组之间的生存分布差异在开始时可能很小，但在随着时间的增加可能会变大。这时，可以利用权重对不同时间点的差异进行调整，就产生了加权对数秩检验（weighted log-rank test）。

加权对数秩检验是对数秩检验的一般广义形式，它允许对不同时间点进行不同的权重分配，能够有效突出生存曲线某些部分的差异。因此加权对数秩检验还可以增加检验的功效。例如，当一部分患者过早停止研究治疗时，由于这些患者可能不再受益，估计的治疗效果可能会被稀释，检验的功效可能会降低。通过将更高的权重分配给更早的时间点，检验将重点关注治疗中断中更早的时间段，并更准确地反映治疗效益。同样，一些治疗可能会有一段延迟期才能完全发挥作用。在这种情况下，可以将较低的权重分配给较早的时间点，从而将测试集中在较晚的时间段。

在 R 软件中，利用 survival 软件包的 survdiff() 函数可以快速、方便地实现对数秩检验和分层对数秩检验和加权对数秩检验。演示程序如下。

```
> # 对数秩检验
> group = c (1, 1, 1, 1, 1, 2, 2, 2, 2, 2)# 1=old; 2=new
> hypdata = c (3, 5, 7, 9, 18, 12, 19, 20, 20, 33) # the data
> cen = c (1, 1, 1, 0, 1, 1, 1, 1, 0, 0)# 1=uncensored; 0=censored
> survdiff (Surv (hypdata, cen) ~ group)
Call: survdiff (formula = Surv (hypdata, cen) ~ group)
         N Observed Expected (O-E)^2/E (O-E)^2/V
grouph=1 5    4      1.69     3.18      5.2
grouph=2 5    3      5.31     1.01      5.2

Chisq= 5.2   on 1 degrees of freedom, p= 0.02
```

```
> # 分层对数秩检验
> sex < - c (1, 1, 1, 2, 2, 2, 2, 2, 1, 1)# sex=1, male；sex=2, female
> survdiff (Surv (hypdata, cen) ~grouph + strata (sex))
Call:
survdiff (formula = Surv (hypdata, cen) ~ grouph + strata (sex))
         N Observed Expected (O-E) ^2/E (O-E) ^2/V
grouph=1 5    4      2.02     1.951      3.51
grouph=2 5    3      4.98     0.789      3.51
 Chisq= 3.5   on 1 degrees of freedom, p= 0.06
> ggsurvplot(km.fit, data = aml, pval = TRUE,
+                pval.method = TRUE,
+                risk.table =TRUE,  log.rank.weights = "1")
```

利用 nph 软件包中的 logrank.test() 函数，可以很方便地实现加权对数秩检验。另外，利用 survminer 软件包中的 ggsurvplot() 函数，既可以方便实现经典权重函数下的加权对数秩检验，又可以快速实现生存分布曲线的作图，图中可以显示加权对数秩检验的 P 值（图 5-52）。

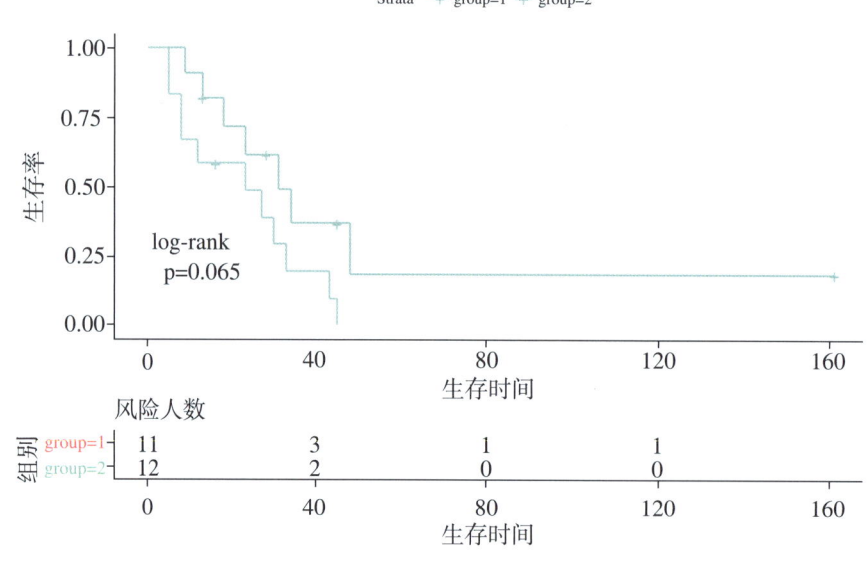

图 5-52　两个治疗组的结局生存函数曲线及其 log-rank 检验的结果

六、Cox 比例风险模型

设 T_i 表示样本中第 i 个个体感兴趣事件的发生时间，用 $X_i = (X_{i1}, \cdots, X_{ip})^T$ 表示已知模型协变量（covariate），同式 5-104 的说明，这里符号"T"表示向量的转置（transpose）。我们想要对结局事件发生时间和风险因素的关联关系进行建模和回归分析，探索二者间的量化关系，这就是本部分主要讨论的带有协变量的生存分析，通常也被称为预后风险分析（prognostic factor analysis）。X 又被称为回归变量、回归因子、解释变量或者影响因素。

以单变量 Cox 比例风险模型为例，其假定失效时间 T 的风险函数（或累积风险函数）为

$$\lambda(t|X=x) = \lambda_0(t)\exp(\beta x)$$

（式 5-105）

其中 $\lambda_0(t)$ 是基准风险函数，与协变量 X 无关，β 是回归系数。与单变量模型相比，多元 Cox 比例风险模型在式 5-105 的基础上纳入了更多个协变量，变成

$$\lambda(t|X_1=x_1,\cdots,X_p=x_p)=\lambda_0(t)\exp(\beta_1 x_1+\cdots+\beta_p x_p) \qquad \text{(式5-106)}$$

不难验证，指数模型和韦布尔模型均为 Cox 模型的特例。对于协变量 X 的任意两个不同取值 x_1、x_2，定义其风险函数的比值为：

$$HR(x_1,x_2)=\frac{\lambda(t|X=x_1)}{\lambda(t|X=x_2)}=\frac{\lambda_0(t)\exp(\beta x_1)}{\lambda_0(t)\exp(\beta x_2)}=\exp\{\beta(x_1-x_2)\} \qquad \text{(式5-107)}$$

特别地，当 $x_1=1$、$x_2=0$ 时，即变量 X 的值变化一个单位时，称 $\exp(\beta)$ 为风险比（hazards ratio，HR）。Cox 比例风险模型的风险比 HR 是关于时间 t 不变的常数，这也是该模型称为比例风险模型的原因。Cox 比例风险模型中，β 和 $\lambda_0(t)$ 是待估计的模型参数，β 是有限维参数，$\lambda_0(t)$ 是未知函数，其中我们最感兴趣的是参数 β 的估计。

与线性模型和 logistic 回归模型一样，多元 Cox 回归的统计目标是将影响结局事件发生的潜在因素（或调整变量）纳入模型后，得到较准确的系数估计，这些系数可以帮助我们解释感兴趣的影响因素和结局发生风险之间的关联。例如，设 β_1 表示变量治疗组别（$X_1=1$ 是治疗组，$X_1=0$ 是对照组）对应的系数，则 $\beta_1=0$ 时，$HR=1$ 意味着治疗组的疗效相比于对照组没有差异。若 $HR=10$ 说明治疗组结局发生的风险是对照组的 10 倍；$HR=1/10$ 则说明治疗组的风险是对照组的 1/10。

回顾风险函数与生存函数之间的关系，如果风险比小于 1，那么对应的生存概率的比值就大于 1。因此，在其他因素固定不变时，治疗组在任何时间 t 的生存概率都更大。

在实际问题中，还可能遇到如下情形。

（1）变量 X 的观测可能随时间的不同而发生变化，即 $X=X(t)$，也称为时依性变量。

（2）不同数据子集的基准风险函数 $\lambda_0(t)$ 和系数 β 可能均不相同。

Cox 模型的强大之处，不仅在于模型优异的解释性，更在于其适用性和可塑性，它可以根据数据的不同特点，发展衍生出不同版本的 Cox 模型。针对情形（1）衍生出的新模型方法也称为时依性 Cox 模型，针对情形（2）衍生的新方法有混合 Cox 模型。感兴趣的读者可以自行查阅文献学习。

由于 Cox 比例风险模型中，既有有限维参数 β，又包括未知的函数参数 $\lambda_0(t)$，因此模型参数估计是半参数估计问题。此时，参数 β 和 $\lambda_0(t)$ 的估计更为复杂。关于 Cox 模型的参数估计，最经典的估计方法是先使用极大化偏似然函数（partial likelihood function）来估计有限维参数 β，然后利用 Breslow 估计获得基准风险率函数 $\lambda_0(t)$ 的估计。

关于 Cox 比例风险模型，Cox 提出了极大化如下偏似然函数

$$PL(\beta)=\prod_{i=1}^{n}\left\{\frac{\exp\{\beta^T X_i(t_i)\}}{\sum_{l\in R_i}\exp\{\beta^T X_l(t_i)\}}\right\}^{\Delta_i} \qquad \text{(式5-108)}$$

用于估计参数 β。偏似然函数最大的优点是，它只包含未知参数 β，不包含 $\lambda_0(t)$，而且该偏似然函数不损失任何参数 β 的信息，因此所得的估计具有很高的估计效率。偏似然函数的推导，主要有两种方式，一种是从似然函数的定义出发，还有一种是使用基于非参数极大似然估计（nonparametric maximum likelihood estimation）方法和 profile 似然估计方法推导获得。由于篇幅较长，在此略过。

通过极大化偏似然函数,可以定义参数 β 的极大偏似然估计为 $\hat{\beta}_n = \arg\max_\beta PL(\beta)$。给定对数偏似然函数的一阶偏导数、二阶偏导数和 β 的初始值,利用 Newton-Raphson 算法,可以很容易地获得估计值。关于 $\lambda_0(t)$ 的估计,我们可以使用 Breslow 估计方法获得

$$\hat{\lambda}_0(t) = \sum (1 - \hat{\alpha}_i) I(t_i \leq t) \tag{式5-109}$$

其中,$\hat{\alpha}_i = \left\{1 - \dfrac{\exp\left[X_i(t_i)\hat{\beta}\right]}{\sum_{l \in R(t_i)} \exp\left[X_l(t_i)\hat{\beta}\right]}\right\}^{\exp[-X_i(t_i)\hat{\beta}]}$。

关于 $\hat{\beta}_n$ 的统计推断,方法与前文介绍的参数极大似然估计有一定的相似性。在一定的模型假设条件下,可以证明 $\hat{\beta}_n$ 的相合性和渐进正态分布结论,用于指导构建参数 β 的置信区间以及对参数进行假设检验。

例 5-39 本例中枢神经系统淋巴瘤(CNS lymphoma)数据来自俄勒冈健康与科学大学(OHSU)进行的一项观察性临床研究。1982 年 1 月至 1992 年 3 月,OHSU 对 58 例非艾滋病患者的中枢神经系统淋巴瘤进行了治疗。治疗组患者(n=19)在进行血 - 脑屏障破坏(BBBD,血 - 脑脊液屏障阻断)化疗之前接受了颅骨放射治疗;对照组(n=39)在进行 BBBD 化疗前没有接受放疗。研究主要目的是评估放射对肿瘤的治疗效应。这里感兴趣的主要终点事件是从第一次 BBBD 到死亡(B3toDeath)的生存时间(以年为单位)。数据的变量说明如表 5-34 所示。

表 5-34 淋巴瘤数据变量说明表

1. PT.NUMBER: patient number
2. Group: 1= prior radiation; 0= no prior radiation with respect to 1 st blood brain-barrier disruption(BBBD) procedure to
3. Sex: 1= female; 0= male
4. Age: at time of 1 st BBBD, recorded in years
5. Status: 1= dead; 0= alive
6. DxtoB3: time from diagnosis to 1st BBBD in years
7. DxtoDeath: time from diagnosis to death in years
8. B3toDeath: time from 1st BBBD to death in years
9. KPS.PRE.: Karnofsky performance score before 1st BBBD, numerical value 0-100
10. LESSING: Lesions; single =0; multiple =1
11. LESDEEP: Lesions: superficial =0; deep =1
12. LESSUP: Lesions; supra =0; infra =1; both =2
13. PROC: Procedure; subtotal resection =1; biopsy =2; other =3
14. RAD4000: Radiation > 4000; yes =1; no =0
15. CHEMOPRIOR: yes =1; no =0
16. RESPONSE: Tumor response to chemo - complete =1; partial =2; blanks represent missing data

对例 5-39 进行数据分析的流程如下。

步骤 1:K-M 估计曲线粗略比较两个治疗组的疗效差异。

如图 5-53 所示,利用描述性统计的可视化的 K-M 估计结果显示了两组患者的生存率存在一

定的差异。无既往放疗组（Group=0）的 K-M 曲线（图中实线）更高，表明该组有更高的长期生存机会，即有更好的治疗效果。

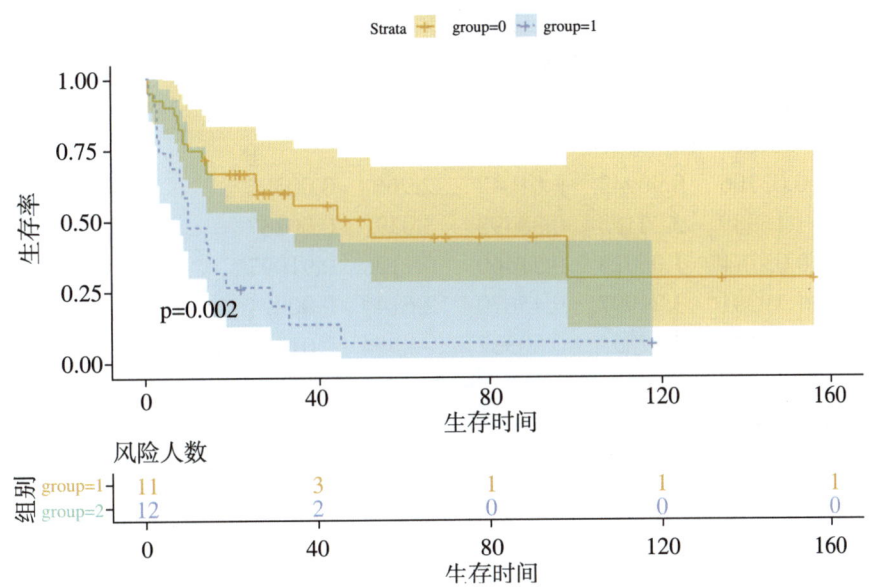

图 5-53　两个治疗组的 K-M 估计曲线

步骤 2：对数秩检验

R 软件程序如下。

```
> # - log-rank test
> survdiff(Surv(B3TODEATH, STATUS)~GROUP,data=dat)
Call:
survdiff(formula = Surv(B3TODEATH, STATUS) ~ GROUP, data = dat)
          N Observed Expected (O-E)^2/E (O-E)^2/V
GROUP=0  39    19      26.91     2.32      9.52
GROUP=1  19    17       9.09     6.87      9.52
 Chisq= 9.5   on 1 degrees of freedom, p= 0.002
```

对数秩检验的结果显示，两组的生存函数存在显著差异（对数秩检验的 $P=0.002$）。

步骤 3：Cox 回归

R 软件程序如下。

```
# Step I: stepAIC to select the best model according to AIC statistic
> library(MASS)
> dat$AGE60<-as numeric(dat $AGE>=60)
# Initial model
> cns2.coxint <- coxph(Surv(B3TODEATH, STATUS)~KPS.PRE. + GROUP + SEX +
                      AGE60 + LESSING + LESDEEP + factor(LESSUP) +
                      factor(PROC) + CHEMOPRIOR, data = dat );
```

```
> cns2.coxint1 <- stepAIC(cns2.coxint,~.^2, k=log(n))
                                                            # Up to two-way interaction
> cns2.coxint1
Call:
coxph(formula = Surv(B3TODEATH, STATUS) ~ KPS.PRE. + GROUP +
    SEX + AGE60 + SEX:AGE60, data = dat)
              coef    exp(coef)   se(coef)      z         p
KPS.PRE.   −0.03106    0.96942    0.01047   −2.966   0.00302
GROUP       1.16989    3.22163    0.38493    3.039   0.00237
SEX         0.05754    1.05923    0.51460    0.112   0.91097
AGE60       1.19391    3.29997    0.45670    2.614   0.00894
SEX:AGE60  −2.05143    0.12855    0.80337   −2.554   0.01066
Likelihood ratio test=28.57   on 5 df, p=2.813e-05
n= 58, number of events= 36
> cox.fit <- coxph(Surv(B3TODEATH,STATUS)~KPS.PRE.+GROUP+SEX+AGE60+SEX:AGE60,
data=dat)
> ggforest(cox.fit, data = dat)
```

Cox 模型回归结果如表 5-35 所示。为了方便可视化表格的结果，可以使用 HR 的森林图（图 5-54）。

表 5-35　Cox 模型回归结果

	coef	exp（coef）	SE	z	Pr（>|z|）
KPS.PRE.	−0.031	0.969	0.010	−2.966	0.003
GROUP	1.170	3.222	0.385	3.039	0.002
SEX	0.058	1.059	0.515	0.112	0.911
AGE60	1.194	3.300	0.457	2.614	0.009
SEX：AGE60	−2.051	0.129	0.803	−2.554	0.011

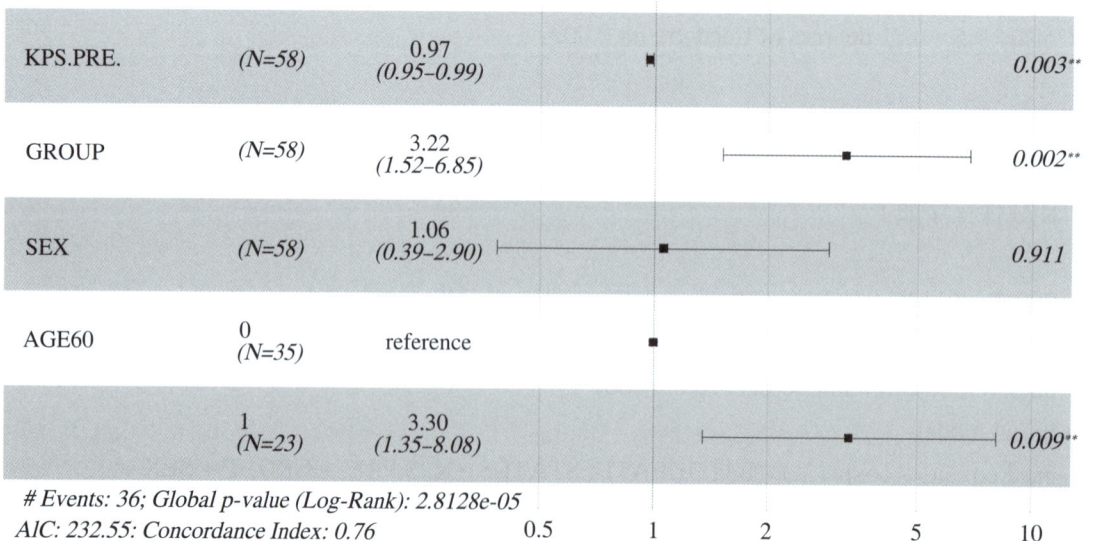

图 5-54　Cox 回归中各影响因素的 HR 森林图

步骤4：基于构建的Cox模型，进行模型预测

```
> cox.fit <- coxph(Surv(B3TODEATH,STATUS)~KPS.PRE. + GROUP + SEX +
+                                         AGE60 + SEX:AGE60, data=dat)
> cns.fit1.1 <- survfit(cox.fit, newdata =
+    data.frame(GROUP=1, SEX=1, AGE60=factor(1), KPS.PRE.=80))# Female
> cns.fit0.1 <- survfit(cox.fit, newdata =
+    data.frame(GROUP=1, SEX=0, AGE60=factor(1), KPS.PRE.=80))# Male
> names(cns.fit1.1)
 [1] "n"    "time"   "n.risk"  "n.event"  "n.censor" "surv"     "type"     "cumhaz"
 [9] "std.err" "logse"  "lower"   "upper"   "conf.type" "conf.int" "call"
```

综上，基于Cox分析，除非研究人员有令人信服的理由不需要交互项，否则在模型选择程序中包括交互项是很重要的。在本例中，AGE60是一个非常重要的预后因素，其与SEX对结局的显著相互作用证明了这一点。表5-35中的结果表明KPS.PRE、治疗组别、年龄60和交互项（性别与年龄60）对结局的发生风险有显著影响。

KPS.PRE的估计系数为–0.031，P为0.003。调整其他协变量，KPS.PRE高的患者与KPS.PRE低的患者相比，得分的风险降低，因此预期生存时间更长。治疗分组GROUP的估计系数为1.170，P为0.002。在其他协变量固定的情况下，第一次BBBD前接受放射治疗的患者的风险增加，因此，预期生存时间比无既往放疗组的患者更短。

固定其他协变量，第1组和第0组之间的风险比为HR= exp（1.170）=3.222。这意味着，在其他协变量固定的情况下，首次BBBD前接受放射治疗的患者比未接受放射治疗患者的存活率低3.222倍。

AGE60与性别之间存在显著的相互作用。SEX：AGE60的估计系数为–2.051，P为0.011。表明固定其他协变量时，60岁以上的男性患者的风险是60岁以下男性患者的3.30倍。

小 结

本章系统介绍了统计学的基础理论与方法，主要分为数据统计描述、简单随机抽样、简单统计推断、相关分析和回归分析5个模块。关键知识点见二维码。生物医学数据来源多样、性质复杂，统计分析时一定要充分了解数据的特点，根据数据类型和研究设计，以"量体裁衣"的原则选择合适的分析方法。使用错误的方法只会得到错误的结果和结论。一般而言，统计分析遵循"先描述数据、再统计推断"的基本原则。其中，统计推断的核心内容是参数估计和假设检验。小概率原理是支撑统计推断方法体系的基础，非常关键。若只有一个研究因素，往往关注该因素在不同组别间的差异，需要进行组间比较；若具有多个研究因素，往往关注因素之间的关系，需要进行相关和回归分析。任何统计学结论都具有一定的风险，或犯第一类错误，或犯第二类错误，并无绝对性。更重要的是，需要同时结合生物医学知识和统计分析结果，做出最终的研究结论。

第五章 关键知识点

整合思考题

1. 请以下图为参考，表述什么是统计量样本均值的抽样分布？

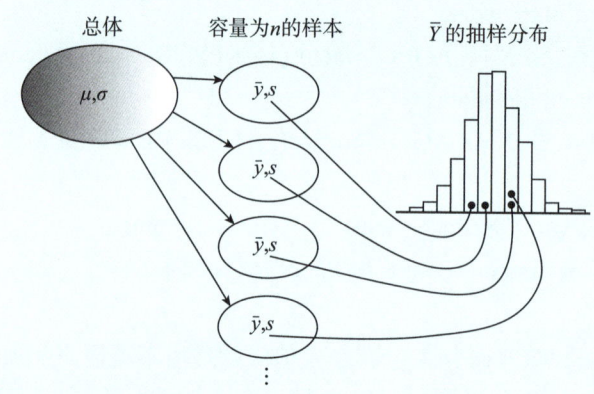

2. 测得14只60日龄的雄鼠在X射线照射前后体重减少的数值如下（g）。

2.2　1.2　0.5　1.8　1.0　2.4　0.9

1.0　0.5　0.6　3.2　0.3　0.1　0.4

体重减少量服从正态分布。试求照射后体重减少量平均值的99%的置信区间。

3. 简述Ⅰ型错误和Ⅱ型错误的区别与联系是什么？了解这两类错误有何实际意义？

4. 为什么假设检验的结果不能绝对化？

5. 15名儿童的身高与肺无效腔容积的观察值如下。

对象号	身高（cm）	肺无效腔容积（ml）	对象号	身高（cm）	肺无效腔容积（ml）
1	110	45	9	175	102
2	116	32	10	167	111
3	123	41	11	165	88
4	130	45	12	160	65
5	129	43	13	157	79
6	142	67	14	156	92
7	147	58	15	149	58
8	153	57			

（1）分析身高与肺无效腔容积是否存在线性关系。

（2）能否用身高预测或估计肺无效腔容积？如何进行预测？

（3）对比前两个问题所采用的方法，它们有何区别与联系？

6. 已知观测10个某种晚期癌症患者经治疗后的病情缓解时间，其中6人分别在3.0、6.5、6.5、10、12、15个月后病情复发，有1人被观测8.4个月后失去联系未继续观测（但在观测时期病情处于缓解中），还有3个患者在研究结束时仍处于病情缓解中，他们的缓解时间分别持续了4.0、5.7、10个月。用T表示复发时间（随机变量），试估计T的生存函数$S(t)$。

（王超龙　张汝阳　梁宝生）

第六章　健康大数据的分析与挖掘

导学目标

通过本章的学习，学生应能够：

※ **基本目标**

1. 了解健康大数据的内涵和特点，掌握分析与挖掘中的常用方法，熟悉各方法的应用条件，并能够就实际数据进行实践。
2. 掌握数据科学领域常用的变量筛选方法、聚类与判别模型。
3. 掌握健康大数据分析与挖掘中的混杂因素控制方法。
4. 熟悉不同聚类与判别模型的优缺点。
5. 了解各类深度学习模型的基本特点。

※ **发展目标**

结合自身专业的公开数据，尝试用R、Python等工具进行模型实践。

案例 6-1

实习医生小王拿到了一位患者的脊椎检查数据，想要判断该患者是否发生了脊椎病变。于是查询了公开且可靠的脊椎病变临床医学数据集，该数据集收录了300个样本的临床数据，其中有200个样本已经确诊脊椎病变，另100例样本为非病变样本，收集的数据包括盆腔病变、骨盆倾斜、腰椎前凸角度、骶骨倾斜、骨盆半径、脊椎滑脱程度、2922个血清蛋白水平，这些指标均为连续型变量。

案例6-1解析

问题：

1. 此样本特征维度是多少？样本的标签是什么？
2. 如果小王想通过待判患者的特征与研究样本（病变样本或非病变样本）的相似度来判断该患者的脊椎病变情况，该如何定义"相似度"？
3. 如果小王想构建脊椎病变辅助诊断模型，该选用什么模型？

第一节 健康大数据和数据科学简介

一、健康数据科学的学科发展

1962年，统计学家John W. Tukey在题为"The future of data analysis（数据分析的未来）"一文中提出了基于统计学的数据分析具有"科学"的特征。1974年，计算机科学家、图灵奖获得者Peter Naur在《Concise Survey of Computer Methods（计算机方法简明调研）》一书中明确提出了数据科学的定义：处理数据的科学，一旦数据与其代表事物的关联被建立起来，将为其他领域与科学提供借鉴。可见，数据科学在诞生之初就具有跨学科属性。1989年，计算机科学家们组织了"基于数据库的知识发现工作坊"，围绕数据驱动的知识发现等展开了讨论，奠定了对与科学价值的思考。虽然数据科学的理念已初具雏形，但受限于当时的数据和技术，学科发展经历了一段漫长的沉寂期。2012年，Thomas H. Davenport和DJ Patil两位研究者在《Harvard Business Review（哈佛商业评论）》上发表了题为"Data Scientist：Sexiest Job of the 21st Century（数据科学家：21世纪最性感的职业）"一文，将数据科学带入了公众视野并引发广泛的关注。

进入21世纪以来，随着科技的发展，各种来源和模态的数据源源不断的产生和积累，呈现爆炸式增长，人类社会开始进入数字化时代。人们逐渐认识到，对于海量数据的挖掘和利用，可以称为社会变革的契机。"大数据"一次次频繁被提及，其特征也从当初的3个"V"，即海量（volume）、多样（variety）、快速（velocity）被不断赋予新的内涵。2012年，美国前任总统奥巴马发布"Big Data Research and Development Initiative（大数据研究和发展倡议）"，标志着大数据上升为国家战略。在我国，"大数据"于2014年首次出现在《2014年国务院政府工作报告》中。2016年，李克强同志在中国大数据产业峰会上明确表示："大数据等新一代互联网技术深刻改变了世界，也让各国站在科技革命的同一起跑线上。中国曾屡次与世界科技革命失之交臂，今天要把握这一历史机遇，抢占先机，赢得未来。"

数据科学的发展，得益于人工智能的发展和算力的提升。1956年，John McCarthy正式提出人工智能（artificial intelligence，AI），以与控制论（cybernetics）进行区分。1957年，Frank Rosenblatt提出感知机（perceptron），标志着人工神经网络的诞生。后因算力瓶颈和数据量不足，AI很快进入低谷。20世纪末，人工智能关键理论方法有所突破，但由于硬件市场的衰落和应用场景的局限性，AI再次遭遇寒冬。2006年，因Hinton提出了深层神经网络训练中的梯度消失和梯度爆炸问题的解决方案，被认为是深度学习元年。此时基于图形处理单元（GPU）的大规模并行计算技术相对成熟，驱动AI发展进入快车道。时至今日，AI研究进入全盛阶段，在语音识别、图形分类、人机对弈等多个领域，已经媲美甚至超越人类。

随着数据容量的快速上升，人工智能算法的突破性进展，以及算力的快速增长，大数据中所蕴藏的巨大价值逐渐显露，数据科学再度收到关注。2001年，William Cleveland发表了"数据科学：拓展统计学技术领域的行动计划"，从统计学的角度阐述了跨学科研究、数据驱动的统计模型和方法、基于数据的计算等六个领域的行动计划。事实上，数据科学发展的动力主要来自工业界。互联网企业的发展不仅推动了多模态大数据的阐述，还赋予了数据科学前所未有的商业价值。在被公众广为引用的"数据科学家：21世界最性感的职业"一文中，介绍了LinkedIn如何基于数据科学有效提高点击率的成功案例。2012年后，中国等多国政府将大数据上升为国家战略，数据科学的应用场景得到了极大拓展，几乎达到无所不在之境。

数据科学的本质为应用科学，其蓬勃发展离不开与特定业务领域的深度结合。健康是人类最基本的需求，健康医疗领域的大数据应用潜力巨大，备受关注。2012年，波耐蒙研究所的一项研究显示，健康医疗大数据占总数据容量的30%，健康医疗大数据正以48%的速度快速增长。在我国，随着医疗信息化工作的全面推进以及物联网和5G技术的快速发展，医疗数据采集和利用规范逐渐成熟，已经积累了大量的包括电子病历、医疗保险数据、健康监测数据、可穿戴设备数据在内的多模态医疗数据资源。不同来源的数据质量良莠不齐、格式不一，数据的融合存在困难。数据孤岛现象普遍存在，既有的数据资源未能得到充分利用，数据的价值尚未被释放。在这样的刚性需求背景下，世界各国纷纷启动面向未来的、国家级健康数据科学研究计划。美国国立卫生研究院（National Institutes of Health，NIH）在2012年发布"Big Data to Knowledge（BD2K）（从大数据到知识）"计划，汇集聚合资金促进生物医学研究者利用大数据开展生物医学数据科学研究。英国政府于2013年发布"数据开放计划"，打造包括政府数据和健康医疗大数据在内的多维度公开数据平台。欧洲科研基础设施战略论坛（European Strategy Forum on Research Infrastructures）也发布了生物医学大数据规划。我国政府也高度重视健康医疗大数据的价值和潜力，相继发布了一系列政策文件和法律法规。

健康医疗大数据的容量、类别和模态在以前所未有的速度飞速变化。在数据类别方面，除了医疗服务过程中所产生海量数据外，还包括不断产生的多组学数据、愈加多元的行为数据、愈加丰富的环境数据以及逐渐开放的医疗运营管理数据。大数据的模态也愈发多样，包括结构化的检测数据、文本描述数据、影像波形数据、多组学数据、音频视频数据等，具有极高的复杂性和可扩展性。同时，医疗大数据产生过程中，受到诸多人为因素的影响，与人的隐私密切相关，数据质量和伦理性需格外关注。

二、健康数据科学的内涵和研究范畴

数据科学的学科定义不断演化。作为一个交叉学科，不同研究背景的学者所给出的定义的侧重点各不相同，不过皆聚焦于数据的价值和领域的应用，而非数据本身。用数据 - 信息 - 知识 - 智慧（data-information- knowledge-wisdom，DIKW）模型描述数据科学的内涵最为恰当。数据指未被处理过的、描述客观事件的原始数据，是DIKW模型的基础；信息则是通过组织和处理原始数据所得到的可分析数据，和对某种关系的描述；知识则是从信息中过滤、提炼和加工得到的对于指定情境有用的信息集合或群体信息模式；智慧的定义较为复杂，通常认为是从知识中理解、归纳出的关于客观规律的基本准则，亦有人理解为使用知识、经验、通识、理解力和洞察力思考与行动的能力。DIKW模型刻画了从数据到智慧转变的增值过程，也被数据科学的学科定义所采纳。

健康医疗体系是数据产生的土壤，因此对我国健康医疗体系的了解是本学科知识体系的一部分。在挖掘利用之前需要熟悉不同场景下数据的生产过程和数据的特点。健康医疗领域高度重视隐私保护和伦理，对数据安全的顾虑是健康医疗数据孤岛难以突破的瓶颈之一，如何充分利用数据价值，又能有效管控潜在风险，是研究的重点内容之一。应用是健康数据科学的重点，涵盖了健康医疗诸多场景，具有极大的可拓展性。学界和业界专家认为，随着学科应用的深入拓展，可能会对健康医疗的模式产生重要的影响。根据应用所涉及的维度可分为：临床医疗应用、公众健康应用、政策管理应用，以及其他暂时难以归类的应用场景。

三、健康大数据的特点和作用

大数据呈现出多种鲜明的特征，在早期的"3V"特征基础上拓展为现有的"5V"特征，即：

海量性(volume)、快速性(velocity)、多样性(variety)、价值性(value)和真实性(veracity)。大数据蕴含大信息,大信息可提炼大知识,大知识将在更好的层面、更广的视角、更大的范围帮助用户提高洞察力,提升决策力,将为人类社会创造前所未有的重大价值。与此同时,大数据往往并不精确,充满混杂。这些价值往往隐藏在大数据中,表现出价值密度低、分布不规律、信息隐藏层度深、发现价值困难等鲜明特征。这些特征必然为大数据的挖掘带来挑战。因此,大数据分析重在提示相关,为医疗健康领域更深层次的因果探索提供线索。

从数据产生的来源来看,健康医疗大数据可分为9大分类:行业监管数据、医疗保险数据、常规卫生统计和重大疾病监测数据、登记系统、电子病历(electronic medical record,EMR)数据和健康体检数据,医学影像、病理、心电、脑电等检查数据,生理生化等生物标志物数据和生物多组学数据、患者自我报告数据、移动医疗设备和可穿戴设备监测数据(表6-1)。大数据分析技术可通过对既往诊疗记录和海量文献资料进行自我学习、不断修正结果而给出最适宜的诊断结果和治疗方案。另外,结合信息化和人工智能等新兴技术对既往医疗服务记录进行分析,可针对医疗服务和资源利用的关键环节,提高医疗服务效率,降低医疗服务成本,促进医疗服务发展和资源利用率。公共卫生部门可以通过对疾病监测数据、临床诊疗数据、社交媒体数据、虫媒畜禽监测数据等多维大数据的实时分析,实现传染病多阶段、多场景监测预警。

表 6-1 健康医疗数据的种类、来源及其用途

种类	描述	来源	用途
行业监管数据	成本核算数据、采购与管理数据、药物研发数据、消费者购买行为数据、产品流通数据、第三方支付数据等	医院、基层医疗机构、政府、科研院所	区域信息化、供应链管理
医疗保险数据	就医过程中产生的费用信息、报销信息等	医院、基层医疗机构、社会保险、商业保险中心	卫生经济学和疗效研究
卫生统计和监测数据	来自专门设计的基于大量人群的医学研究或疾病监测	政府、科研院所	基于大量人群的筛查与防治、公众健康监控、医学研究
器械、不良反应、疾病等登记系统	产生于医院常规临床诊治、科研和管理过程,包括疾病登记、手术登记等	医院、基层医疗机构、第三方医学诊断中心、体检机构	精细化医疗管理
电子健康档案数据	门诊记录、住院记录、体检记录等	医院、基层医疗机构、第三方医学诊断中心、体检机构	精准医疗、疾病早期筛查、患者管理
医学影像、病理、心电、脑电等检验检查数据	就医过程中产生的医学检验与检查数据	医院、基层医疗机构、第三方医学诊断中心、体检机构	辅助诊断,提高医学判断的准确性和个性化诊疗
生物标志物和多组学数据	不同组学的数据,例如:基因组学、转录组学、蛋白组学、代谢组学等	医院、基层医疗机构、第三方医学诊断中心、体检机构	精准查找致病病因,提供最佳治疗方案
患者自我报告健康数据	包括患者在就医过程中自报的疾病的主要症状、体征、发病过程检查、诊断、治疗及既往疾病信息、不良嗜好等	医院、基层医疗机构、第三方医学诊断中心、体检机构	用于健康干预、慢病管理、在线问诊
移动医疗设备、可穿戴设备记录数据	基于移动设备的个人身体体质和活动的量化数据,包括血压、心率、血糖、睡眠、体育锻炼等信息	医院、基层医疗机构、第三方医学诊断中心、体检机构	及时了解自身健康状况,有助于识别疾病病因或防控疾病

近年来，医疗大数据的应用价值越来越受到政府、医院和企业的认可与关注。2016年6月21日，国务院办公厅印发《关于促进和规范健康医疗大数据应用发展的指导意见》，提出健康医疗大数据是国家基础性战略资源，并将进一步规范和推动健康医疗大数据融合共享与开放应用，积极营造促进健康医疗大数据安全规范、创新应用的发展环境，通过"互联网+健康医疗"探索服务新模式，培育发展新业态，为健康中国行动计划提供有力支撑。国家卫生健康委员会努力推进健康医疗大数据应用基础，启动健康医疗大数据中心与产业园建设国家试点工程，推动国家健康医疗大数据中心、国家健康医疗大数据工程实验室与各级平台建设，推动健康医疗大数据的融合、开放、共享，并着力大数据处理和利用的标准化技术体系建设，努力全方位保障健康医疗大数据的发展和应用。

四、健康大数据应用中的注意事项

1. **设计在先** 明确应用目的，根据目的确定数据采集、质控和分析计划。要有互联互通、安全、高效、可控的数据库作为支撑。提前建设好横向到边、纵向到底的健康医疗信息网络，并在国家层面建立全民健康医疗大数据的收集、管理和应用体系，是健康医疗大数据应用的关键基础。

2. **数据共享和利用** 医疗健康大数据的获取、管理，到融合、应用，数据全生命周期应纳入标准化和规范化体系。在保障安全性的基础上，着力建立起互联互通的健康医疗大数据的共享平台，完善共享机制。

3. **加强医疗数据的真实性、安全性、伦理性** 在应用健康医疗大数据的过程中，需要加强法律和伦理意识。通过自动化溯源、平台数据可用不可见等技术确保数据的真实性。通过技术手段管理用户对医疗信息的实用权限，实时监管使用过程合规合法，防止隐私泄露和资源滥用、误用。另外，健康医疗大数据的利用应遵循不伤害、有利、公正的伦理原则。对于个体数据和生物样本的存储、汇集、分析，须获得患者的知情同意，而产生数据的机构有责任对其进行完善的隐私保护。知情同意，已经成为健康医疗大数据利用的必要条件。知情同意包括一次性广泛知情同意和动态知情同意两种类型。一次性广泛知情同意是指在采集了个体数据和样本时，通常在不清楚未来研究计划的情况下，同意他人对其数据和样本进行存储和利用，并放弃了随时退出和研究结果告知的权利。动态知情同意是指在初次知情同意后，研究人员在未来数据和样本再利用之前需要向其说明情况并征得同意，个人有权随时退出研究，退出后，其数据和样本不可再被利用。

4. **政策支撑** 因医疗健康数据的特殊性，国家需通过立法明晰大数据在应用中的权利和责任，保护数据的利益相关人员的权利不受损害。通过制度，加强对涉及国家安全、国家利益、患者隐私、商业秘密等重要信息的保护。需要配套的制度和相关法律来支撑医疗健康大数据的规范化应用。

第二节 聚类与判别

聚类（clustering）是将数据集里的样本根据一定的准则划分为互不相交（disjoint）的组，也称为簇（cluster）的过程，确保组内样本的相似性高于各组间样本的相似性。常见的聚类算法包括原型聚类、层次聚类、密度聚类和谱聚类等。本节主要介绍原型聚类中的K均值算法以及层次聚类、密度聚类中的DBSCAN算法、Louvain算法和Leiden算法。

一般地，假设样本集合 $S = \{d_1, d_2, ..., d_n\}$ 中包含 n 个无标记样本，其中每个样本

$d_i = (d_{i1}, d_{i2}, \ldots, d_{im})$ 是一个 m 维向量，聚类将集合 S 划分为 k 个不相交的组 $\{C_j | j = 1, 2, \ldots, k\}$，$S = \bigcup_{j=1}^{k} C_j$，且每个组 C_j 中的样本都对应同一个数据标签 $L_j \in \{1, 2, \ldots, k\}$。数据标签对应的语义或意义需由使用者来把握。

分类（classification）是一种基于一个或多个自变量确定因变量所属类别的技术，用来判定样本所属的类别。本节后续主要介绍四种常用的分类判别方法：K 近邻算法、支持向量机、随机森林和朴素贝叶斯。

一、距离度量

聚类过程使用的通用准则是要求组内样本相似性要高于各组间样本的相似性，样本的相似性可以通过距离函数 dist (.,.) 来度量，距离越小则相似度越大。特别地，dist (.,.) 距离度量函数需满足以下基本性质。

非负性：$\text{dist}(d_i, d_j) \geq 0$，其中 $\text{dist}(d_i, d_j) = 0$ 当且仅当 $d_i = d_j$；

对称性：$\text{dist}(d_i, d_j) = \text{dist}(d_j, d_i)$；

三角不等式：$\text{dist}(d_i, d_j) \leq \text{dist}(d_i, d_k) + \text{dist}(d_k, d_j)$。

接下来介绍几种常用的距离度量。假设给定样本 $d_i = (d_{i1}, d_{i2}, \ldots, d_{in})$ 及 $d_j = (d_{j1}, d_{j2}, \ldots, d_{jn})$，那么有如下距离度量。

1. 闵可夫斯基距离（Minkowski distance）

$$dist_{mk}(d_i, d_j) = \left(\sum_{u=1}^{n} |d_{iu} - d_{ju}|^p\right)^{\frac{1}{p}}, \quad \text{其中 } p \geq 1; \tag{式 6-1}$$

特别地，当 $p = 2$、$p = 1$ 及 $p \to \infty$ 时，分别对应下列的欧氏距离、曼哈顿距离和切比雪夫距离。

2. 欧氏距离（Euclidean distance）

$$dist_{ed}(d_i, d_j) = \|d_i - d_j\|_2 = \sqrt{\sum_{u=1}^{n} |d_{iu} - d_{ju}|^2} \tag{式 6-2}$$

3. 曼哈顿距离（Manhattan distance）

$$dist_{man}(d_i, d_j) = \|d_i - d_j\|_1 = \sum_{u=1}^{n} |d_{iu} - d_{ju}| \tag{式 6-3}$$

4. 切比雪夫距离（Chebyshev distance）

$$dist_{che}(d_i, d_j) = \lim_{p \to \infty} \left(\sum_{u=1}^{n} |d_{iu} - d_{ju}|^p\right)^{\frac{1}{p}} = \max_{1 \leq u \leq n} |d_{iu} - d_{ju}| \tag{式 6-4}$$

5. 余弦距离（cosine distance）

$$dist_{cos}(d_i, d_j) = 1 - \cos(\theta) = 1 - \frac{d_i d_j}{|d_i\| d_j|} = 1 - \frac{\sum_{u=1}^{n} d_{iu} d_{ju}}{\sqrt{\sum_{u=1}^{n} d_{iu}^2} \sqrt{\sum_{u=1}^{n} d_{ju}^2}} \tag{式 6-5}$$

θ 为两个样本的特征向量夹角。

6. **汉明距离（Hamming distance）** 当样本为二进制向量或字符串时

$$dist_{ham}(\boldsymbol{d}_i,\boldsymbol{d}_j)=\sum_{u=1}^{n}diff(d_{iu},d_{ju}) \qquad (式6\text{-}6)$$

其中，$diff(a,b)$ 函数为指示函数

$$diff(a,b)=\begin{cases}1, & if\ a\neq b;\\ 0, & if\ a=b;\end{cases} \qquad (式6\text{-}7)$$

7. **杰卡德距离（Jaccard distance）** 如果计算两个样本集合 A 和 B 的距离，那么

$$dist_{jaccard}(A,B)=1-\frac{|A\cap B|}{|A\cup B|} \qquad (式6\text{-}8)$$

其中，$|A\cap B|$ 表示 A 和 B 的交集中的样本个数，$|A\cup B|$ 表示 A 和 B 的并集中的样本个数。

8. **测地距离（geodesic distance）** 是指在曲面或流形上两点之间沿曲面最短路径的距离，与直线距离（欧氏距离）不同，测地距离考虑了曲面的几何形状和曲率，因此能够更准确地反映两点之间的实际距离。在计算机科学中，测地距离常用于流形学习、图像处理和机器学习等领域度量数据样本之间的相似性或距离。对于简单的曲面（如平面、球面），测地距离可以通过数学公式直接计算。对于复杂的曲面或流形，需要使用数值方法或优化算法来近似计算测地距离。例如在图论中，测地距离指的是图中两节点之间的最短路径长度，与几何空间通常用到的欧式距离有所区别，需用到最短路径算法（如 Dijkstra 算法）。在图 6-1 的左图中，节点 i 与节点 j 之间的最短路径是 $i\rightarrow a\rightarrow b\rightarrow c\rightarrow j$，那么节点 i 与 j 之间的测地距离为 $d(i,a)+d(a,b)+d(b,c)+d(c,j)$，而不是虚线长度 $d(i,j)$。同样，在图 6-1 的右图中，点 A 和点 B 之间的测地距离是沿流形曲面的蓝色曲线长度而不是虚线长度 $d(A,B)$。

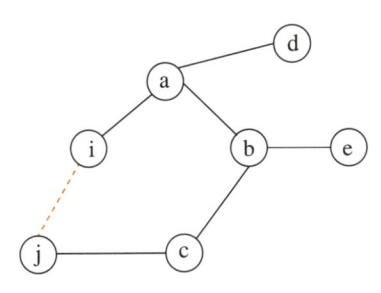
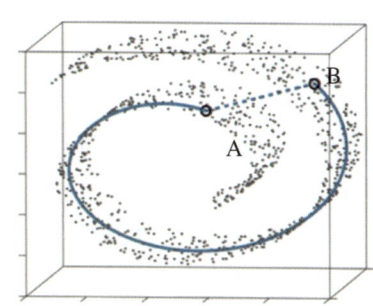
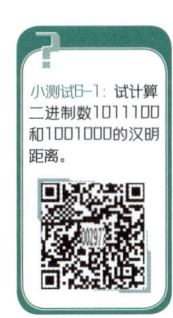

图 6-1 测地距离示例

框 6-1 曼哈顿距离的由来

曼哈顿距离亦称"出租车几何"（taxicab geometry），是德国数学家赫尔曼·闵可夫斯基（Hermann Minkowski，1864—1909）所创的词汇。1896 年闵可夫斯基在苏黎世大学任教期间，是爱因斯坦的数学老师。闵可夫斯基的哥哥奥斯卡是"胰岛素之父"，侄子鲁道夫是美国著名天文学家。曼哈顿距离得名是由于该距离标明了几何度量空间中两点在标准坐标系上的绝对轴距总和，这恰是规划为方形区块的城市里两点之间的最短行程，例如从曼哈顿的第五大道与 33 街交点前往第二大道与 23 街交点，需走过（5-3）+（33-23）= 12 个街区。

二、聚类算法

（一）K均值

K均值聚类（K-means clustering）算法是一种常用的无监督的原型聚类算法，通过迭代进行求解，其中K是算法参数，表示将数据集划分为K份。原型聚类通常假设聚类结构能由一组原型，即原始样本空间中的一些样本来刻画。K均值算法的思想是，随机选取K个样本对象作为初始的聚类中心，然后计算每个样本与各个聚类中心之间的距离，把样本分配给距离它最近的聚类中心。每分配一个样本，聚类的中心会依据每个聚类中现有的所有样本被重新计算。这个过程将不断重复直到满足某个终止条件。终止条件可以是没有（或最小数目）对象被重新分配给不同的聚类，或者聚类中心不再发生变化。

K-均值聚类算法流程如下。

输入：样本集 $S=\{d_1,d_2,\ldots,d_n\}$；
　　　聚类参数 k
过程：
(1) 从 S 中随机选择 k 个样本作为初始聚类中心 $(x_1,x_2,\ldots,x_k)$。初始化 k 个 cluster：$C_i=\varnothing(i=1,\ldots,k)$
(2) repeat
(3) 　for（j=1, 2, ..., n）do
(4) 　　计算样本 d_j 与各个聚类中心 x_i 的距离 $\text{dist}(d_j,x_i)(i=1,\ldots,k)$ 将样本 d_j 放入距离最小的聚类中心所对应的 cluster C_i：$C_i=C_i\cup\{d_j\}$；
(5) 　end for
(6) 　for（i = 1, 2, ..., k）do
(7) 　　重新计算每个聚类中心的均值向量：$x_i^*=\dfrac{1}{|C_i|}\sum_{d\in C_i}d$；
(8) 　　如果 $x_i^*\neq x_i$，那么将 x_i^* 更新为新的均值向量；否则保持 x_i 不变
(9) 　end for
(10) until 当前均值向量均未被更新
输出：cluster 划分结果 $\{(C_1,C_2,\ldots,C_k)\}$

（二）层次聚类

层次聚类（hierarchical clustering）是在不同层次对样本集进行划分，形成树形的聚类结构，且不需要事先指定 cluster 的数量。层次聚类的算法思想是，将样本集中的每个样本看作一个初始 cluster，然后在每一步中找出距离最近的两个 cluster 进行合并，该过程不断重复，直到最远两个 cluster 的距离超过阈值或者 cluster 的个数达到指定值。这里的关键是如何计算两个 cluster 之间的距离，也就是两个集合之间的距离。假设给定两个 cluster C_i 和 C_j，每个 cluster 中都有若干样本，那么通常有如下几种距离计算方法。

(1) 最小距离：即两个 cluster 中各个样本之间的最小距离。

$$\text{dist}_{min}(C_i, C_j) = \min_{x \in C_i, y \in C_j} dist(x, y) \quad \text{(式6-9)}$$

(2)最大距离：即两个 cluster 中各个样本之间的最大距离。

$$\text{dist}_{max}(C_i, C_j) = \max_{x \in C_i, y \in C_j} dist(x, y) \quad \text{(式6-10)}$$

(3)平均距离：即两个 cluster 中各个样本之间的平均距离。

$$\text{dist}_{min}(C_i, C_j) = \frac{1}{|C_i||C_j|} \sum_{x \in C_i} \sum_{y \in C_j} dist(x, y) \quad \text{(式6-11)}$$

层次聚类算法流程如下：

输入：样本集 $S = \{d_1, d_2, \ldots, d_n\}$；
　　距离度量函数 $dist(.,.)$；
　　聚类个数 k
过程：
(1) 将 S 中的每个样本初始化为 1 个 cluster，得到 n 个初始 cluster，$C_i = \{d_i\}(i=1,\ldots,n)$；
(2) for（i = 1, 2, ..., n）do
(3) 　for（j =1, 2, ..., n）do
(4) 　　计算 $dist(C_i, C_j)$；
(5) 　end for
(6) end for
(7) 设置当前 cluster 个数为 q，$q = n$
(8) while $q>k$ do
(9) 　根据 $dist(C_i, C_j)$ 找出距离最近的两个 cluster，C_{i^*} 与 C_{j^*} 进行合并：$C_{i^*} = C_{i^*} \cup C_{j^*}$；
(10) 　for（j = j^* + 1, j^* + 2, ..., q）do
(11) 　　重新编号 $C_j = C_{j-1}$；
(12) 　end for
(13) 　for（j = 1, 2, ..., q-1）do
(14) 　　计算 $dist(C_{i^*}, C_j)$；
(15) 　end for
(16) 　$q = q$-1
(17) end while
输出：聚类划分结果 $\{C_1, C_2, \ldots, C_k\}$

（三）DBSCAN 算法

DBSCAN（density-based spatial clustering of applications with noise）算法是一种经典的基于密度的空间聚类算法，简称密度聚类。这类算法通过样本分布的紧密程度来进行聚类，也就是从样本密度的角度来考查样本之间的可连接性，并通过可连接性不断扩展类簇中的样本以获得最终的聚类结果。

DBSCAN 算法的基本思想是找到样本点的全部密集区域，并把这些密集区域当做一个一个的 cluster。DBSCAN 算法涉及以下基本概念，给定样本数据集 $S = \{d_1, d_2, \ldots, d_N\}$，则有

(1) ε-邻域：对于$d_i \in D$而言，样本集 S 中与d_i的距离不大于ε的样本构成了d_i的ε-邻域，即$N_\varepsilon(d_i) = \{d_j \in D \mid dist(d_i,d_j) \leqslant \varepsilon\}$。

(2) 核心对象（core object）：若$N_\varepsilon(d_i)$中至少包含$MinPts$个样本，其中$MinPts$为给定阈值，即$N_\varepsilon(d_i) \geqslant MinPts$，则称$d_i$是一个核心对象，否则称为非核心对象。

(3) 密度直达（directly density-reachable）：若d_j位于d_i的ε-邻域内，且d_i为核心对象，则称d_j由d_i密度直达。

(4) 密度可达（density-reachable）：对于d_j与d_i，如果存在样本序列$p_1, p_2, \ldots, p_k$，其中$p_1 = d_i, p_k = d_j$，且p_{i+1}由p_i密度直达，则称d_j由d_i密度可达。

(5) 密度相连（density-connected）：对于d_j与d_i，如果两者均能由某个样本d_k密度可达，则称d_i与d_j密度相连。

基于以上概念，DBSCAN 算法将样本集合中由密度可达关系导出的最大的密度相连样本集合定义为同 cluster。聚类过程大致可以分为两大步：先计算得到每个样本点的ε-邻域，并得到相应的核心对象；然后再依次遍历所有核心对象找出密度可达的样本点生成 cluster 直到所有的核心对象均被访问。

DBSCAN 的算法流程如下。

输入：样本集$S = \{d_1, d_2, \ldots, d_n\}$；
　　　邻域参数$(\varepsilon, MinPts)$
过程：
(1) 初始化核心对象集合$H = \varnothing$
(2) for（i = 1, 2, ... n）do
(3) 　计算$N_\varepsilon(d_i)$；
(4) 　如果$N_\varepsilon(d_i) \geqslant MinPts$，更新$H = H \cup \{d_i\}$；
(5) end for
(6) 初始化聚类数 k = 0，未访问样本集合$W = D$
(7) while $H = \varnothing$ do
(8) 　记录当前未访问集合$W_{old} = W$
(9) 　随机选取一个核心对象$d \in H$，初始化队列$Q = <d>$
(10) 　$W = W \setminus \{d\}$
(11) 　while $Q \neq \varnothing$ do
(12) 　　去除Q中的首个样本q
(13) 　　if $N_\varepsilon(q) \geqslant MinPts$ do
(14) 　　　令$\Delta = N_\varepsilon(q) \setminus W$，并将$\Delta$中的样本加入队列$Q$
(15) 　　　更新$W = W \setminus \Delta$
(16) 　　end if
(17) 　end while
(18) 　$k = k+1$，生成类簇$C_k = W_{old} \setminus W$
(19) 　$H = H \setminus C_k$
(20) end while
输出：聚类划分结果$\{C_1, C_2, \ldots, C_k\}$

（四）Louvain 算法

Louvain 算法是一种基于网络模块度的多层次优化聚类算法。在介绍该算法之前，需要先了解模块性的概念。

模块性（modularity，Q）是一种常用的衡量节点分组质量的标准，模块性越高说明分组划分质量越好。模块性的物理意义是分组内部节点的连边数与随机情形下的连边数之差，即：

$$Q = \frac{1}{2m} \sum_{i,j} \left(A_{ij} - \frac{k_i k_j}{2m} \right) \delta(C_i, C_j) \quad \text{（式 6-12）}$$

其中 A 为邻接矩阵，A_{ij} 为节点 i 和节点 j 之间的连边权重。k_i 是节点 i 的邻接边的权重之和，$k_i = \sum_j A_{ij}$；m 为所有边的权重之和，$m = \frac{1}{2} \sum_{i,j} A_{ij}$；$C_i$ 表示节点 i 所在的 cluster；$\delta(C_i, C_j)$ 是指示函数，若节点 i 和 j 是同一个 cluster，则为 1，否则为 0。更进一步，

$$Q = \frac{1}{2m} \sum_{i,j} \left(A_{ij} - \frac{k_i k_j}{2m} \right) \delta(C_i, C_j)$$

$$= \frac{1}{2m} \left(\sum_{i,j} A_{ij} - \frac{\sum_i k_i \sum_j k_j}{2m} \right) \delta(C_i, C_j) = \frac{1}{2m} \sum_C \left(\sum in - \frac{(\sum total)^2}{2m} \right) \quad \text{（式 6-13）}$$

其中，$\sum in$ 表示 cluster C 的内部边的权重之和，$\sum total$ 则表示所有与 cluster C 中节点相连的边的权重之和。可以看出，内部边越多，外部边越少，则模块性越高。

Louvain 算法的思想就是最大化模块性 Q，以获得内部连接稠密、外部连接稀疏的 cluster。实现模块性最大化可以通过迭代优化策略。优化过程中可以通过模块度增益 ΔQ 来评价当前迭代的效果好坏，假设把节点 i 分配到某 cluster C，那么模块度增益 ΔQ 为：

$$\Delta Q = \left[\frac{\sum in + k_{i,in}}{2m} - \left(\frac{\sum total + k_i}{2m} \right)^2 \right] - \left[\frac{\sum in}{2m} - \left(\frac{\sum total}{2m} \right)^2 - \left(\frac{k_i}{2m} \right)^2 \right] = \frac{1}{2m} \left(k_{i,in} - \frac{\sum total \Delta k_i}{m} \right) \quad \text{（式 6-14）}$$

其中，$k_{i,in}$ 表示节点 i 与 cluster C 的连边权重之和，$\sum total$ 是 cluster C 的总权重，k_i 表示节点 i 的总权重。

Louvain 算法具体流程如下，分为最大化模块性（节点移动）和类内节点合并两个步骤。

输入：样本集 $S = \{d_1, d_2, \ldots, d_n\}$；
  （1）距离度量函数 $dist(.,.)$；
  （2）模块度变化阈值 ε

过程：
  （1）根据距离函数 $dist$ 计算各个样本之间的距离，并基于距离构建相似性网络 $G(V, E)$。将每个样本 d_i 作为一个节点 v_i，两个节点 v_i, v_j 之间形成权重为 $1-dist(v_i, v_j)$ 的连边 e_{ij}，所有节点构成节点集合 V，所有连边构成边集合 E；
  （2）repeat
  （3）将 V 中每个节点初始化为 1 个 cluster，得到 $|V|$ 个初始 $C_i = \{v_i\} (1 \leq i \leq |V|)$；

(4)　　初始化模块度 $Q_{pre} = -\infty$；
(5)　while true do
(6)　　　for (v in V) do
(7)　　　　计算节点 v 移动至其他的 cluster 的 ΔQ，获取最大的 ΔQ_{max}．
(8)　　　　如果 $\Delta Q_{max} \geqslant 0$，将节点 v_i 移动至 ΔQ_{max} 对应的 cluster；
(9)　　　end for
(10)　　计算当前模块度 ΔQ_{curr}；
(11)　　如果 $Q_{curr} - Q_{pre} \leqslant \varepsilon$，break；
(12)　　否则 $Q_{pre} = Q_{curr}$；
(13)　end while
(14)　合并每个 cluster 的所有节点为一个超节点，形成新的网络 $G'(V', E')$；
(15)　计算超节点权重为超节点内节点的连边权重之和，计算超节点之间的连边权重为超节点之间的连边权重之和；
(16)　根据 $G'(V', E')$ 计算当前模块度 ΔQ_{curr}；
(17)　$G(V, E) = G'(V', E')$
(18)　until $Q_{curr} - Q_{pre} \leqslant \varepsilon$

输出：cluster 划分结果。V 中的每个超节点为一个 cluster，其包含的子节点为 cluster 内样本

（五）Leiden 算法

Louvain 算法可能会产生任意的连接性较差甚至不连通的 cluster，如图 6-2 所示：当节点 0 从（a）中的红色 cluster 中被移动至网络中的其他部分，形成（b）中的节点 0 不再属于红色 cluster 的场景，就会造成节点 1、2、3、4、5、6 形成一个局部最优但内部却不连通的 cluster 结果。因此 Traag 等人提出了 Leiden 算法来解决此问题，是目前在组学数据聚类分析中最广泛使用的聚类方法。

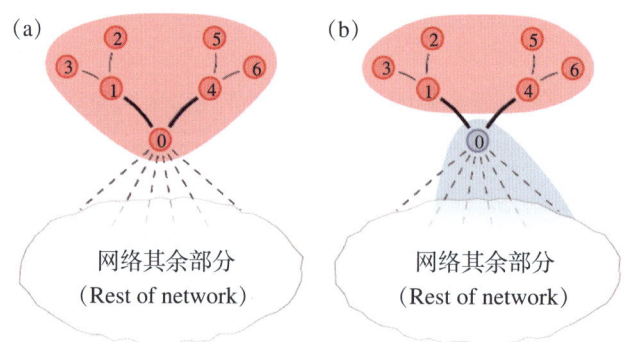

图 6-2　不连通 cluster 示意图

Leiden 算法与 Louvain 算法主要的不同点在于 Leiden 算法在最大化模块度（节点移动）之后，类内节点合并之前添加了调优（refine）步骤对划分结果进行改善，以防止内部出现不良连接，从而保证 cluster 内部是连通的，避免产生不连通的 cluster。

此外，在节点移动过程中，两者也有不同的处理，Louvain 不断访问网络中的所有节点，直

到没有更多的节点移动来增加模块度，而 Leiden 算法移动节点时只访问邻居发生变化（被移动到其他 cluster）的节点。也就是说，在第一轮访问节点之后，Leiden 算法访问节点更少，更有效地实现了局部移动。

Leiden 算法相对于 Louvain 算法的改进主要体现在以下几个方面。

1. 局部优化 Leiden 算法引入局部调优策略，通过在节点的邻居中搜索可能的 cluster 移动来进一步优化模块度。这种局部优化过程可以多次迭代，以获得更好的聚类效果，但是在处理大型网络时可能会更耗时。

2. 稳定性 Leiden 算法对初始社区划分更加稳定，对初始聚类的选择和参数的设置更加稳健，而 Louvain 算法对初始聚类和参数的选择较为敏感，可能在不同运行中产生不稳定的结果。

3. 社区质量 Leiden 算法通常能够找到更细粒度的 cluster 结构，并且具有更高的模块度。

（六）聚类算法的应用与总结

本部分介绍的聚类方法在生物医学领域均有着广泛的应用场景。比如利用 K 均值聚类基于多组学数据（例如基因表达数据、蛋白质组学数据和临床数据等）进行癌症亚型分类的研究、鉴定基因表达模式和样本分类等；利用层次聚类分析 DNA 甲基化数据对前列腺癌样本进行分类，探究与肿瘤分级和预后相关的甲基化模式；还可以利用层次聚类分析蛋白质相互作用网络，探究与癌症相关的生物通路模块并鉴定潜在的治疗靶点；通过对基因表达数据进行 DBSCAN 聚类，发掘具有相似表达模式的基因簇并识别与特定条件相关的差异表达基因，利用 DBSCAN 算法对电子健康记录中的数据进行聚类来识别不同疾病亚型，为个体化治疗和预后预测提供指导；通过将复杂的生物数据转化为网络结构，利用 Louvain 或 Leiden 算法识别出具有相似功能或调控关系的基因模块、对疾病相关基因网络进行模块化分析，以识别与复杂疾病相关的模块和关键基因进而揭示复杂疾病的生物学机制等。表 6-2 简要总结了本教材介绍的各个聚类方法的优缺点与注意事项。

表 6-2 几种聚类算法的比较总结

算法	优点	不足	应用建议
K 均值	计算复杂度低	初始聚类中心选取对结果影响较大 数据中的异常值（outliers）对结果影响大	预先指定聚类个数 K 通常使用欧氏距离
层次聚类	不受初始值选择的影响	计算复杂度高，难以处理大规模数据集 数据中的异常值（outliers）对结果影响大	可采用并行化以加速算法 使用不同的距离度量可实现对聚类结果的调整
DBSCAN	能够检测到异常值 无需预先指定聚类数量	在密度不均衡的数据集上结果	可通过调整邻域半径和最小邻域内节点个数等参数对结果进行调优
Louvain	计算高效 无需预先指定聚类数量	依赖初始 cluster 划分条件	可通过多次运行算法以选择最优的聚类结果
Leiden	划分质量高 对初始划分条件依赖低 无需预先指定聚类数量	数据中的异常值（outliers）对结果影响大	可通过调整邻域内节点个数及分辨率参数实现对聚类结果调优

三、判别算法

(一) K 近邻

K 近邻（K-nearest neighbor，KNN）的思想是通过识别与新样本距离最近的 k 个已知样本的类别标记来判断新样本的类别。判定方法是多数表决，也就是将 k 个已知样本对应的类别中数量最多的那个类别判定为新样本的类别。K 近邻法是一种"懒惰学习"（lazy learning），没有显式的学习过程，只是对已有数据的记录和统计。

KNN 算法的描述如下。

输入：训练数据集 $T = \{(\boldsymbol{x}_1,y_1),(\boldsymbol{x}_2,y_2),...(\boldsymbol{x}_n,y_n)\}$ 以及新样本 $\boldsymbol{x}$，其中 $\boldsymbol{x}_i$ 为样本 i 的特征向量，y_i 为样本 i 的类别标签；参数 k，距离函数 $dist(.,.)$。

输出：新样本 $\boldsymbol{x}$ 的类别标签 y。

步骤：

（1）根据距离函数 $dist$，计算新样本 $\boldsymbol{x}$ 与所有训练样本 $\boldsymbol{x}_i$ 的距离

（2）选择距离最小的前 k 个样本

（3）根据少数服从多数的投票法则，将（2）中的 k 个样本的类别标签中数量最多的标签 y 指派给新样本。

(二) 支持向量机

支持向量机（support vector machines，SVM）是一种监督学习模型，基本思想是寻找一个最优的超平面或者决策边界，将不同类别的样本分开，并且使得类别之间的间隔最大化。

假定训练样本集 $D = \{(\boldsymbol{x}_1,y_1),(\boldsymbol{x}_2,y_2),...,(\boldsymbol{x}_N,y_N)\}$，$y_i \in \{-1,+1\}$，分类器试图基于训练集 D 在样本特征空间中找到一个划分超平面，将两类样本能够分开。

在样本空间中，超平面为 $\boldsymbol{w}^T\boldsymbol{x}+b=0$，其中 $\boldsymbol{w}=(w_1,w_2,...,w_k)$ 为决定划分超平面方向的法向量，b 为截距即决定了超平面与原点之间的距离，记超平面为 $(\boldsymbol{w},b)$。划分超平面将特征空间划分为两部分，一部分是正类，一部分是负类。法向量指向的一侧为正类，另一侧为负类。

一般地，当训练数据集线性可分时，存在无数个划分超平面可将两类样本正确分开，那么如何确定最优的划分超平面？此时，可以利用间隔最大化求解唯一的最优划分超平面。样本空间中的任意样本点 $\boldsymbol{x}$ 到超平面 $(\boldsymbol{w},b)$ 的距离为：

$$d = \frac{|\boldsymbol{w}^T\boldsymbol{x}+b|}{\|\boldsymbol{w}\|} \qquad \text{(式6-15)}$$

那么对于划分超平面来说，如果样本 $(\boldsymbol{x}_i,y_i) \in D$ 为正样本，即 $y_i=1$，那么 $\boldsymbol{w}^T\boldsymbol{x}_i+b>0$；反之 $\boldsymbol{w}^T\boldsymbol{x}_i+b<0$。不妨令

$$\begin{cases} \boldsymbol{w}^T\boldsymbol{x}_i+b \geq 1, y_i=1 \\ \boldsymbol{w}^T\boldsymbol{x}_i+b \leq -1, y_i=-1 \end{cases} \qquad \text{(式6-16)}$$

我们称使得等号成立的样本点为"支持向量"（support vector），两个不同类别的支持向量 $\boldsymbol{x}$，$\boldsymbol{y}$ 到超平面的距离之和显然为

$$r = \frac{|\boldsymbol{w}^T\boldsymbol{x}+b|}{\|\boldsymbol{w}\|} + \frac{|\boldsymbol{w}^T\boldsymbol{y}+b|}{\|\boldsymbol{w}\|} = \frac{1+1}{\|\boldsymbol{w}\|} = \frac{2}{\|\boldsymbol{w}\|} \qquad \text{(式6-17)}$$

即称为"间隔"(margin)。寻找间隔最大的超平面就是求解如下约束条件

$$\max_{w,b} \frac{2}{\|w\|}, \quad s.t. \; y_i(w^T x_i + b) \geq 1, \quad i=1,2,\ldots,N \quad \text{(式6-18)}$$

最终，支持向量机模型等价于求解如下约束条件

$$\min_{w,b} \frac{1}{2}\|w\|^2, \quad s.t. \; y_i(w^T x_i + b) \geq 1, \quad i=1,2,\ldots,N$$

一旦求解到最优的超平面(w^*, b^*)，那么对于新的样本$\hat{x}$，则可以通过判断$(w^*)^T\hat{x}+b^*$的正负号得到其分类结果，如图6-3所示。

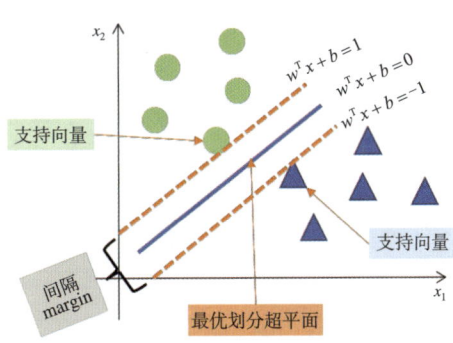

图6-3 支持向量机示意图

支持向量机方法的描述如下。

输入：线性可分训练集$D = \{(x_1,y_1),(x_2,y_2),\ldots,(x_N,y_N)\}$，$y_i \in \{-1,+1\}$

输出：最大间隔划分超平面和分类决策函数

步骤：

(1) 构造并求解约束最优化问题

$$\min_{w,b} \frac{1}{2}\|w\|^2, \quad s.t. \; y_i(w^T x_i + b) \geq 1, \quad i=1,2,\ldots,N$$

(2) 得到最优划分超平面

$$(w^*, b^*), \quad (w^*)^T x + b^* = 0$$

(3) 分类决策函数

$$f(x) = sign((w^*)^T x + b^*)$$

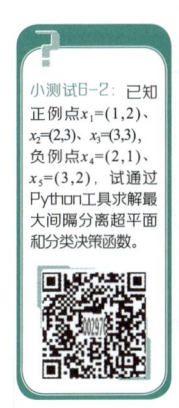

小测试6-2：已知正例点$x_1=(1,2)$、$x_2=(2,3)$、$x_3=(3,3)$，负例点$x_4=(2,1)$、$x_5=(3,2)$，试通过Python工具求解最大间隔分离超平面和分类决策函数。

（三）随机森林

随机森林（random forest）是集成学习的一种典型方法，其基本单元是决策树（decision tree），通过将多个决策树的学习结果集成起来而形成最终输出结果。与传统决策树不同，随机森林在决策树的训练过程中引入了随机属性选择。具体而言，传统决策树在选择划分属性时是在当前节点的属性集合中选择一个最优属性，而随机森林在对决策树的节点处理时，是先从节点的属

性集合中随机选择一个属性子集，然后再从属性子集里选择一个最优属性，形成属性扰动。如果属性子集大小和原始属性集合大小相同，那么随机森林中的决策树就等同于传统的决策树。

为了更好说明随机森林方法，接下来先介绍随机森林的基本单元决策树。

决策树是一种基于树结构通过特征取值来进行决策的方法，是常用的有监督的分类算法。一个决策树包含一个根节点、若干内部节点和若干个叶节点。叶节点对应于决策结果，其他每个节点则对应于一个属性测试。每个节点包含的样本集合根据属性测试的结果被划分到子节点中。根节点包含样本全集，从根节点到每个叶节点的路径对应了一个判定测试序列。决策树是一个递归过程：从根结点开始，对样本的某一特征进行测试，根据测试结果，将样本分配到其子结点；这时每一个子结点对应着该特征的一个取值。如此递归地对样本进行测试并分配，直至达到叶结点，最后将样本分到叶结点的类中。图6-4为一个简单的决策树示意图，根据样本在$\{x_1,x_2\}$两个属性上的取值，将样本进行决策分类。

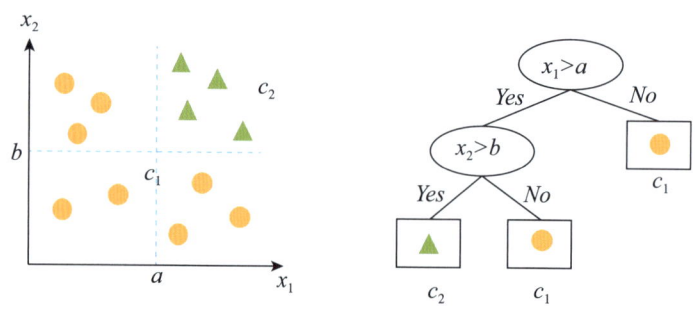

图6-4 决策树示意图

随机森林中每个决策树的生成流程如下。

（1）如果训练集大小为N，对于每棵树而言，随机且有放回地从训练集中的抽取N个训练样本（就是bootstrap sample方法）作为该树的训练集。由此可知每棵树的训练集都是不同的，而且里面可以包含重复的训练样本。

（2）如果样本原始存在M个特征，则在每个节点分裂的时候，从M中随机选择m个特征维度（$m<<M$），根据m个特征维度中最佳特征（最大化信息增益）来分割节点。在森林生长期间，m的值保持不变。

假定每个决策树$f(x)$生成之后，随机森林将对所有决策树（假设n个）进行集成，最简单的集成策略是直接平均，即"投票"得到集成后的分类模型：

$$F(\boldsymbol{x})=\frac{1}{n}\sum_{i=1}^{n}f_i(\boldsymbol{x})$$

（四）朴素贝叶斯

朴素贝叶斯（naïve Bayes）法是基于贝叶斯定理与属性条件独立假设（attribute conditional independence assumption）的分类方法。对于给定的训练数据集，首先基于属性条件独立假设学习输入/输出的联合概率分布；然后基于此模型，对给定的输入$\boldsymbol{x}$，利用贝叶斯定理求出后验概率最大的类别输出y。

假设训练样本空间为S，空间中的每个样本都是n维特征向量，类别空间$Y=\{c_1,c_2,\ldots,c_K\}$。训练样本集$T=\{(\boldsymbol{s}_i,y_i)\}$，$1\leq i\leq N$由$P(S,Y)$独立同分布产生，其中$\boldsymbol{s}_i\in S$，$\boldsymbol{s}_i=(s_i^1,s_i^2,\ldots,s_i^n)$，$y_i\in Y$。样本$\boldsymbol{x}=(x^1,x^2,\ldots,x^n)$的标签为$c$的概率$p(c|\boldsymbol{x})$为后验概率，概率最大的类别则为样本$\boldsymbol{x}$

的类别标签。

由贝叶斯定理：

$$p(c|\boldsymbol{x}) = \frac{p(\boldsymbol{x},c)}{p(\boldsymbol{x})} = \frac{p(c)\,p(\boldsymbol{x}|c)}{p(\boldsymbol{x})} \qquad \text{（式6-19）}$$

其中$p(c)$为类先验概率，$p(\boldsymbol{x}|c)$为样本$\boldsymbol{x}$相对于类别c的条件概率或"似然"。结合属性条件独立假设可得：

$$p(c|\boldsymbol{x}) = \frac{p(c)\,p(\boldsymbol{x}|c)}{p(\boldsymbol{x})} = \frac{p(c)}{p(\boldsymbol{x})}\prod_{i=1}^{n}p(\boldsymbol{x}^i|c) \qquad \text{（式6-20）}$$

其中x^i为样本$\boldsymbol{x}$在第i个特征分量上的取值。由于$p(\boldsymbol{x})$独立同分布，则有贝叶斯分类器判断准则，即最大化后验概率：

$$\max_{c\in Y} p(c)\prod_{i=1}^{n}p(\boldsymbol{x}^i|c) \qquad \text{（式6-21）}$$

朴素贝叶斯分类器的训练过程就是基于训练集来估计类先验概率$p(c)$，并估计分类样本$\boldsymbol{x}$的每个属性的条件概率$p(\boldsymbol{x}^i|c)$。类先验概率$p(c)$的估计为：

$$p(c) = \frac{\sum_{i=1}^{N}I(y_i=c)}{N} \qquad \text{（式6-22）}$$

其中N为总样本量，I为指示函数。类条件概率可用极大化似然估计来计算：

$$p(x^i|c) = \frac{\sum_{j=1}^{N}I(\boldsymbol{s}_j^i=x^i, y_j=c)}{\sum_{m=1}^{N}I(y_m=c)}, i=1,2,\ldots,n \qquad \text{（式6-23）}$$

朴素贝叶斯方法的描述如下。

输入：训练样本集$T=\{(\boldsymbol{s}_i,y_i)\}$，$\boldsymbol{s}_i\in S, \boldsymbol{s}_i=(s_i^1,s_i^2,\ldots,s_i^n); y_i\in Y=\{c_1,c_2,\ldots,c_K\}$；样本$\boldsymbol{x}$

输出：样本$\boldsymbol{x}$的分类结果

步骤：

(1) 计算先验概率$p(c)$和类条件概率$p(\boldsymbol{x}^i|c)$

(2) 对于给定的样本$\boldsymbol{x}=(\boldsymbol{x}^1,\boldsymbol{x}^2,\ldots,\boldsymbol{x}^n)$计算每个类别下的后验概率

$$p(y=c_k)\prod_{i=1}^{n}p(\boldsymbol{x}^i|y=c_k), k=1,2,\ldots,K$$

(3) 根据最大后验概率对应的类别来确定样本$\boldsymbol{x}$的类别y

$$y=\operatorname*{argmax}_{c\in Y} p(c)\prod_{i=1}^{n}p(\boldsymbol{x}^i|c)$$

（五）判别算法的应用与总结

目前，已有很多学者利用本部分所介绍的判别方法进行了生物医学领域的研究。例如，利用KNN方法基于伪氨基酸组成预测蛋白质的亚细胞定位；利用SVM方法预测人免疫缺陷病毒

（HIV-1）的耐药性；利用随机森林方法基于蛋白质的序列和拓扑特征预测蛋白质间的相互作用；利用朴素贝叶斯方法预测蛋白质的亚细胞定位等。表 6-3 简要总结了本教材介绍的各个判别方法的优缺点与注意事项。

表 6-3 几种判别算法的比较总结

算法	优点	不足	应用建议
K 近邻	简单易实现；无需训练过程；适用于处理非线性数据和快速预测	存储开销大；数据中的异常值（outliers）对结果影响大	使用高效的数据结构可加速算法训练；可使用交叉验证等技术寻找最优 K 值
支持向量机	泛化能力较好；对小样本数据有效	计算复杂度高；结果可解释性较低	核函数对模型性能提升至关重要，可通过采用不同的核函数进行调优
随机森林	泛化能力好；对于缺失值和异常值具有较好的鲁棒性；可评估特征的重要性	计算复杂度高；存储开销大	可采用并行化以加速算法训练；树深和节点划分准则以及特征子集的选择需要调优
朴素贝叶斯	简单易实现；可提供分类依据的解释性	特征独立性假设和数据的分布假设过强	如果出现训练集中没有的特征，则需要解决零概率问题

框 6-2　核函数

在本节 SVM 的讨论中，我们假设输入样本数据是线性可分的，即存在一个划分超平面能将样本正确分类。然而在现实任务中原始样本空间内也许并不存在一个能正确划分样本的超平面，此时可将样本从原始空间映射到一个更高维的特征空间使得样本在该高维特征空间内线性可分。核函数（kernel function）就是将输入数据从原始特征空间映射到高维特征空间的技术。核函数的选择对 SVM 的性能影响很大，若核函数选择不合适，则意味着将样本映射到了一个不合适的特征空间导致性能不佳。常用的核函数包括线性核函数（linear kernel）、多项式核函数（polynomial kernel）、高斯核函数（Gaussian kernel，也称为径向基函数 radial basis function，RBF）、sigmoid 核函数等。其中，线性核函数是最简单的核函数，实现了原始特征空间和特征空间之间的线性映射，适用于处理线性可分或近似线性可分的问题；多项式核函数通过多项式映射将数据从原始特征空间映射到高维特征空间，可以处理一些非线性问题；高斯核函数通过将数据映射到无穷维的特征空间实现对复杂非线性关系的建模；sigmoid 核函数则常用来处理二分类问题。

第三节　变量筛选

从基因组学、生物医学再到经济学、金融学等领域的现实任务中，我们经常会遇到维数灾难（curse of dimensionality，又称维度诅咒）问题，尤其是近几年，基因组学等领域的现代应用将数据的维度推向更大规模，数据维度可能随着样本规模呈指数增长。例如，在使用基因微阵列

(microarray）或蛋白质组学数据（proteomics data）中，数以千计的基因数据以及分子或离子的表达作为自变量，而在考虑交互时，维度则会更为迅速的增长。若能从中选择出重要的特征，使得后续学习过程仅需在一部分重要特征上构建模型，则维数灾难问题会大为减轻。变量筛选是高维数据分析的关键技术，其思想是通过统计方法从繁多的变量中选出对响应变量影响最大的解释变量。变量筛选是统计分析和推断的重要环节，其结果好坏直接影响模型的质量，进而对统计分析与预测精度产生重大影响。

本节介绍几种常用的变量筛选方法：子集选择法（subset selection method）、系数压缩法（shrinkage method）、降维法（dimension reduction method）。

一、子集选择法

子集选择法是选择原有变量中的某一部分变量作为最佳变量子集作为特征集合。最佳变量子集包含的维度最少且对正确率贡献最大。假设有 d 个变量，那么就有 2^d 个可能的子集，当 d 很大时，我们不可能对所有子集进行遍历校验。因此可以使用启发式的方法去获取一个合理但未必是最优的子集解。子集选择可分为两种方法：前向选择（forward selection）和后向选择（backward selection）。

在前向选择中，我们从空集开始，逐个添加变量，每次添加一个使得评价函数最优的变量进入集合，直到进一步的添加不会使得评价函数更优则停止。例如，给定特征变量集合 $\{f_1, f_2, \ldots, f_n\}$，我们可将每个变量看作一个候选子集，对这 n 个候选单特征子集进行评价，选取评价最优的特征 $\{f_i\}$ 作为该轮候选集；然后在上一轮的选定集中加入一个特征变量，构成包含两个特征的候选子集，选取评价最优的特征 $\{f_i, f_j\}$ 作为该轮候选集；假定在第 k 轮时，最优的 k 个候选特征组成的子集的评价不如第 $k-1$ 轮的 $k-1$ 个候选变量子集更优，那么停止搜索并将第 $k-1$ 轮的候选子集作为变量筛选结果。

类似地，在后向选择中，我们从完整的特征变量集合开始，每次尝试去掉一个特征，选定去掉后的子集中评价最优的集合作为下一轮的候选子集，直到不能产生评价更优的子集结束。

此外，还可以将前向和后向选择结合起来形成双向策略，即每一轮逐渐增加相关特征，同时减少无关特征。

为了选出评价最优的特征子集，通常会用到如下评价指标。

1. 测试误差 C_p

$$C_p = \frac{1}{n}(RSS + 2d\hat{\sigma}^2) \tag{式6-24}$$

其中 n 为样本量，RSS（residual sum of squares）为残差平方和，残差即数据点与其在回归直线上相应位置的差异，$\hat{\sigma}^2$ 为标准线性模型 $y = \boldsymbol{w}^T \boldsymbol{x} + b$ 中响应变量观测误差的方差估计值，d 为变量个数。C_p 是测试均方误差的无偏估计，测试误差越低则 C_p 越小。

2. 赤池信息准则（Akaike information criterion，AIC）

$$AIC = \frac{1}{n\hat{\sigma}^2}(RSS + 2d\hat{\sigma}^2) \tag{式6-25}$$

3. 贝叶斯信息准则（Bayesian information criterion，BIC）

$$BIC = \frac{1}{n}[RSS + \log(n) d\hat{\sigma}^2] \tag{式6-26}$$

AIC 与 BIC 类似于 C_p，数值越小则模型越优。

4．Adjusted R^2

$$Adjusted\ R^2 = 1 - \frac{RSS(n-d-1)}{TSS/(n-1)} \quad (式6\text{-}27)$$

其中，$TSS = \sum(y_i - \bar{y})^2$，adjusted R^2 越大则模型越优。

5．信息增益 对于给定数据集 D，假设根据属性子集 A 将 D 分为了 V 个子集 $\{D^1, D^2, ..., D^V\}$，其中每个子集中的样本在 A 上的取值相同，那么属性子集 A 的信息增益为：

$$Gain(A) = Ent(D) - \sum_{v=1}^{V} \frac{|D^v|}{|D|} Ent(D^v) \quad (式6\text{-}28)$$

其中，信息熵 $Ent(D) = -\sum_{i=1}^{K} p_i \log(p_i)$ p_i，p_i 为 D 中第 i 类样本所占的比例，信息增益越大则模型越优。

二、系数压缩法

系数压缩法是一种变量选择的方法，其基本原理是在最小二乘目标函数的基础上，引入一个关于模型复杂度的惩罚函数，构造一个新的惩罚目标函数，并对该目标函数进行优化，从而得到参数的估计值。这种方法能够显著减少计算时间，并降低子集选择法所带来的不稳定性风险。本部分主要介绍岭回归（ridge regression）、LASSO（least absolute shrinkage and selection operator）和弹性网络（elastic net）三种系数压缩的方法。

（一）岭回归

线性模型 $y = \boldsymbol{w}^T \boldsymbol{x} + b$ 的最小二乘回归可以通过最小化如下函数来拟合：

$$\sum_{i=1}^{N} (y_i - b - \boldsymbol{w}^T \boldsymbol{x}_i)^2 \quad (式6\text{-}29)$$

岭回归的目标函数即在上式的基础上加入一个关于 $\boldsymbol{w}$ 的 L2 范数平方作为惩罚项

$$cost(\boldsymbol{w}) = \sum_{i=1}^{N} (y_i - b - \boldsymbol{w}^T \boldsymbol{x}_i)^2 + \lambda \boldsymbol{w}_2^2 \quad (式6\text{-}30)$$

其中，λ 是调节参数（tuning parameter），用来控制惩罚的大小，减小模型的过拟合风险。$\lambda \boldsymbol{w}^2$ 可称为压缩惩罚，当 $\lambda = 0$ 时，惩罚项不产生作用，岭回归与最小二乘估计结果相同。随着 λ 增大，压缩惩罚项的影响增加，岭回归系数估计值越来越接近于零。岭回归的目标即最小化 cost 函数，其拉格朗日形式为：

$$\underset{\boldsymbol{w}}{\mathrm{argmin}} \left(\sum_{i=1}^{N} (y_i - b - \boldsymbol{w}^T \boldsymbol{x}_i)^2 \right) s.t. \sum w_j^2 \leqslant s \quad (式6\text{-}31)$$

s 越小，参数被压缩到 0 的越多，如果 s 非常大，系数基本不会被压缩。该式连续可导，可通过梯度下降法或牛顿法求解。

（二）LASSO

尽管岭回归的 L2 惩罚项可以将系数估值向着零的方向压缩,但是不会把任何一个变量的系数准确压缩至零,除非 $\lambda = \infty$。LASSO 就是近年来为了克服该问题而被提出的方法,在 LASSO 中,惩罚项使用 L1 范数,能够将某些参数估计值压缩为零,从而实现自动的特征选择和稀疏性（sparsity）模型的建立。

$$cost(\boldsymbol{w}) = \sum_{i=1}^{N}(y_i - b - \boldsymbol{w}^T \boldsymbol{x}_i)^2 + \lambda \|\boldsymbol{w}\|_1 \tag{式6-32}$$

LASSO 目标即最小化 cost 函数,其拉格朗日形式为:

$$\operatorname*{argmin}_{\boldsymbol{w}} \left(\sum_{i=1}^{N}(y_i - b - \boldsymbol{w}^T \boldsymbol{x}_i)^2 \right) s.t. \sum |w_j| \leqslant s \tag{式6-33}$$

由于惩罚项非连续可导,上式可使用坐标轴下降法或最小角回归法求解。

（三）弹性网络

弹性网络（elastic net）由 Zou 和 Hastie 在 2005 年提出,通过同时引入 L1 范数和 L2 范数的惩罚项,既能够进行变量选择,又能够处理具有共线性的特征,该模型表达式为:

$$\operatorname*{argmin}_{\boldsymbol{w}} \left(\sum_{i=1}^{N}(y_i - b - \boldsymbol{w}^T \boldsymbol{x}_i)^2 \right) + \lambda_1 \|\boldsymbol{w}\|_1 + \lambda_2 \boldsymbol{w}_2^2 \tag{式6-34}$$

若令 $\lambda = \lambda_1 + \lambda_2$,$\alpha = \dfrac{\lambda_1}{\lambda_1 + \lambda_2}$,则有

$$\operatorname*{argmin}_{\boldsymbol{w}} \left(\sum_{i=1}^{N}(y_i - b - \boldsymbol{w}^T \boldsymbol{x}_i)^2 \right) + \lambda[\alpha \|\boldsymbol{w}\|_1 + (1-\alpha)\boldsymbol{w}_2^2] \tag{式6-35}$$

elastic net 的惩罚函数 $\lambda[\alpha\|\boldsymbol{w}\|_1 + (1-\alpha)\boldsymbol{w}_2^2]$ 恰好为岭回归罚函数和 LASSO 罚函数的一个凸线性组合。当 $\alpha = 0$ 时,弹性网络回归即为岭回归;当 $\alpha = 1$ 时,弹性网络回归即为 LASSO 回归。因此,弹性网络回归兼有 LASSO 回归和岭回归的优点,一方面达到了岭回归对重要特征筛选的目的,另一方面又像 LASSO 回归那样,删除对因变量影响较小的特征,可取得良好的效果,实现在稀疏性和模型复杂度之间的权衡。

（四）变量筛选算法的应用与总结

本部分所介绍的几种系数压缩方法,在生物医学领域也有着广泛应用。例如,利用岭回归和 LASSO 预测正常人体组织中基因的表达水平从而揭示基因与生理过程之间的关联;通过对整合后的 microRNA 和 mRNA 表达数据使用 LASSO 模型进行特征选择来寻找与前列腺癌相关的潜在生物标志物,进而帮助鉴定和理解疾病的分子机制;利用 elastic net 方法鉴定与胶质母细胞瘤（glioblastoma）患者生存预后相关的 microRNA 生物标志物,从而为个性化治疗和患者管理提供指导等。表 6-4 简要总结表述了本教材介绍的各个系数压缩方法的优缺点与注意事项。

表 6-4　几种系数压缩算法的比较总结

模型	优点	不足	应用建议
岭回归	可处理多重共线性（即特征之间高度相关）的问题；泛化性较好	无法进行特征选择，所有特征的权重都会被保留	对于非线性关系的建模能力有限；模型性能受参数影响大，可通过调参实现模型调优
LASSO	可进行特征选择，将某些特征的权重压缩到零，实现稀疏模型；可解释性较好	易出现局部最优解导致求解不稳定	
弹性网络	L1 和 L2 的正则化平衡；可实现稀疏模型	易出现局部最优解导致求解不稳定；超参数较多，调参复杂性高	

三、降维法

前文简述了两种变量筛选的方法，其中，子集选择法是只用原变量集的子集，系数压缩法是将某些变量系数压缩至零，这两种方法都是用原始变量直接筛选的。本部分将简述一类新的方法，即降维（dimension reduction）方法，通过将原始变量进行转换，然后用转换之后的变量再去做筛选模型。这里主要介绍主成分分析、线性判别分析、流形学习中常用的 Isomap、t-SNE 算法和 UMAP 算法。

（一）主成分分析

主成分分析（principal components analysis，PCA）是一种非监督方法，其目标是找到一个从原 d 维输入空间到新的 $k(k<d)$ 维空间的、具有最小信息损失的映射。

我们知道某特征向量 $\boldsymbol{x}$ 在 $\boldsymbol{w}$ 上的投影为：

$$z = \boldsymbol{w}^T \boldsymbol{x}$$

那么主成分即是某个 $\boldsymbol{w}$，样本投影到该 $\boldsymbol{w}$ 上后被广泛散布使得样本点之间的差别变得最明显。假定样本 $\boldsymbol{x}_i$ 投影变换后得到的新坐标系为 $\{\boldsymbol{w}_1, \boldsymbol{w}_2, \ldots, \boldsymbol{w}_d\}$，其中 $\boldsymbol{w}_i$ 是标准正交基向量，$\|\boldsymbol{w}_i\|_2 = 1$，$\boldsymbol{w}_i^T \boldsymbol{w}_j = 0 (i \neq j)$。若将其维度降低到 k，则样本点 $\boldsymbol{x}_i$ 在低纬度坐标系中的投影是 $\boldsymbol{z} = (z_{i1}, z_{i2}, \ldots, z_{ik})$，其中 $z_{ij} = \boldsymbol{w}_j^T \boldsymbol{x}_i$ 是 $\boldsymbol{x}_i$ 在低纬度坐标系下第 j 维的坐标。若基于 $\boldsymbol{z}_i$ 重构 $\boldsymbol{x}_i$，则可得到 $\hat{\boldsymbol{x}}_i = \sum_{j=1}^{k} z_{ij} \boldsymbol{w}_j$。

考虑整个训练集，原样本点 $\boldsymbol{x}_i$ 与基于投影重构的样本点 $\hat{\boldsymbol{x}}_i$ 之间的距离为：

$$\sum_{i=1}^{n}\sum_{j=1}^{k} z_{ij}\boldsymbol{w}_j - \boldsymbol{x}_{i2}^2 = \sum_{i=1}^{n}\boldsymbol{z}_i^T\boldsymbol{z}_i - 2\sum_{i=1}^{n}\boldsymbol{z}_i^T\boldsymbol{W}^T\boldsymbol{x}_i + c$$

上式近似为 $-\mathrm{tr}\left(\boldsymbol{W}^T\left(\sum_{i=1}^{n}\boldsymbol{x}_i\boldsymbol{x}_i^T\right)\right)\boldsymbol{W}$。根据重构距离最小化，考虑到 $\boldsymbol{w}_j$ 是标准正交基，$\sum_{i=1}^{n}\boldsymbol{x}_i\boldsymbol{x}_i^T$ 是协方差矩阵，则有：

$$\min_{\boldsymbol{W}} -\mathrm{tr}(\boldsymbol{W}^T\boldsymbol{X}\boldsymbol{X}^T) \quad \text{s.t.} \quad \boldsymbol{W}^T\boldsymbol{W} = \boldsymbol{I}$$

或

$$\max_{\boldsymbol{W}} \mathrm{tr}(\boldsymbol{W}^T\boldsymbol{X}\boldsymbol{X}^T) \quad \text{s.t.} \quad \boldsymbol{W}^T\boldsymbol{W} = \boldsymbol{I}$$

即为 PCA 的优化目标。对上式使用拉格朗日乘子法可得：

$$XX^TW = \lambda W \tag{式6-36}$$

于是只需要对协方差矩阵 XX^T 进行特征值分解，将求得的特征值排序 $\lambda_1 \geq \lambda_2 \geq \cdots \geq \lambda_d$，再取前 k 个特征值对应的特征向量构成 $W=(w_1, w_2, \ldots, w_k)$ 即为主成分分析的解，将特征维度降低到了 k。PCA 算法流程如下。

输入：样本集 $S = \{x_1, x_2, \ldots, x\}$；
低维空间维度数量 k
过程：
(1) 对所有样本进行中心化，$x_i \leftarrow x_i - (\sum_{i=1}^{n} x_i)/n$；
(2) 计算样本的协方差矩阵 XX^T；
(3) 对协方差矩阵 XX^T 做特征值分解
(4) 获取最大的前 k 个特征值对应的特征向量 $w_1, w_2, \ldots, w_k$
输出：投影矩阵 $W = (w_1, w_2, \ldots, w_k)$

（二）线性判别分析

线性判别分析（linear discriminant analysis，LDA）是一种用于分类问题的变量筛选的线性监督学习方法，有别于 PCA 的无监督学习。线性判别分析的思想是，对于给定的训练样本集，尝试将样本投影到一条直线上，使得同类别样本的投影点尽可能接近，不同类别样本的投影点尽可能远离，在学得这样的直线后，将新样本投影到该直线上，然后通过投影点的位置来确定新样本的类别。

一般地，给定训练数据集 $D = \{(x_i, y_i), y_i \in \{0,1\}, 1 \leq i \leq n\}$，其中 n 为数据量，y 为数据类别标签。令 X_j、μ_j、Σ_j 分别表示第 $j \in \{0,1\}$ 类样本的集合、均值向量、协方差矩阵，那么两类样本的中心在直线上的投影分别为 $w^T\mu_0$ 和 $w^T\mu_1$。若将所有样本点都投影到直线上，则两类样本的协方差分别为 $w^T\Sigma_0 w$ 和 $w^T\Sigma_1 w$。注意，直线上的投影均为实数。LDA 试图使同类样本的投影点尽可能接近，则可让同类样本投影点的协方差尽可能小，即 $w^T\Sigma_0 w + w^T\Sigma_1 w$ 尽可能小；使不同类的样本投影点尽可能远离，则可让类中心投影的距离尽可能大，即 $\|w^T\mu_0 - w^T\mu_1\|_2^2$ 尽可能大。兼顾两者则可得最大化目标函数

$$J = \frac{\|w^T\mu_0 - w^T\mu_1\|_2^2}{w^T\Sigma_0 w + w^T\Sigma_1 w} = \frac{w^T(\mu_0-\mu_1)(\mu_0-\mu_1)^T w}{w^T(\Sigma_0+\Sigma_1) w} \tag{式6-37}$$

定义"类内散度矩阵"（within-class scatter matrix）

$$S_w = \Sigma_0 + \Sigma_1 = \sum_{x \in X_0}(x-\mu_0)(x-\mu_0)^T + \sum_{x \in X_1}(x-\mu_1)(x-\mu_1)^T \tag{式6-38}$$

定义"类间散度矩阵"（between-class scatter matrix）

$$S_b = [(\mu_0-\mu_1)(\mu_0-\mu_1)^T] \tag{式6-39}$$

则 LDA 优化目标函数可重写为：

$$J = \frac{\boldsymbol{w}^T S_b \boldsymbol{w}}{\boldsymbol{w}^T S_w \boldsymbol{w}} \tag{式6-40}$$

即，最大化 S_b 与 S_w 的"广义瑞利商"（generalized Rayleigh quotient）。

接下来求解 $\boldsymbol{w}$，由于 LDA 目标函数的分子分母均为 $\boldsymbol{w}$ 的二项式，因此等式的解与 $\boldsymbol{w}$ 的长度无关，只与其方向有关。不妨令 $\boldsymbol{w}^T S_w \boldsymbol{w} = 1$，那么上式等价于

$$\min_{\boldsymbol{w}} -\boldsymbol{w}^T S_b \boldsymbol{w} \quad \text{s.t.} \quad \boldsymbol{w}^T S_w \boldsymbol{w} = 1 \tag{式6-41}$$

根据拉格朗日乘子法，上式等价为 $S_b \boldsymbol{w} = \lambda S_w \boldsymbol{w}$，其中 λ 是拉格朗日乘子。由于 $S_b \boldsymbol{w}$ 的方向恒为 $\boldsymbol{\mu}_0 - \boldsymbol{\mu}_1$，不妨令 $S_b \boldsymbol{w} = \lambda(\boldsymbol{\mu}_0 - \boldsymbol{\mu}_1)$，则有

$$\boldsymbol{w} = S_w^{-1}(\boldsymbol{\mu}_0 - \boldsymbol{\mu}_1) \tag{式6-42}$$

考虑到数值解的稳定性，在实际应用中一般通过对 S_w 进行奇异值分解来求解 $\boldsymbol{w}$。S_w 的奇异值分解为 $S_w = \boldsymbol{U\Sigma V}^T$，$\boldsymbol{\Sigma}$ 是一个实对角矩阵，对角线上的元素是 S_w 的奇异值，则 $S_w^{-1} = \boldsymbol{V\Sigma}^{-1}\boldsymbol{U}^T$，进而可解得 $\boldsymbol{w}$。

接下来，将 LDA 推广到多分类任务，假定存在 N 个类，且第 i 类的样本数是 m_i。可定义全局散度矩阵：

$$S_t = S_b + S_w = \sum_{i=1}^{n}(\boldsymbol{x}_i - \boldsymbol{\mu})(\boldsymbol{x}_i - \boldsymbol{\mu})^T \tag{式6-43}$$

其中，$\boldsymbol{\mu}$ 是所有样本的均值向量，类内散度矩阵 S_w 定义为每个类别的类内散度之和：

$$S_w = \sum_{j=1}^{N} S_{w_j} \tag{式6-44}$$

$$S_{w_j} = \sum_{\boldsymbol{x} \in X_j}(\boldsymbol{x} - \boldsymbol{\mu}_j)(\boldsymbol{x} - \boldsymbol{\mu}_j)^T \tag{式6-45}$$

则可得

$$S_b = S_t - S_w = \sum_{i=1}^{N} m_i (\boldsymbol{\mu}_i - \boldsymbol{\mu})(\boldsymbol{\mu}_i - \boldsymbol{\mu})^T \tag{式6-46}$$

常用的 LDA 实现方法是优化目标

$$\max_{W} \frac{\operatorname{tr}(W^T S_b W)}{\operatorname{tr}(W^T S_w W)} \tag{式6-47}$$

其中，$W \in R^{d \times (N-1)}$，$\operatorname{tr}()$ 表示矩阵的迹，W 的解为 $S_w^{(-1)} S_b$ 的 $N-1$ 个最大广义特征值对应的特征向量组成的矩阵，这样就把特征维度降低到了 $N-1$ 维。

框 6-3　奇异值分解与特征值分解

奇异值分解（singular value decomposition，SVD）是由数学家 Eugene Isaacson 和 Golub 在 1965 年独立提出的。虽然 Isaacson 和 Golub 是独立地发展了 SVD 的数学理论，但 SVD 的概念和应用也可以追溯到更早的工作。早在 19 世纪，数学家 Carl Gustav Jacobi 就提出了特征值分解（eigenvalue decomposition）的概念，为后来 SVD 的发展奠定了基础。一般地，特征值分解只能在方阵上进行，而奇异值分解可用在非方矩阵上并进行求逆运算。特征值分解和奇异值分解都是给矩阵找一组特殊的基，特征值分解找到了特征向量这组基，在这组基下该线性变换只有缩放效果。而奇异值分解则是找到另一组基，且在这组基下可以展示出线性变换的旋转、缩放、投影三种功能。

（三）流形学习

流形学习（manifold learning）是一类借鉴了拓扑流形概念的降维方法。流形学习的前提是有一种假设，即某些高维数据实际是一种低维的流形结构嵌入在高维空间中的。流形学习主要思想是将高维的数据映射到低维，使该低维的数据能够反映原高维数据的某些本质结构特征。当维数被降至二维或三维时，能对数据进行可视化展示，因此流形学习也可用于可视化的任务。本部分主要介绍等度量映射（isometric mapping，Isomap）、t-SNE 算法及 UMAP 算法等方法。

Isomap 由 Tenenbaum 等人提出，其基本出发点是认为低维流形嵌入到高维空间之后，直接在高维空间中计算直线距离具有误导性，因为高维空间中的直线距离在低维嵌入流形上是不可达的。因此，Isomap 使用测地距离来映射非线性结构高维数据。测地距离是高维流形中两点之间的最短距离，高维流形中，空间是不规则的，最短距离不一定是直线距离。

Isomap 基于流形局部近似于欧式空间的假设提出了一种测地距离的近似求解方式。在 Isomap 中，测地距离的计算等同于计算近邻连接图上两点之间的最短路径，可采用著名的 Dijkstra 算法或 Floyd 算法。对近邻图的构建通常有两种做法，一种是指定近邻点个数，例如欧氏距离最近的 K 个点为近邻点，这样得到的近邻图称为 K 近邻图；另一种是指定距离阈值，距离小于 ε 的点被认为是近邻点，这样得到的近邻图称为 ε 近邻图。在近邻图中在得到任意两点的距离之后，可以通过多维缩放方法（multiple dimensional scaling，MDS）来获取样本点在低维空间中的坐标，也就是将距离结果作为 MDS 的输入获取 MDS 的输出即可。

Isomap 仅是得到了训练样本在低维空间的坐标，对于新样本，如何将其映射到低维空间？这个问题的常用解决方案是将训练样本的高维空间坐标作为输入、低维空间坐标作为输出，训练一个回归学习器来对新样本的低维空间坐标进行预测。

需要注意的是，上文提到的两种对于构造近邻图的方式均有不足，例如若近邻范围指定得较大，则距离很远的点可能被误认为近邻，这样就出现"短路"问题；近邻范围指定得较小，则图中有些区域可能与其他区域不存在连接，这样就出现"断路"问题。短路与断路都会给后续的最短路径计算造成误导。

框 6-4　流形与伯恩哈德·黎曼

"流形"（manifold）这个名字源于德语 Mannigfaltigkeit，是伟大的德国数学家伯恩哈德·黎曼（Bernhard Riemann，1826—1866）提出的，其译名则是我国拓扑学奠基人江泽涵先生借鉴文天祥《正气歌》中的"天地有正气，杂然赋流形"而来，可能是由于光滑流形恰与"气"相似，整体上看可流动、变形。

t-SNE（t-distributed stochastic neighbor embedding）算法是由 Maaten 和 Hinton 提出的一种可用于降维的机器学习算法。t-SNE 是一种非线性降维算法，非常适用于高维数据降维到 2 维或者 3 维以便于可视化。t-SNE 算法由 SNE 改进而来，下面先介绍 SNE 算法。

SNE 的基本思想是高维空间中相似的样本在低维空间中距离也应很近，并使用条件概率来描述两个数据之间的相似性。假设 x_i、x_j 是高维空间中的两个点，那么以点 x_i 为中心构建方差为 σ_i 的高斯分布，使用 $p_{j|i}$ 表示 x_j 是 x_i 的邻域的概率。如果 x_j 距离 x_i 很近，那么 $p_{j|i}$ 很大，反之 $p_{j|i}$ 很小，$p_{j|i}$ 定义如下：

$$p_{j|i} = \frac{\exp[-\|x_i - x_j\|^2/(2\sigma_i^2)]}{\sum_{k \neq i}\exp[-\|x_i - x_k\|^2/(2\sigma_i^2)]} \tag{式6-48}$$

在低维空间也可以用这样的条件概率来定义距离，假设 x_i、x_j 映射到低维空间后为 y_i、y_j，y_j 是 y_i 的邻域的条件概率，$q_{j|i}$ 定义如下。

$$q_{j|i} = \frac{\exp(-\|y_i - y_j\|^2)}{\sum_{k \neq i}\exp(-\|y_i - y_k\|^2)} \tag{式6-49}$$

通常可将低维空间中的方差直接设置为 $\sigma = \sqrt{2}/1$，$q_{i|i} = 0$。

在高维空间中，如果考虑 x_i 与其他所有点之间的条件概率，那么会构成一个条件概率分布 P_i，同样在低维空间也会有与之对应的条件概率分布 Q_i。如果降维之后的数据分布与原始高维空间中的数据分布是一样的，那么理论上这两个条件概率分布式是一致的。这里使用 K-L（Kullback-Leibler）散度来衡量两个条件概率分布之间的差异，于是 SNE 目标为最小化如下代价函数。

$$C = \sum_i KL(P_i \| Q_i) = \sum_i \sum_j p_{j|i} \log \frac{p_{j|i}}{q_{j|i}} \tag{式6-50}$$

利用梯度下降进行求解，其梯度为：

$$\frac{\partial C}{\partial y_i} = 2\sum_j (p_{j|i} - q_{j|i} + p_{i|j} - q_{i|j})(y_i - y_j) \tag{式6-51}$$

t-SNE 算法在 SNE 算法的基础上，为了解决梯度不对称计算和拥挤问题（不同类别的 cluster 挤在一起无法区分开来）引入了对称性和 t 分布。首先，考虑到概率不对称性，即高维空间条件概率 $p_{j|i} \neq p_{i|j}$，低维空间条件概率 $q_{j|i} \neq q_{i|j}$，采用更加通用的联合概率分布来代替原始 SNE 的条件概率，使得 $p_{ji} = p_{ij}$、$q_{ji} = q_{ij}$。即在低维空间和高维空间分别定义 q_{ij}、p_{ij}。

$$q_{ij} = \frac{\exp(-\|y_i - y_j\|^2)}{\sum_{k \neq l}\exp(-\|y_k - y_l\|^2)} \tag{式6-52}$$

$$p_{ij} = \frac{\exp[-\|x_i - x_j\|^2/(2\sigma^2)]}{\sum_{k \neq i}\exp[-\|x_i - x_k\|^2/(2\sigma^2)]} \tag{式6-53}$$

然而，高维空间的距离定义 p_{ij} 可能会导致异常值问题，如存在某个点 x_i 使得对于所有的 x_j 都有 $\|x_i - x_j\|^2$ 特别大、p_{ij} 特别小。这样的异常点在低维空间中的映射点 y_i 对于代价函数的影响却非常小。因此进一步考虑在高维空间对异常值做更大的惩罚，将高维空间联合概率修正为：

$$p_{ij} = \frac{p_{j|i} + p_{i|j}}{2N} \quad \text{(式6-54)}$$

从而确保了对于所有的点 x_i 都有 $\sum_j p_{ij} > \frac{1}{2N}$（$N$ 为样本总数），意味着每个点都会对代价函数有比较明显的影响。接下来在低维空间引入 t 分布，用自由度为 1 的 t 分布重新定义联合概率：

$$q_{ij} = \frac{(1+|y_i - y_j|^2)^{-1}}{\sum_{k \neq l}(1+|y_i - y_j|^2)^{-1}} \quad \text{(式6-55)}$$

此时目标函数梯度为

$$\frac{\partial C}{\partial y_i} = 4\sum_j (p_{ij} - q_{ij})(y_i - y_j)(1+|y_i - y_j|^2)^{-1} \quad \text{(式6-56)}$$

与原始 SNE 一样，使用梯度下降法进行优化。

UMAP（uniform manifold approximation and projection）算法是一种建立在图论和拓扑学上的降维技术。与 t-SNE 相比，UMAP 算法保留了更多全局结构、具有更优的运行性能。

UMAP 算法的核心思想是通过构建高维数据的近邻图来捕捉数据之间的局部结构并通过优化过程将高维数据映射到低维空间，使得在低维空间中的数据点能够尽可能地保持高维空间的局部结构和全局关系。整体上，UMAP 算法可分为两个阶段，第一阶段构建加权 k 邻域图，称为 graph construction；第二阶段计算邻域图的低维布局，称为 graph layout。接下来对两个阶段进行介绍。

1. 图构建 假设输入数据集 $X = \{x_1, x_2, \ldots, x_N\}$ 以及距离度量 $d: X \times X \to \mathbb{R}_{\geq 0}$，那么对于给定的超参数 k，我们可以通过 d 为每个 $x_i \in X$ 计算其 k 个距离最近的邻居集合，记为 $\{x_{i1}, x_{i2}, \ldots, x_{ik}\}$。为了构建邻域图，对每个 x_i 定义 ρ_i、σ_i 如下。

$$\rho_i = \min\{d(x_i, x_{ij}) | 1 \leq j \leq k, d(x_i, x_{ij}) > 0\}$$

$$\sum_{j=1}^{k} \exp\left(\frac{-\max(0, d(x_i, x_{ij}) - \rho_i)}{\sigma_i}\right) = \log_2(k)$$

其中，ρ_i 代表了局部连通性（local-connectivity）约束，目的是在邻域图中保证每个 x_i 都至少和一个其他数据点以权重 1 进行连接。σ_i 为正则化因子。

接下来可以定义有向加权 k 邻域图 $\bar{G} = (V, E, w)$，V 为节点集合即数据集 X，连边集合 $E = \{(x_i, x_{ij}) | 1 \leq j \leq k, 1 \leq i \leq N\}$，对应的连边权重为 $w(x_i, x_{ij}) = \exp\left(\frac{-\max(0, d(x_i, x_{ij}) - \rho_i)}{\sigma_i}\right)$。相应的无向加权 k 邻域图 G 则可基于 $\bar{G}$ 进行定义：

$$B = A + A^T - A \odot A^T$$

其中 B 为 G 的邻接矩阵，A 为 $\bar{G}$ 的加权邻接矩阵，$\odot$ 表示 Hadamard product。

2. 图布局 UMAP 在低维空间中使用了一种力导向图布局算法（force directed graph layout algorithm）。该种算法需要在连边上施加引力（attractive forces），在节点之间施加斥力（repulsive forces）并在每条边或每个节点进行引力和斥力的迭代。在 UMAP 中，两个节点 i 和 j 在低维空间坐标 y_i 和 y_j 处的引力和斥力分别定义如下。

$$\frac{-2ab\mathbf{y}_i - \mathbf{y}_{j2}^{2(b-1)}}{1 + \mathbf{y}_i - \mathbf{y}_{j2}^2} w(\ (\mathbf{x}_i, \mathbf{x}_j)\ )\ (\mathbf{y}_i - \mathbf{y}_j)$$

$$\frac{2b}{(\epsilon + \mathbf{y}_i - \mathbf{y}_{j2}^2)\ (1 + a\mathbf{y}_i - \mathbf{y}_{j2}^{2b})}(1 - w(\ (\mathbf{x}_i, \mathbf{x}_j)\ ))\ (\mathbf{y}_i - \mathbf{y}_j)$$

其中，a、b 为超参数，ϵ 是一个防止分母为 0 的数值很小的参数（如当前使用 0.001）。该算法可以随机初始化，但在实际应用中通常使用谱布局（spectral layout）来初始化低维嵌入，并通过随机梯度下降法进行迭代优化。

UMAP 算法的目标是最小化加权图 G 与低维嵌入图 H 的交叉熵（cross entropy，CE），该交叉熵以连边存在的概率来刻画：

$$CE = w_h(e)\log\left(\frac{w_h(e)}{w_l(e)}\right) + (1 - w_h(e))\log\left(\frac{1 - w_h(e)}{1 - w_l(e)}\right)$$

其中，$w_h(e)$ 为第一阶段已得到的高维空间中边 e 的权重，$w_l(e)$ 为第二阶段要优化的低维空间中边 e 的权重。

（六）降维算法的应用与总结

降维方法通常在高维数据预处理中使用，为下游的预测等任务做数据准备。在生物医学领域，研究者利用 PCA 和偏最小二乘回归（partial least squares regression）方法分析近红外光谱数据，进行非侵入式血糖测量建模；利用流形学习方法（如局部线性嵌入和等度量映射）结合卷积神经网络，对乳腺癌组织病理图像进行分类；利用 t-SNE/UMAP 方法对单细胞 RNA 测序数据进行降维可视化和聚类分析；利用 LDA 方法提取和分类脑电图（electroencephalogram）信号特征等。表 6-5 简要总结表述了本教材介绍的各个降维方法的优缺点与注意事项。

表 6-5　几种降维算法的比较总结

算法	优点	不足	应用建议
主成分分析	减少多重共线性，即减少数据冗余信息	假设数据特征线性关系；对数据尺度敏感；可解释性不足	在使用前进行适当的数据标准化处理
线性判别分析	对异常值和噪声具有稳健性	假设数据线性可分；类别平衡要求	特征维度远大于样本数量时，算法性能可能下降
Isomap	非线性建模；保留局部结构	计算复杂度较高；噪声和异常值对结果影响较大	性能受对数据集的流形假设和采样密度影响
t-SNE	非线性建模；保留局部结构；直观可视化	计算复杂度较高；算法结果受随机初始化条件的影响	算法超参数（如学习率、迭代次数等）可结合经验进行调整以获得更优结果
UMAP	计算效率高；保留数据全局拓扑结构；直观可视化	对小规模数据集（<500）适用性较差；算法结果受随机初始化条件的影响	算法超参数（如邻近点数量等）可结合经验进行调整以获得更优结果

第四节 混杂因素的控制

混杂（confounding）一词，源于古拉丁文 con-fundere，意为"混合"（mixing）或"困惑"（confusion）。著名统计学家 Ronald A. Fisher 于 1935 年在其《The Design of Experiment》一书中采用"confounding"一词表示随机化试验中的各种偏倚来源。美国统计学家 Leslie Kish 则采用"confounding"描述观察性研究中多组之间的不均衡性（incapability），这一解释更接近现代统计学及流行病学中的混杂概念。

在流行病学研究中，混杂是指研究因素与结果变量的关系与其他因素的效应混合在一起，并导致其估计被扭曲的现象。而混杂因素（confounding factor，或 confounder），亦称为外来因素（extraneous factor）或混杂变量（confounding variable），则是指混杂了处理/暴露因素与结局间关系的因素。传统上是指位于暴露前的，既影响结果，又与研究因素有关联的一组因素。若忽略它，则可歪曲研究因素与结果之间的真实关联，包括高估了研究因素和结果之间的关联强度，以致假阳性，抑或低估了两者之间的关联，以致假阴性。

医学研究中的混杂因素，根据其来源，往往被分为以下三类。

来自人群特征（population confounding）：医学研究往往具有明确的研究目的，而人群的某些特征并非研究因素，但忽略这些因素将导致结果偏倚。例如：基于人群队列探索吸烟与肺癌发生风险，年龄即为混杂因素。

来自研究设计（procedural confounding）：在研究执行过程中导致一个潜在的变量与自变量产生统计学关联。例如：基于病例对照设计，研究某一单核苷酸多态性（SNP）与肺癌发生风险的关联，由于对照的选择而导致不同基因型人群的平均年龄存在统计学差异。年龄和肺癌发生风险存在关联，但是，SNP 与年龄之间的关联没有任何科学依据，纯粹由研究设计导致。

来自指标评估（operational confounding）：在研究指标评估过程中，采用的技术手段或测量量表无意中包含了其他特征的信息，这些其他特征的信息可能引起混杂效应。例如：心理学测量量表的评估结果不单体现受试者心理特征，往往还在一定程度上体现受试者的文化层次、社会背景、经济条件等，这些因素将是潜在混杂因素。

深入了解混杂因素的来源，有助于更有效的控制混杂偏倚。

一、因果图与混杂

混杂的识别及处理问题属于因果推断的范畴。在因果推断中，因果图（causal diagram）是一种常用的表示方法。以图 6-5 为例，3 个因素 C、X 和 Y 用节点（node）表示，3 个节点间用箭头连接，称为边（edge）。例如，图 6-5（a）表示在某个病例对照研究中，C 代表受试者尼古丁成瘾相关基因，X 和 Y 分别代表吸烟和肺癌。

当节点 X 有箭头指向 Y 时，意味着对于至少一个个体，X 对 Y 有直接（direct）因果关系；相反，如果没有箭头连接，意味着对于所有个体，X 对 Y 没有直接（direct）因果关系。由于因果作用存在方向，但这个方向并没有彼此互相连接成一个环，类似于图 6-5（a）的图形称为有向无环图（directed acyclic graph，DAG）。

有向无环图中的常见的基本结构包括链、叉（folk）和碰撞点（collider）。链式结构 $C \to X \to Y$ 意味着 C 直接作用于 X，但其对 Y 的作用完全通过 X 中介（mediated）；当控制 X 因素固定不变时，C 与 Y 完全独立，如图 6-5（b）。叉结构 $X \leftarrow C \to Y$ 意味着尽管 X 和 Y 之间没有直接因果关系，但由于受到因素 C 的共同影响，因而可以观察到两者间的关联性，如图 6-5（c）；碰撞点结构 $C \rightarrow Y \leftarrow X$ 意味着 Y 同时受到 C 和 X 的直接作用，如图 6-5（d）。

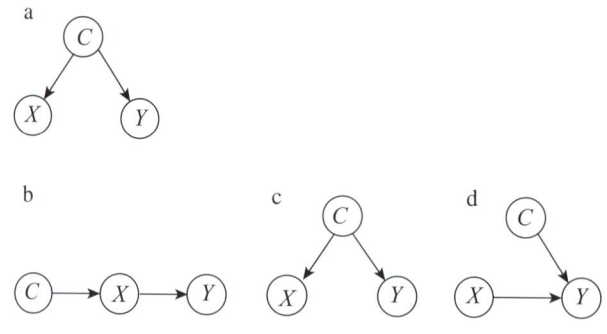

图 6-5　因果图示意

对于图 6-5（a）所示，不管 X 和 Y 之间是否存在直接因果关系，由于它们有共同的影响因素 C，构成了混杂的基本结构。不难看出，此时叉结构 $X \leftarrow C \rightarrow Y$ 形成了一个从 X 指向 Y 的后门路径（backdoor path）。因而对于 X 和 Y 间粗分析所得的关联关系，至少有一部分应当归结于 C 的混杂效应。

例如，在流行病学研究中经常提到健康工人效应（health worker effect），指那些具有较好身体素质的人更容易从事某项职业，又同时具有较低的死亡风险，此时可能错误地得出从事某项职业活得更久的结论；又如，家庭经济条件可能影响儿童教育水平，也可能由于购买更多电子产品而影响儿童视力，此时在分析儿童教育水平和视力间关系时，将会受到家庭经济条件的干扰。

二、医学研究中常见的混杂因素

混杂因素通常来自于如下几个不同的层面。

研究对象个体层面：在生物医学研究中，年龄、性别、吸烟、饮酒、家族史等个体层面的信息，与大多数健康事件的发生发展有关，通常被认为是潜在的混杂因素。与疾病可能有关的生化指标、临床特征等信息，亦有可能成为混杂因素。是否构成混杂应该考虑不同研究目的（疾病），分别取舍。例如，对于肺癌相关的研究，吸烟为重要的潜在混杂因素；而对于胃癌来说，饮酒则为重要的混杂因素。

研究人群整体层面：近年来，跨地域和多民族的大规模人群研究如雨后春笋般蓬勃发展。各地区、各种族间不同疾病的发生风险和疾病的进展模式可能有所不同。同时，不同地区、不同种族之间的众多宏观或微观特征有所区别。因此，地区、种族等群体层面的特征，通常作为潜在混杂因素。例如，在国际多中心的人类基因组多样性计划（Human Genome Diversity Project，HGDP）全基因组研究中，通过全基因组遗传变异，采用主成分分析提取前几位主成分，能够较好地反映不同种族的差异（图 6-6）。作为潜在混杂因素，在全基因组关联分析中，应该将相应的主成分以协变量的形式放入模型以校正潜在人群混杂效应。

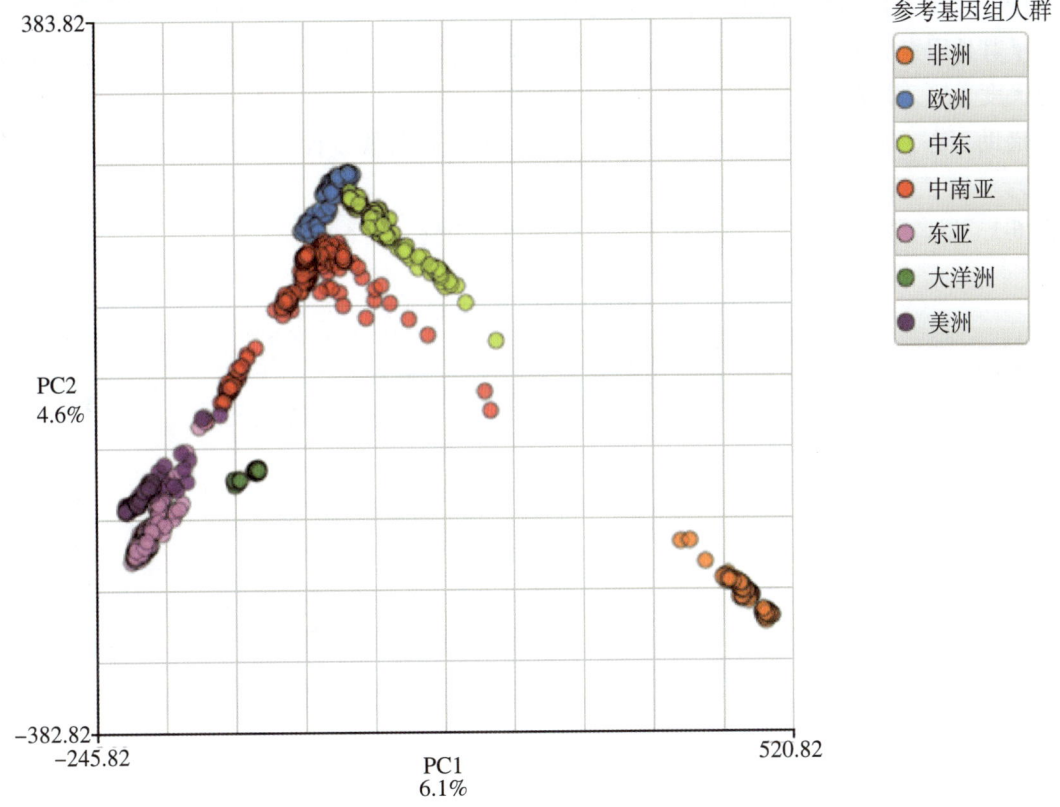

图 6-6 人类基因组多样性计划全基因组数据所体现的种族差异

三、混杂因素的识别方法

（一）从专业角度进行识别

对于特定目标的研究来说，研究者对常见混杂因素具有一定的共识。例如：对于肺癌发生风险的研究，年龄、性别、吸烟状态等因素被公认为潜在的混杂因素。可以综合同类研究结果，识别出更多的与研究结局相关的非研究因素，通过进一步评估这些因素与研究因素的关联，进而识别潜在混杂因素。例如：既往研究显示，医院重症患者的血液透析史和急性呼吸窘迫综合征（ARDS）发生风险相关联，同时 ICU 患者低血小板现象亦可能与血液透析有关。因此，当研究血小板与 ARDS 发生风险的关联时，血液透析史为潜在混杂因素。

（二）通过敏感性分析进行识别

对于现有资料来说，通过建立不包含该因素 C 的模型

$$f(Y) = a + bX + e \tag{式6-57}$$

和包含该因素 C 的模型

$$f(Y) = a + b'X + \lambda C + e \tag{式6-58}$$

分别估计研究因素与结局之间的关联效应值。其中 f 为连接函数。b 代表研究因素 X 的总效

应,其中一部分来自因素 X 自身(独立效应),另一部分来自因素 C 经 X 的"传递"效应。b' 为在控制了其他因素后因素 X 的独立效应。因素 C 的混杂效应,可用 $(b-b')$ 进行估计,亦可表示为相对尺度 $(b-b')/b'$。

可借助正态近似法或 Permutation 检验,对 $H_0:\beta=\beta'$ 进行假设检验,以推断因素 C 是否为混杂因素。

例 6-1 以口服避孕药与心肌梗死发生风险的研究为例(表 6-6)。

表 6-6 服用口服避孕药与心肌梗死发生风险

年龄组	X=1,使用过		X=0,未使用过	
	Y=1	Y=0	Y=1	Y=0
1:25~29	4	62	2	224
2:30~34	9	33	12	390
3:35~39	4	26	33	330
4:40~44	6	9	65	362
5:45~49	6	5	93	301
合计	29	135	205	1607

采用单因素 logistic 回归得到

$$b = 0.52,\ OR = 1.68,\ 95\%CI 为 (1.06,2.61),\ P = 0.016$$

若将年龄变量加入 logistic 模型,则

$$b = 1.39,\ OR = 4.00,\ 95\%CI 为 (2.44,6.53),\ P<0.001$$

年龄变量加入模型,导致目标变量的系数估计变幅为:$(1.39-0.52)/0.52 = 167\%$,即为年龄的混杂效应。

需要注意的是,由于对混杂因素检验时并未事先进行样本量估算,因而即便差异没有统计学意义,也不意味着没有混杂效应。因此有统计学家提出使用较宽松的检验水准,或者从经验上直接根据效应改变的幅度(例如,10%)来进行判断。

(三)利用有向无环图进行识别

在医学研究中,往往首先分析各种基线信息及临床特征在组间的差异性,若组间存在差异,则认为是潜在的混杂因素。事实上,若某一非研究因素 C 同时满足以下三项基本条件,方可识别为混杂因素。

(1)该因素 C 与研究因素 X 存在关联(association)。

(2)该因素 C 与研究结果 Y 存在因果关联(causation)。

(3)该因素 C 不在"$X \to Y$"的因果通路上。

这些过程可以通过有向无环图(DAG)加以判断。例如:对于慢性阻塞性肺疾病(COPD)与非小细胞肺癌(NSCLC)发生风险的关联研究,吸烟增加 COPD 发生风险,满足条件(1);吸烟增加 NSCLC 发生风险,满足条件(2);"吸烟"不在"COPD → NSCLC"的潜在通路上,因此"吸烟"是该研究的混杂因素(图 6-7)。

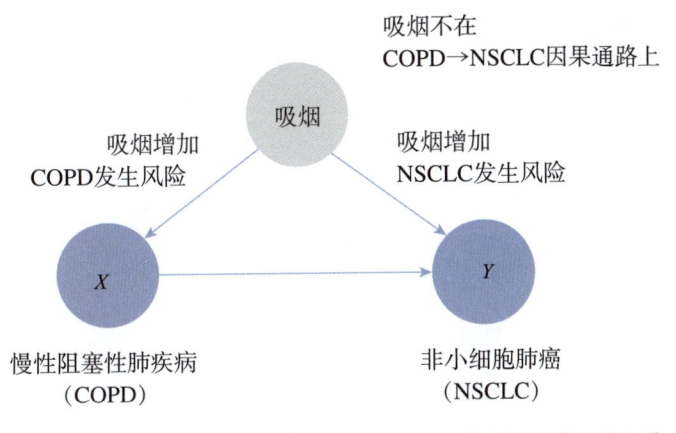

图 6-7 "吸烟"为"COPD"与"NSCLC"关联研究的混杂因素

值得注意的是，医学背景与潜在因果时序，对于混杂因素的识别至关重要。若因素 C 与研究因素及研究结局之间存在以下几种情况（图 6-8），则不是混杂因素。
（1）该因素在"研究因素→研究结局"的因果通路上。
（2）仅与研究因素或者仅与研究结局有关。
（3）该因素与研究结局只有共变关系，没有因果关系。
（4）该因素为研究结局的"结果"，随着研究结局的不同而发生变化。

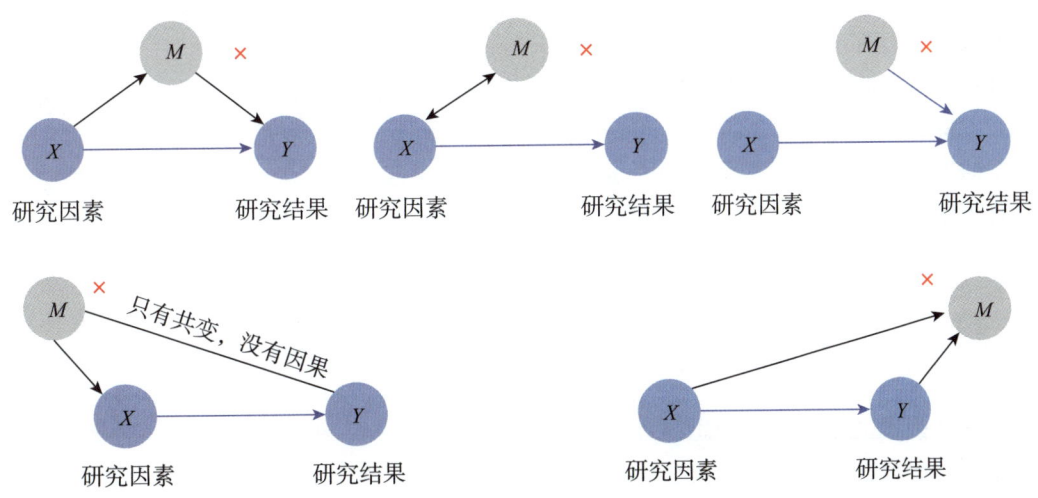

图 6-8 几种常见的不满足混杂因素条件的情况

不难看出，有向无环图是效应估计及专业知识的综合体现，因而近年来在混杂因素识别及混杂处理上的作用越来越被学界所认可。

在一项前瞻性研究中，研究者关注基线牙周病（periodontal disease，PD）患病情况与新发心血管疾病（cardio-vascular disease，CVD）之间的关系。研究者根据专业知识收集到了既往患者牙周病患病及基线时牙齿缺失情况，但研究中未能搜集受试者的饮食情况，绘制的 DAG 图如图 6-9 所示。

图中可见，既往牙周病患病情况不但影响基线牙周病患病情况，更影响心血管疾病发病；此外，它还通过影响基线牙齿缺失情况，进而影响饮食最终导致心血管疾病发病。因此，本研究中既往患者牙周病患病情况为一个混杂因素。

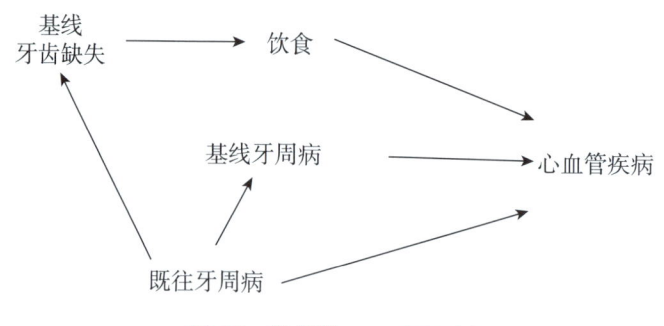

图 6-9　数据的 DAG 图示例

（四）与修饰效应相互鉴别

通过建立包含研究因素、潜在混杂因素及两者交互作用项的模型：

$$f(Y) = a + b'X + \lambda C + \tau(X \cdot C) + e \tag{式6-59}$$

和不考虑因素 C 的模型相比（式 6-57），b 和 b' 的差异为混杂效应，而 τ 为修饰效应。X 和 Y 的关联强度则为依赖于 C 的函数：

$$b' + \tau \cdot C \tag{式6-60}$$

式 6-60 称为因素 C 对研究因素 X 的修饰效应。这种"修饰"是和研究目的密切相关的。

修饰效应的存在与否，并不依赖于 X-C 之间的关系。换个角度来说，通过随机化，可以消除 X-C 之间的关联，从而消除因素 C 的混杂效应，但随机化无法消除因素 C 的修饰效应。不考虑修饰因素 C，将导致研究因素 X 效应估计偏倚，这种偏倚无需避免，而是要深入研究并详细阐述。

医学研究中对待混杂因素和修饰因素有所不同。对于混杂因素来说，研究者须尽可能地消除它，而对于修饰因素，则须深入发现并详细阐述它。

四、已测量混杂因素的处理方法

对于混杂因素的处理，最理想的方法是通过研究设计，从"源头上"控制；但是，现实世界中，并非所有研究都能如此，因而在统计分析阶段，通过统计分析方法来校正（或控制）潜在的混杂因素对估计结果的影响，亦是常见的手段。

（一）设计阶段

1. 限制（restriction）　在研究设计阶段，通过限制研究对象的入选标准，以避免某些特定的潜在混杂因素，例如：肿瘤临床试验中，由于受试者的疾病分期对于患者预后影响较大，且与治疗方案的选择有关，可通过纳入特定分期（例如Ⅳ期）的患者，从而避免其混杂效应。

限制研究人群的纳入标准，可获得更为同质的研究，避免特定混杂因素对研究结果的影响。但是，对于研究人群的限制，事实上改变了研究的目标总体，其研究结果的代表性受到影响，研究结论外延性受限，可能无法推广到"限制"前的总体人群，研究结果需谨慎解释。

2. 匹配（matching）　根据混杂因素的基本条件可知，若在设计阶段消除暴露与混杂或结局与混杂之间的关联，则可避免混杂因素导致的偏倚。

（1）消除结局与混杂之间的关联：病例组选择合适的对照人群，以使得特定的潜在混杂因素在病例组和对照组间对等，两组间的分布相近。在病例对照设计中常用。此法消除了结局与混杂之间的联系。例如，在中国人群首个肺癌全基因组关联研究中，通过性别、年龄（±5岁）的频数匹配，匹配后的年龄和性别在两组间均衡可比，以消除其潜在混杂效应。

（2）**消除暴露与混杂之间的关联**：在研究因素的不同水平，根据特定混杂因素的特征，选择合适的实验对象，使得潜在混杂因素在不同水平间的均数或频数相似。在队列随访研究中常见。此法消除了暴露与混杂之间的关联。例如，在一项阻塞性睡眠呼吸暂停患者中开展的气道正压对形体影响的研究中，12名患者接受气道正压干预，另外根据年龄、性别匹配12名患者不接受气道正压干预，经过8周的治疗，以评价气道正压干预对形体的影响。

匹配又分为个体匹配与频数匹配。个体匹配是以个体为单位，按照事先指定的变量是否相同或接近相同，将不同结局的个体（如病例-对照研究）或不同暴露分组的个体（如配对处理设计）进行配对的研究方式。而频数匹配则是使得一些指定的因素在组间达到均衡，或者说在这些因素不同的分层间，结局变量或暴露因素的比例接近。本章中后续所提到的"匹配"，主要是指个体匹配。

无论是消除了暴露与混杂还是结局与混杂之间的关联，匹配都可以避免因素C的混杂效应，提高研究效率。对于频数匹配，一般在数据分析时还会将这些因素在模型中进行调整。而对于个体匹配，尽管有配对 t 检验、McNemar χ^2 检验和条件 logistic 等专用方法可以提高分析的效率，但研究者仍需对匹配是否成功进行考查，必要时采用不考虑匹配的分析方法进行分析。

匹配时需注意过度匹配（overmatching）现象的发生。一种常见的过度匹配情形是将暴露与结局因果路径上的中间变量作为匹配因素。例如，研究吸烟与肺癌关系的病例对照研究中，若按慢性咳嗽是否发生进行匹配，由于吸烟是慢性咳嗽的危险因素，这种匹配将使得病例-对照对子中由于慢性咳嗽情况的相似性而导致吸烟习惯的相似性，降低研究的效率。类似地，若暴露因素与匹配变量代表了结局的同一危险因素，这也将导致过度匹配现象。例如，研究因素和匹配变量同为膳食纤维的两个方面、社会经济条件的两个状态等。此外，匹配的因素过多，会损失掉一部分可以分析的潜在因素，或导致有效样本量减少，降低研究效率。

3. 随机化（randomization） 临床试验中，通过随机化，将每一例受试者以一定的概率（通常为相同的概率）分配到研究因素的不同水平（如：试验组或对照组），使得不同组别的受试者达到较好的同质性。较之"匹配法"，随机化不但能够有效保证已知的混杂因素在组间的均衡性，同时能够有效保证所有未知混杂因素在组间均衡可比。

常见的随机化方法如下。

（1）**简单随机化**：各受试者按照固定的概率进行随机分组。操作简单，但有一定的概率出现组间样本量偏差较大的现象。

（2）**区组随机化**：在一定长度的区组（block）内按照固定的概率进行随机分组，既能保证组间均衡可比，又能避免不同水平的样本量出现较大偏离。但仍然有一定的概率会出现某些重要的混杂因素在组间的差异具有统计学意义。

（3）**分层随机化**：为了进一步避免某些重要的混杂因素在组间不均衡这一极端情况的出现，可以对重要的混杂因素进行分层，分别进行随机化。但是，若选定的混杂因素过多，或分的层过多，每一层内的样本量有限，分层随机化执行存在困难，效果亦有限。

（4）**最小随机化**：当选定的混杂因素较多时，可将当前待随机的受试者模拟分入不同的组别，并计算引起的组间不均衡程度，进而给不均衡程度最小的组别指定较高的分组概率（通常为0.8或0.9），对当前受试者随机化。

（二）分析阶段

随机分组，可以有效保证已知的和未知的潜在混杂因素在组间均衡可比，因此得以准确估计研究因素与结局之间的效应。而现实世界中，由于医学伦理、技术、设计、成本等限制，大量的观察性研究无法严格实施随机化，因而各组人群特征的可能存在差异，干预效果估计存在偏倚风险。但是，观察性研究在研究条件、研究对象等方面更贴近真实情况，研究者更容易获得观察性数据，是一种有益的补充。从医疗大环境来看，医疗信息技术的普及和医疗大数据的共享，给观察性疗效比较研究提供了前所未有的机遇。美国食品药品监督管理局（the Food and Drug Administration，FDA）正在积极推进使用现实世界证据支持药物监管决策的举措，2018年12月发布了《现实世界证据方案的框架（framework for FDA's real-world evidence program)》。如何利用观察性数据获得更为可靠的估计结果，是近年来的研究热点，关键在于如何控制混杂偏倚。

1. 标准化 当内部构成不同时，直接比较简单的合计可能会产生错误的结论。

例6-2 如表6-7所示，不管是轻症还是重症患者，甲疗法均优于乙疗法，但直接计算合计率结论却相反，原因便是病情在两疗法中分布不均，混杂了疗法与有效率的关系。

表6-7 某病两种疗法的治愈率比较

病情	甲疗法			乙疗法		
	患者数	治愈数	治愈率	患者数	治愈数	治愈率
轻症	80	72	0.90	70	60	0.86
重症	120	84	0.70	30	20	0.67
合计	200	156	0.78	100	80	0.80

一种简单的解决方法称为标准化法。对于率而言，可以计算标准化率（standardized rate），又称调整率（adjusted rate），实际上是一加权平均。选定一个标准组，各小组观察人数为 N_i，总观察人数为 $N=\Sigma N_i$，以该标准组的构成比 N_i / N 作为加权系数：w_1，w_2，…，w_k，各组均按该组系数求加权平均率，即为标准化率。设各部分的率分别为：p_1，p_2，…，p_k。则其标化率为：

$$p' = \sum w_i p_i = \sum \left(\frac{N_i}{N}\right) p_i = \frac{\sum N_i p_i}{N}$$

2. 分层分析 可以按照混杂因素的不同水平分层进行分析，则各层内的研究因素的效应估计结果未受混杂因素的影响。若各层间的效应不存在异质性，可通过逆方差加权或Cochran-Mantel-Haenszel（CMH）分层分析法对于各层内的结果进行综合。

例6-3 男性体力劳动强度与冠心病死亡风险的队列研究结果如表6-8所示。

表6-8 体力劳动强度与冠心病死亡风险研究数据

年龄组（岁）age	体力劳动强度 labor	观察人年数 N	死亡人数 x	死亡率（1/10000人年）x/N
1：35～44	1：轻/中度	5900	3	5.1
	2：重度	8300	4	4.8
2：45～54	1：轻/中度	17600	62	35.2
	2：重度	11000	20	18.2
3：55～64	1：轻/中度	23700	183	77.2
	2：重度	7400	34	45.9
4：65～74	1：轻/中度	17800	284	159.6
	2：重度	1000	8	80

随着年龄的增长，重体力劳动人群比例随之下降（$P<0.0001$，表6-9）；同时，随着年龄的增

长，冠心病死亡风险随之升高（$P<0.0001$，表6-10）。因此，年龄为混杂因素。

表6-9 不同年龄组的体力劳动强度分布情况

年龄组（岁）	体力劳动强度，n（%）	
	轻/中度	重度
1：35～44	5900（41.55）	8300（58.45）
2：45～54	17600（61.54）	11000（38.46）
3：55～64	23700（76.21）	7400（23.79）
4：65～74	17800（94.68）	1000（5.32）

表6-10 不同年龄组的冠心病死亡风险情况

年龄组（岁）	观察人年数	死亡人数	死亡率（1/10000人年）
1：35～44	14200	7	4.9
2：45～54	28600	82	28.7
3：55～64	31100	217	69.8
4：65～74	18800	292	155.3

若忽略年龄因素，则与轻中度体力劳动者相比，重度体力劳动者的冠心病死亡风险为：

$$RR_{\text{crude}} = \frac{66/27700\text{人年}}{532/65000\text{人年}} = 0.29$$

若考虑年龄的潜在混杂效应，则先按年龄组进行分层分析，获得每个年龄层内的估计值（图6-10）。Q检验表明，层间效应的同质性较好（$Q=0.7699$，$P=0.8566$）。再通过逆方差加权法综合得到：与轻中度体力劳动者相比，重度体力劳动者的冠心病死亡风险RR_{adjusted}为0.57（95%CI，0.43～0.74）。

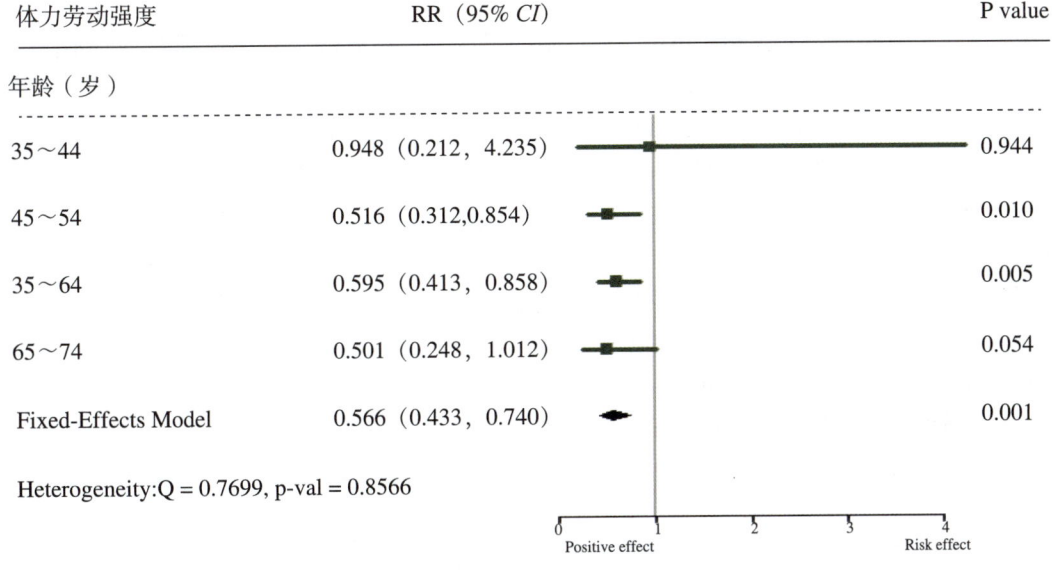

图6-10 通过分层分析控制混杂因素

由上可见，年龄的混杂效应为 $\frac{0.57-0.29}{0.57}=48\%$，即导致效应估计存在 48% 的偏倚。

当然，亦可采用 CMH 分层分析法来综合各层的结果：

$$RR_{\text{adjusted}} = \frac{\sum x_{\text{重度}} N_{\text{重度}}/T}{\sum x_{\text{轻中度}} N_{\text{轻中度}}/T} = 0.57$$

其中，x 为阳性数，N 为各组人年数，T 为总人年数。

需注意，该方法要求混杂因素为分类变量，且混杂因素和研究因素无交互作用。可通过交互作用检验，或各层间的异质性检验来判断。另外，当混杂因素较多，导致层数较多，各层内的样本量有限，则该方法不适用。

3. 协变量调整 当基于回归模型评估研究因素与结局的统计学关联时，通过向模型添加协变量，对潜在混杂因素进行控制。

基于表 6-8 的数据，拟合单因素 Poisson 回归模型得到：

$$\log(x) = -3.571465 - 1.234034 \cdot labor + e$$

即重体力劳动者与轻中度体力劳动者相比，其冠心病死亡相对风险 RR 为 $e^{-1.234034}=0.29$。

进而，通过模型中校正年龄组（以亚变量形式，35～44 岁组作为参照），得到 Poisson 回归模型：

$$\log(x) = -6.750139 - 0.5713728 \cdot labor$$
$$+1.650276 \cdot age_2 + 2.465775 \cdot age_3 + 3.180077 \cdot age_4 + e$$

即校正年龄后，重体力劳动者与轻中度体力劳动者相比，其冠心病死亡相对风险 RR 为 $e^{-0.5713728}=0.56$。

此处，年龄的混杂效应也可以通过回归系数 b 尺度来评估：

$$\frac{(-1.234034)-(-0.5713728)}{-0.5713728}=116\%$$

需注意，在回归系数 b 或相对风险 RR 不同的尺度上，得到的相对偏倚程度有所不同。根据资料特点和模型要求，选择相应的统计模型。

4. 倾向性评分 1983 年，Rosenbaum 和 Rubin 两位统计学家首次提出倾向性得分（propensity score，PS）方法，来处理观察性研究中不同组别的协变量分布不均衡的问题。根据既定的一个或多个协变量（x_i，$i=1,\cdots,m$），以实际组别为结局变量（G，试验组为 1，对照组为 0），采用 logistic 回归（或 Probit 回归）预测每位个体被分到试验组的概率，即：倾向性得分。其本意是，用倾向性得分作为综合指标，综合体现既定协变量集合的特征。该过程可达到类似于随机化的组间均衡效果，因此被称为后随机化（post randomization）。

倾向性得分方法的实施过程如图 6-11 所示。

（1）选择协变量并建立倾向性得分模型：如何选择合适的协变量列表以建立倾向性得分模型非常重要。错误地纳入变量，或遗漏重要协变量，会导致不准确的得分，进而无法获得组间均衡的效果。

以下两类协变量应该纳入倾向性评分模型：与研究结局和研究因素都有关的协变量；与研究结局有关，但与研究因素无关的所有协变量。

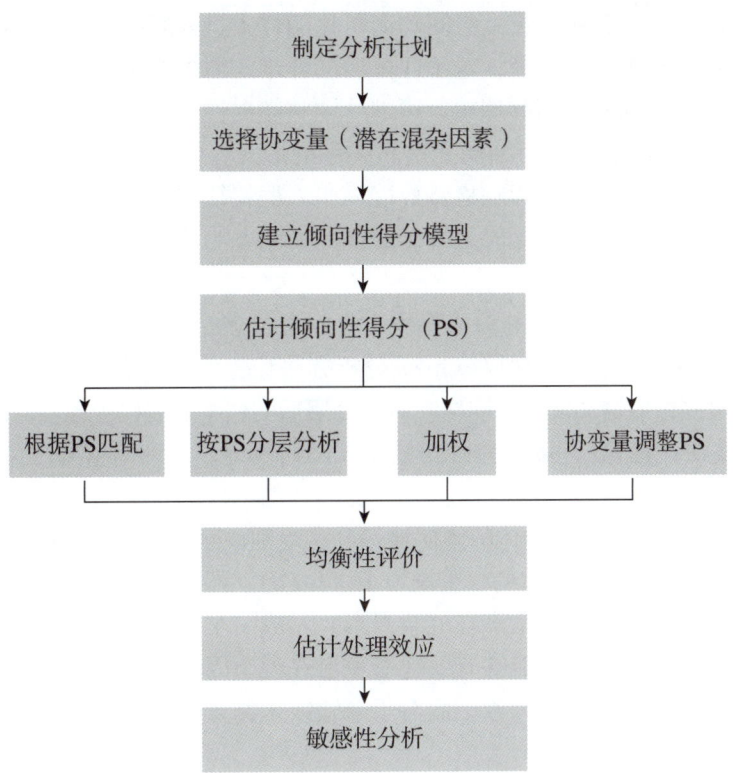

图 6-11　倾向性得分的分析流程

以实际组别（或研究因素）作为因变量，所有协变量或其变量变换后的形式为自变量，通过 logistic 回归建立模型，并通过模型预测获得各样本的倾向性得分。具体步骤如下。

首先，以组别 G 为因变量，以所要控制的因素为自变量建立 logistic 模型

$$\text{logit}[P(G=1|\boldsymbol{X})] = \alpha + \beta_1 x_1 + \cdots + \beta_m x_m$$

其次，将每位个体的协变量取值代入模型，估计其倾向性评分

$$PS = P(G=1|\boldsymbol{X}) = \frac{e^{\alpha+\beta_1 x_1+\cdots+\beta_m x_m}}{1+e^{\alpha+\beta_1 x_1+\cdots+\beta_m x_m}}$$

PS 是给定协变量 X 的条件下，在反事实（counterfactual）理论框架下，每位个体被分配到试验组（G=1）的概率估计。具有相似的倾向性得分的个体，说明其协变量的综合分布比较接近。需注意，PS 本身无法控制混杂因素，需基于 PS 对两组个体进行匹配、分层分析、协变量调整，或逆概率加权，进而控制混杂因素。在实际应用中，经常会遇到处理变量是多分类或者连续的情况，那么这种情况下，上述提到的构建 PS 的基本方法就不再适用，而应使用广义倾向评分（generalized propensity score，GPS）。对于 GPS 的估计，可以用上述提到的基于回归的方法（logistic、probit 回归等广义线性模型）、基于 Boosting 的广义倾向性评分估计法、机器学习方法（例如 gradient boosting machine，GBM）等。

（2）**建立分析模型**：倾向性得分模型的建立基于以下几种方法。

1）**匹配法**：将不同组别的倾向性得分接近的个体相匹配。匹配的算法多种多样，常用的方法包括：一对一匹配（one-to-one matching）、k 临近法匹配（k-nearest neighbors matching）、半径匹配（radius matching）、核匹配（kernel matching）、现行回归匹配（local linear regression matching）、马哈拉诺比斯距离匹配（Mahalanobis distance matching）。

匹配的根本目的是选择在协变量上组间均衡可比的样本进入后续分析。若满足匹配的样本不止一个，则可在候选集合中随机选择。对于匹配后的样本，需检查组间的均衡性，以考查倾向性得分模型的效果。若组间均衡性不够理想，可继续调整倾向性得分模型。匹配法的组间均衡效果佳，易于操作，且不需要指定 PS 与结局变量间关系的形式。但是，最终仅纳入成功匹配的样本进行分析，会损失一定的样本量，影响检验效能，当人群特征在组间差异明显时候，最终匹配成功的样本将明显少于原先样本量，此时对检验效能的影响尤为严重。另外，最终分析的样本为原样本的子集，其代表性将受到影响。

2）分层法：根据 PS 由高到低的顺序将样本平均分成多个层（如分成 5 层）。在各层内估计研究因素的效应。进而通过逆方差加权等 meta 分析方法综合各层的结果。但分层时需要避免同一层内只有处理组或对照组的情形发生。同样，对于分层后的样本，需检查各层内的组间均衡性。

3）协变量调整法：将 PS 直接作为协变量加入回归模型。这种调整方法需要假设 PS 与结局间关系的形式。

4）逆概率加权法：基于不同个体的倾向性得分和组别，赋予不同的样本权重。例如，试验组的个体权重设为 1/PS，而对照组个体的权重设为 1/（1–PS）。当 PS 较为极端时，结论可能不稳定。

倾向性评分法将基线特征（包括潜在混杂因素）看成一个统一的整体，通过匹配、分层等方法，构建一个均衡可比的数据集，能够有效地避免潜在混杂因素所导致的偏倚。但是，倾向性评分基于已知的、已测量的潜在混杂因素，而对于未知或未测量混杂因素，则无能为力。另外，倾向性评分方法依赖于较大的样本量。

应用 PS 时需注意，由于不同的 PS 构建模型或 PS 引入分析的方式均有可能对结果产生影响，因此在确证性研究中，应当事先制订分析计划并在分析中严格执行以维护分析的整体性（integrity）。同时，研究者应当考虑进行充分的敏感性分析，以了解不同 PS 方法间结论的稳健性。

Noah 等学者基于 2009 年 9 月 3 日至 2010 年 1 月 31 日的 SwiFT（Swine Flu Triage）项目的研究数据，比较体外膜肺氧合（ECMO）技术对甲型流感（H1N1）引起的呼吸窘迫综合征（ARDS）的疗效，是一项基于现有医疗数据的疗效比较研究。SwiFT 项目中共有来自 193 家医院的 1756 名患者，少数病例病情进展迅速，可出现 ARDS，伴多器官功能障碍，导致死亡。由于严重呼吸衰竭，其中 80 名患者接受了 ECMO 治疗，1676 名患者未接受 ECMO 治疗，经筛选后有 195 例未接受 ECMO 治疗者可用于对照。研究的主要目的是分析 ECMO 治疗是否能降低病死率。

可能影响结局的指标有：连续机械通气的天数；吸氧分数 FIO_2；氧分压 PaO_2 与 FIO_2 比值；序贯器官衰竭评估分数；年龄；妊娠状态；体重指数 BMI；H1N1 诊断（确诊或疑似）；是否用过一氧化氮吸入、高频振荡；是否辅助心血管支持、辅助肾功能支持、抗病毒治疗等。这些指标在 ECMO 治疗组和非 ECMO 治疗组分布是不均衡的。该研究采用三种匹配方式：PS 匹配、GenMatch 匹配（通过遗传算法估计权重，进而进行匹配）和个体匹配，为观察组中的每位患者在对照组中寻找一个合适的匹配，以构建新的分析数据集，匹配前后部分指标的比较结果见表 6-11。PS 法成功匹配了 75 对患者，匹配成功率 93.8%；变量 / 个体匹配法成功匹配了 59 对患者，匹配成功率 73.8%。匹配前组间并不均衡的指标，经过匹配均达到了组间均衡的效果。

住院期间的死亡风险比（relative risk，RR）为主要疗效指标，基于匹配后数据，采用配对的条件 Poisson 回归进行分析，标准误的估计采用 bootstrap 方法估计，两组住院病死率比较如下。个体匹配法：23.7% vs 52.5%（$P=0.006$），$RR=0.45$（95%CI 0.26～0.79）；PS 匹配法：24% vs 46.7%（$P=0.008$），$RR=0.51$（95%CI 0.31～0.84）。该研究采用多种匹配方式并行，并通过匹配因素的敏感性分析有效提高了结论的可靠性。

5．疾病风险评分（disease risk score，DRS） 疾病风险评分法的思想由 Miettinen 于 1976 年提出。可基于完整的研究队列（full cohort），未干预人群（$G=0$）或对照组研究对象估计疾病风险评分。

表 6-11 观察组和对照组部分指标匹配前后比较

	观察组 Mean±SD	对照组 Mean±SD	统计量	P
PaO$_2$/FIO$_2$ mmHg				
匹配前	54.9±14.3	68.4±16.9	0.4	<0.001
PS 匹配	54.9±14.3	54.9±13.9	0.1	0.44
GenMatch 匹配	54.9±14.3	55.2±11.5	0.1	0.42
个体匹配	53.2±13.5	53.0±11.6	0.1	0.57
	No.（%）	No.（%）		
FIO$_2$=1.0				
匹配前	60（80.0）	168（34.6）	0.5	<0.001
PS 匹配	60（80.0）	63（84.0）	0	0.41
GenMatch 匹配	60（80.0）	60（80.0）	0	>0.99
个体匹配	48（81.4）	48（81.4）	NA	NA

数据来源：Noah MA, Peek GJ, Finney SJ, et al. Referral to an extracorporeal membrane oxygenation center and mortality among patients with severe 2009 influenza A (H1N1). JAMA, 2016, 306 (15): 1659-1668.

以完整研究队列为例，所有观测均参与拟合疾病风险评分，基线信息及潜在混杂因素和组别（研究因素）为自变量，疾病结局状态为因变量，可构建以下模型：

$$\text{logit}\{P(Y=1|X,G)\} = \alpha_0 + \alpha_1 x_1 + \alpha_2 x_2 + \cdots + \alpha_m x_m + \gamma G$$

其中，Y 为结局事件（"1"为发生，"0"为未发生），G 为组别（"1"为试验组，"0"为对照组），二者均为二分类变量，X 为协变量（$x_1, x_2, \cdots, x_m$）。令 $G=0$，结合每位个体的其他协变量具体数值，可得每位个体的疾病风险评分估计值。

$$DRS = P(Y=1|X, G=0) = \frac{\exp(\alpha_0 + \alpha_1 x_1 + \alpha_2 x_2 + \cdots + \alpha_m x_m)}{1+\exp(\alpha_0 + \alpha_1 x_1 + \alpha_2 x_2 + \cdots + \alpha_m x_m)}$$

当然，也可以仅利用未干预组或对照组的样本构建模型：

$$\text{logit}\{P(Y=1|X)\} = \beta_0 + \beta_1 x_1 + \beta_2 x_2 + \cdots + \beta_m x_m + e$$

进而结合所有研究个体的协变量信息，估计每一个体的 DRS。

同样，DRS 模型本身无法控制混杂因素，需基于 DRS，对两组个体进行匹配、分层分析、协变量调整或逆概率加权，进而控制混杂因素。

DRS 与 PS 的不同之处在于，PS 用于改善已知混杂因素处理组间的均衡性，即在给定 PS 的条件下，协变量与处理组相互独立（$G \perp X|_{PS}$）。而 DRS 体现的是研究对象在未施加干预的情况下发生某种结局的概率，其目的是在给定 DRS 的条件下，基线的协变量与受试者的结局相互独立（$Y_0 \perp X|_{DRS}$）。两者从不同的角度，打破"混杂三角"，进而实现混杂效应控制，异曲同工。

在实际工作中，两者又有细微差异。当在人群中接受干预的比例较低或干预措施随时间发生变化时，PS 法难以实施，此时的 DRS 法在一定程度上能够弥补 PS 法的不足。反之，若结局事件为罕发事件时，则 DRS 法难以实施。在实际工作中，可根据现实情况选择合适的方法。

例 6-4 Glynn 等学者利用 1995 年 1 月至 2004 年 12 月新泽西州和宾夕法尼亚州政府药物资

助项目的观察性数据，比较阿托伐他汀（立普妥）与其他他汀类药物的预防效果和高剂量与低剂量阿托伐他汀的预防效果，该药物资助项目共有65～100岁的5668位幸存心肌梗死患者。由于阿托伐他汀自1997年开始上市使用，该研究利用1995—1996年的数据（包括826位患者，其中203位一年内再次发生心肌梗死、卒中或死亡），采用logistic回归计算DRS进行校正和分层分析，计算DRS考虑因素有年龄、性别、种族、高血压史、糖尿病史、上次发生心肌梗死的住院时长等。基于此模型预测自1997年到2005年的疾病风险，阿托伐他汀治疗组的平均预测风险概率为0.27，其他他汀类药物组为0.28；高剂量阿托伐他汀组为0.27，低剂量阿托伐他汀组为0.28，DRS在4组分布近似。

比较1997年至2005年阿托伐他汀组与其他他汀组再次发生心肌梗死、卒中或死亡的风险，OR值为0.92（95%CI 0.80～1.05），DRS校正后OR值为0.93（95%CI 0.81～1.07）。研究者考虑到混杂因素可能会发生变化而影响控制效果，将研究人群限定为阿托伐他汀上市后的两年（1997至1998年），阿托伐他汀与其他他汀类药物比较OR值为0.71（95%CI 0.50～1.0），他汀高剂量者较之低剂量者的OR值为0.57（95%CI 0.3～1.1）。按照DRS得分五分位数，分为5组进行分层分析，结果见表6-12，提示在更高风险的人群中或许有更大的获益。原文结论：阿托伐他汀相较于其他他汀类药物有降低再次发生心肌梗死、卒中、死亡风险的趋势，虽然可信区间较宽。

表6-12 DRS分层比较结果

DRS	观察数 事件数/N	阿托伐他汀组 N（%）	事件数（%）	其他他汀药物组 N（%）	事件数（%）	OR（95%CI）
3.5%～12.7%	116/1033	381（36.9）	48（12.6）	652（63.1）	68（10.4）	1.21（0.9～1.7）
12.7%～19.8%	176/1034	375（36.3）	59（15.7）	659（63.7）	117（17.8）	0.89（0.7～1.2）
19.8%～28.3%	216/1034	369（35.7）	71（19.2）	665（64.3）	145（21.8）	0.88（0.7～1.1）
28.3%～41.3%	292/1034	366（35.4）	108（29.5）	668（64.6）	184（27.5）	1.07（0.9～1.3）
41.4%～94.0%	363/1034	360（34.8）	113（31.4）	674（65.2）	250（37.1）	0.85（0.7～1.0）

DRS	观察数 事件数/N	他汀高剂量组 N（%）	事件数（%）	他汀低剂量组 N（%）	事件数（%）	OR（95%CI）
3.5%～12.7%	116/1033	195（18.9）	23（11.8）	838（81.1）	93（11.1）	1.06（0.7～1.6）
12.7%～19.8%	176/1034	180（17.4）	36（20.0）	854（82.6）	140（16.4）	1.22（0.9～1.7）
19.8%～28.3%	216/1034	191（18.5）	36（18.9）	843（81.5）	180（21.4）	0.88（0.6～1.2）
28.3%～41.3%	292/1034	177（17.1）	45（25.4）	857（82.9）	247（28.8）	0.88（0.7～1.2）
41.4%～94.0%	363/1034	179（17.3）	58（32.4）	855（82.7）	305（35.7）	0.91（0.7～1.1）

注：事件包括再次发生心肌梗死、卒中或死亡。数据来源：Glynn RJ, Gagne JJ, Schneeweiss S. Role of disease risk scores in comparative effectiveness research with emerging therapies. Pharmacoepidemiology and Drug Safety，2012，21（Suppl 2）：138-147.

本例中阿托伐他汀作为新的治疗方式，观察期间医生给出的处方在用药剂量和方式上有所变化，并且高剂量组的患者数较少，无法满足PS法的应用条件，DRS的应用将这些问题迎刃而解。

五、未测量混杂因素的处理方法

观察性研究作为流行病学中广泛采用的一种设计形式，较之随机对照研究，在研究时长、成本、可行性等方面具有明显优势，同时，研究群体更接近真实世界情况，研究结果具有更好的外延性。因此，观察性研究被广泛采用以初步探索疾病发生发展的原因。但是，观察性研究容易受到多种混杂因素的影响，其结果往往存在争议。传统的多因素回归、分层分析及倾向性评分法能有效校正已测量混杂因素引起的偏倚，然而，对于未测量（或未知）混杂因素，则无能为力。

例如，2010 年发表于 *The Lancet* 的一项研究认为脂蛋白相关磷脂酶 A_2（lipoprotein-associated phospholipase A2，Lp-PLA2）活性的升高会增加冠心病的发病风险（图 6-12 A），提示血管特异性的炎症标志物 Lp-PLA2 为潜在的冠心病干预靶点。然而，血管炎症水平直接影响血清 Lp-PLA2 水平，同时血管炎症水平为公认的冠心病危险因素（图 6-12 B），因此，血管炎症水平在此项研究中作为潜在的未测量（难以直接评估）混杂因素，可能导致上述结果为虚假关联。值得注意的是，随后一项国际多中心Ⅲ期临床试验证实了这一假设：通过药物抑制 Lp-PLA2 活性并不能降低心血管疾病风险。

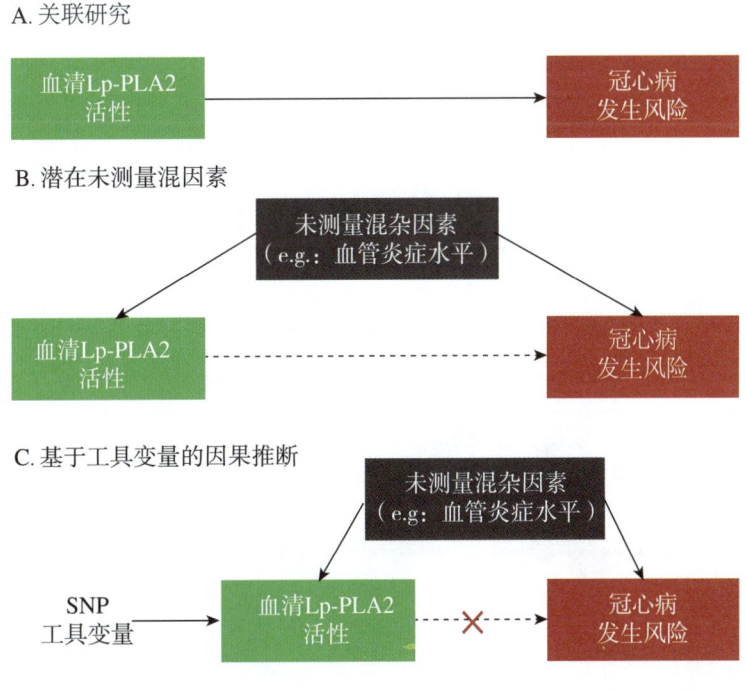

图 6-12 血清脂蛋白相关磷脂酶 A_2 与冠心病发生风险的因果关联

人们对事物的认识是一个逐步修正、不断完善的过程。目前，对复杂疾病人们尚未明确所有的混杂因素。那些未知的混杂因素，或实际难以测量的已知混杂因素是观察性疗效比较研究（CER）中的重大挑战，也是混杂因素控制方法学研究的焦点。下面将介绍观察性研究中控制未知混杂因素的几个经典方法。此外，针对潜在混杂效应的敏感性分析是混杂因素处理的最后一道防线。

（一）工具变量法

近年来，迅猛发展的孟德尔随机化（Mendelian randomization，MR）方法，是利用遗传变异（如单核苷酸多态性，single nucleotide polymorphism，SNP）作为工具变量（instrumental variables，IV），在传统流行病学研究中存在潜在未测量混杂因素情况下，进行因果推断（图 6-12C）。根据遗传学中的孟德尔遗传定律可知，亲代等位基因（G）将随机分配给子代，已知的或未知的混杂因素在不同基因型人群间维持平衡，即基因型与混杂因素独立。G 作为工具变量，须满足以下三个条件（图 6-13 A）。

（1）工具变量影响研究因素（X）。
（2）工具变量仅通过影响 X 进而与研究结局（Y）关联。
（3）工具变量和 X-Y 间的混杂因素相独立。

则可使用 G 作为工具变量来推断研究因素 X 与研究结局 Y 之间的因果关联。

以线性模型为例，传统的估计方法为二阶段最小二乘法，基本思路简洁明了：首先，根据以下模型估计遗传因素 G 对结局的总效应（total effect）

$$\hat{Y} = a_0 + b_{YG\_total} G$$

其次，通过建立 $X \sim G$ 模型获得暴露因素的估计值 $\hat{X}$

$$\hat{X} = b_0 + b_{XG} G$$

将其带入 $Y \sim G+X$ 的回归方程

$$\hat{Y} = c_0 + b_{YG\_direct} G + b_{YX} X$$
$$\Rightarrow \hat{Y} = c_0 + b_{YG\_direct} G + b_{YX}(b_0 + b_{XG} G)$$
$$\Rightarrow \hat{Y} = (a + b_{YX} b_0) + (b_{YG\_direct} + b_{YX} b_{XG}) G$$
$$\Rightarrow \hat{Y} = c'_0 + (b_{YG\_direct} + b_{XG} b_{YX}) G$$

可见，总效应 b_{YG_total} 分解为间接效应（indirect effect，即通过 X 影响 Y）和直接效应（direct effect）。直接效应指 G 通过 X 外的其他途径而影响 Y，根据工具变量的条件（2），此项的期望须为 0。

$$b_{YG\_total} = b_{YG\_direct} + (b_{XG} \times b_{YX})_{indirect}$$
$$= b_{XG} \times b_{YX}$$

因此，$Y \sim X$ 的因果关联效应为：

$$b_{YX} = \frac{b_{YG\_total}}{b_{XG}}$$

孟德尔随机化研究与随机对照试验（randomized controlled trial，RCT）之间存在一定的相似性，亦被称为"最自然"的随机对照试验。根据某个基因座位是否存在变异将个体进行分组（根据孟德尔随机化规律可知，此过程相当于随机分组），观察不同组别的暴露因素是否存在差异（相当于接受不同处理产生的结果），进而推断是否会导致不同的结局（图 6-13 B）。由此最大限度地避免了已知的甚或未知的混杂因素对研究结果的干扰，弥补了流行病学观察项研究中进行因果推断的不足。

由于全基因组关联研究及测序技术的飞速发展，遗传变异数据资源得以大大丰富。例如，各种分子表型的数量性状位点（quantitative trait locus，QTL）研究得以广泛展开，为遗传工具变量的选择提供了更大的选择空间，也为疾病风险及危险因素的因果关联研究提供了宝贵的资源。但是，单一遗传变异工具变量的解释力度非常有限，效能不高。基于多个工具变量的因果推断模型为近年来的研究热点。

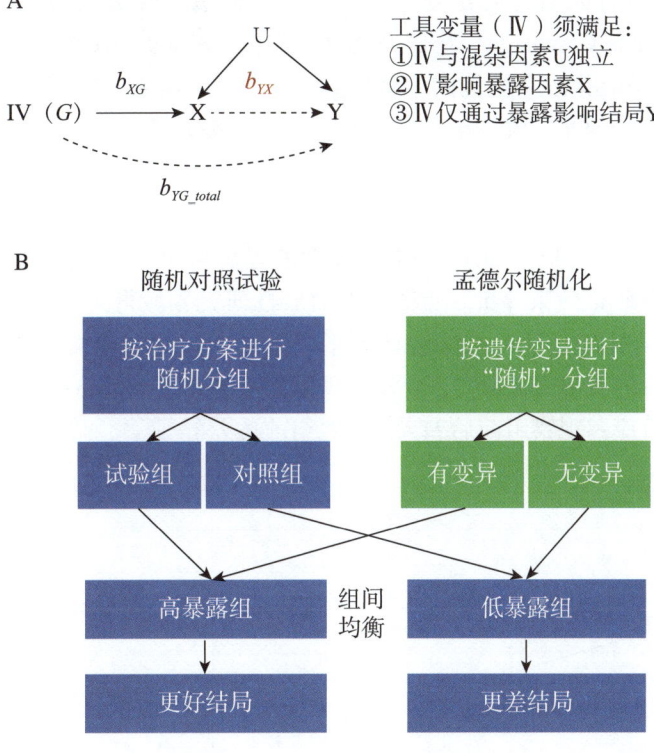

图 6-13 孟德尔随机化研究及其与随机对照研究的比较示意图

血小板是凝血和炎症机制中的关键因素，活化血小板通过多种机制与癌症风险有关。然而，血小板与肺癌风险之间的因果关系尚不清楚。Zhu等学者利用大规模的全基因组关联分析（GWAS）研究中的统计结果，寻找与血小板计数相关的SNP作为工具变量集，分析血小板与肺癌风险之间的关联。该研究选出6个SNP（rs17030845、rs6141、rs3792366、rs210134、rs708382、rs6065）满足工具变量的条件，将其作为工具变量集进行混杂因素控制，肺癌类型考虑非小细胞肺癌（non-small cell lung cancer，NSCLC）、腺癌（adenocarcinoma，AC）、鳞状细胞癌（squamous cell carcinoma，SCC）、小细胞肺癌（small cell lung cancer，SCLC），主要分析结果见图6-14。其中，multiple Ⅳs 为 6 个 SNP 组成的工具变量集的结果，其余为单工具变量分析结果。从结果可知，血小板计数每升高 100×10^9/L，NSCLC 风险提高 62%（95%CI：1.15～2.27，P=0.005），SCLC 风险提高 2 倍（OR：3.00，95%CI：1.27～7.06，P=0.01）。

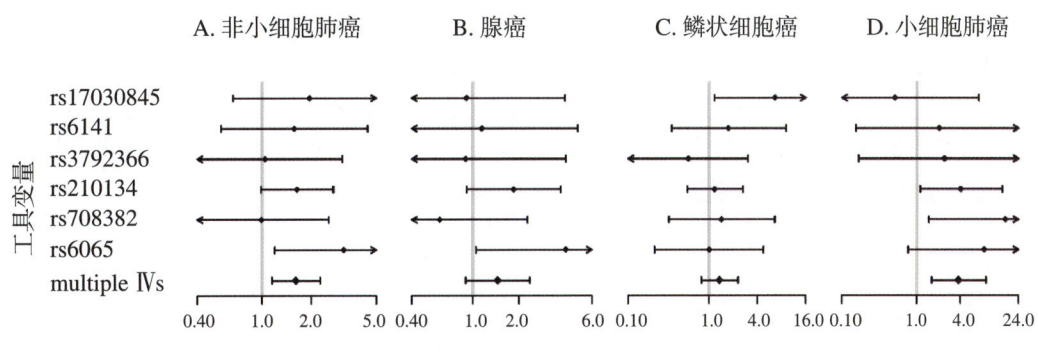

图 6-14 孟德尔随机化工具变量法森林图

数据来源：Zhu Y，Wei Y，Zhang R，et al. Elevated Platelet Count Appears to Be Causally Associated with Increased Risk of Lung Cancer：A Mendelian Randomization Analysis. Cancer Epidemiology Biomarkers & Prevention，2019，28（5）：35-942.

研究者为了进一步验证结论的稳健性，采用了 5 种敏感性分析方法：惩罚的逆方差加权（penalized inverse-variance weighted）、稳健的逆方差加权（robust inverse-variance weighted）、MR-Egger 法、惩罚的 MR-Egger 法及稳健的 MR-Egger 法，结果表明，NSCLC 风险与血小板计数的关联没有统计学意义，而 SCLC 风险与血小板计数存在因果关联。

（二）双重差分模型

双重差分（difference in difference，DiD）模型的思想最早由 Ashenfelter 于 1976 年提出，并在经济学领域广泛用于政策效果评价，近年来在观察性研究领域得到了应用。该方法将观察组与对照组的干预前后进行比较，从而扣除混杂因素。结局变量存在两类差异：观察组前后的差异（A_1-A_0）和对照组前后的差异（B_1-B_0）。DiD 模型通过构造双重差分估计量（DiD estimator），得到扣除时依混杂后的效应：观察组前后差异 - 对照组前后差异 $[(A_1-A_0)-(B_1-B_0)]$（图 6-15）。

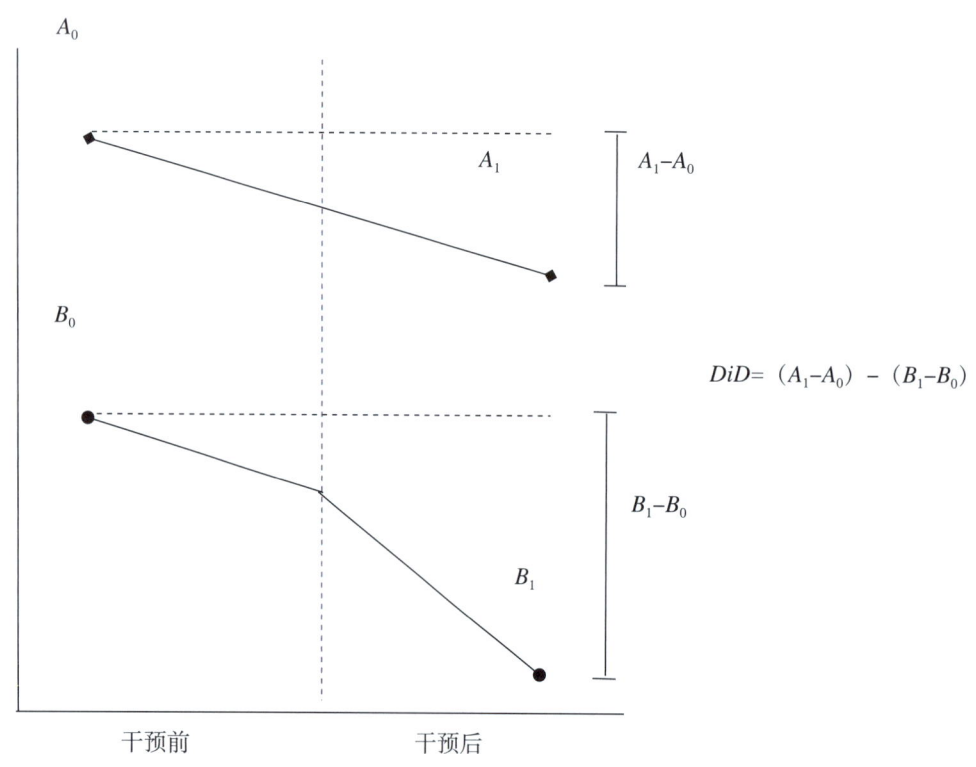

图 6-15 双重差分模型示意图

DiD 模型通过将"前后差异"和"有无差异"有效结合，一定程度上控制了除干预外的混杂因素的影响，同时可在模型中加入其他可能影响结局变量的协变量，进一步控制了观察组和对照组中存在的其他影响因素。假设分组变量为 G（0 表示对照组，1 为观察组），时期变量为 T（0 表示实施某干预之前，1 表示实施某干预之后），DiD 的基本模型为可表示为：

$$\hat{Y} = b_0 + b_1 G + b_2 T + b_3 G \cdot T$$

双重差分估计量是横向和纵向比较的结合，实际上是时间和分组交互项的偏回归系数。当因变量不服从正态分布时，可对其进行数学变换或采用广义线性模型，但由于连接函数（link function）的存在，此时交互项的偏回归系数并不直接等同于干预效果，需进行相应的换算。另外，应用 DiD 模型评估干预效果时，还需满足 3 个假设：干预对对照组不产生影响；干预之外的因素对观察组和对照组影响相同；观察组和对照组中观察单位的某些特征分布稳定，不随时间而变化。

例 6-5 Bryson 等利用 2007 年 1 月 1 日至 2008 年 12 月 31 日某保险公司行为健康会员的回顾性队列数据比较药物或心理治疗对酒精滥用（alcohol abuse）患者的疗效，其中药物治疗包括：普通口服 naltrexone、缓释 naltrexone、disulfiram 和 acamprosate。研究人群的入选标准包括：有酒精滥用就诊信息；处方中包括上述药物或心理治疗。排除标准包括：6 个月无持续就诊信息；单次就诊费用超过 25000 美元；在就诊前 3 个月接受过酒精滥用药物治疗；就诊后的 6 个月内接受过多种酒精滥用药物治疗。最终分析数据集包括：缓释 naltrexone 组 211 例、普通口服 naltrexone 组 1408 例、disulfiram 组 1043 例、acamprosate 组 2479 例，以及心理治疗组 6374 例。该研究的主要研究指标有治疗持续时间、就诊部门（包括心理门诊、行为健康门诊、住院治疗、急诊治疗）和医疗费用。其中治疗持续时间采用生存分析，在此不赘述。

基线分析 5 组人群特征不均衡，包括性别、种族、保险类型、年龄分组、Charlson 评分、是否有精神分裂症、是否有双相型障碍、是否有重性抑郁症、是否有焦虑性障碍等，P 均小于 0.001。该研究采用 DiD 模型分析缓释 naltrexone 与其他各组在就诊部门和医疗费用上差异，将接受酒精滥用治疗的前 6 个月定义为治疗前。DiD 模型包括两个部分，就诊部门采用 logistic DiD 模型，对医疗费用则采用线性 DiD 模型估计，模型纳入人群基本信息（性别、年龄、种族、保险类型等）、治疗分组、时期（治疗前、治疗后），以及治疗分组与时期的交互作用。治疗前后的 6 个月内，心理门诊、行为健康门诊、住院、急诊等不同就诊方式的人均次数和非药物治疗总费用的 DiD 分析结果见表 6-13。

研究结论：缓释 naltrexone 组的患者相较于其他治疗组持续治疗时间长（基于生存分析），各组门诊就诊量均有不同程度的增加；缓释 naltrexone 组相较于其他治疗组住院和急诊量，非药物治疗费用有所下降。

上述案例中对比组人群基线并不均衡，研究者巧妙运用 DiD 模型，不仅可控制基线中的已测量混杂因素，还可控制潜在的未测量混杂因素。

（三）本底事件率比校正法

本底事件率比校正（prior event rate ratio adjustment，PERR）法由 Tannen 等学者提出，近年来得到了推广和应用。该方法基于各组内自身前后对照设计，获得干预前两组发生率比（RR_{prior}）和干预后的率比（RR_{post}），进而估计 PERR。此时干预前 RR 仅由于观察对象特征的组间差异决定，而干预后 RR 除观察对象特征差异外，主要由不同的干预方式决定。干预的作用通过比值的方式将混杂因素的影响去除（图 6-16）。

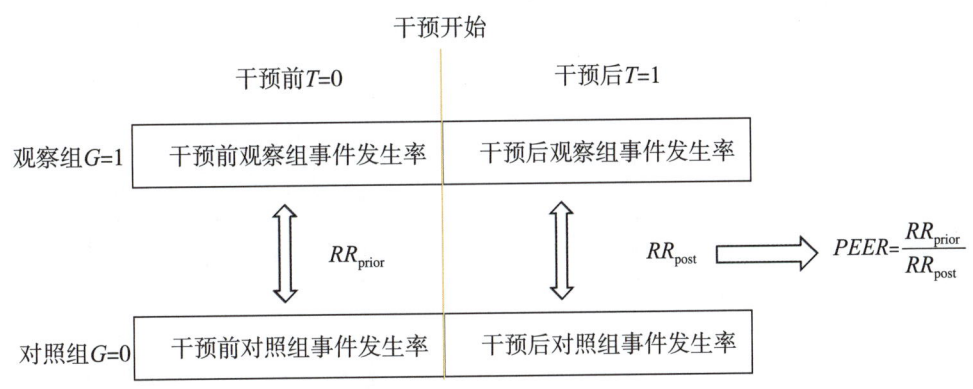

图 6-16 本底事件率比校正法示意图

PERR 可通过事件发生率之比（incidence rate ratio）或风险比（hazard ratio）来估计。RR 方差的可信区间可采用 bootstrap 法进行估计。PERR 法的局限性与 DiD 类似，但当前 PERR 法并不

表6-13 治疗前后6个月内不同就诊方式平均次数和非药物治疗总费情况

	治疗组	心理门诊次数	行为健康门诊次数	住院次数	急诊次数	非药物治疗总费用（美元）
各组前后差异 (95% CI) [b]	缓释 naltrexone	0.97* (0.21, 1.77)	1.41 (-0.14, 3.13)	-0.50* (-0.87, -0.04)	-0.23* (-0.47, -0.01)	-2, 152* (-3924, -443)
	口服 naltrexone	0.81** (0.45, 1.15)	1.24** (0.83, 1.72)	-0.29** (-0.42, -0.15)	-0.16** (-0.22, -0.10)	-843* (-1580, -68)
	acamprosate	1.05** (0.85, 1.30)	2.43** (2.08, 2.76)	-0.28** (-0.38, -0.16)	-0.16** (-0.21, -0.11)	-354 (-806, 203)
	disulfiram	0.68** (0.29, 1.03)	1.43** (0.89, 1.97)	-0.17* (-0.31, -0.01)	-0.11** (-0.18, -0.05)	-639 (-1441, 14)
	心理治疗	0.03** (0.01, 0.05)	4.28** (3.91, 4.61)	-0.08* (-0.14, -0.01)	-0.16** (-0.19, -0.14)	544** (234, 820)
缓释naltrexone相较于其他组前后差异之差 (95% CI)	口服 naltrexone	0.16 (-0.73, 1.09)	0.17 (-1.52, 1.85)	-0.21 (-0.62, 0.27)	-0.07 (-0.30, 0.17)	-1, 309 (-3208, 747)
	acamprosate	-0.08 (-0.90, 0.79)	-1.02 (-2.85, 0.56)	-0.22 (-0.61, 0.21)	-0.07 (-0.30, 0.15)	-1, 798 (-3535, 141)
	disulfiram	0.29 (-0.46, 1.11)	-0.02 (-1.65, 1.54)	-0.33 (-0.73, 0.16)	-0.12 (-0.37, 0.12)	-1, 513 (-3203, 372)
	心理治疗	0.94* (0.18, 1.75)	-2.87* (-4.34, -1.10)	-0.42 (-0.79, 0.08)	-0.07 (-0.30, 0.13)	-2, 696** (-4420, -870)

* $0.01 < P < 0.05$，** $P < 0.01$，采用 recycle prediction 进行点估计，采用 bootstrap 进行区间估计。recycled prediction，一种通过若干次有放回在抽样估计的计算统计方法。观测值进行预测并计算平均值；bootstrap，一种通过若干次有放回在抽样估计的计算统计方法。

数据来源：Bryson WC, Mcconnell J, Korthuis PT, et al. Extended-release naltrexone for alcohol dependence: persistence and healthcare costs and utilization. American Journal of Managed Care, 2011, 17 (Suppl 8): S222-S234.

适用于发生率较高的不可逆事件（如死亡或疾病加重），只有当事件发生率很低，观察样本量很大时，影响可忽略。

2012年，Yu 等基于非线性模型、Cox 模型、logistic 模型，通过模拟实验研究指出 Tannen 等提出的 PERR 法常低估效应，提出 PERR-ALT 法，即采用配对或分层 Cox 模型估计 HR_E（干预后 HR）和 HR_{uE}（干预前 HR），通过 $HR_{PERR-ALT}=HR_E/HR_{uE}$ 估计 HR。2016年，Lin 等提出 pairwise 过程改进 PERR 和 PERR-ALT，并推导了在 pairwise 过程下干预效应的标准误及可信区间的估计方法。2017年，Tannen 等学者针对生存分析中死亡结局事件提出基于 Cox 比例风险模型的 PERR 法应用思路（post-treated event rate ratio），但该思路要求观察组在干预结束后（post-treated period）继续收集信息。

PERR 法与 DiD 法的区别在于：DiD 法主要用于连续性结果变量，而 PERR 法适用于分类结果变量；DiD 法的前后比较是自身配对比较，而 PERR 法的前后比较不是自身配对的。

例 6-6 Tannen 等学者利用英国 GPRD（general practice research database），通过比较该电子病历数据库的分析结果与已完成随机对照临床试验（randomized controlled trial，RCT）的结果，探讨观察性疗效比较研究的结果是否适合作为 RCT 结果的证据补充。

基于激素治疗降低绝经期妇女心血管疾病风险的研究目的，研究者收集了 6 个 RCT（分别是：Syst-Eur、WHI-Intact uterus、WHI-Hysterectomy、4S、HOPE、EUROPA）研究，并采用类似 RCT 的设计，利用 GPRD 分别构建相似的观察性 CER，其中观察组从 GPRD 中选择所有满足相应入排标准并服用相同试验药物的患者，对照组则在满足入排标准但未服用试验药物的患者中，通过年龄、性别的匹配进行随机抽取。研究共考查了 3 个终点指标：心肌梗死风险比、卒中风险比和冠状动脉重建术风险比，共进行了 17 项对比（Syst-Eur 无冠状动脉重建术相关数据）。采用 Cox 比例风险模型进行风险比估计，并采用 PERR 法对所估计的风险比进行校正，主要分析结果见图 6-17。

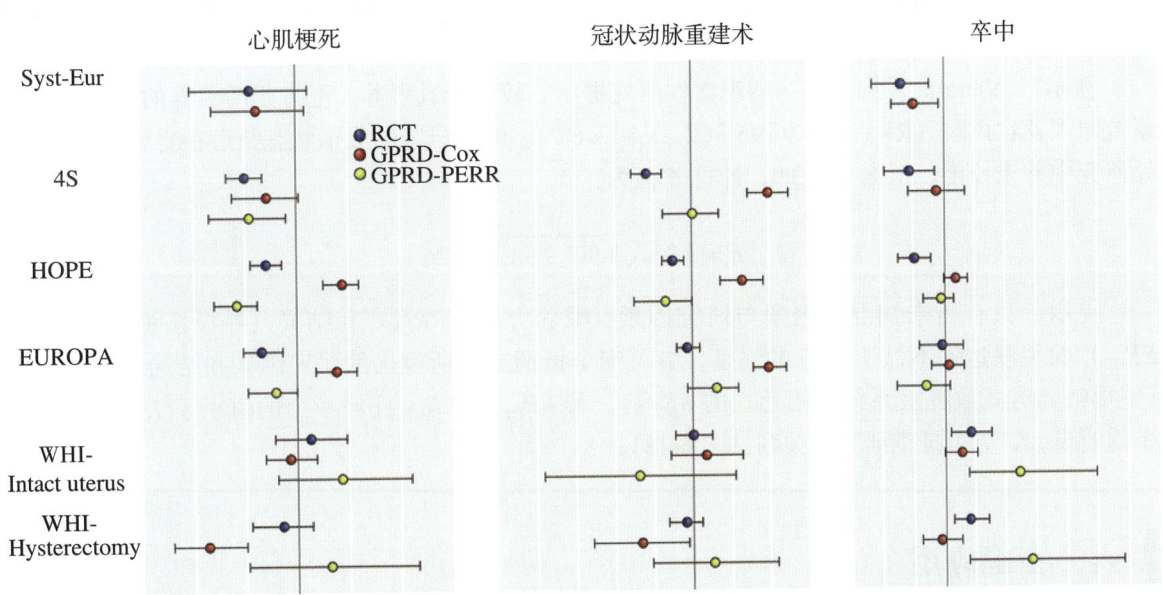

图 6-17　PERR 法案例主要分析结果

数据来源：Tannen RL，Weiner MG，Xie D. Use of primary care electronic medical record database in drug efficacy research on cardiovascular outcomes: comparison of database and randomized controlled trial findings. British Medical Journal，2009，338（7691）：395-399.

17 项比较中，有 7 项 RCT 与 GPRD 观察性研究结果（GPRD-Cox）的差异有统计学意义（可信区间有重叠），PERR 法校正后的 HR 更接近 RCT 的结果。该研究结论：PERR 法在观察性疗效比较研究中能有效控制未测量混杂，基于电子病历数据库的观察性研究作为 RCT 的证据补充，具有一定的应用价值。

（四）E 值法

敏感性分析通常用于探索研究结果的稳健性，是通过改变方法、模型、未测量的变量值、分布假定等来评价结果的可改变程度，以评估结果的稳健性和可靠性。常见的敏感性分析方法包括基于不同的统计分析数据集（如符合方案集、特定亚组等）进行分析、采用不同的数据分布假定、使用不同的统计模型或在模型中纳入不同的协变量等，探索效应估计量的变化。相比于随机对照试验，观察性研究中的敏感性分析主要用于评估潜在混杂因素的影响。在观察性研究中，从关联关系推断因果关系面临众多挑战。

Ding 和 VanderWeel 首次提出了一种新的用于观察性研究的敏感性分析技术——E 值（E value），即未知混杂因素所具备的最小的关联强度，方能将所观察到的研究效应（如 $RR=2$）抵消掉（如将 RR 重估计为 1）。E 值并没有明确界值，因此，不同研究者和读者需要根据专业判断当前 E 值的大小是否会对目前测量得到的关联构成"威胁"。

E 值的计算较为简明。当某一暴露因素致某疾病发病的相对风险（relative risk，RR）>1 时，E 值的公式为：

$$E = RR + \sqrt{RR(RR-1)}$$

当 $RR<1$ 时，则根据 $1/RR$ 来计算 E 值。

因此，E 值最小为 1。E 值越大，则需要未测量的混杂因素和研究因素及结局之间具有更强的关联，才能解释所观察到的研究因素和结局之间的关联效应。

可通过"EValue"R 程序包和在线 E 值计算器，针对各类结局计算 E 值，包括 RR、OR、风险差异（risk difference，RD）和标准均值差（standardized mean difference，SMD）等，并可同时绘制函数图。

例 6-7 Victoria 及同事的一项观察性研究提示，较之母乳喂养，配方奶粉喂养的婴儿的呼吸系统原因死亡风险（RR）为 3.9（$95\%CI$，1.8～8.7）。然而母亲的吸烟状态是潜在重要混杂因素，原研究中并未校正。根据 $RR=3.9$，计算 E 值为：

$$E = 3.9 + \sqrt{3.9(3.9-1)} = 7.26$$

提示，只有当未知混杂因素与研究因素（喂养方式，RR_{UX}）和结局（呼吸系统原因死亡，RR_{UD}）的关联达到不低于 7.26 的强度，方可完全抵消当前所检出的研究因素和结局之间的关联（使得喂养方式致呼吸系统原因死亡的 $RR=1$）。若 RR_{UX} 与 RR_{UD} 任何一个的值小于 7.26，则另一个需要更大，方可抵消研究之关联（图 6-18）。

六、正确应用

混杂因素的识别和控制是医学研究成败的关键。研究开始前，需结合多方信息，尽可能地识别各种潜在的混杂因素。推荐在设计阶段控制混杂因素，其中首选通过随机化进行控制。对待混杂效应和修饰效应，应有所区别。应尽量避免混杂效应，而深入发现并仔细阐述修饰效应。

传统上混杂因素的识别依赖于假设检验完成。然而，P 值本身是指基于明确的假设并据此开展的研究中的统计学指标。而实际研究中往往在计划时把混杂因素当成冗余的东西，甚至意识不到其存在，并未进行样本量估计。因而哪怕混杂因素存在，其与暴露/处理因素的关系也不一定能

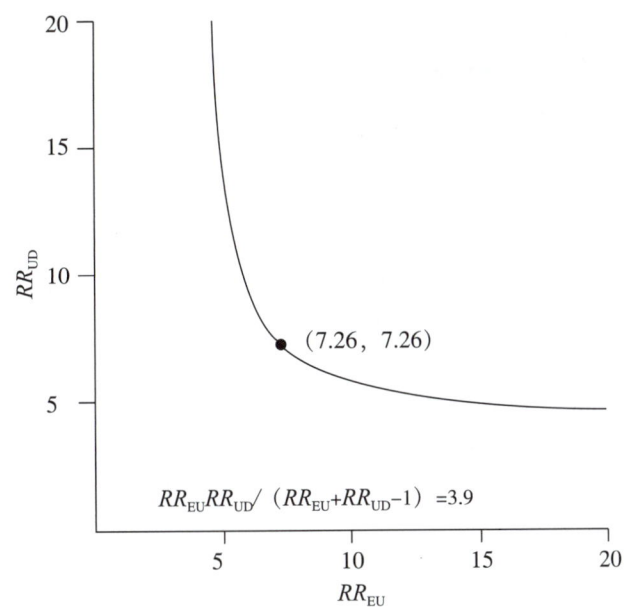

图 6-18 混杂因素-研究因素关联性（RR_{UX}）、混杂因素-结局关联性（RR_{UD}）和 E 值

达到显著性水准，但其混杂效应已经存在。而单纯基于效应改变的判断又依赖于模型的正确性。

目前在临床试验领域，对于随机分组研究，行业内已公认不再对组间基线变量进行假设检验。对于确证性研究，建议应当在研究设计阶段基于专业知识事先指定潜在的混杂因素，并确定混杂因素处理的主要原则（例如，对哪些变量进行调整，采用什么样的调整模型等）；并在研究分析时进行充分的敏感性分析以确认结果的稳健性。而对于探索性研究，应当充分结合专业知识和研究经验，结合数据特征，利用 DAG 图进行识别。

对于观察性研究来说，若已知重要的混杂因素，则匹配、分层、倾向性评分等方法皆能有效地控制混杂因素。不过，这些方法对于未知（或未测量）混杂因素则无能为力。工具变量的引入，为观察性研究中的因果推断提供了理想的途径。工具变量的正确筛选显得尤为重要。

在全基因组关联研究中，一些遗传变异具备工具变量所需的条件，可为医学研究中的多种表型提供合格的工具变量，从而发展出专门的一类统计分析方法，即孟德尔随机化。由于单个遗传变异的解释能力十分有限，因而孟德尔随机化的检验效能低下，需依赖于大样本研究。另外，对于所筛选的遗传变异是否确实满足工具变量的假设要求，有待实验验证。

本章介绍的混杂因素处理方法，主要针对基线混杂变量，在整个研究过程中认为是不变的。在现代医学研究中，尤其是大规模队列研究中，有一类混杂称为时依混杂（time-dependent confounder）。例如，如图 6-19 所示，基线血睾酮水平（C_0）影响用药策略（E_0），用药策略又会影响治疗过程中的血睾酮水平（C_1）并影响下一阶段用药（E_1），最终改变患者心肌梗死发生概率（D）；同时整个研究中存在一个未测混杂因素（U）与 C 有关。此时血睾酮水平称为受处理影响的时依混杂。当分析治疗策略与心肌梗死发生率间的关系时，不调整治疗中的睾酮水平将出现混杂，调整了又会导致 U 混杂了 E 和 D 的关系。此时可以采取 g 方法进行处理，详见有关专著。

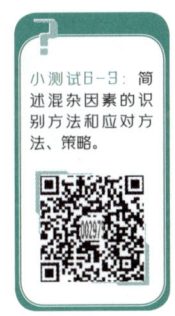

小测试6-9：简述混杂因素的识别方法和应对方法、策略。

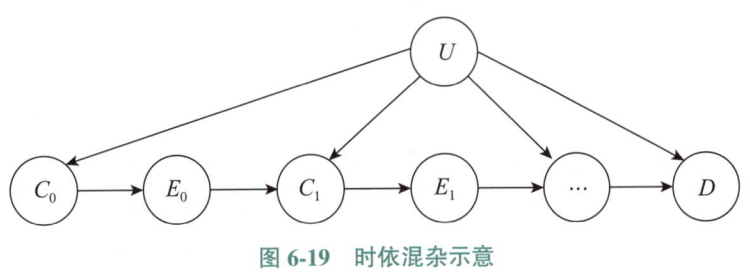

图 6-19 时依混杂示意

第五节 深度学习中常见的神经网络

在传统机器学习中，除了模型和学习算法外，特征或表示也是影响最终学习效果的重要因素，甚至在很多任务上比算法更重要。早期的表示学习方法，如特征抽取和特征选择，都是人工引入一些主观假设来进行学习的。这种表示学习不是端到端的学习方式，得到的表示不一定对后续的机器学习任务有效。而深度学习是将表示学习和预测模型的学习进行端到端的学习，中间不需要人工干预。

为了学习一种好的表示，需要构建具有一定"深度"的模型，并通过学习算法来让模型自动学习出好的特征表示，从而最终提升预测模型的准确率。所谓深度是指原始数据进行非线性特征转换的次数。这样我们就需要一种学习方法可以从数据中学习一个深度模型，这就是深度学习（deep learning，DL）。

简而言之，深度学习通过多步的特征转换将原始数据特征转化为一种新的特征表示，并进一步输入到预测函数得到最终结果。深度学习需要解决的关键问题是贡献度分配问题（credit assignment problem，CAP），即一个系统中不同的组件（components）对最终系统输出结果的贡献或影响，而神经网络恰好是解决这个问题的有效模型。本节将介绍几种医学信息学领域中常用的神经网络模型。

一、神经网络基础

受到人脑神经系统的启发，早期的神经科学家构建了一种数学模型，名为人工神经网络（artificial neural network，简称神经网络），以在结构、实现机制和功能上模仿人脑神经系统。神经网络类似于生物神经元，由多个节点/神经元相互连接而成，用于建模数据间的复杂关系。每个节点代表一个特定的函数，通过综合计算来自其他节点的信息与其相应的权重，将结果输入激活函数中，获得新的活性值（兴奋或抑制）。从系统角度来看，人工神经网络是由大量神经元通过丰富而完善的连接组成的自适应非线性动态系统。

神经网络的基本组成部分是神经元。在生物神经网络中，每个神经元与其他神经元相连。当神经元被激活时，会向连接的神经元发送化学物质，从而改变这些神经元内部的电位。如果某个神经元的电位超过了一个阈值，它就会被激活并兴奋起来。

尽管我们可以相对容易地构建人工神经网络，但让其具备学习能力并非易事，感知器是最早具有机器学习思想的神经网络，然而其学习方法无法扩展到多层神经网络。直到 1980 年左右，反向传播算法才成功地解决了多层神经网络的学习问题，并成为最流行的神经网络学习算法。

典型的神经网络具有以下三个部分。

（1）结构（architecture）：结构指定了网络中的变量和它们的拓扑关系。例如，神经网络中的变量可以是神经元连接的权重（weights）和神经元的激励值（activities of the neurons）。

（2）激活函数（activation function）：大部分神经网络模型具有一个短时间尺度的动力学规则，来定义神经元如何根据其他神经元的活动来改变自己的激励值。一般激活函数依赖于网络中的权重（即该网络的参数）。

（3）学习规则（learning rule）：指定了网络中的权重如何随着时间推进而调整。一般情况下，学习规则依赖于神经元的激励值，也可能依赖于监督者提供的目标值和当前权重的值。

1943 年，McCulloch 和 Pitts 将上述情形抽象为如图 6-20 所示的简单模型，这就是一直沿用至今的"M-P 神经元模型"。

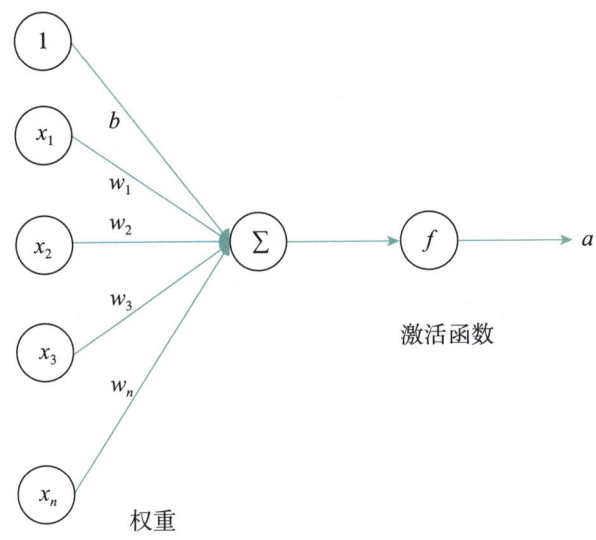

图 6-20　M-P 神经元模型示意图

在这个模型中，神经元接收到来自 n 个其他神经元传递过来的输入信号，这些输入信号通过带权重的连接进行传递，神经元接收到的总输入值将与神经元的阈值进行比较，然后通过"激活函数"（activation function）处理以产生神经元的输出。

为了增强网络的表示能力和学习能力，激活函数需要具备以下几点性质。

（1）连续并可导（允许少数点上不可导）的非线性函数，可导的激活函数可以直接利用数值优化的方法来学习网络参数。

（2）激活函数及其导函数要尽可能的简单，有利于提高网络计算效率。

（3）激活函数的导函数的值域要在一个合适的区间内，不能太大也不能太小，否则会影响训练的效率和稳定性。

理想中的激活函数是图 6-21 所示的阶跃函数，它将输入值映射为输出值"0"或"1"，显然"1"对应于神经元兴奋，"0"对应于神经元抑制。

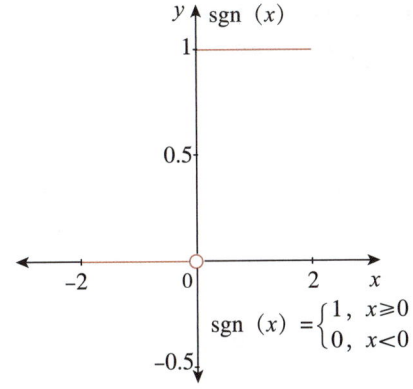

图 6-21　阶跃函数示意图

然而，阶跃函数具有不连续、不光滑等不太好的性质，因此实际常用 sigmoid 函数作为激活函数。典型的 sigmoid 函数如图 6-22 所示，它把可能在较大范围内变化的输入值挤压到 (0, 1) 输出值范围内。

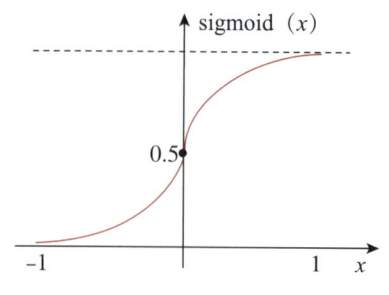

图 6-22 sigmoid 函数示意图

常用 sigmoid 型函数有 logistic 函数、tanh 函数、ReLU 函数、Swish 函数等。

（一）logistic 函数

logistic 函数定义为：

$$\sigma(x) = \frac{1}{1 + \exp(-x)} \tag{式6-61}$$

logistic 函数把一个实数域的输入"挤压"到 (0, 1)。当输入值在 0 附近时，sigmoid 型函数近似为线性函数；当输入值靠近两端时，对输入进行抑制。输入越小，越接近于 0；输入越大，越接近于 1。这样的特点也和生物神经元类似，对一些输入会产生兴奋（输出为 1），对另一些输入产生抑制（输出为 0）。与阶跃激活函数相比，logistic 函数是连续可导的，其数学性质更好。

（二）tanh 函数

tanh 函数也是一种 sigmoid 型函数。其定义为：

$$\tanh(x) = \frac{\exp(x) - \exp(-x)}{\exp(x) + \exp(-x)} \tag{式6-62}$$

tanh 函数可以看作放大并平移的 logistic 函数，其值域是 (-1, 1)，即：

$$\tanh(x) = 2\sigma(2x) - 1 \tag{式6-63}$$

与 logistic 函数相比，tanh 函数的输出是零中心化（zero-centered）的，而 logistic 函数的输出恒大于 0（图 6-23）。非零中心化的输出会使得其后一层的神经元的输入发生偏置偏移（bias shift），并进一步使得梯度下降的收敛速度变慢。

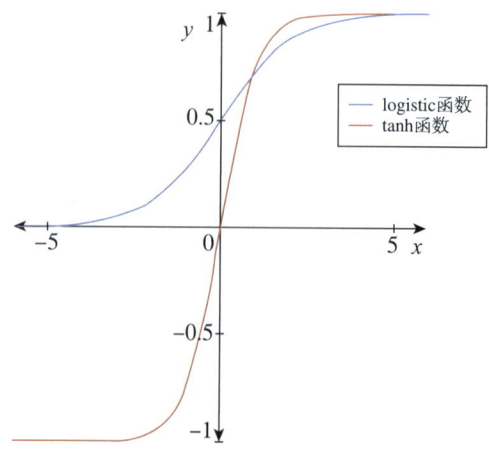

图 6-23 logistic 函数与 tanh 函数示意图

（三）ReLU 函数

ReLU（rectified linear unit，修正线性单元）是目前深度神经网络中经常使用的激活函数。定义为：

$$\text{ReLU}(x)=\begin{cases} x, & x \geqslant 0 \\ 0, & x \leqslant 0 \end{cases} = \max(0,x) \tag{式6-64}$$

ReLU 函数被认为有生物上的解释性，如单侧抑制、宽兴奋边界。在生物神经网络中，同时处于兴奋状态的神经元非常稀疏。人脑中在同一时刻大概只有 1%～4% 的神经元处于活跃状态。sigmoid 型激活函数会导致一个非稀疏的神经网络，而 ReLU 却具有很好的稀疏性，大约 50% 的神经元会处于激活状态。

ReLU 函数的输出是非零中心化的，会给后一层的神经网络引入偏置偏移，影响梯度下降的效率。此外，ReLU 神经元在训练时比较容易"死亡"。在训练时，如果参数在一次不恰当的更新后，第一个隐藏层中的某个 ReLU 神经元在所有的训练数据上都不能被激活，那么这个神经元自身参数的梯度永远都会是 0，在以后的训练过程中永远不能被激活。这种现象称为死亡 ReLU 问题（dying ReLU problem），并且也有可能会发生在其他隐藏层。

（四）Swish 函数

Swish 函数是一种自门控（self-gated）激活函数（图 6-24），定义为：

$$\text{swish}(x) = x\sigma(\beta x) \tag{式6-65}$$

其中，$\sigma(\cdot)$ 为 logistic 函数，β 为可学习的参数或一个固定超参数。$\sigma(\cdot) \in (0,1)$ 可以看作一种软性的门控机制。当 $\sigma(\beta x)$ 近于 1 时，门处于"开"状态，激活函数的输出近似于 x 本身；当 $\sigma(\beta x)$ 接近于 0 时，门的状态为"关"，激活函数的输出近似于 0（图 6-24）。

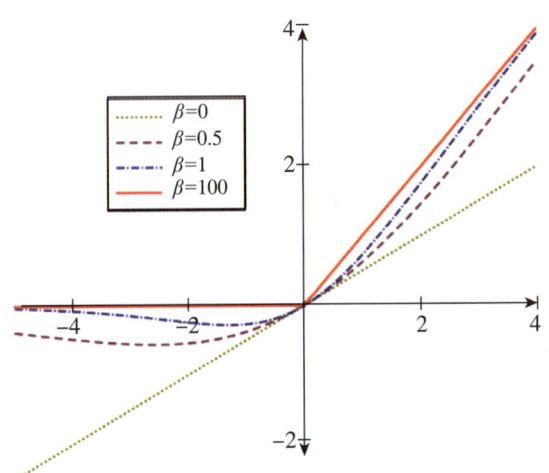

图 6-24 Swish 函数示意图

当 $\beta = 0$ 时，Swish 函数变成线性函数 $x/2$；当 $\beta = 1$ 时，Swish 函数在 $x > 0$ 时近似线性，在 $x < 0$ 时近似饱和，同时具有一定的非单调性，这种非单调性有助于减轻梯度消失的问题；当 $\beta \to \infty$ 时，$\sigma(\beta x)$ 趋向于 0-1 阶跃函数，在 $x \leqslant 0$ 时近似为 0，$x > 0$ 时近似为 1，此时 Swish 函数 $x\sigma(\beta x)$ 近似为 ReLU 函数。因此，Swish 函数可以看作线性函数和 ReLU 函数之间的非线性插值函数，其程度参数 β 可以通过学习或手动设置，进一步调整函数的非线性程度，使其适应不同的任务和数据分布。

除了上述几种激活函数之外，还有多种激活函数，如带泄露的ReLU（leaky ReLU）、带参数的ReLU（parametric ReLU）、ELU（exponential linear unit）函数、Softplus函数等，本章节不做详细介绍。

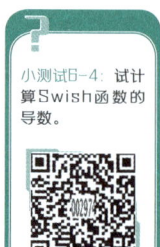

小测试6-4：试计算Swish函数的导数。

二、前馈神经网络

给定一组神经元，我们可以以神经元为节点来构建一个网络。不同的神经网络模型有着不同网络连接的拓扑结构。一种比较直接的拓扑结构是前馈网络。前馈神经网络（feedforward neural network，FNN）是最早被广泛应用的人工神经网络之一。

在前馈神经网络中，各神经元分别属于不同的层。每一层的神经元可以接收前一层神经元的信号，并产生信号输出到下一层。第0层称为输入层，最后一层称为输出层，其他中间层称为隐藏层。整个网络中无反馈，信号从输入层向输出层单向传播，可用一个有向无环图表示。图6-25给出了前馈神经网络的示例。

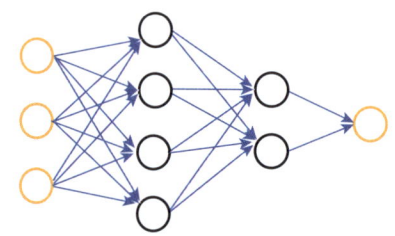

输入层　　隐藏层　　隐藏层　　输出层

图 6-25　前馈神经网络示意图

我们用下面的记号来描述一个前馈神经网络。

1. L 表示神经网络的层数。
2. m^l 表示第 l 层神经元的个数。
3. $f_l(\cdot)$ 表示第 l 层神经元的激活函数。
4. $W^l \in \mathbb{R}^{m^l \times m^{l-1}}$ 表示第 $l-1$ 层到第 l 层的权重矩阵。
5. $b^l \in \mathbb{R}^{m^l}$ 表示第 $l-1$ 层到第 l 层的偏置。
6. $z^l \in \mathbb{R}^{m^l}$ 表示第 l 层神经元的净输入（净活性值）。
7. $a^l \in \mathbb{R}^{m^l}$ 表示第 l 层神经元的输出（活性值）。

前馈神经网络通过如下公式进行信息传播：

$$z^l = W^l \cdot a^{l-1} + b^l \quad \text{（式6-66）}$$

$$a^l = f_l(z^l) \quad \text{（式6-67）}$$

即可合并为 $z^l = W^l \cdot f_{l-1}(z^{l-1}) + b^l$ 或者 $a^l = f_l(W^l \cdot a^{l-1} + b^l)$。这样，前馈神经网络可以通过逐层的信息传递，得到网络最后的输出 a^L。

整个网络可以看作一个复合函数 $F(x; W, b)$，将向量 x 作为第1层的输入 a^0，将第L层的输出 a^L 作为整个函数的输出，其中 W、b 表示网络中所有层的连接权重和偏置。

给定一个训练样本（x,y），先利用多层前馈神经网络将x映射到$F(x)$，然后再将$F(x)$输入到分类器$g(\cdot)$得到分类器的输出$\hat{y}$：

$$\hat{y} = g(F(x);\theta) \tag{式6-68}$$

其中$g(\cdot)$可以为线性或非线性的分类器，θ为分类器$g(\cdot)$的参数。

对于二分类问题$y\in\{0,1\}$，并且$g(\cdot)$采用logistic回归，那么logistic回归分类器可以看成神经网络的最后一层。也就是说，网络的最后一层只有一个神经元，并且其激活函数为logistic函数。网络的输出可以直接作为类别$y=1$的后验概率$p(y=1|x)$。

对于多分类问题$y\in\{0,1,\ldots,K\}$，如果使用softmax回归分类器，相当于网络最后一层设置k个神经元，其激活函数为softmax函数。网络的输出可以作为每个类的后验概率$\hat{y}=\text{softmax}(z^L)$。

三、卷积神经网络

卷积神经网络（convolutional neural network，CNN）是一种特殊的神经网络，常用来分析视觉图像。卷积神经网络由输入层、隐藏层（卷积层、池化层）、输出层组成，其中隐藏层可以有多层，每层由一个或多个二维平面组成，而每个平面由多个独立神经元组成。

在卷积神经网络中，卷积层的连接方式是稀疏连接（sparse connection），这意味着每个神经元只与上一层的部分神经元连接，而非全部。这种局部连接的方式使得网络在处理输入数据时能够更有效地减少权值总数，从而降低模型的复杂度。同时这种稀疏连接也有助于提高模型的泛化能力。

以图6-26中的CNN结构为例：第一层输入图片，进行卷积（convolution）操作，得到第二层深度为3的特征图（feature map）。对第二层的特征图进行池化（pooling）操作，得到第三层深度为3的特征图。重复上述操作得到第五层深度为5的特征图，最后将这5个特征图，也就是5个矩阵，按行展开连接成向量，传入全连接（fully connected）层进行分类等任务。

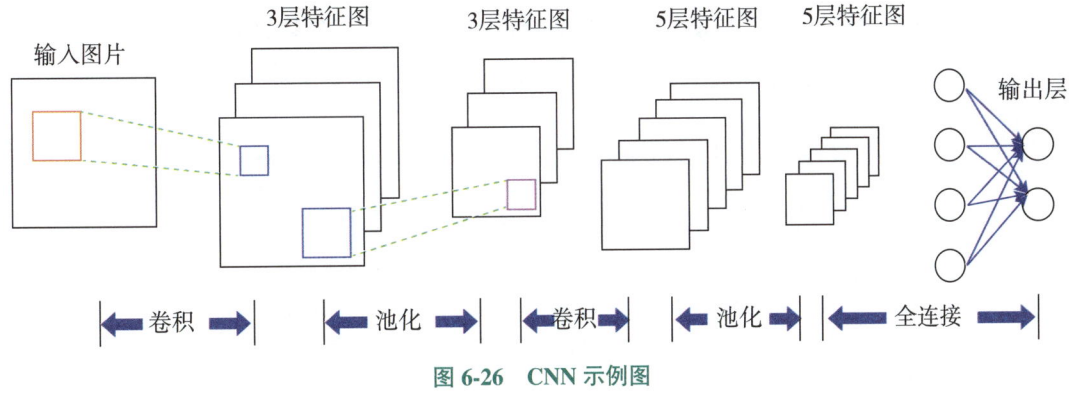

图6-26 CNN示例图

卷积神经网络的基本原理是，通过一系列的卷积层和池化层，对输入数据进行层层提取和筛选，最终得到对输入数据的分类或回归结果。每经过一层卷积和池化操作，网络能够学习到更高级的特征表达。这种分层的特征提取方式，使得网络能够自动地适应各种形状和尺度的目标，从而实现更强大的图像识别和处理能力。

卷积层通过卷积运算将输入的结果传递给下一层。卷积运算可形式化地表示为：

$$C_t = X_t * K_t \tag{式6-69}$$

其中 t 表示当前为第 t 层，X_t 为当前层的输入部分，K_t 为当前层的卷积核，C_t 为卷积运算后的特征映射结果。卷积核在神经网络运算过程中以参数矩阵表示，其大小称为 kernel size。图 6-27 给出了一个简单的卷积运算示例，示例中卷积核的 kernel size 为 1，在输入矩阵上按行和列滑动，每次滑动的幅度都为 1 行 / 列，并将其与输入矩阵中覆盖的 2×2 区域的对应数值相乘后相加的结果写入输出矩阵中。

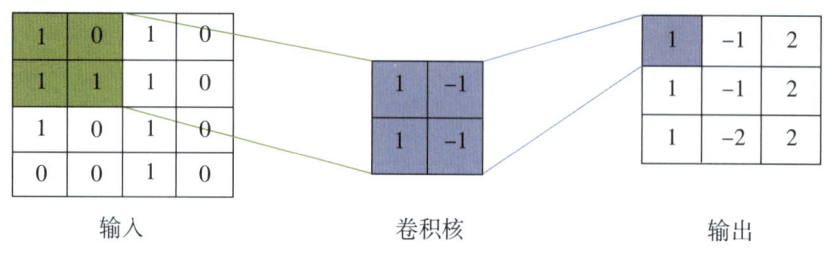

图 6-27　卷积运算示例

一般情况下，神经网络输入的图片矩阵，使用的卷积核矩阵以及特征图矩阵都是方阵，这里假设输入矩阵大小为 w，卷积核大小为 k，步幅为 s，补零层数为 p，则卷积后产生的特征矩阵大小计算公式为：

$$w' = \frac{(w+2p-k)}{s} + 1 \quad (式6\text{-}70)$$

其中，步幅（stride）表示卷积核在输入矩阵上进行运算时滑动的行列数，补零层（zero padding）表示在输入矩阵的四周填充 0 元素，是一个可以设置的超参数，但要根据卷积核的大小、步幅、输入矩阵的大小进行调整，以使得卷积核恰好滑动到 padding 后的矩阵边缘。

池化层是将卷积得到的特征通过池化函数来进行融合，以降低数据量、提高计算速度。常用的池化函数方法有最大池化（max pooling）和平均池化（mean pooling）等。以最大池化为例，该方法将相邻矩形内的最大值作为输出，如图 6-28 所示，最大池化操作将卷积输出的 4×4 矩阵输出为 2×2 矩阵，其中的每个元素是卷积输出矩阵中 2×2 矩形区域内元素的最大值。

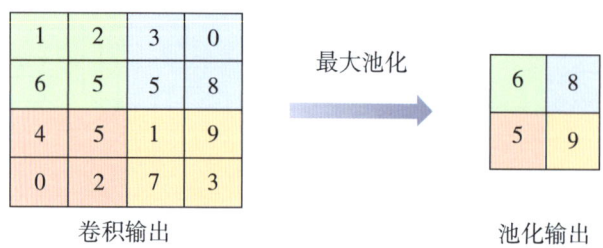

图 6-28　池化运算示例图

卷积神经网络模型可表示为

输入：$V = conv(W, X) + b$

输出：$Y = f(V)$

上面的输入、输出公式是对每一个卷积层而言的，每一个卷积层都有一个不同的权重矩阵 W，$conv$ 是卷积函数，b 是偏置，$f(x)$ 是激活函数。对于最后一层全连接层，设为第 L 层，输出是向量形式 y^L，期望输出是 d，则有如下式的总误差，求解可通过梯度下降和反向传播算法进行。

$$E = \frac{1}{2}\|d - y^L\|_2^2 \quad (式6\text{-}71)$$

在生物医学领域，基于卷积神经网络的模型已被广泛提出和应用，如使用卷积神经网络来预测 DNA 和 RNA 结合蛋白的序列特异性的 DeepBind 模型、预测人类基因组中非编码变异的功能影响的 DeepSEA 模型、预测单细胞 DNA 甲基化状态的 DeepCpG 模型、检测 DNA 序列变异位点的 DeepVariant 模型、预测 DNA 甲基化与增强子 - 基因配对关系的 DeepMethyl 模型等。

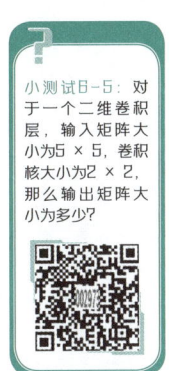

小测试6-5：对于一个二维卷积层，输入矩阵大小为5×5，卷积核大小为2×2，那么输出矩阵大小为多少？

四、循环神经网络

循环神经网络（recurrent neural network，RNN）源自于 1982 年由 Saratha Sathasivam 提出的霍普菲尔德网络，是一种专门处理序列数据的神经网络结构，其特点是具有循环连接，能够在网络中传递信息，从而捕捉序列中的时序依赖关系。

循环神经网络的基本结构包括输入层、隐藏层和输出层。其中，隐藏层的状态会随时间步更新，并作为下一时间步的输入之一，基本模型结构如图 6-29 所示。

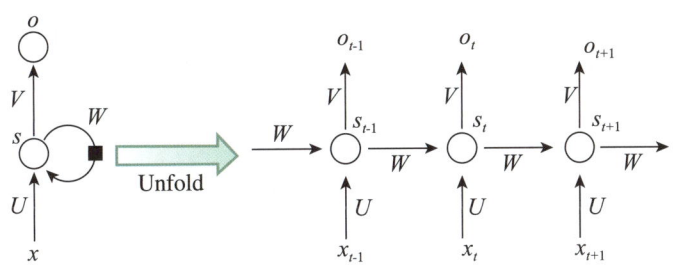

图 6-29　RNN 示意图

（改良自 Hinton G. Deep learning，2015）

图中圆形的箭头表示隐藏层的自连接。x 是输入层的值，s 表示隐藏层的值，U 是输入层到隐藏层的权重矩阵，O 是输出层的值。V 是隐藏层到输出层的权重矩阵。循环神经网络的隐藏层的值 s 不仅取决于当前这次的输入 x，还取决于上一次隐藏层的值 s。权重矩阵 W 就是隐藏层上一次的值作为这一次的输入的权重。在 RNN 中，每一层都共享参数 U、V、W，降低了网络中需要学习的参数，提高学习效率。从图中也可看出 RNN 的特点，即是每一时刻的输出都与当前时刻的输入和上一时刻的输出有关。

假设在 t 时刻，网络的输入为 x_t，那么隐藏层状态为 s_t 不仅与当前的输入 x_t 有关，还与上一时刻隐藏层的状态的 s_{t-1} 有关：

$$s_t = Ux_t + Ws_{t-1} + b \tag{式6-72}$$

$$o_t = \sigma(Vs_t) = \sigma[V(Ux_t + Ws_{t-1} + b)] \tag{式6-73}$$

其中 s_t 为隐藏层的净输入，$\sigma(\cdot)$ 代表激活函数，U 为输入 - 状态权重矩阵，W 为状态 - 状态权重矩阵，b 为偏置。RNN 里常用两种激活函数，一种是 tanh 函数，用于将值转化到 0～1；一种是 softmax 函数，用于输出概率值。

RNN 在序列数据分类、语音识别、自然语言处理等领域都有广泛的应用模型，如长短时记忆（long short term memory，LSTM）网络、门控循环单元（gated recurrent unit，GRU）等。这些模型通过引入额外的结构和机制，增强了循环神经网络对序列数据的处理能力。此外，RNN 在生物医学领域也有广泛的应用场景，如捕捉测序序列的上下文信息用于序列分类、序列生成和序列预测等任务，以及序列标注、蛋白质结构预测、药物活性预测等。

五、Transformer

Transformer 是 Google 在 2017 年的文章《Attention is all you need》提出的用于机器翻译的模型。模型用全 attention 的结构代替了 LSTM，抛弃了之前传统的编码器 - 解码器（Encoder-Decoder）模型必须结合 CNN 或者 RNN 的固有模式来解决 sequence to sequence 问题。模型的创新之处在于提出了两个新的 attention 机制，分别称为缩放点积注意力机制（Scaled Dot-Product Attention）和多头注意力机制（Multi-Head Attention），将在下文进行介绍。

Transformer 本质上是一个 Encoder-Decoder 的结构，编码器由 6 个 Encoder block 组成，同样解码器是 6 个 Decoder block 组成。与所有的生成模型相同的是，编码器的输出会作为解码器的输入，如图 6-30 所示（图 6-30）。

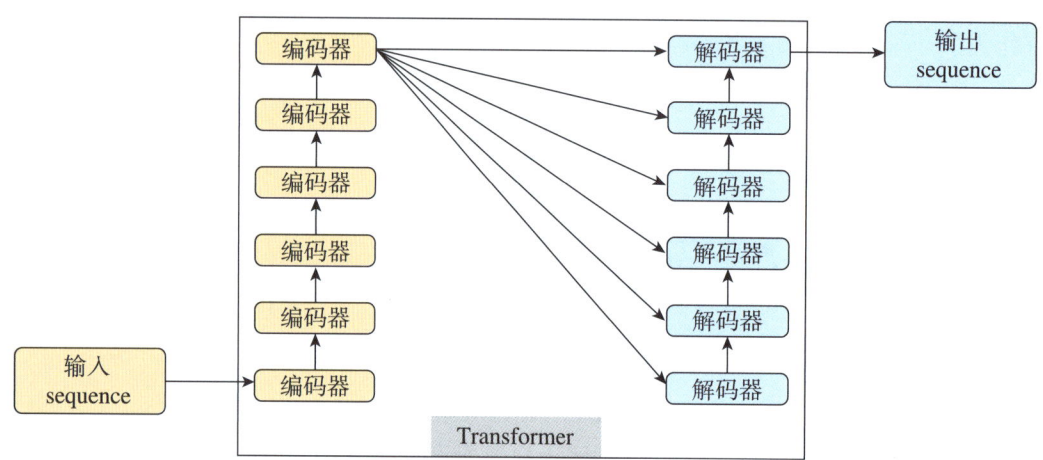

图 6-30　Encoder-Decoder 结构示意图

为了方便理解，我们只看其中一个 Encoder-Decoder 的具体结构，如图 6-31 所示，左侧为 Encoder block，右侧为 Decoder block 和最后的线性输出层。

图中每个编码器由两个子层组成：① Multi-Head Self-Attention 层（自注意力层）；② Feed Forward Network（前馈网络，FFN）。

每个编码器的结构都是相同的，但是它们使用不同的权重参数（6 个编码器的架构相同但是参数不同），编码器的每两个子层之间采用残差连接，接着进行 layer normalization。也就是说，每个子层的输出结果为 LayerNorm $(x + \text{Sublayer}(x))$，其中 Sublayer (x) 是由子层本身实现的函数。残差连接结构示意如图 6-32 所示。

解码器的构成除了编码器中的两个子层之外，还插入了第三个子层，该子层对编码器堆栈的输出执行 multi-head attention 操作，可视为 Encoder-Decoder-Attention 层。与编码器相似，解码器在每个子层使用了残差连接，之后采用了 layer normalization。

接下来介绍 Transformer 中的一些基本概念。

1. 单词 Embedding　有很多种方式可以获取，例如可以采用 Word2Vec、Glove 等算法预训练得到，也可以在 Transformer 中训练得到。

2. 位置 Embedding（PE）　Transformer 中除了单词 Embedding，还需要使用位置 Embedding 表示单词在序列中的相对或绝对位置。位置 Embedding 用 P 表示，PE 的维度与单词 Embedding 是一样的。PE 可以通过训练得到，也可以使用某种公式计算得到。在 Transformer 中采用了后者，计算公式如下：

$$PE_{(pos,2i)} = \sin(pos/10000^{2i/d}) \qquad \text{(式6-74)}$$

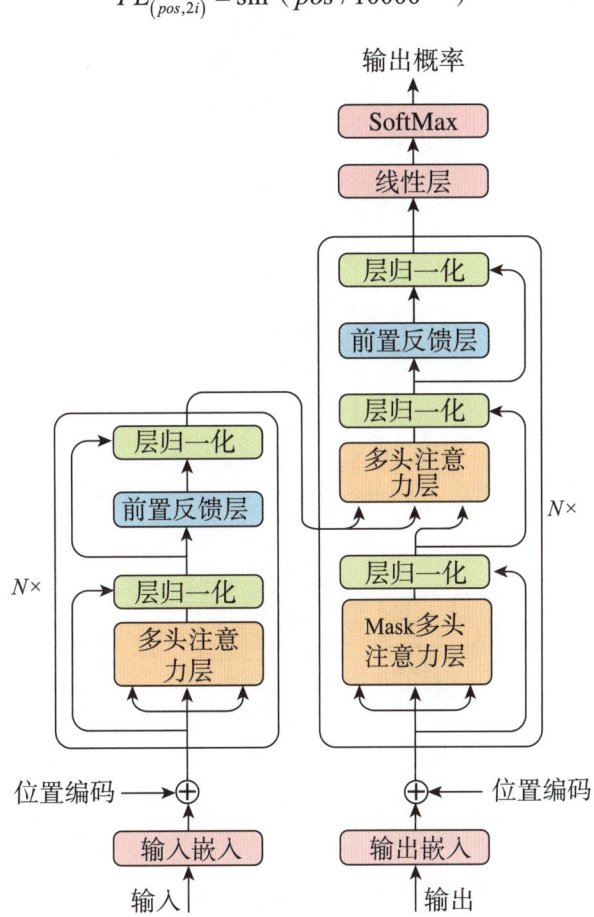

图 6-31　Transformer 结构示意图
(改良自 Attention Is All You Need，2017)

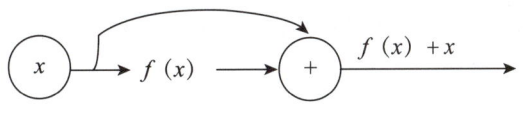

图 6-32　残差连接结构示意图

$$PE_{(pos,2i+1)} = \cos(pos/10000^{2i/d}) \qquad \text{(式6-75)}$$

其中，pos 表示单词在句子中的位置，d 表示 PE 的维度（与单词 Embedding 一样），2i 表示偶数的维度，2i+1 表示奇数维度（即 2i ≤ d，2i+1 ≤ d）。将单词 Embedding 和位置 Embedding 相加，就可以得到单词的表示向量 x，x 就是 Transformer 的输入。

3．Self-Attention（自注意力机制）　图 6-33 表示 Self-Attention 的结构，在计算的时候需要用到矩阵 Q（查询）、K（键值）、V（值）。在实际中，Self-Attention 接收的是输入（单词的表示向量 x 组成的矩阵 X）或者上一 Encoder block 的输出。而 Q、K、V 正是通过 Self-Attention 的输入进行线性变换得到的。

4．Q、K、V 计算　Self-Attention 的输入用矩阵 X 进行表示，则可以使用线性变阵矩阵 W^Q、W^K、W^V 计算得到 Q、K、V。计算如图 6-34 所示，注意 X、Q、K、V 的每一行都表示一个单词。

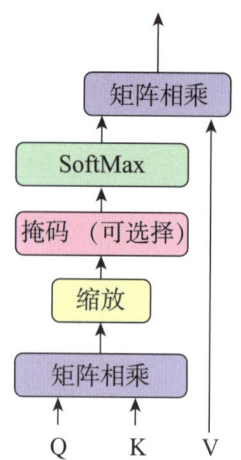

图 6-33 Self-Attention 结构图
（改良自 Attention Is All You Need，2017）

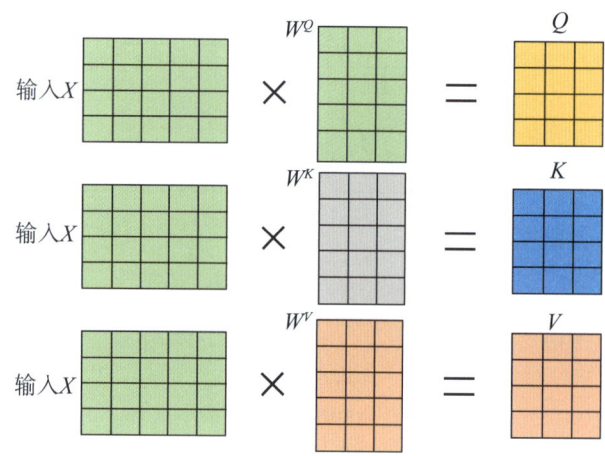

图 6-34 Q、K、V 计算示例图

5. Self-Attention 的输出 得到矩阵 Q、K、V 之后即可计算 Self-Attention 的输出，计算的公式如下。

$$Attentioon(Q,K,V) = softmax\left(\frac{QK^T}{\sqrt{d_k}}\right)V \quad \text{（式6-76）}$$

其中，d_k 是矩阵 Q、K 的列数，即向量维度。

6. Multi-Head Attention 由多个 Self-Attention 组合形成，图 6-35 是 Multi-Head Attention 的结构示意图。

从图中可以看到，Multi-Head Attention 包含多个 Self-Attention 层。首先将输入 X 分别传递到 h 个不同的 Self-Attention 中，计算得到 h 个输出矩阵 Z 并通过 Multi-Head Attention 将它们拼接在一起（concat），然后传入一个 Linear 层，得到 Multi-Head Attention 最终的输出 Z。即：

$$MultiHeadAttention(Q,K,V) = Concat(head_1,\ldots,head_h)W^O$$

其中，$head_i = Attention(QW_i^Q, KW_i^K, VW_i^V)$，映射参数矩阵 $W_i^Q \in \mathbb{R}^{d_{model} \times d_k}$，$W_i^K \in \mathbb{R}^{d_{model} \times d_k}$，$W_i^V \in \mathbb{R}^{d_{model} \times d_v}$，$W_i^O \in \mathbb{R}^{hd_v \times d_{model}}$。

7. Add & Norm Add & Norm 层由 Add 和 Norm 两部分组成，其计算公式如下。

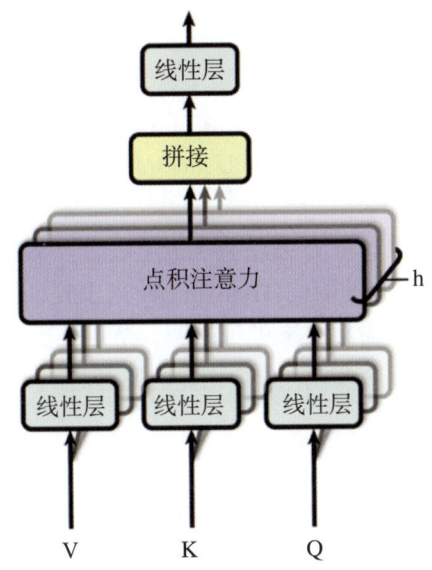

图 6-35　Multi-Head Attention 结构图
（改良自 Attention Is All You Need，2017）

$$LayerNorm(X + MultiHeadAttention(X))$$

$$LayerNorm(X + FeedForward(X))$$

其中，X 表示 Multi-Head Attention 或者 Feed Forward 的输入，$MultiHeadAttention(X)$ 和 $FeedForward(X)$ 表示输出（输出与输入 X 维度保持一致）。Add 使用残差连接即 $X+MultiHeadAttention(X)$。Norm 指 layer normalization，会将每一层神经元的输入都转成一致的均值方差以加快收敛。

8．Feed Forward　Feed Forward 层是一个两层的全连接层，其中第一层的激活函数为 ReLU，第二层不使用激活函数，对应的模型如下。

$$\max(0, XW_1 + b_1)W_2 + b_2 \tag{式6-77}$$

X 是输入，得到的输出矩阵的维度与 X 一致。

Transformer 在语句的翻译场景中工作流程如下。

1．获取输入句子的每一个单词的表示向量 X，X 由单词 Embedding 和位置 Embedding 相加得到。

2．将得到的单词表示向量矩阵传入 Encoder 中，经过 6 个 Encoder block 后可以得到句子所有单词的编码信息矩阵。单词向量矩阵用 $X_{n \times d}$ 表示，n 是句子中单词个数，d 是表示向量的维度。每一个 Encoder block 输出的矩阵维度与输入完全一致。

3．将 Encoder 输出的编码信息矩阵传递到 Decoder 中，Decoder 会依次根据当前翻译过的单词 $1 \sim i$ 翻译下一个单词 $i+1$。

利用自注意力机制和表示学习能力，Transformer 已经被用来对生物医学数据进行建模和分析，在生物医学文本处理、蛋白质结构预测、生物医学图像分析和图数据分析等任务中发挥了重要作用。如用于生物医学图像分析的 TransFUSE 模型就是结合了 Transformer 的自注意力机制和传统的卷积神经网络来进行医学图像的特征提取，并在图像分类、目标检测和分割等任务中取得较好结果。此外，Graph Transformer 是一种基于 Transformer 模型的图神经网络扩展，通过分析生物医学中的图结构数据来预测蛋白质 - 蛋白质相互作用、药物 - 靶点相互作用和药物分子属性等。

六、BERT

BERT（bidirectional encoder representations from transformers）来自论文《BERT：Pre-training of Deep Bidirectional Transformers for Language Understanding》，是一个基于 Transformer 算法的双向编码表征算法。

前文已介绍 Transformer 算法基于多头注意力机制。而 BERT 又堆叠了多个 Transformer 的 Encoder 模型，并通过调节所有层中的双向 Transformer 来预先训练双向深度表示，此外，预训练的 BERT 模型可以通过一个额外的输出层来进行微调，适用性更广。

BERT 的训练框架主要由两个步骤构成（图 6-36）：预训练（pre-training）和微调（fine-tuning）。

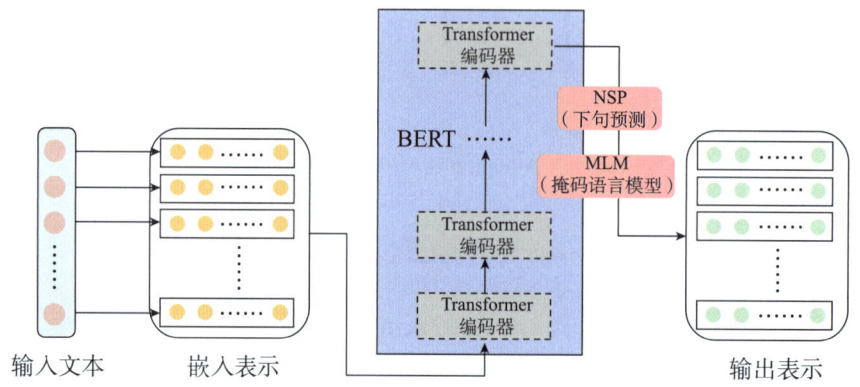

图 6-36　BERT 预训练框架图

（改良自 BERT：Pre-training of Deep Bidirectional Transformers for Language Understanding，2018）

（一）预训练

在预训练阶段，BERT 利用大量无监督文本进行自监督训练。通过采用掩码语言模型（masked language model，MLM）和下句预测（next sentence prediction，NSP）任务，将文本中的语言知识（如词法、语法、语义等特征）编码为 Transformer 编码器的参数形式。

MLM 模型是指在训练过程中，随机掩码（mask）掉输入文本中的一些单词，然后通过上下文来预测这些被遮蔽的单词。这种掩码语言模型的性质与 Transformer 的结构非常匹配，就像传统的语言模型算法和循环神经网络（RNN）之间的匹配一样。通过掩码语言模型任务，BERT 能够学习单词之间的上下文信息，从而理解句子中的语义和语法关系。此外，通过下一句预测任务，BERT 还能学习捕捉句子之间的连贯性和关联性。

通过这种自监督训练方式，BERT 能够从大量的无监督数据中学习到丰富的语言知识，并将其编码到 Transformer 编码器的参数中。预训练完成后，BERT 可以在各种下游自然语言处理任务中进行微调，以提供更准确的文本表示和语义理解能力。

（二）微调

在微调阶段，BERT 首先使用预训练的参数初始化模型，所有参数都使用下游任务的标签数据进行微调，每个不同的下游任务都有单独的微调模型。微调是简单的，因为 Transformer 中的自注意力机制允许 BERT 通过交换适当的输入和输出来建模许多下游任务，不管它们涉及单个文本还是文本对。对于 NSP 任务来说，其条件概率表示为 $P = softmax(CW^T)$，其中 C 是 BERT 输出中的符号，W是可学习的权值矩阵。

BERT 模型有两个特殊的 token：CLS（用于分类任务）、SEP（用于断句），以及三个类型的 Embedding 输入，包含：Token Embeddings、Segment Embeddings 和 Position Embeddings。如图 6-37 所示，其中 Token Embeddings 表示的是词向量模型，Segment Embeddings 用于区分句子的类型，Position Embeddings 是位置信息，通过模型学习得到。

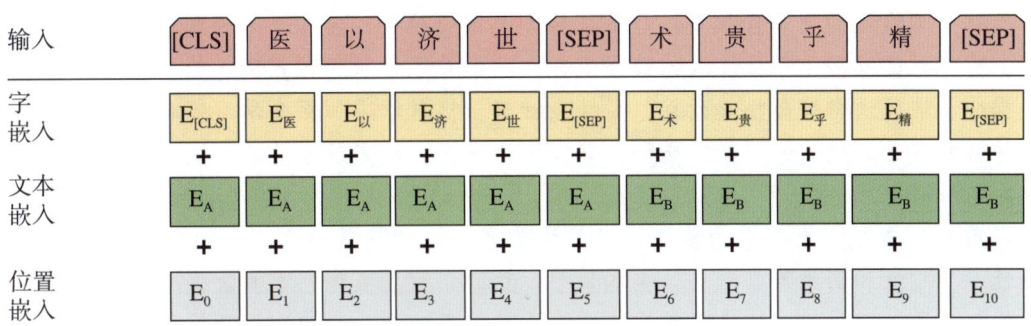

图 6-37　BERT 训练输入结构示意图

（改良自 BERT：Pre-training of Deep Bidirectional Transformers for Language Understanding，2018）

BERT 的损失函数由两部分组成，第一部分是来自 MLM 的 CLS，另一部分是 SEP。通过这两个任务的联合学习，可以使得 BERT 学习到的表征既有 token 级别信息，同时也包含了句子级别的语义信息。具体损失函数如下。

$$L(\theta,\theta_1,\theta_2) = L_1(\theta,\theta_1) + L_1(\theta,\theta_2) \tag{式6-78}$$

其中，θ 是 BERT 中 Encoder 部分的参数，θ_1 是 MLM 任务中在 Encoder 上所接的输出层中的参数，θ_2 则是句子预测任务中在 Encoder 接上的分类器参数。因此，在第一部分的损失函数中，如果被 mask 的词集合为 M，因为它是一个词典大小 $|V|$ 上的多分类问题，那么有

$$L_1(\theta,\theta_1) = -\sum_{i=1}^{M}\log p(m=m_i|\theta,\theta_1), m_i \in \{1,2,\ldots,|V|\} \tag{式6-79}$$

在句子预测任务中，也是一个分类问题的损失函数

$$L_1(\theta,\theta_2) = -\sum_{j=1}^{N}\log p(n=n_i|\theta,\theta_2), n_i \in \{IsNext, NotNext\} \tag{式6-80}$$

因此，两个任务联合学习的损失函数是

$$L(\theta,\theta_1,\theta_2) = -\sum_{i=1}^{M}\log p(m=m_i|\theta,\theta_1) - \sum_{j=1}^{N}\log p(n=n_i|\theta,\theta_2) \tag{式6-81}$$

BERT 模型基本流程如下。

（1）使用 MLM 方式将语料中的某一部分的词语掩盖住，模型通过上下文预测被掩盖的词语，从而训练出初步的模型。

（2）在语料中选出连续的上下文语句，并使用 Transformer 模块识别语句的连续性。

（3）通过（1）和（2）实现通过上下文进行双向预测的预训练语言表征模型。

（4）通过少量经过标记的数据以监督学习的方式对模型进行微调。

近期，基于 BERT 模型的生物医学、单细胞组学等领域的应用相继被提出，如专门用于生物医学领域的预训练语言模型 BioBERT、用于处理临床医学文本数据的 ClinicalBERT 模型、针对

PubMed 文献分类及文本摘要和关系抽取的 PubMedBERT 模型、用于单细胞转录组学数据的预训练语言模型 scBERT、专门处理 DNA 序列数据语义表示的 DNABERT 模型等。

小 结

生物医学领域的数据量和多样性正呈爆炸式增长趋势，涵盖了基因测序、临床检测、影像学、冷冻电镜等多个领域。这种数据多样性也带来了分析和计算模式的多样性，复杂的生物数据分析流程通常需要批量计算、高性能计算、机器学习和深度学习等各种算法的同时应用。并且随着计算技术的不断发展和计算模式的进步，越来越多的新方法和工具将被引入到生物医学研究中。

当前，生物医学大数据的核心问题是解决各种可测量数据之间的关系，这些数据具有复杂性、异构性和高维性等特点。在本章中，我们介绍了多种基本的数据分析模型和前沿技术。例如，通过变量筛选技术可以降低数据的特征复杂性，作为数据预处理的手段；通过聚类和判别技术可以对数据进行初步的辅助理解和可视化；利用深度学习模型可以实现对数据的深层学习和模式识别等。然而，没有任何分析方法或计算模型是通用的。即使是具备强大表征学习能力，并且能够适应不同类型数据（如图像、语音、文本等）的深度学习模型，仍然面临许多挑战，例如数据质量、可解释性、隐私安全和实际应用限制等方面。以可解释性为例，由于深度学习模型的复杂性和内部表示，它们有时被视为"黑盒"，人们难以理解和确定模型如何能够准确预测生物机制，从而导致决策的信任问题。因此，在生物医学数据挖掘的研究中，我们可以进一步关注创建透明的（transparent）、合适的（proper）、可解释的（interpretable）混合模型，并通过跨学科的合作促进研究的多样性，推动更负责任和包容的医疗实践。

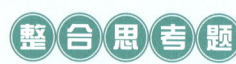

1. 如何降低 K-means 聚类中不同的初始聚类中心初始化对聚类结果造成的影响？
2. 对于一个二分类问题，试举例分析，什么样的数据分布会使得主成分分析得到的特征反而会使得分类性能下降？
3. 试述将线性函数 $f(\boldsymbol{x}) = \boldsymbol{w}^T\boldsymbol{x}$ 用作神经元激活函数的缺陷。
4. 试证明样本空间中任意点 $\boldsymbol{x}$ 到超平面 $(\boldsymbol{w}, b)$ 的距离为 $r = \dfrac{|\boldsymbol{w}^T\boldsymbol{x} + b|}{\|\boldsymbol{w}\|}$。
5. 为什么在进行 Multi-Head Attention 的时候需要对每个 head 进行降维？阐释对 Multi-Head Attention 本质的理解。

第六章整合思考题解析

（魏永越　马文姬）

第七章　分子组学数据分析

导学目标

通过本章的学习，学生应能够：

※ **基本目标**
1. 说明基因组学、转录组学、蛋白质组学和代谢组学的常见技术和数据类型。
2. 根据不同组学数据分析中各步骤的原理与作用。
3. 应用全基因组关联研究的方法以及候选基因筛选的流程。
4. 解释多组学融合分析的方法和应用。

※ **发展目标**
1. 查询相关的文献，了解各组学常见技术在自身专业中的运用现状。
2. 获取一定量的各组学数据信息，尝试按照各组学数据分析的一般流程对数据进行处理。

第一节　基因组学数据分析

一、基因组学概述

基因组学（genomics）是以生物基因组作为主要研究对象，解析生物遗传现象，挖掘基因、利用基因的科学。基因组学研究具有很强的交叉学科特性，是理论与实践相结合的重要研究领域，其目的是表征和量化一个生物体的所有基因，并研究它们之间、它们与环境之间的相互关系和对生物体的影响，为解决农业、医学、食品、制药、工业等领域的重大问题提供新的思路和新的方法，是现代生命科学研究的一大基础，对生命科学现象的分析和更全面的研究具有重大意义。随着测序技术的飞速发展，基因组学研究日益增多，从早期只关注人类或者其他模式生物，到如今各种生物全面基因组组装和注释，如万种植物基因组计划（10 KP），为科学研究提供了宝贵的数据资源。当前，基因组学的应用也越来越广泛，在基因检测、功能基因研究、基因疾病分析、精准医疗和农业精准育种等方面都已做出显著的贡献。

1953 年，James Watson 和 Francis Crick 在 *Nature* 上报道了一项震惊世界的伟大发现——DNA 双螺旋结构，这无疑是生命科学领域重大的里程碑。它的提出阐明了 DNA 的分子结构，为探索 DNA 复制模式的研究指明了方向，也为基因组学的研究打下坚实的基础。测序方法的不断革新加速了基因组学的发展。1977年，Frederick Sanger发明链中止法（chain termination method）测序，为早期基因组学的研究提供了有力的技术支撑。同年，哈佛大学Walter Gilbert与他的学生Allan Maxam发明了化学降解测序法（chemical degradation sequencing）。1985年，加州大学圣克鲁兹分校的名誉校长Robert Sinsheimer联合其他科学家，共同提出了开展人类基因组计划（Human Genome Project，HGP）的设想，直到1988年，美国国会才正式批准推动人类基因组计划的正式实施。在开展人类基因组测序同时，平行开展如大肠埃希菌（*Escherichia coli*）、酵母（*Saccharomyces*）、秀丽隐杆线虫（*Caenorhabditis elegans*）、果蝇（*Drosophilidae*）、小鼠（*Mus musculus*）和拟南芥（*Arabidopsis thaliana*）等模式生物的基因组测序。人类基因组计划于1990年正式启动，被誉为生命科学领域中的"登月计划"。2001年，*Nature*和*Science*同时发表人类基因组计划草图，宣告人类基因组计划的初步完成，是人类基因组计划的里程碑事件。整个过程共有6个国家（美、英、德、法、日、中）、16个单位共同参与。我国主要参与完成了人类基因组3号染色体短臂上约占整个基因组1%的基因组测序。现如今，在三代测序技术的支撑下，2022年*Science*同时以封面的形式发表了多个研究团队的6篇文章，介绍了人类基因组计划的最新成果，宣告首次完成了人类基因组的完整测序。此外，基因组元件百科全书（Encyclopedia Of DNA Elements，ENCODE）计划是继人类基因组计划以后最大的国际合作项目之一，于2003年由美国国立人类基因组研究所发起，其主要目的是寻求可用于研究人类基因调控序列的新一代技术。到目前为止，ENCODE计划取得了一系列杰出的成果，为破解疾病之谜，解决人类健康问题作出了巨大的贡献。另一个重大人类基因组领域研究计划——国际单体型图计划（The International HapMap Project）在2002年正式计划实施，该计划由美、中、日、英等国家的研究机构发起、参与并完成，旨在确定人群中遗传相似的异同在不同人群中的差异表现。随着研究的不断深入，人们发现单一基因组模式的研究是有局限性的，人类的种群多种多样，构建人类泛基因群谱，信息更加全面，基因组图谱更加完整，对变异和疾病关系的理解更加准确，具有重要意义。

基因组学研究在高通量测序（high-throughput sequencing，HTS）技术的飞速发展过程中，不断地革新和发展。基因组学也在高通量、高准确度测序技术的加持下应用更加广泛，可以分为实际应用和科研应用两大板块。在实际应用中，高通量基因检测技术，如靶向测序（targeted sequencing）技术、全外显子组测序（whole exome sequencing，WES）、全基因组测序（whole genome sequencing，WGS）等，已经广泛应用于临床疾病诊断、遗传疾病的风险评估、靶向药物的筛查等方面。在科研应用中，基因组学能够以一种更加直接的方式去揭示和解释生命体遗传现象，并能够进行比较分析，找寻差异，从而为个体或特殊人群制定精准医疗方案。全基因组关联分析（genome-wide association analysis，GWAS）则是一种高效的、充分利用基因组学优势，根据群体遗传数据鉴定与疾病或某些表型性状高度关联的基因座（locus）、单核苷酸多态性（single nucleotide polymorphisms，SNP），挖掘候选基因的一种方法。GWAS的应用加快了人类基因功能研究步伐，在人类功能基因研究和遗传疾病分析中发挥了重要的作用。

以上就是基因组学的基本概念、发展以及应用的概述。在本章中，作者将对基因组学常见技术，如SNP分型基因芯片、WES、WGS，以及基因组学数据分析流程，如GWAS，进行更加详细的介绍。

二、基因组学常见技术

基因组学常见技术包括基因芯片（gene chip）、面板测序（panel sequencing）、全外显子组测序和全基因组测序。这些技术在深度、覆盖范围、成本和应用领域等方面均有所不同。

1. SNP 分型基因芯片 单核苷酸多态性（SNP）是一种常见的基因变异形式，指在基因组水平，由单个核苷酸的变异所引起的 DNA 序列的多态性。SNP 所表现的多态性只涉及单个碱基的变异，分为单个碱基的转换（transition）、颠换（transversion）、插入（insertion）和缺失（deletion）。通常情况下 SNP 只包括转换和颠换等单碱基替换。SNP 具有密度高、分布广、代表性强、遗传稳定、易实现分析自动化的特点，而 SNP 的二态性，决定了其在基因分型中的重要意义。

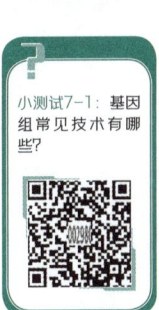

SNP 分型是指通过检测和识别个体基因组中发生 SNP 位置的变异来确定个体的基因型。目前，SNP 分型方法主要有：测序法、探针法、质谱法和基因芯片等。其中，SNP 分型基因芯片具有高通量、目标化分析、更加经济、样本需求量小和分析效率高的优势。

（1）**SNP 分型基因芯片工作原理**：主要包括芯片设计、样本制备、杂交和洗涤、信号检测和数据分析 5 个步骤。

1）**芯片设计**：首先，确定待测 SNP 位点的基因型信息，根据基因型信息为每个 SNP 位点设计特异性 DNA 探针，其中 DNA 探针通常与目标 SNP 位点的序列互补。

2）**样本制备**：从研究对象的血液、唾液或其他组织中提取全基因组 DNA，并进行纯化、扩增。

3）**杂交和洗涤**：杂交反应是 SNP 分型基因芯片的核心步骤。将待测样本的 DNA 与 SNP 分型基因芯片上的探针进行杂交，芯片上探针与目标 SNP 位点特异性互补配对，形成稳定的杂合双链 DNA 分子。完成杂交后，芯片通过洗涤步骤，去除非特异性结合的 DNA，增强信号。

4）**信号检测**：信号检测是 SNP 分型基因芯片的关键步骤，可通过芯片扫描仪等读取芯片上各位点的信号强度。

5）**数据分析**：根据检测的信号强度，确定每个 SNP 位点上的基因型。

（2）**SNP 分型基因芯片的应用**：目前，SNP 分型基因芯片在各种领域中被广泛应用。

1）**疾病遗传学研究**：分析大规模的 SNP 位点，识别与疾病发病风险、药物反应和特定性状相关的遗传变异。例如，利用 SNP 芯片进行 GWAS，用于在整个基因组范围内寻找与疾病相关的遗传变异，发现与疾病发生风险相关的 SNP，并揭示这些 SNP 背后的遗传变异和生物学机制。

2）**个体化医学研究**：从个体层面分析个体 SNP 位点信息，定制个体化治疗方案。例如，通过检测与特定遗传性疾病相关的 SNP 位点，研究人员可以估计个体患病的风险，并提供早期预防、筛查或治疗建议。

3）**种群遗传学研究**：分析个体与群体之间的 SNP 位点的遗传变异，研究种群的遗传结构、基因流动和群体分化等问题。例如，通过比较不同人群的 SNP 频率和遗传变异，研究人员可以确定与特定疾病相关的 SNP 位点，并了解这些位点在不同人群中的分布和影响，有助于揭示遗传因素在不同人群中疾病发生的差异。

4）**农业和动物育种研究**：分析作物和家畜的 SNP 位点，鉴定与产量、品质、抗病性和其他农艺性状相关的基因型，为农业改良和育种筛选提供依据。SNP 分型基因芯片通过检测和分析大量的 SNP 位点，选择具有目标性状的个体进行繁殖，可帮助筛选出潜在的优良基因型，提高农作物产量、抗病性和品质，以及改良畜牧动物的生产性能。

2. 面板测序 是一种高通量靶向基因测序技术，可以准确、高效地检测小范围内的多个基因，有着更高深度和更低成本的优点。全外显子组测序可以认为是一个范围较大的面板测序。

进行面板测序首先需要确定好目标测序区域，如一些罕见疾病的重要变异位点。然后通过生物素化探针杂交捕获感兴趣的区域或是 PCR 扩增纯化目标序列，该步骤常由试剂盒供应商设计和生产，最后仅需对分离出的目标区域的序列进行 NGS 测序。由于引物设计等困难，常用生物素化探针杂交一次捕获较多的基因（> 50 基因）。

3. 全外显子组测序 是一种用于对人类基因组中所有的蛋白质编码（外显子）区域进行测序的技术，常用于研究罕见孟德尔疾病。据估计，外显子区域大约只占人类基因组的 1.5%，但涵盖了约 85% 的已知致病突变，外显子区域的变异被证明可以引起大多数的单基因疾病。相较于全基因组测序，外显子测序技术速度更快，成本更低，在目标区域可以实现更高的测序深度。

全外显子组测序技术主要由两个部分构成：①文库制备和目标区域捕获；②高通量测序。测序前需要使用生化方法进行 DNA 的提取和纯化，有时还会使用荧光染料法、琼脂糖凝胶电泳等方法检测 DNA 浓度以及是否被 RNA、蛋白质污染。

（1）**文库制备和目标区域捕获**：文库制备的第一步是 DNA 的片段化。因为通常从组织或者细胞中提取的 DNA 长度太长，所以需要将 DNA 剪切至短且均一的长度。常用物理方法如超声处理、流体剪切；酶处理如核酸内切酶或转座酶对 DNA 进行片段化，目标的 DNA 长度取决于所选择的测序机器。之后需要对 DNA 片段进行末端修复（end-repair）、加 A 尾（A-tailing）和添加接头（adapter ligation）。末端修复的目的是将黏性末端转换为 5'-磷酸化的平末端，之后通过多腺苷酸化反应（polyadenylation）添加单个腺嘌呤碱基以形成黏性末端，这个黏性末端允许含有单个胸腺嘧啶（T）突出碱基的接头（adapter）与 DNA 片段进行碱基互补配对，被 DNA 连接酶连接。通过编辑接头的 Index 区域可以实现多样本混合上机测序，可以有效降低测序成本。

由于外显子组只占全基因组的约 1.5%，测序前必须从全基因组中分离出全外显子组目标区域的 DNA 片段。捕获目标基因组区域的方法被称为目标富集（target-enrichment），这样的流程适用于包括全外显子测序在内的靶向测序，可基于 DNA 杂交、PCR、引物延伸、分子反转探针等方法进行目标富集，随后需要进行洗脱和纯化，洗脱去除非目标区域的 DNA 片段，目标片段则会被留在微阵列或磁珠上。再进行一次目标富集和洗脱，会使纯化的效果更好，但取决于样品的具体情况和所使用的试剂盒。

（2）**高通量测序**：是一种经济、高效的测序技术，也被称之为二代测序技术（next-generation sequencing，NGS）。二代测序技术的基本原理和 Sanger 测序相似（也称为毛细管电泳测序），即在 DNA 的复制过程中，DNA 聚合酶将不同荧光标记的核苷酸（3′-O-azidomethyld NTPs）添加到正在延长的子链上，通过识别荧光信号可以确定碱基的类型。与 Sanger 测序不同的是，二代测序技术是大规模并行的，可以同时对数百万个 DNA 片段同时进行测序，由此可以实现更广的测序范围。在实践中，Sanger 测序因其准确性常被用作验证高通量测序结果的标准。文库制备后的文库片段会被均匀添加到流通池（flow cell）的表面，以寡核苷酸为引物进行复制，复制后将洗去文库片段，得到文库片段的互补单链。文库片段之间通常间隔较远的距离以避免信号的叠加。接头序列通常包含与流通池通用寡核苷酸链结合的区域（P5/P7）、序列标识区域（index1/index2）、引物序列区域（测序引物结合位点）。由于 DNA 两端为不同的接头序列，游离端可以和流通池上的另一种寡核苷酸序列互补配对，并以该寡核苷酸序列为引物进行"桥"式扩增，在流通池局部区域形成来自同一 DNA 片段的多个拷贝，即复制簇。测序前，使用特定的核酸内切酶切除复制簇内的指定方向的链，残留的片段作为引物。测序时，在 DNA 聚合酶的作用下，带有荧光基团的脱氧核糖核苷（dNTP）被添加到引物末端并释放特定频率的光子，同一复制簇内的 DNA 协同复制，形成一系列叠加的荧光信号。通过识别荧光信号即可得到碱基序列（图 7-1）。随着测序深度的增加，DNA 簇内的 DNA 复制将逐渐偏离同步，造成信号混杂，这是限制二代测序深度的主要因素。除了 NGS，第三代测序的技术也在快速发展，其主要特点是单分子测序，包括纳米孔测序技术和电信号测序技术，可以获得更长的测序读长并能直接检测到表观修饰位点。

4. 全基因组测序 是可以对一个生物体的全部基因组进行高通量测序的技术，提供全面的基因组信息，包括编码区域、非编码区域以及基因组间的调控序列等。

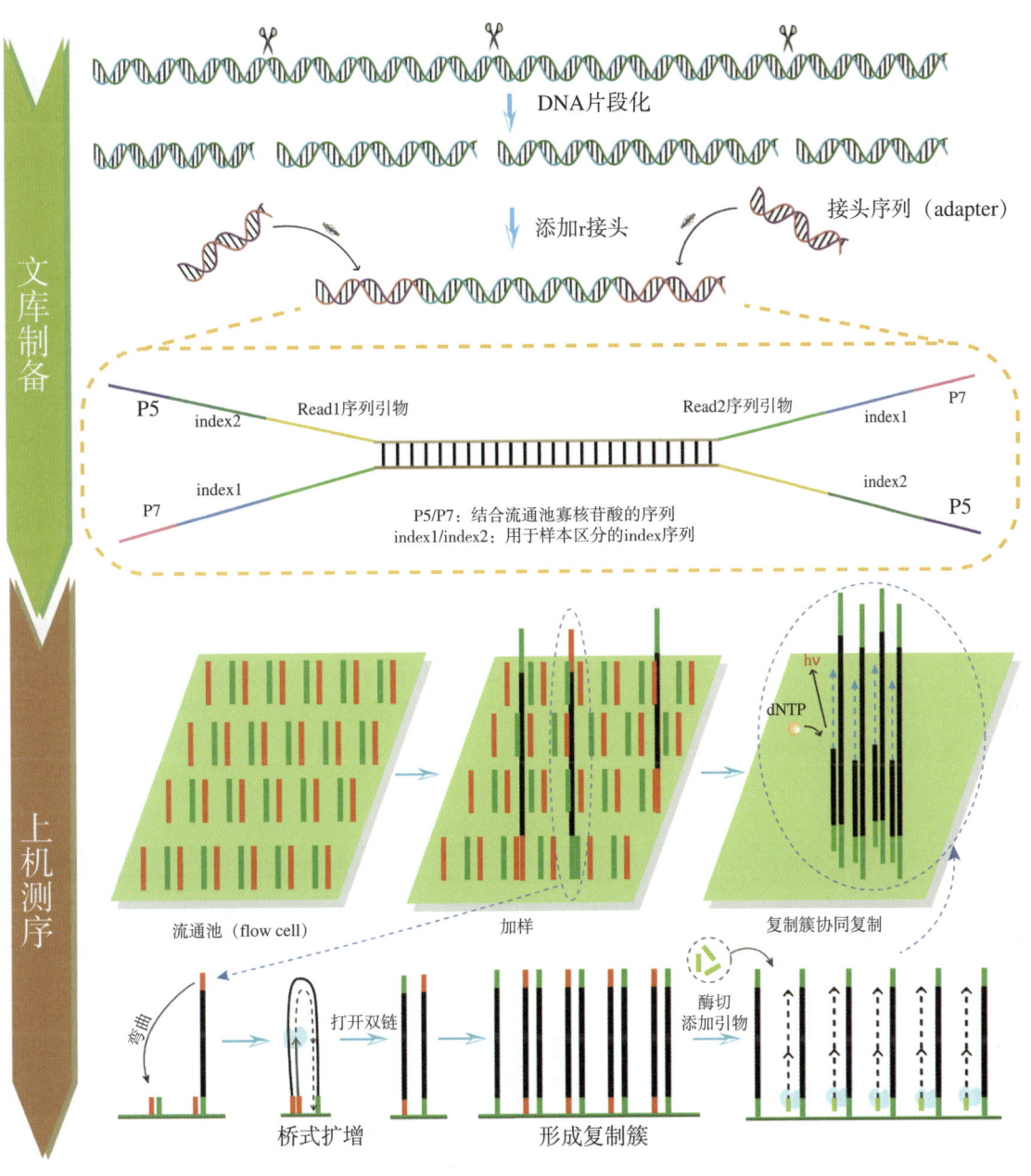

图 7-1 文库制备与上机测序
完成文库制备后，样品被转移到流通池上

（1）测序技术的原理

1）样本准备和 DNA 提取：首先，需要获得待测序的 DNA 样本。这可能来自于血液、细胞、组织样本等。DNA 需要通过化学或机械等方法被提取出来，以获得足够的纯度和数量进行后续处理。

2）文库制备（library preparation）：已提取的 DNA 样本通常是整个基因组的长链，需要通过物理方法（如超声波）或酶切方法（如限制性内切酶）将其切割成较小的片段，以便于测序。DNA 片段化后，进行 DNA 文库制备操作。DNA 文库制备是将提取的 DNA 样本片段化学修饰，使之适合于测序仪器的处理。这包括 DNA 片段的末端修饰、连接 DNA 适配器、PCR 扩增等步骤。建库过程不仅可以将 DNA 片段分离，还可以添加特定的序列标签以标识样本来源。

3）测序：建库后的样品送入测序仪器进行测序。常用的测序技术包括 Sanger 测序、Illumina 测序、Ion Torrent 测序等。这些技术在原理上有所不同，但大体上都包括将 DNA 片段固定在平台上，并通过不同的方法识别 DNA 序列中的碱基。这些方法可根据碱基的顺序生成读取序列，并将其转化为数字化的数据，即成为原始测序数据。

4）**数据分析**：原始测序数据经过数据处理和分析流程，包括质控以去除低质量读取、比对、变异检测、注释等步骤。这些步骤会生成整个个体基因组的 DNA 序列，并识别出单核苷酸多态性（SNP）、小片段的插入/缺失（insertion and deletion，InDel）、结构变异（structural variant，SV）等基因组变异。

(2) **测序技术的应用**：全基因组测序广泛应用于生物学研究和临床应用的多个领域。

1）**获取完整的基因组信息**：全基因组测序可以获取个体的完整基因组信息，包括编码蛋白质的基因、非编码 RNA、调控元件和重复序列等。相比其他测序技术，全基因组测序提供了更全面、更详细的基因组数据，这对于深入研究基因组结构、功能和变异具有重要意义。

2）**变异检测**：全基因组测序可以检测和分析基因组中的单核苷酸变异（single nucleotide variant，SNV）、小片段的插入/缺失以及结构变异，如插入、删除、倒位和重复等。基因芯片通常只针对特定的基因或单核苷酸多态性进行设计，它只能检测到芯片上预先确定的变异位点，范围相对较窄。而一些其他测序方法（如目标区域测序或外显子组测序）也无法全面捕捉这些基因组变异。相比之下，全基因组测序提供了更全面的结构变异信息，对于研究复杂疾病和肿瘤的发病机制非常重要。

3）**未知变异和新基因发现**：全基因组测序可以揭示未知的基因变异和新基因。通过对整个基因组的测序，可以发现之前未被注释或未知的变异，包括非编码区域的变异和新的功能元件。这对于研究基因调控、发育过程和疾病相关基因的发现具有重要意义。

5. **常见基因组技术的比较**（表7-1）

表 7-1 常见基因组技术的比较

技术类型	基因芯片	面板测序	全外显子组测序	全基因组测序
测序通量	通常通过探针的杂交来检测特定 SNP 或基因变异，其通量低	通过设计特定的靶向探针，对一组基因或基因区域进行测序，测序通量中等	WES 对基因组的外显子区域进行测序，测序通量较高，高于面板测序	WGS 对整个基因组进行测序，测序通量最高
覆盖范围	覆盖范围有限，主要关注预先选择的 SNP 位点或基因变异	覆盖范围有限，通常集中在特定基因、疾病相关基因或功能相关基因区域	WES 覆盖全基因组的外显子区域，但不包括非编码区域	WGS 覆盖整个基因组，包括编码和非编码区域
成本	相对较低的成本，适用于大规模样本研究	相对较低的成本，适用于中等规模的样本研究	较高的成本，适用于中小规模研究或特定研究目的	较高的成本，适用于小规模研究或特定研究目的
应用领域	常用于关联研究、候选基因研究和特定变异的筛查	常用于疾病相关基因筛查、家族遗传病分析和个体化医疗	常用于研究人类遗传疾病、新基因的发现和基因变异的筛查	常用于全面遗传变异的分析、种群遗传学、进化研究和复杂疾病的基因组学研究

三、基因组学数据分析流程

（一）质控及预处理

基因组测序的下机数据往往是储存有短读（short reads）序列信息的 FASTQ 文件，FASTQ

文件中的每个条目一般由如下的四行构成，每个条目代表一个读段（Read）。

@*SIM*:1:*FCX*:1:15:6329:1045 1:*N*:0:2	序列标识符
TCGCACTCAACGCCCTGCATATGACAAGACAGAATC	碱基序列
+	质量分数提示行
<>;##=><9=*AAAAAAAAAA*9#:<#;<<<????#=	碱基质量分数

下机数据的序列尚不清楚来自于基因组的具体位置，需要进行利用生物信息分析方法序列比对到参考基因组上，最终生成BAM文件以供后续分析（如SNV、InDel、CNV等的检测）。以下介绍的流程尽可能地遵循了布罗德研究所（Broad Institute）提出的GATK最佳实践（GATK Best Practice）。

质控（quality control，QC）是从下机的测序数据rawdata中消除可识别的错误以改进数据质量的过程，通常作为测序数据采集后执行的第一步，以保证测序质量达到规定的要求，满足生物信息分析的要求。通常包含：修剪接头序列、修剪末端序列、标记重复序列、碱基质量分数矫正。在此过程中可以可视化地评估测序质量以调整质控的参数。通常，序列的修剪在比对（alignments）前进行，标记重复序列和碱基质量分数的重新矫正在比对后进行。

1. 测序质量的可视化评估 如上所述，FASTQ文件的第四行ASCII字符表示着序列的质量，表示质量的字节从x21（对应ASCII中的"!"）到0x7e（对应ASCII中的"~"），如"05:I"这四个字符对应四个碱基的质量值，在解码后对应着15、20、25、40四个质量度量，测序质量可视化会根据这些数字生成各种图表。在这一步上，可使用Babraham Institute开发的FastQC工具，报告短读序列上每个位置的所有测量错误可能性的平均值、序列长度直方图、序列质量直方图、过表达序列、测序接头信息等。虽然该工具等名字内含有"QC"，但其目的只是生成一份质量报告，并不会对数据产生更改，这一步也可以在运行其他质控步骤后执行以评估质控的效果。

FastQC将会针对以下内容给出报告：

质控结果	质控内容
PASS	Basic Statistics
PASS	Per base sequence quality
PASS	Per tile sequence quality
FAIL	Per sequence quality scores
WARN	Per base sequence content
PASS	Per sequence GC content
PASS	Per base N content
WARN	Sequence Length Distribution
WARN	Sequence Duplication Levels
PASS	Overrepresented sequences
PASS	Adapter Content

如上表所示，Per sequence quality scores项被标记为FAIL，这提示平均错误率高于1%，这种情况下可以在详细报告中查看Per base quality的细节，删除质量低的末端序列以降低平均错误率。

需要指出的是：质量控制工具通常是针对特定样本或文库制备方法的，其提示的 FAIL 等可能不具有实际意义，始终需要结合具体研究作出判断。

2. 修剪末端序列 从历史上看，特别是对于早期的测序机器，测序的可靠性会随着读长的增加而迅速下降，典型的方法是从序列的末端开始删除质量较低的测量，该减小读长的过程称之为"修剪"（trimming）。工具 fastp 可以高效地完成这一步。

3. 修剪接头序列 接头序列（adapter）在文库制备过程中被添加到每个序列的末端，当读取长度超过目标 DNA 片段的长度时，接头序列可能会出现在测序数据中。不同的仪器和流程可能会使用不同的接头序列，应当向软件提供这些接头的信息。fastp 也可以完成接头序列的修剪（默认启用），自动识别主流测序平台的接头，并创建 HTML 和 JSON 格式的报告。

4. 标记重复序列 重复的序列通常指数据中完全相同的序列，PCR 扩增的偏差（如不合适的建库）和测序时仪器的光伪影可能会导致序列的重复，但是不排除样品中存在有相同序列的可能；序列统一性（sequence identity）和组装同一性（alignment identity）是用于识别重复序列的主要方法，一些新方法如 k-mers 也可被用于识别重复序列。重复测量的结果可能是正确的也可能错误的，后续的变异检测（variants calling）步骤会根据变异被观察到的次数为其分配可靠性分数，若忽略重复序列的影响可能会夸大变异实际的可靠性。重复序列的标记或者删除可用 picard MarkDuplicates（已集成在 GATK 中）完成。是否需要删除重复序列可能取决于具体的研究和评估。由于 GATK 的下游分析工具可以考虑到重复序列的标记，多数情况下标记重复序列已经足够修正该偏差（注：该步骤在组装后执行）。

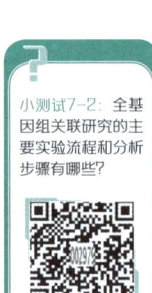

小测试7-2：全基因组关联研究的主要实验流程和分析步骤有哪些？

5. 碱基质量分数矫正（base quality score recalibration，BQSR） 由机器产生的碱基质量分数受各种系统误差的影响，或高估或低估。这些系统误差可能来源是测序反应的物理或化学原理，或是设备的制造缺陷。GATK 对这些错误进行建模并相应调整质量分数，该步骤推荐在标记重复序列后进行。

6. 序列比对（alignments） 测序数据中的读段不知道来自于参考基因组的具体位置，更不明确具体是哪个基因的序列，需要通过生物信息软件将测序读段同参考基因组不同区域的序列根据相似性进行匹配，以明确该读段来自于基因组的具体位置。有多种算法和工具被开发以执行该分析，受算力和算法局限性的影响，选择"最佳"的工具主要取决于查询序列和目标序列的长度和需要组装的读数（number of reads）。对于 70 bp 至 1Mbp 长的序列，bwa mem 是常用的算法，集成于 bwa（Burrows-Wheeler Alignment Tool）工具中。

（二）全基因组关联研究

全基因组关联研究（GWAS）旨在通过检测表型不同的个体之间遗传变异等位基因频率的差异来确定基因型与表型的关联。GWAS 可研究单核苷酸多态性（SNP），插入和缺失拷贝数变异等序列变异，单核苷酸多态性是其最常见的研究对象。

1. GWAS 的实验流程 涉及以下几个步骤。

（1）**选择研究人群**：GWAS 首先需要选择足够样本量的人群作为研究对象，并收集其 DNA 和表型信息（如疾病状态和年龄、性别等人口统计学信息）。样本量可以使用 CaTS 或 GPC 等软件工具中的功效计算估计。研究设计包括基于无关个体的关联分析（包括基于病例对照的关联分析和基于随机人群的关联分析）和基于家系群体之间的关联分析。GWAS 数据来源和研究设计取决于所需的样本量、科学问题和现有数据的可用性或新数据收集的难易程度。

（2）**基因分型**：方法主要包括基因分型芯片技术和全外显子测序（WES）或全基因组测序（WGS）等二代测序技术。由于二代测序技术成本相对较高，基因分型芯片是 GWAS 最常用的基因分型方法。WGS 优于 WES 和基因芯片技术，并且随着低成本 WGS 的日益普及，WGS 预计将在未来几年内成为基因分型的首选方法。

（3）**质量控制**：为了得到可靠的 GWAS 结果，在进行关联分析之前需要进行严格的质量控制。质控包括表型数据质控和基因型数据质控。表型数据质控需要去除明显偏倚的数据，对于数量性状的表型需要检测是否符合正态分布。基因型数据质控包括样本和遗传变异质控。样本质控一般包括：个体缺失率、杂合性、基因型性别和记录的性别是否一致、个体之间的亲缘关系和群体分层等。遗传变异质控包括：最小等位基因频率、遗传变异检出率和哈迪 - 温伯格平衡等。PLINK 等软件工具专门用于分析基因型数据，可执行许多质控步骤。

（4）**基因型推断（genotype imputation）**：是对基因分型芯片或基因组测序数据的缺失基因型进行填补的基本方法。基因型推断根据研究样本已有的基因型数据估计最可能的单体型，在参考数据库中寻找最匹配的单体型，利用连锁不平衡原理对研究对象缺失的基因型进行预测填充。目前最广泛使用的单倍型参考基因序列集包括千人基因组计划（1KGP3）、单倍型参考联盟（HRC）、美国精准化医学研究计划（TOPMed）、中国代谢解析计划（ChinaMAP）等数据库。目前在基因型填充中常用的软件包括 IMPUTE2、MACH、PLINK 等。通过基因型推断可以提高发现新的致病基因的可能性及提高遗传关联变异位点的精确定位。

（5）**关联分析**：GWAS 中二元性状关联分析通常采用 logistic 回归模型和列联表卡方检验；数量性状关联分析可以采用一般线性模型和混合线性模型。因为数量性状通常受到多种因素的共同影响，混合线性模型（mixed linear model，MLM）目前被广泛应用于群体结构和多基因背景控制的单标记扫描。由于 MLM 的参数估计大量消耗计算资源，研究人员不断尝试模型求解优化和基因组亲缘关系矩阵的构建优化，开发了高效混合模型关联、全基因组高效混合模型关联、压缩混合线性模型、优化压缩混合线性模型和剔除关系矩阵干扰标记的混合线性模型方法等方法。

（6）**独立队列重复/验证**：初期 GWAS 是探索性研究，为验证 GWAS 的发现，控制假阳性，常采用多阶段研究，即在第一阶段的 GWAS 后，根据研究的结果，在另外一个或几个独立的研究样本中对阳性结果进行验证。

（7）**结果解读**：GWAS 分析的结果主要是 P 值、效应大小及其方向的列表，这些结果是由所有被测试的遗传变异与感兴趣的表型的关联测试产生的。这些数据通常使用曼哈顿图和分位数图进行可视化。GWAS 研究结果误差来自群体分层和多重假设检验。对于群体分层的检测，一般根据 Q-Q 图中期望值和观测值两条线的吻合程度来判断是否存在群体分层现象。为降低群体分层对关联结果的影响，需要对群体分层现象进行校正，常用主成分分析法、基因组控制法等。多重假设检验会导致假阳性即Ⅰ型错误扩大，因此需要进行多重检验校正。常见的多重比较的 P 值校正方法包括错误发现率和 Bonferroni 校正等。

（8）**结果分析**：完成关联分析之后，可以进一步利用 GWAS 得到的信号进行精细定位、基因组功能注释、数量性状位点分析、共定位分析、孟德尔随机化分析、全表观基因组关联分析、全转录组关联分析、全表型组关联研究等 Post-GWAS 分析。

2. GWAS 的应用 GWAS 可以鉴定新的遗传变异 - 表型关联，揭示复杂疾病遗传学发生机制；了解表型的潜在生物学、估计遗传度、遗传相关性；目前部分 GWAS 成果已应用于临床，主要应用在疾病的早期诊断、预防及治疗，构建疾病风险预测模型，药物开发，药物临床指导，药物不良反应预测等。

3. GWAS 的局限性 疾病的发生、发展及预后是复杂的。一种疾病所涉及的基因绝不是一种，而是多种基因和功能综合改变的结果，并且又有环境因素的共同参与。基因变异也多种多样，且这种改变不是静态的，在疾病发生、发展过程中，基因在表达、功能、代谢等方面的变化也是动态变化的。因此，基于 SNP 的 GWAS 只是探索疾病机制的方法之一。

（三）候选基因筛选

候选基因筛选是遗传学研究中的一个重要步骤，旨在确定可能与特定疾病、特征或生物学过程相关的基因。在前期的研究当中，我们能够初步得到较多的相关基因，这些基因可能与我们所要研究的表型相关，也可能不相关。因此需要对这些基因进行更进一步的分析和筛选。在基因组学数据分析当中，常用的候选基因筛选的方法有病例-对照关联分析（case-control association analysis）和家系分析（pedigree analysis）。

1. 病例-对照关联分析 通过比较病例组和对照组之间的基因型差异，来寻找与目标表型相关的遗传变异，从而筛选出相关的候选基因。用于候选基因筛选的病例-对照关联分析与GWAS都是用于研究基因与疾病或特定性状之间的关联的方法，因此，它们在研究设计、数据分析等方面具有一定的类似之处。

然而，这两者之间存在本质上的区别。GWAS是针对全基因组的分析方法，旨在探索整个基因组的SNP与疾病或性状之间的关联，不需要明确的先验假设。而病例-对照关联分析往往是在先前基于生物学假设或文献回顾中确定的特定基因或标记上进行的。在进行分析之前，研究者通常已经具备了一定先验的生物学知识，认为这些基因可能与疾病或性状有关，从而在后续统计分析时通常会集中关注特定的基因或标记。

病例-对照关联分析通常包含以下步骤。

（1）**确定病例组和对照组**：病例组是指患有目标疾病的个体，对照组是指未患有目标疾病的个体。我们需要收集代表性的病例和对照样本，这些样本应该反映目标人群的特征，以减少混杂因素的影响。

（2）**基因型数据收集**：对每个参与者的DNA进行基因型分析，从而获得包括单核苷酸多态性在内的遗传变异数据。

（3）**选择合适的基因标记**：在进行关联分析之前，需要选择合适的基因标记，这些标记可以是已知与疾病相关的，或者是位于潜在的功能区域。

（4）**统计分析**：对每个选定的SNP进行统计分析，以确定其与疾病之间的关联性。

（5）**多重检验校正**：由于在统计分析时进行了多次统计检验，因此和常规的统计分析流程一样，需要进行多重检验校正，以降低假阳性的风险。

（6）**候选基因或标记的识别**：基于统计分析的结果，确定哪些SNP与疾病之间具有统计上显著的关联。

（7）**功能注释**：对被识别的候选基因进行功能注释，以了解它们在生物学过程中的可能作用。包括查看这些基因的生物学功能、通路参与以及它们是否已知与疾病的生物学机制相关。

（8）**复现验证**：为了验证初步发现，通常需要复现验证，使用不同的独立样本集合来再次测试与候选基因相关的关联性，从而确认初步结果的可靠性。

病例-对照关联分析可以在相对较短的时间内筛选出与目标表型相关的遗传变异，而且使用的基因型标记通常都比较容易检测。然而也存在一些缺点，例如病例组和对照组之间可能存在的群体结构差异容易导致假阳性结果、只能检测已知的基因标记，因此可能会忽略其他未知的遗传变异。

2. 家系分析 是另一种常见的筛选候选基因的方法。它的基本思路是通过分析家族成员之间的遗传关系，来确定哪些基因可能与疾病或特征相关。以下是家系分析的一般步骤。

（1）**确定研究家族**：首先，招募患者及其家庭成员，建立详细的家庭树或家系图，记录家庭成员之间的亲缘关系。

（2）**基因型数据收集**：对家庭成员进行基因型分析，从而得到每个个体的遗传信息，包括基因变异、单核苷酸多态性等。

（3）**连锁分析**：分析家庭成员之间的遗传关系和疾病或特征的发生率。如果家庭中多个成员患有相同的遗传疾病，可以尝试找到这些成员之间共享的遗传标记，这些标记可能位于候选基因附近。

（4）**候选基因识别**：根据遗传分析的结果，确定与疾病或特征最相关的候选基因。

（5）**功能注释**：对候选基因进行功能注释，了解它们在细胞和生物学过程中的作用。

（6）**验证和进一步研究**：鉴定的候选基因需要进一步的验证和研究，可能需要在更大的病例-对照人群中进行复制研究，以确保结果的一致性。

家系分析的优点在于可以排除人群结构差异等干扰因素，从而提高筛选效率。然而，它也存在一些缺点，如需要大量的家族成员参与研究、需要较长时间进行家系数据采集和分析等。

总之，候选基因筛选的目标是缩小研究范围，集中关注可能最相关的基因，以节省时间和资源。这些候选基因将被进一步研究，以确定它们是否在疾病的发病机制中发挥关键作用，或者是否可以用作生物标记或治疗靶点。

四、表观基因组学简介

表观基因组学（epigenomics）是遗传学领域的分支之一，主要研究细胞基因组中不涉及DNA序列变化但能够影响基因表达和细胞功能的各种遗传和表观遗传变化。表观基因组学的核心思想在于深入探索影响基因表达的非DNA序列层面的表观遗传修饰，主要包括DNA甲基化、组蛋白修饰以及非编码RNA等。这些调控机制不仅对基因的启动和关闭产生重要影响，还参与了细胞发育、环境应答和疾病发生等生物学过程。表观基因组学的发展为我们提供了更深层次、全面的基因调控理解，揭示了在基因组水平上调控基因表达和细胞功能的新机制，并在健康与疾病、发育与环境等方面展示出了广泛的应用前景和重要意义。

表观基因组学常见技术

1. DNA 甲基化检测

（1）**DNA 甲基化芯片**：是一种高通量检测基因组 DNA 甲基化水平的技术。它基于 DNA 亲和性的原理，使用甲基化敏感的结合蛋白或抗体将甲基化的 DNA 片段富集，然后通过芯片上的 DNA 探针检测富集的 DNA 片段。这种技术可广泛应用于大规模甲基化研究和疾病的表观遗传学研究。DNA 甲基化芯片的步骤如下。

样品制备：提取 DNA，并通过酶切或化学方法将 DNA 片段化为适当的大小。

富集甲基化 DNA 片段：使用甲基化敏感的结合蛋白或抗体，将甲基化的 DNA 片段富集出来。

芯片杂交：将富集的甲基化 DNA 片段与 DNA 芯片上的探针杂交。芯片上的探针覆盖了基因组中的甲基化位点。

扫描和数据获取：对芯片进行扫描，获取荧光信号。荧光信号的强度与甲基化水平呈正相关。

常见的 DNA 甲基化芯片平台有 IlluminaInfinium Methylation Arrays（27K BeadChip，450K BeadChip）和 Illumina Methylation EPIC BeadChip，后者覆盖超过 850000 个 CpG 位点，是 IlluminaInfinium 平台的升级版本。针对 DNA 甲基化芯片数据的生物信息学分析工具主要有 ChAMP、minfi、missMethyl、wateRmelon、bumphunter、DMRcate 等。

（2）**全基因组亚硫酸氢盐测序**（whole genome bisulfite sequencing，WGBS）：是一种全基因组水平上测定 DNA 甲基化的高通量测序技术。WGBS 使用亚硫酸氢钠（bisulfite）处理 DNA 样本，将未甲基化的胞嘧啶（C）转化为尿嘧啶（T），而甲基化的 C 保持不变。之后，通过高通量测序对处理后的 DNA 进行测序，得到含有甲基化信息的 DNA 序列。以下是 WGBS 的基本流程。

DNA 提取：从样本中提取基因组 DNA。

亚硫酸氢钠处理：将 DNA 样本进行亚硫酸氢钠处理，转化未甲基化的 C。

文库构建：对处理后的 DNA 建立测序文库。

高通量测序：使用高通量测序技术（如 Illumina 测序）对文库进行测序。

数据分析：对测序数据进行生物信息学分析，包括比对、甲基化位点鉴定和甲基化水平计算。

对于 WGBS 数据的分析，有许多专门的软件和工具可供选择，用于从原始测序数据中提取甲基化信息和生成甲基化图谱。以下是一些常用的 WGBS 数据分析软件：用于比对亚硫酸氢钠处理后的测序数据的 Bismark、BSMAP 和 BS-seeker2 等；用于鉴定 DNA 甲基化水平的差异位点的 BSmooth 和 DSS 等；用于 DNA 甲基化测序数据的分析和可视化的 MethylC-seq 等。

2. 组蛋白修饰分析

（1）组蛋白质质谱（mass spectrometry，MS）：质谱技术用于检测和定量蛋白质的修饰状态，包括组蛋白的乙酰化、甲基化等修饰。通过质谱分析，可以揭示细胞中不同组蛋白修饰的动态变化。常见的技术包括 LC-MS/MS（液相色谱质谱/质谱）等。

（2）染色质免疫沉淀测序（chromatin immunoprecipitation sequencing，ChIP-seq）：ChIP-seq 技术通过使用特异性抗体富集染色质中的特定组蛋白修饰或蛋白与 DNA 结合的区域。通过测序这些富集的区域，可以得到基因组范围的组蛋白修饰图谱，帮助研究基因调控网络。

对于组蛋白修饰的数据分析，有一些专门设计的软件和工具，用于解析 ChIP-seq 或 MS 数据，鉴定修饰位点并进行生物学解释。以下是一些常用的组蛋白修饰数据分析软件：用于质谱数据的蛋白质鉴定和定量的 Mascot（Matrix Science）；用于 ChIP-seq 数据的峰值检测，鉴定组蛋白修饰富集区域的 MACS（Model-based Analysis of ChIP-Seq）、HOMER（Hypergeometric Optimization of Motif EnRichment）和 SICER（Spatial clustering for Identification of ChIP-Enriched Regions）等。

第二节 转录组学数据分析

一、转录组学概述

转录组学是研究在特定条件下生物体或组织中所有基因转录产物的集合，它在遗传信息传递过程中扮演着承上启下的关键角色。通过遗传信息从 DNA 转录到 RNA，再通过 RNA 翻译成蛋白质，转录组反映了这一过程中的动态变化。通过对不同条件下的转录组进行研究，可以揭示生物体在不同生理或生长状态下的基因表达模式，以及基因在发育、疾病和环境应答过程中的功能和调控机制。

转录组学的应用范围十分广泛。在癌症研究中，利用转录组测序不仅能揭示癌症发生和发展过程中基因表达模式的变化、癌症相关信号通路的改变，还可以鉴定基因结构方面的改变，如单核苷酸突变和选择性剪切，从而深入研究癌症的发病机制，并促进癌症的诊断和药物开发。此外，由于转录组具有组织和时空特异性，不同发育时期不同器官的基因表达模式各异，因此生长发育研究通过转录组测序可以鉴定与生长发育相关的特异表达基因，为细胞分化、胚胎发育等研究提供理论依据。

近年来，随着单细胞测序技术的发展，研究者开始从样本层面转向细胞层面的基因表达量研究，使研究尺度更加精细化。单细胞测序技术可以识别样本中的不同细胞类型，揭示细胞间的异质性。通过分析基因表达谱的相似性，可以将样本中的细胞混合物细分为不同的 Clusters，并将其注释为特定的细胞类型。这种方法不仅可以揭示样本中各细胞组分的比例，还可以模拟细胞在生长发育或疾病进程中的演化过程。此外，细胞间通信也是一个重要的考量因素，它们通过分泌因子、直接接触或其他机制交换信息，协调功能和响应，影响细胞的基因表达模式和状态，尤其在生长发育和疾病进程中尤为显著。

总的来说，转录组学是研究基因表达和调控的重要工具，它为我们提供了全面理解基因组功能和调控机制的途径，在众多领域中发挥着重要作用。

二、转录组学常见技术

（一）数据平台

转录组数据可以通过微阵列（microarray）和基于 NGS 的 RNA-Seq 测序得到。两者的测序原理：微阵列技术通过将预先设计好的带有荧光标记的 DNA 探针以一定顺序固定在芯片表面，以碱基互补配对原则捕获互补的基因片段，最后通过荧光的强度实现对基因的定量；RNA-Seq 则是通过将样本中提取得到的转录本反转录为 cDNA，随机打断为百碱基量级的长度进行建库，最后通过桥式 PCR 实现高通量测序。从原理可以清楚发现两者的区别，微阵列技术基于预先设计好的 DNA 探针，即只能针对已知基因进行设计并测量。RNA-Seq 测序通过添加测序接头解决了这个问题，也就是说该技术理论上可以发现未知基因。另外，微阵列技术根据荧光强度获得的基因表达量是相对的表达水平，RNA-Seq 可以根据测序得到的基因 count 值实现对基因的"绝对定量"。

RNA-Seq 测序技术随着时代的发展不断进步。自从 Sanger 等人引入的一代测序技术起，这一领域经历了显著的变革。二代测序技术逐渐成为主流，并且现在三代测序技术也开始受到研究人员的关注。一代测序采用双脱氧链终止法，每次可以测量近千个碱基，具有较高的测序准确性，但其通量相对较低。二代测序通过桥式 PCR 扩增克服了一代测序通量低的问题，但其读取长度通常只有百个碱基，显著短于一代测序，这在后续分析中增加了工作量。而三代测序结合了一代测序的长读取长度和二代测序的高通量优点，但在测序过程中可能出现碱基的随机错误，因此需要多次测序来进行互相校正，这无疑增加了测序成本。

这些测序平台在技术、成本、速度和适用范围等方面各有差异，选择合适的平台需要综合考虑实验需求和预算。追求最新技术并非总是最佳选择，关键在于找到最适合项目需求的技术。

（二）数据质量控制与预处理

对于 Bulk mRNA 测序的原始 fastq 数据，通常需要根据质控工具（如：FastQC）生成数据质量汇总信息进行质控。检查测序质量分数、片段 GC 碱基含量、测序片段长度分布、序列重复水平等指标，以确定测序数据的整体质量。基于原始数据质量评估结果，可以使用工具（如 Trimmomatic）对低质量的测序数据进行过滤，去除低质量的测序片段、低质量的碱基，提高后续分析的准确性和可靠性。

序列进行质控之后，使用比对工具（如 STAR、HISAT2）将过滤后的测序数据与参考基因组进行比对，计算比对率。较低的比对率可能表明测序数据存在问题，如样本污染、样本质量差等。

序列比对到参考基因组之后，需要进行基因表达量定量，常见的基因表达分析工具（如 HTSeq、featureCounts）对比对后的测序数据进行基因表达量计算，检查基因表达水平的分布、差异等情况。可以绘制直方图、箱线图等来展示基因表达水平的分布情况。

序列定量之后需要进行批次效应（batch effect）检测，使用层次聚类分析、PCA、热图或者箱线图等工具识别批次效应。当样本以测序批次而不是细胞类型集中在一起时，就说明数据存在批次效应。此时可以使用批次效应分析工具（如 ComBat、sva）来校正，以减少批次对结果的影响。

三、转录组学数据分析流程

（一）读段匹配及转录组定量

如图 7-2 所示，在处理常规 RNA-Seq 数据时，从 fastq 格式的测序输出文件出发，获取基因表达矩阵有三种技术路线，适用于不同的应用场景。第一种路线：使用 TopHat、STAR 或 HISAT2 等工具将 reads 比对到参考基因组，接着利用 HTSeq 或 featureCounts 等工具进行定量，最后采用 edgeR、DESeq2 或 limma 结合 voom 等工具生成归一化的表达矩阵。第二种路线：针对无参考基因组的数据，采用非比对工具如 Salmon、Sailfish 或 Kallisto，集成了组装和转录本定量功能。其输出结果通常利用 TXI 工具的 tximport 函数转换为 count 基因表达矩阵，然后通过与第一路线相同的工具获得归一化表达矩阵，适用于基因丰度高且序列较长的情况。第三种路线：使用第一路线中的比对工具将 reads 比对到参考基因组，通过 CuffLinks 和 CuffDiff2 输出基因表达矩阵。选择合适的工具集需要综合考虑原始数据的物种、测序方式以及不同流程输出表达矩阵数据类型的差异。

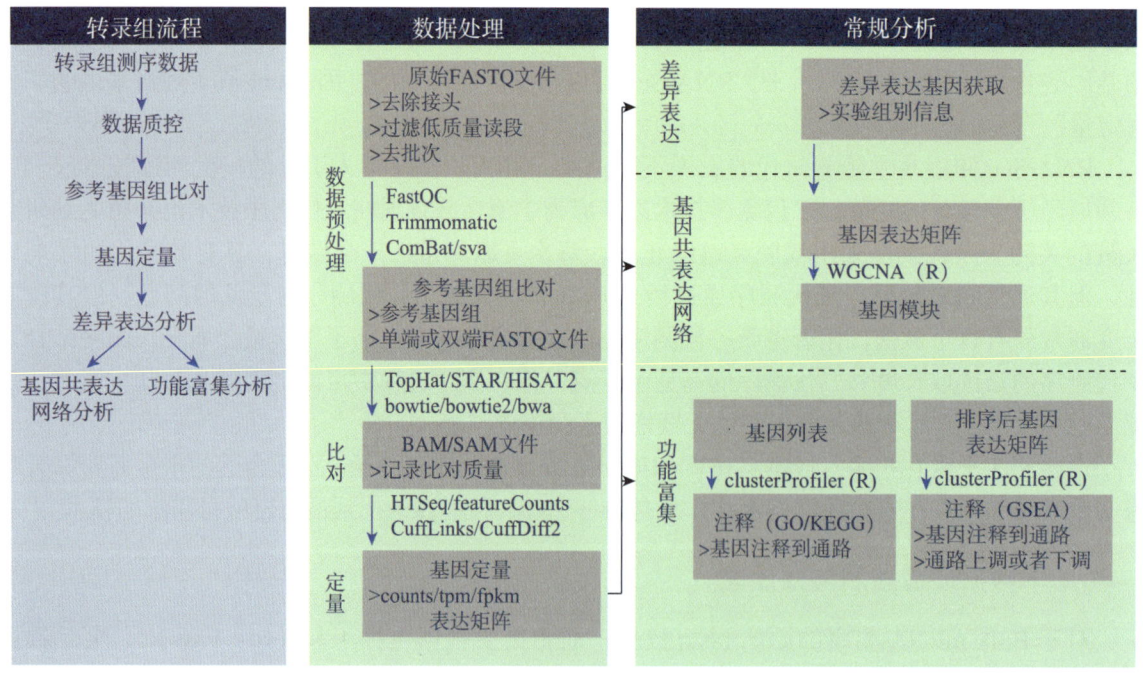

图 7-2 转录组数据分析流程图

在基因定量的过程中，序列比对是一个关键步骤。比对算法主要基于全局比对和局部比对的思想。全局比对的经典算法是 Needleman-Wunsch，它通过动态规划在两个序列间寻找最佳匹配。首先定义一个打分矩阵，正确匹配得正分，错误匹配得负分。接着创建一个二维回溯矩阵，其行和列分别对应两个需比对的序列，初始化矩阵的第一行和第一列，以表示一个序列为空的情况。矩阵中其他单元格的得分通过公式计算得出，同时记录得分来源路径，方便后续回溯匹配结果。然而，当涉及大量序列比对时，全局比对的计算资源消耗过大，这时就需要局部比对算法，如

Smith-Waterman。该算法引入 0 值到公式中，使得全局比对的二维回溯矩阵不再含有负值，最终只保留局部最优的比对结果。

（二）基因差异表达分析

转录组差异表达分析是一个关键的生物信息学方法，它用于比较不同样本或条件下基因表达的差异，以理解基因在不同环境下的表达调控机制。在进行差异表达分析之前，执行彻底的数据质量控制是至关重要的。这包括使用主成分分析（PCA）来检测批次效应，这是由实验条件的微小差异引起的非生物学变异。PCA 能够揭示数据中的主要变异来源，如果样本因批次效应而在 PCA 图上形成不同群集，则表明存在这种效应。同时，利用层次聚类分析和图形工具（如箱线图和散点图）来识别数据中的异常值，这些异常值可能由样本污染或操作错误导致，对分析结果有显著影响。此外，标准化或归一化处理（如使用 FPKM 或 TPM 方法）是必须的，以消除系统误差和技术变异。如果存在已知的影响基因表达的协变量（如年龄、性别等），还需在分析前进行校正。通过这些步骤，可以确保转录组数据的质量，从而提高差异表达分析的准确性和可靠性，为后续的生物学发现提供坚实的基础。常用的工具包括 R 包 DESeq2、edgeR 和 limma。DESeq2 是一种常用的差异表达分析工具，适用于 RNA-Seq 数据，它的输入一般为不经过标准化的 raw counts 数据。它基于负二项分布模型来估计基因表达的差异，并利用负二项分布的离散性质来对差异进行统计检验。DESeq2 可以考虑样本的重复性、批次效应和组间变异，能够准确地鉴定差异表达基因。edgeR 也是一种常用的差异表达分析工具，同样适用于 RNA-Seq 数据。它基于负二项分布模型和 Bayesian 方法，能够对差异表达进行统计检验。edgeR 通过对样本之间的组内变异和组间变异进行建模，考虑了样本的重复性和批次效应，能够准确地识别差异表达基因。limma 是一种广泛应用于基因表达芯片和 RNA-Seq 数据的差异表达分析工具。它基于线性模型和贝叶斯方法，通过对样本之间的差异进行建模来鉴定差异表达基因。limma 具有良好的性能和准确性，并且可以考虑批次效应和样本的重复性。

上述工具输出后，需要根据研究目的，进一步通过显著性 P 值和对数化后的 Fold Change（FC）的绝对值过滤得到最终的差异表达基因。FC 数值上表现为 case 组样本基因表达均值除以 control 组样本均值。这里存在一个小细节，根据对数的特性，为了防止表达矩阵中的 0 值对结果的不利影响，通常对数操作前需要对基因表达量加上一个很小的常量，如 1。

差异表达分析结果可以通过火山图（volcano plot）进行可视化。对于 P 值显著且 log2FC 绝对值大于阈值的基因描述为某基因在 case 组相对于 control 组显著上调（log2FC > 0）或下调（log2FC < 0）。得到的差异表达基因可以用于下游的富集分析。

（三）共表达网络与模块分析

获取基因表达矩阵之后，可以使用基于权重的基因共表达网络分析（weighted gene co-expression network analysis，WGCNA）来获取表达模式一致的基因模块。在传统网络中，一般分为无权重网络和有权重网络。无权重网络只能根据特定阈值，生硬地将网络中的两点判定为"有联系"和"无联系"，并依据此来构建邻接矩阵。有权重网络不仅能判断两点是否有联系还能判断彼此间关系的强弱。WGCNA 作为有权重网络，它是一种分析多个样本基因表达模式的分析方法，可将表达模式相似的基因进行聚类，并分析模块与特定性状或表型之间的关联，在表型性状与基因关联分析方面被广泛应用。

进行模块聚类操作后可以得到以颜色区分的模块，其中 grey 模块是没能聚类的基因集合。每个基因模块，对于任何一个待研究的性状，将模块内基因进行主成分分析，选取主成分（PC1）作为该性状在当前基因模块下的特征值。最后，将模块的特征值与待研究的性状进行相关性分析即可达到将基因模块与性状相关联的目的。

（四）功能注释及富集分析

在获取差异基因或其他有意义的基因表达矩阵后，将其作为前景基因集进行富集分析，是一种探索这些基因在哪些生物学通路中富集，以及这些通路在生物体内发挥什么作用的方法。常用的富集分析包括 GO（Gene Ontology）、KEGG（Kyoto Encyclopedia of Genes and Genomes）和 GSEA（Gene Set Enrichment Analysis）。GO 数据库提供了关于基因的细胞组分（cellular component，CC）、分子功能（molecular function，MF）和生物过程（biological process，BP）三个层面的功能信息，而 KEGG 数据库则集成了基因与代谢物的相互作用关系，形成了许多人工注释的代谢通路。GSEA 是一种基于基因集富集分析的工具，其背景基因集主要来自于 MSigDB 数据库，该数据库提供了人和小鼠的基因集，整合了 GO 和 KEGG 数据库中的基因集。

富集分析的输入和输出根据不同的工具有所不同。例如，GO 和 KEGG 分析通常需要输入基于显著性 P 值和 log2FC 筛选得到的差异基因列表，而 GSEA 需要整个基因表达矩阵按 log2FC 值排序。输出方面，GO 和 KEGG 可以显示前景基因富集到哪些背景基因集和通路，而 GSEA 还能显示 case 组相对于 control 组在不同通路上是上调还是下调。

R 包如 clusterProfiler、gage、fgsea 等可以用于进行这些富集分析。以 clusterProfiler 为例，输入文件通常来自上游差异表达分析的结果，筛选得到差异基因列表后，使用 enrichGO 和 enrichKEGG 函数即可获得富集结果，可通过气泡图和柱状图进行可视化。对于 GSEA，需要将差异分析获得的全部基因列表按 log2FC 值排序，并连同相应基因的表达矩阵一起输入，使用 GSEA 函数即可获得富集结果。

由于富集分析依赖的数据库持续更新，进行分析时记录所用参数尤为重要，尤其是使用在线工具时。此外，应根据工具提供的校正 P 值筛选最终结果，条件允许的情况下，可以使用多个分析工具进行交叉验证。对于最终结果，建议在最新的文献中进行检索或咨询相关领域的专家，以进一步验证其生物学意义。

第三节　蛋白质组学数据分析

一、蛋白质组学概述

蛋白质组学（proteomics）这一术语由 Marc Wilkins 等在 20 世纪 90 年代提出，源自"蛋白质"（protein）和"基因组学"（genomics）两个词的结合。蛋白质组学通过鉴定和定量蛋白质组中的所有蛋白质，研究了蛋白质的表达水平、细胞定位、翻译后修饰（PTMs），以及蛋白质间的相互作用等，为人们对蛋白质组提供了更全面的了解。色谱和质谱技术的进步极大地推动了蛋白质组学的发展，其中质谱分析已成为大规模蛋白质分析的核心技术。本章节将从蛋白质组学的相关技术、数据分析流程以及翻译后修饰这三个方面，对蛋白质组学进行概要介绍。

二、蛋白质组学技术介绍

蛋白质组学研究的内容主要包括对蛋白质组的定性和定量分析。本节将依次介绍定性蛋白质组学和定量蛋白质组学的相关技术的发展。

(一)定性蛋白质组学

定性蛋白质组学的主要目标是对复杂混合物的蛋白质进行鉴定和序列分析。蛋白质组学的定性方法主要依靠质谱技术,根据分析策略,又分为自下而上(bottom-up)和自上而下(top-down)两种形式。目前主要应用的是自下而上的分析策略,首先将蛋白质酶解消化,然后通过色谱分离肽段,并使用质谱仪对肽段进行进一步裂解及检测,最后通过数据库检索,得到样品中的肽段序列及其蛋白质组成信息。而自上而下的分析策略不需要酶解,通过分析完整蛋白质的质量及其碎裂谱图信息来鉴定蛋白质。该策略具有较高的序列覆盖度,可以保留多种翻译后修饰之间的关联信息。定性蛋白质组学可以帮助人们了解样品内蛋白质的组成,通过功能注释、通路分析等,进一步了解蛋白质在生物体内的功能。

(二)定量蛋白质组学

早期蛋白质组学主要针对定性分析,随着现代质谱技术的发展,逐渐发展出了定量蛋白质组学。定量蛋白组学可以更直观地观测到各个蛋白的丰度水平及变化,能更好地反映生物学过程或疾病状态,是当前蛋白质组学研究中不可或缺的一部分。

根据使用的平台和技术,目前的定量蛋白质组学主要分为基于双向电泳(two-dimensional electrophoresis,2-DE)和质谱(mass spectrometry,MS)的两大类。传统的 2-DE 技术通过比较两个或多个凝胶上蛋白质的染色密度来进行定量,从而提供相对定量;2-DE 对于构成整个蛋白质组的大量蛋白质的分辨率有限,且无法识别波动范围大的样品中的低丰度蛋白。基于质谱的蛋白质组学定量技术是目前的主流分析手段,它通过对酶解肽段的液相色谱分离和质谱分析来实现定量。因此,本节主要对基于质谱的定量蛋白质组学展开介绍。根据是否对目标蛋白进行定量,基于质谱的蛋白质组学定量技术可分为非靶向定量蛋白质组学(untargeted quantitative proteomics)和靶向定量蛋白质组学(targeted quantitative proteomics)。

1. 非靶向定量蛋白质组学 根据是否对蛋白进行同位素标记,非靶向定量蛋白质组学技术又分为非标记定量技术(label free)和标记定量技术(isotope labeling)。非标记定量蛋白质组学技术主要基于二级谱图鉴定数目和一级质谱峰面积来进行相对定量,标记定量技术的主要策略是向不同的蛋白质或多肽样品中引入具有稳定同位素标记的小分子,通常是同位素标记的氨基酸或代谢标志物。通过同位素标记后所产生的质量差来识别肽段的来源,从而对蛋白质表达量进行相对定量。标记定量技术主要包括化学标记技术、酶促标记技术、代谢标记技术,其中常见的化学标记技术包括基于一级质谱的同位素亲和标签(isotope coded affinity tags,ICAT)技术和二甲基化标记(dimethyl labeling)技术,以及基于串级质谱的 iTRAQ 技术和 TMT 技术。酶促标记技术包括 ^{18}O 酶促标记技术;代谢标记定量技术通常指细胞培养氨基酸稳定同位素标记(stable isotope labeling with amino acids in cell culture,SILAC)技术。

2. 靶向定量蛋白质组学 靶向定量蛋白质组学技术主要包含多重反应监测技术(multiple reaction monitoring,MRM)和平行反应监测技术(parallel reaction monitoring,PRM)。MRM 又称 SRM(selected reaction monitoring),该技术基于目标蛋白的特定母离子和子离子对,可以根据目标离子规则有针对性地采集信号,最大程度地消除非目标信号的干扰。PRM 是 MRM 技术的衍生,该技术通过采集一系列高分辨率的二级谱图来鉴定和定量目标蛋白质。在 PRM 实验中,首先通过一级质谱对目标肽段进行筛选和分离,然后针对每个目标肽段进行高分辨率的二级质谱分析。通过在样品中加入已知浓度的同位素标记标准品的方式,MRM 和 PRM 均可实现对蛋白数据的绝对定量。

3. 数据依赖和非依赖采集技术 根据数据采集模式,蛋白质组定量技术可分为数据依赖采集技术(data dependent analysis,DDA)和数据非依赖采集技术(data independent analysis,DIA)。

三、蛋白质组学数据分析流程

蛋白质组学数据分析流程通常包括四个步骤，即样本前处理、质谱检测、数据库检索和数据分析。本节将依次对各步骤进行简要介绍。

（一）样本前处理

样本前处理是蛋白质组学数据分析流程的首要和关键步骤，其目的是从样本中提取蛋白质并将其加工成适合质谱分析的肽段混合物。这个过程不仅影响后续分析的质量，而且对数据的可靠性和准确性起着决定性作用。样本前处理主要包括样本的收集和保存、样本的破碎、蛋白质的提取和裂解等步骤。

在样本的收集和保存阶段，重点在于去除杂质并尽量防止蛋白质降解。为了有效破碎样本，常用的方法可以分为三类：机械破碎（如液氮研磨、匀浆、捣碎法）、物理破碎（如温差法、压力差法、超声破碎法）和化学处理法。根据样本的具体类型，这些方法通常会被综合运用以提取蛋白质。在蛋白质提取和裂解过程中，常用的裂解液包括变性剂（如8M尿素）和裂解液（如SDS、SDC）。获得的初步蛋白样品还需进行质量控制、脱盐、还原烷基化和酶解等处理。

随着技术发展和样本量的增加，传统依赖手工的前处理流程已逐渐不能满足高通量的样本处理需求。因此，出现了更高效的集成化样本前处理技术。2007年，Mann课题组发明了StageTips技术（stop-and-go-extraction tips），集成了脱盐、浓缩和预分级等步骤，并可以与自动化流程结合。2009年，该课题组又提出了FASP技术（filter-aided sample preparation），在StageTips的基础上增加了蛋白酶解的步骤。到了2014年，他们进一步发展了in-StageTip技术，该技术融合了StageTips和FASP的优点，能在单个封闭枪头内完成从细胞裂解到纯化肽洗脱的整个流程，大幅降低了污染和样本损失的风险。这些先进的集成化前处理技术不仅提高了样本处理的效率和一致性，还显著减少了实验中的误差和样品损耗，从而提升了蛋白质组学数据的质量和可靠性。因此，在进行蛋白质组学研究时，选择和优化合适的样本前处理方法是至关重要的，它直接关系到实验结果的准确性和后续数据分析的有效性。随着技术的不断进步，预计未来会有更多创新的样本前处理技术出现，以适应蛋白质组学领域日益增长的分析需求。

（二）质谱检测

质谱仪主要由离子源、质量分析器、检测器三部分组成。离子源能够将分析样品离子化，随着电喷雾离子化（electrospray ionization，ESI）技术和基质辅助激光解吸电离（MALDI）技术这两种软电离技术的出现，蛋白质组学检测更快速、准确和灵敏。其中，电喷雾离子化技术能直接从液相进行离子化，因此更容易和液相色谱等分离技术联用，通过联用可以在离子化前预先对样品混合物进行分离，从而去除混合物中的杂质、降低分析物的复杂度。质量分析器是质谱仪的重要组成部分，质量分析器的不同决定了质谱仪的种类。它的作用是将带电离子根据质荷比进行分离，得到各离子的质量数和丰度。根据分辨率由低到高，常见的质量分析器包括四极杆质量分析器（quadrupole）、离子阱质量分析器（ion trap）、飞行时间质量分析器（ToF）以及傅里叶变换离子回旋共振（FT-ICR）。得到的一级谱图（MS1）还不能够鉴定肽段的组成及序列顺序，因此需要进一步对肽段进行碎片化，得到二级谱图（MS2）。得到的谱图信息需要通过搜库软件与理论谱图进行比对，得到最有可能的肽段序列信息。

（三）数据库检索

蛋白质组学数据分析的第一步是数据库检索，简称搜库。搜库指通过计算机软件对原始谱图进行比对解析，从而对其中包含的肽段和蛋白质进行定性、定量的过程。本部分将简要介绍蛋白质组学常用数据库、搜库软件及其检索原理。

1. 蛋白质组学常用数据库 主要包括 UniProt 和 NCBI protein。UniProt 是目前使用最广泛的蛋白质组学公共数据库，由 Swiss-Prot、TrEMBL、PIR-PSD 三大数据库组成。其中，Swiss-Prot 包含了经过人工审核的或来源于文献报道的蛋白质信息，并且对蛋白质序列信息进行了去冗余，是一个手动注释的非冗余蛋白质序列数据库。TrEMBL 数据主要来自基因组序列预测得到的蛋白序列信息，且未经人工审核。NCBI（national center for biotechnology information）是基因组研究最权威的数据库之一，它整合了从 DNA、RNA 到蛋白质各个层级的资源数据。NCBI Protein 是 NCBI 提供的蛋白质数据库，它整合了多个数据库的序列信息，其中 NCBI RefSeq 是 NCBI 提供的全面的、整合的、非冗余的序列数据库，它提供了基因组 DNA、RNA、蛋白质的序列数据和相关信息。除此之外，相关数据库还包括：蛋白质互作网络数据库（STRING、Reactome 等）、蛋白质基序数据库（CDD、Pfam 等）、翻译后修饰数据库（PhosphoSitePlus、dbPTM 等）等。

2. 搜库软件 目前，蛋白质定性、定量检测的数据主要来自质谱技术。质谱仪产生的海量的图谱数据，依靠人工来进行鉴定几乎不可能。因此许多搜库软件被开发出来，它们能够高效地对谱图进行检索，推断出谱图对应的肽段序列信息。搜库流程大致如下：①首先需要准备一个合适的蛋白序列数据库，通常使用的是从 Uniprot 下载的对应物种的所有蛋白序列的 fasta 文件，根据使用的蛋白酶，选择合适的参数进行理论酶切来生成理论谱图。②将谱图原始数据导入搜库软件中，软件会根据质荷比及其电荷数计算谱图对应肽段的分子量，并从库中选择相近分子量的理论谱图作为候选。③将实验谱图和理论谱图进行匹配和打分，最终通过统计学分析，导出可信度最高的结果。目前常用的搜库软件，一部分是与质谱仪配套的商业软件，功能全面且操作简单，例如 Proteome Discoverer、Spectronaut 等；另一部分是开源软件，由从事蛋白质组学研究的课题组开发，例如 MaxQuant、X!Tandem、pFind 等。

（四）数据分析

完成了从谱图到蛋白质序列的鉴定工作后，进一步进行下游分析，包括数据质量评估、差异蛋白统计分析、功能注释及富集分析、蛋白质互作网络分析等。

1. 数据质量评估 要获得高质量的蛋白质组分析结果，关键在于使用搜库软件对检索结果进行严格的过滤，以保留假发现率（false discovery rate，FDR）小于 1% 的可信肽谱匹配（peptide spectrum match，PSM）和蛋白。在这里，可信 PSM 是指可信度大于 99% 的 PSM，而可信蛋白则是指至少包含一个特异性（unique）肽段的蛋白。完成过滤后，对质谱下机数据进行一系列质量控制评估是至关重要的，以确保分析结果的准确性和可靠性。这些评估包括检查肽段长度分布，以确保大部分肽段长度为 7~20 个氨基酸；评估肽段数量分布，通常每种蛋白应对应两个以上的肽段，以提高定量结果的精确性和可信性；观察蛋白覆盖度分布，蛋白覆盖率越高，说明支持该蛋白的肽段数量越多，蛋白的可信度也越高；最后，评估蛋白分子量分布，以确保鉴定蛋白的分子量在不同范围内均匀分布。在基于 bottom-up（shotgun）策略的质谱分析方法中，质谱仪倾向于扫描丰度较高的肽段，因此蛋白的覆盖率与其在样本中的丰度呈正相关关系。这些质量控制步骤对于保证数据分析的准确性和可靠性非常关键，是蛋白质组学研究的重要组成部分。

2. 差异蛋白统计分析 在完成数据质量评估后，通常进行差异表达分析，以筛选出在不同条件下丰度显著变化的蛋白。在差异分析之前，数据预处理是必要的，包括处理缺失值和数据标准化。首先，原始定量矩阵中存在大量缺失值，即部分蛋白在某些样本中的丰度值缺失，因此需要采取措施处理这些缺失值。常见的方法包括过滤掉缺失值较多的蛋白质或对缺失值进行插补。

其次，由于批次效应、样本处理、仪器等技术因素引入的样本间差异，可能会影响结果的准确性和可靠性。为消除这些噪声，使样本具有更好的可比性，需对原始定量数据进行标准化处理。常用的标准化方法包括线性回归标准化（如 Rlr、RlrMA、RlrMACyc），假设数据偏差与测量的蛋白质强度线性相关；局部回归标准化（如 LoessF、LoessCyc），假设数据偏差与蛋白质强度非线性相关；以及分位数（quantile）标准化和中位数（median）标准化等。选择合适的标准化方法应基于数据的特征。

数据预处理完成后，接下来是差异表达分析。最直接的方法是使用 t 检验来检查两种不同条件下蛋白质水平的显著变化，即计算某蛋白在不同组样品中的丰度差异倍数（fold change，FC），并用 t 检验判断这些差异的显著性（$P < 0.05$）。对于涉及多因素的差异分析，可以采用方差分析（ANOVA）。除此之外，R 包如 limma 和 DEP 也可用于这些分析。DEP（differential enrichment analysis of proteomics data）提供了一个集成化的分析流程，能够处理数据预处理、过滤、缺失值插补、差异分析等一系列步骤。最后，常用的差异蛋白可视化方法包括差异蛋白火山图和差异蛋白聚类热图等。

3. 功能注释及富集分析　为全面理解蛋白质的功能特性，对蛋白质进行综合的功能注释至关重要，这包括基因功能、所属通路、蛋白结构域、亚细胞结构定位等多个方面。目前，常用的注释数据库包括 GO（基因本体论，Gene Ontology）、KEGG（京都基因与基因组百科全书，Kyoto Encyclopedia of Genes and Genomes）、COG/KOG（同源蛋白簇，Clusters of Orthologous Groups of proteins/ Eukaryotic Orthologous Groups）和 Pfam（蛋白家族数据库）。GO 是世界上最大的基因功能信息数据库，从分子功能、细胞组分、生物过程三个层面描述蛋白的生物学作用。KEGG 是一种通路注释数据库，有助于理解蛋白质参与的代谢途径及其生物学功能。COG 通过将蛋白序列注释到某个同源蛋白簇，推断蛋白的功能。蛋白结构域注释有助于理解蛋白的生理功能和进化。亚细胞定位注释则可以揭示蛋白在细胞内的具体位置，进一步推断其功能。

除了功能注释，对差异表达蛋白进行功能富集分析也非常重要，目的是发现差异表达蛋白在特定功能类型上是否有显著富集趋势。常用的富集分析方法包括 GO 富集分析、KEGG 通路富集分析和基因集富集分析（gene set enrichment analysis，GSEA）。GO 和 KEGG 通路富集分析使用超几何检验来计算 P 值，识别在差异蛋白中相对于整体蛋白质背景显著富集的 GO 条目和 KEGG 通路。GSEA 则通过评估特定基因集在按差异表达排序的基因列表中的分布，判断其对表型的贡献。与 GO 和 KEGG 通路分析不同，GSEA 不依赖于差异基因的阈值筛选，因此其结果可以作为前两种分析的补充，提供更全面的功能富集信息。这些分析方法在探索蛋白质的生物学功能和疾病相关性方面发挥着重要作用。

4. 蛋白质互作网络分析　蛋白质相互作用是生物体内发生的生命活动的基础，对于理解细胞内的各种生物学过程至关重要，这些过程包括细胞周期、信号转导、基因表达等。酵母双杂交（Y2H）系统是研究蛋白质相互作用的一种经典方法，以其高通量、高灵敏度和高可靠性而在蛋白质互作研究领域得到广泛应用。然而，这种方法也有其局限性，如蛋白质相互作用并非在细胞的生理条件下进行，且它通常只能检测两个蛋白质间的直接相互作用，而无法捕捉间接相互作用的信息。

对于基于质谱的蛋白组学数据，进行蛋白质互作网络分析的常用软件包括 MCODE、STRING 和 STINGi 等。特别是 STRING，作为 STRING 数据库的官方软件，它提供了蛋白质互作网络的查询和下载功能。此外，Cytoscape 是一个主要的可视化软件，广泛用于展示和分析蛋白质互作网络。通过这些工具，研究人员可以更深入地了解和揭示蛋白质之间的相互作用模式和网络结构，从而加深对细胞内复杂生物学过程的理解。这些分析工具的应用，不仅有助于揭示蛋白质功能和细胞机制，还对疾病的研究和药物开发具有重要意义。

第四节 代谢组学数据分析

一、代谢组学概述

代谢物（metabolites）是在生物体的代谢过程中产生的小分子（< 1000 Da），它们可以是代谢的中间产物或最终产物。代谢物在能量产生、细胞信号传导和基因表达调控等多种生物过程中发挥重要作用，例如葡萄糖、氨基酸、脂肪酸和神经递质等。而生物体内所有代谢物的集合，包括代谢途径中的中间产物和最终产物。代谢组学（metabolomics）就是研究代谢组组成、变化与分布的学科。代谢组学能够提供全面的代谢信息，解释代谢物之间的相互作用，在医学、农业、食品科学等领域有广泛的应用。代谢组学还可以结合基因组学、转录组学与蛋白质组学等解释的上游信息，拓展对代谢过程的现有认识，为深入理解生物学机制提供更基础的视角。

与基因、转录本或蛋白质等生物大分子不同，代谢物不是由可重复的生物单体组成的序列，仅仅是某些具有一定化学结构的小分子化合物。代谢物的分布极为广泛，物理化学性质极为多变，这导致代谢组学的研究不能由某种单一的分析技术完成，必须结合多重手段扩大检测范围。

代谢组学检测的常见手段

代谢组学研究的主要目的是确定生物样本中的小分子组成，包括化学结构上的以及数量上的。目前主要使用的技术手段包括两种：质谱（mass spectrometry，MS）法与色谱（chromatography）分离技术结合、核磁共振（nuclear magnetic resonance，NMR）法。

1. 质谱法 是将分子转化为离子，并根据离子的质量与电荷比对化合物定性定量的一种方法。质谱法依赖于质谱仪，质谱仪常由入口（inlet）、离子源、质量分析器、离子检测模块等部分组成。离子源主要通过电子投射、电子捕获、质子化、去质子化等方式使电中性分子带电，根据能量强度可分为硬电离（hard ionization）与软电离（soft ionization）两大类型。检测模块则可根据质谱扫描范围分为全扫描（full scan）、选择性离子扫描（selected-ion monitoring，SIM）、选择性反应扫描（selected-reaction monitoring，SRM）等。全扫描常用于非靶向代谢组学（untargeted metabolomics）以观测代谢物的整体分布情况，两种选择性扫描常用于靶向代谢组学（targeted metabolomics）以增强检测的灵敏度和准确度。不同的扫描模式常对应不同种类的质量分析器，其中飞行时间（time of flight，TOF）与轨道阱（orbitrap）两种类型居多。此外，代谢组学研究常使用串联质谱法（tandem mass spectrometry，MS/MS）鉴定代谢物结构与组成，通过多个质谱分析与分离过程的组合检测母离子与子离子的质荷比与离子碎片结构。

2. 液相色谱（liquid chromatography，LC） 是一种常用的化合物分离系统。该系统以液体为流动相，采用高压输送系统，将具有不同极性的单一溶剂或不同比例的混合溶剂、缓冲液等流动相泵入装有固定相的色谱柱。液相色谱利用分子与固定相之间的吸附、分配与离子交换等相互作用的强度不同，实现对化合物的分离，具有适用性强、应用范围广的特点。

3. 气相色谱（gas chromatography，GC） 是另一种常用的化合物分离系统，该系统使用载荷气体将待检测物从注射系统泵入分离柱。与液相色谱相比，气相色谱的色谱柱长度更长，内径更小，因而分离效能更强。由于气相色谱的流动相为气体，分子的蒸气压将影响待检分子在固定相的吸附情况，从而实现不同性质的分子的分离。气相色谱的适用条件较为严格，要求待检测分子具有挥发性或半挥发性，同时应具有较强的热稳定性。

4. 毛细管电泳（capillary electrophoresis，CE） 是基于电场作用下的分子迁移速度差异的分离技术，具有分离效能高、分辨率高、灵敏度高的特点，常用于分离极性离子或带电化合物。但与传统的色谱分离技术相比，不同实验批次的检测峰图之间具有较大的偏移，可靠性与可重复性较差。

5. 核磁共振（nuclear magnetic resonance，NMR） 是指在外部磁场作用下，原子核共振吸收特定频率的电磁波，从较低的核自旋能级跃迁至较高的能级的现象。由于不同分子中原子核的化学环境不同，将会有不同的共振频率，产生不同的共振谱。因而可通过波谱判断该原子在分子中所处的位置及相对数目，用以进行定量分析及分子量的测定，并对化合物进行结构分析。核磁共振的重现性较好，但信号弥散（signal dispersion）现象较为明显且灵敏度较低，对代谢组全局变化的描述能力较弱。

二、质谱仪数据预处理

由于其高灵敏性、低检测限等特点，质谱分析在代谢组学研究中最为常见。质谱数据的分析大致可分为三部分：原始数据处理、特征鉴定、统计分析。原始数据处理常包括输出格式转化与特征值提取两个步骤，目的是得到可供统计分析的特征矩阵。特征鉴定常使用数据库比对、计算模型鉴定、模糊匹配等多种方法，减少系统误差和数据冗余，提高统计效能。统计分析可使用单变量或多变量分析方法，结合有监督或无监督学习模型，寻找某种生物状态下的生物学标志物。最后可结合基因或蛋白等其他维度的信息，构建生物信息网络，从而加深对生物过程的理解与认识。

（一）输出格式标准化

质谱分析的原始数据通常由厂商软件管理。由于每家厂商都开发了各自专有的文件格式，并搭配相应的软件库与应用程序接口，这些原始的下机数据无法被第三方软件读取或识别。因此，原始数据应当首先转化为 mzML 或 mzXML 等开源格式，以满足第三方软件或跨平台软件的要求。通常可使用厂商软件将原始格式导出为 mzML 格式，也可使用 Proteowizard 或 GNPS Vendor Conversion 等其他软件进行转化。但这种转化在很多情况下可能丢失某些额外信息，例如检测器温度、流动相压力或色谱方法等，某些情况下可能对于代谢组学实验的评估以及后续分析产生影响。

（二）观测值提取

代谢组学的观测值通常包含了保留时间（retention time）、质荷比与峰强度 3 个维度。由于化合物可能与不同的离子加合，同一个化合物可能由多个峰谱表征。同时，在检测样本的成分较为复杂的情况下，在某一个保留时间下可能有物理化学性质接近的多个化合物析出。此外，谱图信号还可能受到离子碎裂、基线漂移、扫描速率、质谱分辨率等多种因素的影响。以上这些情况导致了质谱仪检测的噪声信号，极大地增加了图谱信息的复杂度。观测值提取通常包括筛选、过滤与计算三个步骤，这些步骤能够将考查范围缩小到特定区间，并得到去除噪声的观测值特征。

（三）特征对齐

由于仪器漂移、样品残留、污染积累等因素，不同检测样本的同一特征通常存在质荷比与保留时间的信号变异，而这种变化的发生率会随着检测样本的增加而增大。所以，不同样本内的特征需要进行对齐（或称编组）以便于合并为数据矩阵进行后续分析。这一步骤涉及保留时间与质荷比两个维度，常使用的工具包括 OpenMS、XCMS、ptw 等。这些软件包大多基于提取离子色谱图（extracted ion chromatogram，EIC）并使用回归模型，使用过程中需要根据数据调整对应参数，避免出现过拟合或数据缺失过多的情况。

（四）质谱峰注释

质谱峰注释是通过谱图比对或其他方式，确定质谱图中各峰所代表的化合物或离子，并提供结构信息，是对质谱图中出现的峰进行解释和标记的过程。但是，在给定的质荷比条件下，一个质谱峰可能对应多种化合物（冗余性），而同一个化合物可能由于不同的电离方式产生许多结构异构体，从而对应多个质谱峰（简并性）。所以，在基于质谱的代谢组学研究中，大规模的代谢物结构鉴定仍然是一项很有挑战性的任务。常用的结构鉴定方法可分为串联质谱数据库比对、计算工具预测与特征分子网络筛选。

1. 串联质谱数据库比对　串联质谱数据库是一种存储 MS/MS 谱的数字资源，是质谱峰注释的金标准。这种数据库囊括了从质谱实验或理论计算获得的质谱信息，并通过计算输入的质荷比、保留时间等特征与收录信息的相似度给出注释结果。常用的质谱数据库及其特征如表 7-2 所示，这些数据库收录的信息在数量、质量与范围上有所差异，研究过程中需要根据具体情况进行适当的选择。但需要注意的是，在没有参考谱图信息的情况下，串联质谱数据库仍然会返回最好的匹配结果，而这一结果往往对应着错误的化合物结构信息。所以，比对结果应以参考实验收录质谱信息的结果为最佳，基于理论预测的结果仅供参考。而为了降低出现比对结果的假阳性率，手动检查仍然是不可或缺的。

2. 计算工具预测　由于商用的代谢物标准品的数量较少以及其他一些条件限制，串联质谱数据库不包含所有已知代谢物的特征数据。在没有参考谱图信息的情况下，可尝试使用计算工具进行预测。这一方法通常包括三种策略：理论质谱比对、模糊匹配、保留指数预测。

（1）理论质谱比对（comparison with theoretical mass spectra）：基于质荷比或分子式的精确检索，从通用化合物数据库（generic compound databases）获取候选化合物名称、分子结构与其他相关信息，计算化合物可能出现的离子碎片并根据其质荷比等信息与待查询信息进行比对。可用的工具包括 SIRUS、MetFrag、MAGMa 等。

（2）模糊匹配（approximate matches）：如果化合物结构信息完全无法获取，对于一个给定分子式，可以使用穷举法列出可能出现的所有结构，构建一个模拟化合物数据库。这种方法将产生极为庞杂的备选结果，需要根据先验知识进行挑选。

（3）保留时间及指数预测（prediction of retention times and retention indices）：在收录的参考信息不包含保留时间或保留指数的情况下，根据物理化学、量子化学等多个维度的信息预估某化合物的保留时间或保留指数，为谱图注释提供额外的维度。

3. 特征分子网络筛选　代谢物注释的另一种策略是基于对内源代谢反应的理解等先验知识而进行的。这些知识可以从基因组水平代谢网络中抽取，也可以从诸如 KEGG、BioCyc 等综合数据库中查询。由于生物过程极为复杂，可能涉及数以千计的代谢物，该方法需要纳入整体的代谢网络从而通过已知化合物的级联反应推断未知特征的注释。

三、代谢组学数据统计分析

质谱数据前处理完成后，代谢组学数据通常表现为特征强度与样本名称组成的扁平数据格式。为了揭示不同处理或疾病状态所造成的差异，并解释具体的生物学现象，需要运用统计分析方法。由于质谱信号强度的大幅波动、多步骤的检测过程以及难以控制的系统误差等因素，数据清洗成为统计分析的首要环节。后续分析可能包括单变量或多变量分析方法，并结合有监督或无监督学习模型，以识别特定生物状态下的生物标志物。进一步，可结合基因或蛋白等其他维度的信息，构建生物信息网络，深化对生物过程的理解。

表 7-2 常用串联质谱数据库一览表

数据库名称	数据类型	代谢物数量	谱图数量	简介	特点
human metabolome database, HMDB	LC-MS, GC-MS	220945	2732152	主要收录人体内源性代谢产物，包括化合物简介、化学式、分子量、化学分类、化学性质、代谢通路、部分 MS/MS 图谱等	● 数据公开，可下载 ● 支持 LC-MS、GC-MS ● 包括真实谱图与理论谱图
National Institute of Standards and Technology, NIST	LC-MS, GC-MS	347100	46954	具有大量代谢产物的 MS/MS 图谱，而且每个化合物都有不同的碰撞能图谱，可以清晰的找到代谢产物的碎片离子，可获得分子量、化学结构式等信息	● 数据不公开，无法下载 ● 包括 LC-MS、GC-MS 谱图数据 ● 全部基于真实谱图数据
METLIN	LC-MS	>200000	>860000	侧重用于非靶向代谢组学，全部基于电喷雾三重四极杆质谱仪采集，具有多种不同碰撞能量下的串联质谱信息	● 数据公开，但不支持下载 ● 仅包括 LC-MS 谱图数据 ● 包括真实谱图与理论谱图
MassBank	LC-MS, GC-MS	15500	96449	包含了代谢物的质谱信息以及采集情况，这些信息来自不同的质谱仪设置，包括 ESI、EI、CI 等不同离子源信息	● 数据公开，可下载 ● 包括 LC-MS、GC-MS 谱图数据 ● 全部基于真实谱图数据
LipidBlast	LC-MS	119341	212685	脂质组学专用，收录了包括微生物与植物在内的脂质信息，包含了多种加合离子	● 数据公开 ● 基于计算机预测的谱图信息。主要基于离子离子质谱仪的 CID 模式采集
LipidMap	LC-MS	>26174	>48226	脂质组学专用，每一类化合物的串联质谱包括了一种检测模式与一种加合离子	● 数据公开 ● 可根据绘制化合物结构进行检索 ● 可提供某些脂质类化学标准品的相关信息
Fiehn library	GC-MS	>1000	>2200	包含约 900 种常见代谢物供检索，谱库提供预编程的完整 GC/MS 分析方法以及 GC/MS 代谢组学分析文档	● 数据不公开，需要购买许可证 ● 全部基于真实谱图数据 ● 包含了使用四极杆或 TOF 质量分析器检测数据
GolmMetabolome Database	GC-MS	4663	26590	包含了多种实验条件下的以 EI 作为离子源的质谱数据	● 数据公开 ● 基于真实谱图数据 ● 大部分数据来源于植物代谢物
mzCloud	LC-MS	12884	11852310	包含高分辨率串联质谱和多级质谱信息，每周更新	● 数据公开 ● 仅限于使用离子阱质谱的 LC-MS 数据 ● 更新频率高
Global Natural Products Social Molecular Networking, GNPS	LC-MS, GC-MS	—	—	天然产物交互分子网络平台，可生成图形化网络	● 数据公开，可下载 ● 支持 LC-MS 与 GC-MS 数据 ● 可用于分子网络构建

如表 7-3 所示，这些步骤和前处理步骤可以通过多种软件完成。这些软件大多基于 R 或 Python 等命令行界面，对于编程和代码理解能力有较高要求。同时，也有一些提供图形化交互界面的工具。例如，MetaboAnalyst、XCMS 和 tidymass 等提供了一站式的分析流程，而 NOREVA、mixOmics、Cytoscape 等可能专注于特定的分析环节。虽然代谢组学的统计分析可以通过众多软件进行，但选择合适的方法仍需对每一环节有深入的理解。接下来将对统计分析的各个环节进行简要介绍。

表 7-3 代谢组学数据分析的常用软件

软件名称	操作平台	质谱数据前处理	缺失值处理	批次校正	标准化	单变量分析	多变量分析	富集分析	代谢网络构建
MetaboAnalyst5.0	网页	是	是	是	是	是	是	是	是
XCMS online	网页	是	是	是	是	是	是	是	否
GNPS	网页	是	是	否	是	是	否	是	是
MetaboAnalystR	R	是	是	是	是	是	是	是	是
XCMS	R	是	是	是	是	是	是	是	否
Mzmine3	R	是	是	是	否	是	是	否	否
NOREVA	R/网页	否	是	是	是	否	是	否	否
tidymass project	R	是	是	是	是	是	是	是	是
metabolomicsR	R	否	是	是	是	是	是	否	否
mixOmics	R	否	是	否	否	是	是	否	否
pmartR	R	否	是	是	是	是	是	否	否
tidyms	Python	是	否	是	是	否	是	否	否
MS-DIAL	图形交互软件	是	否	否	否	是	是	否	否
Umetrics SIMCA	商业图形交互软件	否	否	否	否	是	是	否	否
Cytoscape	图形交互软件	否	否	否	否	否	否	否	是

（一）缺失值处理

虽然质谱数据覆盖的检测范围很广，但由于含量低于检测限、特征值无法提取、化合物不存在等多种原因，缺失值在代谢组学中常占据较高的比例，部分情况下甚至高达所有特征数的 30%~50%。尽管近些年来已经出现了一些对于缺失值不敏感的算法，但代谢组分析的绝大多数方法无法处理缺失信息，从而造成分析结果的极大偏差。缺失值的处理方式大致分为三种：删除、融合与插补。如果某特征在每个组内的缺失值占比超过 75%，缺失值可直接被过滤。如该特征在原始信号中确实存在，可考虑采用 XCMS 内置的信号融合方法。

缺失值处理中最常用的方法为插补（imputation），即在不改变数据整体结构的情况下，基于已有信息替换缺失值。常用的插补策略包括极小值替换、均值替换、中值替换、K 近邻（K-nearest neighbor，KNN）、贝叶斯主成分分析（Bayesian principal component analysis，bPCA）、随机森林插补等。在这些方式中，随机森林插补对于数据结构的影响最小，但消耗资源最多；bPCA 与 KNN 效果较差，但所消耗资源较少。缺失值插补的效果常由造成缺失的原因决定，但也应当考虑到是否与生物学效应相关。总的来讲，缺失值的处理应结合造成数据缺失的原因，并尽可能地保留原始的数据分布结构。在无法选择处理方式的情况下，应当返回至原始谱图信号进行检查与判断。

（二）批次校正

批次效应是指样品在不同批次处理和测量中产生的与生物复杂性无关的差异。在大型队列研究中，样本不得不分为多个批次，这导致代谢物信号的样本残留无法在批次之间进行校正。这种情况下常使用质量控制（quality control，QC）样本对批次效应进行校正，所使用的策略大致分为三种。

1. 中位数标准化 选取QC样本计算每个特征的中位数信号并进行标准化。

2. 回归曲线校正 对于每个特征值，构建QC进样顺序、批次顺序或其他技术因素与峰强度的回归模型，再根据回归模型进行拟合，如QC-RSC（quality control-robust spline correction）、QC-RLSC（quality control-robust LOESS signal correction）等。

3. 机器学习 使用随机森林、卷积神经网络、支持向量机等机器学习模型，如pseudoQC、MetNormalizer、Norm ISWSVR等。

此外，使用已知浓度的标准品作为内参也可用于校正样本残留造成的批次效应，但需要购买足够数量的化学标准品，成本较高。虽然批次校正的方法很多，但这些方法都具有各自的优点与缺点，需要根据具体的数据分布情况进行判断。同时，这一步骤可能对于数据分布产生较大影响。因而，最好的办法仍然是实验的平衡设计与随机取样，尽可能避免系统误差造成的影响。在无法避免或不知道效应来源的情况下可通过箱型图、主成分分析图等方法进行观察，采用合适的方法减少非生物学效应带来的影响。

（三）标准化

由于代谢物降解与裂解或仪器灵敏度下降等多种因素有关，代谢组学的检测信号变化大多不是呈线性变化的。此外，不同代谢物可能在丰度范围等方面有较大差异。代谢物的不同信号分布特征可能会对分析造成一定阻碍，因此，原始信号值常需要进行标准化，消除样本间的无关差异，控制代谢物内部差异程度，以便后续分析。代谢组学的标准化方法多数是从更早的已有方法延续下来，在转录组学等方面已有应用。常用的标准化手段包括基于缩放因子的方法（如自动缩放法、帕累托缩放等，通常用于调整变异幅度和权重）、基于数据本身分布的方法（如分位数标准化、范围标准化等，通常用于调整/统一分布，减少离群值影响）、拟合模型的方法（如循环LOESS等，通常用于纠正非线性偏差）。

针对不同数据特征和分析目标，可能需要选取不同的标准化方法。方差稳定标准化（variance stabilization normalization，VSN）是一种非线性方法，旨在保持整个数据范围内的方差不变，据报道，该方法是探索性分析（如主成分分析）的首选方法。概率商标准化（probabilistic quotient normalization，PQN）根据对最可能稀释度的总体估计来对代谢组谱进行转换，与大多数标准化相比，该算法展现出了明显的鲁棒性和准确性。而对数变换（log transformation）通过非线性变换将代谢组学数据的偏态分布转换为对称分布，通常用于调整异方差性，并将代谢物之间的关系从乘法转换为加法。虽然方法简单，其在多数任务上都取得了较好的效果。

除此之外，也有一些代谢组学工作流程会考虑到代谢物间关系等生物学知识，并将其整合至标准化操作之中。

（四）单变量统计分析

单变量统计分析是探索生物标志物常用的一种方法，主要是通过对每个特征进行独立的统计检验，探究与组别划分相关的代谢特征，对数据特征进行初步预览。单变量统计分析的方法与分类情况有关，例如对于二分类情况，选择t检验；在多分类条件下，可考虑单因素方差分析（ANOVA）。同时，数据的整体分布也影响了统计方法的选择，例如在数据整体不符合正态分布或整体分布形式未知的情况下，可以根据分类情况酌情选择符号秩检验（Wilcoxon）或 K-W 秩和检验（Kruskal-Wailis H test）等非参检验方法（non-parametric）。而对于分类标准是连续性变量的情况，可尝试使用线性模型拟合以发掘与分类相关的代谢特征。

单变量统计分析的优点是简单易懂，适用于差异代谢物的初步筛选。但忽略了代谢物之间的相互关系，无法揭示代谢网络的整体变化。同时，由于假设检验的假阳性率与统计检验次数的正相关性，在单变量统计分析中多次使用假设检验之后应当进行多重检验（multiple testing），从而将总的 I 类错误控制在合理范围内。

（五）多变量统计分析

代谢组学研究中，多变量统计分析常与单变量统计分析结合使用，以更全面地了解代谢物的变化和相互关系。多变量统计分析可以通过建立数学模型，综合考虑多个代谢物之间的关系，发现更具有预测性的生物标志物。常用的多变量统计方法可根据是否需要输入分类信息分为无监督模型与有监督模型。

1. 无监督模型 是一种不需要标记数据的统计手段，例如主成分分析（PCA）、因子分解等。由于没有外加干预，无监督方法可反映代谢组数据的原始状态，掌握数据的整体情况，并观察数据集中观测数据的分组、趋势以及离群值；也可以通过观察质控样品分布情况以考查检测系统的稳定性。但由于无监督模型通常不具有明确的考察目标，无法评估模型效能，所以仅用于描述样本整体的分布情况。

2. 有监督模型 与无监督模型不同，有监督模型需要明确的数据标签与考查目标并构建模型用于分类或预测。在代谢组学中，常用的有监督模型包括偏最小二乘判别分析（PLS-DA）、正交偏最小二乘判别分析（OPLS-DA）、支持向量机、随机森林等。由于建模时对样品进行了指定和分组，有监督模型能够很好地区分组间差异，但同时可能导致过拟合（overfitting）问题。通常使用交叉验证（cross-validation）或置换检验（permutation test）以确定适合的模型参数或评价模型的可靠性。

（六）功能分析

1. 富集分析 代谢学的富集分析是一种将代谢组学数据与生物过程结合的方法，可用于揭示代谢物之间的相互作用与调控机制。富集分析首先从在线数据库或其他信息源获取功能通路及相应的组成元素，再使用特定的统计方法考查对应元素在数据集中的相对变化情况，并通过这些组成元素的变化或排序判断对应的生物功能是否富集。常见的富集分析方法大致分为三类：过代表分析（over-representation analysis，ORA）、功能类型评分（functional class scoring，FCS）和通路拓扑方法（pathway topology，PT）。三种方法的特征与代表性软件工具如表 7-4 所示。以上三类方法在靶向代谢组学研究中表现良好，但由于强烈依赖特征峰注释的效果，无法直接用于广谱代谢组的数据分析。

表 7-4 富集分析常用方法及相关特征一览表

方法分类	方法名称	统计检验方法	特征
ORA	ORA	超几何检验	需要挑选所输入的特征，所输入的每个特征的权重相等
ORA	Mummichog	Fisher's 精确检验、EASE	以 m/z 作为输入信息，并使用置换检验解决依赖性假设
FCS	GSEA	K-S 样统计量	不必挑选输入特征，所输入的每个特征与通路权重相等
TP	FELLA	扩散与网页排名算法	结合 ORA 与网络特征，内置有代谢加权网络

由于在特征峰注释这一过程中，个别化合物很难从极少数的质谱或核磁信息中可靠地鉴定出

来，而通路层面的变化可以通过组成元素集体所对应的质谱或核磁峰表现，所以将分析单元从化合物水平转移到通路水平可能是一种比较有前景的思路。Mummichog 是第一种将质谱峰与已知代谢通路关联的方法，其输入的特征值将根据 m/z 和保留时间以多对多的方式映射到预定义的代谢通路或网络中，从而推断通路富集情况。该方法在富集分析中的表现较为优秀，并已植入多种网页工具，如 XCMS 与 MetaboAnalyst。

2. 代谢网络 代谢通路的功能和调控涉及多个层面，包括基因表达调控、酶活性调节和信号传导等。由于不同代谢通路之间可能存在交叉、重叠，单独的通路富集难以解释复杂的生物过程，将变化的代谢物纳入整体的代谢网络进行考查是较为必要的。代谢网络是一种将代谢反应和代谢物相互关联起来的图形模型，可用于描述和模拟生物体内的代谢过程。

在代谢网络中，代谢反应被表示为节点，代谢物（包括底物和产物）被表示为节点之间的连接线。代谢反应节点表示化学反应，通常包括底物和产物之间的转化关系，以及催化该反应的酶。代谢物节点表示化学物质，可以是小分子代谢产物、中间代谢物或底物。通过将代谢反应和代谢物组织在一起，建立它们之间的连接，就可以构建出代谢网络。

代谢网络的构建可以基于已知的代谢反应和代谢物之间的关联，也可以在结合基因组、蛋白组、转录组等多组学数据的基础上构建模型进行推断。这种综合考虑基因组数据和代谢反应所构建的模型又可称为基因组规模代谢网络模型（genome scale metabolic network model，GSMM），即描述整个基因组的代谢网络。该模型为理解生物体内的代谢过程、预测基因功能和相互作用、探索代谢调控机制提供了重要依据，但受限于对表达调控网络的充分理解，与真实的细胞网络结构还有很大差距。

四、质谱技术的新进展

（一）单细胞代谢组学

单细胞代谢组学即在细胞层面观测代谢组变化。细胞解离的方式是影响分析结果的最主要因素，大致包括离子束轰击、激光解离、探针分选、微流控分选等，并以离子束轰击与激光解离最为常见。单细胞代谢组学的分析首先需要通过设置阈值去除背景信号，然后参照单细胞转录组分析流程进行降维、标准化、差异分析与代谢物注释等一系列步骤。

（二）空间代谢组学

空间代谢组学是能够在空间维度观测小分子化合物的一种新兴的组学技术。该技术的实现主要依赖于影像质谱分析法（imaging mass spectrometry），即使用质谱技术分析空间解析采样（spatially resolved sampling）所获得的分子，该技术通常将待测样本按照二维平面划分为数个采样点，按照一定顺序使用激光或其他手段将位于各采样点的组织解离并送入高分辨质谱仪进行检测。记录的采样顺序或采样点坐标将用于还原组织的空间形状，并结合质谱数据以观察组织内不同部位的代谢情况。由于引入了组织解离这一步骤，空间维度上的分辨率、准确性与特异性成为该技术发展的重要影响因素。空间代谢组技术常用的离子源多为 MALDI、DESI 等软电离方式，以避免离子碎片的产生，从而减少噪声信号干扰。但同时，因为无法探测到离子碎片，无法准确地区分同分异构体，导致代谢物注释信息较为不准确。针对空间代谢组学数据，传统的注释方法已不适用，需要严格控制错误发生率（false discovery rate）以减少数据冗余。

第五节 多组学融合分析

一、多组学融合概述

疾病的发生通常是遗传和环境相互作用的结果，为了更全面系统地了解人类复杂疾病，我们需要在多个层次上解释分子的复杂性和变异，如（表观）基因组、转录组、蛋白质组和代谢组等。单组学提供的组学层面的差异仅限于疾病的相关性分析，主要反映疾病过程的变化，而不能解释因果关系。和单一组学相比，多组学融合分析可从多个层面提供更为全面的信息，有助于揭示包括癌症、神经退行性疾病等复杂疾病的分子机制。同时，不同组学数据源之间的信息可以相互验证，提高了数据的质量和可信度。

近年来，随着高通量技术的飞速发展和测序成本的大幅度降低，产生了海量的疾病相关的多组学数据，为多组学融合提供了丰富的数据资源。常见的多组学数据库包括：① TCGA（The Cancer Genome Atlas，https://cancergenome.nih.gov/），涵盖了超过33种不同类型的癌症和20000个个体的肿瘤样本，包括DNA-Seq、RNA-Seq、miRNA-Seq、单核苷酸变异（SNV）、拷贝数变异（copy number variation，CNV）、DNA甲基化和反相蛋白阵列（reverse-phase protein array，RPPA）等组学数据。② ICGC（International Cancer Genomics Consortium，https://icgc.org/），涵盖了22330名捐赠者的22个原发性肿瘤部位的86个数据集，包括SNV、CNV和基因表达谱等组学数据（release 28）。③ CCLE（Cancer Cell Line Encyclopedia，https://portals.broadinstitute.org/ccle），提供了36种不同类型的癌症近千个细胞系的多组学数据，包括RNA-seq、CNV、简化基因组甲基化测序（reduced representation bisulfite sequencing，RRBS）和数百个细胞系对24种抗癌药的药物反应图谱等。④ OmicsDI（Omics Discovery Index，https://www.omicsdi.org/），提供了包括人在内的多个物种的基因组、转录组、蛋白组和代谢组的多组学数据。⑤帕金森专病数据库AMP-PD（The Accelerating Medicines Partnership program for Parkinson's disease），涵盖了10699个帕金森病相关受试者的包括全基因组测序（WGS）、全外显子测序（WES）、RNA-seq、全基因组重亚硫酸氢盐测序（whole genome bisulfite sequencing，WGBS）等的多组学数据。此外，NCBI（National Center for Biotechnology Information，https://www.ncbi.nlm.nih.gov/）和GEO（Gene Expression Omnibus，https://www.ncbi.nlm.nih.gov/geo/）也收集了大量的多组学数据。

多组学数据融合的方法层出不穷，大致可以分为三大类。①基于连接（concatenation-based）的融合，是指通过将多个单组学的数据合并成一个联合的大矩阵进行后续分析。优点是简单直接，下游可和各种经典的有监督方法如支持向量机（SVM）和无监督方法如联合的非负矩阵分解（joint non-negative matrix factorization，joint NMF）等无缝衔接。但由于不同组学的数据维度不同，在连接之前需要对各组学进行恰当的标准化。该方法没有考虑到组学各自的独特分布，当连接后的矩阵很大时，对运算的内存和计算力要求较高。②基于模型（model-based）的融合，是指首先基于每个组学的数据建立多个单组学的中间模型，然后基于不同的中间模型构建一个最终的模型。该方法的主要优点是可以合并基于不同组学类型的模型，每个组学数据来源可以是具有相似疾病表型的不同个体；该方法从数据层面不会增加维度复杂性，同时考虑了不同组学之间的相互作用。但当各组学数据的异质性非常大时效果不佳，还会有过拟合的风险。另外，较微弱的信号可能会被忽略掉。③基于转换（transformation-based）的融合，是指首先将每个组学数据集转换为图或内核矩阵（kernel matrix），然后将它们合并，再构建模型。其中图转换易于理解，计算强度较低；内核矩阵转换有更高的性能，但在计算上相较于图转换更为密集。

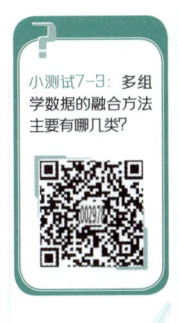

小测试7-3：多组学数据的融合方法主要有哪几类？

多组学数据融合应用广泛，主要应用范围包括：①识别与疾病相关的分子模式。多组学数据有助于发现疾病相关的分子模块，可被用作疾病诊断或分期的指标，深入揭示疾病特异的通路和分子机制。②疾病分型。基于多组学层面的特征将具有高度病理和临床异质性的疾病细分为亚组，不同亚组在疾病进展或治疗反应上有明显差异，有助于开展靶向和精准治疗。③疾病诊断或预后。多组学数据融合分析采用复杂的分子特征或模式作为预测的标志物，可获得更高的预测准确度。④预测药物反应。多组学数据集的分析可提高识别药物对特定细胞系或患者细胞作用的分辨率。⑤阐释调控过程。多组学数据分析通过结合基因表达和潜在调控因子，推断疾病特异性基因调控网络，从而进一步识别关键的失调子网络，辅助药物靶点的发现。

二、基因组学与转录组学融合分析

转录作为中心法则的一个重要环节，是基因表达的第一步，也是基因表达调控的关键部分。因此，将基因组学与转录组学进行融合分析，可以更加全面系统地理解基因变异如何对基因表达产生影响以及复杂疾病发生发展的生物学机制。基因组学与转录组学融合分析也在复杂疾病的生物标志物发现、新药研发以及个体化医疗等多方面发挥了重要的作用。目前，针对基因组学和转录组学的融合分析，已经产生多种数据整合方法。下面介绍一些常用的分析方法。

（一）数量性状位点分析

数量性状位点（quantitative trait locus，QTL）是指基因组上存在某一段可能包含多个基因的区域，该区域上存在与数量性状相关的变异。其中数量性状是指如身高、体重、血压等可量化的生物学指标。例如：身高是一种数量性状，那么基因组上控制身高性状的基因被称为数量性状位点，该基因所在的基因组位置被称为数量性状基因座。在多组学数据分析中，QTL 可以与不同的性状进行组合，例如：表达数量性状位点 eQTL（expression quantitative trait loci）、异构体数量性状位点 isoQTL（isoform quantitative trait loci）、剪接数量性状位点 sQTL（splicing quantitative trait loci）等。

1. eQTL 是把基因表达作为一种数量性状，从而研究遗传变异和基因表达水平的相关性。eQTL 可以进一步分为 cis-eQTL 和 trans-eQTL，其中 cis-eQTL 认为影响基因表达的变异位于基因的附近，该变异位点和其影响的基因通常在同一条染色体上；而 trans-eQTL 表示遗传变异与基因表达之间的关联跨越不同的染色体。eQTL 的计算基于基因表达数据和基因型数据，使用线性回归或方差分析等统计学方法测试基因型与每个基因表达量之间的关系从而识别潜在的 eQTL。eQTL 的计算可以通过一些成熟的工具实现，如：Matrix eQTL、FastQTL 等。

2. sQTL 和 isoQTL sQTL 是将基因剪切作为一种数量性状，关注与基因剪切相关的遗传变异；而 isoQTL 是关注基因的不同异构体（同一基因的不同转录本或剪接变体）的表达水平相关的遗传变异。在计算上，sQTL 以及 isoQTL 与 eQTL 分析类似。其中，sQTL 分析可以借助于 Matrix eQTL、FastQTL 等工具实现，isoQTL 分析可借助 LeafCutter、SQUADD 等工具实现。

（二）共定位分析

共定位分析的基本思想是结合关联研究分析和 QTL 分析，旨在寻找既与特定性状、疾病或表型相关又与基因表达或可变剪接等数量性状相关的位点，该分析有助于解释导致特定性状、疾病或表型的潜在机制。以 eQTL 与 GWAS 的共定位分析为例，通过将基因表达量和疾病关联的遗传变异结合起来，寻找基因表达调控元件和疾病相关基因座之间的重叠。可用于进行 eQTL 与 GWAS 的共定位分析的工具包括 COLOC 和 FUSION 等。此外，也可以将其他 QTL 与关联分析共定位，例如：sQTL 与 GWAS 的共定位、eQTL 与 TWAS（transcriptome-wide association study）

的共定位。

（三）全转录组关联分析结合工具变量分析

工具变量（instrumental variable，IV）分析是生物统计学中研究因果关系的常用方法，它的主要目的是解决因果关系建模中自变量与误差项之间存在相关性的问题，通过引入工具变量代替解释变量以解决内生性问题；而全转录组关联分析是研究基因表达与复杂疾病或表型之间的关系，它的思想与 GWAS 类似，是在全转录组水平上建立基因或转录本与表型的关联。将 IV 与 TWAS 结合，可以分析基因表达和表型之间的因果关系。例如：eQTL 作为工具变量，基因表达水平作为暴露因素，性状作为结果变量，用最小二乘法或孟德尔随机化（Mendelian randomization，MR）做 IV 分析。SMR（summary-based Mendelian randomization）就是两种方法结合的分析方法，用来测试 SNP 对表型的影响是否由基因表达介导。

随着大数据时代的来临，科研人员开始利用各种数学模型和机器学习方法，开发了多种整合基因组和转录组数据的算法。目前已经有一些较为成熟的算法可供生物、医学相关科研人员使用。具体如下。

1. MOFA（multi-omics factor analysis） 是一种基于概率因子识别不同组学数据集间一致的和组学特异模式的算法。通过将多个组学数据集投影到共享的低维潜在空间中，帮助发现不同组学数据之间一致的及特异的变异以提高对整体系统的理解。

2. Primo 用于综合分析 GWAS 汇总数据和多组学 QTL 汇总数据。Primo 研究 SNP 与组学特征的关联模式，并允许存在未知的研究异质性和样本相关性。Primo 在计算已知易感位点的分子机制的同时，可以检测和解释 SNP 多效性。

3. PTWAS（phenome-wide transcriptome-wide association study） 是基于工具变量框架，用来估计基因表达对结果特征（如代谢物、疾病特征、临床测量或对治疗的反应）的因果效应的算法，并可对潜在的混杂因素（例如群体结构或批次效应）进行多重测试和控制；此外，PTWAS 还可以用来估计组织或细胞类型特异的基因对性状的影响。

基因组学和转录组学融合分析在生物学和医学研究领域具有广泛应用。如：在疾病研究方面，通过整合分析基因组学和转录组学数据，可以寻找疾病相关的基因变异以及帮助阐明变异如何影响基因表达，有助于新致病基因的发现、增加对疾病机制的理解，以期望开发更精准的治疗方法；在药物开发方面，融合分析可以用于研究药物对基因表达的影响，有助于了解药物的作用机制、不良反应和个体差异，从而提高药物研发的效率。该方法还可以用于研究基因的调控机制、细胞信号通路等基本生物学过程，揭示生命的基本原理。此外，基因组学和转录组学融合分析还可以结合单细胞技术，实现对细胞水平的调控机制研究。同时，进一步整合其他组学数据，如蛋白质组学、代谢组学和表观基因组学，绘制更全面的生物学图谱。

综上所述，基因组学和转录组学融合分析在生物医学领域中有着广泛而深远的影响，将继续推动生物医学研究和个性化医疗的进步，有望为疾病的早期诊断和治疗等提供夯实的理论基础和更为有效的药物靶点。

三、基因组学与蛋白组学融合分析

蛋白质是从基因组到表型信息传递的关键中间表型，将基因组学与蛋白组学联合起来，有助于将蛋白质更直接地与基因和疾病联系起来，以期更好地对疾病进行病因机制解读、诊断与分层、生物学标志物发现、药物研发等，实现精准诊疗。

在进行基因组学与蛋白组学联合分析时，有一些重要的方法和策略。

（1）整合数据：通过预处理基因组学和蛋白组学数据进行清洗和质控，根据需求进一步进行标准化处理并将数据整合到一个统一的分析框架中，以便进行比较和关联分析。

（2）差异分析：比较不同组别的基因组学和蛋白组学数据，以确定哪些基因和蛋白质在组间有显著差异。

（3）通路分析：将差异基因和蛋白质映射到生物通路中，以识别潜在的调控通路和生物学过程。

（4）蛋白质-蛋白质互作网络分析：通过构建蛋白质-蛋白质互作网络，可以了解蛋白质之间的相互作用，识别关键蛋白质和调控子网络。

（5）全蛋白质组关联研究（proteome-wide association study，PWAS）：是一种检测蛋白质功能改变介导的基因表型关联的新方法，通过蛋白质的功能变化将基因和表型联系起来，在功能与机制研究领域表现出广泛的应用前景。

（6）共定位分析：旨在GWAS结果的基础上鉴定与表型相关的遗传变异位点。利用蛋白质数量性状位点（pQTLs）与GWAS进行共定位分析，可以在蛋白质水平上进一步解释DNA序列变异与常见疾病风险等位基因之间的关联，可揭示疾病机制、发现新型药物靶点和生物学标志物。

在联合分析中，除了关注单个组学的差异外，还需要捕捉组学之间的相互作用。机器学习方法在整合与分析高维多组学数据中发挥着不可或缺的作用，相对于传统统计分析方法更有可能捕捉到非线性相关的多组学因素或多组学数据之间的相互作用效应。一些机器学习算法如随机森林、支持向量机、神经网络和深度学习可用于基因组学和蛋白组学数据的整合分析，可协助实现特征选择、降维、分类和预测等任务。

目前，基因组学与蛋白组学联合分析常见于以下应用。

（1）疾病标志物的鉴定：通过比较疾病人群和健康人群的基因组和蛋白组数据，可以鉴定潜在的疾病标志物，这些标志物可用于早期疾病诊断和预后的监测。

（2）药物靶点研究：在药物开发过程中，基因组与蛋白组数据的联合分析可用于确定药物靶标、药物作用机制研究、药效评估等，有助于筛选和开发新的药物及开展个体化药物治疗。

（3）生物学机制的解释：基因组通过蛋白质组与表型相连，可以深入了解生物学过程，揭示潜在的病理生理通路和调控机制。例如，通过对蛋白质数量性状位点（pQTLs）的研究，构建基因与蛋白质的调控网络，筛选关键分子遗传调控通路，可以帮助识别新的基因-蛋白质-疾病联系，并通过促进和完善基于因果的基因定位，为现有的GWAS结果提供更多解释。

（4）疾病亚型的识别：对疾病准确有效的分型可更好地剖析疾病异质性，有助于理解其潜在分子机制、明确相关失调通路。传统的疾病分型主要基于临床病理表型；然而，临床表型处于不断变化和进展中，且具有相同表型的个人底层的致病机制可能很不一样。另外，基于临床病理表型的分类方法没有明确的生物学基础，难以反映疾病的进展与治疗特异性，不能满足精准诊疗的需求。通过基因组与蛋白组数据的联合分析，可以精准识别疾病亚型，解读疾病异质性，从而制订更为有效的个体化管理策略，也有助于未来在药物靶点研究及临床试验中更为合理有效地进行临床试验分组。

尽管基因组学与蛋白组学联合分析在生物医学领域中有广泛的应用，但也面临一些挑战。①数据整合和标准化：不同实验室生成的数据可能具有差异，需要统一的标准化和合适的整合方法。②数据分析复杂性：联合分析涉及多维数据，需要高级的分析方法和工具来解释结果。③样本大小：对于某些疾病或疾病亚型，样本数量可能有限，这可能限制了联合分析的统计能力。

尽管有诸多挑战，但随着技术和方法的不断改进，我们可以期待基因组学与蛋白组学联合分析在医学领域的广泛应用，并为改善患者健康和生活质量作出贡献。此外，开发更多的生物信息学工具将对医学数据采集与分析产生积极影响，有助于推动该领域的研究与发展。

四、基因组学与代谢组学融合分析

代谢组学旨在定量描述生物体内代谢物的变化,为探索代谢改变、表型调控和疾病状态提供了重要的依据。然而单一的代谢组学技术并不能阐明引起代谢异常的原因。另外,与疾病相关的基因变异往往不直接导致疾病,单一的基因组学也无法捕捉到生物体内部分子随时间的变化,以及这种变化与疾病发生的风险关系。

在多组学中,基因组学和代谢组学分别位于系统生物学的最上游和最下游,前者决定开始,后者反映结局。代谢组的全基因组关联分析(metabolomegenome-wide association study,mGWAS)是联合基因组和代谢组最常见的分析方法之一,它从"因"和"果"两个方面全面系统性地探讨疾病的发生机制;mGWAS 将代谢数据作为中间表型,与基因组数据进行关联分析,以识别与特定代谢物或代谢物组合之间显著关联的遗传变异,从而探索代谢物的遗传基础。其所定位到的基因位点称为代谢数量性状位点(metabolic quantitative trait locus,mQTL)。由于其具有高通量、高灵敏、高精确、定位强的特点,已被广泛地用于各领域的研究中。

mGWAS 的主要分析步骤如下。

(1) 样本收集和代谢物检测:从大规模人群中收集具有代表性的代谢性状样本,并使用代谢技术(如色谱-质谱仪联用、核磁共振)测量样本中的多种代谢物浓度。

(2) 基因型分析:对样本进行基因型分析,通常使用基因芯片或高通量测序技术来检测基因变异。

(3) 数据处理:对基因型和代谢物浓度数据进行预处理,包括质量控制、数据清洗、标准化等步骤,确保数据的准确性和可比性。

(4) 关联分析:使用统计方法,如线性回归模型、方差分析、混合模型等,对基因型和代谢物浓度之间的关联进行分析。

(5) 多重校正:由于进行大规模关联分析时存在多重比较的问题,需要进行多重校正来剔除假阳性结果。常用的方法包括 Bonferroni 校正、Benjamini-Hochberg 校正、错误发现率校正(false discovery rate correction,FDR)等。

(6) 结果解释和功能注释:对于显著关联的 mQTL,可以进一步进行功能注释以了解这些位点对代谢物水平的调控机制和生物学意义,如使用数据库(如 KEGG、GO 等)注释代谢物通路以获取特定功能和生物学过程相关信息,利用趋势分析了解代谢物随时间的变化方向等。

另外,机器学习在基因组学和代谢组学联合分析方面也有广泛的应用,例如运用支持向量机、随机森林、深度学习和神经网络等方法,发现潜在的代谢调控机制、助力识别生物学标志物、预测代谢物水平、建立疾病诊断和预测模型等。

基因组学和代谢组学的融合分析可以提供基因和代谢物之间相互作用的综合信息。目前,这种综合分析方法在疾病研究、药物开发、生物工程等领域已经体现出重要的应用价值,例如用于研究糖尿病、心血管疾病和肥胖症等代谢性疾病,洞察代谢调控和疾病的发病机制;用于生物学标志物的挖掘,为疾病的早期诊断、治疗、预测和监测提供依据;用于药物与基因或代谢物之间的相互作用的研究,以预测个体对药物的响应和耐受性,发现新的药物靶点、药物作用机制,以及构建药效预测模型;用于营养与代谢关系的研究,通过分析基因型、饮食习惯和代谢物水平之间的关联,揭示基因和饮食对代谢过程的影响,为个体化的营养建议和健康管理提供支持。随着相关技术的不断发展,代谢组学和基因组学的融合分析也将进一步得到扩展。

五、其他多组学融合分析

生物体的不同层面所获取的组学数据相互关联且互补。除了组学与基因组学的融合分析,其他组学间的整合分析也可为探究特定生物机制提供更丰富、全面的信息。

mRNA 和蛋白质分别作为基因表达的中间产物和终端产物,从不同层面反映了基因表达的程度。转录组学和蛋白组学的整合分析有助于深化对 mRNA 和蛋白质表达动力学的理解,进而揭示基因表达调控过程。随着测序技术和质谱技术的发展,这一整合分析在动物、植物和微生物领域得到广泛应用。然而,研究显示,总体上 mRNA 和蛋白质表达的相关性低,且在不同物种中有显著差异;例如,在细菌中相关系数为 0.2～0.47,在多细胞生物中为 0.09～0.46。这种低相关性是由于从 mRNA 到蛋白质合成过程中的复杂调控机制,如核糖体结合位点的不足、核糖体密度、密码子使用率的偏倚性及 mRNA 和蛋白质半衰期的差异等生物学因素所致。此外,系统误差和实验技术的局限性等非生物学因素也是原因之一。尽管如此,研究的重点并非仅限于寻找 mRNA 和蛋白质之间的直接对应关系,而是通过二者的综合分析,探索其中的一致性和不一致性,以理解底层的调控机制和生物学意义。

转录组学与代谢组学数据的融合分析也较为常见。不同于转录组与蛋白组的整合,转录物和代谢物之间没有直接联系,这增加了联合分析的复杂性。尽管如此,转录组和代谢组的整合分析仍是一种强大的策略,可将转录组的测量与代谢组提供的表型测量联系起来。统计学上,转录组学与代谢组学的联合分析方法主要包括:①基于相关性分析,寻找两组学元素之间的相关连接,常用的方法包括 Pearson's 和 Spearman's 相关系数;②基于数据连接的融合分析,虽然简单,但由于转录组学和代谢组学数据的差异性,这种方法并不推荐;③基于多变量整合的分析方法,使用标准的多变量方法,如偏最小二乘(PLS)、主成分分析(PCA)和典型相关分析(CCA)等,来预测或寻找变量之间的关系;④基于代谢通路数据库的整合分析,利用 KEGG、Wikipathways、MetaboAnalyst 等预定义的代谢通路数据库,将测量到的代谢物和转录物映射到通路上,并寻找在不同条件下有显著改变的通路或通路与感兴趣的表型之间的关联。

此外,在人的体表及体内都存在着数量庞大的微生物,包括真核微生物、细菌、古生菌和病毒,被称为人体微生物组。微生物组(microbiome)是指一个特定环境或生态系统中全部的生物及其遗传信息,包括细胞群体和数量、及全部的遗传物质(基因组),其内涵包括了微生物与环境的相互作用。微生物组学(microbiomics)是以微生物组为对象,研究其结构与功能、内部群体间、或与环境的相互作用关系,并最终通过调控微生物群体的生长和代谢,为人类健康和社会的可持续发展服务。转录组学、代谢组学和微生物组学的联合分析可为研究者们在疾病诊断与治疗、药物研发和个体化治疗、营养研究和环境研究等领域提供更全面和深入的理解。

多组学研究在经济和技术上的可行性大幅扩展了其在生物医学领域的应用。理想情况下,应尽可能整合包括(表观)基因组学、转录组学、蛋白组学、代谢组学、微生物组学和影像组学等数据,以对生物体在特定状态下的系统性进行全面解读。这种综合分析有望提供对生物体分子生物学机制的深刻见解,为实现精准医疗提供有效的药物靶点。

小 结

随着高通量生物技术的快速进步，我们已经进入了一个前所未有的生物大数据时代。这种技术的发展不仅极大地加速了科学研究的步伐，而且为疾病研究提供了一种全新的视角。研究人员现在能够从基因组学、转录组学、蛋白组学和代谢组学等多个层面对疾病进行全面的分析，这种多角度的分析有助于深入理解疾病的发生、发展和治疗机制。

在基因组学方面，通过对 DNA 序列的分析，研究人员可以识别出与疾病相关的遗传变异和基因。这一领域的研究不仅帮助我们理解了遗传疾病的根本原因，而且还为复杂疾病的遗传易感性提供了线索。转录组学则关注 RNA 的表达，通过分析 RNA 分子，研究人员能够了解基因在特定条件下是如何被激活或抑制的，这对于理解疾病状态下的细胞功能和路径调控至关重要。蛋白组学通过分析蛋白质的表达、修饰和相互作用，进一步揭示了细胞内发生的复杂过程。蛋白质是细胞功能的执行者，它们的异常表达或功能失调与许多疾病的发生密切相关。代谢组学则是通过分析细胞内外的小分子代谢物来了解生物体的生理和病理状态。代谢组的变化能够反映出细胞对内外环境变化的响应，为疾病机制的研究提供了宝贵的信息。了解这些组学数据的产生原理和过程对于正确解读研究结果至关重要。本章不仅详细介绍了这些组学技术的基本原理和应用，而且还强调了对这些数据进行质量控制和分析的重要性。不同组学层面的数据具有其独特的特点，因此，选择合适的分析方法和流程对于获得可靠和有意义的结果至关重要。随着科技的发展，多组学研究已经成为生物医学领域的一个重要趋势。通过整合来自不同组学层面的数据，研究人员可以获得一个更全面、更深入的疾病机制视角。这种整合分析不仅能够揭示不同生物分子层面之间的相互作用，而且还能够发现新的生物学标志物和治疗靶点，为疾病的诊断和治疗提供新的策略。在实践中，进行多组学研究面临着数据量大、数据类型多样和数据分析复杂等挑战。因此，发展高效的数据整合和分析工具成为该领域的一个研究热点。通过这些工具，研究人员可以更有效地挖掘和解释大量的组学数据，加深对疾病复杂机制的理解。

最终，多组学研究的目标是为精准医疗提供支持。通过深入理解疾病的分子机制和患者的个体差异，精准医疗旨在为每位患者提供最适合其独特遗传背景和疾病状态的治疗方案。多组学研究为实现这一目标提供了强有力的基础和理论支持，有望在不久的将来彻底改变我们对疾病的理解和治疗方式。

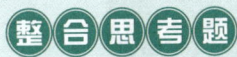

是否可以用 GWAS 来代替候选基因筛选技术？

第七章整合思考题解析

（黄金艳　李津臣）

第八章 医学影像数据分析与应用

导学目标

通过本章的学习，学生应能够：

※ **基本目标**
1. 了解医学影像的主要类型。
2. 了解医学影像在临床实践中的价值。
3. 了解基本的图像获取方法，医学图像的存储、传输和共享的标准和方法。

※ **发展目标**
1. 结合自身专业，阐述医学影像的应用场景。
2. 思考医学影像研究在临床应用中的挑战与展望。

案例 8-1

男性，18岁，因"反复发作性倒地，呼之不应伴四肢抽搐3年"就诊，发作前有胃气上冲感先兆，继之出现上诉全面强直阵挛性发作，每次发作持续1～2分钟，发作后无法回忆，清醒、睡眠时均有发作，现服用奥卡西平、左乙拉西坦，一月发作2～3次。幼年时热惊厥史，否认头部外伤、脑炎脑膜炎病史，否认家族史，出生发育史无特殊。长程视频脑电监测示：发作间期左侧颞区和（或）左侧额颞区阵发同步尖波，共监测到发作2次，以左侧前中颞区起始。诊为局灶性难治性癫痫，左侧颞叶起源。影像学检查（MRI）证实为左侧海马硬化（图8-1），行左侧前颞叶切除，术后癫痫无发作。

问题：
1. 试述海马硬化的影像学特征。
2. 试述内侧颞叶萎缩分级。

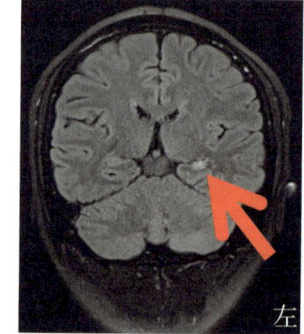

图 8-1 MRI 冠状位影像
左侧海马体积减小，信号增高，提示左侧海马硬化

医学影像学跨学科领域，涉及医学、物理学、计算机科学和电子信息科学等多个学科，主要内容包括对医学图像的获取、处理和解读。这一过程对于临床诊断和医学研究都至关重要，能够帮助医生做出更准确的判断并指导治疗决策。

第一节　医学影像概述

一、医学影像检查技术简介

医学影像是指为了医疗或医学研究，对人体或人体某部分，以非侵入方式获得内部组织影像的技术与处理过程。现有的医学影像技术主要包括 X 线成像（X-ray）、计算机断层成像（computerized tomography，CT）、磁共振成像（magnetic resonance imaging，MRI）、B 超图像、彩色多普勒图像、正电子发射断层成像（positron emission tomography，PET）、单光子发射计算机断层成像（single photon emission computed tomography，SPECT）、PET/CT 图像、PET/MR 图像，以及各种电子内窥镜图像和显微镜下病理切片图像等。这些图像在临床疾病诊断、治疗、疗效和预后评估中发挥着重要的作用。同时，这些成像技术由于成像原理不同，各具优势与不足，在临床上有不同的适用范围和应用价值。

1895 年，德国物理学家威廉·康拉德·伦琴（Wilhelm Conrad Röntgen）发现了一种未知的射线能够穿透某些材料，如木头、人体组织等，但会被金属等密度更高的材料阻挡，他称这些未知射线为 X 射线，以表明它们的性质当时还是未知的。随后，伦琴拍摄了历史上第一张 X 线摄片——他妻子手部 X 射线照片（图 8-2）。这一发现迅速传遍了全世界，伦琴也因此获得了 1901 年的第一届诺贝尔物理学奖。X 射线的发现开启了医学影像学的新纪元，最终证明是医学史上的一个重大突破，至今仍在现代医疗实践中发挥着重要作用。在临床应用中，普通 X 射线适用于具有良好自然密度对比的器官和部位的检查，如骨骼、关节，以及能够与周围结构产生明显密度对比的病变，如胆道系统和泌尿系统结石、肠梗阻等。

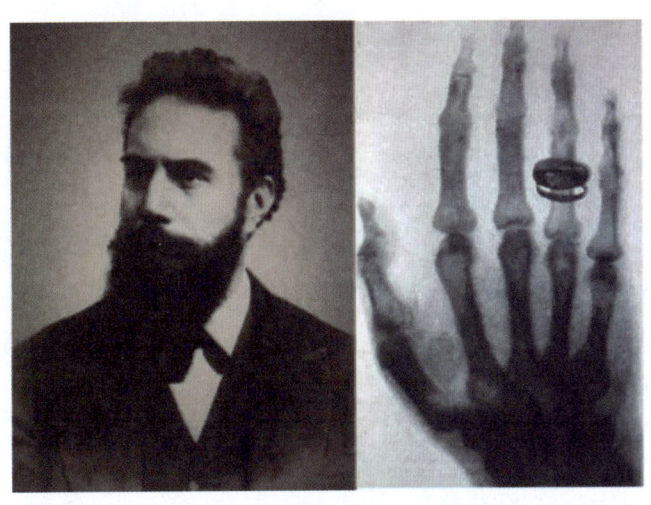

图 8-2　威廉·康拉德·伦琴和世界上第一张 X 线摄片

现代医学影像技术在 20 世纪 70 年代早期开始使用。计算机断层成像（CT）是用 X 线束对人体横断面进行扫描，获得信息，经计算机处理而得到重建图像，开创了计算机断层成像的先河。CT 所显示的断层解剖成像（图 8-3a），其密度分辨率明显优于常规 X 线摄影，可以显示常规 X 线摄影不能显示的解剖结构及病变，显著扩大了人体的检查范围，提高病变检出率和诊断准确率。CT 检查临床应用广泛，适用范围几乎涵盖了人体各个系统和解剖部位，包括中枢神经系统、头颈部、胸部、心血管系统、腹盆部以及骨骼肌肉系统等。

磁共振成像（MRI）是另一种重要的医学影像技术，于 20 世纪 80 年代开始应用于临床影像诊断，经过几十年的发展，MRI 设备在软硬件方面均得到巨大发展，并在当前临床诊断中得到了广泛的应用。MRI 技术基于磁共振原理，置于外加恒定磁场中的氢原子核（以质子为主）在射频脉冲激发下产生能级跃迁，当原子核返回基态时，释放能量发射出可被检测的信号，物体内部结构的详细图像（图 8-3b）。MRI 相较 X 射线和 CT 等影像手段更加安全，经过模/数转换及重建算法得到，在成像过程中不产生电离辐射。此外，MRI 还具有多参数多方位成像的特征，反映机体组织不同水平的生物特征，包括组织的结构、生化、功能、血流等，提供更加全面的生理病理信息，在临床诊断、神经学、肿瘤学、心脏病学和其他许多医学领域中有广泛应用。

单光子发射断层成像（SPECT）和正电子发射断层成像（PET）属于核医学成像技术。它们利用示踪原理来显示体内生物代谢活性，可以定量探测放射性同位素的空间分布和时间变化，从分子水平显示机体及病灶组织的代谢、功能、血流、细胞功能等 PET 图像如图 8-3c 所示。SPECT 和 PET 技术为临床提供生理和病理方面的诊断信息，尤其对癌症、神经系统疾病和心血管疾病的诊断和评估非常有用。核医学成像通常使用的放射性剂量低，对患者的健康风险小。但由于设备成本和放射性同位素的生产限制，PET 扫描可能比其他成像技术更昂贵，且在某些地区不易获得。

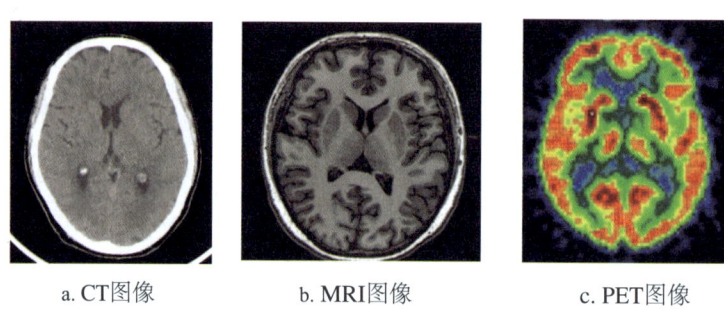

a. CT 图像　　　　b. MRI 图像　　　　c. PET 图像

图 8-3　大脑的 CT、MRI 和 PET 成像

二、医学影像的应用概述

医学影像技术作为一种疾病诊断的检查手段，在临床实践中对于疾病诊断起到重要作用，并且此类技术还适用于疾病分期、治疗规划、患者监护、治疗监控和功能评估等。此外，通过医学影像技术对于疾病机制的深入研究，加强医学界对于疾病的理解，以推动新的疾病治疗方法的发展。以下对医学影像在临床实践中的作用进行概述。

（一）医学影像临床应用

1. 疾病诊断　有研究分析了在同行评审医学期刊上发表的 671 篇病例报告后发现，其中有 511 篇（76.1%）至少使用了一种医学影像方法（如超声、X 射线、CT、MRI 等）。并且，在所有病例中，有 28.6% 的患者诊断关键线索由医学影像提供，这一比例高于其它检测手段，包括患者病史和体检（15.2%）、组织学检查（12.4%）和血液分析（9.6%）。而医学影像手段中，CT（51.6%）和 MRI（30.6%）作为提供诊断关键线索的比例最高，均超过了 30%。由此可见，医学影像在临床诊断中发挥了必不可少的重要作用。

2. 疾病分期　在癌症诊治中，癌症分期在癌症治疗中扮演着重要角色，对临床医生和研究人员制定肿瘤诊疗规范及对患者预后评估有重要作用。其中，医学影像信息为癌症分期提供更多证据。例如，在肝细胞癌的检查中，增强 CT 和增强 MRI（体内注射对比剂提高病变检出率的扫描方法）是其最重要的影像学检查方法，影像检查可为肝癌分期提供肝形态、肿瘤数目、大小、部位、血供特征，有无局部血管侵犯、区域淋巴结和远处转移情况等信息。随着影像技术与设备的进步，可以提供更高分辨率和清晰度的肿瘤影像数据，使得临床对于癌症相关信息的判断更加精准，是实现无创、活体和精准癌症分期的关键技术。

3. 治疗规划 此外，医学影像还可以为临床医生提供患者体内病变结构和功能的详细信息，从而为制定精确、有效的治疗方案提供帮助。例如，影像检查可以精确显示病变的位置、大小、形状以及与周围组织的关系，医生可以通过相关信息评估疾病情况，选择相应的治疗方案，对于外科手术、放射治疗和其他介入性治疗的规划至关重要。

影像技术除了提供病变的结构信息，有些还可以评估器官和组织的生理功能，如功能磁共振成像（fMRI）技术，对患者进行手术前大脑功能的评估在大脑肿瘤外科手术中至关重要。具体而言，大脑肿瘤手术前利用影像技术对患者语言、运动、视觉和认知等功能相关关键脑区进行识别，使外科医生能够制定更精确的手术计划，以实现最大范围肿瘤切除的同时保留脑功能，达到更好的治疗效果，并尽可能的保证患者术后的生活质量，帮助医生实现更安全、更有效的手术操作。

（二）医学影像技术在疾病研究中的作用

随着各种功能与代谢影像、分子影像和定量影像技术的蓬勃发展，采用影像组学结合机器学习等技术手段，对影像大数据进行深入挖掘，为包括肿瘤、精神障碍在内的疾病的发病机制提供客观依据，为理解疾病的发生发展过程以及提高诊断正确率、开发新的治疗手段等开拓了思路。此外，影像学也为个性化诊疗提供关键基础和重要依据，助力从"基于人群"到"个体化"的诊疗决策。

1. 了解发病机制，辅助开发新型治疗手段 精神疾病是一类影响情绪、思维和行为的疾病，在全球范围内对个人、家庭和社会带来沉重负担。然而精神疾病的症状多样，诊断复杂，发病机制不明，缺乏像其他身体疾病中的明确生物标志物，并且目前的治疗手段对于精神疾病的疗效有限。而医学影像技术的发展，尤其是磁共振成像技术，可以从不同角度揭示大脑结构、功能与人类复杂行为间的关系，从而为理解精神疾病发病原因和病理生理机制提供了重要的参考依据。例如，科学界对注意缺陷多动障碍（ADHD）患者大脑发育异常的性质一直存在争议，尚不清楚这种疾病是由大脑发育滞后引起还是相较典型发育模式出现了偏差。基于大样本的纵向研究利用大脑结构磁共振数据绘制了 ADHD 患者和正常对照大脑皮质厚度发育曲线，结果发现 ADHD 患者和正常人大脑皮质整体发育模式大致相同，均符合"二次曲线模型"，即在发育过程中，皮质厚度先逐渐增加，随后开始下降，呈倒 U 字型。而区别在于 ADHD 患儿（~ 10.5 岁）皮质厚度平均达峰年龄明显晚于正常发育儿童（~ 7.5 岁）。随后，利用 fMRI 对 ADHD 患儿进行的纵向分析也发现 ADHD 儿童脑功能也存在明显的发育延迟现象。以上研究结果均支持 ADHD 成熟滞后假说，但确切的发病机制仍需进一步研究。由此可见，通过影像学研究对理解 ADHD 的神经发育基础具有重要意义，并可能对未来的治疗方法产生影响。

2. 为疾病的精准早期诊断和干预提供支持 阿尔茨海默病（Alzheimer's disease，AD）是一种慢性神经退行性脑疾病，为最常见的痴呆类型。该疾病以进行性记忆力减退、认知功能障碍、精神行为异常为主要特征。AD 的病因不明，尚无有效的治疗方法，已有治疗方案均只能起到延缓疾病发展的作用。然而 AD 起病隐匿，一旦确诊往往已是疾病晚期，错过了最佳治疗机会。因此，临床上若能在疾病早期识别病症，进行早期干预，可以极大地延缓病情发展、避免患者经历严重的发病阶段。研究表明，神经影像生物标志物在早期检测 AD、监测疾病进展以及与其他类型痴呆的鉴别诊断方面发挥关键作用。在结构 MRI 研究中，海马萎缩和内嗅皮质萎缩被认为是轻度认知功能损害（MCI）和阿尔茨海默病（AD）患者中潜在的生物学标志物。海马萎缩可以预测 MCI 患者是否会发展为 AD，并可用于区分 AD 和帕金森痴呆及路易体痴呆，而内嗅皮质萎缩则可预测 MCI 患者向 AD 的转化。除了 MRI 之外，PET 在 AD 的诊断和预后中也具有重要的作用，使用特定放射性示踪剂的 PET 扫描，能够检测到预测 AD 发生的生物化学变化，这些变化可能在临床症状出现前几年就已存在。此外，通过融合不同模态的神经影像数据，如结构 MRI、功能 MRI 和 PET 等，可以提供更全面的大脑健康信息，增加诊断和转归预测的准确性和可靠性；并且随着成像技术和图像处理算法的进步，神经影像标志物的敏感性和特异性不断提高，有助于更早地发现疾病迹象。

3. 为个体化诊治提供依据，辅助临床制定治疗策略 精神疾病具有高度异质性的特点，同一诊断下的患者，往往可能有多个不同维度的临床症状表现，这对临床疾病的治疗带来了极大的挑战。对疾病进行亚型划分，进行针对性治疗，可能有助于提高疾病治疗疗效。近年来有学者提出，依据生理特征划分生物亚型，或能体现疾病的神经生物学基础，可能比既往根据临床症状的亚型分类更有意义。有研究使用了多中心磁共振影像数据集，包括 1188 位抑郁障碍患者和正常对照的大脑静息态 fMRI 数据，根据脑功能连接模式，通过聚类分析将抑郁障碍患者分为 4 个稳定可靠的神经生理亚型。该聚类结果具有较高的分类敏感性和特异性，且准确率均 > 80%。同时，研究人员发现仅凭临床特征不能区分这些生理亚型，但这些亚型与不同临床症状存在关联。随后，研究者通过经颅磁刺激（transcranial magnetic stimulation，TMS）治疗前后的临床改善情况评估不同亚型对治疗的反应，结果发现不同亚型对 TMS 的治疗反应也显著不同，即 1 类亚型患者的治疗效果最佳，抑郁症状缓解率可达 82.5%，2 类亚型患者治疗缓解率最低，仅为 25%。TMS 治疗结果进一步说明生理亚型分类可能与发病机制密切相关，且有助于辨别 TMS 治疗疗效较好的患者个体，并用于指导临床治疗方案的选择。研究结果表明，医学影像技术对于疾病生理亚型分类提供了新的思路，研究结果对精神疾病的诊断和个体化治疗产生深远影响。

综上所述，先进的医学影像技术在临床疾病研究中扮演着重要角色，不仅深化了我们对发病机制的理解，而且为临床提供了精准早期诊断、疗效和预后评估的新工具，极大地促进了个体化医疗的发展。

（三）人工智能技术在医学影像技术中的应用

机器学习技术是人工智能技术的分支之一，是一门研究如何通过计算机从数据中学习的技术和方法。机器学习技术在医学影像领域有着广泛的应用，并在处理和分析大规模影像数据方面显示出了巨大的优势，对临床实践和临床科研都起到了重要辅助作用。其中，深度学习方法已成为医学影像分析的有力工具，利用该方法结合影像组学从影像数据中自动提取特征，构建预测或诊断模型，以辅助临床医生进行疾病诊疗决策。这种方法已被用于多种医学影像分析任务，包括癌症检测、脑机制研究、药物化学研究等。研究结果展示了机器学习技术在提高疾病诊断准确性、个性化医疗和药物研发中的潜力。例如，有研究基于多中心磁共振脑结构影像数据集，利用深度学习的神经网络技术对大脑肿瘤图像进行自动分割以及监测脑肿瘤体积改变情况。研究取得了较好的分割效果，为肿瘤的诊断和随访提供了全新的自动化方式。此外，有研究利用卷积神经网络算法对膝骨关节炎患者双下肢 X 射线图像进行分割并测量相关解剖参数，如骨盆高度和宽度、股骨和胫骨长宽度等，并根据这些解剖参数自动化地构建了高精度的个性化骨骼肌肉模型。此方法相比已有的通用骨肌建模方法，降低了距离误差的同时提升了体积精度。研究中利用机器学习算法全自动地构建高精度、个性化骨肌模型的方法，有望推动个性化骨肌运动分析及骨关节术前规划等在临床上的大规模应用。

三、医学影像可用资源

近年来,国内外逐渐开始设立公开的医学影像数据库,提供大量的医学影像数据集,包括正常和病理情况的 X 射线、CT 扫描和 MRI 图像等。这些数据库的设立为科研人员提供了丰富的数据资源,有助于疾病的早期诊断、治疗研究以及新型治疗手段的开发;临床医生也可以通过对比患者和数据库中的影像数据,更准确地诊断疾病、制定治疗方案;同时,医学影像数据库还可以作为医学教育和专业培训的资源,帮助医学生和年轻医师提高诊断能力和技术水平。以下是一些知名的公开医学影像数据库:

1. 人类脑连接组计划(Human Connectome Project,HCP) 是由美国国立卫生研究院(NIH)于 2009 年出资启动的大规模收集和共享人脑详细数据的研究计划。HCP 数据库包括不同年龄阶段正常人群的多模态脑影像数据,其中包括正常成年人(22~35 岁和 36~100 岁)、婴儿(0~5 岁)、儿童青少年(5~21 岁)等。此外,HCP 中,各大研究机构应用统一的扫描参数还建立了大脑疾病或病症风险人群的影像数据库,包括青少年焦虑抑郁连接组数据集、癫痫连接组数据集和视力障碍人群连接组数据集等。

HCP 的核心目标是采用多模态神经影像技术在脑区水平上描绘人脑结构和功能连接图谱,并且探索个体间的差异,以及促进对人类认知功能、行为、生长发育和衰老变化及疾病相关机制的理解。HCP 是神经科学研究研究的一个里程碑,极大地增进了科学界对人类大脑工作原理以及疾病状态下变化的认识,研究成果有助于开发新的治疗方法,提升神经系统疾病的诊断准确性和治疗效果。

2. 英国生物银行(UK Biobank) 是一个大型生物医学数据库和研究资源,全球范围内的研究人员均可申请使用。2006 年至今,该数据库收集了居住在英国的 50 万名 40~69 岁人群的基因和表型纵向数据,包括由问卷调查、物理测量、全基因组基因分型方式获得的基因组学遗传数据、多模态影像数据、疾病和生活方式、认知与情绪数据及社会人口数据等。

英国生物银行作为一项前瞻性队列研究,已被用于广泛的研究领域,包括遗传学、流行病学、生理学、心理学和公共卫生等,并发表了数千项研究。研究人员通过对这些丰富的数据资源进行深入的分析,推动了多种疾病机制的理解,对生物医学研究产生了深远影响,并为未来医疗创新奠定了基础。

3. 阿尔兹海默病神经影像学计划(The Alzheimer's Disease Neuroimaging Initiative,ADNI)数据库 阿尔兹海默病神经影像学计划构建了一项大型的、多中心合作的阿尔兹海默病(AD)开源数据库,包括多种纵向的数据类型:临床和人口学信息,临床神经心理评估量表,基因组遗传数据,多模态 MRI 脑影像,PET 脑影像,血液、尿液和脑脊液等生物样本指标等。

该计划旨在开发临床、影像、遗传和生化标志物,用于 AD 的早期阶段的诊断、疾病发展的跟踪及疾病预防和治疗的研究。ADNI 受美国国家卫生研究院基金会(FNIH)等基金资助,作为一个公共资源,支持了全球范围内的 AD 研究,有助于推动该疾病相关的科学发现,改善 AD 患者生活。

4. 癌症影像档案馆(The Cancer Imaging Archive,TCIA) 是一个大型癌症医学影像公开数据平台,其中包括多种常见肿瘤(如肺癌、前列腺癌、乳腺癌等)的医学图像数据集及相关临床信息,影像数据模态包括 MRI、CT、PET 等。TCIA 汇集了多中心、多模态的影像数据,是癌症影像学研究的重要资源。

TICA 由美国癌症研究所(NCI)资助,弗雷德里克癌症研究国家实验室(FNLCR)管理。该平台希望通过提供这些数据,支持全球范围内的癌症研究,以探索疾病诊断和治疗的生物标志物,并促进新的诊断和治疗方法的发展。

5. 肺部 CT 图像数据库　肺部图像数据库联盟（LIDC-IDRI）建立的公开医学影像数据库，包含了 1010 例的胸部 CT 的肺部结节图像，并由放射科医生对结节病变进行了标注。该数据库由美国国家癌症研究所（NCI）发起，美国国家卫生研究院基金会（FNIH）进一步推进，美国食品和药物管理局（FDA）也积极参与了建设。数据库的建立希望可以促进计算机辅助诊断（CAD）方法在肺结节检测、分类和定量评估方面的发展。

6. 其他　其他正常和病理情况的数据库还包括神经系统 MRI 影像数据库，如"1000 人功能连接组计划"收录了正常人的神经影像数据、孤独症脑成像交换数据库（ABIDE）、中国 AD 临床前期联盟多中心认知下降纵向研究数据库（SILCODE 数据库）等；身体不同部位的 X 射线数据库，包括乳腺（DDSM 数据库）、骨骼（MURA 数据库）、胸部（NIH Chest X-rays）和牙齿（Bitewing Radiology Dataset）等；以及超声影像数据库，包括心肌梗死患者和正常对照的超声记录（CAMUS 数据库）、超声心动图视频数据库（EchoNet-Dynamic 数据库）等。这些大型公开数据库的建立对科学研究和临床实践具有重要意义。

四、医学影像技术在临床应用中的挑战与展望

（一）医学影像技术在临床应用中的挑战

医学影像技术在临床的应用范围广泛，对临床疾病的诊断和治疗起到了非常重要的作用，然而，目前的医学影像技术也面临一系列的挑战。

1. 技术限制　尽管医学影像技术已经在近几十年取得了突飞猛进的进步，但仍存在一些技术限制。例如，由于非侵入式影像技术受限于空间分辨率，对微小病变的检出和定性诊断仍然较为困难。

2. 诊断准确性　影像学诊断的主要依据是图像上的异常表现，而这些异常表现大多反应的是病变的形态学改变，非组织病理改变，因此往往缺乏特异性，使得对某些疾病（如感染和自身免疫性疾病）的诊断和鉴别诊断常发生困难。此外，并非所有疾病诊断都适用于影像学检查，某些疾病（如肠易激综合征等功能性肠病）不具有确切的异常影像表现。

3. 检查禁忌　由于 X 射线和 CT 扫描技术具有一定的电离辐射，因此孕妇和儿童应慎重选择此类检查，而肾功能严重受损者也应禁用含碘对比剂检查。此外，长期操作 X 射线和 CT 扫描对相关工作人员也构成健康风险。

4. 标准化和规范化　由于不同设备和协议可能会产生不同的影像结果，建立统一的标准和指南对于影像数据标准化起到重要作用。

5. 多模态融合　来自不同成像模式可以从不同角度提供疾病相关信息，但当前临床使用的数据还是以单一模态数据为主。目前，如何融合不同模态的信息以提供更全面的诊断信息这一领域也取得了显著的进展，如 PET-CT、PET-MRI 已有临床应用。

（二）医学影像技术在临床应用中的展望

医学影像领域的未来面临挑战的同时也充满机遇，随着技术的不断进步和创新，这一领域有望为医疗健康行业带来革命性的变化。以下是一些可能的发展趋势。

1. 新技术的应用　随着影像技术的不断进步，如新的磁共振序列、高磁场强度设备（如 7T 超高场强 MRI）的出现，为获得更高分辨率和更清晰的医学图像提供了新的可能性。与此同时，人工智能技术的不断进步，也将使医学影像分析变得更加精确和高效，有助于进一步提高诊断的准确性和速度。

2. 数据集成和共享 医学影像领域将更加注重数据的集成和标准化,以及全球范围内的合作和数据共享,这将有助于创建更广泛的数据集,提高模型的泛化能力和应用范围。

3. 多模态影像分析 未来,医学影像分析将不再局限于单一类型的影像数据,而是会融合不同模态的影像数据(如 CT、MRI、PET 等),能够从不同层面提供更多元化的生理病理细节,为疾病的诊断和治疗提供更为全面和准确的信息。

4. 个性化医疗的实现 医学影像技术将支持个性化医疗的发展,通过分析患者的影像数据,为患者提供定制化的治疗方案。

由此可见,在可以预见的未来,随着医学影像分析的自动化和智能化水平的不断提高,医学影像技术将更深入地融入临床决策支持系统,提供基于数据的决策支持,帮助医生做出更加精准的治疗选择,减少医生日常工作量的同时,让他们能够专注于更复杂的医疗决策。并且结合远程医疗技术,使得医生能够远程访问和分析患者的影像数据,提供远程诊断和咨询服务以缓和医疗资源配置不平衡的现状。

第二节 影像数据获取和预处理

一、医学影像数据处理概述

医学影像数据处理是现代医学领域中至关重要的一部分,它通过图像处理、计算机视觉和机器学习等技术,从医学影像中提取信息,从而诊断疾病、指导治疗,并在临床决策中发挥关键作用,其处理流程主要分为以下 4 个环节(图 8-4)。

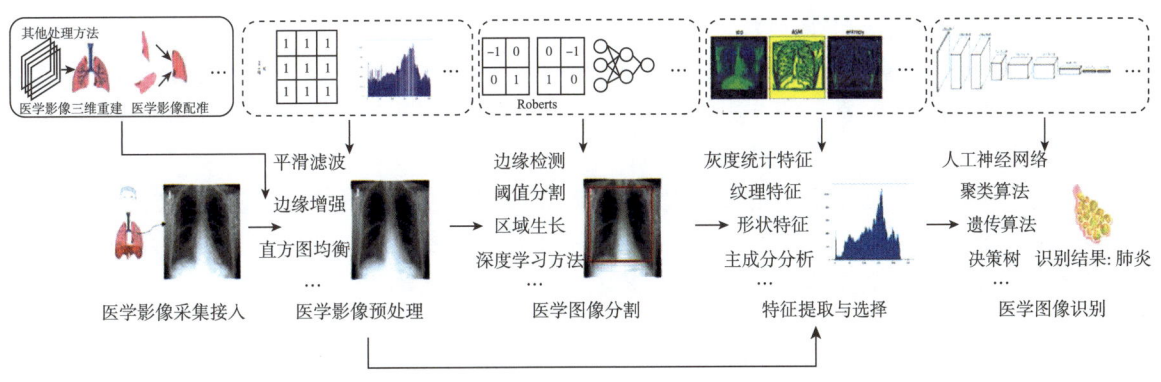

图 8-4 医学影像数据处理包含的主要流程

1. 医学影像的预处理 图像预处理技术对从成像设备获得的影像数据进行各种后处理,以期得到最好的显示效果,以及确保后续分析得到更准确和可靠的结果,这是医学影像处理与分析的首要步骤。医学影像预处理旨在提高图像质量、减少噪声、增强对比度以及标准化图像数据。典型的预处理方法包括灰度变换、直方图均衡化、平滑滤波、边缘增强等。

2. 医学图像的分割 分割是将医学图像划分为感兴趣区域(region of interest,ROI)或结构的过程,如器官、肿瘤等。分割对于定量分析和疾病诊断非常重要。常见的分割方法包括边缘检测、阈值分割、区域生长以及基于深度学习的分割方法等。

3. 特征提取与选择 是将影像数据转化为有意义的信息的关键步骤。常用的特征包括灰度统计特征、纹理特征、形状特征等。特征选择则是为了降维和去除冗余信息，以提高模型的效率和泛化能力，主要方法包括主成分分析（principal component analysis，PCA）方法等。特征提取与选择往往是针对 ROI 进行。

4. 医学图像分析与识别 医学图像的识别是基于特征提取和选择的结果对医学影像中的结构、病变或特定区域进行自动或半自动的识别和分类。这一过程对于快速、准确地定位和诊断疾病起着关键作用。

传统的医学图像识别方法包括：朴素贝叶斯分类器（naive Bayes，NB）、K 近邻（K-nearest neighbors，KNN）、决策树（decision trees，DT）、支持向量机（support vector machines，SVM）、逻辑回归（logistic regression，LR）、人工神经网络（artificial neural networks，ANN）、隐马尔可夫模型（hidden Markov models，HMM）、遗传算法（genetic algorithms，GA）等。虽然传统医学图像识别方法在很多领域都取得了一些成功，但它们通常需要手动选择特征和调整模型参数，其在处理复杂的、高维度的数据时存在较大限制。随着深度学习的兴起，越来越多的研究者将注意力转向了深度学习方法。

在不到 10 年的时间内，深度学习在医学图像识别领域已取得了显著的进展，尤其是卷积神经网络（convolutional neural network，CNN）的成功应用。CNN 以其自动学习图像中抽象特征的独特能力而脱颖而出，摒弃了手动提取特征的繁琐过程。这一技术已被广泛应用于病灶区域检测、图像分类、疾病识别等任务，包括但不限于肿瘤检测与分析、病理学图像分析，以及脑部、眼底、心脏等疾病的诊断。深度学习方法几乎囊括了各类医学影像和医学诊断领域，标志着其已成为医学图像识别领域的主流方法和得力工具。这一快速发展展示了深度学习在改善医学图像分析和识别方面的卓越能力。

除此之外，医学影像数据处理还包括配准和三维重建等处理方法，这些方法对医学图像的分析与识别起到了有益的补充作用。

医学影像的配准：医学影像的配准是将不同时间点或不同模态的医学图像对齐的过程，以实现准确的比较和分析。配准方法包括空间变换、特征匹配、互信息等，可应用于手术导航，亦可用于多模态融合的疾病识别等领域。

医学影像的三维重建：医学影像的三维重建是将二维切片图像整合成三维模型，为医生提供更为立体、全面的信息。常见的方法包括体素化方法、表面重建等，可应用于手术规划、虚拟现实技术等，亦可辅助疾病的识别和诊断。

医学影像数据处理是一个不断发展的领域，新的技术和方法不断涌现。这些方法的应用不仅提升了医学影像的解释能力，还加速了疾病诊断和治疗的进程，对医学研究和临床实践带来了深远的影响。以下将分节就医学影像数据处理的主要流程进行介绍。

二、影像数据的获取

本部分就放射影像的常用成像技术 X 线成像、X-CT 成像和磁共振成像（MRI）仪器的硬件构成和成像原理做简要介绍。

（一）X 线影像数据的获取

1. 传统 X 线摄影

（1）**传统 X 线摄影的硬件构成**：包括 X 线球管、高压发生器、X 线球管支架（立柱式或悬吊式）、站立式摄影架、摄影床、滤线栅（固定或活动）、控制电路、控制面板等。

（2）**传统 X 线摄影的成像原理**：X 线球管产生的锥形 X 线束穿过人体某个部位时，一部分

X线被人体吸收，另一部分透过人体的X线照射到增感屏和胶片上，增感屏上的荧光颗粒受到射线照射后产生可见的荧光，荧光与直接照射到胶片上的射线一起使胶片的卤化银形成潜影，感光胶片经过暗室处理，潜影显影析出金属银颗粒形成可见的影像，未感光的卤化银被定影液溶解掉，最后形成一张带有人体内部信息的X线胶片。

（3）传统X线摄影的成像过程：摄影前去除衣物或身体部位可能影响图像质量的任何异物，对需要闭气的受检者进行呼吸训练，核对并输入受检者信息。按照摄片部位和检查目的设计相应的体位，避免受检者的不舒适，嘱咐受检者检查过程中身体保持不动，按照需要进行呼吸配合。对受检者不成像部位根据需要进行局部X线防护。中心线对准受检部位中心。按照部位选好X线球管与探测器间的距离，然后根据照射部位、体厚、生理、病理和机器情况，选择大小焦点、千伏、毫安、曝光时间（秒）、距离等，或者采用自动曝光程序。确认各曝光条件无误后曝光。曝光完成后查看图像质量及图像相关信息，确认无误后，调节图像的窗宽、窗位，使图像的清晰度、对比度等更符合临床要求，也可以根据需要进行适当裁剪，然后将图像传到PACS系统供医生判读。图8-5展示X射线成像所得的胸部影像图片。

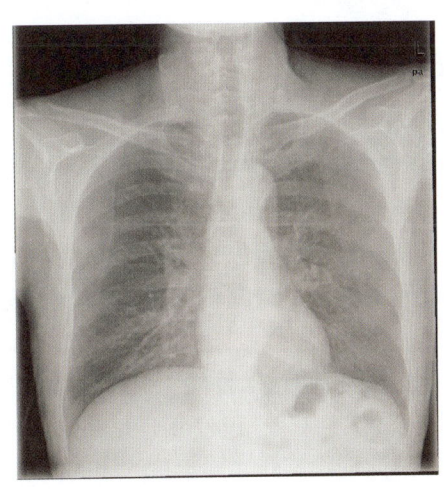

图8-5　人体胸部X射线成像

2．计算机X线摄影

（1）计算机X线摄影（computed radiography，CR）的硬件构成：包括IP（image plate，IP）板、影像阅读器、主控制及后处理工作站、医用影像显示系统等。

（2）CR的成像原理：计算机X线摄影是在传统X线摄影设备的基础上，使用影像板作为探测器，替代传统X线摄影的增感屏/胶片组合，可以间接得到数字化的X线影像。透过人体的X线直接照射到IP板的光激励荧光物质，被激发的荧光物质晶体吸收X线发生电离而释放电子，这些电子在荧光物质内呈半稳定状态分布，形成潜影。CR影像阅读器的激光对曝光后的IP板进行扫描，将处于半稳定状态的电子转换成荧光，通过光学收集器捕获每个点发出的荧光，由光电转换器将其转换成电流信号，再经过A/D转换器转换成数字信号，经过计算机处理形成数字化X线影像在显示器上显示出来。

（3）CR的成像过程：检查前准备，核对并输入受检者信息。开机后，选择检查部位，行体位设计，选择合适的参数对IP进行曝光（第一次激发），将已曝光的IP插入扫描主机，IP在CR的激光阅读器中进行扫描（第二次激发）产生荧光，该荧光经过光导器采集和导向，进入光电倍增管转换为相应强弱的电信号，最后经过数/模转换成为数字信号，在工作站进行图像处理，然后传输到医院信息系统。

3. 数字 X 线摄影

（1）数字 X 线摄影（digital radiography，DR）设备的硬件构成：包括 X 线摄影设备、数字化探测器、影像处理器、主控制工作站、后处理工作站、医用影像显示系统等。

（2）DR 的成像原理：数字 X 线摄影是在传统 X 线摄影设备的基础上，使用数字化探测器替代传统 X 线摄影的增感屏 / 胶片组合，可以直接得到数字化的 X 线影像。根据数字化探测器结构的不同，DR 可分为非晶硅平板型、非晶硒平板型、多丝正比室扫描型、CCD 摄像机型。它们的成像原理部分相同。透过人体的 X 线直接照射到数字化探测器上，探测器将其最终转换成电信号，电信号经过 A/D 转换器转换成数字信号，经过计算机处理形成数字化 X 线影像在显示器上显示出来。

（3）DR 的成像过程：检查前准备如 X 线摄影。核对并输入受检者信息。选择检查部位，行体位设计，调整探测器位置，调整源 - 像距（source to image receptor distance，SID）、X 线管的中心线、照射野，对受检者敏感部位屏蔽防护。确认各曝光条件无误后曝光。曝光完成后查看图像质量及图像相关信息，并预览图像，以确保摄影所得图像符合诊断要求。然后将图像传到医学影像存储与传输系统（PACS）供医生判读。

（二）X 线计算机断层摄影

X 线计算机断层摄影（X-ray computed tomography）设备，即是大家熟知的 X-CT，简称 CT。CT 技术的发展可以分为非螺旋 CT 阶段和螺旋 CT 阶段。非螺旋 CT 又分为 5 代。第 1 代 CT（1971 年）采用笔形束的平移 - 旋转扫描方式，X 线利用率很低，扫描时间长；第 2 代 CT（1974 年）采用窄扇形束的平移 - 旋转扫描方式，具有 3° 到 20° 扫描扇形束，提高了采集精确性；第 3 代 CT（1976 年）采用较宽的扇形束的旋转 - 旋转扫描方式，具有 30° 到 45° 扫描扇形束；第 4 代 CT 只有球管旋转，接收器是一个环形的，具有 50°～90° 宽扇形束；第 5 代 CT 又称电子束 CT（eletron beam CT，EBCT）用电子束的扫描替代了机械运动扫描，使扫描速度提高到毫秒级。但第四、五代 CT 机并没有商业化。螺旋 CT（1989 年）是在第 3 代 CT 的基础上，利用滑环技术（导电碳刷接触铜制滑环）实现了单向连续旋转，同步检测床的同步位移，获得螺旋状的扫描轨迹。相对于第三代 CT，螺旋 CT 在扫描速度上得到了大幅度的提高，特别是多排螺旋 CT 对心脏的检查具有明显优势。目前临床采用的几乎都是螺旋 CT。螺旋 CT 也可以采用非螺旋扫描的模式。

1. CT 的硬件构成　高压发生器、X 线管、探测器、数据采集系统（DAS）、滑环系统、CT 机架、冷却系统、主控计算机、影像重建计算机、影像后处理工作站、CT 旋转机架等部件组成。

2. CT 成像原理　CT 是将 X 线球管产生的 X 线束经过高度准直后环绕人体某一部位进行照射，透过人体该层面的 X 线一部分被人体吸收发生衰减，另一部分未被吸收的 X 线被 CT 探测器接收转换为可见光，光电转换器将可见光转换为电信号，经过前置放大器处理后再将电信号经过 A/D 转换器转为数字信号，影像重建算法对数字信号进行处理，重建出该层面的断层影像。CT 与常规 X 射线成像方法形成的重叠影像不同，它是断层成像，采用旋转式的 X 射线源和探测器，对同一层面通过多个角度获取数据信息。这些数据通过"滤波反投影算法"进行逆向重建，从而生成横截面图像，提供更清晰的包含软组织的解剖结构信息。

如今，CT 已经成为重要的临床成像工具。然而，有限的空间分辨率仍阻碍了其对人体微小结构的检查。20 世纪 80 年代，光子计数（photon-counting）的概念被提出，并在弱光和微光的探测领域发挥了重要作用。光子计数探测器具有无电子噪声和固有的多能量信息的优点，但由于不能承受医用 CT 的高 X 射线通量，难以满足临床要求。近年来，随着探测器材料合成和探测器电子设计方面取得的重大进展，使 X 射线光子计数探测器的临床应用成为可能。2021 年 9 月，美国食品药品监督管理局（FDA）批准了新型光子计数 CT 扫描仪——NAEOTOM Alpha，并且肯定了这是该领域近十年来最大的技术进步。

光子计数 CT 成像原理：传统的探测器采用闪烁体和硅原件完成光电转换，导致信号转换率低，转换时间长。光子计数 CT 不存在"X 线－光信号－电信号"之间的转换，而是通过特殊材料，即碲化镉（CdTe）等来完成"X 线－电信号"的直接转换。因此，光子计数 CT 可以保证较高的信号转化率和响应速度，且不受发光二极管单元尺寸的限制，完成单个 X 线光子直接转换为电信号的过程，所以空间分辨力更高。

3. CT 成像过程

（1）**检查前的准备**：CT 检查前需要 CT 机、受检者、操作者、对比剂及急救物品的准备。检查前去除衣物或身体部位可能影响图像质量的任何异物，对需要闭气的受检者进行呼吸训练。对婴幼儿、不能配合检查的成人须预先给予镇静或麻醉。核对并输入受检者信息。

（2）**CT 成像**：根据检查项目对受检者进行体位设计。启动曝光后，X 线球管产生的 X 线束对人体某部位一定厚度层面的组织进行连续角度的扫描，探测器接收透过该层面的 X 线，转换为电信号，经过 A/D 转换为数字信号，计算机采用相应重建算法计算出每个体素的吸收系数，再将各体素吸收系数转换成图像中对应的灰度显示。然后将图像传到 PACS 供医生判读。

（三）磁共振成像

1. 磁共振成像（magnetic resonance imaging，MRI）设备的硬件组成 包括磁体系统、梯度系统、射频系统、谱仪系统、冷却系统、影像重建计算机、主控制计算机、检查床、影像后处理工作站等。

2. 成像原理 对静磁场中的人体施加某种特定频率的射频（radio frequency，RF）脉冲，使人体组织中一定部位的氢质子受到激励而发生磁共振现象，氢质子在射频激励停止后发生纵向弛豫和横向弛豫，弛豫过程中由于穿过接收线圈的磁通量发生变化，从而产生电磁感应信号（MR 信号），MR 信号经过射频接收线圈接收处理，经过模/数转换器转变为数字信号。为了获得图像，必须在静磁场上叠加三个互相正交的线性梯度磁场（分别称为层面选择、相位编码和频率编码梯度磁场），这样受检体不同部位的氢质子就具有了微小的拉莫尔（Larmor）进动频率差异，结合成像序列及相应时间点施加的层面选择梯度、相位编码梯度、频率编码梯度建立体素的空间坐标，再通过计算机对接收到的信号经过傅里叶反变换等运算处理重建出该部位的图像。

在 MRI 的空间定位中，三个梯度的性能是完全相同的，每个梯度均可作为选层梯度、相位编码梯度和频率编码梯度，这取决于所要成像层面的方位。不同层面的位置信息通过选层梯度确定，同一层面内的位置信息需要通过相位编码和频率编码来确定。相位编码梯度使同一层面的各行间质子有规律的旋进出现相位差，同一行的质子相位相同，不同行的质子相位不同，这样标定质子在层面内的一个空间位置。在读出阶段，施加频率编码梯度使不同列的质子出现频率差。这样，层面内的不同质子具有了不同的位置信息。在每个数据采集周期中，相位编码总是工作于脉冲状态，有多少个数据采集周期，理论上需要进行多次相位编码，相位编码方向有多少个像素（如 128，256），就需要重复多少次，每次需要调整相位编码梯度大小以得到氢质子共振信号的相位差异。磁共振成像时间与相位编码的步数正相关，每次变化之间的间隔时间（tepetition time，TR）由氢质子的纵向弛豫时间决定（约 1 s）。影像图像要达到一定的分辨率，需要较大的矩阵，即需要多次的相位编码，这是导致磁共振成像时间较长的原因。例如，临床采用常规自旋回波序列，成像一个成人头部部位，大约的时间是 256 秒。

3. 磁共振成像过程 磁共振检查前须要做好相应的准备工作。确保受检者没有检查禁忌证，进入检查室前去除随身携带的所有金属物品。对需要闭气的受检者进行呼吸训练。对婴幼儿、不能配合检查的成人须预先给予镇静或麻醉。根据需要检查的部位进行体位设计及线圈的选择与摆放。核对并输入受检者信息。选择序列，施加射频脉冲，同时通过选层梯度线圈对某一厚度的组织进行激励，这部分组织吸收射频能量，射频脉冲停止后吸收能量的组织发生弛豫，随后施加相位编码梯度和频率编码梯度，对该层面的信息进行空间定位，获得复合信号，再经由计算机将采集到的复合信号经过傅里叶变换，形成图像信号。然后将图像传到PACS供医生判读。

三、影像数据的预处理

图像预处理也称为图像后处理。即是指从机器上获取到影像数据（图像）后进行各种图像后处理操作。从获得的医学影像数据中提取我们所关心的信息并实现信息的分析是影像数据预处理的主要目的。图像预/后处理和图像重建是不同的。图像重建是基于原始数据经过数学运算得到横断面图像，如改变重建算法（卷积核）、层厚、层距、视野等得到。图像后处理所涉及到的图像重构是基于重建出来的横断面图像重新构建图像的处理方法。这部分通常是利用和机器配套的计算机内的各种后处理软件实现的。

常用的预/后处理技术有：滤波、锐化、灰度变换等图像增强技术，以及插值、缩放、旋转、平移等几何变换技术。滤波、锐化、灰度变换等操作分别用于消除影像数据中的噪声，突出感兴趣的生物组织，提高图像对比度。几何变换可以方便用户从不同角度、多方位地观察图像。

图像对比度的改善可以通过使用灰阶变换曲线修改图像原始灰阶，放大或压缩原有对比度。主要方法包括：直方图线性变换（灰度等级变化、灰度反转等）、直方图非线性变换、直方图均衡化、窗口技术等。图像清晰度提高的方法包括：采用拉普拉斯滤波器的空间滤波器法、高频增强滤波器法。提高图像信噪比的图像平滑化与噪声去除的方法有：移动平均法、加权移动平均法、边缘保存平滑法、中值滤波器法、低通滤波器法、祯加法、周期性噪声滤波器法。图像复原可采用的主要方法：逆滤波器法、维纳滤波器法（最小二乘法滤波器法）。图像重构的主要方法：投影断面定理、逆投影重构法、傅里叶变换重构法。图像失真补偿的主要方法包括：图像坐标变换法、Affine变换法、灰度内插法。

下面以DR图像、CT图像的预处理为例，简单介绍医学影像预处理的常用方法。

（一）DR图像的预处理

DR图像的预处理在三个主要环节进行，分别是检测、显示、存储与传输环节。在医疗实践中，主要是通过对DR图像显示功能的处理，来提高诊断的准确性及扩展诊断范围。

1. 与系统的检测功能有关的处理环节，基于适当的影像读出技术，保证整个成像系统在一个很宽的动态范围内自动获得具有最佳密度和对比度的影像，并使之数字化。

2. 与影像的显示特征有关的处理环节，DR图像拍摄完毕之后，马上浏览图像，需要观察图像是否满足诊断需求，如果图像层次不够丰富，不能满足诊断需求，需要进行图像后处理，适当调节图像的对比度、锐利度、组织均衡度，减少噪声，以增加图像层次，更好地显示图像内容，得到满意的图像质量，对临床诊断疾病提供帮助。

显示处理主要方法包括：曲线（对比度、亮度、降噪）、组织均衡（整体、高衰减、低衰减）、增强（对比度强度、纹理频率、纹理强度）、灰阶处理（窗口技术）。

（1）曲线-LUT（look-up table，LUT）

线性直线（图8-6）：对图像任何位置采用均一对比。

LUT曲线（图8-7）：对感兴趣的灰度范围进行灰度拉伸，对不感兴趣的灰度范围进行灰度压缩（Line，Standard，Bone，Thorax，Trunk）。

反转直线（图8-8）：对图像对比进行反转。

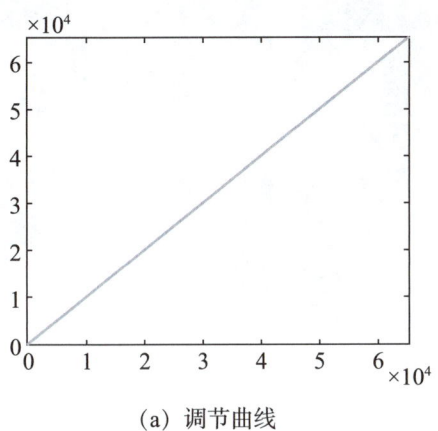 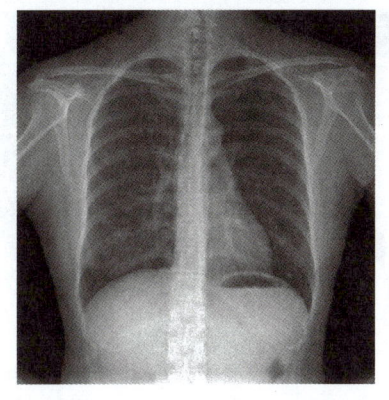

(a) 调节曲线　　　　　　　　(b) 处理结果

图 8-6　LUT 线为直线的处理结果展示

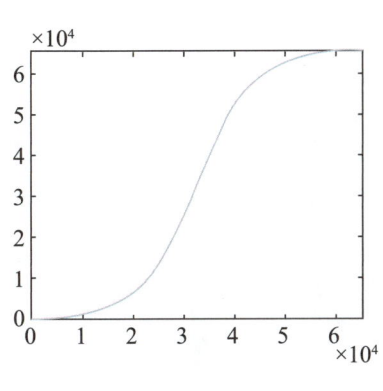 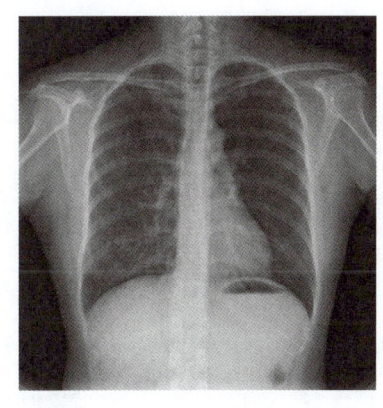

(a) 调节曲线　　　　　　　　(b) 处理结果

图 8-7　LUT 为曲线的处理结果展示

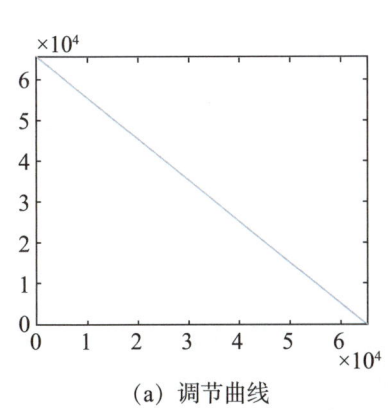 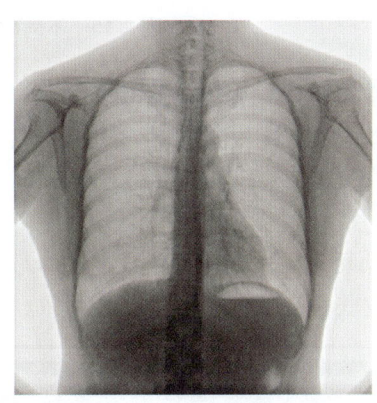

(a) 调节曲线　　　　　　　　(b) 处理结果

图 8-8　LUT 为反转曲线的处理结果展示

对比度：LUT 曲线斜率校正，通过 LUT 曲线斜率调整相应灰度区间的拉伸或压缩程度（数值越大，曲线斜率越小，处理后图像的灰度范围压缩越大）。

亮度：LUT 曲线平移校正，通过平移校正 LUT 曲线调整需要拉伸或压缩的灰度范围（数值越大，曲线整体越向右平移，处理后图像的灰度范围越向高衰减段移动）。

灰阶调节（图 8-9）：通过灰阶的调整，显示不同的结构，灰阶越多，显示的层次越丰富。

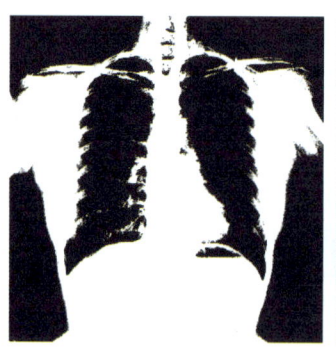 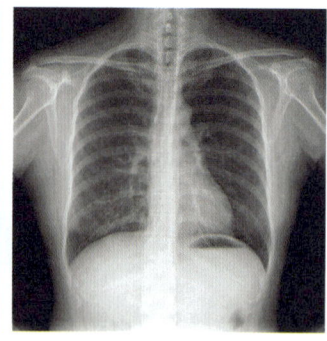 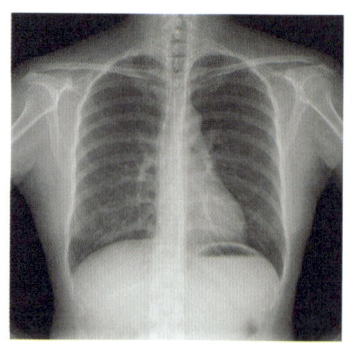

a. 灰阶为2　　　　　　　　　b. 灰阶为16　　　　　　　　　c. 灰阶为256

图 8-9　不同灰阶下的图像展示

降噪（图 8-10）抑制噪声，数值越大降噪越明显。通过对图像噪声的抑制，提高图像的显示效果。

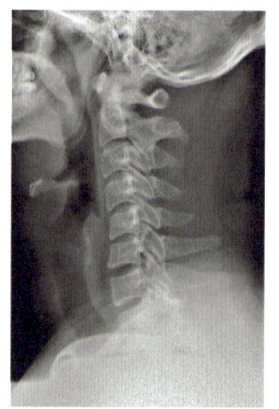 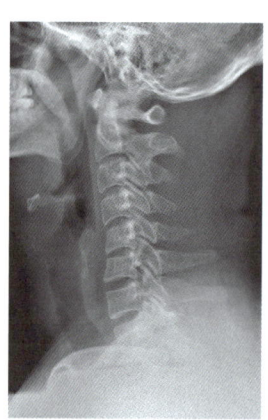 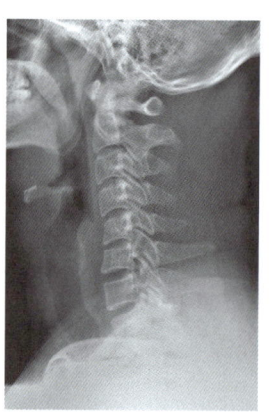

a. 降噪程度低　　　　　　　　b. 降噪程度中等　　　　　　　c. 降噪程度高

图 8-10　不同降噪程度下的图像展示

（2）均衡参数：通过均衡参数的调整，使图像不同密度的组织都能够清楚显示。

整体（图 8-11）：整体的均衡，为使密度差异大的组织能同时显示清楚。

高衰减：高衰减区域的调节（骨头亮暗），数值越大高衰减部分灰度范围压缩越大骨头灰虚值（亮率）越一致。

低衰减：低衰减区域的调节（皮肤边缘软组织亮暗），数值越大低衰减部分灰度范压缩越大，软组织（包括皮肤）灰度值（亮度）越一致，数值越大压缩程度越高。

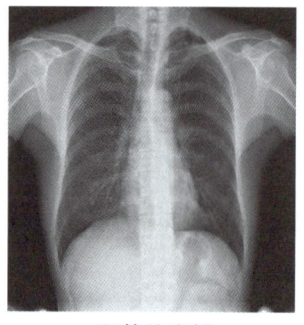 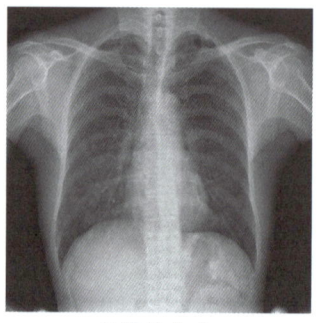 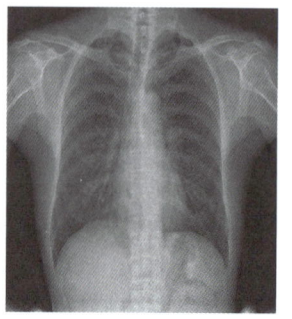

a. 整体均衡低　　　　　　　　b. 整体均衡中　　　　　　　　c. 整体均衡高

图 8-11　不同均衡程度的图像展示

(3) 增强参数：通过不同增强参数的调整，使图像的对比度、锐利度、纹理等更好。

对比度强度（图 8-12）：整体增强（较粗的结构边缘），让模糊的边缘，看得更清楚；让对比度不好的背景有改善。

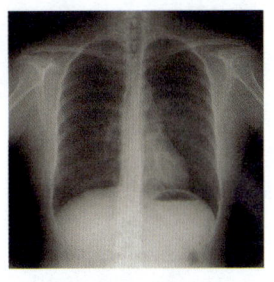 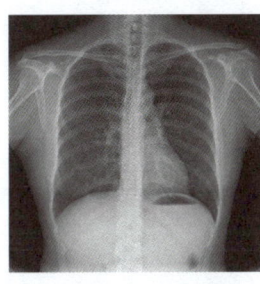 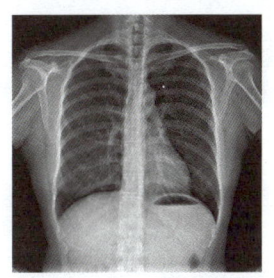

a. 对比度强度低　　　　　　b. 对比度强度中等　　　　　　c. 对比度强度高

图8-12　不同对比度强度的图像展示

锐度强度（图 8-13）：细节锐度增强（比纹理更细的结构）。

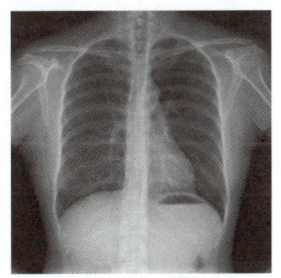 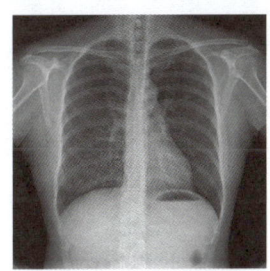 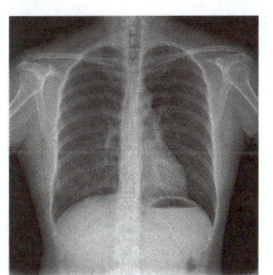

a. 锐度强度低　　　　　　b. 锐度强度中等　　　　　　c. 锐度强度高

图8-13　不同锐度强度下的图像展示

纹理频率（图 8-14）：纹理边缘的分频（数值越大，分出的纹理越细）。

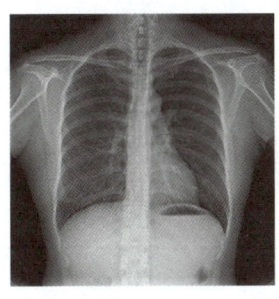 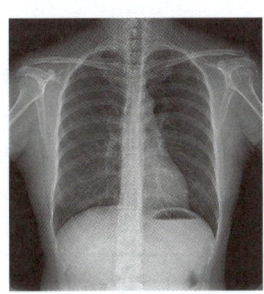 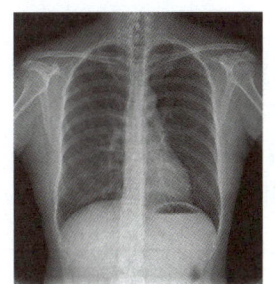

a. 纹理频率低　　　　　　b. 纹理频率中等　　　　　　c. 纹理频率高

图8-14　不同纹理频率下的图像展示

纹理强度（图 8-15）：对纹理边缘分频分出的纹理进行增强。

(4) 窗口调节：即通过窗宽 WW（图 8-16）、窗位 WL（图 8-17）的调节，使显示的影像符合诊断的需要。

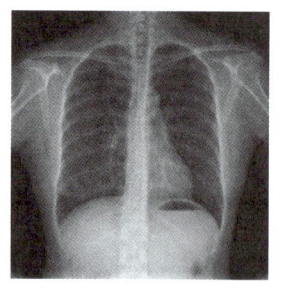 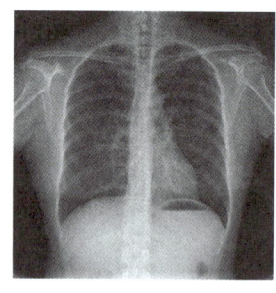 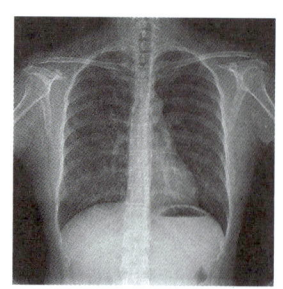

a. 纹理强度低　　　　　　b. 纹理强度中等　　　　　　c. 纹理强度高

图 8-15　不同纹理强度下的图像展示

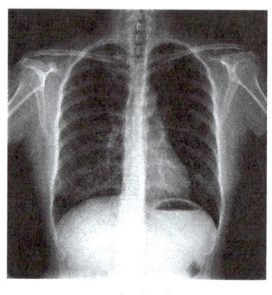 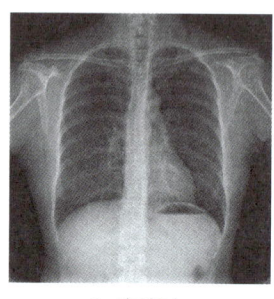 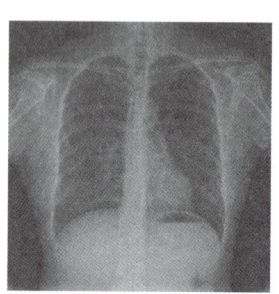

a. 窗宽窄　　　　　　　　b. 窗宽中　　　　　　　　c. 窗宽宽

图 8-16　不同窗宽处理下的图像展示

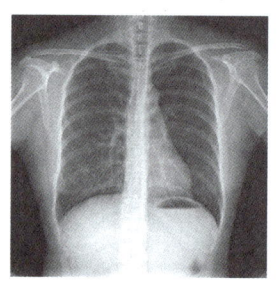 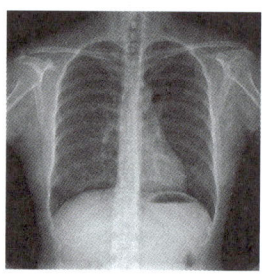 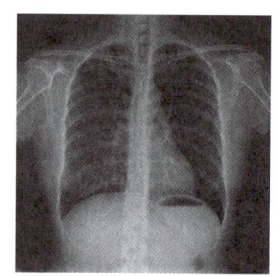

a. 窗位窄　　　　　　　　b. 窗位中　　　　　　　　c. 窗位宽

图 8-17　不同窗位处理下的图像展示

3. 与影像信息的存储和传输功能有关的处理环节，获得质量优良的照片记录，并在不降低影像质量的前提下进行影像数据的无损压缩，以能够高效率的存储与传输。

（二）X-CT 图像的预处理

CT 图像的预处理就是对扫描所获得的图像数据进行加工的过程。主要的预处理技术有：窗口技术、图像测量、图像重组与图像融合等，以获得组织和病灶的解剖信息和诊断信息，为病灶的定位和定性诊断提供帮助。具体如下。

1. 显示处理　通过窗宽、窗位的调节，获得组织结构、病灶的最佳显示，不会改变人体组织结构上的真实差异。

2. 感兴趣区测量

（1）定量测量：主要有 CT 值测量，通过 CT 值的测量，对病变的诊断提供一些依据；血管内碘含量的测量；骨矿含量测量；心脏冠状动脉钙化的测量。

（2）定性测量：即对感兴趣区域（ROI）的直径、面积、体积等进行测量。

(3) 定位测量：对病灶的空间位置进行测量，为疾病的诊断、治疗及预后评估提供依据。

3. **二维重组** 包括多平面及曲面重组。

(1) 多平面重组是指把扫描重建后以像素为单位的二维断面图像，重组成以体素为单位的三维图像，再用冠状、矢状、横断或其他任意层面去显示。

(2) 曲面重组是在多平面重组的基础上，人工绘出感兴趣区（ROI）结构的中心线或自动跟踪三维数据结构的轨迹形成曲面重组图像的方法。

4. **三维重建** 包括表面阴影显示（surface shaded display，SSD），最大密度投影（maximum intensity projection，MIP）、最小密度投影（minimum intensity projection，MinIP）、容积再现（volume rendering，VR）、仿真内镜（virtual endoscopy，VE）等技术。通过三维重建，能够更加直观、清楚显示病灶及病灶与周围结构的关系（图 8-18）。

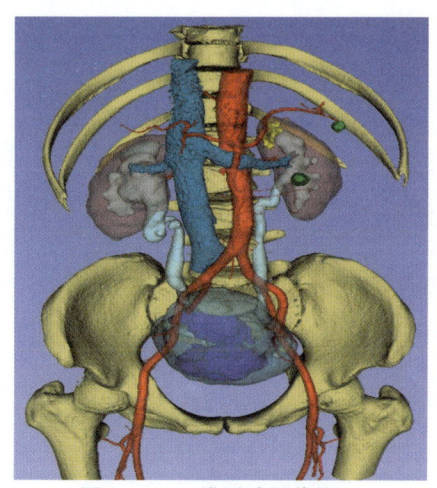

图 8-18　三维重建图像展示

第三节　医学图像的分割与定位

医学图像的分割与定位是针对肿瘤、病灶等感兴趣区域（ROI）进行精确锁定和标记的关键技术。这一过程通过定位到甚至精准勾勒出病变区域，帮助医生和后续的图像识别算法更精确地检测和诊断异常。这不仅提高了疾病诊断的精准性和效率，还为精准量化分析提供了可能。例如，测量器官大小、评估病变区域的体积等，这对于研究疾病的进展至关重要。此外，在外科手术中，准确的分割与定位技术是提供实时导航信息的基础，从而帮助医生精准操作，降低手术风险，提高手术成功率。

医学图像的分割与定位在医学图像数据处理中扮演着重要的承前启后的角色，它为医学图像局部特征提取、区域间关系分析等提供了重要支撑，为图像识别准确性的提高提供了关键的推动力。相较于图像预处理，医学图像的分割与定位更具挑战性，任务更为复杂，涉及到更复杂的算法和技术。下面就主要的图像分割和定位方法进行介绍。

一、传统的分割和定位方法

传统的医学图像分割和定位方法通常可以分为以下几类。

1. 阈值分割（thresholding）法　是一种简单而直观的图像分割方法。其基本思想是通过设定灰度值的阈值，将图像中的像素与阈值进行比较，将图像中的区域分为两个或多个不同的类别。其中包括均值迭代法、大津阈值法、最大熵的阈值分割法、模糊阈值法等。

阈值分割法的实现相对简单，计算速度快，适用于一些简单的图像分割任务。阈值分割法对噪声敏感，无法处理灰度值变化较大的图像。在图像成像质量较差或存在大量噪声的情况下，分割效果较差。例如，超声图像这类有严重噪声干扰的图像，应用阈值分割法往往很难准确分割出肿瘤、器官、病灶等区域。尽管如此，这种方法仍然是目前许多成像仪器中提供的主流方法。

2. 边缘检测法（edge-based method）　通过检测图像中的边缘或轮廓来进行分割。常用的算法有 Sobel、Prewitt、Canny 算子等，它们通过检测灰度值的变化来定位边缘。这类方法对于边缘清晰的情况效果较好，但对噪声敏感，并且在边缘不明显或连接部分复杂的情况下效果不佳。

3. 区域生长（region growing）法　是从种子点开始，根据相似性准则将相邻像素逐步合并成为具有相似特征的区域。它同样适用于较均匀的区域，但对于边界不清晰、有大量杂散像素的区域处理效果不佳。

4. 基于数学形态学（mathematical morphology）的方法　这类方法运用数学形态学的概念（如腐蚀、膨胀、开运算、闭运算等）来识别图像中的结构信息，常用于图像的初步分割。

5. 小结　尽管目前上述传统方法在医学图像分割与定位中仍然有一定的应用，但随着深度学习技术的发展和深度神经网络（如 U-Net、Yolv 等）在医学图像分割和定位任务中取得的优异效果，基于深度神经网络的分割已经成为当前的主流方法。

二、基于深度学习的分割和定位方法

深度学习方法能够更好地适应复杂的图像结构、更准确地定位和分割医学图像中的区域，已经逐渐取代传统方法成为医学图像分割和定位的首选和主要方法。以下是用于图像分割和定位的主流网络。

1. U-Net 网络　是一种用于生物医学图像分割的经典架构，特别适用于小样本情况。它在分割任务中表现出色，其特点是具有 U 形结构，包含编码器和解码器部分，通过跳跃连接保留了高分辨率的特征信息，从而同时捕获图像的全局和局部信息，提高了分割精度。U-Net 及其基础上的改进网络已广泛用于医学图像的分割。一些主流的 U-Net 改进和扩展的网络如下。

U-Net++：通过引入密集的跳跃连接和深度特征融合，改进了 U-Net 的层次结构，提高了分割性能。

ResU-Net（Residual U-Net）：利用残差块（residual block）来构建 U-Net，通过残差学习帮助网络更好地捕捉和传递特征信息，增强了网络的训练和性能。

V-Net：引入了 3D 卷积操作，适用于三维医学图像的分割任务，扩展了 U-Net 的应用范围。

3D U-Net：具有沿深度方向的卷积结构。广泛应用于体积图像的分割任务，能够更全面地捕捉三维结构信息。

SegNet：通过最大池化索引进行上采样，以减少计算量，提高了 U-Net 的效率。

Cascaded U-Net：将多个 U-Net 级联起来，每个 U-Net 负责特定层次的特征提取和分割，增强了网络对不同尺度信息的处理能力。

M-Net：引入了多分辨率分支，允许网络同时处理多尺度的信息，提高了对不同尺寸结构的适应能力。

Attention U-Net：通过将 Attention 机制引入到 U-Net 中，以便网络能够更好地关注感兴趣的区域，提高了分割结果的准确性。

Attention-Gated U-Net：引入了门控机制，使网络能够自适应地、选择性地聚焦于重要的特征，提高了分割的准确性。

这些网络在 U-Net 的基础上进行了创新和改良，以满足医学图像分割任务的不同要求，从而在精度、鲁棒性和效率等方面取得了一定的优势。

2．FCN（fully convolutional network） 是一种将全连接层替换为全卷积层的网络结构，能够对输入图像进行密集的像素级别预测。FCN 在医学图像分割中常用于语义分割任务，能够输出每个像素的类别标签，适用于各种医学图像分割需求。

3．DeepLab 系列网络 是一系列基于深度卷积神经网络的图像分割方法，其中使用了空洞卷积（dilated convolution）来扩展感受野，提高分割性能。DeepLab 在医学图像分割中取得了一些重要成果，尤其在边缘和细节的保留上表现出色。

4．R-CNN（region-based convolutional neural network）系列网络 R-CNN 是 2014 年提出的，它是使用深度学习进行物体检测的鼻祖，使用预训练的卷积神经网络（CNN）来提取候选区域的特征，然后支持向量机（SVM）对每个类别进行分类与 box 的回归（定位置）。R-CNN 首次引入了区域建议网络（region proposal network，RPN）来提取可能包含目标的候选区域，从而减少了候选区域的数量，提高了计算效率。R-CNN 及其系列网络是目标检测领域的里程碑性工作，实现了准确且高效的目标检测。R-CNN 的一些代表性变体有 Fast R-CNN、Faster R-CNN 等。

Fast R-CNN：2015 年提出，引入 ROI 池化层，将不同大小的候选区域映射到相同大小的特征图上，从而加速了特征提取过程，在速度上相较于 R-CNN 有了显著提升。

Faster R-CNN：2015 年提出，引入了 RPN，RPN 与检测网络共享卷积层，减少了计算开销。同时，该网络可以端到端地学习生成候选区域，从而进一步提高了速度。Faster R-CNN 在准确性和速度上都相对于 Fast R-CNN 有了进一步的提升。

Mask R-CNN：2017 年提出，是一种基于区域的卷积神经网络，Mask R-CNN 提出了一个概念简单、灵活、通用的对象实例分割框架。它是在 Faster R-CNN 的基础上，引入了额外的分支用于实例分割，从而结合了目标检测和实例分割的优点，同时实现物体检测和实例分割，即同时提供物体位置和对每个像素的分类标签。在医学图像中，Mask R-CNN 可用于检测和分割多个不同形状和大小的结构，如肿瘤、血管等。

5．YOLO（you only look once）系列网络 YOLO 是一种目标检测算法，通过单次前向传播即可完成整个检测过程。其设计旨在实现快速且准确地在图像中检测出多个目标。相比于传统的目标检测方法，YOLO 以其高速度和较高的准确性而备受关注，在医学图像中的单目标和多目标定位任务中也取得了良好的效果。

YOLO 是 One-stage 且是基于深度学习的回归方法，而 R-CNN 及其系列是 Two-stage 且是基于深度学习的分类方法。YOLO 的核心思想是在单次前向传播中直接预测边界框（bounding box）和类别概率。这种设计使得它在处理速度上非常高效，因为它不需要多次在图像上滑动窗口或使用复杂的特征金字塔。YOLO 将图像划分为固定大小的网格，并在每个网格单元中预测边界框和类别。每个网格单元负责检测其所属区域内的目标。YOLO 采用多尺度特征来检测不同大小的目标。通过将不同层次的特征图结合起来，它可以同时捕获细微和粗糙的目标特征。在损失函数方面，YOLO 使用多部分损失函数来优化检测性能。它综合考虑了位置误差、类别置信度和对象置信度等因素，提高了检测的准确性。先验锚框（anchor boxes）的使用使得 YOLO 能更好地处理不同尺寸和比例的目标，更有助于模型更精确地定位。

近年来，YOLO 系列层出不穷，从 YOLOv1、YOLOv2、YOLOv3、YOLOv4 更新不断，现已经到了 v9 版本（2024 年 2 月）。每个版本都对算法进行了改进和优化，提高了检测性能和速度。它们在多个数据集和应用场景中都取得了很好的效果，成为实时目标检测领域的重要代表之一。

6．小结 基于深度学习的方法在医学图像分割和定位任务中取得了显著的成果，提高了准确性和鲁棒性。此外，针对特定任务的改进和组合网络的设计也在不断进行，以满足不同医学图像处理的需求。深度学习方法的兴起不仅赋予医学图像分割强大的工具，其影响更扩展到整个医学数据处理领域，乃至医学成像算法领域。可以说，深度学习方法极大地推动了医学影像领域的发展。

第四节　影像数据的特征提取、分析与建模

医学影像数据的特征提取是一项关键的任务，它涉及从复杂的图像中提取有意义的信息，以支持医学诊断、研究和治疗。特征提取的目标是将原始影像转化为更具信息含量和可解释性的表示形式，以便医生或计算机算法能够更准确地理解和分析影像数据。特征提取的方法通常可以分为两大类：基于人为设计的传统方法和基于深度学习的自动提取方法，深入了解传统方法和深度学习方法的细节对合理使用特征是至关重要的。本节就医学影像数据的主要特征及特征提取方法做简要介绍。

一、影像数据的特征提取

（一）医学影像数据的特征

特征可以是各种各样的信息，在医学影像数据中就是指对医学诊断有价值的信息。主要包括形状、纹理、密度等，这涉及到理解医学影像中不同结构的特征表现形式。例如，对于 X 射线或 X-CT 扫描图像，器官的形状、密度和大小是关键特征；对于 MRI 图像，除了形状和密度外，还涉及到组织的信号强度等特征。这些特征提供了对组织结构、形态、密度和其他重要信息的描述。以下是医学影像数据中常见的特征类型。

1. 形状特征　描述的是组织或器官的几何形状，如大小、轮廓和体积。这对于检测和分析器官的形态学变化非常重要，例如肿瘤的形状和大小。

2. 强度特征　是反映了图像中像素的灰度级别或信号强度。这包括平均强度、最大强度、最小强度等，对于了解组织的密度和对比度很有帮助。

3. 纹理特征　描述图像中像素之间的空间关系，用于区分组织的结构与性质。纹理特征对于诊断非常关键，常用的方法包括灰度共生矩阵（GLCM）、灰度值分布模型等。

4. 时空特征　是针对时序或动态医学影像数据的特征。对于视频序列或时间序列的数据，时空特征可以捕捉到动态变化，例如心脏的收缩和舒张过程。

5. 统计特征　涉及对图像像素值分布的统计性质进行分析。与原始像素值相比，统计特征提供了对图像更高层次的抽象和描述。在医学图像中，原始像素值反映了图像中每个像素的亮度或颜色信息，而统计特征则通过对图像中像素值的分布、变异性等进行分析和计算，从而捕捉到图像更深层次的特征和结构信息。这些统计特征包括均值、方差、偏度、峰度以及熵等，为深入理解图像内容提供了丰富而有意义的描述。

均值（mean）：表征医学图像、肿瘤、病灶等 ROI 的平均亮度或颜色水平。

方差（variance）：反映图像或 ROI 内像素值的分散程度，即图像的对比度。

偏度（skewness）和峰度（kurtosis）：描述图像或 ROI 内像素值分布的偏斜和尖锐程度。

熵（entropy）：是信息论中用于衡量随机变量不确定性的一种度量。在医学图像分析中，熵是一项重要的统计特征，用于描述图像中像素值的不规则性和不确定性程度。熵的定义如

式 8-1 所示。

$$H = -\sum_{n=0}^{255}\left(P_n \log P_n\right)$$

(式 8-1)

其中，n 是图像的灰度取值，P_n 是相应取值的概率。熵越高，表示随机变量的不确定性越大。熵可以定量图像或 ROI 像素值分布的复杂度，对于纹理较为复杂的区域，其熵值通常较高，而对于均匀的区域，则熵值较低。异常或病变区域在图像中可能导致像素值的不规则分布，异常区域通常表现为熵值的不同于正常组织的显著变化，因此熵可用于检测这些异常区域。

6. 频域特征 医学图像的频域特征主要是通过对图像进行傅里叶变换或其他频域变换得到的特征。这些特征能够提供有关图像在不同频率下的分布信息，对于分析图像中的纹理、结构和模式等方面具有重要作用。以下是一些常见的医学图像频域特征。

频谱图（**spectrum**）：表示图像在频域上的能量分布，可用于分析图像的频率成分。

功率谱密度（**power spectral density**，**PSD**）：描述图像在不同频率下的功率分布，对于理解图像的能量分布和纹理特征有帮助。

能量谱（**energy spectrum**）：表示图像在频域上的能量分布情况，有助于分析图像中的主要频率成分。

相位谱（**phase spectrum**）：描述图像在频域上的相位信息，对于理解图像的结构和形状有帮助。

傅里叶描述子（**fourier descriptors**）：利用傅里叶变换提取的特征，用于描述图像的整体形状和轮廓。

在医学图像分析中通过分析图像在频域上的特征，可以提供关于图像结构和纹理的更丰富的信息。

7. 局部特征 是相对于全局特征而言，其关注的是特定区域或结构的特征，如血管、病变区域等。与全局特征不同，它们更专注于捕捉图像中小范围的细节和结构。以下是一些医学图像中常见的局部特征。

区域性统计特征：包括局部均值、局部方差等，用于揭示图像中不同局部区域的灰度分布和变化情况。

局部频率特征：描述图像局部区域内的频率信息，有助于分析纹理的精细结构。

角点和边缘特征：描述局部区域内的角点和边缘结构，有助于理解图像的轮廓和形状。

局部梯度响应特征：通过计算局部区域内的梯度强度，用于捕捉图像中的边缘和纹理信息。

这些局部特征在医学图像分析中通常用于局部结构的定量描述、纹理分析和异常检测。与全局特征相比，局部特征更适用于处理图像中具有局部差异性的区域，能够提供更精细的信息。

8. 基于深度学习提取的特征 深度学习已在医学影像领域表现出令人瞩目的进展，尤其是基于卷积神经网络（CNN）的方法。这些深度学习模型在医学影像特征提取方面取得了显著的成就。通过 CNN 等深度学习架构，模型能够自动学习图像中的抽象特征，从而提取高级别的特征表示，避免了传统方法中需要人工手动设计复杂特征提取算法的"艰难"过程。

深度学习的特征提取过程涵盖多个抽象层次，从低级的边缘和纹理到更高级的结构和模式。这种多层次的学习使得模型能够捕捉到医学影像中丰富而复杂的信息，为医学诊断和研究提供了更有力的工具。

然而，基于深度学习模型的特征提取也面临一些挑战。首先，这些模型通常需要大规模的数据集进行训练，以确保模型能够学到泛化能力强的特征表示。其次，深度学习模型的黑盒性以及可解释性仍然是亟待解决的问题。在医疗领域，特别是在涉及患者健康的决策中，对模型决策的解释和可信度至关重要。在这方面，研究人员和从业者正努力寻找方法来提高深度学习模型的可解释性，以增强医学专业人员对模型输出的信任度，持续努力解决相关的技术和医学伦理问题，以推动深度学习在医学领域的可持续应用。

（二）特征提取的传统方法

1. 形状特征提取的主要方法　医学影像形状特征提取是通过分析组织或器官在影像中的几何形状的变化，边缘检测和图像分割是医学图像处理中关键的步骤，用于准确定位和识别组织结构、器官或病变区域。以下是几种常用的边缘检测和图像分割算法。

基于梯度的边缘检测算子：这类算子有 Sobel 算子、拉普拉斯算子、Canny 算子等。这类算子通过对图像进行卷积操作，突出了图像中灰度值快速变化的区域，识别出边缘。它们有些也可以分为计算水平方向、45 度方向、垂直方向等梯度的方向算子，并结合求和或模长计算出整体梯度。有些先通过滤波平滑图像，然后再计算梯度，接着应用非极大值抑制等来细化边缘；有些使用双阈值处理和边缘跟踪来提取最终的边缘。

活动轮廓模型（active contour models）：也称为蛇（snake）模型，这是一种基于能量最小化的曲线演化的方法，能够根据图像的特定特征调整轮廓的形状。它需要事先定义一个轮廓，然后基于这个轮廓在图像中演化以找到边缘。它受到内部能量（形状约束）和外部能量（图像梯度）的影响。

数学形态学的方法：数学形态学方法涉及形态学操作，如膨胀、腐蚀、开运算和闭运算，用于改变图像的形状并提取特定结构的信息。在医学影像中，数学形态学可用于定位和量化器官的形状特征。

轮廓拟合的方法：利用数学模型，如椭圆或多边形，来拟合医学影像中目标区域的轮廓。通过拟合轮廓，可以获得关于形状的几何信息，如长轴、短轴和椭圆度等。

2. 纹理特征提取的主要方法　纹理特征描述了图像中像素之间的空间关系。在医学影像中，纹理信息可以用于区分不同组织的结构，获取描述组织结构或病变纹理的信息，这对于疾病的诊断和分析非常重要。以下是医学影像纹理特征提取的一些主要方法。

灰度共生矩阵（gray level co-occurrence matrix，GLCM）：是一种常用的纹理分析方法，通过计算图像中不同像素灰度值之间的关系来描述纹理。从 GLCM 中可以提取出一系列的统计特征，如能量、熵、对比度等，用于表征纹理的细节和结构。

灰度差异矩阵（gray level difference matrix，GLDM）：是用于描述图像中灰度差异的一种矩阵。它包含了关于邻近像素之间灰度值差异的信息，用于量化图像的对比度和粗糙度。

灰度梯度共生矩阵（gray level run length matrix，GLRLM）：描述了图像中连续像素的灰度梯度值的分布。通过分析梯度的长度和方向，可以提取出图像的纹理特征，例如长纹理和短纹理的比例。

Gabor 滤波器：是一种基于频率域的滤波方法，常用于纹理特征提取。它在不同方向和尺度上对图像进行滤波，捕捉到图像中的纹理结构。

小波变换：是一种多尺度分析方法，可以将图像分解为不同尺度和频率的成分。纹理信息在不同尺度上的分布可以用来提取图像的纹理特征，例如小波能量、小波熵等。

3. 强度特征提取的主要方法　强度特征关注像素的强度分布，包括平均灰度值、标准差、偏度和峰度等，可用于检测病变或异常区域。直方图分析是常见的强度特征提取方法。

直方图分析：直方图是一种用于表示图像像素强度分布的统计工具，其中横轴表示像素强度值，纵轴表示该强度值对应的像素数量。通过分析图像的灰度级别分布，可以提供有关图像整体强度分布和差异性的信息，提供关于图像对比度、亮度情况，进而计算需要的强度特征（如平均灰度值、标准差、偏度和峰度等）用于进一步的图像处理和分析。

直方图均衡化：注意直方图分析要和直方图均衡化要区别开。直方图均衡化是一种通过调整图像像素的灰度级别分布，使其均匀分布在整个灰度范围内的图像增强方法。这种均衡化可以提高图像的对比度，使细节更加突出，使目标区域更容易被分割和识别。但直方图均衡化并不直接提取特征，只是通过调整图像的灰度级别分布，从而影响后续特征提取的效果，均衡化后的图像更有利于其他特征提取方法的应用。

4. 统计特征提取的主要方法 医学影像统计特征提取是一项关键任务。统计特征描述了图像中像素值的统计性质，如均值描述集中趋势，方差描述离散趋势等。通过从医学图像中提取有意义的定量信息，可用于量化图像的局部和整体特性，有助于区分正常和异常组织，为医学诊断和研究提供支持。前面几个小节所述的方法往往也是医学影像统计特征提取的方法。

例如，灰度统计特征的提取也是基于图像的灰度级别分布，通过计算各个灰度级别的统计参数来描述图像的特征。纹理统计特征，常用也是灰度共生矩阵（GLCM）、灰度差异共生矩阵（GLDM）、灰度运动共生矩阵（GLRM）等，用于量化图像中纹理的粗糙度、方向性等纹理统计特性。又如形状统计特征，往往是基于边缘检测和图像分割的基础上，提取面积、周长、轮廓等几何形状特征。频域统计特征就是应用傅里叶变换、小波变换等频域分析方法提取医学影像中的周期性和波动性等统计学特征。

（三）基于深度学习的特征提取方法

随着深度学习的发展，卷积神经网络（CNN）等深度学习模型在医学影像分析中取得了显著的成果。深度学习方法通过学习数据表示来自动提取特征，从而避免了手动设计特征的复杂过程。

1. 卷积神经网络（CNN） 是一种适用于图像处理的深度学习模型。在医学影像中，CNN可以学习到不同层次的特征表示，从低级的边缘和纹理到高级的结构和组织，取得了显著的成功。医学图像通常具有高度复杂的结构和丰富的信息，而CNN能够有效地捕捉这些图像中的空间关系和特征。

CNN在医学图像特征提取上的卓越表现，主要归因于以下几个方面的特性。

（1）**层级特征提取**：CNN的层级结构允许网络学习图像的多层次表示。底层卷积层可以捕捉图像的低级特征，如边缘和纹理，而随着层级的增加，网络能够逐渐学习更抽象和复杂的特征，如形状和结构。对于医学图像，这种层级特征提取能够捕捉器官结构的细节，从微观到宏观，使得网络能够更全面地理解图像。

（2）**局部感知和共享权重**：CNN通过卷积操作实现局部感知，每个卷积核在图像上滑动并学习局部特征。此外，共享权重的机制使得相同的卷积核在整个图像上被重复使用。医学图像中的结构通常在空间上具有局部相关性，CNN通过这种机制能够更有效地捕获这些局部特征，而共享权重减少了参数数量，提高了模型的泛化能力。

（3）**平移不变性**：CNN通过池化层实现平移不变性，即对输入图像进行下采样，从而使得模型对于目标在图像中的位置变化具有一定的容忍性。医学图像中，病变或结构的位置可能在不同图像中有所变化，CNN通过平移不变性有助于提取更具泛化性的特征。

总的来说，CNN在医学图像特征提取上的优良表现得益于其层级结构、局部感知、平移不变性等特性，使其能够有效地捕获医学图像中的关键信息，为进一步的医学图像分析提供了强大的支撑。

2. 循环神经网络（recurrent neural network，RNN） RNN的概念可以追溯到20世纪80年代。RNN的提出是为了处理序列数据，对于序列性的医学影像数据，如时间序列或视频，RNN可以用于捕捉时序信息，提取动态的特征，并能够在模型中保持一种记忆或状态，以捕捉序列中的时间依赖关系。

然而，传统的RNN在面对长序列时，很容易遭遇梯度消失或梯度爆炸的问题，导致训练不稳定。为了解决这些问题，一些改进型的RNN架构也相继被提出。其中最著名的包括长短时记忆网络（long short-time memory network，LSTM），由 Hochreiter 和 Schmidhuber 于 1997 年提出；以及门控循环单元（gated recurrent unit，GRU），由 Cho 等人于 2014 年提出。

医学影像数据特征提取的研究仍在不断发展。随着技术的进步和对深度学习的更深理解，我们可以期待更加精确和高效的特征提取方法的涌现。同时，结合多模态数据和跨领域的合作也将为医学影像分析提供更多可能性。

二、医学影像的分析与建模

医学影像的分析与建模就是一个图像的识别的过程，它可以被表示为下列映射关系：

$$Y = f(\vec{X})$$

其中，自变量 $\vec{X}$ 是输入参数，代表从医学图像中提取的特征向量（特征提取方法如本节第一部分所述），函数 f 就是我们常说的模型（model），将自变量 $\vec{X}$（特征向量）代入函数 f（模型），得到的值 Y 就是对应的识别结果。它可能是一个具体的数值，如胎儿的体重，也可能是疾病/肿瘤的分类结果，也可能是病变的分级结果等。

建模是一个构建合理的函数 f 的过程，通过将输入参数（特征向量）代入方程，以获取最接近真实情况的输出结果。这里的函数 f 可以被看作各种模型和算法的化身，例如支持向量机（support vector machines，SVM）、决策树（decision trees，DT）、深度神经网络（deep neural network，DNN）等。这些模型（即函数）通常通过学习训练样本，逐步构建和优化模型参数（即函数的权重），使其能够准确地从医学图像的特征和信息中自动判断疾病的有无，疾病的类型，甚至严重程度等，从而实现对医学图像的分析和识别。

综合而言，医学图像识别可以通过一个函数 $f(\vec{X})$ 的数学模型来描述，该函数实现了从输入医学图像到输出识别结果的映射过程。医学影像的分析与建模促进了临床工作的精准化和个体化，为提高患者诊疗水平和科学认识疾病提供了强有力的支持。

医学图像识别涉及多种方法，可以分为传统的识别技术和基于深度学习的方法两大类。以下将分别介绍这两类医学图像识别方法的常用算法。

（一）传统识别方法

基于传统识别技术的方法在当今的图像识别领域仍然保持一定的实用性。以下将对这一领域中三种常用模式识别技术进行详细介绍。

1. 支持向量机（SVM） SVM 的概念最早由 Vladimir Vapnik 于 1963 年提出。然而，SVM 的发展经历了多个阶段，直到 20 世纪 90 年代中期才引起广泛关注和使用。SVM 是一种强大的监督学习算法，通过寻找最佳超平面来实现对不同类别的数据点进行分隔，并且最大化分类间隔。通过学习医学图像中的特征，SVM 能够有效地识别不同组织结构、异常或病变。它是一种二分类模型，但也可以扩展到多分类任务。在医学图像分类中，SVM 有着广泛的应用，其作用和优势如下。

高维特征空间的映射：SVM 能够处理高维特征空间，这在医学图像中尤为重要，因为医学图像通常具有大量的特征。

有效地处理小样本问题：在医学图像分类中，样本数量通常有限，但特征维度较高。SVM 通过最大化分类间隔来优化模型，可以有效地处理小样本问题。

处理非线性问题：虽然原始的 SVM 是线性分类器，但通过使用核函数（如径向基函数核、多项式核等），SVM 可以处理非线性分类问题。通过选择不同的核函数，SVM 可以灵活地适应不同类型的数据和复杂度。

泛化能力强：SVM通过最大化分类间隔来选择最优的超平面，从而提高了模型的泛化能力，相比于神经网络模型减少了过拟合的风险。

卓越的鲁棒性：SVM对于噪声和小样本情况有较强的鲁棒性，这一特性在医学图像分类领域至关重要。医学图像在其成像过程中往往受到多种环境因素的干扰，或是受限于自身成像算法的约束，甚至受到物理原理的制约，例如超声图像中的Speckle噪声，就是因为所用超声频率为MHz及纵波成像造成的，受到固有物理原理的限制难以根本消除。在这种情况下，SVM凭借其鲁棒性能够有效地处理这些挑战，使医学图像分类的结果更可靠。

不依赖全局优化：SVM的目标函数是凸优化问题，因此可以通过现有的优化算法（如SMO算法）有效地求解。

明确的决策函数：SVM不仅提供了分类结果，还可以提供一个决策函数，该函数可以用于评估新样本的分类置信度。

尽管近年来深度学习方法在医学图像分类中获得了很多成功，但SVM仍然是一个有力的工具，特别是在数据量有限或需要解释性强的场景中。SVM在医学图像识别中得到广泛应用，特别是在肿瘤检测和分类方面。

2. 决策树（DT） 是一种流行的机器学习模型，作为一种分类和回归分析的工具，其理论基础可以追溯到20世纪早期。然而，决策树在医学图像分析中的应用在近几十年逐渐增加。

决策树是一种基于树形结构的分类器，决策树的根节点表示样本数据的总体，每个分支节点表示一个特征，叶子节点表示一个分类结果。通过对样本数据不断的划分，决策树最终可以将样本数据分为不同的类别，从而实现分类预测。决策树的典型算法有ID3（iterative dichotomiser 3）、C4.5、分类回归树（classification and regression tree，CART）等，后来的改进和集成方法为医学图像分析提供了更强大的工具。决策树常用于分析医学图像中的特征，并基于这些特征进行分类和诊断。以下介绍决策树在医学图像识别领域中的作用和优势。

直观的决策过程：决策树的决策过程直观易懂，这对医学从业者和研究人员非常重要，因为他们需要理解模型对患者图像进行分类的原因。

非线性关系建模：决策树能够有效地处理非线性关系，这在医学图像中很常见，因为图像数据通常具有复杂的非线性特征。

处理混合数据类型：决策树可以处理不同类型的数据，包括数值型和分类型数据，这在医学数据处理中比较普遍，因为图像数据可能包含多种类型的信息。

易于可视化：决策树可以轻松地可视化，使医学从业者能够直观地了解模型的工作原理。这对于验证模型是否符合临床实践的需求非常重要。

快速建模：决策树的构建相对高效，无需大量预处理步骤，有助于模型训练和部署更为迅速。

适应大规模和高维数据：决策树可以适应大规模和高维数据，大规模和高维是医学图像数据的典型特征。

可解释性：决策树的决策路径清晰可解释，有助于医学从业者理解模型的工作原理和对患者图像的判定依据。

集成方法的可用性：决策树可以与其他决策树集成方法（例如随机森林）结合使用，以进一步提高分类性能和鲁棒性。在实际应用中，决策树常与集成学习方法、特征选择技术和深度学习等技术结合，以更好地满足医学图像分类任务的需求。

决策树算法的主要缺点是容易过拟合，当决策树的深度增加、分支过多时，会导致训练数据的过拟合，降低模型的预测能力。此外，决策树算法对于噪声和异常数据比较敏感，需要进行数据清洗和预处理。

3. 随机森林（RF） 是Leo Breiman于2001年提出的一种集成学习方法，它通过构建多个决策树并对它们的结果进行综合来提高分类准确性和鲁棒性。随机森林的应用在医学图像分析中逐渐增多，尤其是在处理复杂的、噪声较大的医学图像数据时，取得了良好的效果。以下是随机森林在医学图像分类中的作用和优势的详细阐述。

处理高维数据：随机森林适用于处理医学图像等高维数据，因为它能够在决策树的基础上进行集成，从而更好地捕捉图像中复杂的特征和关系。

处理不平衡数据：在医学图像分类中，数据往往是不平衡的，即某些类别的样本数量较少。随机森林通过集成多个决策树的方式，可以有效地处理不平衡数据，提高对少数类别的分类性能。

特征重要性评估：随机森林能够输出每个特征的重要性分数，帮助医学研究人员和从业者了解哪些图像特征对于分类和诊断最为关键。这对于进一步的研究和理解疾病特征至关重要。

抗过拟合能力：随机森林通过引入随机性的特征选择和样本抽样，有效降低了过拟合的风险。这对于在医学图像分类中处理小样本问题和提高模型泛化能力至关重要。

高鲁棒性：随机森林对噪声和异常值具有较强的鲁棒性，这在医学图像中是非常重要的，因为图像数据可能受到多种干扰和噪声的影响。

易于并行化处理：随机森林的训练和预测过程可以轻松并行化处理，使得在大规模医学图像数据集上的效率更高。

无需过多调参：随机森林相对于某些复杂的深度学习模型来说，不需要过多的调参工作。这使得在医学领域，特别是当数据有限时，更容易应用和部署。

能够处理缺失值：随机森林能够有效处理数据中的缺失值，这对于医学图像数据的实际应用非常重要，因为图像数据的采集和标注可能受到限制。

能够进行模型解释：尽管随机森林是一种集成方法，但可以通过查看每个决策树的贡献以及特征的重要性来解释整体模型的工作原理。这对于医学从业者理解模型决策的依据至关重要。

综合来看，随机森林在医学图像分类中的作用和优势使其成为一个强大而受欢迎的工具，特别是在处理复杂和多样化的医学图像数据时。

4. 人工神经网络（ANN） 模拟了人脑神经元网络，由输入层、隐藏层和输出层组成，通过学习权重来实现复杂的非线性映射。在医学图像分析与识别中，通过向输入层送入提取的医学图像特征，ANN通过学习到的权重进行加权计算从而实现图像分类、病变检测和器官识别等任务。

我们通常所说的人工神经网络是指深度学习兴起之前的"浅层神经网络"。深度学习所用人工神经网络通常是指"深度神经网络"，卷积神经网络（CNN）是深度学习中常用于图像处理的特殊类型。卷积神经网络与传统的人工神经网络相比，更擅长自动提取特征，无需手动设计特征，这使得深度学习网络在医学图像识别中更具灵活性和适应性。

（二）基于深度学习技术的图像识别方法

深度学习在医学图像识别领域扮演着至关重要的角色。其卓越的特征学习和自动特征提取能力使其成为处理医学图像的最佳选择。深度学习模型能够以自主的方式学习医学图像中的抽象特征，摆脱了传统手动设计特征提取器的"艰难"和"繁琐"的过程。这种自动学习的能力对于处理包括CT图像、MRI图像、超声图像等在内的复杂医学图像数据具有显著的优势。深度学习的应用不仅提高了医学图像的分类准确性，还为病灶定位、图像分割等任务提供了强大的工具，推动了医学影像领域的技术进步。

在医学图像识别中，常见的深度学习网络类型包括卷积神经网络、循环神经网络，以及一些混合型结构。以下详细介绍这些典型深度网络的特点。

1. 卷积神经网络（CNN） 是最常用于图像处理任务的深度学习模型之一，是处理医学图像分类问题的典型选择。它包含卷积层、池化层和全连接层。卷积层可以有效地捕获图像中的空间特征，而池化层则用于降低特征图的维度，对局部特征具有强大的自动捕获能力，适用于医学图像中的纹理、形状等特征的自动提取。参数共享和权重共享减少了模型的复杂性，有助于处理医学图像中的大量数据，适用于图像分类、病变检测等任务。其架构如图 8-19 所示。

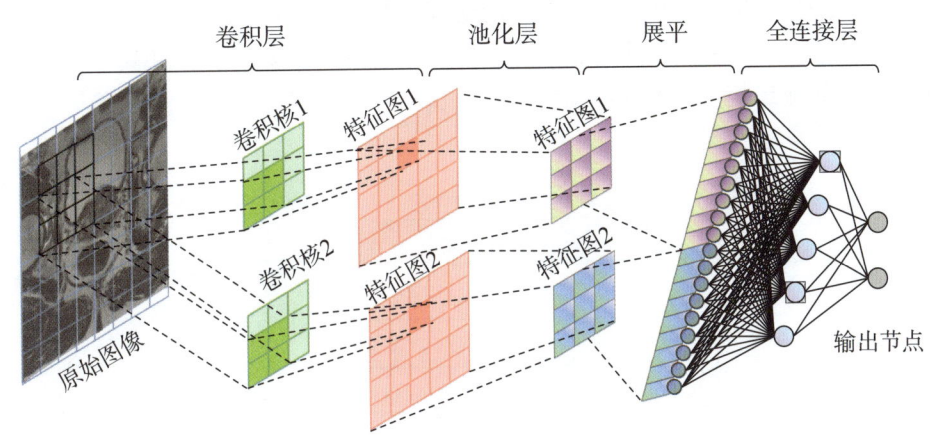

图 8-19　CNN 对图像进行特征提取和识别的示意图

以下是一些用于医学图像识别和分类的主要 CNN 模型，以及它们的优点、缺点、诞生年代和在医学图像领域的表现。

VGGNet：是 2014 年提出的一个 CNN 模型。是一个经典的深度卷积神经网络，结构简单，易于理解和实现，在特征提取方面表现良好，尤其是在小数据集上。它适用于各种医学图像分类任务，如超声肿瘤图像的良恶性分类，但容易过拟合。其简单的网络结构和堆叠的卷积层使得它在一些应用场景中仍然具有竞争力。

GoogLeNet（Inception）：也是诞生于 2014 年，它引入了 Inception 模块，提高了网络对不同尺度特征的感知，其具有较低的参数数量，相对高的计算效率。但是其网络结构相对复杂，可能出现梯度消失问题。

ResNet：2015 年引入残差学习，解决了训练深度网络时的梯度消失问题。具有非常深的网络结构，能够学习复杂的特征。

但是，CNN 对于序列数据或全局上下文的建模相对较弱，可能无法充分考虑像 CT 图像这类序列图像中的空间关系。

2．循环神经网络（RNN）　是一种适用于序列数据的深度学习结构，具有循环连接，使其能够记忆之前的信息。在医学图像中，RNN 可用于处理时间序列数据或具有时序信息的图像数据。能够处理不定长序列数据，适用于医学图像中的时序信息。RNN 具有记忆能力，能够考虑先前的信息，在医学图像中可以用于时序数据的分析，如心电图等连续图像数据序列。

但是，RNN 训练过程中可能存在梯度消失或梯度爆炸的问题，处理长序列时，可能难以捕捉长期依赖关系。

总体来说，选择深度网络类型取决于具体的医学图像识别任务和数据特点。卷积神经网络通常在静态图像分类任务中表现良好，而循环神经网络适用于处理时序信息。在实际应用中，通常会根据任务的复杂性和数据的特点选择适当的深度网络结构。

3．残差网络（ResNet）　是一种通过引入残差学习的机制，解决了深度网络训练中的梯度消失和梯度爆炸问题。它在医学图像分类任务中表现出色。

残差网络常简称为 ResNet，最初由何恺明（Kaiming He）及其团队在 2015 年的论文《*Deep Residual Learning for Image Recognition*》中提出。这种特别设计可用于解决深度神经网络训练中常遇到的**梯度消失和梯度爆炸问题**。尤其是在网络层数极深时，ResNet 通过引入所谓的"残差模块"(residual blocks)大大改善了训练过程中的信息流,并使得可以训练出比以往更深的网络模型。

网络核心概念是:残差块。残差块是 ResNet 的核心,其基本思想是引入一个"捷径"或"跳跃连接"(skip connection),允许模型中的信息绕过一到多个层次(图 8-20)。具体来说,如果我们设输入为 (x),理想输出为 $(H(x))$,网络层实际学习的目标是 $(F(x) = H(x) - x)$。网络不是直接尝试输出 $(H(x))$,而是输出差值 $(F(x))$。通过捷径连接,原始的输入 (x) 被直接加到网络输出上,即最终输出变为 $(F(x) + x)$。

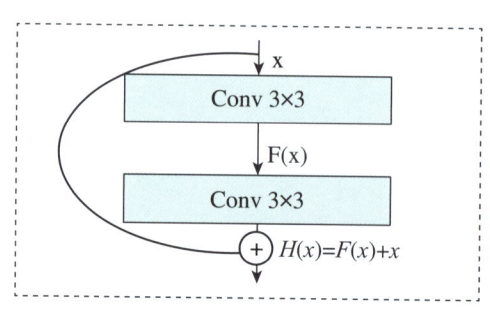

图 8-20　Resnet 结构图

这种结构使得神经网络在训练过程中能更有效地传播梯度,因为即使多层网络开始训练不足[即 $(F(x))$ 接近于零],网络依旧可以通过恒等捷径传播至少一部分的梯度,从而避免梯度消失的问题。

ResNet 网络一般由多个残差块堆叠而成。每个残差块内部可以包含数个卷积层,例如在常见的 ResNet-50 模型中,使用了带有批量归一化(batch normalization)和 ReLU 激活函数的卷积层。这些模型可以根据层数的不同被命名为 ResNet-18、ResNet-34、ResNet-50、ResNet-101 和 ResNet-152 等。

自 ResNet 被提出以来,它已在图像处理和计算机视觉的多个领域中广泛应用,在图像分类、任务中表现出卓越性能。ResNet 作为一种先进的深度神经网络架构,其在医学数据处理中的应用尤其值得关注,展现出了其强大的处理能力。下文是 ResNet 在医学数据处理中的几个重要应用。

(1)**医学影像诊断**:ResNet 在医学影像分类领域的应用广泛,包括 X 光、CT、MRI 和超声等各类影像。这些影像数据的复杂性要求极高的分析精度,ResNet 通过其深度和层次性能有效地揭示影像的细节,极大地辅助医生进行精确诊断。如 ResNet 自动检测心脏病、肺炎和癌症等多种疾病的医学影像中的异常特征。例如,在肺部 X 光图像中识别肺炎引起的特定阴影,在早期癌症诊断中通过识别 CT 或 MRI 影像中的微小肿瘤或不规则组织来支持医生的诊断决策。

(2)**病理图像分析**:病理图像分析涉及在显微镜下检查人体组织样本,这是疾病诊断中的一个关键步骤。ResNet 在自动识别和分类血液样本中的不同类型白细胞等细胞分类任务中表现卓越。同时,它也能在病理切片中识别癌细胞的存在与分布,从而促进癌症的早期诊断和治疗。

(3)**长期健康监测和预测**:ResNet 还应用于长期健康数据的分析,如通过心电图(ECG)数据的时间序列分析来识别潜在的心律失常等心脏问题。

ResNet 的出现不仅极大推动了深度学习模型的发展,其创新的残差块设计也成功解决了深层网络中的梯度消失问题,成为深度学习领域的一个重要里程碑。ResNet 的成功激发了后续更多创新架构的诞生,如 DenseNet 和 Inception 网络等,进一步推动了计算机视觉和医学图像处理技术的前进。

4. 生成对抗网络(generative adversarial network,GAN)　自 2014 年由 Ian Goodfellow 首次提出以来,已成为人工智能领域的一项创新技术。GAN 由两部分组成:生成器(generator)和判别器(discriminator),它们通过对抗性训练相互竞争,仿佛在进行一场游戏,其中一方的得益等同于另一方的损失。这一设计理念来源于博弈论,使得 GAN 在捕捉复杂数据分布方面表现出卓越能力。其网络架构如图 8-21 所示。

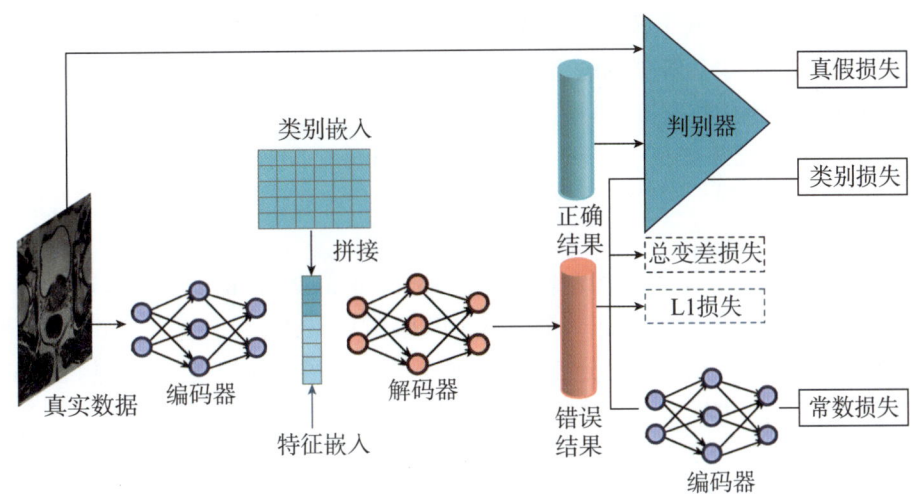

图 8-21　生成对抗网络的网络架构

生成对抗网络(GAN)中生成模型的使命是掌握训练数据的分布特征,并创造出新的数据实例,这些实例在外观上与真实数据集难以区分。相对应地,判别模型的职责是辨别数据的来源,究竟是来自真实世界的样本还是生成模型的产物。这一对手关系构成了 GAN 的核心训练机制。在这个过程中,生成模型不断尝试"欺骗"判别模型,使其不能正确判断数据的真实性;而判别模型则努力提升自己的识别能力,以更精准地区分真伪。这种互动推动了两个模型在竞争中不断进化。生成器通常接收一个简单的随机噪声信号作为输入,通过一系列复杂化的处理步骤,如反卷积层或全连接层,将这些基本信号转换成具有丰富结构的数据,如图像或文本。与此同时,判别器则承担着评估任务,它通过分类机制来判断输入数据是由生成器制造还是来自真实数据集,通常这是通过一个二元的输出(真或假)来实现的。

GAN 的训练循环涉及到生成器和判别器的交替训练。在训练初期,生成器所产生的样本质量较低,使得判别器能够轻易识别出仿造品。但随着时间的推移,生成器逐渐掌握并模仿真实数据的复杂特征,其生成的数据也开始难以为判别器所辨识。理想的训练结果是达到一种称为纳什均衡的状态,此时生成器和判别器的能力达到平衡,判别器对真伪数据的识别结果无法超越随机猜测,即判别结果的真假比例接近 50% 对 50%。这种精妙的平衡不仅展示了 GAN 技术的独特之处,也体现了其在学习和模拟复杂数据分布方面的强大潜力。

GAN 自提出以来,已经在多个领域显示出其强大的能力。在医学图像识别领域,GAN 展现了其独特的能力,特别是在样本稀缺或难以获得的情况下,为数据增强提供了新的方法和视角。GAN 可以生成逼真的医学图像,从而扩充数据集,支持机器学习模型的训练。这对于那些样本量较小的特定病种特别有价值,如能生成不同阶段的肿瘤影像,助力模型学习识别和分类疾病。

尽管 GAN 的应用前景广阔,其在医学领域的实施面临诸多挑战。训练的不稳定性是主要技术难题之一,模型训练过程中可能遇到收敛困难,影响图像质量的稳定性。此外,生成图像的真实性和准确性对医学应用至关重要,因为任何误差都可能导致误诊。此外,GAN 的使用还涉及到数据隐私和患者同意等法律和伦理问题,这要求其应用必须严格遵守医疗法规和伦理标准。

展望未来,随着算法的持续改进和对 GAN 模型更深入的理解,预计这些技术将变得更加稳定可靠。GAN 的进一步集成到临床工作流中,将极大地推动医学图像的质量提升,为早期诊断和治疗计划制定提供重要支持。

5. 迁移学习 是一种强大的机器学习策略，它的核心思想在于将一个任务上学到的知识应用到另一个相关任务上。这种方法可以显著提高学习效率和性能，尤其是在目标任务的数据有限的情况下。通过迁移学习，一个预训练的模型可以作为新任务的起点，而不需要从头开始训练，从而利用已有的知识，减少计算资源的需求，并加速模型的训练过程。例如，在医学图像识别领域，迁移学习能够实现不同数据集之间的知识共享。

迁移学习的基本原理建立在一个假设之上：不同任务之间存在共享的底层特征或规律。比如，一个学会识别汽车的模型可能已经掌握了识别各类"交通工具"所需的通用特征，这些特征同样适用于识别卡车或摩托车。

迁移学习的关键技术在于**预训练**和**微调**（pre-training and fine-tuning）。这一策略通常涉及：首先在一个大规模的数据集上预训练一个模型，随后在一个更小、任务特定的数据集上进行微调。此过程包括调整预训练模型的部分参数，以便它更好地适应新的任务。虽然使用迁移学习可以加快模型训练速度，因为模型不必从零开始学习所有复杂的模式，预训练模型的广泛任务经验也有助于其泛化到新的、未见过的数据上。然而，调整模型以适应新领域的数据分布是一项挑战，尤其是当源数据和目标数据差异显著时，也可能导致性能下降。

迁移学习已成为现代机器学习和人工智能领域的基石，特别是在医学领域，其巨大潜力日益显现。医学数据的特性是复杂性高、特异性强、经常数据量不足，这正是迁移学习能够发挥重要作用的场景。这种技术通过利用在其他任务上获得的知识，有助于提升模型性能，尤其是在数据稀缺的条件下。

然而，迁移学习在医学领域的应用面临着不少挑战。首先，医学数据的采集存在显著的异质性，不同医疗机构可能采用不同的数据采集协议、使用不同的设备以及不同的处理流程。这些差异会导致模型在新的环境中性能不佳。其次，高质量的医学数据往往难以获取，这限制了监督学习模型的训练。虽然迁移学习可以在一定程度上缓解数据不足的问题，但如果源任务与目标任务之间的差异过大，模型的性能仍可能不达标。此外，医学领域对模型的解释性有极高的要求。在医疗决策中，准确理解模型的预测依据是至关重要的。然而，迁移学习通常使用的深度学习模型往往呈现为"黑箱"，这对提高模型的透明度和可信度构成了挑战。确保模型的可解释性，以便医生和研究人员能够信赖并有效地使用这些工具，是当前研究的一个重要方向。

尽管面临数据的异质性、标注数据的缺乏、潜在的负迁移风险以及对模型解释性的高要求等挑战，迁移学习的应用在医学图像识别领域仍显示出巨大的潜力。针对这些挑战的持续研究和技术改进，将进一步推动迁移学习在这一关键领域的发展和实际应用。

6. 小结 在本小节中，我们探讨了多种深度学习模型，并讨论了在特定医学应用中需考虑的关键因素，这些因素对模型的表现和实施可行性有直接影响。首先，选择适当的模型需基于任务的性质。例如，卷积神经网络（CNN）适用于图像识别任务，而循环神经网络（RNN）或变换器则更适合处理序列数据。其次，数据的数量和质量同样关键，决定了模型的选型。深度学习模型依赖大量的高质量数据以实现优异表现。在数据有限的情况下，可能需要采用如迁移学习、生成对抗网络或少样本学习等策略来强化数据的使用效果。此外，数据的完整性、准确性和代表性对模型的选择具有决定性影响。最后，计算资源的可用性是实际操作中不可忽视的考虑因素，尤其是对于计算需求高的复杂模型，在资源受限的环境中可能需采用更轻量级的模型或调整模型复杂性。

尽管深度学习模型在特定任务上表现出色，其泛化能力在不同医学领域和不同人群中的表现仍需进一步验证和优化。展望未来，随着技术的不断进步，我们期待深度学习模型在医学图像处理中能够实现更高的准确性和效率。未来研究可能将聚焦于开发能够处理更大数据集的先进算法，同时在提高计算效率的基础上增强诊断精确度。此外，随着个性化医疗的兴起，定制化的深度学习解决方案也将变得更加重要，以便根据病种的独特需求进行优化，提供更精准的治疗建议。

总而言之，尽管基于深度学习的医学图像识别技术展现出巨大的潜力，但要实现其广泛应用并克服现有的技术和伦理挑战，还需不断探索和创新。未来的发展将依赖于多学科的合作，包括计算机科学、医学专业知识以及伦理法律的深入整合。通过这种协同，我们可以更好地利用深度学习的力量，为医学领域带来革命性的改变。

第五节　影像数据管理和共享

不同设备厂家的影像数据格式、标准等都存在差异，为了便于影像数据顺畅地传输与交换，需要就不同厂家的数据传输与存储标准达成一致。建立统一的传输、存储标准后，通过传输与储存系统，利用局域网或云影像就可以实现影像数据的共享。

一、影像数据传输与储存

（一）医学数字成像与通信标准

自 1983 年起，美国放射学会（American College of Radiology，ACR）与美国全国电子厂商联合会（National Electrical Manufacturers Association，NEMA）组成的联合委员会陆续制定并推广了医学数字成像与通信（digital imaging and communications in medicine，DICOM）标准，简称 DICOM 标准。随着医学影像技术的持续进步，数字医学影像数据的大量产生促进了开放式且与设备制造商无关的数字医学影像的传输与交换。为推动医学影像存储与传输系统（picture archiving and communication system，PACS）的进步，并促成其与各种医院信息系统（hospital information system，HIS）的有效整合，DICOM 标准应运而生。

1985 年的北美放射学会（radiology society of north America，RSNA）发布了 DICOM 标准的第一个版本，ACR-NEMA300-1985（也称 ACR-NEMA VERSION 1.0），并由 NEMA 出版。1988 年，ACR-NEMA300-1988（也称 ACR-NEMA VERSION 2.0）也正式出版。VERSION 2.0 相对于 VERSION 1.0 加入了新数据元素用以描述医学图像的相关信息，如支持显示设备的命令，修复了 VERSION 1.0 的许多不足，如兼容性，包含了 VERSION 1.0 版本的全部内容，引入了层次结构模型，用以更清晰地标示医学图像。但 VERSION 2.0 缺乏对网络层，不能利用网络技术的优势，只能通过网络接口单元与网络通信，通信速度很慢。因此，ACR-NEMA 对 VERSION 2.0 进行改造，并首次提出面向对象的设计方法，来对现实世界进行抽象分析，1993 年 ACR-NEMA DICOM（也称 DICOM3.0）便应运而生。

DICOM3.0 与以前的版本相比，有以下几个方面的特点。①不仅支持点对点的通信，还可以应用于网络，支持网络环境下的标准如 OSI（open system interconnection，OSI）和 TCP/IP 协议。②详细描述了设备厂商如何结构化地声明其影像设备的兼容性。③定义了一系列操作和通知，称作 DICOM 住处服务元素，信息对象与这些服务的元素称作服务器-对象对 SOP（service-object pair，SOP），当这些信息构件通过网络来处理时，它们彼此之间的关联性才不至于混淆。④说明了对命令和数据交换的标准响应，DICOM3.0 通过服务类的概念详述了命令及其相关数据的意义。⑤增加了一些除了影像图像之外的信息构件，如学术研究、报告等。

DICOM3.0 标准的制定，实现了以下目标。①定义质量能满足临床需要的可用于数据交换的数字化医学影像格式。②推动不同设备制造商的设备间数字化影像信息通信传输标准的建立。③促进 PACS 与 HIS 等医学影像信息系统的发展，使其可以与其他医学信息系进行信息、数据、流程的交互。④允许分布于不同地理位置、不同类型的医学影像诊断设备创建统一的诊断信息数据库。

DICOM3.0 标准的组成：数字图像信息和通信两个领域。共由 14 个基本部分和扩充部分文件组成。第一部分：引言和概述。该部分简要介绍了 DICOM 的概念及其组成。对设计原则进行了描述，定义了大量标准中的术语。第二部分：一致性。要求设备制造商精确地描述其产品的 DICOM 兼容性，即构造一个该产品的 DICOM 兼容性声明，包括选择什么样的信息对象、服务类、数据编码方法等。第三部分：信息对象定义。利用面向对象的方法定义了两类信息对象：普遍性、复合型。第四部分：服务类规范。服务类主要有：查询/检索服务类、存储服务类、研究内容住处服务类、口才管理服务类、研究服务类、结果管理服务类、打印管理服务类。服务类详细论述了作用与信息对象上的命令及其产生的结果。第五部分：数据结构和编码规定。描述了怎样对信息对象类和服务类进行构造和编码。可以理解为定义了一种语言，两种不同的设备通过这种语言进行相互对话。第六部分：数据字典。描述了所有信息对象是由数据元素组成的，数据元素是对属性值的编码。第七部分：信息交换。与 DICOM 进行信息交换通信的医学图像应用软件所得到的服务于协议。第八部分：信息交换的网络通信支持。在网络环境下的通信服务和 DICOM 应用进行信息交换的必要的上层协议。第九部分：信息交换的点对点通信支持。该部分说明了与 ACR-NEMA2.0 兼容的点对点通信服务和协议。第十部分：便于数据交换的介质存储方式和文件格式。该部分说明了一个在可移动存储介质上医学图像信息存储的通用。第十一部分：介质存储应用控框架。用于医学图像及相关设备信息交换的兼容性声明。第十二部分：便于数据交换的存储方案和介质格式。这部分提供了医学环境中数字图像计算机系统之间信息交换的功能。第十三部分：打印管理的点对点通信支持。定义了在打印用户和打印提供方之间点对点连接时，支持 DICOM 打印管理应用实体通信的必要服务和协议。第十四部分：说明了灰度图像的标准显示功能。

（二）影像存储与传输系统

DICOM3.0 标准是影像及其相关信息在计算机间传输的统一标准，而 PACS 是对医学影像数据的采集、显示、存储、交换和输出进行数字化处理，最终实现影像的数字化存储和传输。

PACS 的基本功能模块如下。

（1）服务器部分：①数据库管理部分。数据的基本数据维护和管理，在后台对数据库按照一定的规则进行分类，然后在不同的储存介质上进行交换和转存。PACS 数据库要包含一定的患者信息，以便在 HIS/RIS 出现故障时可以独立地使用；要对图像的状态进行设置；注意用户的存取权限设置，以便增加系统数据的安全性，要有一定的可扩展性，使系统对一般的数据库是开放的。②医学图像的归档部分。影像数据的整理，与患者信息的结合和数据库的接口与储存。PACS 图像存储一般分为两种：在线和离线。在线数据一般要求存储在本地的计算机硬盘上，离线数据可以压缩存储在计算机硬盘、磁盘阵列或影像云上。一般医生在客户端查阅和显示患者信息和图像时，是从服务器上读取数据的；系统也可以根据需要将一部分数据直接保留在客户端，可以减少网络流量和提高查询显示速度，这种技术成为预取。③PACS 数据和 HIS/RIS 及 Web 服务器的接口。PACS，HIS/RIS 及 Web 服务系统三者间进行数据交换和协调作用。④Web SQL 服务器管理。为远程的 Internet 数据访问提供数据管理服务。⑤工作流程管理模块。对各个模块的操作进行协调和控制，以及按照医院的工作流程进行工作站操作流管理。

（2）客户端部分：①医学影像预处理模块。对直接来自图像设备的数据进行格式转换或压缩等预处理。②医学影像的查询、显示和诊断系统。在医生的终端对患者的影像进行显示、处理以及给出诊断报告。③远程对数据库进行查询访问。用于远程诊断与远程教学等。

二、影像数据的共享

Dicom3.0 标准的建立为不同厂家影像数据的通畅传输提供了统一的标准，PACS 的出现和不断完善升级，为影像数据的传输和储存提供了保障。不同医疗机构的影像数据的共享需要网络的支撑，现在随着云技术的不断成熟，云传输、云储存为基础的影像云的出现，更加方便了影像数据的共享。

（一）云技术

云计术（cloud technology）是指在广域网或局域网内将硬件、软件、网络等一系列资源统一起来，组成资源池，并通过网络按需所用，灵活便利地实现数据的云计算、云传输、云存储以及数据共享的一种服务托管技术。云技术的思想就是将存储、计算、应用、共享作为一种IT公共基础设施，使人们能够像使用水电一样使用计算机资源。基于云技术建立的影像云是将影像数据传入云平台进行存储、共享的一种影像数据管理新模式。传统模式下的影像数据系统需要购买硬件等 IT 基础设施，还需要购买软件等应用系统的许可证，同时，还需要专门的 IT 技术人员维护。影像数据每天大量产生，需要不断升级各种软硬件设施以满足临床需要，同时，因为服务器容量等原因，时间较久远的影像数据都会放入离线存储器，调阅速度会大大降低。而对于医疗机构来说，计算机等硬件和软件本身只是为了完成工作需要的工具。通过影像云，能够节约资源的同时提高影像数据的使用效率。

美国国家标准与技术研究院（national institute of standards and technology，NIST）对云计算的定义是：云计算是一种按使用量付费的模式，这种模式提供可用的、便捷的、按需的网络访问，进入可配置的计算资源共享池（资源包括存储、网络、服务器、应用软件、服务），这些资源能够被快速提供，只需投入很少的管理工作，或与服务供应商进行很少的交互。云计算的三层架构：基础设施层、平台层、软件层。①基础设施层（infrastructure as a service，IaaS）：允许多台虚拟计算机运行在同一个硬件平台上，支持在多台虚拟计算机之间动态的、共享的灵活分配虚拟资源。IaaS 提供给用户的服务是对所有云计算基础设施的利用，包括中央处理器（CPU）、内存、存储和其他基本的计算资源。用户能够部署和运行任意软件，包括操作系统和应用程序等。IaaS 可以在医疗机构内部使用，医疗机构的 IT 管理人员采用 IaaS 部署和运行来自不同软件提供商的不同的医疗业务信息系统（例如 HIS、RIS、PACS 等）。②平台层（platform as a service，PaaS）：把服务器平台作为一种服务提供的商业模式。即将软件研发的平台或者业务运行、经营平台作为一种服务。PaaS 能将现有各种业务能力进行整合，具体可以归类为应用服务器、业务能力接入、业务开放平台。PaaS 允许来自不同医疗业务信息系统的多个应用程序运行在同一个软件平台上，支持多个程序共享操作系统、数据库、网络服务和开发工具等软件资源。③软件层（software as a service，SaaS）：一种通过 internet 提供软件的模式，厂商将应用软件同意部署在自己的服务器上，把软件本身作为一种服务和资源，通过网络，提供给终端用户。终端用户可以根据自身的实际需求，以购买、租赁或免费的方式使用这些服务，存储和管理自己的业务数据，规范和优化自己的业务流程。在以上的云计算三层架构应用中，用户不需要去管理或控制底层的云计算基础设施（包括网络、服务器、操作系统、存储等），但用户能控制部署的应用程序，也能控制运行应用程序的托管环境的配置。

(二)云传输

云传输对于医疗机构来说,如果要选择云计算服务提供商来运营、管理现有医疗数据,就必选首先解决医疗数据的云传输技术问题。由于从 internet 互联网上传/下载数据的速度和在 internet 内联网上传/下载的速度差异很大,前者大大小于后者,造成医疗数据的云传输难度提高。但大量医疗数据必须上传云的情况下,云计算服务提供商必须能够针对医疗机构的不同情况为其提供相应的医疗数据云传输技术解决方案,保证移交机构在云计算服务模式的应用中满足医疗数据在本地备份、异地灾备、数据迁移、数据库扩容等应用中数据的云传输的需求。云传输的解决方案:① internet 网络拦截传输数据。通过 internet 网络连接,在医疗机构本地信息系统与云计算数据中心及云计算服务平台之间传输数据。②私有网络专线连接传输数据。用户建立一个连接内部 IT 基础设施和云计算中心的私有网络专线连接,将大批量数据上传/下载到云计算数据中心及云计算服务平台。③导入/导出数据服务。当前两者进行数据传输不可行时,用户可以使用数据导入/导出服务将文件文件数据上传到云存储中;还可以使用导入导出服务将云存储中的数据及时、经济、高效的方式传输到本地系统与应用中使用。④硬盘驱动器迁移数据。用户通过将包含大量文件数据的一个或多个硬盘驱动器运送到云计算数据中心,将这些数据上载到相应的存储账户中。

(三)云存储

云存储是基于云计算概念上延伸和发展出来的网络存储技术。通过集群应用、网络技术或分布式文件系统等功能,将网络中大量各种不同类型的存储设备通过应用软件集合起来协同工作,共同对外提供数据存储和业务访问功能。云存储分为四类:①公共云存储(public cloud storage),也称存储服务(storage-as-a-service)、在线存储(on-line storage)或公有存储。公共云存储供应商可以保持每个用户的存储、应用都是独立的、私有的。②私有云存储:只对有限的用户提供相应的存储服务以及相应的服务质量。可以部署在医疗机构的数据中心或相同地点的设施上,医疗机构可以拥有或控制其基础架构,以及应用的部署。可以由医疗机构内部的 IT 部门管理,也可以由服务供应商管理。③内部云存储:和私有云存储比较类似,只是内部云存储仍然位于医疗机构的防火墙内部。④混合云存储:这种存储把以上三种存储结合在一起。主要用于按用户要求的访问,特别是需要临时配置容量的时候,可以从公共云上划出一部分容量配置给私有云存储或内部存储,医疗机构可以灵活机动地面对迅速增长的医疗业务数据高峰或负载波动。

(四)医学影像云

医学影像云(medical imaging cloud)指以医学影像信息的云存储为数据基础,医学影像云计算应用服务为核心,虚拟化和大数据技术为支撑,通过云传输方式,为医疗机构、医疗保险部门和受检者个人提供多种形式、基于医学影像的在线云服务模式。医学影像云具有可扩展、易于使用、按需分配的特点。可以大幅度降低购买和维护 IT 服务设施的经济与时间成本。

医学影像已经成为临床诊断和医学研究中非常重要的参考依据。医学影像云通过互联网或内部网络为不同类型的终端用户提供广泛、灵活的云计算服务模式。终端用户可以快速方便地使用和享受医学影像云服务。医学影像云服务可以依据云计算类型、远程放射学服务模式以及区域医学影像诊断中心应用模式来划分。医学影像云的服务核心是在影像数据上执行一种广义的计算,属于云计算服务模式。一般包括影像数据管理、影像数据处理、影像数据共享三种服务模式。①影像数据管理:典型应用是海量影像数据的云存储。已有不少医疗机构将影像数据存储在第三方的云平台。从数据安全和隐私保护的角度考虑,一般采取的是私有云。②影像数据处理:典型应用包括影像数据重组重建,可视化数据分析以及数据挖掘,计算机辅助诊断等云服务。将影像数据的处理算法和处理任务交给云端的影像云计算，用户在浏览器端查看云端返回的影像数据处理结果，实现跨平台访问，协同运营的在线资源和数据共享。这种影像云数据处理方式已成为国际上的发展趋势。③影像数据共享：包括远程阅片、远程会诊和个人影像云分享，科研与教学影像云分享等。

小 结

本章对医学影像技术及其在临床诊治中的作用进行了概述，并且详细介绍了医学影像数据处理流程。首先是医学影像的预处理，这是医学影像处理与分析的首要步骤，通过各种技术来提高图像质量、减少噪声、增强对比度等，以确保后续分析的准确性和可靠性。其次，我们深入探讨了医学图像的分割，这是将医学图像划分为感兴趣区域或结构的过程，对于定量分析和疾病诊断至关重要。接着，我们介绍了特征提取与选择，这一步骤将影像数据转化为有意义的信息，并通过降维和去除冗余信息来提高模型的效率和泛化能力。最后，我们讨论了医学图像分析与识别，着重介绍了传统方法和深度学习方法在医学图像识别领域的应用和进展。深度学习方法的兴起标志着医学图像识别领域的重大进步，其已成为医学图像识别的主流方法和得力工具。最后，我们介绍了影像数据的传输标准 DICOM，影像存储与传输系统 PCAS，以及影像数据的共享技术。医学影像数据处理是一个不断发展的领域，新的技术和方法不断涌现，其应用不仅可以提升医学影像的解释能力，还可以加速疾病诊断和治疗的进程，对医学研究和临床实践带来深远的影响。

整合思考题

1. 对比 CT 成像和磁共振成像（MRI）在图像分辨率和患者安全性方面的异同。
2. 假设 MRI 扫描数据中有一些噪声。描述你将如何步骤化地去除这些噪声，并解释为什么这种方法是有效的。
3. 假设你接收到了一组模糊的肺部 CT 图像。描述你会如何使用图像处理方法来提高图像质量，并说明这对诊断有何帮助。
4. 设计一种新的医学影像技术，简述其可能带来的一种创新诊断方法。
5. 探讨如何利用人工智能来自动识别和分类超声图像中的心脏瓣膜病变。描述可能的挑战和解决方案。
6. 设想你在一个研究项目中使用匿名患者影像数据。讨论如何处理这些数据以确保遵守 HIPAA（健康保险流通与责任法案）的隐私要求。
7. 在医疗机构之间共享医学图像可能涉及跨地域的数据传输，讨论区块链在医学图像传输中的安全性和完整性的潜在应用，以及可能存在的技术的局限和挑战。
8. 想象你是一名医学影像处理专家，你正在设计一个医学影像版的"逃脱密室"游戏。你将利用医学影像数据和建模技术创建各种谜题和难题，以便玩家通过解密影像数据来逃离房间。你会如何设计？

第八章整合思考题解析

（林江莉 孙家瑜 蒋 苹）

第九章　生物医学文本数据分析和利用

导学目标

通过本章的学习，学生应能够：

※ **基本目标**
1. 总结生物医学领域文本数据都有哪些类型和资源。
2. 概括什么是自然语言处理技术。
3. 解释为什么在生物医学领域自然语言处理如此重要。
4. 分析在生物医学领域中典型的自然语言处理应用场景。
5. 运用自然语言处理的基本技术和知识。

※ **发展目标**
1. 分析生物医学领域中自然语言处理面临的挑战。
2. 在各类临床和生物医学研究中灵活使用自然语言处理技术。
3. 理解大语言模型的优势和不足。

第一节　生物医学文本分析概述

文本是一种通过符号来记录的自然语言。而自然语言通常是指一种自然地随文化演化的人类语言，如汉语、英语、法语等。与之相对的人工语言包括了计算机语言和世界语等。千百年来，人类通过以文本或者语音为载体的自然语言进行信息的交流、传递和存储。在信息化时代，自然语言依然是人类活动中最重要和最基本的信息表达、传递和存储方式。在生物医学领域中，大量数据、信息和知识同样以科学文献、技术报告、病历文档等自然语言文本形式来记录、交流和积累。随着社会的发展，这些文本信息越来越多的以电子化形式存在，如何高效利用这些电子化的文本数据，挖掘其中的有价值的医学知识和概念关联信息，对于生物医学基础研究、临床研究和临床实践等都具有重要意义。

利用计算机处理和理解自然语言一直被认为是人工智能研究的一个标志性问题，因此在著名的图灵测试中，设计了一个假想的实验场景，即如果一台机器可以和人类展开自然语言对话，且人类无法判别和其交流的是人还是机器，那么这个机器就可以认为具备了智能。广义的自然语言处理包括了语音识别（speech recognition）、自然语言处理（natural language processing，NLP）和语音合成（speech synthesis）等领域。但是由于技术的演进路线不同，语音和文本处理已经成为两个相对独立的领域，而且本质上借助语音识别可以把语音数据转换为文本数据或者把文本数据再转换为语音数据，本章所关注的主要是生物医学领域中的文本数据分析。

一、生物医学文本资源

在生物医学领域中积累了大量的文本数据资源，如生物医学研究文献、临床研究报告、病历文档、检查报告以及药物说明书等，同时随着移动互联网的普及，互联网上的医疗健康信息资源也大量被积累。NLP能够帮助研究者和临床人员更好地管理和利用这些海量文本资源，同时可以服务于构建一些全新的生物医学研究工具和临床决策支持应用服务。在具体了解NLP技术之前，我们首先来认识一下在生物医学领域有哪些重要的文本资源，以及利用这些资源需要什么方法和技术。

（一）生物医学文献资源

生物医学领域的科学知识通常以期刊论文和书籍等形式来传播和存储，在传统的纸质出版的年代，图书馆是这些知识传播和管理的主要场所。为了管理大量的期刊文章，早在1897年图书馆学者就建立了一套医学索引（index medicus）机制，把这些文献通过作者和主题进行索引编码。这套索引技术在计算机出现之后也转变为电子化的索引，美国国家医学图书馆（National Library of Medicine，NLM）在1966年开始提供电子化的索引，并逐步建立起了MEDLARS Online（MEDLINE）这样的在线服务，但是最初的索引数据库中仅包含了有限的信息。随着互联网的建立，20世纪90年代末开始，NLM开始向全球免费开放其数据库，随着包含数字化全文的数字图书馆的出现，研究者不再局限于纸质期刊，而是也越来越依赖于在线的生物医学文献库来了解和追踪前沿课题。目前在生物医学领域最重要的一个文献资源是由NLM所构建的PubMed（https://pubmed.ncbi.nlm.nih.gov/）。截至2022年，PubMed数据库中包含了超过3600万份生物医学文献的引用和摘要信息，其中越来越多的文献支持全文获取，每年为全球的生物医学研究者提供数十亿次以上的文献检索服务。如今人们不得不承认的一个事实是，生物医学领域中文献发表和知识积累的速度已经远超出了个体学习的能力，只有借助NLP技术才能使即时的信息处理和知识获取成为可能。由于PubMed主要面向英文期刊，其中仅收录了部分的具有英文摘要的中文期刊的摘要，为了服务中文期刊资源的使用，国内也形成了CNKI中国学术期刊、万方学术期刊和维普期刊等主要面向中文期刊文献的数据库，目前这类中文期刊服务多采用商业付费的服务模式。通常自然语言处理的文本处理是面向批量的文本，下面就如何利用这些生物医学文献资源，从索引技术到批量获取资源技术进行介绍。

1. 文献索引和医学主题词 多数的文献数据库都使用一套文献索引机制来管理。而服务于索引的通常是一套受控的词表，其中最有影响力的就是MeSH（medical subject headings）。MeSH是广泛应用于生物医学信息检索的一部庞大的受控词表，在生物医学领域旨在用于标引期刊文献和书籍。其历史最早可以追溯到19世纪美国医学索引创刊时，为了方便编撰和检索，创造了医学主题词这一概念。目前美国NLM负责更新MeSH，其旗下的"MEDLINE/PubMed文献数据库"以及"NLM的图书馆藏目录"均采用MeSH索引。因此我们在利用这些文献数据库的时候，通常依赖MeSH的关键词来检索文献，理解MeSH能够更高效、更精准地帮助我们检索文献。

MeSH的受控词表中包含了四类术语。主要术语被称为标题（headings），它用来描述每篇文章的主题，如"weight"（体重）、"hydrocephalus"（脑水肿）或"critical care"（重症护理）。其中大部分标题都附有简短的描述或定义、相关描述词的链接以及同义词或非常相似的术语（称为条目术语）列表。截至2022年，MeSH包含约30000个词条，并且每年都会更新，以反映医学和医学术语的变化。MeSH术语按字母顺序排列，并按主题类别采用分层结构来组织，更具体的术语排列在更宽泛的术语之下。这样当我们搜索某个 MeSH 术语时，该术语下层更具体的 MeSH 术语会自动包含在搜索中，这被称为该 MeSH 术语的扩展搜索或爆炸搜索。如当我们检索 "heart defects, congenital [C14.280.400]"（先天性心脏病）时，数十种先天性心脏病如 "tetralogy of fallot [C14.280.400.849]"（法洛四联症）和 "heart septal defects, atrial [C14.280.400.560.375]"（房间隔缺损）等都会应用于检索，从而帮助我们更好、更全面地检索到相关文献。这些附加信息和分层结构使 MeSH 本质上成为一个知识词库，而不是一个普通的主题词表。第二类术语，即 MeSH 子标题（subheadings）或限定词，可与 MeSH 标题一起使用，以更完整地描述一个主题的特定方面，如不良反应、诊断或遗传效应。例如，哮喘的药物治疗显示为 "asthma/drug therapy"（哮喘/药物治疗）。在此之外，其余两类术语是描述文章所代表的材料物质类型的术语和补充概念记录，如描述的是标题中未包括的化学产品和药物等物质，这些药物的标记对于面向药物的文本挖掘来说也是非常有用的信息。传统上通过检索框的用户交互形式，满足用户对于特定主题的文献检索和人工查阅，但是在计算机处理时我们通常需要批量获取文献。

框 9-1 利用 E-utilities 来批量获取文献信息演示

获取 2008 年在《科学》杂志上发表的有关乳腺癌的文章的 PubMed ID（PMID），并将其存储在 Entrez 历史服务器上，以供日后使用。

其使用的 URL 如下所示。

https://eutils.ncbi.nlm.nih.gov/entrez/eutils/esearch.fcgi?db=pubmed&term=science[journal]+AND+breast+cancer+AND+2008[pdat]&usehistory=y

根据 PubMed ID 来获取具体的摘要信息。

https://eutils.ncbi.nlm.nih.gov/entrez/eutils/efetch.fcgi?db=pubmed&id=11748933,11700088&retmode=text&rettype=abstract

这些 URL 可以通过浏览器来访问，但是通过接续处理多个 URL 请求，可以在程序中自动化处理一系列的批量任务。

2. 批量获取文献摘要和全文 目前主流的文献资源库都提供了批量获取文本的计算机应用程序接口（application programming interface，API）。API 是一种计算接口，它定义多个软件中介之间的交互，以及可以进行的调用或请求的种类，如何进行调用或发出请求，应使用的数据格式，应遵循的惯例等。例如，PubMed 可以通过 Entrez Programming Utilities（E-utilities）这个 API 来访问和获取批量信息。E-utilities 是美国国家生物技术信息中心（National Center for Biotechnology Information，NCBI）为多个包括 PubMed 在内的大型公共生物医学数据库提供的查询接口。E-utilities 接口比较简单，借由互联网协议中统一资源定位符（uniform resource locator，URL）语法将一组标准输入参数转换为 NCBI 各软件组件搜索和检索所需数据的必要值。该系统目前包括 38 个数据库，涵盖包括生物医学文献在内的各种生物医学数据。要访问这些数据，应用软件首先要向 NCBI 服务器发送一个 URL 请求，服务器通过这个 URL 的参数来了解用户需要的内容，经过数据查询和处理后以 XML、JSON 等通用格式返回数据，接收到返回数据之后根据需要处理数据和提取信息。如框 9-1 中所示，向 E-utilities 服务器发送第一个 URL 请求中会得到一个包含 6 篇文献的列表，然后提取其中的文献标识（ID），可以在第二个 URL 中进一步获取某个文献的具体信息。理论上可以使用任何可以向 E-utilities 服务器发送 URL 并解释 XML 响应信息的工具来调用 API，如我们常用的网络浏览器，也可以用 Perl、Python、Java 和 C++ 等语言搭建的工具。通常，如果需要接续处理，则需要搭建批量处理文献的计算机程序，在这些应用程序中组合 E-utilities 组件以形成定制的数据管道，这是一种强大的数据操作方法，也广泛应用于生物信息学许多研究中。

目前，对于批量获取的生物医学文献开展文本挖掘的研究是构建知识图谱的关键一环。知识图谱作为一种描述自然界中的实体及其相互联系的语义网络，已经被广泛应用于各行各业。一个完善的领域知识图谱可以辅助计算机理解相关知识，进一步帮助提升从业者的工作效率和质量。大型知识图谱的构建过程基于一系列的 NLP 任务，如实体识别、关系提取，能够从大量的文本资源中构建出一个领域中实体概念间的关系网络。同时一些在线知识库的建设也依赖于对于生物医学文献的挖掘，如欧洲生物信息研究所提供的 IntAct 数据库（https://www.ebi.ac.uk/intact/）就是一个依赖从文献中挖掘的大量分子间相互作用关系的知识库。另外，大语言模型（large language model，LLM）同样也会基于大量文献资源来训练。因此掌握如何获取这些文献资源是开展这些任务的前提，建议课后自学相关参考文献的具体内容，结合自己的研究兴趣来开展文献检索和批量获取等练习。

（二）临床文档资源

临床实践是一个信息密集的过程，传统上依赖纸质的临床文档（如入院记录、病程录、检查报告、手术记录、出院小结等）来记录一个患者诊疗的过程，并服务于后续的健康管理和随访需求。虽然临床信息化的建设使得信息的结构化要求越来越高，但是目前依然有超过一半的临床信息仅记录在自然语言描述的文本中。而且随着电子病历系统的建设，开始在医疗机构内部积累大量可以被利用的电子化的临床文档。这些文档具有极高的潜在应用价值，但是由于自然语言的非结构化和不规范性，使得自动化利用这些文档长期以来一直是一个挑战。

临床文本通常不是以独立文件形式存储，而是融合在相关临床信息系统的数据库表格中，存储的格式也会依据系统本身特点和要求有所不同。例如，很多临床病历文档可能为了格式控制会引入 XML 形式的标签；有些病历报告需要嵌入影像而使用 pdf 格式存储；有些为了安全因素甚至采用加密格式。总之，临床文档通常缺乏一个可以通用的表达形式和获取方式，必须结合实际的临床信息环境特异性来完成查询、获取和预处理等工作，而且通常基于数据隐私和安全考虑仅能通过医疗机构的内部网络来完成。为了改善临床文本标准化不足的问题，HL7 标准化组织提出了 Clinical Document Architecture（CDA）来规范文档内容表达，并且在集成医疗保健企业（integrated the healthcare enterprise，IHE）协议中制订了跨机构文档共享（cross-enterprise document sharing，XDS）协议用来规范临床文档的发布、交换和订阅等信息架构，但是目前在国内这样的标准化实现情况并不普及，因此大多数研究者很难接触到大量真实的临床文档，这也是临床 NLP 研究面临的主要挑战之一。

临床文档如此重要是因为其中包含其他结构化临床数据所不包含的重要信息，如家族史、疾病史的描述、检查中阳性和阴性体征的描述、影像检查中的观察和结论、治疗过程中的不良反应、随访的计划等，以及常规的结构化信息所不能表达的信息，如临床医生对于当前诊断的辨别诊断的思路，这些信息都是大量智能化应用所必需的。因此，针对临床文档而言，大量的研究集中在如何进行信息提取（information extraction），本章下一个小节会具体描述信息提取技术。临床文档虽然是叙述性文本，但是不同于完全自由文本，通常具备一定的规范要求。如对于入院记录，通常按照主诉、现病史、既往史、个人史、体格检查、专科情况、辅助检查、初步诊断等规范段落来完成；而特定的一类检查报告中也会规范性描述所见和结论，如框 9-2 中给出的一个心脏超声检查报告，其中会规范性检查各个切面并进行测量，如果能够结构化提取这些测量值就可以开展一系列基于数据的研究。对于这类特定的术语以及数量词的识别，可以方便地实现一个对于其中结构化信息的提取，从而可以协助临床人员开展统计分析以及临床研究。下一个小节中有具体的实例来展示如何进行基于规则的信息提取任务。

框 9-2　心脏超声检查报告举例

1. 二维检查

①胸骨旁切面可探及室间隔回声中断Φ6 mm，位膜周部，室缺周围见不规则增生，形成膜状瘤突向右心室，室缺基底部宽Φ12 mm。右室游离壁稍增厚，厚约5.8 mm。心尖部心肌隐窝偏深。②心脏大血管位置正常，肺动脉瓣回声稍增厚、增强，余各瓣膜回声及活动未见异常。右肺动脉内径7 mm，左肺动脉内径7 mm。③胸骨上主动脉弓长轴切面：主动脉弓降部未见明显缩窄，未见未闭动脉导管。④右冠状动脉开口位于短轴1点钟。左冠状动脉开口位置正常。

2. 多普勒检查

①肺动脉峰值流速3.2 m/s，脉压41 mmHg。主动脉峰值流速1.2 m/s。②胸骨旁切面：见室间隔水平五彩镶嵌血流束从左室入右室，SV置于室间隔缺损处见收缩期向上湍流频谱，峰值流速3.7 m/s，脉压56 mmHg。③剑下及心尖四腔切面：卵圆孔水平偶见红色细小血流束从左房入右房。④胸骨旁及心尖四腔切面：二尖瓣水平见蓝色血流束从左室入左房，SV置于二尖瓣口见收缩期向下湍流频谱。三尖瓣水平见蓝色血流束从右室入右房，SV置于三尖瓣口见收缩期向下湍流频谱，峰值流速3.5 m/s，脉压49 mmHg。

结构化提取的信息：项目	取值	项目	取值
室间隔缺损直径	6 mm	室缺基底部宽度	1 mm
右肺动脉内径	7 mm	左肺动脉内径	7 mm
肺动脉峰值流速	3.2 m/s	主动脉峰值流速	1.2 m/s
肺动脉压	41 mmHg		

从上面的例子中可以看出，临床文本是具有一定规范和语义约束的文本。针对这类文本的处理，美国语言学家Zellig S. Harris提出了子语言（Sublanguage）理论。该理论认为在技术领域的语言具有某种结构约束和规律性，这种结构和规律性可以通过对该领域语料的分析中观察到，而且这种结构和规律可以通过形式化的描述来计算。基于这套理论纽约大学的学者从1965年开始启动一个称为Linguistic String Project（LSP）的项目，这个项目一直延续到1998年，其后面十多年的研究重点集中在临床文档领域，也构建了一个被称为医学语言处理（medical language processing，MLP）的研究领域，感兴趣的同学可以深入阅读参考文献。相比于通用领域NLP的研究，MLP的研究在词汇层面更关注了语义的注释，因此构建语义词典和语义解析成为领域子语言研究的基础。在医学信息学领域针对临床术语的标准化和语义分类长期以来有大量的研究和资源建设。其中最重要的一个资源被称为一体化医学语言系统（unified medical language system，UMLS）。UMLS由美国NLM维护，其中包含了元叙词表（metathesaurus）、语义网络（semantic network）、情报源图谱（information sources map，ISM）以及专家词典（specialist lexicon）四部分，可以看作是由生物医学概念构成的一部全面并且广泛的知识术语资源，其中元叙词表以现有的标准化术语体系为依托，因此基于UMLS来映射的术语可以方便地进行标准化处理，许多学者利用UMLS展开了一系列的NLP相关研究。虽然UMLS支持多种语言，但是其中关于中文术语的资源有限，因此其在中文环境下并没有很好的利用。近年来，中国的研究学者也在试图构建中文环境下的UMLS类似的术语知识体系，如中国医学科学院医学信息研究所构建的中文一体化医学语言系统CUMLS。但是由于缺乏配套的支撑生态使得目前这些体系的应用还比较少。另外一

个对于临床信息语义标准化进行规范的重要术语资源是 SNOMED CT。截至 2023 年，SNOMED CT 包含了超过 35 万个临床概念，并且通过逻辑模型定义每种类型的 SNOMED CT 概念和衍生概念之间的关系，因此对于经过 SNOMED CT 来编码的临床文档具有非常广泛的应用潜力，不过由于其商业授权方式的问题，目前在国内还没有得到广泛应用。

不同于公开的生物医学文献，临床文档还有一个重要的特性是隐私性，因此通常无法在公开数据集中获取临床文档。虽然通过一些匿名化等去隐私技术有一部分的临床文档可以开放获取，如开放数据集 MIMIC-Ⅲ中就包含了部分临床文档，但是这样的资源相较于海量的文献和开放的其他数据集来说规模相对较小，这也是限制一些依赖海量语料的深度学习模型在临床开展应用的主要原因。特别要注意的是由于临床文档具有显著的文化差异和语言差异，因此针对不同的医疗文化通常需要针对性的构建文本利用的方法，因此一些英语环境下的临床文档信息提取工具如 MedLEE、MetaMap、cTAKES 并不能应用于国内的中文临床文档处理，开发针对性的中文医学语言处理工具是解决中文临床文档利用所必需的，目前为止开源和免费的中文临床文档处理工具还非常少。近年来，一些国内的计算机语言处理相关的会议也开始组织一些面向中文临床资源文本处理的评测任务等，如中国健康信息处理会议（China Health Information Processing Conference，CHIP）等，感兴趣的同学可以去获取和了解相关测评的数据集。

（三）医疗健康相关的互联网文本资源

从某种意义上看互联网本身就是一个大型的知识体，一些大型知识百科形式的网络文本本身就富含了很多生物医学知识。同时社交网络的兴起，使得每个个体都成为信息发布者。国内外的社交媒体每月都有数十亿活跃用户，所发表的信息中同样也包含了大量健康和医疗相关的内容。同时在一些专业性的健康或者疾病论坛和服务网站，也每天有大量的医疗健康问题被提出、回答和讨论。由于互联网文本资源具有开放、量大、关联信息丰富等特性，这部分数据的利用价值也逐步被认识：如制药企业发现社交媒体上的内容可能是很好的一个患者报告的结局、不良反应以及竞争性产品的数据源；如疾病防控部门可以基于社交媒体的数据来监控传染性疾病的暴发；社会治理部门通过社交媒体识别潜在的自杀风险的个体等。

互联网文本通常利用爬虫或者特定服务的 API 来获取，网络文本的质量相对于文献和临床文档存在更多变异，因此在处理网络文本之前通常有大量精力用来进行质量控制。同时，很多社交网络文本附加很多信息，如地理信息、网络关系信息等，使得很多之前不能开展的关联分析如时空分析成为可能。同时大量的互联网文本也为基于机器学习形式的大模型的训练提供了基础，没有海量的文本资源就不会有如今的大语言模型。爆火的 GPT-3 的训练数据主要来自互联网爬取的网页、数字书以及维基百科，其中包含了 4100 亿个 tokens（NLP 领域的最小语义单位，如单词、单词的一部分数字或标点符号）。这样规模的语料在之前基于人工采集和标注的专业语料资源建设项目中都是不可想象的，这样的数据支撑下大语言模型所表现出的通用智能能力也超出了很多人的预想，本章第二节会对大语言模型进行更详细的介绍。虽然目前大多数面向网络文本挖掘的研究集中在商业领域，但是随着社交网络的不断普及，其中数据积累的速度会以指数形式不断扩张，它在生物医学领域的作用也会越来越重要。

二、生物医学文本分析任务类型

面对不同类型的生物医学文本资源，服务于不同的目的，通常需要不同的生物医学文本处理方法。总体上来看，在生物医学文本分析中，自然语言处理任务可以分为两个层面：通用的基础任务和特定的应用任务。

（一）自然语言处理的通用基础任务

自然语言处理的基础任务通常是对于自然语言文本的通用的基本处理，主要包括了对于文本的分割，如对于章节、段落、句子、术语、词汇的分割和识别；对于自然语言 Token 的标注；以及一些传统的形态解析、句法解析等。下面简要介绍一下这些基础任务。

1. 特定兴趣区域的分割　通常在整个文本可能包含了不同的部分，如在入院记录中包含了主诉、现病史、既往史、家族史、体格检查等，因此在初步的文档处理中需要根据文档特性把文档分割成一个个区域，不同区域具有不同的特征也可以用不同的后续 NLP 特定任务来处理。感兴趣区域的分割通常结合关键词和段落符来识别，也可以通过机器学习来获得特定特征的段落。在处理文献摘要时，通常也需要分割出研究目的、研究方法、研究结果等，一些以知识挖掘为目的后续 NLP 应用通常仅关注研究结果部分的文本就可以。在面向网络文本时，这样的特定兴趣区域的识别往往也是决定后续处理文本质量的关键。

2. 句子边界检测　成段的文本是由多个句子构成的，独立面向一个句子的后续 NLP 分析会大大降低处理的难度，因此要解析文本需要首先确定一个个句子。由于标点符号的使用，使得句子分割更为容易，但是实际应用中还是会面临一些挑战。如在英文文本的分割中，缩写和标题中混杂的点使得句子边界的检测变得复杂（如毫克符号"m.g."中的点号与句号歧义）。同样的，在中文环境下，英文点号误用为句号也会导致句子边界检测变得困难。实际的临床书写中，许多句子的分割采用了不规范的符号，如空格或者制表符，因此了解语料本身的特征对于如何设计句子边界的检测是很关键的。

3. 分词和命名实体识别　句子再往下就是语言符号（tokens），如字、词或者标点。需要特别注意的是，语言符号总是会包括一些常用于做边界分割的字符，例如连字符（超敏 C-反应蛋白）、斜杠（10 mg/d）、单引号（OGTT120'血糖）等。对于文本中本身缺乏词分割符的语言，如中文，在 NLP 任务中往往需要先分词。然而由于语言体系的差异，中文环境中词的概念比较模糊，分词任务通常是中文 NLP 处理的一个重要前置步骤。由中科院计算技术研究所研制的汉语词法分析系统 ICTCLAS（Institute of Computing Technology, Chinese Lexical Analysis System）是相对早期的产品，以及后来兴起的开源工具结巴分词（https://pypi.org/project/jieba/）也被广泛使用，加上后期互联网厂商主导的 NLP 服务，目前来说通用领域中文分词问题也已相对成熟，但是针对生物医学领域的专业命名实体识别工具并不是很理想。命名实体识别任务通常是在文本语料中自动抽取命名实体，如人名、地名、机构名等，在生物医学领域中的许多概念（如疾病名称、症状名称、药物名称）也可以是命名实体识别的抽取对象。利用 NLP 自动识别抽取生物医学非结构化文本中的相关概念可以服务于构建领域知识图谱，能够为生物医学研究和临床应用提供有用的额外知识，因此一直是生物医学领域的一个研究热点，同时也是开展文本挖掘和关系提取的基础。

4. 词性/语义等标注　多数语言中同一个词可以具有多个词性，而词性的不同有时会产生截然不同的解析结果，例如在英文中通常需要处理的同形异义词以及动名词（在动词后面加 ing 来当做名词使用）。一些针对英文环境的生物医学领域的词性标注工具已经被开发出来，如基于隐含马尔科夫模型（HMM）和 Viterbi 算法的 MedPost 在测试中达到了 97% 的准确率。在中文中没有词的形态变化，而是一词多义，仅能依靠文本的局部上下文信息进行推断，更是加大了词性标注的难度。同时在子语言研究领域，对于语义进行标注一般依赖语义词典或者语义网络。前面提到过的 UMLS 和 SNOMED-CT 等资源也可以服务于语义的标注。前文提到过的 LSP 项目中定义了很多医学子语言语义类型，如表 9-1 所示，在识别到相关术语后会标记这样的标签，服务于后续的解析任务。在下面的句法解析任务中可以看到如何利用这些标签。

表 9-1 LSP 项目医学语言处理语义标签示例

医学子语言语义标签	描述	实例
H-PTAREA	解剖区域	缘，左，表面
H-PTDESCR	患者描述	美国人，无家可归，工人
H-PTFUNC	生理功能	血压，胃口，视力
H-PTMEAS	解剖测量	身高，深度，肥胖
H-PTPART	身体部位	手臂，肾上腺，颈动脉
H-PTPALP	触诊部位	腹部，肝
H-PTVERB	患者作为主体的动词	主诉，承受，遭受
H-TXCLIN	临床检查过程	巴宾斯基征，触诊，听诊
H-TXPROC	诊断过程	MRI，X 线，超声
H-TXVAR	检测值	碘化物，铁，血糖

5. 复合词形态分解　许多的医学术语，如"鼻胃管"需要分解了才能理解这个词的含义，通过删除前缀、后缀词性还原转换至词根就是一个非常重要的子任务。在许多高度综合的语言（如德语、匈牙利语）中，新创造的复合词往往能代替整个短语。中文文本的复合词则是有两个或者两个以上词根合成的词，对应于英文中的短语，而非复合词，如"副鼻窦区无压痛"术语匹配会错误的提取出"副鼻"（一种鼻畸形）作为术语，如果进行合理分词"副鼻窦区 无 压痛"后再进行术语匹配才能更准确的理解其含义。

6. 否定或不确定性检出　否定/不确定性检出是临床文档 NLP 任务中一个比较特殊的要求，通常临床文档中会对于阴性的或不确定性检查结果进行描述，这些信息对于鉴别诊断同样非常重要。对于否定信息的检出本质上一个复杂的上下文关系的判断，不同语言语法中有不同的特色。中文的否定意义的句法分析可能会非常复杂，否定词作用的范围有时必须依赖于常识才可以判断，如："他不是傻子，（不）知道好坏。"其中第二个否定词"不"是否存在并不影响这句话的理解，但是它影响到了第一个否定词"不"的作用范围。幸运的是，受过训练的病历文档的书写者都被要求直接而清晰地描述问题，多数的陈述都使用了简单句。医学文献中常用的否定词有"不""无""未"等，这几个否定词在使用中还具有一些约定规则。但是由于很多临床术语本身包含了否定词，如"无痛性甲状腺炎"，如果不能很好地识别临床术语本身也会对否定词的检出带来挑战。

7. 句法分析和医学子语言解析　句法分析是从单词串得到句法结构的过程，而实现该过程的工具或程序被称为句法分析器。句法分析的种类很多，如完全句法分析和局部句法分析两种。两者的差别在于，完全句法分析以获取整个句子的句法结构为目的；而局部句法分析只关注于局部的一些成分，例如常用的依存句法分析就是一种局部分析方法。由于同一个句子可以有不同的句法解析结果，因此单纯靠句法解析有时候不一定可以正确的解释。子语言领域中也在传统的词性基础上的句法之外，会进一步有语义约束，下面基于 LSP 项目中其中有几个非常有趣的情形来介绍。

（1）链接等同性：在子语言中，链接词链接的名词应该具有相同或者相似的子语言词类，因此 MLP 中建立了链接等同性约束，如下面的两个约束等同性列表。

(H-TTSURG, H-TXCLIN [refused surgery or workup])

(H-TTSURG, H-INDIC, H-DIAG [Past medical history includes hypertension, left hip arthroplasty and Perth's disease])

（2）子语言共现模式

如 N:H-INDIC over N:H-PTPART(there were very few spiders over the upper extremities)，这样

的模式在子语言中的频率要比在通用语言中频率高出 10 倍，那么 spiders 就可以在这个子领域解析为"某种血管瘤"而非"蜘蛛"。同样这个选择模式也可以用来消除一些多义词的歧义，如 discharge 具有两个语义"出院"（discharge from hospital）H-TTGEN 和"排出"（discharge from nose）H-PTPART，如果列表中保存有 H-INDIC from H-PTPART 但是没有 H-INDIC from H-INST，那么当出现 discharge from nose 的时候 discharge 就被消除了 H-TTGEN 的歧义。框 9-3 中直观显示了基于 MLP 的对于现病史的解析结果。

框 9-3　医学子语言的语义解析的示例

```
[HISTORY-OF-PRESENT-ILLNESS]Today, she has no cough, chest pain, or shortness of breath.
(CONNECTIVE(CONJOINED(CONN=,<',<':()>)))
(PATIENT-STATE-IF
    (PT-DEMOG(GENDER=[FEMALE]<GRAM-NODE:(FEM)>))
    (SUBJECT=she<PRO:(H-PT)>)
    (VERB = has<TV:(VHAVE)>
        (EVENT-TIME(REF-PT=Today<N:(NTIME2)>,<',':()>))
        (TENSE=[PRESENT]<GRAM-NODE:(H-VTENSE)>))
    (PSTATE-DATA
        (S-S = cough<N:(H-INDIC)>
            (MODS(NEG = no<T:(H-NEG)>))))
    (TEXTPLUS =))
……
```

以上这些基础任务传统上很多依赖规则和领域知识，随着机器学习技术的兴起，大量的任务也都可以通过训练特定的机器学习模型来完成。同时也有一些开源的 NLP 工具可以被利用，如 Standford CoreNLP。但是在监督式机器学习模式下，由于需要大量的人工标记的语料，但是由于临床文档隐私限制和共享障碍，在医学语言处理领域的语料建设还比较滞后，可供中文医学语言处理的基础工具还比较缺乏。

（二）自然语言处理的特定应用任务

1. 特定应用中的文本信息提取　信息提取是 NLP 最典型的应用任务，其本质是把非结构化的文本信息映射到结构化的信息，以服务于计算机更广泛利用数据的目的。命名实体识别、否定/不确定性检出等也可以看作是简单的信息提取，更复杂的是对于命名实体间关系的提取。通用目的面向英文临床文档的信息提取框架有 MetaMap、MedLEE、cTAKES、HiTEx 等，面向生物医学文献的有 Bio-OpenIE 等，传统临床文档的处理通常基于基于规则和专业词典的解析，而生物医学文献的信息提取多依赖机器学习模型，特别是长短期记忆网络（long short-term memory，LSTM）、条件随机场（conditional random fields，CRF）、图卷积网络（graph convolutional network，GCN）、支持向量机（support vector machine，SVM）等以及他们的变型和组合，在下一节中将会具体介绍这些技术。近年来，随着预训练模型 Word2Vec、BERT、GPT 等的出现，一些更复杂的关系提取上开始基于这些大语言模型来开展。如框 9-4 所示，中文环境中的大语言模型也可以用于信息提取。

框 9-4　利用大语言模型开展从门诊病历进行信息提取的示例

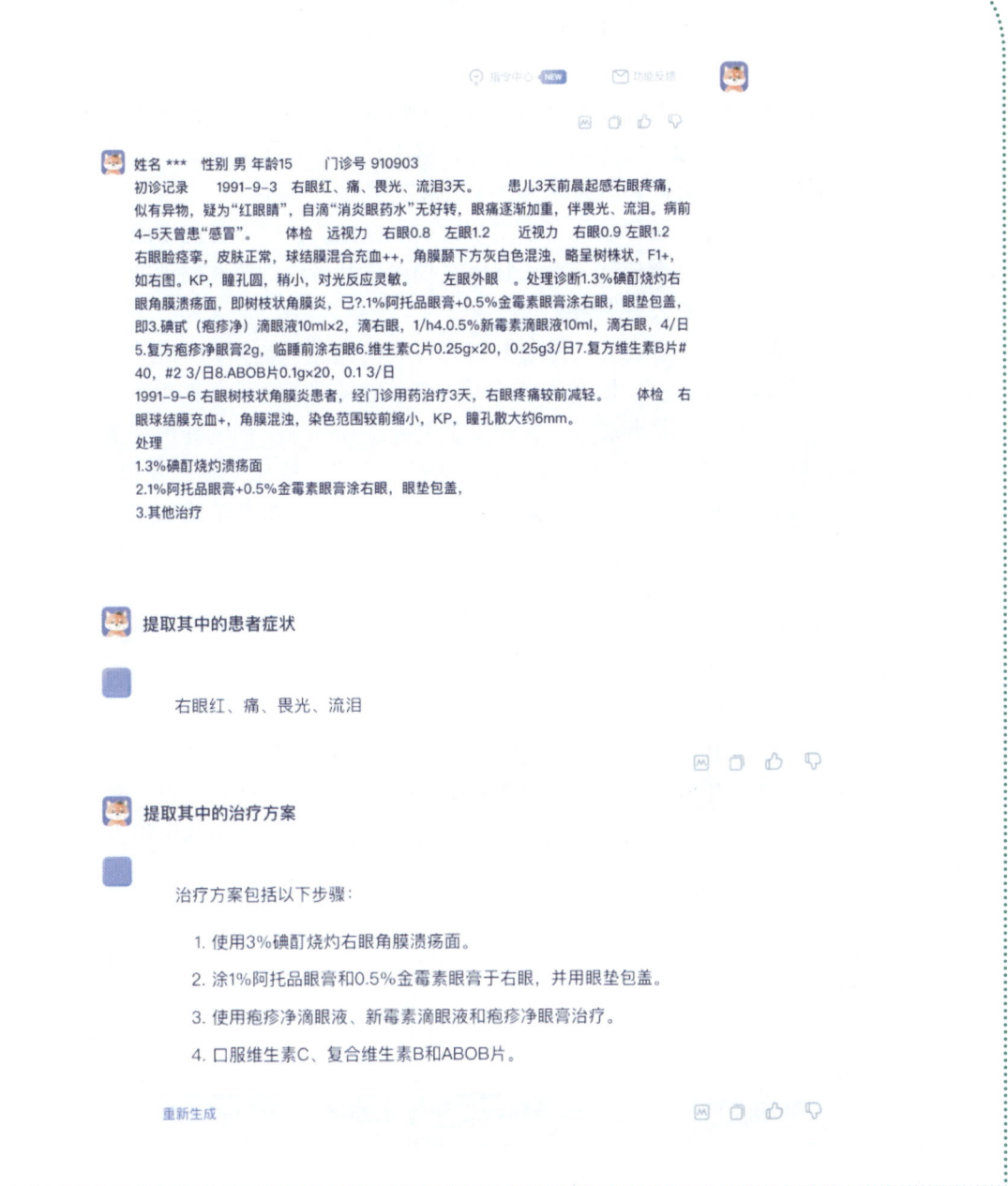

通常信息提取并非终点任务，对于临床文档中的信息提取通常服务于后续的临床信息的检索、临床决策支持的数据需求、临床试验患者招募等，对于生物医学文献中信息的提取通常是用于构建知识图谱或者高级文献检索等。将 NLP 信息提取和临床决策支持系统（clinical decision support system，CDS）结合是解决 CDS 系统临床适用性的关键所在，同时针对 CDS 系统中特定数据需求构建面向任务的特异的信息提取方法同样能够获得比通用信息提取方法更好的信息提取效果。

2. 文本分类和预测　文本的分类通常服务于某些特定任务，如邮件系统中智能识别垃圾邮件；网络发帖智能识别或者预测发帖者的精神状态；通过评价内容来判断患者对于医疗服务的满意程度；基于病历文本的自动编码和质量控制等任务。文本分类任务总体上可以分为多类别分类和多标签两大类。多类别分类任务中文本仅有一个标签；在多标签任务中文本允许有多个标签，如一个文献可能有多个 MeSH 标签作为索引。因为存在未知的标签数量，多标签任务通常更具有挑战。传统的解决多标签问题的方式，是针对个各标签进行二分类的预测，这种方式忽视了标签之间的关系。近年来，研究者通常使用两个阶段来处理这个问题，在第一个阶段一个神经网络用来为每个标签打分，在第二个阶段一个对于这个标签得分的排序列表进行阈值分割。基于文本的预测也可以认为是一种分类，其分类的是对于某个事情的预测结果，如预测患者的生存时间；预测患者是否会再入院；预测患者的慢病风险等。在这类任务中除了文本输入之外，可能还会有其他异构信息作为输入，目前通常采用的是基于深度机器学习的策略。

这个领域任务最近几年在预训练语言模型和大语言模型的协助下性能不断提升，但是对于从临床文档中提取信息最大的问题依然是对于临床文档而言其可供训练和验证的公开数据太少，特别是中文领域几乎没有公开的大型临床文档资源。

3. 信息推荐　某些商业领域或软件会根据消费者的浏览、购买记录进行产品、服务推荐；各大音乐、视频、新闻等媒体都会根据用户的历史记录进行相关音乐、视频等推荐。在生物医学领域同样也有大量类似的信息推荐场景。医学文献的处理和临床文档的处理在多数场景下是独立的，但是某些时候可以融合。如从电子病历中自动提取患者的临床问题，并智能检索临床文献、循证医学知识库、临床试验招募等文本信息进行匹配，然后实时推荐给临床用户，让最新的循证知识可以无感获得、让临床试验的招募更有目的性。在面向用户的服务场景中，如患者录入主诉，NLP 技术通过解析主诉文本，结合医生的描述和评价信息以及医院的地理信息，可以为患者推荐合适的就诊医生或医疗机构。对于生物医学研究者而言，当检索到一篇文献时，利用 NLP 技术同样可以推荐一批相似主题的研究论文。这些基于对于文本内容的提取然后进行推荐的方法可以根据具体的应用场景来优化。

4. 文本生成　是 NLP 领域一个非常重要同时也相当具有挑战的任务，文本生成某种意义上是通用智能的体现。文本生成可以应用于对话系统、机器翻译、文档总结以及文档生成等高阶智能应用。以临床来讲，临床人员大量的时间和精力用来完成临床文档和临床报告的撰写，实现智能的临床文档生成，将会极大降低临床人员的工作负担和提高临床文档生成的效率。早期的临床文档生成技术中通常针对特定任务，依靠知识和规则来生成预定好的文本内容；现在的文本生成多依赖 seq2seq、Transformer 等构建的深度网络，从 2022 年开始火爆的 ChatGPT 其本质上就是基于这个体系构建的一个文本生成系统。在这个架构中，解码器是一个条件语言模型，它在每一个时间步考虑到之前生成的词以及编码器提供的信息（一系列隐藏状态或者说一组自动学习的特征）来生成一个新词。不同任务中，编码器的输入会有所不同：如一个问题、一个机器翻译的原文、一个提示等，从这个编码器触发后续不断的生成新的单词，并最终形成一个句子。因此很多研究者把大语言模型称为"随机鹦鹉"（stochastic parrot），即虽然它生成了大量的词，但是对于所表达的意思却完全没有概念。但是与此同时随着大语言模型参数规模的增长，在某些场景下表现出来的超出预期的语义理解能力也让研究者非常激动，很多学者认为目前的大语言模型不能简单被称为"随机鹦鹉"，也许这真是一条大力出奇迹的通用人工智能的实现路径，这也有待今后的研究来验证，本章下一个节对于大语言模型有具体的介绍。内容生成式 AI 虽然目前还没有真正进入临床，但是在生物医学研究领域使用 ChatGPT 来生成论文内容已经有很多报道，同时一些期刊也明确表示了不接受 AI 作为作者。文本生成的一种潜在临床应用模式是利用电子健康档案中大量的数据，能够智能生成患者病程记录、术后小结或者检查报告，考虑到这个技术尚处于初期，其准确性和稳定性都不能保证，对于这项技术进入临床需要保持足够的警惕，开展充分的验证研究。

5. 人机自然语言交互　人与人之间的交互通过自然语言，但是人与计算机之间的交互传统上要求人对于交互信息进行简化和结构化，如我们需要订制复杂的检索条件来检索文献（如：期刊名 =Science，出版年份 =2023，研究领域 =Breast Cancer），但是随着 NLP 技术的发展，特别是大语言模型的出现，对于信息的检索模式可以更接近人与人交互的方式，科学家可以直接描述自己的研究兴趣（如"帮我找出最近关于三阴性乳腺癌的几个临床试验的结果"，或者"是否有研究显示基因 X 的表达受到 Y 的调控？"）。某些搜索引擎提供了对外的基于 ChatGPT 的搜索引擎服务，相信很快使用自然语言就会成为人机交互的一个常态。在一些具体的临床场景或者临床研究场景下，利用自然语言来采集数据也会逐步成为一种可行的模式，如在患者随访沟通这个传统的耗时耗人的环节，已经有一些基于聊天机器人的智能随访应用，虽然目前仅能够就一些简单问题进行处理，但是这样的能力在未来将会迅速提升。

6. 机器翻译 自然语言具有多样性，既反映了人类文化的多样，但给不同文化的交流带来障碍，如大量的医学文献都以英文文献发表，但是国内的医生在理解这些文献时可能存在语言障碍。语言之间的翻译传统上依赖专业的翻译人员，但是这种资源相对稀少同时缺乏可及性，因此机器翻译一直以来都是 NLP 研究关注的一个领域。在深度学习方法兴起之前，整个机器翻译领域分为两个流派：语言学学派和信息论学派。早期语言学派占据优势，后期信息学派机器翻译崛起。但是从 2014 年将深度神经网络引入这个领域之后，才真正使得机器翻译发展到一个新的阶段。就生物医学领域而言，机器翻译也面临不少挑战：首先是大量的专业术语以及其缩写，如 CHD 既可以是冠心病（coronary heart disease），也可以是先天性心脏病（congenital heart disease）的缩写；其次是不断涌现的新概念，如果让新概念出现之前训练的机器翻译模型来翻译新的概念，相信大多数模型无法正确处理；同时，专业术语和日常用语由于在不同场景下具有显著的统计差异，因此基于日常语料训练的机器翻译模型在处理专业术语时出错的概率会更高。因此在容错性比较低的临床场景中，机器翻译的风险依然需要警惕，在很多国际性医疗机构中通常提供在场或者远程的人工翻译服务。但是在生物医学文献的自动翻译上已经有相应的商业应用，协助国内读者阅读外文文献。

以上这些 NLP 应用任务本质上都是服务于更好的利用文本资源服务于特定任务，如信息抽取、人群识别等。在实践中随着技术的进步这样的需求会不断更新，同时对于技术的理解也可以帮助我们更加深刻地了解哪些需求目前是可以满足的，哪些需求是正在解决的，而哪些需求还无法满足。

（三）利用自然语言处理框架来驱动临床决策支持服务

现代医学依然是科学和艺术的结合，临床决策过程依然充满挑战。临床中多数时间都是在做各种各样的决策，而其中一个微小的决策差异可能最终的结果就会是完全不同。随着临床知识的不断积累以及临床知识生成速度的加速，依靠人脑没有一个临床医生能够掌握如此众多的专业知识，即使具备这样的知识在错综复杂的临床场景中也很难确保不出现由于判断错误、疏忽大意、沟通缺失等带来的决策失误，因此在临床的信息化中最大的潜在收益是希望计算机可以辅助临床人员决策，从而降低这些不同类型的临床决策错误的发生率。这类系统被统称为临床决策支持（clinical decision support，CDS）系统，它的简单定义就是任何能够帮助临床人员完成临床决策的计算机应用。

临床决策支持系统在技术范式上大概可以分为两类：一种是基于知识的服务模式，这种模式中通常基于循证医学构建的知识库服务于对于特定临床问题的判断和提供治疗方案推荐等服务；另外一种是直接面向患者数据的模式，这种模式下机器直接从患者数据中获得潜在的最佳方案，如案例推理、患者相似性分析以及机器学习模型等。

从用户交互的角度临床决策支持系统又可以分为主动服务模式和被动服务模式：主动服务模式中临床决策支持系统自主获取各种信息并主动弹出警告、建议和阻断信息；被动服务模式中需要用户来发起服务需求。通常主动的服务模式更能够发现临床错误并及时干预，但是需要对于数据实时的获取。因此不管是那种模式的临床决策支持技术，都面临了临床数据的标准化和结构化问题，因为没有这个前提，计算机无法有效的处理和理解患者数据。但是大量的临床信息仅记录在非结构化的文本中，因此在临床决策支持领域定义的若干发展趋势中，将NLP可以驱动的临床决策支持定义为一个重要方向。在通用的医学语言处理技术成熟之前，目前可行的一种模式是构建面向任务的可配置的医学语言处理框架。如图9-1所示，在这种框架下特定的临床决策支持服务对于其所需的信息提取任务进行定义和配置，通过调用前面两小节中各种任务模块的算法，通过监听特定文档的生成信息实时提取特定的信息，并驱动临床决策支持服务。其中的一个主要挑战是如何在临床决策支持和信息提取之间概念定义和信息差异，为此需要在两个模块之间定义统一的本体。

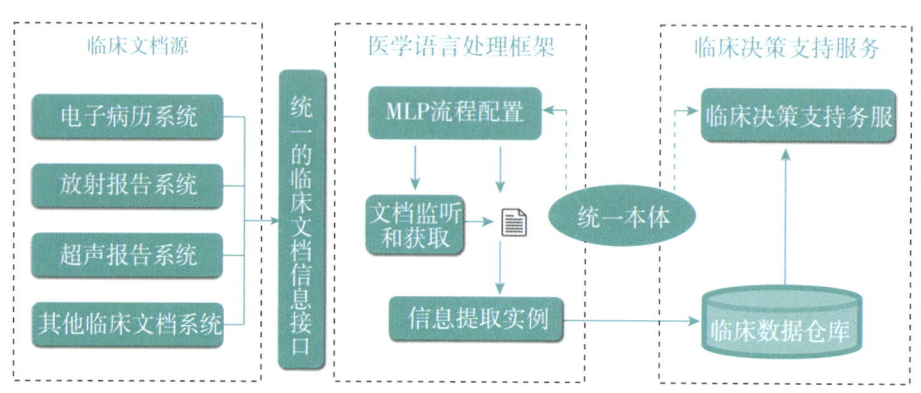

图 9-1 医学语言处理框架驱动的临床决策支持服务

要实现上述一整套的医学语言处理框架、临床决策支持服务体系（知识维护、推理引擎、知识关联）、统一本体、信息监控等模块需要一个比较系统的平台建设，也有学者将这样的平台称为"临床知识转化平台"。这类平台本质上是医学语言处理技术和临床决策支持技术支撑起来的智能临床服务框架，这也会是将来智能医学的主要支撑技术。具有多任务能力的基于大语言模型通用NLP框架也许会改变这样的技术体系，但是其稳定性尚需验证。

第二节 自然语言处理技术和应用

一、自然语言处理及其在生物医学中的应用

医学自然语言处理作为自然语言处理在医学领域的具体应用，其技术的演变与自然语言处理技术的发展密切相关。而对于医学文本中的知识密集、标注数据少、专用术语和符号多、语法句法结构不完整等特征，医学自然语言处理发展技术也有其自己的发展特色。本章将首先介绍通用自然语言处理技术的发展历史，为读者提供系统的技术发展框架，然后针对医学自然语言处理的发展历史进行归纳，并且在不同的发展阶段介绍相关有影响力的模型和工具，以方便读者针对实际应用场景进行合理工具选择和开发。

（一）自然语言处理的技术演变

自然语言处理作为一门计算机技术和语言学交叉的研究领域，其主要目的是通过计算机和人

工智能技术实现机器对自然语言的分析、理解以及使用。自然语言处理技术不仅可以满足众多行业对大量文本自动化分析的需求，也是人工智能发展的重要组成部分。早在20世纪50年代，英国著名计算机科学家艾伦·麦席森·图灵就已经提出用机器理解自然语言能力作为评判人工智能的智能程度标准，即著名的"图灵测试"。自然语言处理技术的发展历史可以概括为四个阶段：基于专家知识和规则的自然语言处理技术、基于统计机器学习的自然语言处理技术、基于深度学习的自然语言处理技术、基于大型语言模型的自然语言处理技术。这些技术的演变动力主要源自于计算能力的飞速发展以及电子化文本语料规模的迅速增长，使得自然语言处理能够利用更加复杂的模型进行更深入的文本理解，从而实现性能的提升。

1. 基于专家知识和规则的自然语言处理技术 早期的自然语言处理技术方案主要集中在利用专家知识在特定领域制定一系列复杂的文本处理规则，从而实现文本的自动化分析。早在1954年，Georgetown大学和美国IBM公司共同开发的机器翻译系统能够自动地将超过60个俄语句子翻译成英语，从而引起了学术界的广泛关注。然而基于规则的技术框架灵活性差，构建的模型只能针对特定领域而无法应用于其他领域，且专家知识获取难度大，对于动态的知识难以及时更新。随着应用场景需求的增加，规则数量也会相应增多，对于新增的规则需要考虑是否会和先前规则的冲突和重叠，导致规则库的维护成本将会不断增加，对于动态复杂的应用场景难以持续。因此当前基于专家知识和规则的自然语言处理技术仅适用于少量专用领域，难以大规模应用。

2. 基于统计机器学习的自然语言处理技术 随着计算机算力的发展和电子化数据的累积，统计机器学习作为一种普遍使用的人工智能技术，在自然语言处理领域开始有着更为广泛的应用，并且至今仍然有众多语言理解的任务采用统计机器学习方法。这种机器学习的主流方法框架是有监督学习，即需要人工标注部分数据作为训练语料，用以对机器学习模型的参数进行训练和优化，训练完成后的机器学习模型即可以对新的未标注的文本进行预测，实现自然语言的自动处理。该方法将自然语言处理任务转化成机器学习的任务，即将待处理的文本作为输入，期待的文本处理结果作为预测标签，从而构建预测模型来完成语言处理任务。对于文本输入，统计机器学习方法通过一系列特征工程的方式将其转化成数字向量；对于期待的文本处理结果，该方法将其转化成对应的数字标签，从而可以使用不同类型的机器学习算法（如支持向量机、决策树、逻辑回归）处理自然语言文本。

统计机器学习方法开发快捷，易于优化，对于标注数据的需求也相对不高，预测模型可解释性强，因此在自然语言处理领域有广泛应用。然而此类方法需要人工构建特征工程来对文本进行特征提取，这种特征工程依赖于开发人员的经验和具体的语言处理任务，因此经常需要领域专家辅助设计文本特征，且训练后的模型也仅仅针对具体的任务有效，无法泛化到其他任务中。此外，人工定义的特征工程仅仅能够利用少量的显性语言特征（如词性、大小写、是否属于特定词表、前后缀），对于更多隐藏语言特征（如语义相似性）难以捕捉，因此对于需要对文本进行深入语义理解的任务上，其性能有明显的瓶颈。

3. 基于深度学习的自然语言处理技术 上述介绍的统计机器学习方法需要手动设计特征工程，而基于深度学习的算法能够从数据中自动学习和抽取特征，从而实现端到端的模型设计。深度学习技术是利用多层神经网络结构从原始数据中自动抽取特征，用以最后模型预测。2013年谷歌科学家Tomas Mikolov等人提出的word2vec技术利用自监督技术在大量自然文本上构建上下文预测任务，从而可以在不标注数据的前提训练单词的向量表示。该技术表明词向量可以包含丰富的词汇语义信息，为深度学习自然语言处理领域的广泛应用奠定的基础。随后在词向量的基础上，许多工作研究了不同神经网络结构在自然语言处理任务上的应用，其中最为广泛的是递归神经网络结构及其变种。由于自然文本是词汇的有序排列组成的，递归神经网络非常适合处理这种序列结构，其变种长短期记忆网络（LSTM）能够在处理序列文本的同时有效降低长程序列结构的遗忘问题，使得其成为深度学习自然语言处理技术中最广泛应用的网络结构。针对中文的字和词均包含丰富信息的特征，一种新的晶格长短期记忆网络（Lattice LSTM）被提出用于理解中文文本中的字词组合信息，被应用于中文序列标注任务中。

然而递归神经网络结构需要对文本序列逐词或者逐字进行计算，使得大规模并行计算较为困难，限制了其计算效率。因此在 2017 年，谷歌研究人员提出了新的 Transformer 结构，通过多头注意力机制和多层网络交互的方式实现特征的高速并行抽取，并且实验证明了该结构的优越性能，因此 Transformer 结构在自然语言处理领域被迅速地应用，成为当今主流的深度学习框架，并且成为后续的大语言模型的结构基础。

值得注意的是，相比于前述的统计机器学习框架，在此阶段的基于深度学习的自然语言处理技术尽管不需要人工定义文本特征，可以实现端到端的模型训练，但是深度学习框架在具体应用任务中需要更多的训练数据才能发挥出其模型的优越性，因此需要更多的数据标注成本。所以深度学习一般能在数据丰富的任务上具有更好的性能表现，而在数据量少的任务上则不一定会优于统计机器学习方案。此外，深度学习预测模型的可解释性不强，常被当作"黑盒模型"，对于需要明确解释的应用场合使用受限。

4. 基于大型语言模型的自然语言处理技术　　如前所述，word2vec 的提出促进了深度学习在自然语言处理的广泛应用，然而 word2vec 仅是通过预训练得到对单词底层的向量表示，而针对神经网络结构中的参数则需要在具体任务中训练得到。一个自然的想法就是能否通过自监督训练实现对包括词向量的整个深度学习网络结构进行预训练，从而进一步提升模型的性能。2017 年，艾伦人工智能研究所和华盛顿大学的研究人员提出了 ELMo，利用海量自然文本对长短期神经网络结构进行预训练，使得模型性能有极大的提升，开启了预训练语言模型的新时代。紧接着，2018 年，谷歌公司发布了基于 Transformer 结构的预训练模型 BERT，刷新了十余项自然语言处理任务榜单。随后越来越多的预训练语言模型被相继提出，所采用的神经网络框架也越来越大，自此自然语言处理进入了大语言模型的全新阶段。

2018 年，OpenAI 发布了第一代生成式预训练 Transformer 模型 GPT-1，随着其后续版本的不断升级，GPT-2 和 GPT-3 也相继发布，在自然语言处理学术圈引起巨大反响。2022 年，OpenAI 发布了经过人类反馈训练的对话应用 ChatGPT，其展现出惊人的语言理解能力和通用任务处理的能力，得到了全世界各行业的广泛关注，其后续版本 GPT-4 在各项自然语言处理任务上有了进一步升级。谷歌公司 2022 年开始开发出 PaLM 大语言模型及其 2023 年升级版本 PaLM 2 和后续 Gemini 系列模型，都具有较大的影响力，但上述大语言模型（GPT-3 及以后）均只能通过 API 调用，而并没有开源模型的原始参数，从而限制了其使用场景及相关的优化研究。2022 年，由数百名学者共同协作研发的 BLOOM 模型正式开源发布，有力地促进了大语言模型的研究。2023 年，美国 Meta AI 研究院开源了大语言模型 Llama 和 Llama 2，为大语言模型的公共研究提供了非常好的研究对象。在大语言模型的研发过程中，中国的研究团队也紧随其后开发和发布了众多具有国际影响力的中文大语言模型，如清华大学团队的 GLM 模型，百川智能发布的 Baichuan 系列模型，特别是百度文心一言和阿里的通义千问都不断在进化，都有力地推动中文大语言模型的发展。

大语言模型取得的一系列惊人的自然语言理解和生成能力，不仅提升了各项自然语言任务的精度，而且也打开了新型的自然语言处理研发范式。Jason Wei 通过一系列研究发现，当模型规模达到一定程度后，大语言模型会出现"涌现能力"，即模型的性能在大规模预训练语言模型上会出现非预期的极大提升。此外诸多研究也表明大语言模型具有很好的零样本（zero-shot）和少样本（few-shot）的学习能力，即仅从零样本或者少量样本中的学习，模型就可以在新的未见的任务上展现出优异的预测能力。因此在大语言模型上出现了一种"提示学习"的新型应用范式，即通过将自然语言处理任务转化成问题的描述作为前缀提示段落，然后让大语言模型根据提示段落进行回答，通过问答的形式解决自然语言处理任务。这种新型的大语言交互方式实现了自然语言处理各种任务形式上的统一，为后续的各类应用提供了广阔的空间。相比于前述的深度学习模型，大语言模型强大的少样本学习能力能够显著地降低数据标注量和降低数据标注成本。同时谷歌科学家也发现通过在提示学习中加入让大语言模型分步骤的推理提示词后，模型可以按照一定的逻辑进行逐步推理，增加模型的可解释性，这就是大模型的思维链的技术。大语言模型的种种优点使得其是当前最受关注的人工智能框架，然而大语言模型对计算机的并行计算能力要求极高，需要较高的计算硬件环境才可以进行训练和推理。

（二）医学自然语言处理的技术演变

医学自然语言处理的技术发展基本遵循通用自然语言处理相同的技术发展路线，然而，由于医疗文本获取相对困难，模型开发对医学专业知识要求较高，其技术的发展基本都略晚于通用自然语言技术。

早期的研究主要是纽约大学的学者从1965年开始启动一个称为Linguistic String Project（LSP）的项目，并在后期开始关注MLP。20世纪90年代之后，MLP成为一个独立的研究领域。1994年，哥伦比亚大学教授Carol Friedman领导的团队开发了基于规则的MedLEE系统，其利用了基于规则的语法从医疗电子病历中抽取知识并且转化成特定的结构，是早起较为有影响力的医学自然语言处理工具。2010年，梅奥医学院开源了著名英文电子病历文本分析工具cTAKES，它包含了诸如句子分割、词性标注、实体识别等具体功能，采用了基于规则的算法和基于统计机器学习的算法相混合的技术方案。2011年，哈佛大学Li Zhou等人开发的基于规则综合性电子病历分析工具MTERMS，在众多医学文本信息抽取任务上表现优秀。2017年，来自德州大学健康科学中心的团队开发了集成的医学自然语言处理工具CLAMP，该工具针对不同的医学自然语言处理任务，集成了多种基于规则的和统计机器学习算法，如对句子分割任务采用规则的方法，对医学命名实体识别任务采用条件随机场的统计算法。基于统计机器学习算法在医学文本分析中应用场景丰富，其常见的特征抽取方法包括传统的语言学特征（如大小写，前后缀）、医学词汇特征（如UMLS、RxNorm）。该类方法具有成熟的工具包，对计算硬件要求相对较低，易于开发，是当前主流的医学自然语言处理方案之一。国内的电子病历系统实施比较晚，因此以中文的医学语言处理为主题的期刊论文最早出现是从2008开始，这期间主要是浙江大学的团队在医疗信息化过程中认识到对于临床文档的处理非常重要，他们在最初的研究路线上借鉴了这些国外MLP研究成果，同时结合中文临床文档特色进行了探索，在临床文档中命名实体识别、否定检出、关系提取等方面开展了一系列工作。

随着深度学习技术的发展，其在医学自然语言处理任务中的应用也越来越广泛，在数据和计算能力充足的情况下，各类深度学习算法被应用于医学文本的理解和具体任务中。2019年，来自中国广州医科大学的研究团队在 *Nature Medicine* 提出了利用深度学习的自然语言处理技术在电子病历数据上精确诊断儿科疾病。2020年，哈佛医学院团队利用深度学习模型实现了对医院事故报告的信息抽取，并且采用了注意力机制提升的模型的可解释性。2023年，来自浙江大学和腾讯的团队利用深度学习框架对冠状病毒肺炎患者的社交媒体记录进行分析，进而能够准确的预测患者抑郁症的风险。深度学习在医学文本上应用在最近几年急剧增长，其优越的性能使得其在海量医学文本数据分析中有着广阔的应用场景。

大语言模型的迅速发展吸引了众多医疗领域研究人员的注意，使得大语言模型成为生物医学文本分析领域最前沿的研究方向。2019年，哈佛大学-麻省理工学院团队共同开源了基于电子病历训练的语言模型ClinicalBERT，在医学自然语言社区里有着广泛的应用。同时一系列的健康和医学相关的预训练语言模型相继被提出，如BioBERT、PubMedBERT等；在中文环境下也提出了一些预训练模型，如CBLUE MC-BERT。但是此类的预训练模型参数相对较小，难以体现出大语言模型的优势。2022 年，佛罗里达大学团队利用 992 个高性能 GPU A100 在佛罗里达大学 200 万患者的电子病历上训练出具有 89 亿参数的医疗大语言模型。2023 年，纽约大学团队在 Nature 上发布了基于纽约大学电子病历文本数据训练的大语言模型（NYUTron）的性能报告，展示了医疗大语言模型具有通用任务处理的潜力。2023 年，谷歌团队在另一篇 Nature 论文中在其通用大语言模型 PaLM 的基础上针对医疗领域进行了一系列的模型微调，提出了 Med-PaLM 医疗大语言模型，并且展示了该模型可以顺利通过美国执业医师资格考试（超过 60 分）。紧接着，其升级版本 Med-PaLM 2 能够在该考试中得到专家级别的表现（超过 80 分）。2023 年 9 月，大连理工大学信息检索研究室发布了"太一"中英文双语生物医学大模型，通过丰富的中英双语任务指令数据（超过 100 万条样本）进行大模型指令微调，使模型具备了出色的中英双语生物医学智能问答、医患对话、报告生成、信息抽取、机器翻译、标题生成、文本分类等多种 BioNLP 能力。大语言模型所带来的诸多新颖的模型开发方法，结合医学领域的各种知识以及应用场合，可以为医学自然语言处理带来极大的研究机会和新颖的研究方案，这是当前医学自然语言处理的最前沿研究方向，我们将在下一节具体介绍。

二、生物医学自然语言处理的技术前沿

医学自然语言处理的技术选择取决于具体的应用场景，如在文本数据相对干净、结构清楚以及没有大量的标注数据，则可以优先考虑基于规则的技术。对于需要对文本浅层理解，有一定规模的标注数据，同时在有限的计算资源的情况下，可以考虑统计机器学习方法。对于需要对医学文本进行深入的语义理解，且具有足量的标注数据和计算资源时，则可以尝试深度学习技术以期达到更好的模型精度。从技术研究的角度来看，基于大语言模型的医学自然语言处理技术的提示学习具有广阔的探索空间，本节将介绍当前该领域的应用的前沿热点。

1. 结合医疗知识的医疗大语言模型的应用　尽管大语言模型具有强大的通用任务处理能力，其在具体的医疗领域应用需要医疗知识的补充，以进一步提升其在特定医疗领域的性能。2023 年，谷歌团队在 Nature 发文证明了在大语言模型训练阶段补充医疗知识是一种直接有效的性能增强的方法，然而该方案需要海量并行计算设备，在学术界和医疗服务机构难以推广。因此，如何在现有的大语言模型上，在推理过程中结合医疗知识是当前学术界的研究热点。具体来说，如何自动地选择外部医疗知识，以及如何将医疗知识有效地融入大语言模型的推理过程中，需要进行深入的研究。2023 年，浙江大学团队利用外部医疗知识库辅助 ChatGPT 进行中文执业医师资格考试测试，针对具体的问题，该团队通过利用简单的相似性检测的方式从外部的医疗知识库筛选出与问题相关的若干问答记录，并将其加入提示词中为 ChatGPT 提供线索，最终使得 ChatGPT 在中文执业医师资格考试的分数提高了近 20 分。威斯康星大学麦迪逊分校团队利用医疗知识图谱辅助大语言模型进行疾病诊断，提升了诊断精度。这样的结合医学知识和大语言模型的方式会成为大模型落地临床初期主要的技术路径。

2. 医疗大模型推理的可解释性以及因果推断　医疗诊断和治疗方案的确定需要明确的理由和分析过程。先前的深度学习框架由于其可解释能力欠缺，在真实的临床诊断和治疗方案中的作用有限。随着大语言模型研究的深入，研究人员发现通过提示词引导的方式可以让大语言模型将其推理过程一步一步地列出来（如通过"思维链"方式的提示词），继而明确其推理过程和依据。尽管大语言模型在推理过程可能会出现逻辑不清、知识错误、内容幻觉等问题，这种新型的逻辑推理方式可以显著改善大模型的可解释性，继而在真实医疗场景下有广阔的应用前景。如何更好地提升医疗大模型推理的逻辑性、准确性以及可解释性，甚至提升医疗大模型的因果推断能力是当前学术界重要研究方向。2022 年，DeepMind 团队提出了一种"选择 - 推断"的框架，能够显

著提高大语言模型多步推理的准确性和可解释性。2023 年，来自哈佛医学院团队通过大语言模型低成本地抽取患者的表型特征，通过抽取中间特征的方式辅助后续医疗分析，进而提高中间步骤的可解释性。如何在真实医疗场景下利用大语言模型进行有效、可靠的可解释性预测和因果推断，有待进一步研究。

3．医疗多模态大模型的研究与应用　在真实医疗服务场景中，医生的诊断和治疗需要综合多方信息进行全方面的判断，患者的信息是多种模态的，如文本、影像、心电图、声音等。不同模态数据结构和特征差异较大，集成多模态医疗数据具有很大挑战。随着通用领域的多模态大模型技术的进步，已经涌现出诸多性能优秀的多模态大模型。如 2021 年 OpenAI 开发的 CLIP 图像文本多模态大模型，2022 年 DeepMind 发布的 Flamingo 视觉语言大模型，2023 年 9 月 OpenAI 的最新的 ChatGPT 集成的语言、图像和文字多模态交互功能。这些快速发展的通用多模态模型在医疗应用场景下具有巨大的潜力。2023 年，斯坦福大学团队在 *Nature Medicine* 发表封面文章，提出了一种通过医疗相关的社交媒体数据中训练一个病理图像和文字的跨模态医疗大模型 PLIP，在提升病理图像分析精度的同时能够实现文字和病理图像的有机交互。因此，如何将更多的医疗模态进行有机融合以构建出能力综合的大模型，并且将其在真实医疗场景下进行应用，是当前研究的热点。

三、生物医学领域的自然语言处理应用案例

为了对生物医学自然语言处理有更加直观的理解，下面针对上述不同技术方案各自介绍一个具体的应用案例。

1．基于规则的 NLP 医学应用　以中文电子病历分析为例，来自重庆医科大学的团队于 2019 年发表了一篇从肝细胞肝癌患者中文电子病历中信息抽取的案例。该研究探索了基于规则的算法和基于统计机器学习的技术，本部分仅介绍其基于规则的技术案例。

表 9-2 展示了在手术记录文本中规则模型，该研究定义了一系列的关注领域，并且给予专家经验对每个领域制订对应的关键词和匹配规则。其匹配规则主要分为四条。

C1：否定 | 数值 | 修饰 + 关键词，如"无腹水""少量积液""稍硬化"等

C2：关键词 + 数量 + 单位，如"腹水 100ml "

C3：短描述，如"肿块边缘较清晰"

C4：长描述，如"可见肿瘤主要位于 S6 段，部分位于 S5 段"

表 9-2　手术记录文本中的基于规则方法所用的关键词和规则类别

领域	关键词	规则类型
腹水	腹水 | 积液 | 渗液	C1，C2
硬化	硬化	C1，C3
胆囊大小	胆囊	C2
胆总管直径	胆总管	C2
肿瘤位置	肿瘤 | 肿块 | 包块	C4
肿瘤大小	肿瘤 | 肿块 | 包块	C2
肿瘤质地	肿瘤 | 肿块 | 包块	C1
肿瘤边缘	肿瘤 | 肿块 | 包块	C1
肿瘤颜色	肿瘤 | 肿块 | 包块	C1
肝外转移	种植 | 侵犯 | 转移 | 浸润	C3

续表

领域	关键词	规则类型
结节位置	结节	C4
结节大小	结节	C2
结节质地	结节	C1
单发或多发	肿瘤|肿块|包块|子灶|卫星灶	C1

当处理电子病历文本时,算法会自动根据表 9-2 的关键词定位,然后按照预定义的规则进行信息匹配,抽取对应的患者状态。图 9-2 展示了一个典型的规则匹配工作流程。从图 9-2B 的代码模块可以看出,基于规则的信息抽取需要针对具体病历文本数据进行观察,寻找出常见的文字结构,继而有针对性地制订具体规则用于匹配和抽取患者信息。

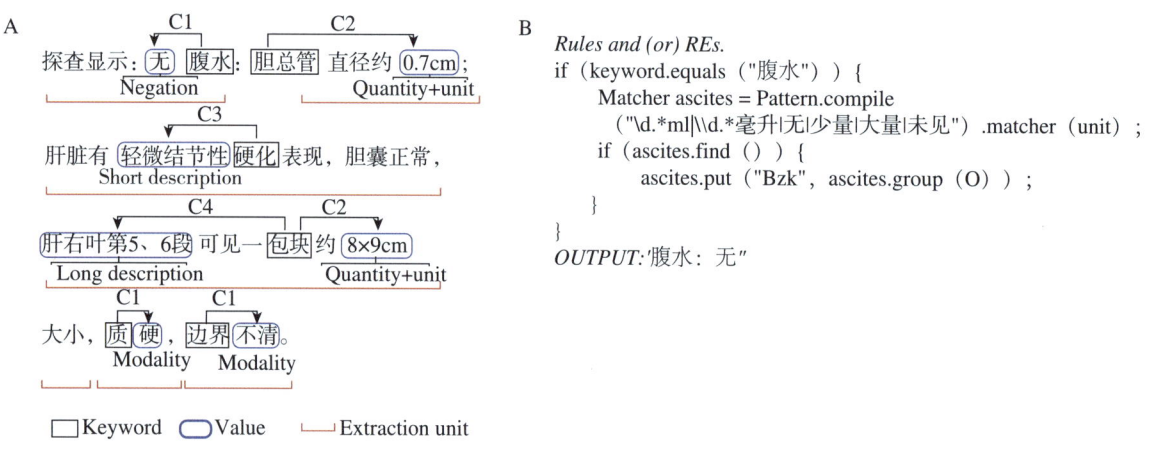

图 9-2 基于规则的信息提取示例

2. 基于统计机器学习的 NLP 医学应用 从电子病历中自动抽取临床特征(如症状、疾病、手术)对于获取患者多维度信息有着重要的作用,这种特征信息的自动提取在自然语言处理领域是典型的命名实体识别任务。在统计机器学习框架中,命名实体识别任务通常是采用序列标注的模型框架,为输入文本的每个词(或字)构建一套标签体系,然后构建机器学习模型预测每个词(或字)的标签,并且最后根据标签结果总结所需要抽取的实体。如图 9-3 所示,对于已经标注好的数据,我们将根据实体标注的结果构建一套针对每个字的标签,其中的"O"表示不是实体,"B-"表示实体的开头字,"I-"表示实体内部的字,"E-"表示实体的结束词,连接符"-"后面的是实体类别。将文本和转化后的标签序列对作为训练数据集,构建机器学习模型和训练其参数。在预测阶段,机器学习模型将根据输入文本的每个字预测其标签,最后根据其标签序列获取预测的实体。

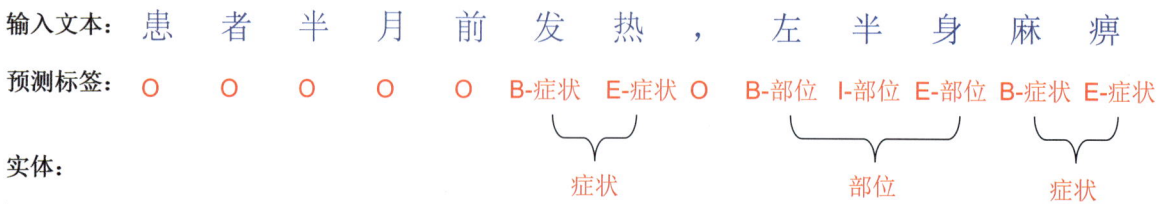

图 9-3 命名实体识别序列标注框架示例

2014 年，来自美国德州大学西南研究中心、北京大学和哈尔滨工业大学团队针对中文电子病历构建了一个基于统计机器学习的实体识别模型。该研究在北京协和医院的 400 份入院记录和 400 份出院小结的文本中标注了四种类型的实体：药物、手术、健康问题、检查结果。对于输入的病历文本，该研究提取了四种类型的特征作为机器学习的输入：字袋特征、词袋特征、词性标注的特征、文本所在的段落特征。在构建文本特征后，该研究尝试了多种统计机器学习模型，包括支持向量机模型、最大熵模型、条件随机场模型以及结构化支持向量机模型。最终实验结果表明，在该项数据集上，结构化支持向量机效果最佳，F1 值在入院记录和出院小结上分别为 93.53% 和 90.01%。该研究证明了统计机器学习在中文电子病历上的信息抽取任务的有效性。

3. 基于深度学习的 NLP 医学应用 药物、食品以及其他健康产品等物质的过敏反应在在当前社会越来越普遍。在医疗机构里面接受治疗的患者如果产生过敏反应则会有更加严重的后果，在医院内部减少患者的过敏事件是保证患者安全的重要措施。然而很多医院内部并没有对院内过敏事件的汇报系统，患者院内过敏事件是混杂在美国医院的内部安全事件报告系统中。在哈佛大学附属麻省总医院和布列根妇女医院每年各有超过 1 万件院内事故报告，从 2004 年到 2019 年，两家医院累计了近 30 万院内事故报告。如何从海量事故报告中筛选出院内过敏事件，并且分析其过敏原因的构成，将会为改善医院服务和流程有着极大的价值。对此，来自哈佛医学院的团队利用深度学习框架构建了一个文本分类模型解决此问题。具体来说，他们利用卷积神经网络、长短期记忆网络和注意力机制分层地对医院事故报告文字进行编码，在最终实现加上一层分类器，实现对事故报告文本的分类。图 9-4 以事故报告中的文字片段 "… Patient developed hives on chest…" 作为示例。

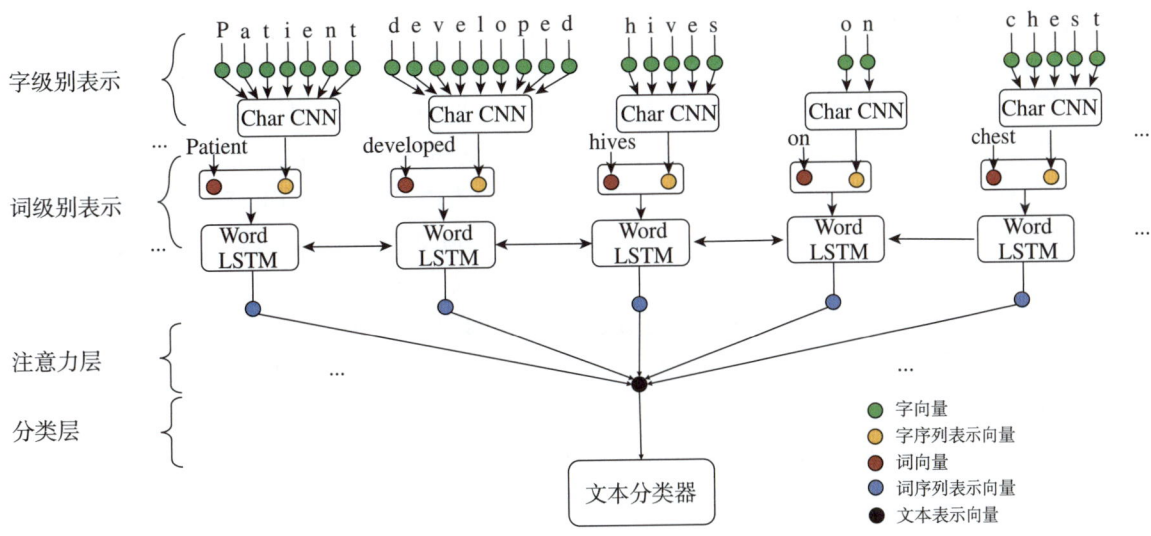

图 9-4 基于深度学习的医学文本分类框架

该研究将从海量医疗事故报告中筛选过敏事件转化成自然语言处理中的文本二分类问题，在 9000 余份训练数据上训练模型参数。实验结果显示，该深度学习模型可以在跨时间段、跨机构的数据上均有稳定可靠的表现，其中所采用的注意力层可以对文本中每一个词进行重要性的权重分配，从而可以提供一定能力的可解释性。

4. 基于大语言模型的 NLP 医学应用 2023 年，哈佛医学院团队在 *JAMA Pediatrics* 发文，研究了利用大语言模型解答新生儿医学委员会考（Neonatal Board Examination）试题。研究人员使用思维链提示词 "Please select the most appropriate answer and explain your reasoning stepby step,"作为前缀,将每个问题拼接上前缀词作为输入,送入 ChatGPT 让其回答,并且邀请两位经过认证的新生儿科医生从多角度评估 ChatGPT 回答问题的质量。改研究发现,ChatGPT 在不同的问题领域回答的正确率在 37.5%～78.5%。进一步分析表明 ChatGPT 在该考试题上能够展现出一定的知识和理解能力,不过也存在知识错误、信息忽略等问题。这个研究表明,原生 ChatGPT 在未经过领域适配的前提下具备一定的医学知识和推理能力,但是依然具有很大的改善空间。

第三节 自然语言处理技术在生物医学应用中的挑战

尽管随着人工智能技术的不断发展,自然语言处理在生物医学中的应用范围也越来越广。然而由于生物医学领域的特殊性,自然语言处理的应用也面临着诸多挑战。本节将从多个角度介绍自然语言处理在生物医学应用的主要挑战。

一、数据资源稀缺和生物医学文本隐私的冲突

随着算力和数据规模的快速增长,人工智能在大数据的时代下展现出来强大的能力。作为人工智能的重要分支,自然语言处理技术的性能也随着数据规模的增长不断提升。在深度学习和大语言模型的时代,自然语言处理技术很大程度上依赖于在海量文本上对模型进行预训练,实现对模型参数的有效初始化,进而在后续任务中提升性能。然而在医学领域,医疗文本(特别是电子病历)中包含了许多敏感和隐私信息,因此这些数据难以被公开分享,导致医疗文本数据资源稀缺。尽管有一些电子病历自动匿名化的技术(如利用实体识别技术自动识别出隐私信息,然后进行信息删除或者替换),但是这些技术无法保证百分之百地对患者隐私信息进行删除,因此为避免极少数的隐私信息泄漏,电子病历公开依然需要大量的人力进行最终的审查。当前最具影响力的开源电子病历数据是来自麻省理工学院和哈佛大学医学院的 MIMIC 数据集,该数据集包含了医院急症患者的完整的电子病历内容,研究者将电子病历文本进行匿名化以后经过严格的审查后进行发布,数据访问者需要经过一定的训练和认证后才可以使用数据。该数据集对医学自然语言处理的发展起到了巨大的推动作用。当前中文开放的电子病历数据极其有限,开放的数据集规模有限,且数据类型单一,部分开放的电子病历数据缺乏文本数据,难以进行综合分析。因此,医疗文本数据的稀缺是当前现在医学自然语言处理的重要因素之一。

二、NLP 算法的泛化性能有限

在真实临床应用场景下,患者的状态、医生的治疗习惯、科室的治疗和病历书写方式、不同医疗机构的病历系统都会有很大差异,同时即使是相同医院科室在不同时间段所用的病历系统也可能不一样,这种有显著差异会给医学自然语言处理的应用带来很大困难。具体来说,如果自然语言处理模型在特定的科室或者医院的数据上构建,那么对于病历文本格式和书写风格迥异的其他科室或者医院,该模型的性能就可能会有明显的损失,这就是 NLP 算法应用过程中的泛化性问题。具体来说,相比于通用领域的文本分析,如新闻文本、社交媒体、对话文本等,其文本格式及其写作风格相对稳定,因此 NLP 算法在实际应用中性能相对稳定。而在临床场景下,如果

NLP算法在某一个科室的数据上进行训练，其在其他科室或者其他医院的病历文本上的性能可能会有明显损失。甚至相同科室的数据进行训练的算法，随着科室的病历系统升级，算法的性能也会有损失。这种泛化性能的限制是人工智能模型的普遍问题，而在临床应用中的复杂环境，该问题显得尤其严重。提升 NLP 模型的泛化性能和鲁棒性可以通过收集海量多样化的医疗文本对模型进行综合训练，让模型可以对不同医疗文本都有较好的理解能力，继而提升模型在不同细分场景下的性能。

三、大规模深度学习算法部署难度大

如前所述，当前以大语言模型为代表的大规模深度学习算法能够在深入理解文本、进行有效的推理，以及较为准确的回答问题，因此在医疗文本理解中具有巨大的应用潜力。然而大规模深度学习的训练和部署需要海量的计算资源，如 Meta AI 发布的开源大语言模型 Llama 使用了 2048 个英伟达 A100 GPU，单其计算成本就超过了三千万美金。对于其他更大更复杂的模型，其模型训练成本会更高。这种海量计算资源在真实医疗场景下是无法实现的，因此许多通用领域的大语言模型的应用是通过 API 的方式将数据上传到大模型提供商的服务器（如 OpenAI 的 ChatGPT 服务器），通过云计算的方式获取结果。然而因为医疗文本的隐私限制，这种使用方式在真实医疗场景下无法实现。尽管在现有开源的大语言模型上进行模型微调所需的 GPU 会远少于从头训练大模型，其仍然需要一定数量的高性能 GPU，这种海量的计算硬件需求在很多真实场景下难以满足。此外本地化训练大模型及其部署和后续维护需要经验丰富的 NLP 工程师，这种人才需求也在医疗环境下难以满足。

四、大语言模型生物医学分析中的幻觉和偏见问题

尽管大语言模型在多项自然语言处理任务中取得了令人惊讶的成功，并且衍生出了许多如提示学习等新型的模型使用方法，其模型本身依然存在较多内在缺陷，其中最重要的两点是幻觉（hallucination）和偏见（bias）问题。大语言幻觉问题是模型在生成答案时可能会出现非事实性的条件或者非正确的逻辑。如仅给定"我有一名患者今天发烧了，体温38度，肌肉乏力，请问应该怎么进行诊断和治疗？"这样一段描述作为输入让大语言模型进行回答，它可能会回复"由于患者是今年 78 岁的老年人，可能是由于风湿类疾病导致的，建议……"，这里的"78 岁的老年人"并没有在问题中出现，而大模型有时却有这种非事实性的假定，这就会影响回答的准确性。在生物医学领域，大模型的幻觉问题可能会带来严重的后果，如误导患者的诊断、错误地推荐治疗方案等，因此在实际应用中需要尽可能地控制幻觉现象的出现。然而，当前对于减少大语言模型的幻觉问题的研究仍然处于初始阶段，构建低幻觉或者无幻觉的医疗大语言模型依然具有非常大的挑战。

模型的偏见问题是一个机器学习模型（不仅是大语言模型）中的普遍问题，由于训练数据中存在偏差或者分布不均衡，导致模型在特定特征下的预测结果错误较高。如在医疗领域，部分的机器学习疾病治疗推荐方案可能存在针对完全相同的病情，对低收入人群的推荐方案是放弃治疗，而对高收入患者的治疗推荐是积极治疗的情况。由于这种机器学习算法偏见的存在，使其在医疗场合应用中可能会存在伦理和道德问题，同时也会误导治疗方案，造成严重后果。大语言模型由于其内部结构的高度复杂性，它的模型偏见问题更加难以识别和纠正，因此其在医疗领域应用时如何降低偏见是一个非常重要的问题。然而大语言模型的去除偏见的研究涉及数据筛选、模

型结构设计、训练方法、提示学习设计等研发到使用的全流程，相关的研究也刚开始。这使得大语言模型的偏见问题成为模型在医疗场景应用时亟须解决的问题。

第四节 生物医学文本分析的展望

包括文本分析在内的 NLP 技术是一个飞速发展的领域，同时也是潜在的可以重新塑造生物医学研究和临床实践的技术。目前，NLP 在临床的应用还处于初级阶段，但是随着大语言模型的演进，未来 NLP 可以在改进医疗质量、降低医疗成本、提高患者安全和就医体验等方面发挥作用。但是真正让 NLP 进入临床需要针对性解决临床领域文本资源分享、利用的障碍，充分发挥大语言模型的优势。

一、跨机构多源数据整合和利用

临床文档由于其法律上的隐私性和管理的责任性，通常可及性不高，目前开放的临床文档资源非常有限，同时可以用来验证不同技术的临床数据集更是少之又少。因此，目前多数的大语言模型都缺乏针对临床语料的优化，特别是中文临床语料的调优。从大语言模型的角度，目前单个医疗机构的文档数量以及文档的多样性都难以满足大模型的需求，因此推动跨机构的临床文档资源共享，形成海量的训练语料和适当规模的可用于评估的语料是突破这个瓶颈的关键。但是目前来看实现物理层面的数据整合依然面临很多管理上的障碍和数据安全风险。为了应对这类基于多个私有数据训练机器学习模型的问题，联邦学习（Federated Learning）技术被提出来。在这个技术框架中通过共享模型而不是原始数据，绕过了传统的统一的模型训练过程。参与构建模型的客户在本地使用各自的私有数据集训练模型，并将更新后的模型参数汇总。这样既保护了底层数据的隐私，又能共同受益于在训练过程中获得的知识。目前已经有一些针对大语言模型的联邦学习框架被提出来，但是在真正临床环境下的联邦学习实践还没有报道。

二、多模态生物医学数据集成分析

文本数据仅是整个数据环境中的一类数据，在临床环境中结构化的检验数据、数字化的波形数据（ECG、EEG 等）以及医学影像数据（X 线、CT、MRI 等）共同构成了患者的数字信息表示。在人工智能的初期阶段，往往仅利用单一的数据类型（如利用 ECG 来识别房颤；利用胸片来识别肺炎等），但是对于临床来说其面对的是整个患者的多模态的全部的数据，因此最终能够在临床真正辅助临床决策的模型理论上都应该是支持多模态数据融合的模型。虽然 GTP-4 在开放版本中不包含图像分析，但是在其技术报告中展示过对于图像的理解能力，如可以从图中识别 VGA 接口和手机是不匹配的。截至 2023 年，研究领域中最新的文章已经在探索"LLM + Image Encoder"的多模态模型构想，但是目前融合大语言模型和视觉模型的方式还相对简单粗暴，给出的一些案例还是个例展示，但是这预示着一个重要的研究方向。

三、大语言模型时代下的生物医学文本分析

大语言模型的出现，彻底改变了 NLP 原有的技术格局，在各种各样的 NLP 任务中都压倒性超出了原有的各类技术。一时之间几乎所有有条件的机构都开始构建自己的大模型，应该指出大多数这样的工作最后都仅仅是耗费了大量计算资源并不能获得创新性的结果。大模型最初是"大力出奇迹"，毫无目的性的，但是当最初的技术体系被验证成功之后，更多的工作不应该是简单的重复，而是应该有目的的构建这样体系下更低成本、更高效率、更广泛可及地能够解决问题的能力。要真正解决问题就需要充分了解大语言模型的不足，如训练文本中存在的大量对于性别、种族和残疾歧视的内容，这会训练出一个互联网恶棍一样的 AI；其次大模型对于输入和输出的文字长度限制，也会让许多需要分析大型文档的场景不适合；最后，知识的实时性问题如何解决，如何能够让大模型变成一个活的大脑，它通过和外界的交互不断地更新。另外，大模型训练和运行消耗大量计算资源对于环境的不友好趋势如何扭转，从十亿参数到万亿参数甚至万万亿这个不友好的趋势不扭转大模型终将走到尽头，一些新的概念"稀疏模型"被提出来：一个模型可以只激活其相关参数集来回答给定的问题。在这样的状态下，大模型可以更节能、更快速地运行。最后，对于大模型"妄想"的问题如何消除或者控制，特别是在临床领域，GTP-4 的研究者称可以让另外一个独立的对话来重新检查其合理性，也有研究者提出通过其他可靠知识源核查的方式来避免一些"妄想"的结果。

因此，大语言模型的构建、维护和发展应该进行规划，成为国家或者人类的一项免费的公共设施，而面向领域的目的性的任务可以方便的在此公共资源基础上调优和再训练。目前已经出现了一些面向生物医学领域的大语言模型，能够在一些执业医师考试问答中取得相对不错的成绩，但是目前还缺乏规模性的临床研究验证其在真实临床环境下的表现。想象一下，如果所有你今天需要问医生的问题都可以从一个基于医疗大语言模型的智能体中方便获得，这将会带来多么大的便利、多么良好的体验以及节省多少的临床资源；对于临床工作者而言，想象一下不再需要写大量的病历文档、报告同时可以随时获得最新、最权威的临床知识来辅助决策会是什么样的体验。

小 结

通过本章的学习，希望读者能够理解 NLP 在生物医学领域的重要价值。临床文档、期刊论文、百科、专业论坛和社交网络等形式的文本数据是最常见的非结构化数据类型之一，也是构建整个生物医学领域从数据、信息到知识的主要载体。在这种情况下，基于人工智能的 NLP 技术可以帮助我们从大量非结构化文本数据中提取意义和上下文信息，获取传统分析框架无法获取的有价值的新数据源、信息源和知识源。生物医学文本处理和临床决策支持系统的结合将会是构建未来智能医学的两个核心技术，从某种意义上来说 NLP 代表了一种通用人工智能，它在生物医学领域的应用将会改变从生物医学研究到临床实践的方方面面。而现在大语言模型带来的惊喜仅只是一个开始，我们将在今后的研究和临床生涯中见证其奇迹般的发展过程。

整合思考题

1. 试用一些聊天机器人，能发现哪些特征可以区分出它和真人之间的差异？如果这个聊天机器人针对性地避免了这些缺陷后，你可以区分出聊天对象是机器人还是真实的人吗？如果聊天机器人达到了什么样的特征，你会认为它具有了思想。

2. 你在做研究过程中形成了一个假设"在肺癌组织中 X 基因的变异是和蛋白质 Y 的过表达相关"，但是不清楚是不是已经有研究者验证过这个假设。现在基于 Pubmed 数据库来设计一个智能的 NLP 系统，使它可以回答这样的假设并提供证据。请描述如何构建。

3. 浙江大学一个团队开发了一个临床决策支持的工具，输入标准化的临床表型（检查发现、症状、检验异常结果等，采用 HPO 术语体系）就可以获得一个潜在的罕见病列表，但是临床应用中这些标准化的临床表型信息需要人工去采集非常不方便，同时可能错误使用表型术语、遗漏表型等。请设计一个面向电子病历系统的 NLP 系统，能够自动完成这样一个标准化表型信息采集。请描述如何构建设计。

4. 从公开中文电子病历中构建疾病和症状的实体识别系统，实现完整的数据标注、机器学习模型开发、算法评估的医学文本 NLP 开发流程。

(1) 数据下载和标注：请从 https://tianchi.aliyun.com/dataset/92085 下载未标注中文病历文本文件"subtask2_unlabeled.txt"，并且对其文本中的疾病和症状进行标注，标注工具可以使用 https://github.com/jiesutd/YEDDA，标注完成后将标注结果转化成 BIO 格式（YEDDA 工具支持格式转换）。建议标注 500 句以上数据，可以团队分工标注。也可以直接使用 https://tianchi.aliyun.com/dataset/92085 网站中现有的训练数据集"subtask1_train.zip"。

(2) 模型训练：将上述构建的数据集进行随机打乱，并进行数据集划分，按照 6:2:2 的比例将数据集分别分成训练集、验证集和测试集。利用训练数据进行机器学习模型的训练，并且在验证集上优化模型的超参数，最终在测试集上进行模型性能评估。可以分别尝试统计机器学习算法 CRF 和神经网络算法 LSTM-CRF。对于统计 CRF 算法可以采用 CRF++ 工具 https://taku910.github.io/crfpp/，或 sklearn-crfsuite https://sklearn-crfsuite.readthedocs.io/en/latest/；对于深度学习结构 LSTM-CRF，可以采用 NCRF++ 工具构建模型 https://github.com/jiesutd/NCRFpp。

(3) 模型评估：利用在训练数据集上训练后的模型在测试集上进行预测，将预测结果和人工标注的结果进行对比，计算模型的预测能力。对于实体识别任务，请计算准确率（precision），召回率（recall）和 F1 值。

（李昊旻）

第九章整合思考题解析

第十章 生物医学信号数据分析与应用

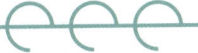 导学目标

通过本章的学习,学生应能够:

※ **基本目标**

1. 列举生物医学信号的分类和特点。
2. 概括生物医学信号预处理方法。
3. 解释生物医学信号的特征提取方法。
4. 使用机器学习的基本方法并应用于生物医学信号分类和识别。

※ **发展目标**

1. 结合自身专业,阐述生物医学信号的应用场景,并设计数据采集、预处理和数据分析的基本方案。
2. 收集生物医学信号数据,尝试进行特征提取、使用机器学习方法进行分类和识别,并解析结果。

案例 10-1

男性,45 岁,阵发性心悸半年,时有胸闷,爬 2 层楼感觉气促 3 个月,下肢水肿 3 天,遂来门诊检查。患者在医院进行了 12 导联心电图检查,分析结果提示:窦性心律,心率为 64 次/分,PR 间期 0.24 秒(正常 0.12 秒),伴完全性右束支传导阻滞。此外,医生对该患者进行了更详细的体格检查,综合考虑后诊断为扩张性心肌病、心功能不全。

入院后予以洋地黄、利尿剂和扩血管药物治疗,于第 4 天突发神志不清、抽搐,听诊心音消失,血压为 0mmHg(临床上考虑出现室颤),经电复律治疗后神智清醒,心搏恢复。心电图检查示:心率 45 次/分,三度房室传导阻滞,并有频发室性期前收缩。

主治医生予以植入永久起搏器。此外,叮嘱患者进行定期复查,长期随访。

注:患者在神志不清时,若心电图显示出现室扑或室颤,则适宜进行电复律治疗。

问题:

1. 心电图检查获得的心电信号有哪些特点?从心电信号中能获得哪些信息帮助医生进行诊断?
2. 心电图检查过程中,机器通常会对采集的心电信号进行预处理,并通过机器诊断为临床医生提供参考结果。本案例中第一次心电图检查时,机器采集到心电信号后可能进行了哪些处理?是怎么将该患者的心电图识别为"完全性右束支传导阻滞"的?

案例 10-1 解析

框 10-1　心脏电律、室颤和室内传导阻滞

心脏电复律（cardioversion）：是利用高能直流电终止多种快速异位性心律失常并使之恢复窦性心律的电学治疗方法。通过体表、心外膜或心内膜给予瞬间高电压强电流，使心房和心室心肌细胞同时除极，心动过速或颤动也被同时消除，心脏的起搏与传导功能经过短时间抑制即可清醒而控制心脏，恢复窦性心律。

心室颤动（ventricular fibrillation）：简称室颤，是指心室发生快速无序的激动，致使心室规律有序的激动和舒缩功能消失，为功能性的心搏停搏，是致死性心律失常。室颤的发生机制尚不清楚，室早、室速是触发因素。大多数研究支持室扑和室颤的电生理机制是折返激动，折返环路的大小激动方向和部位不断改变是其电生理特点。室颤的发病非常突然，主要表现有意识丧失、抽搐、呼吸停顿，直至死亡；体检无心音、无大动脉搏动、血压测不出。明显发绀和瞳孔散大等，与案例 10-1 中的临床表现极其相似（心电监护导联表现为 P 波、QRS 波群、ST 段和 T 波无法分辨，仅见相对规则、振幅相等的正弦样波，称为室扑波，频率 200～250 次 / 分；持续时间较短，多于数秒内蜕变成形态、振幅和间隔绝对不规则的震颤波，称为室颤波，频率在 250～500 次 / 分；持续时间较短，如不及时抢救，一般心电活动在数分钟内迅速消失）。

室内传导阻滞（intraventricular block）：又称室内阻滞，是指发生在希氏束分叉以下传导系统的传导阻滞。室内传导系统由左、右束支，左前分支和左后分支组成。单支传导阻滞中右束支阻滞最为常见，其次为左前分支阻滞。有时传导阻滞可波及双支或三支，多为严重心脏病变所致。

右束支传导阻滞的心电图表现为：① $V_1 \sim V_2$ 导联呈 rsR 型或宽大而有切迹的 R 波；② $V_5 \sim V_6$ 导联呈 qRs 或 Rs 型；③ I 导联有明显增宽的 S 波，aVR 导联有宽 R 波；④ T 波与 QRS 波群主波方向相反；⑤ QRS 波群电轴轻度右偏。QRS 波群时限大于或等于 0.12 秒为完全性右束支阻滞，QRS 波群时限小于 0.12 秒为不完全性右束支阻滞。

左束支传导阻滞的心电图表现为：① $V_5 \sim V_6$ 导联 R 波宽大、顶端平坦或有切迹（M 型 R 波），其前无 q 波；② $V_1 \sim V_2$ 导联呈 QS 或 rS 型，S 波宽大；③ I 导联 R 波宽大或有切迹；④ T 波与 QRS 波群主波方向相反；⑤ QRS 波群电轴轻度左偏。QRS 波群时限大于或等于 0.12 秒为完全性左束支阻滞，QRS 波群时限小于 0.12 秒为不完全性左束支阻滞。

第一节　生物医学信号概述

一、生物医学信号的分类

生物医学信号（biomedical signal，BS）是携带生物体状态或特性的载体，可以看作对生命活动在空间、时间或时空上的记录。生物医学信号涉及生物体各层次的生理、生化和生物信号，这些信息以物理量、化学量和生物量变化的形式表现出来。根据信号产生的机制，生物医学信号可以分为电生理信号和非电生理信号，其中典型的电生理信号（图 10-1）包括心电信号（electrocardiogram，ECG）、脑电信号（EEG）、肌电信号（EMG）、眼电信号（EOG）、胃电信号、耳蜗电位、视觉诱发电位等，而非电生理信号包括血压、呼吸、脉搏波、体温、心音、肺活

量、血氧饱和度、最大耗氧量及氧债、搏出量与最大心排血量、血糖、血脂等。

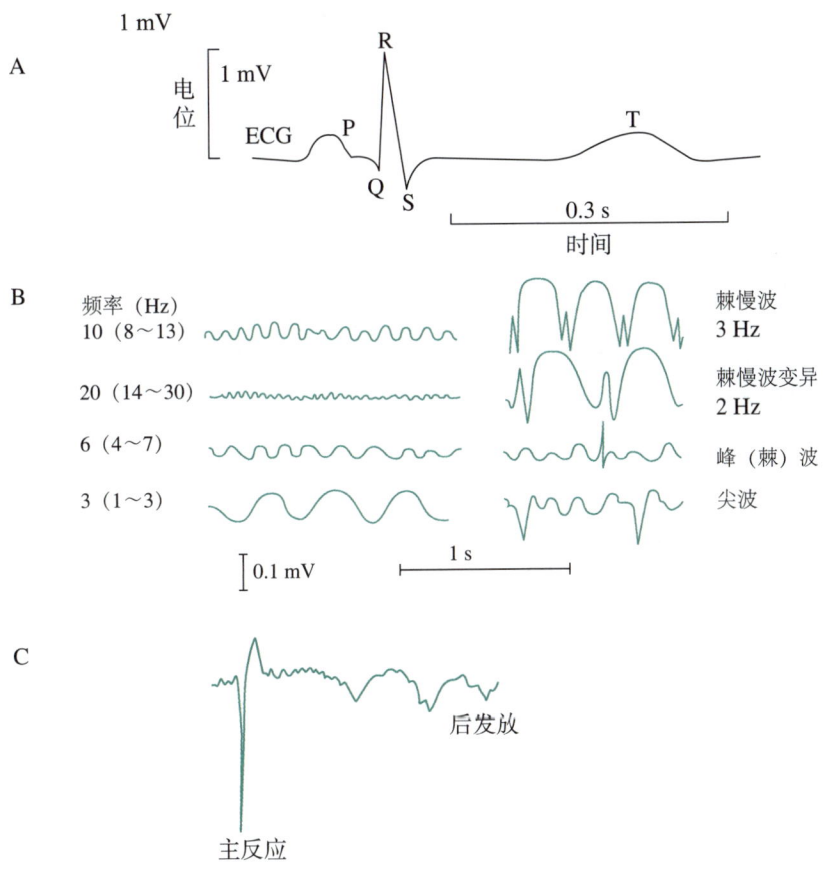

图 10-1 典型的电生理信号示例
（A）心电信号；（B）正常人及癫痫患者的脑电信号；（C）大脑诱发电位（猫）

信号是携带信息的载体，可以从不同角度进行分类。

1．根据性质的不同，信号可分为确定性信号和非确定性信号。

（1）确定性信号：是指可用数学方程（代数、微分、积分、差分）准确描述的信号。确定性信号又分为线性信号和非线性信号。能用线性方程描述的信号为线性信号，满足叠加定理；而用非线性数学方程描述的信号为非线性信号，在一定条件下可导致混沌，只具有短期可预测性。人体产生的信号多数是非线性、确定性信号，可用非线性数学方程描述。

（2）非确定性信号：是指不能用确定的数学方程来描述的信号。非确定性信号又可分为随机信号和模糊信号。所谓随机信号是信号的特征参数（如振幅、频率或初相位）是随机变化的。而模糊信号是指当信号的距离和速度均存在差异时两个目标的分辨特性由时间和频率两个变量决定。

2．根据表现形式的不同，信号可分为模拟信号、离散信号、数字信号。

（1）模拟信号：又称为连续信号，是随自变量（时间或空间）连续变化的信号。

（2）离散信号：是指自变量是离散的，而信号值本身是连续的一类信号。

（3）数字信号：是数字化的离散信号。对于实际测试得到的模拟信号，通常需要进行时域离散和幅值量化处理以实现数字化。

3．根据能量的特点，信号可分为有限能量信号和有限功率信号。

（1）有限能量信号：是一种非周期性信号，或称为平方可积信号，信号的平方对于自变量（如时间）的积分是收敛的，如单个脉冲信号、动作电位信号、诱发电位信号等，都属于有限能量信号。

(2)有限功率信号：是一种在时间或空间上无限延续、但在一定的时间范围内平均功率是有限的一类信号。这类信号对自变量的积分不收敛。有重复性的有限功率信号叫周期信号。脑电信号、心电信号、心音信号等生物医学信号都属于有限功率信号。

二、生物医学信号的特点

生物医学信号不同于一般的工程信号，属于强噪声背景下的低频微弱信号。一些典型的生物医学信号参数特征见表10-1。

表10-1 常见生物医学信号的幅度和频率范围

生物医学信号	幅度范围	频率范围
心电 ECG	10 μV ~ 5 mV 婴儿典型值 10 μV 成人典型值 5 mV	0.05 ~ 250 Hz
脑电 EEG	15 ~ 100 μV	DC ~ 100 Hz
肌电 EMG	0.1 ~ 5 mV	10 ~ 10000 Hz
眼电 EOG	50 μV ~ 3.5 mV	DC ~ 50 Hz
诱发电位	1 ~ 100 μV	1 ~ 3000 Hz

1. 时变性 生物医学信号具有时变性，即信号的幅值、频率、波形等参数会随着时间的变化而发生变化。即便是人的身高、体重、心率、血压等生理参数都会随时间而发生变化。

2. 非线性 生物医学信号具有典型的非线性特征，如心血管系统的相关信号是无限循环而不完全重复的非线性信号，特别是心电信号具有典型的P、Q、R、S、T序列。而所谓的不完全重复是指心动周期、心率、各波的间期（interval）、时限（duration）、幅度（amplitude）具有一定的变异性，这是由信号非线性的本质决定的，而非由随机干扰造成的。

3. 信号微弱 直接从人体中检测到的电生理信号其幅值一般都比较小。如从母体腹部取到的胎儿心电信号仅为 10 ~ 50 μV，而成人体表心电信号最大也仅有毫伏级别；自发脑电信号约 5 ~ 150 μV，而脑干听觉诱发响应信号通常小于 1 μV；特别微弱的离子通道电流信号只有皮安（pA）级别。因此，生物医学信号的采集与处理对信号采集仪器的性能要求较高，在处理各种生物医学信号之前需要通过模拟放大系统进行信号放大，且要求模拟放大系统具有很高的放大率。

4. 频率低 一般生物医学信号的频率都特别低。经频谱分析可知，除声音信号（如心音）频谱成分较高外，其他电生理信号的频率范围一般较低。如心电的频率范围为 0.01 ~ 35 Hz，脑电的频率范围分布在 1 ~ 30 Hz，而胃电的中心频率仅为 0.05 Hz，其频率范围为 DC ~ 1 Hz。因此在信号的获取、放大、处理时要充分考虑对信号的频率响应特性。

5. 干扰强 其他信号对所研究的目标信号的干扰即为噪声。生物医学电信号的干扰信号主要有两种来源，一种是来自周围环境的干扰，另一种是来自同一生物体内其他信号的干扰。比如，电生理信号常混有较强的工频干扰，而且总是伴随着由于肢体动作、精神紧张等带来的干扰；诱发脑电信号中总是伴随着较强的自发脑电；从母腹采集到的胎儿心电信号常被母体更强的心电信号所淹没。

所谓干扰特别强，表现在干扰信号的幅值（或功率）比目标信号大许多，甚至目标信号淹没于干扰信号中，即信噪比（signal to noise ratio，SNR）特别低。这给信号的检测与处理带来了困难，因此要求采用相关算法有效地去除噪声。

6. 干扰信号与目标信号频带重叠　生物医学信号的另一特点是干扰信号与目标信号频带重叠，不能用一般的滤波器消除干扰。如 50 Hz 的工频干扰与大多数生物医学信号的有效频带重叠，而大多数的生物医学信号的频带也相互重叠；诱发脑电信号与背景脑电信号的频带重叠；胎儿心电信号与母体心电信号的频带重叠等。

三、生物医学信号的处理流程

生物医学信号通过电极拾取或通过传感器转换成电信号，经放大器及预处理器进行信号放大和预处理，然后经 A/D 转换器进行采样，将模拟信号转变为数字信号，输入计算机进行信号分析处理。生物医学信号处理的典型流程包括采集、放大、前置模拟滤波、数字化、数字信号处理。

1. 生物医学信号的采集　生物电信号可以通过电极采用一定的导联方式获取，非电量信号则需使用各类传感器将其变为电信号。生物传感器是获取生物医学信息并将其转换成易于测量和处理的信号的器件。

一般来说，生物电信号采集的电极包括三种类型：活动电极、参考电极和接地电极。每个单独导联的信号波形图可以被看作活动电极（A）和参考电极（R）之间电势差随时间的变化，接地电极主要用于降低接地电环路产生的噪声。从理论上来说，参考电极应设置在较远的位置，绝对电势为零，但实际的参考电极的绝对电势不是零。

对于心电信号的十二导联记录，包括 3 个标准导联（Ⅰ、Ⅱ、Ⅲ）、3 个加压单极肢体导联（aVR、aVL、aVF）及 6 个单极胸导联（$V_1 \sim V_6$）。其中标准导联及加压单极肢体导联的电极安放位置如图 10-2A 所示。将肢体电极（RA、LA、LL）经过 3 个相等的电阻（大于 5 kΩ）接在一起，组成一个平均电位的中心端，该中心端在心脏兴奋时电压经常保持在零点左右，可作为体表心电图测量的基准，称为威尔逊中心点。将威尔逊中心点与心电图机的负极相连，探测电极安放在前胸壁预先指定的 6 个位置上，即单极胸导联（$V_1 \sim V_6$）。

大多数脑电数据采集系统包含多个活动电极、一或两个参考电极和一个接地电极。脑电记录的导联连接方式如图 10-2B 所示，每个导联的脑电信号是各活动电极与参考电极之间的电势差。临床上使用的脑电图仪至少应该有 8 个导联，在认知研究中一般使用 32、64、96 导联的脑电图仪。当人接收到与特定感觉、认知或运动事件相关的刺激时，自发性 EEG 活动会受到干扰，这种由事件诱发的神经响应即诱发电位信号，记录诱发电位信号对于评估神经系统的功能以及诊断诸如脑损伤、癫痫等疾病具有极其重要的意义。人皮质诱发电位记录方式如图 10-2C 所示，记录电极置于特定的脑区，配合刺激电极和刺激器同步进行信号记录。

2. 生物医学信号的放大　由于生物医学信号大多非常微弱，因此，信号的放大是生物医学测量系统中必不可少的环节。信号放大一般要经过多级放大，其中核心是前置放大器。前置放大器有以下几个基本要求：高输入阻抗、高共模抑制比、低噪声和低漂移以及设置保护电路。

生物医学信号源本身是高内阻的微弱信号源，而通过电极提取信号又呈现出不稳定的高内阻源性质。如果放大器的输入阻抗不如信号源阻抗高，则会造成信号的低频分量幅度减小，从而产生低失真。因此，生物医学信号放大器需要具有高输入阻抗。例如，心电监测放大器的输入阻抗约 $10^6 \Omega$，脑电信号放大器的输入阻抗要求为 $5 \times 10^6 \Omega$，而用于细胞动作电位测量的微电极放大器的输入阻抗高达 $10^9 \Omega$。此外，放大器的高输入阻抗也是高共模抑制比的必要条件。

由于工频干扰与生物医学信号的频段重叠，为抑制工频干扰以及其他生理作用所形成的干扰，前置放大器一般采用差动放大形式。因此，高共模抑制比是放大器的主要指标。生物电放大器的工模抑制比一般要求为 60 ~ 80 dB，高性能放大器的共模抑制比达到 100 dB。

第十章　生物医学信号数据分析与应用

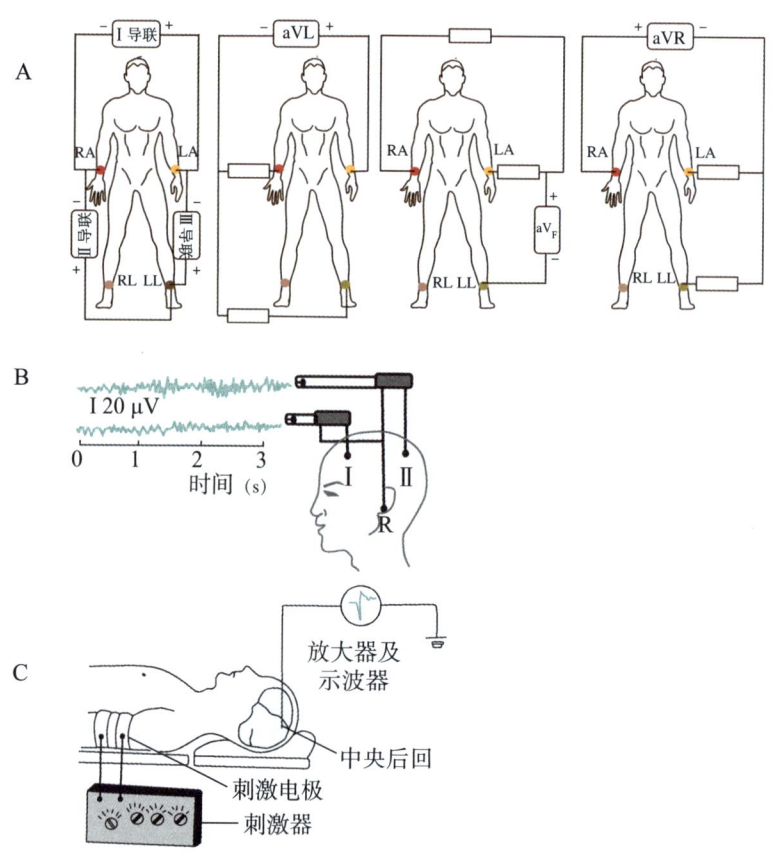

图 10-2　常见电生理信号的采集方式示意图

（A）心电信号采集示意图；（B）脑电信号采集示意图，其中Ⅰ、Ⅱ为置于额叶和枕叶的两个活动电极，R为参考电极；（C）人皮质诱发电位记录方式

为提高生物医学信号的信噪比，要求前置放大器具有低噪声和低漂移特性。放大器的低噪声特性取决于前置级，正确设计放大器的增益分配，在前置级的噪声系数较小时，可以获得良好的低噪声性能。直流放大器的零点漂移现象会使得微弱的缓慢信号无法得到放大。绝大多数生物电信号都含有非常低的频率成分，会受到放大器零点漂移的影响。

由于生物医学信号测量的对象是生物体，应该在前置级设置保护电路，包括人体安全保护电路和放大器输入保护电路，使通过电极的电流电压均控制在安全范围内。另外，在前置级的输入回路设置保护电路，可以抑制测量设备对放大器的干扰。为保护人体安全，生物电信号的测量常采用浮置和隔离等安全措施，通过将人体与电器部分隔离，保证人体的安全，还可以消除地线中的干扰电流。

3. 生物医学信号的前置模拟滤波　经过前置放大器放大的生物医学信号，通常还包含干扰成分，经过前置模拟滤波器，可以去除一些干扰成分。前置模拟滤波通常采用低通滤波器去除高频噪声和干扰，同时保留低频信号成分；而用带通滤波器则可以选择性地保留特定频率范围内的成分，同时去除其他频率范围的信号。在实际应用中，前置模拟滤波器的设计和选择需要考虑多种因素，如信号的特点、采样率、滤波器阶数等。一般来说，滤波器的阶数越高，其平滑度越好，但计算复杂度也会增加；而采样率的选择则需要根据信号的特点来确定，以保证能够准确地反映信号的变化趋势。

4. 生物医学信号的数字化　由于大多数生物医学信号是模拟信号，所以在进行分析处理之前，需要将模拟信号转换为数字信号，即进行模/数（A/D）转换。具体过程包括：根据采样定理对模拟信号进行采样，获得时间上离散、幅值连续的时域离散信号；然后再对时域离散信号进行幅值量化处理,从而得到时间和幅值都是离散的信号,即数字信号。数字信号需要被存储和缓存,便于进一步的信号处理。

5. **数字信号处理**(digital signal processing,DSP) 主要针对的是时域离散信号和处理这些信号的时域离散系统。时域离散系统理论包括离散信号的表示形式、时域离散信号的基本性质、时域离散系统和信号的频域表示。傅里叶变换和 Z 变换是离散系统分析的基本工具,用其研究系统函数的定义和基本性质,其中快速傅里叶变换具有重要的意义。

数字信号处理的基本技术方向为数字滤波和频谱分析(图10-3),数字信号处理的本质是信息的变换和提取。数字滤波主要研究根据实际的参数指标设计数字滤波器,包括无限冲激响应(infinite impulse response,IIR)数字滤波器和有限冲激响应(finite impulse response,FIR)数字滤波器,可进行软件或硬件实现。信号的频谱分析主要包括快速傅里叶变换(fast Fourier transformation,FFT)滤波、高阶谱分析、时频分析。

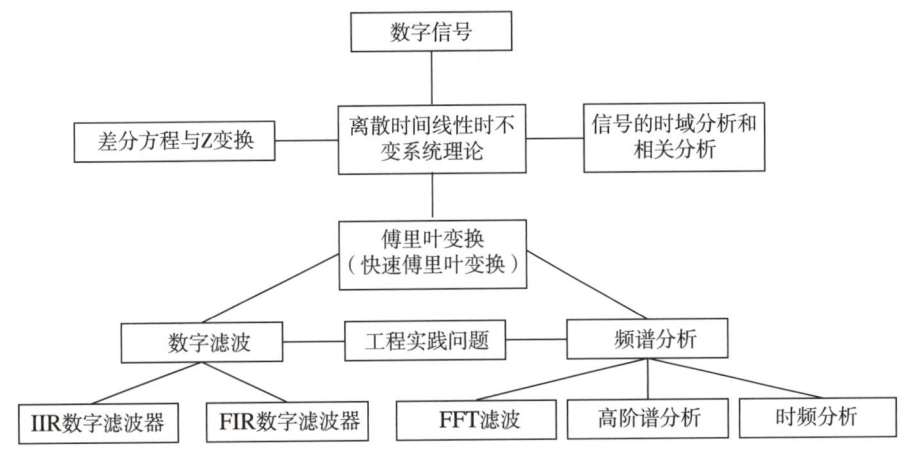

图 10-3 数字信号处理概况

第二节 常用信号预处理方法

一、滤波及滤波器

采集到的生物医学信号大都混杂着很多干扰或噪声,这些噪声和干扰会阻碍对信号的分析、特征提取和分类等过程,从而影响生物医学信号的有效应用。因此,在各种具体应用中,一般都需要采取一些手段对信号进行预处理,去除噪声和干扰,提高信号的信噪比,以提高后续信号处理的稳定性、可行性和准确性。

生物医学信号预处理的实质是利用各种滤波技术对不同信号进行选择与分离,这在微弱信号的检测与分析中非常重要,因此几乎每一种生物医学信号在进行分析处理前都需要先进行滤波。滤波(wave filtering)的作用主要包括:①分离有用信号与无用信号(噪声和干扰),提升信号的信噪比;②滤除在后续分析处理中不需要的频率成分,提升分析的速率和精度;③从多个信号混叠的复杂成分中提取出特定信号。

滤波器是实现滤波功能的系统,在实际使用过程中,往往需要根据使用环境的限制、具体的滤波要求选择合适类型和参数的滤波器,因而有多种类型的滤波器。滤波器可以分成经典滤波器和现代滤波器两大类，经典滤波器的特点是指在输入信号的有用频率成分和希望滤除信号的频率成分占有不同的频带的情况下滤出纯净信号，而现代滤波器的特点则是在输入信号的有用频率成分和希望滤除信号的频率成分存在混叠的情况下最大限度地恢复信号。根据处理信号的不同，滤波器还可分为模拟滤波器和数字滤波器，其中模拟滤波器是由电阻、电感、电容、运放等模拟元器件构成的滤波器，实现对模拟信号的滤波处理；而数字滤波器是利用数字算法进行滤波处理的滤波器，实现对数字信号的滤波。与模拟滤波器相比，数字滤波器具有精度高、稳定、体积小、灵活、不需要阻抗匹配等优势，只要编写一个计算机程序就能实现任一类型数字滤波功能，在生物医学信号处理中具有广泛应用。

理想的滤波器根据幅频特性可分为低通滤波器、高通滤波器、带通滤波器、带阻滤波器（图 10-4）。①低通滤波器仅允许低于某一个频率的信号通过，而高于此频率的信号无法通过，该频率被称为低通滤波器的截止频率；②高通滤波器仅允许高于某一个频率的信号通过，而低于此频率的信号无法通过的滤波器，该频率被称为高通滤波器的截止频率；③带通滤波器，指介于两个不同频率之间的信号可以通过但是在这两个频率之外的信号不能通过的滤波器，这两个频率分别被称为带通滤波器的上限截止频率和下限截止频率；④带阻滤波器，指介于两个不同频率之外的信号可以通过但是在这两个频率之间的信号不能通过的滤波器，这两个频率分别被称为带阻滤波器的上限截止频率和下限截止频率。

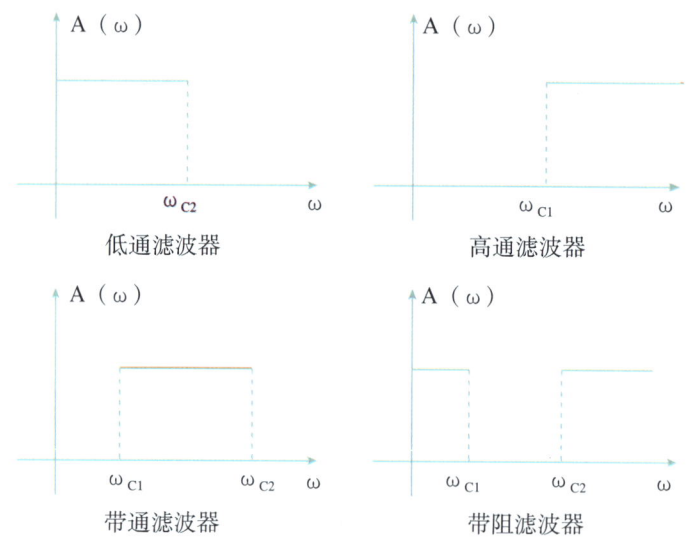

图 10-4　四种滤波器的理想幅频特性曲线

框 10-2　数字滤波器在生物医学信号处理中的应用

数字滤波器在生物医学信号处理中的作用主要包括去除噪声、提取有用信息和分析信号特征等。由于生物医学信号通常受到许多干扰因素的影响，如运动伪影、电磁干扰等，因此需要使用数字滤波器来消除这些噪声，提高信号的质量和可靠性。在脑电图（EEG）信号处理中，可以使用数字滤波器来提取特定频率范围的信号成分，从而得到与不同大脑活动相关的信息。数字滤波器还可以用于提取心电信号中的 QRS 复合波、T 波等特征，以帮助医生进行诊断和治疗。在肌电图（EMG）信号处理中，可以使用数字滤波器来分析肌肉收缩和松弛的时间序列数据，从而得到肌肉疲劳程度等信息。此外，数字滤波器还可以用于分析血压信号、血氧饱和度信号等其他生物医学信号的特征。

第十章 生物医学信号数据分析与应用

对于数字化的生物医学信号，需要利用数字滤波器进行滤波处理。数字滤波器的核心是数字信号处理器，其设计的主要思想是根据特定需求对数字信号的频率特性进行处理。数字滤波器的技术指标主要是根据实际参数分析确定的，通常包括通带和阻带、截止频率、通带波动和阻带衰减等，这些指标将直接影响到滤波器的性能和设计难度。一个数字滤波器可以用系统函数表示，其决定了滤波器的频率响应特性。因此，数字滤波器的设计实际就是设计其系统函数的过程。

单位冲激响应是指输入为单位冲激序列时系统的输出，一般用 $h(n)$ 表示。而线性移不变系统的输出，可以用输入序列 $x(n)$ 与系统单位冲激响应 $h(n)$ 的线性卷积来表示，即

$$y(n) = x(n) \times h(n)$$

利用时域卷积定理，对上述等式两边取 Z 变换，可得：

$$Y(z) = X(z) \cdot H(z)$$

则

$$H(z) = \frac{Y(z)}{X(z)}$$

定义 $H(z)$ 为线性移不变系统的系统函数，可以看出系统函数是单位冲激响应 $h(n)$ 的 Z 变换。

滤波器的频率响应描述了不同频率信号通过滤波器后幅度和相位的变化情况。频率响应 $H(e^{j\omega})$ 是系统函数 $H(z)$ 在单位圆上的取值，与单位脉冲响应 $h(n)$ 是离散时间傅里叶变换关系，可以表示为

$$H(e^{j\omega}) = H(z)|_{z=e^{j\omega}} = \sum_{n=0}^{\infty} h(n) e^{-j\omega n} = |H(e^{j\omega})| e^{j\varphi(\omega)}$$

上式中，$|H(e^{j\omega})|$ 表征滤波器的幅频特性；$\varphi(\omega)$ 表征滤波器的相频特性。

数字滤波器的系统函数可表示为：

$$H(Z) = \frac{\sum_{k=0}^{M} b_k z^{-k}}{1 - \sum_{k=1}^{N} a_k z^{-k}} = \frac{Y(z)}{X(z)}$$

由该式可以得出输入 $x(n)$ - 输出 $y(n)$ 关系的常系数线性差分方程：

$$y(n) = \sum_{k=1}^{N} a_k y(n-k) + \sum_{k=0}^{M} b_k x(n-k)$$

由此可以看出，已知系统函数、差分方程和单位冲激响应三者其中的一项，就可以写出另外两种表示方法。

数字滤波器从实现的网络结构或者从单位冲激响应分类，可以分成无限冲激响应（IIR）滤波器和有限冲激响应（FIR）滤波器。以下简要介绍 FIR 滤波器和 IIR 滤波器的设计思想。

（一）FIR 滤波器

有限冲激响应是指对瞬态分量或初始状态的响应，不同的瞬态分量或者初始状态对滤波器输

出的影响最终都会消失。FIR 滤波器是一种有限单位冲激响应的线性移不变系统，其输出只依赖于当前输入和过去的输入，没有反馈环路。FIR 滤波器的主要特性包括：①有限冲激响应；②线性相位特性；③可以具有任意幅度特性。FIR 滤波器的设计任务就是选择有限长的单位冲激响应 h(n)，使传输函数满足技术需求。

FIR 滤波器的差分方程为：

$$y(nT)=\sum_{k=0}^{N}b_k x(nT-kT)$$

系统函数为

$$H(z)=b_0+b_1 z^{-1}+b_2 z^{-2}+\cdots+b_N z^{-N}$$

FIR 滤波器的信号流程图如图 10-5 所示，该滤波器是延时层的一组权系数，其单位冲激响应等价于这些权系数。

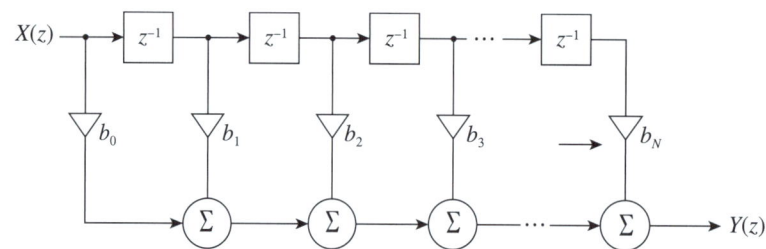

图 10-5　N 阶 FIR 滤波器的输出为延时线上存储寄存器中数值的加权和

FIR 滤波器的设计方法主要包括窗函数法、频率采样法、最优化方法等。其中窗函数法是一种常用的设计方法，其基本原理是用有限长单位脉冲序列逼近理想滤波器的无限长单位脉冲响应。首先，需要确定所需的 FIR 滤波器的阶数 N 和频率响应；然后，选择适当的窗函数对理想线性相位滤波器的单位抽样响应进行截断，从而得到一个有限长的单位抽样响应。窗函数法的具体设计步骤包括：①确定所需的 FIR 滤波器的阶数 N；②定义所需的频率响应，通常以离散频率点上的振幅响应；③使用反离散傅里叶变换（IDFT）将所需的频率响应转换为时域响应 $h(n)$。通过选择合适的窗函数（如矩形窗、三角窗、汉宁窗和汉明窗等），对 $h(n)$ 进行加权处理，从而得到 FIR 滤波器的冲激响应。频率采样法是另一种常见的设计方法，它通过在频域进行采样来设计滤波器。最优化方法则通过对滤波器的系数进行优化来达到更好的性能。

（二）IIR 滤波器

无限冲激响应数字滤波器即 IIR 滤波器，这种滤波器采用递归型结构，即结构上带有反馈环路。IIR 滤波器的运算结构通常由延时、乘以系数和相加等基本运算组成，可以组合成直接型、正准型、级联型、并联型四种结构形式，都具有反馈回路。由于运算中的舍入处理使误差不断累积，有时会产生微弱寄生振荡。因此，IIR 滤波器具有三个特性：①无限冲激响应；②非线性相位；③输出不仅与输入有关，而且与先前输出有关。

IIR 滤波器的系统函数可表达为：

$$Y(z)=b_1 Y(z)z^{-1}+\cdots+b_n Y(z)z^{-n}+a_0 X(z)+a_1 X(z)z^{-1}+\cdots+a_n X(z)z^{-n}$$

上式右边是延迟反馈项之和，把这些反馈项称为递归序列，因此，这种形式的滤波器又称为递归滤波器。经延迟和反馈得到的 IIR 滤波器的输出如图 10-6 所示。

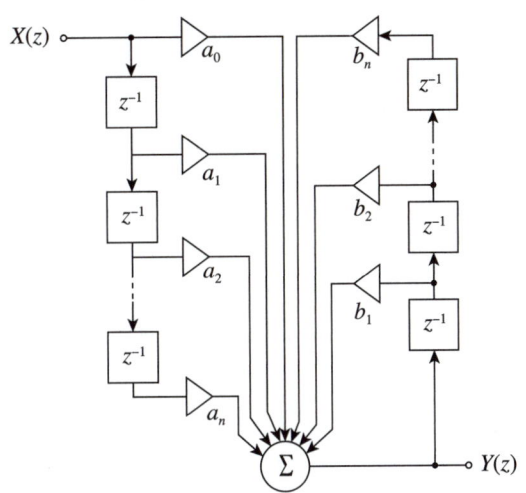

图 10-6　经延迟和反馈得到的 IIR 滤波器的输出

借助模拟滤波器设计 IIR 滤波器是一种方便的设计方法，一般先设计一个合适的模拟滤波器，然后利用复值映射把模拟滤波器变换成满足给定指标的数字滤波器。

（三）自适应滤波器

常用的数字滤波器截止频率是固定的。当噪声频率波动高于或低于其截止频率即噪声频率产生频漂时，就无法发挥其滤波作用。因此，有必要设计出能根据信号和噪声的频率变化而具有自适应调节功能的滤波器。

自适应滤波器（adaptive filters，AF）是变系数的 FIR 或 IIR 滤波器，可以根据环境的改变，使用自适应算法来改变滤波器的参数和结构。自适应滤波器的系数是自动连续地适应给定信号，以获得期望响应。自适应滤波器的最重要特征是能够在未知环境中有效工作，并能够跟踪输入信号的时变特征。运用自适应滤波方法处理信号时，无须预先知道信号和干扰的特征。当信号变化在一定范围内时，在滤波的过程中，通过反馈不断地依信号特点自动地调整滤波器系数，使得信号的处理达到最优。

自适应滤波器主要由两部分组成：系统可调的数字滤波器和用来调节或修正滤波器系数的自适应算法，其结构如图 10-7 所示，原始输入 d_T 通常包含目标信号 s_T 和干扰 n_T，s_T 与 n_T 不相关；另一输入 x_T 是 d_T 的一种度量，并以某种方式与干扰 n_T 相关，x_T 被数字滤波器所处理，得到噪声 n_T 的估计值 y_T，这样就可以从 d_T 中减去 y_T，得到所要提取信号 s_T 的估计值为 e_T，表示为 $e_T = s_T + n_T - y_T$。同时，由框图可见，e_T 有两种作用：一是得到信号 s_T 的最佳估计；二是用于调整滤波器系数的反馈误差信号。自适应滤波器的输出 y_T 经自适应算法受误差信号控制，即 y_T 根据 e_T 的值而自动调节以最佳地逼近 d_T，使输出更接近于所期望的响应。自适应滤波算法的任务是通过一定的自适应算法反复调整滤波器的系数，使滤波器输出的均方误差达到最小。所以，设计自适应滤波器的要点在于按照当前和过去的滤波器状态，通过自适应算法寻找出误差最小时的滤波

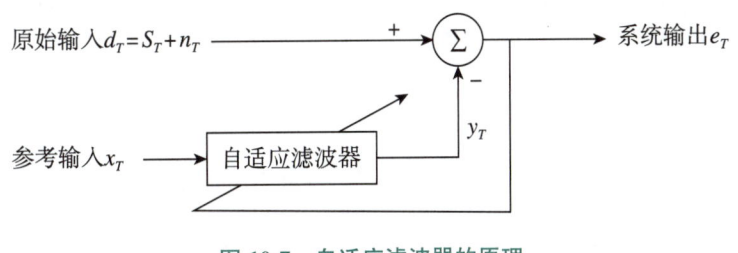

图 10-7　自适应滤波器的原理

器系数值,并可自动地调节各系数值。

自适应滤波器具有三个主要特性:

(1) 不需要事先知道信号或干扰的特征。

(2) 在滤波过程中,即使信号或干扰随时间缓慢变化,滤波器也会自动调整其系数从而跟踪信号的变化,实现最佳滤波。

(3) 适合信号与噪声频率重叠情况下的信号滤波。

自适应滤波器在生物医学信号处理领域的应用十分广泛,如从孕妇母体提取胎儿心电信号、抑制工频干扰或高频电刀干扰、去除伪迹、自适应谱线增强、自适应预测系统等。

二、心电信号的预处理

在心电信号采集过程中,往往会受到各种因素的干扰,如电极接触不良、肌肉颤动、电源波动等,这些干扰会导致信号失真,影响后续的分析结果。因此,心电信号预处理是心电信号分析的重要步骤,通过预处理可以有效地提高心电信号的准确性和可靠性,使得有用的特征更加突出,从而提高分析的效率,为后续的特征提取和疾病诊断提供更好的依据。

心电信号预处理的主要工作包括纠正基线漂移、抑制工频干扰、去除肌电干扰等。以下将针对这些预处理任务介绍相关的处理方法。

(一)纠正基线漂移

基线漂移主要由人体呼吸运动或者电极与皮肤界面阻抗变化、心电放大器的直流偏置漂移等因素引起,属于低频干扰信号,其频率一般小于 1 Hz,近似缓慢变化的正弦曲线。图 10-8 所示为带有基线漂移的 ECG 信号。

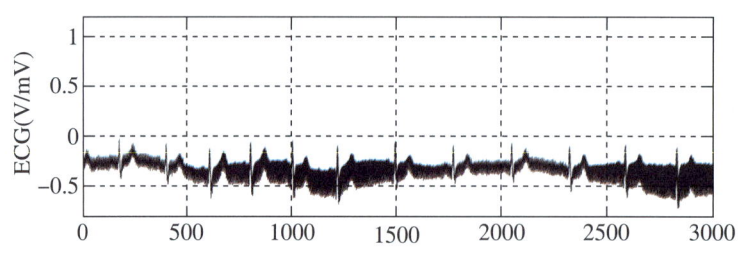

图 10-8 带基线漂移的 ECG 信号

人体心电信号频率频率范围是 0.05 ~ 100 Hz,而能量集中的 QRS 波群频带范围为 0.5 ~ 45 Hz,因此针对基线漂移,可以设计带通滤波器滤除低频的基线漂移。

均值滤波是一种常用的去噪方法,其基本原理是对信号进行滑动平均处理,以消除随机噪声。在心电信号处理中,通常采用滑动窗口法进行均值滤波。具体来说,就是将一段连续的心电信号分为多个窗口,每个窗口内的信号取平均值,然后将这些平均值作为新的信号值。通过这种方式,可以有效地消除或减小信号中的随机波动,从而去除漂移。

中值滤波可以用于去除心电信号中的漂移。中值滤波是一种非线性的滤波方法,其主要思想是先去掉心电信号中较大的值,得到只含有基线的趋势项信号,然后让它与原始的信号进行叠加,从而消除原始心电信号中的基线漂移干扰。这种方法在处理因人体呼吸、电极运动等因素引起的基线漂移时,一般小于 1 Hz,表现出较好的效果。

小波变换法是将信号进行小波分解,然后通过调整小波系数来去除基线漂移。这种方法可以适应各种频率的基线漂移，但需要选择合适的小波函数和分解层数。

形态学滤波法是运用形态学理论，结合心电信号特征，设计不同形状及尺寸的结构元素进行两级形态学滤波器对信号进行开闭、闭开级联组合运算。这种方法能很好保持心电信号的特征形态，提高了信噪比，减小了均方差，有效去除了基线漂移噪声。

此外，快速中值滤波也可用于滤除心电信号基线漂移。这是一种非线性的滤波方法，基于排序统计理论，通过多次对心电信号进行排序和选择中值，从而实现基线漂移的消除。

（二）去除工频干扰

由于电力设备的广泛应用，心电信号中往往受到 50 Hz 的工频干扰影响，严重降低心电信号的信噪比。由于工频干扰的频率比较稳定，一般可以采用具有固定中心频率的窄带带阻滤波器（称为陷波器）来消除。但若使用 50 Hz 陷波器来消除工频干扰，在滤除干扰的同时也将滤除正常生理信号中的 50 Hz 成分，对于非理想的陷波器还会削弱 50 Hz 信号周围信号成分的幅值，由此引入误差。另外，当干扰信号的幅频特性发生改变时，中心频率固定的陷波器也不是最优选择。在这种情况下，自适应滤波系统是一个很好的选择，尤其对于正弦波频率偏移甚至频率位置的情况有效。

图 10-9 所示为采用自适应滤波器去除工频干扰的原理示意图及处理前后的心电信号波形。在自适应滤波消除工频干扰的示意图中，$d(t) = s(t) + n(t)$ 是心电放大器的输出信号，其中 $s(t)$ 是纯净的心电信号，而 $n(t)$ 是工频干扰，参考信号 $n'(t)$ 取自工频电源，经降压变压器送入自适应滤波器。自适应滤波器通过调节工频正弦信号的幅度和相位，使之与心电放大器输出的信号 $d(t)$ 的误差信号 $e(t)$ 达到最小，从而保证 $d(t)$ 中的工频干扰被抵消，而纯净的心电信号被保留在 $e(t)$ 中。

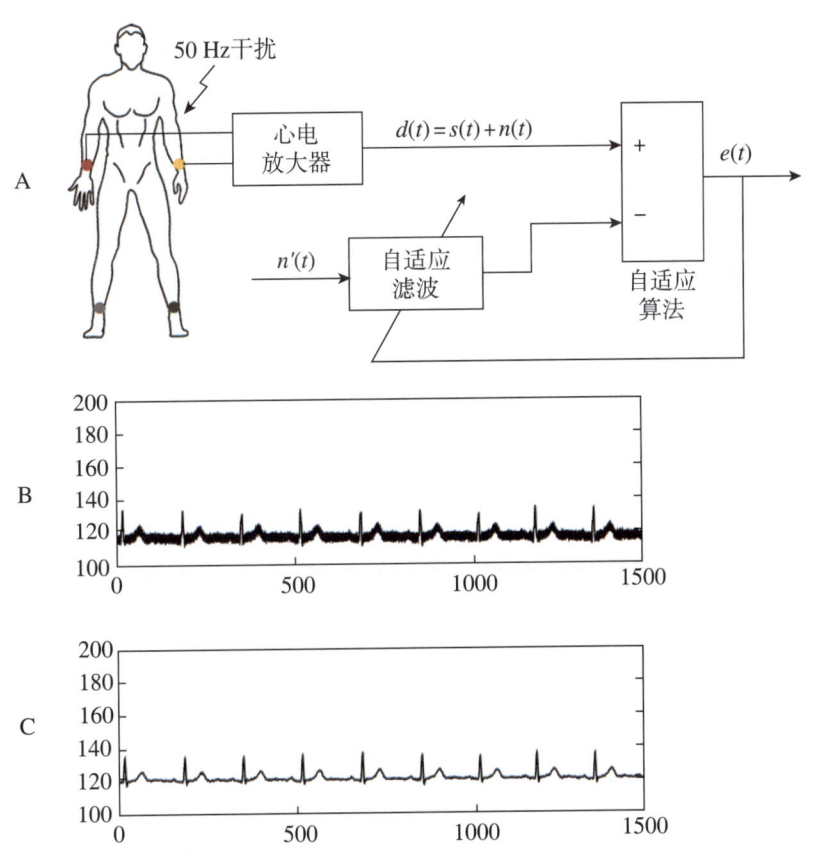

图 10-9 自适应滤波消除心电信号中的工频干扰

（A）自适应滤波消除工频干扰的原理示意图；（B）含有工频干扰的心电信号；（C）自适应滤波消除工频干扰后的心电信号

此外，由于工频干扰的频率相对固定，可以设计一个90°移相网络，使两路参考信号 $n'_s(t)$ 和 $n'_c(t)$ 相互正交。由于采用多个正交分量经加权组合来进行自适应处理，每路只需要一个权重的一阶处理器，且每路可以单独调节，从而使系统收敛速度提交，算法也相对简单（图10-10）。

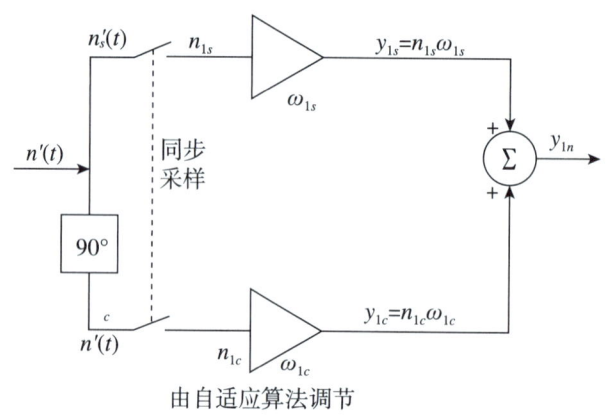

图 10-10　带有移相网络的自适应系统

（三）胎儿心电信号提取

胎儿的心电监护是孕妇妊娠期间保证母子安全的重要技术手段之一。借助胎儿心电图的观测，医生可以了解并预测胎儿在子宫内的生理状况。胎儿心电图可从孕妇腹部的心电信号（AECG）中得到。然而，胎儿心电信号属于微弱生理信号，基本被母体的心电信号和其他干扰信号所淹没。利用自适应滤波算法能有效地提取胎儿心电信号。8导联胎儿心电信号监测的电极包含5个腹部导联和3个胸部导联，图10-11A所示为自适应滤波结构框图，其中孕妇胸部导联提取的信号 x_T 是参考信号，而腹部导联提取的信号 d_T 是含有干扰的原始信号，胎儿的心电信号正是两者之间的差异 e_T。图10-11B所示为被噪声和母体心电信号淹没的胎儿心电信号。

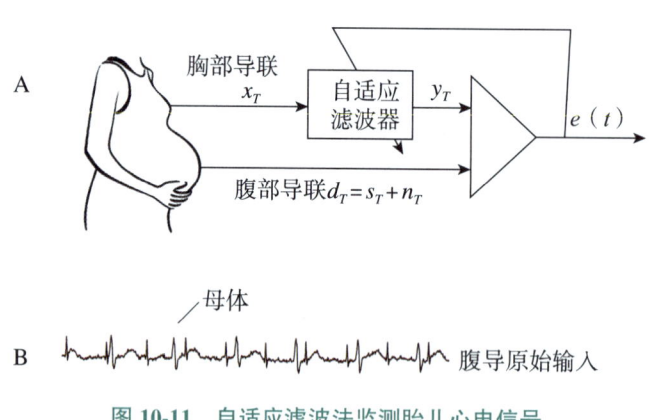

图 10-11　自适应滤波法监测胎儿心电信号
（A）自适应滤波结构框图；（B）由母体腹壁测得的胎儿心电信号

三、脑电信号的预处理

（一）去除干扰信号

脑电信号是一种微弱的时变非线性非平稳生理电信号，在采集过程中很容易受到各种干扰信号的影响。干扰信号可分为非生理性干扰信号和生理性干扰信号。非生理性干扰信号主要包括工频干扰、基线漂移、电极接触不良等，这类干扰信号可以通过增强环境屏蔽、减少连接电极阻抗、物理降噪等方式来避免。生理性干扰信号主要是由各种生理性活动引起的噪声，包括眼动或眨眼、肌肉活动、心电、血管波动、出汗、舌咽部运动等。生理性干扰信号几乎无法避免，且频带范围与包含有效信息的脑线信号相近，无法仅通过滤波、控制环境等来避免生理性干扰信号的产生，需要采用合适的算法对生理性伪迹和脑电信号进行处理。

去除脑电中的干扰信号主要采用自适应滤波、伪迹消除法和独立成分分析等方法。自适应滤波是一种常用的去噪方法，该方法假设脑电信号和噪声无关，通过设置参考电极并估计滤波参数使得降噪后的脑电信号接近参考电极。然而，自适应滤波对于突发的噪声，如肌电和持续震动的伪迹处理效果往往不尽人意。伪迹消除法从脑电信号中直接识别并分离出伪迹信号的方法，其核心思想是在去除伪迹的同时保留有用的脑电信号。常见的伪迹消除法包括基于时域或频域的回归方法和阈值法。基于时域或频域的回归方法可以去除与眼活动有关的伪迹，但是可能会删除与眼电相关的 EEG 信号。阈值法则是通过丢弃幅度超过正常范围的记录时间段来消除眼电等干扰，但这种方法的缺点是相应时段的信息也会一同丢失。独立成分分析（ICA）是一种盲源分离方法，利用源信号统计独立等易满足的先验条件，将混合信号分解成相互独立的多个源信号，已经被广泛应用于脑电信号预处理，尤其是去除各种干扰信号的过程中。在脑电分析中，独立成分分析法试图识别脑电数据中的独立原始数据矩阵的每一行表示各个通道和参考通道之间的电势差随时间变化的情况；对 ICA 进行分解后，每一行数据代表着从通道数据进行空间滤波后独立成分随时间变化的情况。因此，分解结果提供了独立成分在时间和空间上的属性。

（二）脑电分段与基线校正

为了研究感觉或认知事件诱发的脑电响应信号，需要对刺激事件开始前后的脑电数据进行分段，从而提取感觉刺激或认知任务所诱发的脑电信号变化。因此，脑电分段和基线校正在事件相关诱发电位研究中十分必要。

通常以刺激时刻为标准，将连续的脑电数据划分为若干段等长的数据。在分段过程中，确定事件发生的"0 时刻点"十分重要。"0 时刻点"可以从刺激呈现开始，也可以从做出反应开始，分别表示刺激相关（stimulus-related）和反应相关（response-related）的脑反应。分段后的脑电数据维度发生变化，即从二维连续的数据（通道 × 时间）变为三维分段的数据（通道 × 时间 × 试次）。连续脑电数据的持续时间远远长于分段的脑电数据，因此分段只是保留了原始数据中的部分信息。

为了消除自发脑电波导致的脑电噪声，分段数据各点减去一个平均基线（以"0 时刻点"前的数据的均值作为基线）。对每一时段都要进行基线校正，因为不同时段的基线均值不同。

（三）诱发电位的提取

诱发电位是指对神经系统某一特定部位给予特定刺激后在大脑皮质所产生的特定的电活动，幅值微弱，淹没于自发脑电信号而难以识别。当目标信号与噪声的频谱不重叠时，采用普通的带限滤波器就可以很好地达到分离噪声、提取信号的目的，但是，当目标信号与噪声的频谱严重重叠时，通过上述滤波器就不能很好地提取信号。在一定条件下，叠加平均技术是除自适应滤波之外的一种在频谱混叠的待处理信号中提取有用信息的有效方法。

叠加平均滤波是一种锁时或锁相平均技术，适用于具有标记时间的诱发电位信号或心血管系统信号（如心电、心音、血压、脉搏等形式的，具有特定波形形态的周期或准周期重复性信号）的滤波检测。该方法将具有相同信号特征的随机信号按时间或相位位置进行求和平均，以提高信噪比，用于处理多个时间序列。在理想情况下，如果信号的时间或相位位置可精确配准（相位对准），则有用信息将叠加在一起，而无关的噪声将被抑制，这是提高信噪比（SNR）的有效方法。信噪比定义为信号功率与噪声功率之比。但是待处理信号序列必须满足以下要求，才能使用该方法进行处理。

(1) 待处理信号为周期信号或准周期信号，即信号波形必须是重复性的。

(2) 干扰是随机噪声且与信号无关（噪声均值为零时处理效果最佳）。

(3) 目标信号特征相对稳定且各信号段的时间或相位位置必须是能被准确掌握的。

设待处理信号$F(n)$由目标信号$S(n)$和噪声信号$N(n)$构成，即

$$F(n) = S(n) + N(n)$$

将若干重复的采样序列存储起来，并在第i个配准的存储位置将m个重复序列片段叠加，得

$$\sum_{k=1}^{m}F(i) = \sum_{k=1}^{m}S(i) + \sum_{k=1}^{m}N(i)，\quad i = 1, 2, \cdots, n$$

如果m个序列段在i时刻的信号内容一致，且信号是稳定的，则有

$$\sum_{k=1}^{m}S(i) = mS(i)$$

而对于与目标信号无关且均值为零、方差为σ_n^2的随机噪声，有

$$\sum_{k=1}^{m}N(i) = \sqrt{m\sigma_n^2} = \sqrt{m}\sigma_n$$

由以上两式可得m次叠加后的信噪比为

$$SNR_m = \frac{mS(i)}{\sqrt{m}\sigma_n} = \sqrt{m}SNR$$

其中，SNR_m为信号经处理后的信噪比、SNR为观测信号的信噪比。

可见，信号经m次叠加平均滤波后，信噪比提高了$\sqrt{m}$倍。比如一个信号进行100次叠加平均后，其信噪比将提高10倍，如图10-12所示。当噪声均值为零时，叠加平均后的信号不存在基线的偏移；否则，处理后的信号中会存在干扰信号中的直流分量。

引起诱发电位的刺激时间可作为定时标记，可以在配准定时标记的基础上进行信号的叠加平均，这是一种锁时平均技术。但是，在病理条件下或刺激次数过多，诱发电位中的目标成分可能发生变化，从而导致叠加平均效果下降。

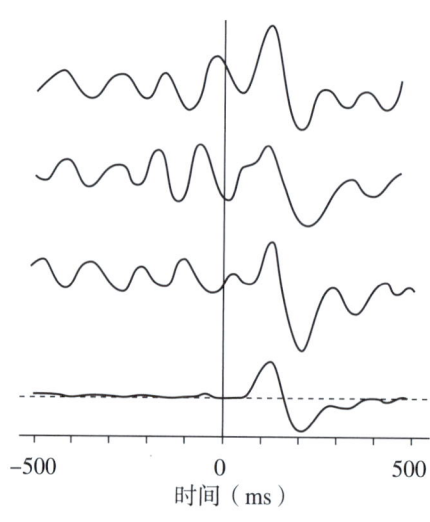

图 10-12　叠加平均技术处理诱发电位

第三节 生物医学信号的特征提取

预处理后的生物信号，其质量和可用性都得以提高，但有时从原始信号中获得的信息并不明显，为了满足不同应用场景的需求，实现降低数据维度、减少计算复杂度、提取有用信息、增强信号的可解释性等目的，需要对生物信号进行进一步的特征提取。生物信号的特征提取是指将原始的生物信号转化为一组具有明确物理或生理意义的数字特征的过程，对包括生物识别、生物检测等生物信号处理的许多应用至关重要。根据特征的性质和提取方法，可以将生物信号特征提取划分为多种类别，本节我们主要介绍一些时域、频域、时频域上特征提取的重要方法。

一、时域特征提取

时域特征（time-domain feature，TDF）是指生物信号在时间域上的特性，反映的是信号振幅随时间的变化情况，可以从信号的幅值、均值、方差、斜度、峰度等方面进行描述。时域特征提取是将信号在时间域上的信息提取出来，以用于分析、分类和识别等任务。常用的时域特征提取方法包括参数计算和波形分析、相关分析、卷积和滤波等。

（一）参数计算

参数计算可以根据有无单位分为有量纲参数和无量纲参数，有量纲参数指具有单位的参数，包括最大值（max）、最小值（min）、均值（mean）、方差（variance）、标准差（standard deviation）、均方根（root mean square）、峰值（peak）、峰-峰值（peak-to-peak）等，无量纲参数则没有单位，通常是两个有量纲量之积或比，包括偏度（skewness）、峰度（kurtosis）、熵（entropy）等。有量纲参数往往具有更直观的意义，例如，心电图中QRS波的峰值可以反映心脏的电活动、肌电信号中最大自愿收缩力（maximum voluntary contraction，MVC）用于反映肌肉力量最大水平，这类参数对信号特征比较敏感，也极易受环境干扰的影响，表现不够稳定。相比而言，无量纲参数对环境则没那么敏感，能排除部分扰动因素的影响，相对更稳定。

常用的参数计算方式如表10-2所示。

表 10-2 时域分析特征值

时域特征	定义	表达式
均值（mean）	信号数据点的平均值	$\mu = \dfrac{1}{n}\sum_{i=1}^{n} x_i$
方差（variance）	信号数据点与平均值之间的差的平方的平均值，反映信号数据点的离散程度	$\sigma^2 = \dfrac{1}{n}\sum_{i=1}^{n}(x_i - \mu)^2$
标准差（standard deviation）	方差的平方根，用于度量信号的离散度	$\sigma = \sqrt{\dfrac{1}{n}\sum_{i=1}^{n}(x_i - \mu)^2}$
均方根（root mean square，RMS）	又叫有效值，信号数据点的平方的平均值的平方根，用于表示信号的振幅	$RMS = \sqrt{\dfrac{1}{n}\sum_{i=1}^{n} x_i^2}$

第十章 生物医学信号数据分析与应用

续表

时域特征	定义	表达式
均方误差（mean square error）	用于评价数据的偏离程度，越小说明模型预测越准	$SE = \dfrac{1}{n}\sum_{i=1}^{n}(y_{oi} - y_{pi})^2$ y_o observed　y_p predicted
均方值（mean square）	信号数据点的平方的总和，表示信号的总能量（Energy）	$\psi^2 = \dfrac{1}{n}\sum_{i=1}^{n} x_i^2$
峰值因子（crest factor）	信号峰值与有效值的比值，反映峰值在波形中的极端程度，检测信号中是否存在冲击	$C = x_{peak} \Big/ \sqrt{\dfrac{1}{n}\sum_{i=1}^{n} x_i^2}$
脉冲因子（impulse factor）	信号峰值与整流平均值的比值，作用同峰值因子	$I = x_{peak} \Big/ \dfrac{1}{n}\sum_{i=1}^{n}|x_i|$
裕度因子（margin factor）	信号峰值与方根幅值的比值，作用同峰值因子	$Ce = x_{peak} \Big/ \left(\dfrac{1}{n}\sum_{i=1}^{n}\sqrt{|x_i|}\right)^2$
波形因子（form factor）	有效值与整流平均值的比值，等于脉冲因子与峰值因子的比值	$C = \sqrt{\dfrac{1}{n}\sum_{i=1}^{n} x_i^2} \Big/ \dfrac{1}{n}\sum_{i=1}^{n}|x_i|$
偏度因子（skewness factor）	用于描述信号的偏斜程度和方向	$S = \dfrac{1}{n}\sum_{i=1}^{n}\left(\dfrac{x_i - \mu}{\sigma}\right)^3$
峭度因子（kurtosis factor）	用于描述信号的尖峰性，表示波形的平缓程度	$K = \dfrac{1}{n}\sum_{i=1}^{n}\left(\dfrac{x_i - \mu}{\sigma}\right)^4$
香农熵（Shannon entropy）	随机数据源产生信息的平均速率，根据信号的概率分布计算	$S(x) = -\sum_{i=1}^{n} P(x_i)\log_2 P(x_i)$

（二）波形分析

波形分析是对信号波形的形态和特点进行分析及提取特征，包括峰值检测、脉冲计数、周期分析、包络分析、谱分析、上升时间和下降时间、波形形态特征等，可以直接从信号中观测得到，也可以通过统计方法计算（表10-2）。下面介绍几种其他的波形特征。

过零率（zero crossing rate，ZCR）也称零交率，通过计算波形过零轴的次数来体现信号符号变化（由正到负或负到正）的比率，公式为：ZCR=（N-1）/T，其中 T 为信号的总时间；N 为过零点的次数，需要同时满足① $x(t)x(t+1)<0$，② $|x(t+1)-x(t)| \geq \varepsilon$，$\varepsilon$ 为阈值，避免由于噪声导致的误判。

波长（waveform length，WL）是频率的倒数，通过波长我们也可以了解到信号的频率信息，波长的计算公式为：

$$WL = \sum_{t=1}^{n}|x(t-1) - x(t)|$$

分形特征可以帮助我们理解和描述信号或波形的自相似性、复杂性和不规则性，分析和比较不同波形之间的分形结构差异，或者用于检测和识别具有特定分形特征的波，也能拿来分析混沌系统。分析特征常通过分形分析提取，其中分形维度和 Hurst 指数是两种常用的分形分析工具。

Katz 分形维数（Katz fractal dimension，KFD）分析时间序列波形来估计分形维数，描述时间序列在短期内的复杂性或粗糙度，公式为：

$$KFD = \frac{\log(m)}{\log(m) + \log\left(\dfrac{d}{L}\right)}$$

$$L = \sum_{t=2}^{m} \sqrt{1 + [x(t-1) - x(t)]^2}$$

$$d = \max_{t}\{\sqrt{(t-1)^2 + [x(t) - x(1)]^2}\}$$

其中，m 是信号的样本数；L 是信号的总长度；d 是波形的平面距离，定义为第一个点到最远点的距离。

广义 Hurst 指数（generalized Hurst exponent，GHE）是通过增量分布的 q 阶矩来计算的，可用于分析时间序列的混沌程度或不可预测性，描述的是时间序列的长期记忆性或依赖性，$H(q)$ 可由下式计算得出：

$$\frac{E\left[|x(t+r) - x(t)|^q\right]}{E[x(t)^q]} \sim r^{[qH(q)]}$$

其中，r 是时间序列的滞后，$E[\ ]$ 表示期望值或平均值。

（三）相关分析

相关分析可以用于计算信号之间的相似度或相关性，按照分析对象的不同，可以分为自相关和互相关。

互相关是两个信号之间的相似性度量，用于描述两个不同信号在不同时刻的相关程度，通过互相关函数计算。互相关函数的定义是将其中一个信号延迟后计算两个信号的内积，表示为：

$$r(\tau) = \int_{-\infty}^{+\infty} x(t)\, y(t+\tau)\, \mathrm{d}t$$

互相关的结果其实是一个关于延迟的函数，可以帮助我们理解两个信号在不同延迟下的相似性。之所以计算不同时刻的相似性而不是同一时刻，是为了更好地理解信号的动态行为和变化模式，比如，在噪声环境下检测已知信号时，可以通过计算接收信号和已知信号在不同延迟下的互相关来确定是否检测到已知信号以及该信号出现的时间。

自相关是一种特殊的互相关，衡量的是同一个信号在不同时刻的相关性，常用于分析信号自身的关系和周期性，也可以用于排除随机信号对周期信号的干扰，通过自相关函数计算。自相关函数的定义为：

$$r(\tau) = \int_{-\infty}^{+\infty} x(t)\, x(t+\tau)\, \mathrm{d}t$$

（四）卷积和滤波

卷积是一种线性运算，它可以将两个信号进行叠加并得到一个新的信号，常用于描述历史事件对当前状态的影响，即在时间和空间上各种响应的叠加。两个函数进行卷积运算，本质上是先将其中一个函数翻转("卷"),然后将翻转的函数进行滑动并与另一个函数相乘并求和("积")。翻转的函数就像一个滑动窗口,另一个函数在这个滑动窗口内以窗口内的值为权重进行加权平均,这一权重矩阵叫卷积核(convolution kernel)。卷积核在信号处理中通常是一维的,在图像处理和深度学习中则通常是二维或三维的。卷积运算可用于滤波操作,卷积核又叫滤波器(filter),无论是信号处理还是图像处理中,将滤波器与原始数据进行卷积,可以从中提取出有用的特征。卷积运算可以实现信号的平滑、去噪、增强等操作。常用的卷积方法包括线性卷积、循环卷积、移动平均卷积、高斯卷积、微分卷积和边缘检测卷积等。卷积还有两个非常重要的性质:时域卷积等于频域乘积,频域卷积等于时域乘积,这两个性质使得我们可以转换到另一个域上进行更容易处理的运算再转换回来,大大简化了计算的复杂度。

连续信号的卷积运算:

$$h(t) = f(t) * g(t) = \int_{-\infty}^{+\infty} f(\tau) g(t-\tau) d$$

离散信号的卷积运算:

$$h(n) = f(n) * g(n) = \sum_{\tau=-\infty}^{+\infty} f(\tau) g(n-\tau)$$

滤波是一种信号处理方法,它通过滤波器对信号进行处理,实现去除或增强信号中的特定频率成分的目的,如在心电信号分析中常广泛使用高通滤波器以去除 P 波和螺旋波等低频信号的干扰。滤波可以通过卷积运算实现,两者原理相似,但在实现的细节上存在差别。虽然同样有卷积核滑动和加权平均过程,但卷积会先将卷积核做 180° 翻转,而且卷积后数据大小会发生改变;滤波则是直接相乘再累加(类似相关),滤波后的数据大小是否改变则主要取决于选择的滤波器类型。常用的时域滤波方法包括移动平均滤波、中值滤波和卷积滤波,频域滤波方法则包括低通滤波、高通滤波、带通滤波、带阻滤波和中值滤波等。

(五)自回归模型

自回归模型(auto-regressive model)是一种常用的时间序列分析方法,能够捕捉信号的内在动态规律,它假设信号 $x(t)$ 在 t 时刻的观测值是过去 p 个时刻观测值的加权和,以及一个随机扰动项组合而成,可以表示为:

$$x_t = \sum_{i=1}^{p} \alpha_i x_{t-i} + \omega_t$$

其中,p 是自回归模型的阶数,表示考虑过去的观测值个数;α 是自回归系数,表示过去的观测值对当前观测值的影响程度,可以用来判断信号的自相关性和趋势性;ω 是误差项,常假设为白噪声,可以用来判断模型的拟合效果和预测精度。

二、频域特征提取

频域特征(frequency-domain feature,FDF)是指信号在频率域上的特征,反映的是信号不同频率成分的振幅,常见的频域特征包括频谱特征、谱密度特征、频率滤波特征、频率相关性特性等。频域特征提取是将信号从时域转换为频域,并提取其中的频域特征。常用的频域特征提取方法包括傅里叶变换、非参数功率谱密度估计、基于参数的自回归模型的频谱估计、离散余弦变换、自相关函数等。对频域特征的提取有助于心电图、脑电图、肌电图等生理信号的分析，协助异常信号监测得到健康关联信息。

（一）傅里叶变换

傅里叶变换（Fourier transform，FT）是一种线性积分变换，发展自傅里叶级数变换（图10-13），用于信号在时域和频域之间的变换，在信号处理领域有不可替代的地位。通过傅里叶变换，可以将复杂的波形分解为一系列不同频率的简单正弦和余弦波的叠加，并提取出它们的频率、振幅和相位信息，帮助我们更好地理解信号的频率特性。傅里叶变换及其逆变换公式为：

$$X(\omega) = \int_{-\infty}^{+\infty} x(t) e^{-i\omega t} dt$$

$$x(t) = \frac{1}{2\pi} \int_{-\infty}^{+\infty} X(\omega) e^{i\omega t} d$$

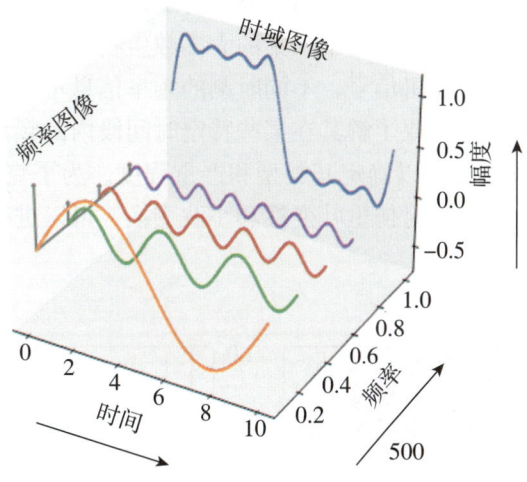

图 10-13 傅里叶变换

从上述公式可以看出，傅里叶变换的积分区间是从正无穷到负无穷，表述的是连续信号在时域与频域之间的转换，但现实中，我们采集到的往往是离散且有限的信号。以 T_s 为采样时间间隔对连续信号进行采样得到的离散信号，其傅里叶变换为：

$$X_s(\omega) = \sum_{n=-\infty}^{+\infty} x(n) e^{-i\omega n T_s}$$

上式称为离散时间傅里叶变换（discrete time Fourier transform，DTFT），针对的是无限离散信号。无限离散信号在时域上离散，但因为周期近似无限长，频谱趋于连续，存在两个问题，一则连续的频谱不利于计算机处理，二则无限长的信号也不符合实际。所以，通常使用更多的技术是离散傅里叶变换（discrete Fourier transform，DFT），针对的是将无限离散信号截短至 N 个采样点得到的有限离散信号，为了使其满足傅里叶变换的要求，对这 N 个采样点进行周期延拓当成周期信号进行处理。DFT 的计算公式为：

$$X(k) = \sum_{n=0}^{N-1} x(n) e^{-i2\pi nk/N} (k = 0,1,2,\cdots,N-1)$$

DFT 的逆变换公式为：

$$x(n) = \frac{1}{N}\sum_{k=0}^{N-1} X(k)\, e^{i2\pi nk/N}\ (n=0,1,2,\cdots,N-1)$$

DFT 变换前的信号在时间上离散，变换后在频率上也离散，有利于计算机运算，但 DFT 的运算量极大，不利于应用。快速傅里叶变换（fast Fourier transform，FFT）是 DFT 的一种高效快速算法，大大扩展了 DFT 的应用。FFT 基本上可以分为两类，时间抽取法和频率抽取法，其实质均是利用 DFT 的周期性和对称性将大的 DFT 问题分解成小的 DFT 问题，小的分解成更小的，并递归地解决这些小问题，将计算复杂度降低了几个数量级。所以 FFT 一般要求点数 N 是 2 的整数幂。

无论是 FT、DTFT、DFT，还是 FFT，通常都用于分析整个时间序列的频谱结构，$X(\omega)$ 表示的是信号的总体谱，忽略了时间信息，也就是说，通过这些变换，可以获得信号总体上包含的频率成分，但无法知道各频率成分出现的时间，无法获得信号 $x(t)$ 在每一小段时间内的频谱信息（图 10-14）。因此，当只需要了解信号的总体频谱结构或者信号本身为有相同频谱结构的周期性信号时，傅里叶变换能满足分析需求，但当需要了解随机信号在某一时间段范围内的频谱信息时，上述变换无法满足要求。而现实生活中采集的大多数生物信号（如心电信号、脑电信号、肌电信号等）都属于复杂的非平稳随机信号，不同时刻的频率信息不同，在分析过程中，不仅需要了解其包含的整体频谱结构，更需要了解其在某些特定时间段内的频谱结构，例如，我们需要研究心律失常时心电信号的频谱结构以确定其类型和严重程度。为了克服傅里叶变换的这一缺陷，在傅里叶变换基础上发展起来了短时傅里叶变换和小波变换，可以进行时频分析，这两种算法将在后文进行介绍。

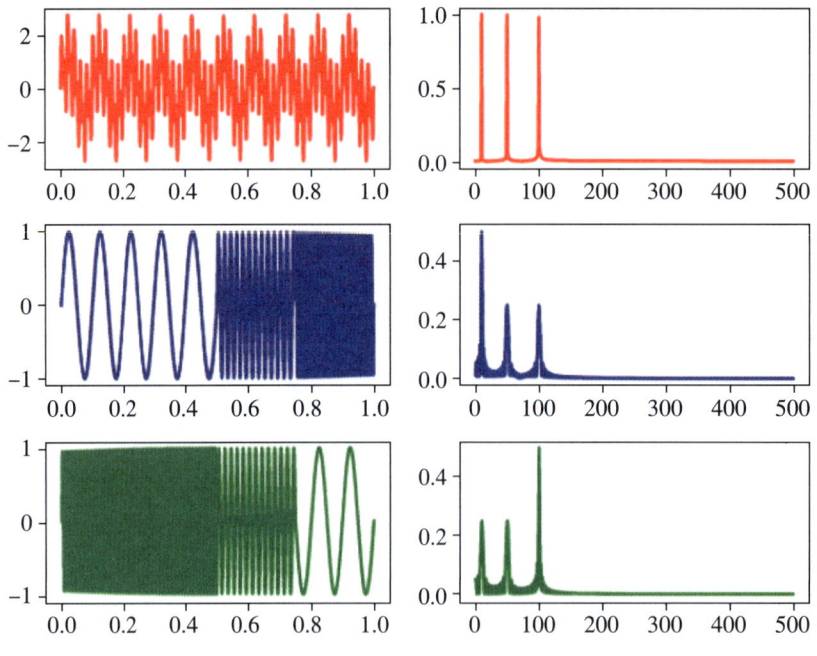

图 10-14　相同频率成分不同时间分布的信号在时域和频域上的表现

（二）离散余弦变换

离散余弦变换（discrete cosine transform，DCT）也是一种常用的将时域信号转换为频域信号的数学变换方法，它将时域信号分解成一系列不同频率的余弦信号，是一种实数域的变换，常被应用于医学图像处理、音频压缩等领域。DCT 本质上与 DFT 类似，区别在于 DFT 是直接将有限离散信号进行周期延拓后 FT，DCT 是先镜像处理将信号扩展为偶函数后再做 DFT（图 10-15）。镜像处理后再进行周期延拓减少了直接周期扩展带来的信号跳变，使得扩展的信号间实现了平滑的过渡，降低了延拓后的高次谐波。在 FT 中，低频成分决定信号波的大致轮廓，高频成分决定振荡细节，能量更多的聚集在低频，与 DFT 相比，DCT 有更好的能量聚集度。DCT 的计算公式为：

$$X(k) = c(k) \sum_{n=0}^{N-1} x(n) \cos\left[\frac{\pi}{N}\left(n+\frac{1}{2}\right)k\right], \quad k = 0,1,\cdots,N-1$$

当 $k=0$，$c(k) = \sqrt{\frac{1}{N}}$；当 $k \neq 0$，$c(k) = \sqrt{\frac{2}{N}}$

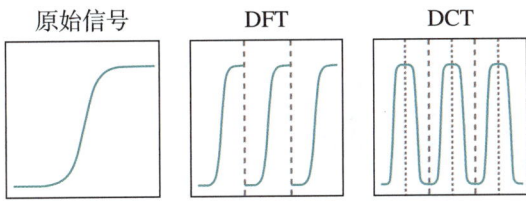

图 10-15　DFT 与 DCT 的周期延拓过程

（三）谱密度特征提取

除频率、幅度、相位等频谱特征外，谱密度特征也是一种重要的频域特征，描述了信号在不同频率上的能量分布情况，包括能量谱密度、功率谱密度等。能量和功率是信号处理中的两个重要概念，能量是指信号在某一时间段内的总量，是信号幅度值平方后的求和，通常用于描述信号的强度；功率则是指信号在单位时间内的能量变化率，通常用于描述信号的变化速度。总能量有限的信号或者说信号在有限时间内存在的叫能量信号，总能量无限但功率有限的信号或者说信号在无限时间内存在的叫功率信号，一个信号可以既不是能量信号也不是功率信号，但不能同时是能量信号和功率信号。在实际应用中，能量谱密度函数通常用于分析能量信号，可通过原信号傅里叶变换的平方计算；功率谱密度函数通常用于分析功率信号，可通过 DFT、自相关函数的 FT 或自回归模型进行计算。

能量谱密度计算公式为：

$$W = \frac{1}{2\pi} \int_{-\infty}^{+\infty} |F(\omega)|^2 \, d\omega, \quad F(\omega) = \int_{-\infty}^{+\infty} f(t) \, e^{-j\omega t} dt$$

功率谱密度计算公式为：

$$= \lim_{T \to \infty} \frac{1}{2T} \int_{-T}^{T} f^2(t) \, dt$$

三、时频域特征提取

单纯从时域或频域出发对信号进行特征提取，容易丢失一些具有高分辨能力的重要特征，例如，时域分析不能提供关于信号频率成分的信息，而频域分析无法获得频谱随时间变化的信息，

第十章 生物医学信号数据分析与应用

这些恰恰都是研究心电图、脑电图等生物信号需要关注的信息,因此需要进行时频分析,全面描述信号的时域和频域特征。时频特征提取能反映信号的动态变化和频谱信息,包括短时傅里叶变换、小波变换、基于滤波器的希尔伯特变换等。

(一)短时傅里叶变换

前面我们已经知道,FT 可以将复杂的时域信号分解成一系列不同频率的简单正弦和余弦信号,在此过程中 FT 丢失了时间信息,我们无法获知这些信号各自出现或消失的时间。对于平稳信号,其频率不随时间变化,FT 的这一特性影响不大,但真实信号往往是非平稳信号,在时域分布上完全相反的两个信号会拥有相同的频谱图(图 10-16),某些频率的信号可能短暂出现后消失,比如心悸、脑部异常活动,这些信息 FT 无法正确区分。针对随机非平稳信号,频率随时间发生的变化是重点研究对象,短时傅里叶变换(short time Fourier transform,STFT)能满足这一要求。

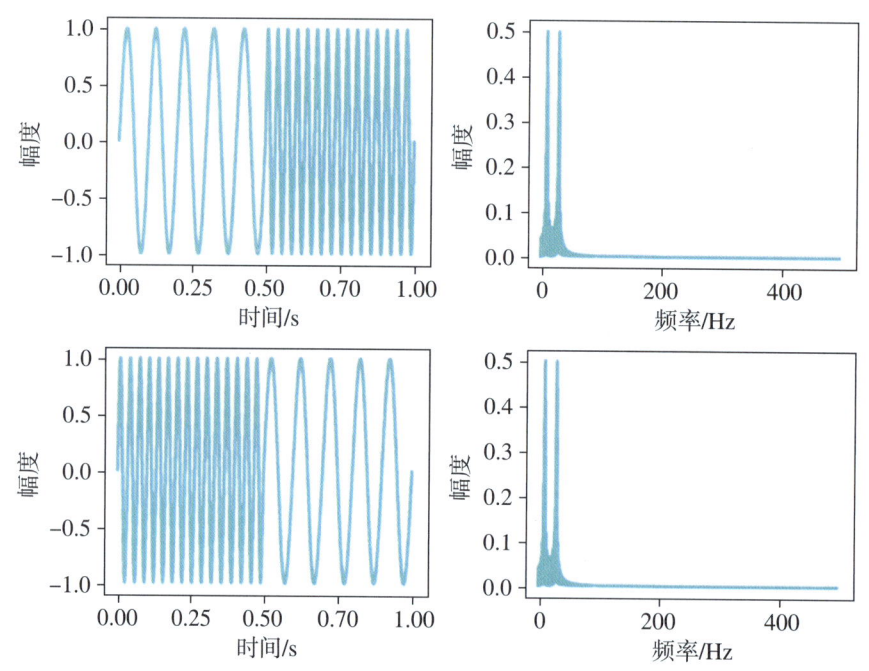

图 10-16 时域相反信号在频谱图上表现一致

STFT 由 FT 发展而来,通过给信号加窗,将时域过程分解成多个等长的小段,每个小段看成一个近似平稳的信号,分段做 FFT,最后将所有 FFT 的结果拼接,以此获取频率随时间变化的信息(图 10-17)。STFT 的窗函数、窗宽、相邻窗之间距离的选择都需谨慎。一般很少选取矩形窗作为 STFT 的窗函数,矩形窗直接截断的方式容易导致频谱泄露,加上矩形窗的 FT 是 sinc 函数,有较高的副瓣,副瓣的位置上如果有幅度较小的信号容易被掩盖,常选用一些特殊的窗函数来降低副瓣的影响,如 hamming 窗、hanning 窗、Blackman-Haris 窗等。窗函数的宽度会影响时间和频率的分辨率,窗越宽,截取的信号越长,频率分辨率越高,但时间分辨率越低;窗越窄,信号越短,时间分辨率越高,频率分辨率越低(海森堡的不确定性原理)。一般情况下可以选择 FFT 的点数 N 作为窗宽,或者根据分析需求进行选择。处于窗边缘的信号会乘上一个很小的数,使得这部分数据不能被很好地利用,而相邻两个窗之间进行一定的重叠就可以将这部分数据重新利用起来,当重叠区间较大时,窗函数的影响几乎可以忽略不计,重叠范围通常选择为窗宽的 25% 或者 50%。

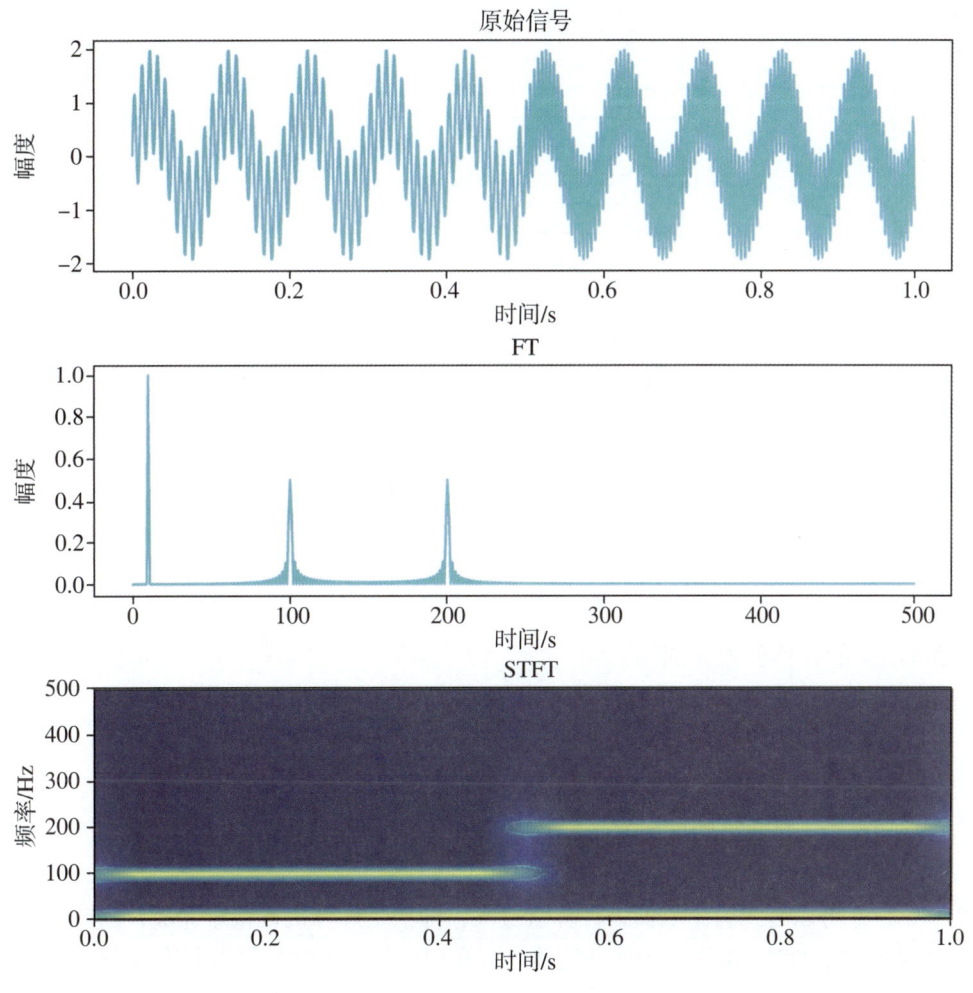

图 10-17　短时傅里叶变换

（二）小波变换

莫莱小波变换（Morlet wavelet transform，MWT）继承和发展了 STFT 的局部化思想，并克服了 STFT 因为窗宽固定带来的问题（图 10-18）。窗宽固定，意味着全局范围内的时间分辨率和频率分辨率是固定的，不能根据信号本身的特点在低频区选择高频率分辨率，在低频区选择高时间分辨率，无法很好地满足非稳定信号的分析需求。与使用无限长的三角函数为基底的 FT 不同，MWT 使用有限长会衰减的小波函数为基，小波相比于正弦波的一个最大特点是小波在时间上具有局部性（图 10-19）。

小波函数的一般形式为：

$$\psi_{a,b}(t) = \frac{1}{\sqrt{a}} \psi\left(\frac{t-b}{a}\right)$$

其中，a 为尺度因子，对应于频率，控制小波函数的伸缩；b 为平移因子，对应于时间，控制小波函数的平移。MWT 将信号分解为一系列不同尺度和平移量的小波组合，某种意义上来说可以视为提供了随频率改变的窗宽。

MWT 分为连续小波变换（continuous wavelet transform，CWT）和离散小波变换（discrete wavelet transform，DWT），两者的区别在于 CWT 的尺度因子 a 和平移因子 b 是连续的，而 DWT 则是对 CWT 进行下采样，a 和 b 均使用离散值。在 DWT 中，定义 a 以指数扩张进行缩放，$a = a_0^m$；小波的平移量则希望能根据波宽进行适应性调整，因此 b 定义为 $b = nb_0 a_0^m$，$n \in Z$；对应的

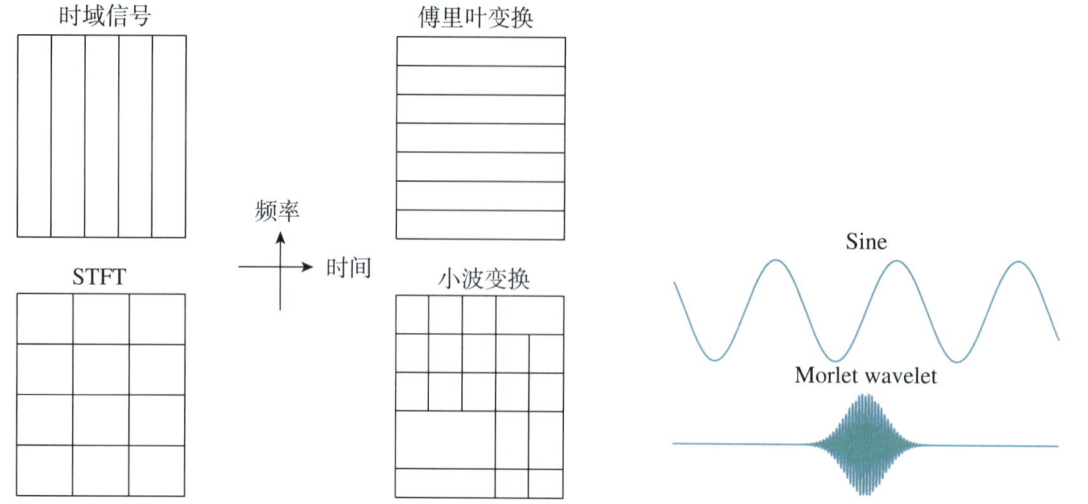

图 10-18　STFT 和小波变换的时频窗　　　　图 10-19　正弦函数与小波函数在时域上的分布

小波函数则为：$\psi_{m,n}(k) = a_0^{-\frac{m}{2}} \psi[a_0^{-m}(k - nb_0 a_0^m)]$，$m, n \in Z$。

CWT 和 DWT 的计算公式分别如下：

$$CWT(a,b) = \frac{1}{\sqrt{a}} \int_{-\infty}^{+\infty} f(t) \psi \cdot \left(\frac{t-b}{a}\right) dt$$

$$DWT(m,n) = a_0^{-\frac{m}{2}} \sum_{k=-\infty}^{+\infty} f(k) \psi (a_0^{-m} k - nb_0), \quad m, n \in Z$$

CWT 中 a 和 b 可以有无穷个取值，计算量过大，即使是计算机也很难完成，因此常使用 DWT 进行计算。在实践中，DWT 也常被用作滤波器，以实现对信号中的特异性频率成分进行提取。

MWT 中有许多不同类型的小波函数，如 Daubechies、Haar、Morlet、Symlet、Coiflet 等，每种小波类型在紧凑性和平滑性上有不同的表现，可以根据需要选择合适的小波函数。

（三）希尔伯特变换

希尔伯特变换（Hilbert transform，HT）也是 FT 的一种扩展，在时频分析中主要用于将实信号转化为解析信号后计算信号的瞬时频率和瞬时幅值。一个实信号的 HT 是将该信号和 $1/\Pi t$ 做卷积，HT 的结果可以理解为将信号 x（t）输入脉冲响应为 $1/\Pi t$ 的线性时不变系统的输出，HT 后各频率分量的幅度不变，相位出现 90° 相移，具体来说信号中的正频率部分相移 $-90°$，负频率部分相移 90°，且因为 HT 后没有负频率，负频率部分的能量被合成到了正频率上，幅度谱的幅值会变为原来的两倍。HT 的物理意义是将信号所有频率分量的相位推迟 90°。

HT 可以表示为

$$\hat{x}(t) = x(t) * \frac{1}{\pi t} = \frac{1}{\pi} \int_{-\infty}^{+\infty} \frac{x(\tau)}{t - \tau} d\tau$$

对应的 FT 为

$$\hat{X}(\omega) = X(\omega)[-j\mathrm{sgn}(\omega)] = \begin{cases} -jX(\omega), & \omega \geq 0 \\ jX(\omega), & \omega < 0 \end{cases}$$

在已知实信号的情况下，可以通过希尔伯特变换得到实信号的解析信号，解析信号的虚部是实信号的 HT 结果，可表示为：$\tilde{x} = x(t) + j\tilde{x}(t) = ae^{j\theta(t)}$，瞬时幅值的表达式为：

$a(t) = \sqrt{x(t)^2 + \hat{x}(t)^2}$,瞬时频率:$\omega = \dfrac{\mathrm{d}\theta(t)}{\mathrm{d}t}$,瞬时相位:$\theta(t) = \arctan\dfrac{\hat{x}(t)}{x(t)}$。

希尔伯特黄变换(Hilbert-Huang transform,HHT)常用于非线性非平稳信号的时频分析,是一种基于经验模态分解(empirical mode decomposition,EMD)和HT的信号分析方法。HHT首先对信号进行EMD,将多频率成分信号分解成单频率信号的叠加得到若干本征模函数(intrinsic mode functions,IMF),每个IMF分量进行HT得到解析信号,计算每个解析信号的瞬时频率和瞬时幅值,将所有IMF的瞬时频谱相加可以得到原信号的时频谱分布。得益于EMD,HHT还可以反映局部特征,有利于从复杂的混合信号分离出关注的特征。

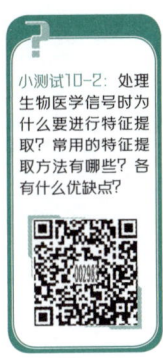

第四节　生物医学信号的分类与识别

对生物信号进行特征提取,即从原始的生物信号中提取出具有代表性的特征向量后,因特征向量可能包含的噪声、冗余或其他不必要的信息,尚不能完全满足实际应用的需求,需要进一步找出数据中的规律、结构和相似性等特征,识别出不同的模式,并对不同模式进行分类。对生物信号进行模式识别和分类,可以更好地帮助我们理解生物信号的信息并加以利用,在生物识别、健康监测、医学等领域有重要价值,比如通过模式识别和分类可以将人体独特的指纹信息用于指纹识别,对血压、呼吸等生物信号进行模式识别和分类可以监测生理状态用于健康管理,脑机接口技术通过对收集到的脑电信号进行模式识别和分类可以将人的意图转化为控制命令。本节将以心电信号为例,以实际的案例来具体介绍如何将机器学习方法应用于生物医学信号的分类与识别。

一、模式识别和分类算法概述

无论是模式识别(pattern recognition,PR)还是分类,都需要构建模型来描述和学习数据的结构、规律和特征,前者是为了能对新数据进行模式识别,后者是为了训练分类器对数据进行分类。虽然两者在目标和应用上有一些差别,但某种程度上可以使用相同的算法来构建模型。常用的模型构建方法有K近邻(KNN)、贝叶斯分类器、支持向量机(SVM)、决策树(decision tree)和神经网络等。这些算法的原理和大致过程在本书第六章中已有介绍,在此只简单介绍它们的优缺点,以便在不同的场景能根据需求选择合适的分类算法。

KNN的优点是易于理解和实现,无需训练,在处理边界不规则数据分类问题时的效果比线性分类器好;缺点是计算量大,结果的可解释性不强,容错率相对较低,尤其是当错误标签样本离待预测样本很近时。当数据量大时,可以使用kd-tree来加速运算。另外,如果数据分布很不均衡,也会影响KNN的预测效果,可以通过为近邻增加权重进行改进。

贝叶斯分类器通常可以分为朴素贝叶斯分类器(naive Bayes classifier)和贝叶斯网络分类器(Bayesian network classifier)两种类型,两者的最大差别在于,朴素贝叶斯分类器假设各特征属性之间相互独立。朴素贝叶斯分类器简单易用、高效,但也存在一定的缺陷,通过与其他算法结合或者改进算法的方式可以一定程度上提高模型的性能,如利用高斯朴素贝叶斯分类器(Gaussian naive Bayes classifier)处理连续性变量、用加权朴素贝叶斯分类器(weighted naive Bayes classifier)处理不平衡数据、用压缩朴素贝叶斯分类器(compressed naive Bayes classifier)处理高维稀疏数据等,但无法捕捉特征之间的关联这一最根本的问题是朴素贝叶斯算法无法解决的,而贝叶斯网络分类器可以。贝叶斯网络分类器和朴素贝叶斯分类器一样,都具有自动学习和推断的能力，能高效处理大规模数据和高维特征，相比于朴素贝叶斯分类器假设各特征之间相对独立，贝叶斯网络分类器采用将贝叶斯原理和图论相结合的方式，在处理不确定性问题和关联性问题方面有很强的优势，在信息不完备的情况下也能有较好的表现。相对来说，贝叶斯网络分类器需要大量的先验知识和更多的计算资源。

SVM 理论基础比较完善，优点众多，既适用于线性问题也适用于非线性问题，又因为是针对凸优化问题的求解，可以得到全局最优解，最终决策函数只依赖于支持向量，一定程度上避免了维数灾难。不过 SVM 分类器只适用于二分类问题，可以通过多个 SVM 的组合解决多分类问题。另一个问题是训练时间长，SVM 不适用于超大规模数据集。

随机森林（RF）是一种以决策树为基本单元的集成式机器学习方法，多棵决策树的集成使得随机森林摆脱了决策树的样本敏感问题，抗干扰能力强，有效地降低了模型的预测误差，提高了模型的准确性和泛化能力。随机森林算法能有效地处理高维数据、不平衡数据、缺失数据、非线性关系，还能评估特征的重要性，在医疗、金融、工业制造等领域都有广泛应用。

神经网络是一种强大而灵活的方法，它具有很好的自适应性，可以通过反向传播和梯度下降算法不断优化参数，自适应地调整模型以完成各种任务，在处理非线性关系上也有一定优势，同时对噪声有一定的容忍度，但是神经网络的可解释性低，而且需要大量的训练数据来提高性能，否则容易出现过拟合问题，加上参数多，计算成本高，训练耗时，另外神经网络中有很多超参数需要设置，如层数、隐藏层的神经元数量等，因此也有一定的局限性。

二、应用实例：心电信号左右束支传导阻滞

本实例将利用 PTB-XL 心电数据集中的左、右束支传导阻滞数据，来演示如何利用 SGD 分类器模型、RF 模型和 1D-CNN 模型处理生物医学信号的分类问题，同时也包括了心电信号的预处理和特征提取过程。

心脏是全身输送血液的动力泵，心脏出现问题可能危及生命。心脏的电生理活动通过产生有节奏的电脉冲来启动心肌进行有节奏的重复收缩，电脉冲通过心脏传导系统进行快速传导。心脏传导系统由特殊心肌细胞构成，包括窦房结、结间束（分为前、中、后结间束）、房间束（起自前结间束，称 Bachmann 束）、房室交界区（房室结、希氏束）、束支（分为左、右束支，左束支又分为前分支和后分支）以及浦肯野纤维（Purkinje fiber）（图 10-20）。

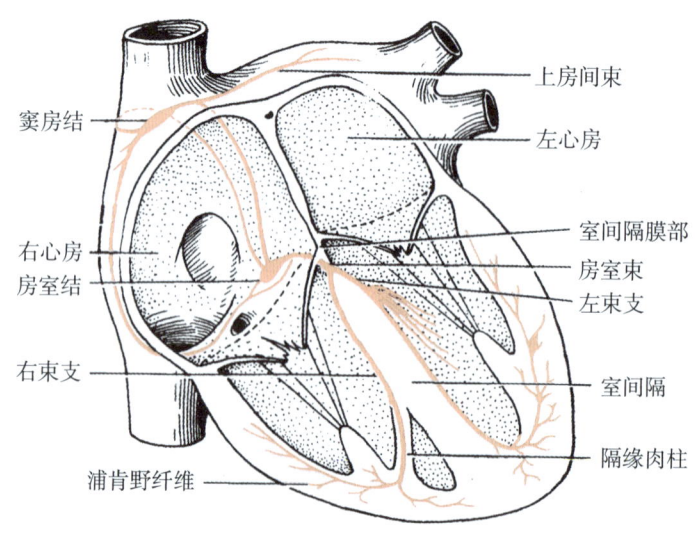

图 10-20　心脏传导系统模式图

窦房结是心脏正常的起搏点,自律性最高,位于右心房壁内,窦房结内的兴奋传至心房肌,使心房肌收缩,同时兴奋可经结间束下传至房间隔下部的房室结,由房室结发出房室束进入心室。房室束进入室间隔分成左、右束,分别沿心室内膜下行,最后以细小分支即浦肯野纤维分布于心室肌,使心室肌细胞产生动作电位,引起心室收缩。

心脏传导系统是产生心电图的生理结构基础,心电图(electrocardiogram,ECG)是利用仪器从体表记录心脏每一心动周期所产生的电活动波形变化的技术,通过在体表不同位置的两两电极放置位点能够记录心脏在不同截面的电活动。在进行常规的心电图检查时,通常使用安放在 4 个肢体导联电极(LA、RA、LL、RL)与 6 个胸前导联电极($V_1 \sim V_6$),记录下常规 12 导联心电图。心电图应用广泛,心脏不舒服的患者到医院的首选检查就是常规心电图。心电图具有便捷快速、经济实惠的特点,同时又能检测出多种常见的心律失常和心脏异常,是临床诊断的重要技术手段。

(一)心脏传导阻滞

心脏传导阻滞是由解剖或机功能失常造成的永久性或暂时性冲动传导障碍,即电脉冲信号传导路径发生延迟甚至中断,可发生于心脏传导系统的任何水平:如发生在窦房结与心房之间,称为窦房阻滞;如在心房与心室之间,称房室阻滞;如位于心房内,称房内阻滞;如位于心室内,即希氏束分叉以下部位的传导阻滞,称为室内阻滞。室内传导系统由右束支、左前分支和左后分支这三部分组成。室内传导系统的病变可波及单支、双支或三支。室内传导阻滞的常见疾病有右束支传导阻滞、左束支传导阻滞、左前分支阻滞、左后分支阻滞和双分支阻滞与三分支阻滞。

在心脏传导系统中,电脉冲由房室结发出房室束(His 束)进入心室。房室束进入室间隔分成左、右束,分别沿心室内膜下行,最后进入分布于心室肌中的浦肯野纤维。如发生某些器质性心脏病导致心室肥厚缺血、心室扩张牵拉等,可导致束支损伤或断裂,甚至导致完全性束支传导阻滞。右束支阻滞较为常见,可发生于风湿性心脏病、先天性心脏病、房间隔缺损、高血压、冠心病等;左束支阻滞常发生于充血性心力衰竭、急性心肌梗死、急性感染、奎尼丁与普鲁卡因胺中毒、高血压性心脏病、风湿性心脏病、冠心病与梅毒性心脏病等。单支、双支阻滞通常无临床症状,偶可听到第一、二心音分裂。完全性三分支阻滞的临床表现与完全性房室阻滞相同,可表现为:心电图 P 波与 QRS 波群各自成节律毫不相关,心房率显著快于心室率,心室起搏点通常在阻滞部位稍下方,心室律亦通常不稳定。这种患者通常伴有明显症状或血流动力学障碍,甚至 Adams-Stokes 综合征发作,应尽快给予临时性或永久性心脏起搏治疗。

心脏传导阻滞通常不会表现出明显的临床症状,但是若出现明显临床症状,可伴有严重的器质性心脏病。因此,对心脏传导阻滞的精准识别与早期干预具有很大临床意义。为简化问题,本应用实例仅讨论左束支与右束支传导阻滞(分别有完全性传导阻滞、不完全性传导阻滞两种情况)时,对 12 导联心电图波群产生变化的情况,并对此进行机器学习。

(二)PTB-XL 数据集

经过长时间的数据积累已经建立起完备的心电数据库,如麻省理工学院与 Beth Israel 医院建立的 MIT-BIH 数据库,美国心脏学会建立的 AHA 心律失常的心电数据库,欧盟建立的 CSE 与 ST-T 数据库。除此之外还有 PTB Diagnostic ECG Database、PAF Prediction ChallengeDatabase 等心电数据库。

本案例将使用 PTB-XL 数据集进行简单的二分类,数据下载于官网(https://www.physionet.org/content/ptb-xl/1.0.3/)。PTB-XL 数据集收集了 1989 年至 1996 年近 7 年之间,使用 Schiller AG 设备记录的 ECG 数据。数据集共记录了 21837 个来自 18885 名患者 10 s 的临床 12 导联心电图的记录,并包含有患者的身高、体重、诊断报告、专家分型等临床相关注释数据,且人群中样本比例(如性别、年龄)都较为均衡,是一个适用于应用机器学习进行模式识别的数据集。

PTB-XL 数据集中的每个样本的心电数据以一个 head 文件（.hea）与 data 文件（.dat）储存，data 文件中包含样本的 12 个心电导联信息，每条 10s 心电信息以长为 1000 的数组储存，也就是每个 [12，1000] 的心电矩阵对应着一个左或右传导阻滞的分类。左右束支传导阻滞引起 12 导联的特定位置波形变化不一。下载的数据集中有 1663 个样本带有"右束支阻滞"标签（IRBBB，不完全性右束支传导阻滞；CRBBB，完全性右束支传导阻滞），614 个样本带有"左束支阻滞"标签（ILBBB，不完全性左束支传导阻滞；CLBBB，完全性左束支传导阻滞），左束支与右束支传导阻滞的交集较小，案例中只存在两个样本重叠（图 10-21），所以此数据较为适合训练二分类模型，展示如何利用机器学习算法解决生物医学信号的二分类问题。为使样本均衡，从右束支传导阻滞样本中随机抽取 1000 个样本，因左束支传导阻滞样本数未达到 1000，所以从已知的左束支传导阻滞随机选取样本补齐至 1000 个样本，按 1∶1 构成 2000 个样本用于分析，并将其随机分割为 1800 个样本的训练集与 200 个样本的测试集。

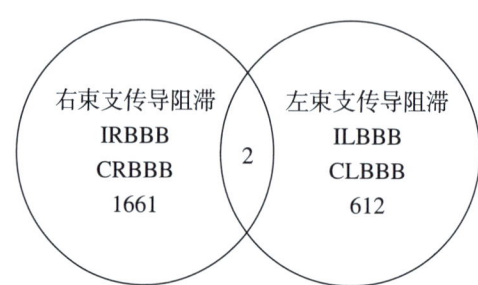

图 10-21　PTB-XL 数据集中束支传导阻滞的比例分布情况
字母缩写表示其特定的疾病或状态标签

（三）数据预处理和特征提取

本案例使用了原生 Python 波形数据处理包 wfdb 进行数据预处理，绘制 00001 号样本的导联 Ⅰ 数据波形，并对原始波形进行 R 波识别与标注，以观察数据中是否存在噪声和基线漂移情况。

可以观察到图 10-22 中展示的波形基线不齐，且含有噪声。在心电图中低频噪声来源主要是身体运动和呼吸产生的振荡，能够引起基线的变化；高频噪声主要来自电源干扰与模拟电位的数字化，会使波形高频率振荡。为了解决低频与高频的噪声，案例使用了巴特沃斯高通滤波器（图 10-23）与巴特沃斯低通滤波器（图 10-24）进行波形的处理。

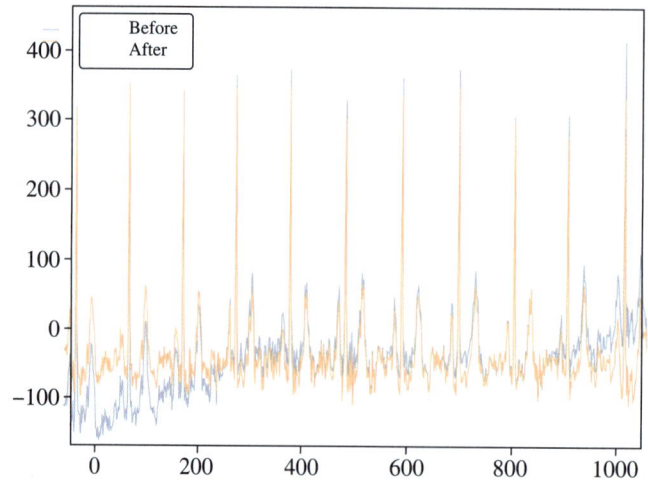

图 10-22　00001 号样本的导联 Ⅰ 数据波形

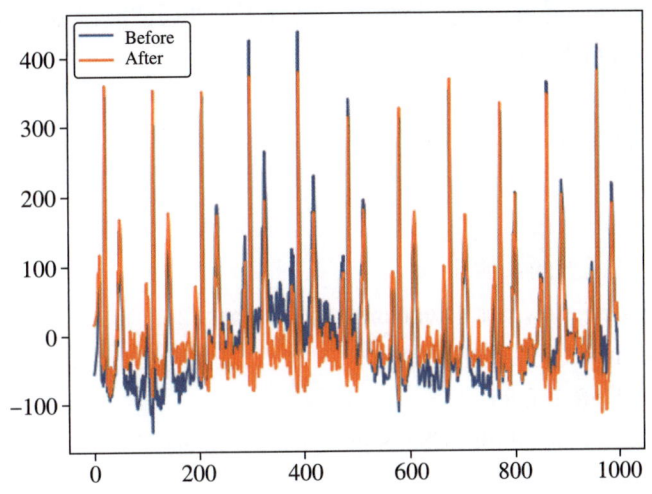

图 10-23 巴特沃斯高通滤波器滤波前后的部分波段

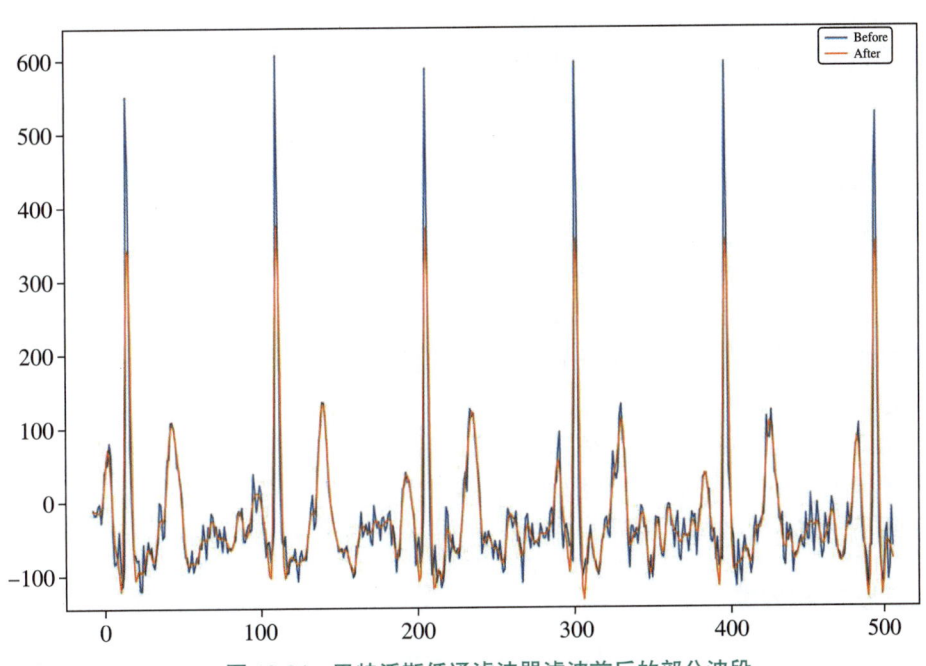

图 10-24 巴特沃斯低通滤波器滤波前后的部分波段

1. **巴特沃斯滤波器高通滤波过滤低频噪声** 巴特沃斯高通滤波器流程如下。

输入：波形数据 = Signal_before_filter，

采样频率 = frequency，

可通过的最低频率 = lowpass，

滤波器阶数 = 3，

过程：

(1) 求滤波器的系统函数的系数 a、b

[b,a]= signal.butter(3,lowpass / frequency * 2,"highpass")

lowpass / frequency * 2 是截止频率

(2) 计算信号 Signal_after_fliter

Signal_after_filter = signal.filtfilt(b,a,Signal_before_filter)

输出：Signal_after_filter 处理后信号

2. 巴特沃斯滤波器低通滤波过滤高频噪声　巴特沃斯低通滤波器流程如下。

输入：波形数据 = Signal_before_filter，
　　　采样频率 = frequency，
　　　可通过的最高频率 = highpass，
　　　滤波器阶数 = 3，

过程：

（1）求滤波器的系统函数的系数 a、b

　　[b,a]= signal.butter(3,lowpass / frequency * 2,"lowpass")

　　lowpass / frequency * 2 是截止频率

（2）计算信号 Signal_after_fliter

　　Signal_after_filter = signal.filtfilt(b,a,Signal_before_filter)

输出：Signal_after_filter　处理后信号

3. PCA 特征提取　经过去噪处理后的心电信号，可以进行后续分析。每个样本有 12×1000 维度的心电矩阵，可以视为含有 12000 个特征，若纳入全部特征构建分类模型，对大多数分类算法来说都会造成沉重的计算负担，导致训练时间过长，且这些特征可能包含噪声或冗余，纳入考虑可能损害模型的性能。因此，本实例用主成分分析法（PCA）对原有特征进行进一步的特征提取，来实现一定程度的精简。PCA 是一种统计分析、简化数据集的方法，通过正交变换对一系列可能相关的变量进行线性变换，投影为一系列不相关的变量，这些不相关的变量称为主成分。最终，从 12000 个特征中提取出对临床诊断分型贡献最大的 640 个综合特征进行下游学习与分析。

PCA 特征提取流程如下。

输入：预处理后的信号 Signal_after_filter

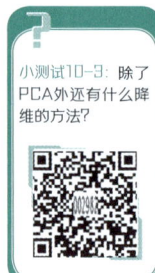

小测试10-3：除了PCA外还有什么降维的方法？

过程：

（1）对数据集进行标准化处理，使每个特征的均值为 0，方差为 1

（2）计算协方差矩阵

（3）求出协方差矩阵的特征值以及对应的特征向量

（4）将特征值大小排序，取出 k 个矩阵组成矩阵 P

输出：降维后含有 k 维数据的矩阵 P

（四）模式识别和分类

PCA 提取出的 640 个综合特征，可以用来构建模型进行模式识别和分类。sklearn 是机器学习中常用的 Python 包，内含有常见的机器学习算法，能进行预处理、数据降维、聚类、分类等分析，基于随机梯度下降（stochastic gradient descent，SGD）的线性分类算法 SGDClassifier 与随机森林（RF）也包含其中。在此，使用 sklearn 包的 SGDClassifier 和 RF 算法，通过对 1800 个带有"左/右束支传导阻滞"标签的训练样本的 640 个综合特征进行有监督的学习，训练模型，对 200 个测试样本进行二分类，用精确度（precision）、召回率（recall）、F1 分数和 ROC 曲线评估模型性能。

虽然通过 PCA 算法减少特征量后再进行分类处理可以节省一定的计算资源和计算时间，但 PCA 降维存在一定的信息损耗，因此，本实例还使用 Python 的 torch 深度学习包搭建 1D-CNN 模型，用全部的 12000 个特征训练模型。

1. SGD 模型　SGDClassifier 是 sklearn 中的一个分类器，实现了基于 SGD 的线性模型，支持多种损失函数，包括 hinge loss（线性 SVM）、logistic loss（逻辑回归）、modified Huber loss 等。SGD 是一种基于梯度的优化算法，梯度是损失函数对模型参数的导数，用于指导如何调整模型参数以最小化损失函数。SGD 每次迭代都随机选择一个或一批样本，通过计算每个样本的梯度来更新参数，直到获得一个损失值在可接受范围内的模型。只使用一小部分数据来更新模型参数的特性，使 SGD 在处理非常大的数据集时有一定的优势。SGD 多用于凸损失函数下的线性分类器的判别学习，例如线性 SVM 和 logistic 回归。

本实例中，我们使用 SGD 分类器算法的默认损失函数 hinge loss，也就是使用线性 SVM 进行判别。SVM 是一种二分类模型，学习策略是间隔最大化，求出使分类间隔最大的超平面，使得对左、右束支传导阻滞的分类效果最好，只受距离超平面最近的数据点（即支持向量）的影响。与 SVM 不同，SGDClassifier 是每个样本对超平面都有影响。

与其他分类器一样，SGD 分类器也需要分配两个阵列：一个大小为［sample 个数，feature 个数］的数组用于保存训练样本的特征数据，一个大小为［sample 个数］的数组用于保存训练样本的分类标签。

SGD 模型的参数选择：损失函数选择默认 hinge loss；惩罚方式选择 l2；惩罚参数选择 0.0001；迭代次数为 5。

训练过程如下。

输入：训练集与训练集标签 train_data

　　　损失函数 lossf()

　　　初始模型参数 param

过程：

（1）　for x,y in train_data:// x 为样本，y 为样本标签

（2）　　loss = lossf（x,y,param）计算损失函数

（3）　　计算当前轮次的梯度

（4）　　由梯度更新参数 param

（5）　　if　达到循环停止条件

（6）　　end if

（7）　end for

输出：训练完成用于构建模型的参数 param

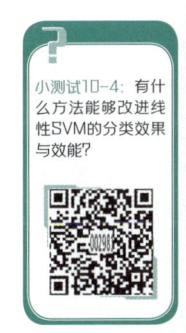

小测试10-4：有什么方法能够改进线性SVM的分类效果与效能？

2．RF 模型　随机森林是利用多棵决策树对样本进行训练并预测的一种分类器，属于集成学习。集成学习的基本思想就是通过多个分类效果较弱的分类器组合，从而实现一个预测效果更好的分类器，随机森林采用的算法思想是 Bagging 思想（引导聚集算法），其核心思想为每次有放回的从训练集中取出 n 个训练样本组成新的训练集，利用新的训练集训练得到 M 个子模型，对于分类问题，采取投票的方法确定最终的类别。

随机森林中的每棵决策树的训练集都是由 n 个样本和 k 个特征组成，样本都是在总体训练集中有放回的随机取出的样本，特征是从所有特征中无放回的随机抽取的部分特征，因此每棵决策树都不同。

决策树的构建过程是先将所有选择好的决策树样本放置于树的根节点之中，再随机取出样本中的部分属性作为决策树的特征，从根节点开始，为根节点的样本选择用于判断分类的属性，根据该节点属性的不同取值划分样本生成子节点，再为子节点的样本选择分类属性，重复此过程，直到样本不能够再进行划分为止。

随机森林模型的参数选择：决策树数量为 100；分类依据为 gini 系数。

训练过程如下。

输入：训练集与训练集标签 train_data

过程：

（1）　for i in range（决策树个数）：

（2）　　对训练集进行第 i 次有放回地随机采样，得到 m 个样本作为决策树样本

（3）随机选择一部分样本特征作为决策树特征

（4）为节点选择有最大信息增益率的特征属性作为节点属性，节点分裂，逐步生成决策树

（5）end for

（6）所有决策树进行投票，票数最多的类别为最终类别

输出：训练后的模型

3. 1D-CNN 模型 心电数据数据量大且连续，对传统机器学习方法的运行时间与效能是一种考验，也因此对数据进行特征提取的需求较大，数据的压缩程度较高，可能会损失一些信息，神经网络的方法因其强大的适应性与对大量数据的学习能力，逐渐成为样本维度较大时的重要方法。

1D-CNN 是卷积神经网络的一种变体，主要用于处理一维数据，如音频、电波、文本等，1D-CNN 能够很好地处理序列中的局部关系。1D-CNN 和 CNN 一样，利用卷积层提取特征，用批规范化处理使每一层的分布尽可能相同，从而加速训练过程和提高模型的泛化能力，用激活函数 ReLU 进行非线性激活，用池化层降低特征维度，最后通过全连接层输出分类类别。两者的区别在于，1D-CNN 的输入数据和卷积核都为一维数据，更适合处理时间序列数据；CNN 的输入数据和卷积核则为二维数据，更适合处理图像数据。选用 1D-CNN 能很好地识别左右束支传导阻滞心电图相应的特征。图 10-25 为建立的 1D-CNN 模型简图，此模型是有监督的分类模型。

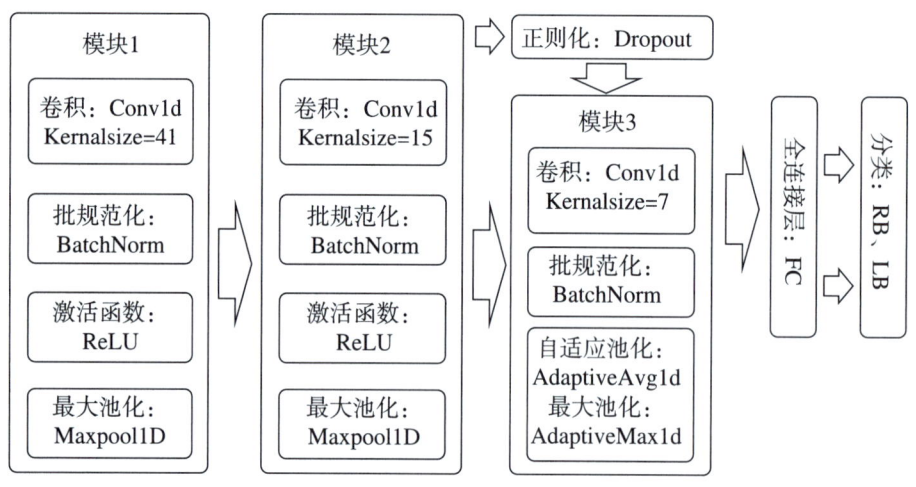

图 10-25　1D-CNN 模型

训练模型的参数选择：优化器选择 SGD，参数更新与学习速度加快；损失函数选择交叉熵损失函数（cross entropy loss）；数据集整体循环训练 50 次，学习率为 0.02，batchsize 为 5，每次训练使用 5 个样本。

训练流程如下。

输入：训练集 $S = \{x_1, x_2, x_3 \sim x_n\}$；

样本标签集 label $= \{y_1, y_2, y_3 \sim y_n\}$；

模型 = model；

学习率 lr = 0.02；

优化器 optimizer = torch.optim.SGD(model.parameters(), lr = 0.02)；

损失函数 loss_function = torch.nn.CrossEntropyLoss()；

Epoch = 50；

BatchSize = 5；

过程：

（1）初始化模型参数
（2）for i in range (epoch)：将训练集整体训练 epoch 次
（3） for j in range (len (S) / BatchSize)：循环控制 BatchSize
（4） output = model (S[j:j+5])
（5） loss = loss_function(output,label [j：j+5])
（6） optimizer.zero_grad () 梯度初始化
（7） loss.backward () 将 loss 反向传播回输入层
（8） optimizer.step () 更新参数
（9） end for
（10） end for
输出：训练后的模型与 loss

可以观察到训练过程中 loss 值在快速的振荡收敛（图 10-26），表明这个模型能够快速学习 12 导联中左右束支传导阻滞的差异信息。

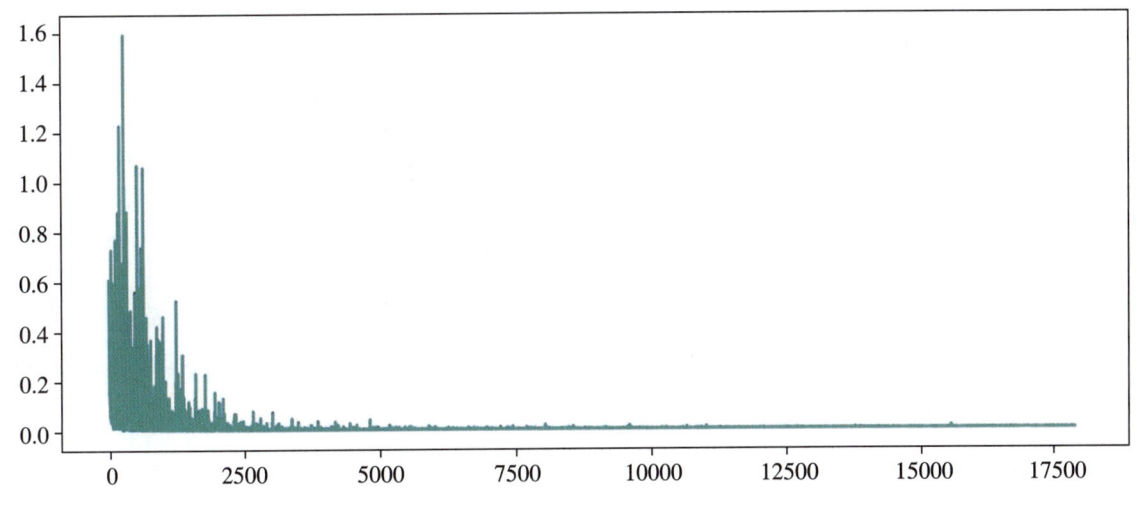

图 10-26　1D-CNN 模型 lossfunction 值的折线图

4．模型评估　使用训练好的 SGD 模型、RF 模型和 1D-CNN 模型分别对 200 个测试集进行预测，比较预测类别和实际类别，来判断模型的预测效果。用于评估模型性能的指标包括准确性（accuracy）、精确度、召回率、F1 值等，还可以通过 ROC 曲线、PR 曲线等来评价模型。若将二分类问题中的样本视为正、负样本，准确性指预测准确的样本数占总样本数的比例；精确率指模型预测为正的样本中，真正为正的样本所占的比例；召回率指真正为正的样本中，被模型预测为正的样本所占的比例；F1 值则综合考虑精确率和召回率。SGD 模型、RF 模型和 1D-CNN 模型的评价指标如下表（表 10-3），RF 模型和 1D-CNN 模型的多种指标都达到了 90% 以上，性能都较好，综合来看，此数据集中 RF 模型的性能最优。

表 10-3　SGD、RF、1D-CNN 的评价指标

模型 / 参数	SGD	RF	1DCNN
准确率	0.640	0.950	0.945
精确度	0.685	0.923	0.915
召回率	0.696	0.979	0.980
F1 分数	0.690	0.950	0.946

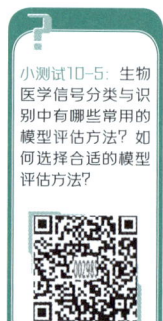

小测试10-5：生物医学信号分类与识别中有哪些常用的模型评估方法？如何选择合适的模型评估方法？

同时，绘制 ROC 曲线并计算曲线下面积 AUC 来评价构建的 SGD 模型、RF 模型和 1D-CNN 模型。ROC 曲线越靠近左上角、AUC 值越大，说明模型的性能越好，如图 10-27 所示，在此数据集中 RF 模型的性能更好。

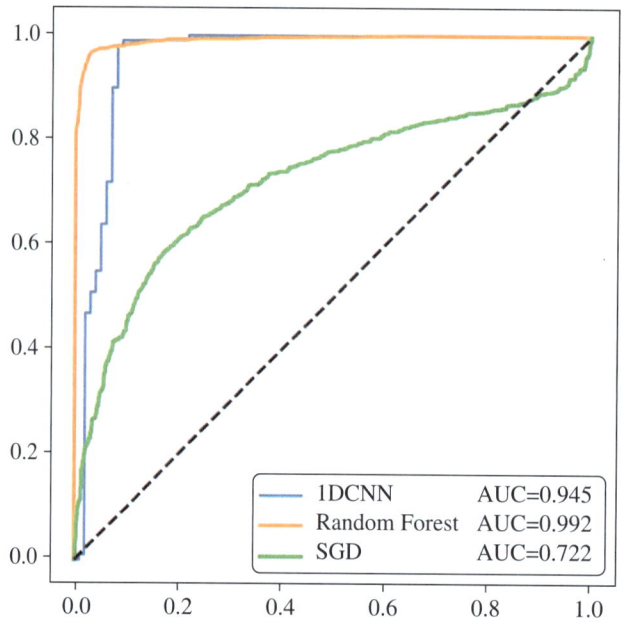

图 10-27　SGD 模型、RF 模型与 1D-CNN 的 ROC 曲线

在本案例中，我们还可以提取心电信号的时域、频域、时频域等信息在不同层面加入模型中，或加入波形区域的标注对每个波形特征进行分析，即加入和补充先验知识，能对分类器有更好的有生物学意义的指导。

第五节　生物医学信号的数据应用

生物医学信号通常包含着与生物产生或传导信号的各系统的结构状态信息以及生理状态参数，因而各项生物医学信号的数据在多个领域都有着非常广泛的用途，包括疾病的预测和诊断、治疗效果的评估、日常健康状态的监测以及运动员训练效果的评价等。本节内容主要围绕心电、脑电等最常见也是用途最广泛的几种生物医学电信号数据及其在各领域中的应用实例展开叙述。

心电是心脏在每个心动周期中，由起搏点（窦房结）产生，经心房、心室快速传播并引发相继兴奋的一种生物电信号。在正常情况下，窦房结规律的电冲动经过传导系统使心肌产生电信号控制心脏泵出血液的收缩和舒张节律，继而会产生微小电流通过身体组织传导到体表，使得体表的不同部位可以通过放置在体表的电极检测到不同的电位。正常心电包括 P 波、QRS 波群、T 波和 U 波等部分。通过观察心电信号及其各部分的状态，我们可以直观地了解到对应心脏的心律状况是否正常，如果心脏出现异常，可以通过心电信号分析疾病的类型、判断疾病发生的位置以及对疾病严重程度进行分级，也可以为后续的治疗环节提供基础信息并明确方向。

脑电是通过特定的医疗仪器，利用侵入式或非侵入式的方法从头皮表面采集来自大脑皮质部位的自发性生物电位并加以放大记录而获得的生物医学信号，反映了大脑细胞群的自发性、节律性电活动。脑电图检查是一种对大脑功能变化进行检查的有效方法，脑电图所描记的脑部活动图形，不仅可以反映脑部存在的病理性因素，如癫痫、脑部肿瘤、外伤及大脑组织病变等所造成的局部或弥散的病理表现，也可以反映由于心理性或精神性因素造成的通过医学影像学无法直接观察到的脑部疾病，而且对非大脑本体疾病，如代谢和内分泌紊乱及中毒等所引起的中枢神经系统变化也有一定的诊断价值。

一、心电信号在心脏疾病诊断中的应用

心脏是人的生命之源，它昼夜不停搏动，为我们人体各个器官组织提供了生命必需的氧气、养料并协助代谢废物的运输，因此一旦心脏及其周边血管发生异常活动都会产生非常严重的后果。常见的各类心脏疾病，如冠心病、心肌梗死、心脏缺血和心肌炎等，都具有致死率高、随机性大和隐蔽性强等特点，仅凭着患者自我感觉或者通过听心音等简易监测手段不能及时发现并诊断心脏疾病的问题，更是会出现误诊和漏诊等问题。绝大部分与心脏相关的疾病在发作前和发作过程中都伴随着心电信号的改变，因此心电信号的检测、处理和分析对于早期发现和及时治疗各类心脏疾病至关重要。

（一）心电信号高频成分的应用

高频心电图是在常规心电图基础上诞生的一项诊断技术，使用更高采样率对心电信号进行采集。高频心电图是相较于传统心电图有着更高有效频率范围的心电信号，而且还能在常规心电图的有效频带（0.05～150 Hz）基础上更多地关注到心电信号中 150～1000 Hz 的高频成分，获取心电信号中极易被忽略的切迹、碎裂波等特征信号以及皮肤交感神经活性（skin sympathetic nerve activity，SKNA）等更高频信息，为辅助诊断心肌缺血、实时评估自主神经系统状态提供了一种全新且有效的手段。

高频心电信号比传统心电信号更微弱且频带不同，因此在高频心电信号检测过程中要求电极与皮肤接触界面的阻抗更低，且对于阶跃干扰以及电磁干扰的抗性更强；相应的信号采集系统需要有更高的频率响应、更高的分辨率、更高的采样频率以及更低的基底噪声。针对有效信号和噪声频段的混叠，使用传统线性滤波器难以获得令人满意的效果，可以考虑采用小波变换描述信号非平稳特性并进行去噪，还可以通过信号处理及信息融合等技术生成多样化特征信息，实现心脏疾病诊断判据以及自主神经系统状态评估。即示为原始高频/心电信号及其滤波后得到的 SKNA 信号。

目前，高频心电已经被用于冠心病等心肌缺血疾病的早期发现与诊断，相较于正常人群，发生心肌缺血患者的高频心电中 QRS 波含有大量的切迹，尤其是在去极化分支上。虽然目前对于心肌缺血与高频心电成分变化之间关联的生理机制仍不明确，但高频心电成分随心脏病变而改变的特点已经成为心肌缺血类疾病诊断新的思路。

（二）基于可穿戴式设备的心电信号检测

对于绝大部分心脏疾病而言，发作时的救治具有很强的时效性，每延迟一分钟都会使得病死率上升而救治效果和预后情况下降。但是目前的急救体系存在从患者疾病发作到进行抢救之间的时间延误，对于高风险人群的预警和干预还十分匮乏，难以在第一时间发现并进行抢救。随着近年来网络信息和通信技术的快速发展，对于心脏病患者的检测逐渐从仅限于医院范围内延伸到了利用可穿戴式设备进行随时随地监测。可穿戴式设备有着实时监测、即时通信、定位准确、远程传输、预测精准等优势，在非医院环境急救中发挥着重要作用，是提高心脏疾病救治成功率的有力支持。

当前针对心脏疾病的可穿戴式设备可以在现有动态心电图的技术基础上，增添无线通信和数据分析功能，能够做到连续监测心电的同时自动识别异常心电，及时将异常节律发送给医师以便第一时间诊断治疗。以针对室上性心动过速（supraventricular tachycardia，SVT）的诊疗为例，利用可穿戴式单导联心电与 12 导联体表心电联合检测设备对于 SVT 检测的特异性可达 92%，灵敏度可达 95%，且可穿戴式心电装备可以将被检测者的心电图及年龄、病史、主诉等特征信息上传至云端，便于远程医师读图、及时诊断并预警；同时在院前使用可穿戴式装备能够记录不同机制 SVT 的心电图特征，利于手术决策与调整入路。

市面上现有的可穿戴式心电信号采集设备包括手环、腕带、手表、背心、胸带、皮肤贴片等形式，分别具有主动记录、被动监测、自动预警等功能，其中智能手表、手环在日常运用中更为方便也更为常见。这些设备多以光体积描记术（photoplethysmography，PPG）为技术基础，以单导联心电信号为主要输出，同时体积小巧，易于使用；对于背心、胸带等样式更复杂的穿戴设备可用于描记 12 导联穿戴式心电图，提高了心脏疾病诊断和分级的准确性，适用于对诊断精确度要求更高的患者。

（三）心电信号的远程监测

远程心电监测是利用远程监控手段实现心脏疾病高风险患者的实时跟踪，使得专业医疗从业人员能够对患者的潜在健康问题进行实时监测，或在每次就诊后追踪患者生理数据与康复情况。除此之外，远程心电监测技术还可被广泛应用于某些特种行业，以确保使用者在特定极端环境下的安全。

远程心电监护系统通常由心电监护设备终端、医院服务器和网络通信设备三部分组成。远程监测通过心电监护设备终端可以对人体的心电信号进行采集、处理及分析，实时、连续地监测心脏电生理活动，捕获其中的异常成分，通过网络通信技术在第一时间将包括异常的心电信号片段的监测数据传输到医院服务器，由医生进行分析和诊断预警并给出医嘱，与此同时通过动态心电分析软件，检查分析患者的多种症状，给出综合诊断报告；确诊的结果和相应的治疗措施通过网络反馈到心电监护设备终端，让患者和监护人能够及时得到预诊断、评估和分类等反馈信息，同时协助专业医疗机构对患者及时实施救治，实现对患者心脏疾病实时远程监护。

医疗领域，远程心电监测设备被认为是传统心电图检查的有力补充，在偶发性不明原因晕厥和心悸的诊断以及早期心房颤动的筛查中发挥重要作用，也可以有效降低恶性心律失常及心肌梗死患者在院前急救环节的死亡率，同样也能够方便医生进行术后随访和康复治疗，评估药物效果和病情变化，及时调整治疗方案，保障患者生命健康并提高生活质量；日常健康监护领域，远程心电监测设备可通过非线性分析法（例如 Lorenz-RR 散点图）识别心率变异性（heart rate variability，HRV）并进一步识别使用者的情绪，对潜在心血管系统疾病的发生、发展和治疗具有重要影响，还可以与呼吸监测设备结合判断使用者在夜间是否发生睡眠呼吸暂停综合征（sleep apnea syndrome，SAS）等睡眠障碍，并且可进一步分析 SAS 是否已造成心律失常等较为严重的影响。

二、脑电信号在癫痫及睡眠障碍诊断中的应用

脑电是脑神经细胞的电生理活动在大脑皮质或头皮表面的总体反映，为观察大脑神经活动提供了一种无创且具有较高时间分辨率的测量工具，在有关神经科学和神经工程的各领域具有广泛的应用。目前脑电信号应用最多的依然是在医学领域内，尤其是对于与脑部神经密切相关的疾病诊疗，例如癫痫、孤独症、阿尔茨海默病以及睡眠呼吸暂停综合征等。

(一)脑电信号与癫痫诊断

癫痫是大脑神经元突发性异常放电使得大脑在异常放电期间出现暂时性功能障碍的一种慢性疾病。癫痫可靠发生生物标志物是具有高频振荡(high frequency oscillations,HFOs)的脑电信号。因此要想有效地对癫痫进行诊断和治疗,需要从脑电信号中提取 HFOs 的相关特征,现有检测方法主要分为人工视觉标记法和自动检测算法 2 种类别:人工视觉标记法需要具有专业知识的临床医生花费大量时间和精力对 HFOs 进行主观定位,优点是可以结合医生的经验对复杂性较强的案例作出有效诊断,缺点是主观性过强,且耗时费力,还容易受来自肌肉、心脏的生物电信号以及电源噪声等干扰因素的影响;自动检测算法是目前癫痫研究的主要开展方向,包括预处理阶段、阈值设定阶段和后续处理阶段,分别完成从背景活动中识别并提取 HFOs、选择一个阈值来推定 HFOs 是否真实、剔除错误检测事件而保留真实的 HFOs 事件等不同任务。

近年来,随着计算机科学和大数据技术的不断发展,深度学习和神经网络算法在癫痫的预测和诊治领域有了越来越多的应用,逐步展现出了巨大的应用价值。虽然我们通常认为癫痫的发作是突发性的,但其从开始到完全发作仍需要经历段过渡期,因此可以将一个癫痫周期划分为发作前期、发作期和发作间期(图 10-28),进而衍生了双阶段、三阶段和多阶段等不同检测手段。深度学习在癫痫的双阶段检测领域已经有较为普遍的应用,主要用到包括人工神经网络(ANN)、卷积神经网络(CNN)、循环神经网络(RNN)和自动编码器(auto-encoders,AE)在内的多种模型,还可以与傅里叶变换、小波变换和经验模式分解等生成模型结合,进一步提升对于癫痫发作期和非发作期分辨的准确率和特异性;三阶段检测则在此基础上进一步将癫痫脑电信号划分为正常期、间期和发作期,这对神经网络的卷积层、平均池化层和全连接层有了更高的要求,目前相关研究主要集中在将组归一化法、迁移学习技术及各种概率论策略与神经网络结合应用,提高网络的泛化能力和加快收敛速度并减轻运算过程中的软、硬件负担。

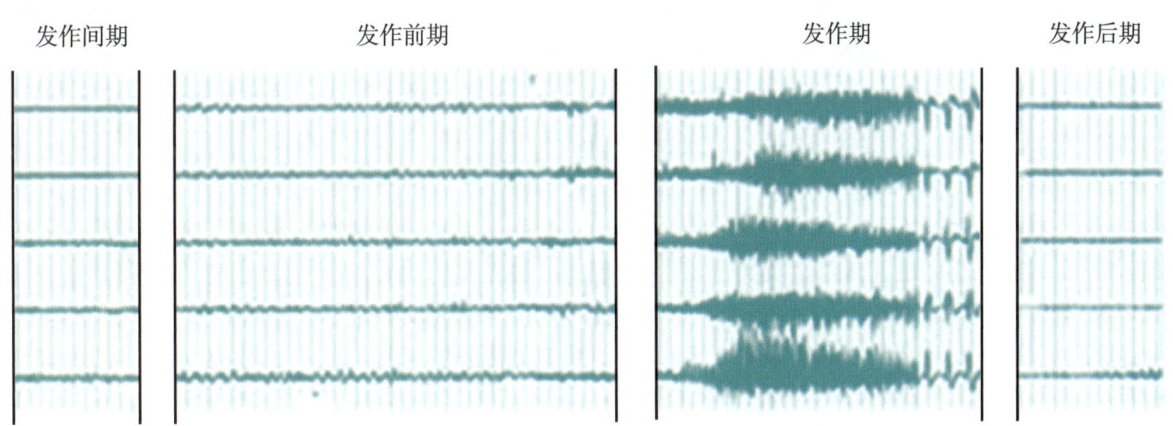

图 10-28 癫痫发作脑电图各阶段的划分

(二)脑电信号与睡眠障碍诊断

根据不同睡眠阶段中脑电信号特征波形的频率和幅度不同,结合眼动情况和下颌肌张力变化等非电信号,可以将睡眠分为 5 个阶段:清醒阶段、非快速眼动睡眠(non-rapid eye, ovement sleep, NREM sleep)1 期(N1)、非快速眼动睡眠 2 期(N2)、非快速眼动睡眠 3 期(N3)和快速眼动睡眠(rapid eye movement sleep, REM sleep)期。其中 N1 到 N3 分别代表了程度由浅到深的 NREM 睡眠。利用快速傅里叶变化(FFT)法对各睡眠阶段的脑电信号进行分析处理,并且从频域角度揭示脑电信号特征,并进一步探索失眠障碍的神经生理机制。

失眠患者中最常见的一种主诉是入睡困难，应激刺激、特殊环境以及特定药物刺激都会导致入睡困难的发生。在探究其神经生理机制时的重要参考就是睡眠起始阶段脑电信号的能量，已有相关研究表明与正常入睡相比，发生入睡困难时脑电信号中 α 波和 δ 波能量会变低，作为中枢神经系统激活，标志的 β 波的能量反而会升高，推测入睡困难患者在睡前会出现异常增高的生理神经激活水平，从而导致进入睡眠变得更加困难。除此之外，由精神性原因、生理性原因或药物原因导致的入睡困难有着截然不同的脑电信号能量改变模式，揭示其在发生时可能存在大脑皮质层面的一定差异。

睡眠呼吸暂停综合征（sleep apnea syndrome，SAS）是另一种在睡眠过程中常见的睡眠障碍，如果处理不当可能会引发对于多个系统的损害。针对正常人的脑电信号与 SAS 患者脑电信号的差异可以将脑电信号分解为一系列的微状态，通过捕捉快速波动的脑电时空信息，观察微状态在毫秒时间尺度上的特征变化，从而分析得到正常人与 SAS 患者脑电信号在静态、动态属性和其他性质（主要包括 GEV、熵率、转移概率、转移矩阵的对称性和 Hurst 指数等）方面的差异，有助于尽早识别发现 SAS 的存在并及早对 SAS 患者开展针对性治疗。目前已有的研究成果表明，SAS 患者通常存在 N2 期延长而 N3 期缩短的现象，提示其在睡眠时无法过渡到深睡眠阶段，反复在浅睡眠阶段进出；而且疾病越严重，其睡眠时脑电碎片化和结构紊乱现象表现越明显。

三、生物医学信号在脑机接口领域的应用

脑机接口（brain-computer interface，BCI）是一种能将受试者意图相关的大脑活动转化为外部设备控制指令的设备，通常作为一种神经替代体存在，使外部电子设备能够直接或间接与大脑的某些部分（主要是大脑皮质）进行通信，在神经疾病治疗、残疾人生活辅助以及运动康复等领域具有一定的应用潜力。常见的 BCI 可根据其是否有创分为侵入式和非侵入式两种，脑机接口原则上是可以通过来自大脑的各种信号来控制的，包括：①电信号，主要用于对反馈实时性要求较高的 BCI 系统；特别是头皮脑电 EEG 信号，具有广泛应用；②近红外光谱（near-infrared spectroscopy，NIRS），主要反映血流动力学水平，一般用于神经生理状态等需要精确定位脑活跃区域的研究；③脑磁图（magnetoencephalography，MEG）；④脑血流图，主要指脑部血管的功能磁共振成像和功能近红外光谱。其中 EEG 和 NIRS 信号因具有采集方法简便、采集成本较低、数据易于处理等优点，成为 BCI 中最重要信号的获取来源，更先进的脑机接口可以对多种信号进行融合与联合分析。下面我们将分别从有创和无创两种脑机接口入手，简要介绍不同种类生物医学信号在这两种脑机接口中的应用。

（一）有创式脑机接口

大多数有创式脑机接口的目标人群是脑干卒中或运动神经元疾病导致的全身瘫痪、脊髓损伤或脑瘫导致的四肢瘫痪、卒中或创伤性脑损伤导致的偏瘫、阿尔茨海默病等神经退行性疾病导致的记忆障碍等疾病的患者，预期通过有创式脑机接口高效、快速地恢复神经系统功能障碍患者肢体等部位的使用功能或语言等使用能力。

脑机接口最初也是最高的应用目标是恢复全身瘫痪患者的交流能力，但是传统基于头皮脑电的脑机接口的通信速率仅有每分钟几个字母，远低于眼动仪等传统辅助设备的通信速率，并且在每次使用脑机接口前都需要佩戴和摘下脑电帽并调试系统，对于非专业人士来说十分繁琐；改进后的皮质内脑机接口在使用多电极阵列的情况下，可以通过控制计算机光标点击虚拟键盘来进行打字，目前最快的打字速度可达约 30 个字母每分钟，勉强可以达到部分全身瘫痪患者的最

低期望水平；针对一些在完全瘫痪之前曾拥有过书写能力的患者，可以在他们大脑中控制右手和右臂运动的皮质区域植入电极，便可通过在大脑中想象运动将其想要书写的字母和符号经由脑机接口解析出来，结合预测拼写算法和拼写纠错算法可将打字速率提高到 70 个字母每分钟。针对恢复四肢瘫痪或截肢患者的肢体运动功能的需求，脑机接口可以通过对手部进行功能电刺激以控制患者完成手部抓握动作；也可以通过对上肢进行功能电刺激，让患者可以恢复想象抓取、刺激诱导抓取和抓取 - 转移动作等不同类型的抓握，并可控制指部和掌部多个关节的伸展和抓握。

（二）无创式脑机接口

无创式脑机接口无需通过手术将电极植入患者体内，而是通过放置在头皮上的传感器测量大脑活动，采集相关生物医学信号。因非侵入式脑机接口具有便携性、安全性、高时间分辨率和更低的成本，已在临床医学、康复医学、运动学、家庭监护和航空航天等领域得到广泛应用。

在针对卒中或创伤性脑损伤患者进行治疗的过程中，常会利用非侵入式脑机接口引导神经可塑性来恢复脑部受损功能，通过脑机接口一方面可以保证运动想象的准确性，引导同侧脑半球未损伤部位产生代偿活动，另一方面可以通过运动意图与实际触觉反馈的结合，引导神经可塑性。利用机器视觉融合、强化学习融合和自动路径规划融合等控制策略，脑机接口可以实现实时监测外界环境，并根据反馈信息进行自我校正；对于下肢运动功能的恢复可以通过非侵入式脑机接口，收集患者想要行走时的运动意图，并在虚拟现实中用可视化的图像表现出来，并基于此分别将脑机接口技术与外骨骼机器人以及功能性电刺激结合，使下肢瘫痪患者基本的行走功能得以恢复；对于神经传导通路受损，难以与外界正常发生交互的患者，脑机接口可以作为人工信息处理中枢，收集人与外界交互时的反馈信息，并发出电刺激激活大脑躯体感觉区域神经元来使触觉得到恢复，从而真实地模拟正常运动控制功能，完成运动意图与感觉反馈之间的闭环联络。

小 结

生物医学信号作为生物体特征的载体，可以看作生命活动在时空上的记录，生物医学信号涉及生物体各个层面的生理、生化和生物信号，并且一般属于强噪声背景下的低频微弱信号，需要过滤噪声、放大信号、分离特定信号等预处理；为了实现降低数据维度、减少计算复杂度、提取有用信息以及增加信息的可解释性等目的，经过预处理的生物信号，还需要进行进一步的特征提取，这一过程也是将生物信号转化为一组具有明确物理或生理意义的数字特征的过程；在此基础上对生物信号进行模式识别和分类，可以帮助我们理解生物信号的信息并加以利用，在生物识别、生物检测、健康监测等许多应用中至关重要。随着科技的发展，如各种便携可穿戴设备和脑机接口的开发，生物医学信号的特征提取和分类识别会更加广泛地应用于我们日常的生活中。

第十章 生物医学信号数据分析与应用

第十章整合思考题解析

整合思考题

1. 许多疾病，以心血管疾病为例，在初期，患者通常没有明显的症状或体征，但是心电图检查时可以发现一些危险因素，然而往往难以明确诊断。是否可以利用机器学习方法，增强对危险因素分析的灵敏度，分析疾病发生的风险？

2. 临床上常存在症状相似但治疗方式悬殊的情况，需要进行多种检查以确诊疾病及治疗方案。是否可以通过生物信号处理方法，将多种检查结果联合分析，提高疾病判断的可靠性和准确性？

(余光创　杜立萍)

第十一章 系统医学与复杂数据建模

导学目标

通过本章的学习，学生应能够：

※ **基本目标**
1. 理解系统医学与复杂系统的关系。
2. 理解系统医学不同尺度的建模与分析思路。
3. 分析复杂医学数据与各类模型建模计算的关系。
4. 分析医学现象与模型演化特征之间的关系。

※ **发展目标**
1. 举例说明面向具体疾病涵盖的不同尺度、不同阶段和不同类型复杂数据建模、分析与计算，并理解其医学现象与动力学特征之间的关系。
2. 根据复杂系统模型的动力学特性，设计可干预的医学实验、数据采集与调控手段的基本方案。

案例 11-1

流感是全球范围公共卫生部门高度关注的重要问题。它是一种高度传染性的病毒性呼吸道感染，由流感病毒引起，主要通过空气中的飞沫传播。流感的暴发通常呈季节性模式，冬季是高发季节。

在宿主体内，流感病毒的 RNA 基因组容易发生突变，且病毒基因组可以在不同流感病毒株之间进行重组或基因重排。流感病毒在人群中传播的快速遗传变异和适应性进化，也使得流感疫苗的开发和预防策略面临严峻挑战。

问题：
1. 在微观层面，如何通过动力学方程来模拟病毒复制的速度、病毒负荷的变化以及病毒基因变异的可能性？
2. 在介观层面，如何使用数学模型来模拟病毒在不同类型细胞之间传播的动态，以及宿主免疫系统的反应？
3. 在宏观层面，利用经典的流行病学模型来模拟流感在人群中的传播动态，并设计和评估疾病预防控制措施。

案例 11-1 解析

在系统医学中，微观层面关注单个细胞或分子的行为，介观层面则关注细胞群体或组织的相互作用，而宏观层面则关注整个生物系统的行为。每个层面都有其独特的数据特征和建模方法，系统医学与复杂数据建模可以帮助我们理解和预测系统在不同条件下的行为。

动力学模型能够模拟和预测生物系统随时间的变化，这对于研究生物节律、疾病进展和药物反应等方面具有重要意义。复杂网络建模方法则能够揭示不同生物分子之间的相互作用和调控关系，有助于理解复杂的生物过程如何在系统水平上协同作用。基于机器学习的方法能够从大量的生物医学数据中识别模式和趋势，这对于理解复杂疾病的生物学标志物和潜在的治疗靶点至关重要。此外，通过结合这些不同类型的建模方法，系统医学能够提供更全面和深入的生物系统理解，为刻画不同层面医学现象以及揭示医学机制和探索干预治疗措施提供支撑。

第一节　复杂系统数学建模初步

一、微观层面

作为一类 RNA 病毒，流感病毒必须依赖宿主细胞才能进行系列的繁殖活动。研究者们将之称为"流感病毒生命周期"，并将其分为：吸附、进入、脱壳、复制、成熟和释放等几个主要阶段（图 11-1）。流感病毒生命周期与其复制速率、载量变化，以及演化变异密切相关，是微观水平上的研究核心。

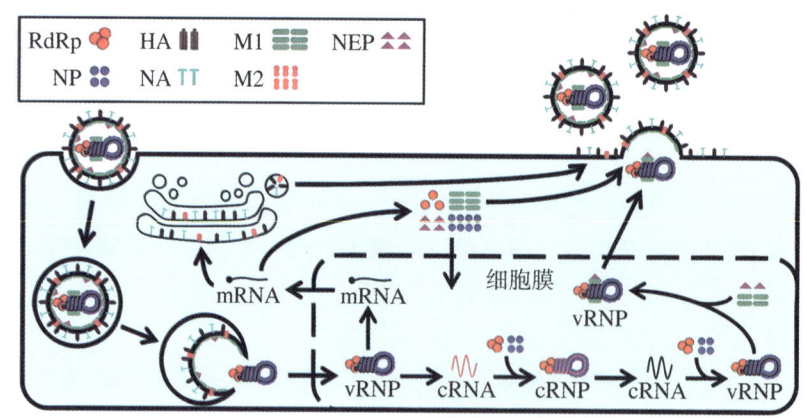

图 11-1　流感病毒的生命周期

（修改自 Single-cell analysis and stochastic modelling unveil large cell-to-cell variability in influenza A virus infection，2015）

1. 实验　为深入研究流感病毒的生命周期、流感病毒与宿主细胞相互作用等问题，进行的最基本实验是"流感病毒感染宿主细胞实验"。进行该实验，需要先培养宿主细胞，常为黏附犬肾细胞（adherent MDCK cell）或者人类 A549 细胞（human A549 cell）；另需制备并提前收集所需的流感病毒，如 A/PuertoRico/8/34 毒株病毒。在实验中，将一定感染剂量（multiplicity of infection，MOI）的病毒添加到细胞中，待病毒在细胞表面吸附，清洗去除未吸附的病毒，继续培养细胞以被流感病毒感染。在实验过程的不同时间点采集细胞样品，通过定量逆转录聚合酶链反应（RT-qPCR）和细胞流式成像等技术来记录流感感染动态。

2. 数据　在流感病毒感染宿主细胞实验中，收集的数据包括但不限于：病毒滴度（virus

titers）或病毒颗粒浓度（virus particles concentration）；感染细胞内的 vRNA、cRNA 和 mRNA 动态水平；病毒粒子（virions）的释放比例；病毒基因组拷贝的核输出（the nuclear export of viral genome copies, vRNPs）荧光强度；未感染细胞与感染细胞、存活细胞与死亡细胞的数量和比例；病毒产生不同阶段的病毒颗粒形态（virus particle morphology）；感染细胞的变化形态。

3. 实验数据建模 Heldt 等人针对流感病毒的生命周期建立了完整的宿主细胞内流感病毒复制动力学模型（dynamical model）。他们将流感病毒生命周期分为病毒进入、病毒复制、病毒转录与蛋白质合成，以及病毒释放 4 个阶段进行建模，提出了由 25 个方程组成常微分系统（图 11-2）。该基础模型，及其系列发展模型能够用来研究病毒转录与复制、缺陷性 RNA 干扰、感染剂量、宿主细胞相关基因表达水平等因素或环节对流感病毒增殖的影响，在一定程度上为流感抗病毒药物和疫苗研发提供指导。

研究流感病毒的演化和变异，其基因组数据必不可少。当前，对流感病毒基因组序列进行分析可以揭示不同病毒株之间的遗传关系，推断它们的进化路径，但是应用动力学方程来研究流感病毒基因变异的工作还较为欠缺。

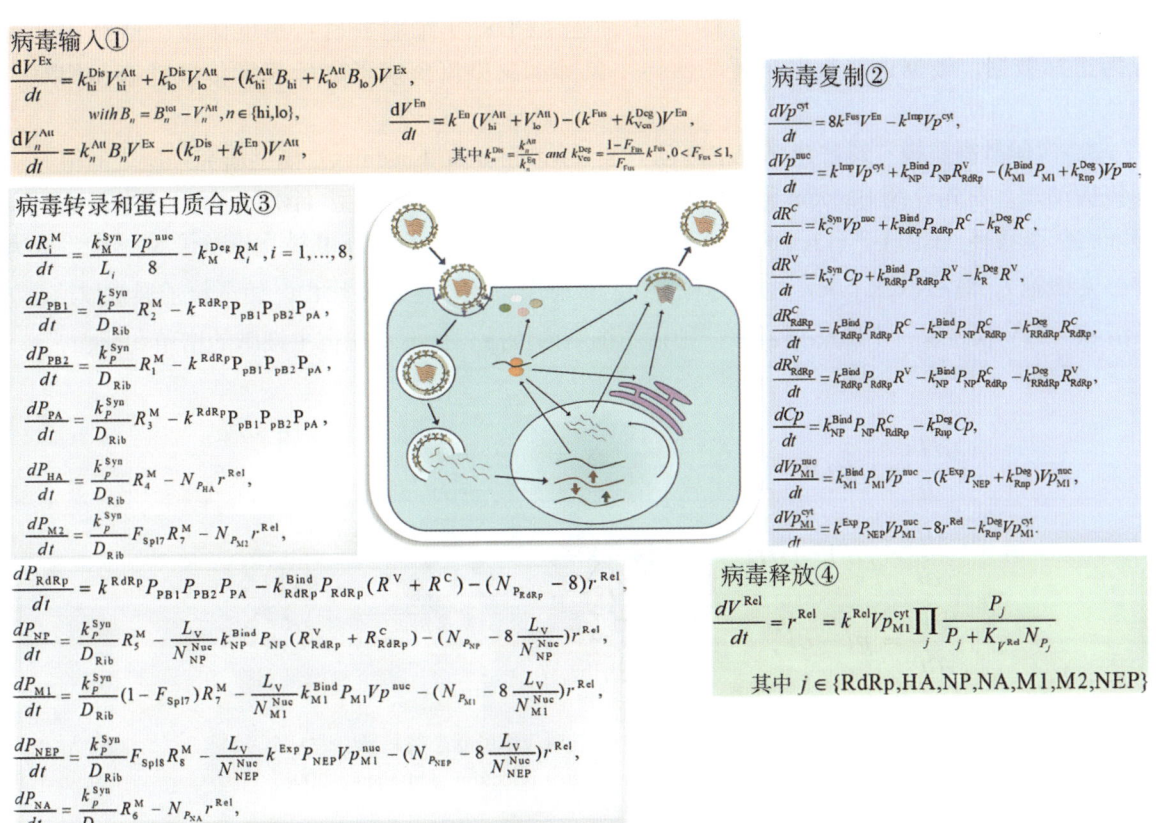

图 11-2 流感病毒生命周期的动力学模型

（修改自 Modeling the intracellular dynamics of influenza virus replication to understand the control of viral RNA synthesis，2012）

二、介观层面

流感病毒感染的主要靶细胞是宿主上呼吸道的上皮细胞。在感染过程中，宿主免疫反应在控制宿主体内病毒方面起着重要作用。非特异性先天性免疫是流感病毒感染后触发的第一个和主要的防御机制。例如，在感染的早期阶段，部分巨噬细胞被激活分泌干扰素等细胞因子或趋化因子，通过它们巨噬细胞可以调节炎症反应，帮助触发适应性免疫反应。适应性免疫又包括细胞免疫和体液免疫。例如：CD8$^+$ T 细胞能够杀伤被病毒感染的细胞；B 细胞可以分泌抗体，抗体在血液中流动，结合并使外来的抗原失活等。

1. 实验 分为两种：**体外实验**即前面提到的"流感病毒感染单种宿主细胞实验"；**体内实验**通常为野生小鼠或（免疫应答缺失的）基因突变小鼠的初次或再次感染流感病毒的实验。马等其他动物，还包括人志愿者，也可以做类似实验。体内实验中，多采用鼻内接种使实验宿主感染特定毒株的流感病毒。

2. 数据 体外实验中，通常关心的数据有：病毒滴度（virus titer）包括病毒颗粒浓度等数据；未感染细胞与感染细胞、存活细胞与死亡细胞的数量和比例。这些数据用来反映细胞间的流感病毒传播动态，如病毒载量变化。

在人或马的体内实验中，收集鼻腔冲洗液或鼻分泌物，进行滴度或流感病毒 RNA 拷贝数量测量，另可收集血样以测定干扰素等细胞因子变化数据。小鼠的体内实验能够收集更多的数据：肺部流感病毒浓度、肺匀浆上清液（supernatants of lung homogenates）中的 TNF 和 IFN-α 等细胞因子浓度，和肺组织中的未感染/被感染受损/上皮细胞、巨噬细胞、中性粒细胞、自然杀伤细胞、成熟 B 细胞、CD4$^+$ T 细胞、CD8$^+$ T 细胞数目；小鼠体重、活跃程度等行为指标数据。根据这些数据来评测活体小鼠肺部感染流感病毒之后病毒传播动态和相对应的免疫应答活动。

3. 实验数据建模 通常建立宿主内动力学（within-host dynamics）模型研究细胞之间流感病毒传播动态。首先介绍 Baccam 等人提出的最为简单基础的 TIV 模型（图 11-3 左），来刻画对应的细胞状态转移（图 11-3 右）。在 TIV 模型中，易感靶细胞 T 以速率 β 被病毒粒子 V 感染，成为被感染细胞 I，然后以速率 p 产生病毒粒子 V；被感染细胞以速率 δ 死亡，病毒粒子通常以速率 c 被清除。TIV 模型仅针对流感病毒在一种宿主细胞内传播，且不考虑宿主细胞的增殖和死亡。

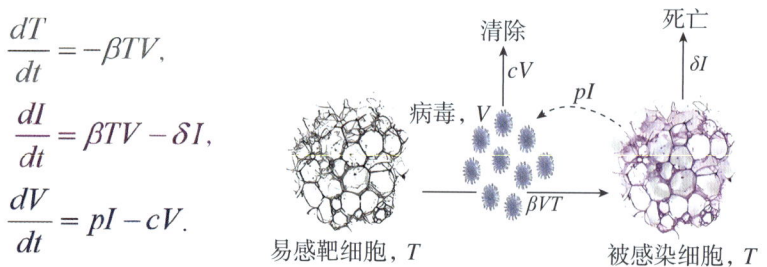

图 11-3 TIV 模型（左）和其对应细胞状态转移图（右）

（修改自 Kinetics of influenza A virus infection in humans，2006）

在 TIV 模型的基础上，Pawelek 等人建立了具有免疫过程的 TIRVF 模型（图 11-4 左），来刻画更为复杂的细胞状态转移（图 11-4 右）。该模型中新的变量 F 表示感染细胞 I 以速率 q 诱导产生的干扰素，其以速率 d 衰减；R 表示干扰素诱导抗病毒作用以 φFT 的发生率使得未感染细胞 T 变成不能被感染的靶细胞，其以速率 p 变为未感染细胞 T。TIRVF 模型中假设被干扰素激活的自然杀伤免疫细胞的数量与干扰素的水平呈正比，并使用 κIF 来刻画自然杀伤免疫细胞对感染细胞 I 的杀伤作用。

当前病毒在不同类型细胞之间传播的实验研究和动力学模型研究尚不成熟。对于流感病毒在感染一种宿主细胞过程的空间分析尚有待深入，具有空间信息的动力学模型也亟须发展。

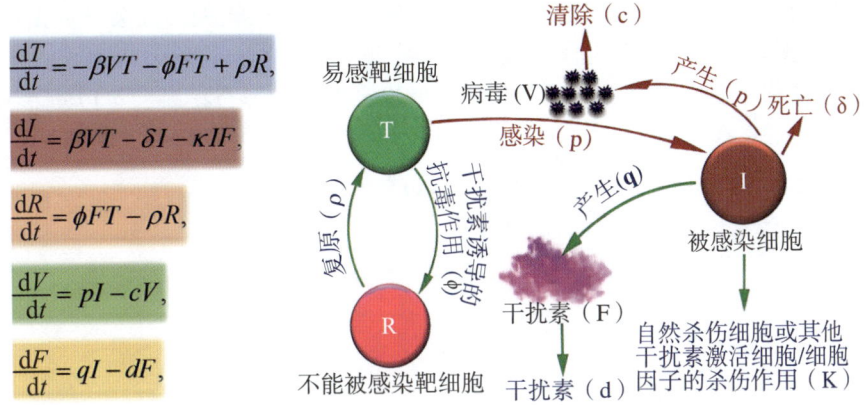

图 11-4 TIRVF 模型（左）和其对应细胞状态转移图（右）

（修改自 Modeling within-host dynamics of influenza virus infection including immune responses，2012）

三、宏观层面

流感是一种呼吸道传染病。据流感流行模式，可主要分为大流行流感（pandemic influenza）和季节性流感（seasonal influenza）。如图 11-5 所示，历史上发生过四次流感大流行。季节性流感，得名于其流行的季节性，特别对温带地区而言，季节性流感主要在冬季发生。掌握流感病毒可以由染病人群向易感人群主要通过打喷嚏和咳嗽等飞沫传播的基本规律，可以让我们建立动力学模型来研究流感的传播动态。

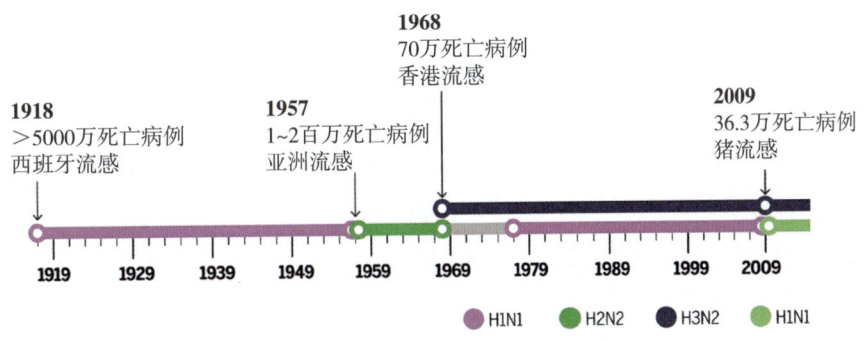

图 11-5 过去 100 年来历史上的大流行流感

1. **实验** 由于伦理和道德的原因，不能使用实验的方法来研究流感在人与人之间传播。
2. **数据**

数据来源：直接的病原学数据和流行病学数据来源于各种流感数据监测系统。我国流感主要包括 4 类监测：①国家法定传染病报告系统 NIDRS 的法定监测——流感为丙类法定传染病；②中国国家流感中心 CNIC 的基于哨点医院的门、急诊流感样病例和病原学监测；③中国国家流感中心 CNIC 的基于哨点医院住院的严重急性呼吸道感染病例监测；④"中国流感监测信息系统"的流感暴发疫情监测。全球范围流感监测系统是全球流感监测和应对系统 GISRS，通过 FluNet 和 FluID 系统定期报告。

数据类型：多源多模态的流感数据。主要包括直接相关的流行病学数据：病例年龄、性别、职业、发病时间、发病地点和症状严重程度等病症数据，新增或累计病例数、人群发病率、人群流感疫苗接种率、流感病程、人群易感性等统计数据；还有间接相关的社会学数据：病例的出行与接触行为数据、家庭与学校或者工作单位情况等数据。

3. 实验数据建模 研究单个流感季的传播，假设人群均匀混合接触，可以建立 SIR 模型。

$$\frac{dS}{dt} = -\beta SI,$$
$$\frac{dI}{dt} = \beta SI - \gamma I,$$
$$\frac{dR}{dt} = \gamma V.$$

其中，S、I 和 R 分别表示易感者、染病者和恢复者人群数量，β 为有效传染系数，γ 为染病者的恢复速率。

流感传播与人的社会接触行为密切相关。考虑人群具有异质性接触模式，可以建立网络 SEIAR 模型来研究流感传播。

$$\frac{dS_k(t)}{dt} = -\lambda_1 k S_k(t) \sum_l P(l|k) A_l(t) - \lambda_2 k S_k(t) \sum_l P(l|k) I_l(t),$$
$$\frac{dE_k(t)}{dt} = \lambda_1 k S_k(t) \sum_l P(l|k) A_l(t) + \lambda_2 k S_k(t) \sum_l P(l|k) I_l(t) - \delta E_k(t),$$
$$\frac{dA_k(t)}{dt} = \gamma \delta E_k(t) - \alpha_1 A_k(t),$$
$$\frac{dI_k(t)}{dt} = (1-\gamma) \delta E_k(t) - \alpha_2 I_k(t),$$
$$\frac{dR_k(t)}{dt} = \alpha_1 A_k(t) + \alpha_2 I_k(t).$$

其中，S_k、E_k、I_k、A_k、R_k 分别表示有 k 个邻居的易感者、潜伏者、有症状染病者、无症状染病者和恢复者数量，λ_1 表示 S_k 接触 A_l 的传染率，λ_2 表示 S_k 接触 I_l 的传染率，δ 表示由潜伏者变成染病者的速率，γ 表示易感者染病变成无症状染病者的概率，$1-\gamma$ 表示易感者染病变成有症状染病者的概率，α_1 表示无症状染病者恢复速率，α_2 表示有症状染病者恢复速率。最后，$P(l|k)$ 表示人群中有 k 个邻居的个体与另一个有 l 个邻居的个体接触的概率，这个概率与个体的状态无关。

我们可以从成本和收益两方面来设计和评估流感的预防控制措施，包括提高小孩和老人的预防性流感疫苗接种率、戴口罩、染病者隔离、适时短期停课等。

流感传播动力学模型，总是在给定相关假设之下建立的。应用动力学模型研究流感传播在某种意义上是进行情景式的定性与定量分析。

第二节 复杂网络分析

生命活动的正常进行离不开各种各样的相互作用，如蛋白质之间的相互作用对细胞的生理活动至关重要，基因产物集和它们之间的相互作用构成的基因调控网络决定了细胞的功能和特性，大脑中的神经元之间通过电连接和突触连接形成神经网络从而决定大脑的各项功能等。像这样多个单元通过相互连接构成网络进而决定其功能的观点已经被证实，复杂网络则是用以刻画和分析此类问题的基本工具。对复杂网络的研究可以追溯到18世纪的欧洲数学家Leonhard Euler在考虑著名的"哥尼斯堡七桥问题"时用图的形式来进行建模，进而建立了图论，为复杂网络的分析奠定了基础。在1970年初，社会学家Mark Granovetter提出了一种解释人类社会社交关系的网络模型，首次将复杂网络的理论应用于解决实际问题。近年来，研究人员开始探索现实世界各种网络的基本特性，包括电力网络、交通网络、计算机网络、社交网络、生物网络等。在本节中，我们以基因调控网络为例来介绍复杂网络的基本概念和分析方法，以及一些常见的复杂网络结构和对应的生物学意义。

一、复杂网络的基本概念

刻画复杂网络（complex network）的基本数学工具是图。图是由若干顶点和它们之间的连边所组成的一种数学结构。在基因调控网络中，顶点集由细胞中参与基因调控作用的DNA、RNA、蛋白质以及代谢中间物所构成，边集则刻画了顶点之间的相互作用关系，如转录因子到miRNA的作用可以用一条有向边来表示。按照相互作用是否具有方向性可以将图分为有向图和无向图两类。若顶点到自身也存在连边，即自反馈，称该图具有自环。我们经常使用邻接矩阵的概念来描述图结构，即矩阵$W=(\omega_{ij})_{n\times n}$。当存在顶点$i$到顶点$j$的连边时，$\omega_{ij}=1$，当连边不存在时，$\omega_{ij}=0$。有时也可以根据实际问题给邻接矩阵赋予一定的权重，代表了相互作用的强度。

根据顶点和边的关系，可以给出图中一个顶点的邻居和度的概念。对于有向图而言，顶点的入邻居是指所有有指向该顶点的边的顶点的集合，代表了对该顶点有影响或作用的那些顶点。同样地可以定义顶点的出邻居为该顶点所能直接影响的那些顶点组成的集合。入邻居和出邻居的个数分别称为顶点的入度和出度。对于无向图而言，容易知道入度等于出度，简称为顶点的度，记为$\deg(i)$。这是一个非常重要的概念，代表了顶点在网络中的重要程度。

如果一个顶点i能够通过一串有序的连边到达另一个顶点j，则称顶点i到j存在一条路径，表明这两个基因之间存在一定的相互作用关系。这种作用和中间经历的连边数量有关，把该数量称为路径的长度。注意到顶点间的路径可能不是唯一的，于是可以找到其中最小的路径长度，称为顶点间的距离，该路径也被称为最短路径。当不存在顶点i到j的路径时，定义距离为无穷大。注意在有向图中顶点i到j的距离不一定等于顶点j到i的距离。如果一个图中的任意两个顶点之间都存在一条路径，称该图为强连通的，代表任意两个基因之间都存在一定的相互作用。

在给出了以上关于图的基本概念之后，我们可以对网络的规模和特性进行刻画和衡量，其中最重要的有如下几个指标。

特征路径长度：网络中所有有限距离的顶点对的距离的平均值。

聚类系数：在无向图中，记顶点i的$\deg(i)$个邻居之间的所有边的条数为L_i，则定义聚类系数$C_i=\dfrac{2L_i}{\deg(i)[\deg(i)-1]}$，其可以被通俗地解释为一个人的朋友也是其朋友的朋友的概率。当$\deg(i)=1$时，定义$C_i=0$。

平均聚类系数：网络中所有顶点的聚类系数的平均值。该指标在基因调控网络中反映了基因之间相互作用的紧密程度，可以用于分析基因家族结构的形成等问题。

顶点/边介数：经过该顶点/边的最短路径条数占网络中所有最短路径条数的比例。该指标反映了相应的顶点或边在整个网络中的作用和影响力。

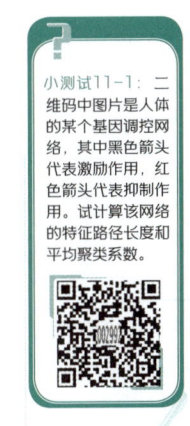

小测试11-1：二维码中图片是人体的某个基因调控网络，其中黑色箭头代表激励作用，红色箭头代表抑制作用。试计算该网络的特征路径长度和平均聚类系数。

根据这些指标可以定义出两类重要的复杂网络模型,我们接下来还会对它们作进一步的介绍。

无标度网络模型:该网络的所有顶点的度满足幂律分布,即其概率密度函数可以表示为 $f(x) = cx^{-\alpha}$。

小世界网络模型:该网络的特征路径长度 L 和顶点数 n 之间呈对数关系,即 $L = \mathrm{O}(\log n)$。

二、静态网络

复杂网络可以按照其是否随时间变化分为静态网络和动态网络。静态网络即网络的结构不随时间而发生变化。这里我们介绍几种常用的静态网络模型及其特性。

1. 规则网络 是指网络的顶点之间通过固定的方式进行连接,常见的规则网络如下(图 11-6)。

(1) 全局耦合网络:指所有顶点之间均有连边的网络,它具有最小的特征路径长度和最大的平均聚类系数。

(2) 最近邻耦合网络:考虑 n 个顶点构成的环,每个顶点只与它距离最近的 K 个顶点相连(K 是偶数),称为 K 阶最近邻耦合网络。对于给定的 K,当 n 趋于无穷大时,网络的特征路径长度也会趋于无穷大,其不具备小世界特性。

(3) 星形耦合网络:该网络有一个中心顶点,其余顶点都只与中心顶点相连。该网络所有顶点的聚类系数都是零。

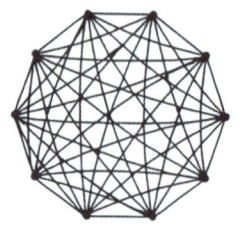 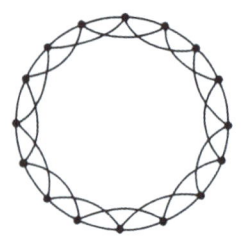 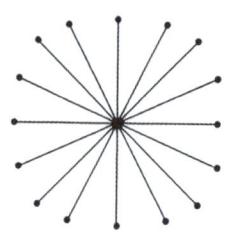

(a) 全局耦合网络　　　　(b) 最近邻耦合网络($K=4$)　　　　(c) 星形耦合网络

图 11-6　规则网络的示例

2. ER 随机网络 Erdös 和 Rényi 系统地研究了一类具有 n 个顶点并以概率 p 随机连接任意两个顶点所形成的网络。他们主要关注当 n 趋于无穷大时 ER 随机网络的性质与概率 p 之间的关系。他们发现 ER 随机网络的许多重要性质都是涌现出来的,即对于任意给定的概率 p,要么几乎每个网络都具有某种性质,要么几乎每个网络都不具有该性质。ER 随机网络没有聚类特性但具有较小的特征路径长度。

3. 小世界网络 现实中的复杂网络多具有高聚类和小世界特性,Watts 和 Strogatz 因此提出了 WS 小世界网络。考虑一个具有 n 个顶点的最近邻耦合网络,对每个顶点作随机化重连的操作,即该顶点的每条边以概率 p 被删除并重连至其他顶点,并规定两个顶点之间仅能有一条边且无自环。显然,若 $p = 0$ 即原始的最近邻耦合网络,若 $p = 1$ 即得到 ER 随机网络。可以发现随着 p 增大且数值较小时,网络的平均聚类系数保持高位但特征路径长度下降得很快,也即小世界特性。

在医学领域,人们一直致力于揭开大脑的神秘面纱。Stam 等人将小世界网络的思想运用至阿尔兹海默病的探索上,通过记录脑电图并构建相关性网络的方式说明阿尔兹海默病患者的功能性脑网络相较正常人有着更长的特征路径长度和同一水平的平均聚类系数。他们认为这意味着脑网络复杂性的丧失。

4. 无标度网络 为了解释现实中的复杂网络多具有幂律度分布的特性，Barabási 和 Albert 于 1999 年提出了 BA 无标度网络。该网络的构建过程如下：从一个具有 m_0 个顶点的网络开始，每次增加 1 个顶点，连接至现有的顶点上，其中每次连接都倾向于连接至度较高的顶点上，即连接至顶点 i 的概率为 $\frac{\deg(i)}{\sum_j \deg(j)}$。BA 无标度网络也具有小世界特性。由于这种构建方法只能生成幂律指数为 3 的网络，而现实中的网络的幂律指数多在 2～3，后续也有人提出了改进的无标度网络模型，这里不再展开。

流行病的传播机制也是复杂网络研究的重要问题。在 ER 随机网络或小世界网络中，如果考虑易感者-感染者-易感者传染病模型，则存在一个与网络特性相关的临界值，当有效传播率高于这个临界值的时候，传染病会在网络中传播并稳定在某个恒定密度上；而当有效传播率低于这个临界值时，传染病会很快消亡。对于无标度网络，由于度分布不均匀，这个临界值会相对较小。例如对于 BA 无标度网络，该临界值为 0，即当有效传播率大于 0 时病毒就能有效传播并达到稳定。由此可见，无标度网络对于病毒传播的抵抗性较 ER 随机网络或小世界网络要脆弱得多，因此常被用于研究和评估不同免疫策略的效果。

三、动态网络

动态网络是指网络中的顶点和边随着时间变化的一种网络结构。与传统的静态网络相比，动态网络更能真实地反映现实中各种复杂的交互关系，例如在社交网络中，人际关系可能会随着时间的推移而变化；在神经网络中，连接权重和神经元激活可能会随着学习而变化，这些场景都需要使用动态网络进行建模。动态网络也被广泛地应用于 DNA 序列动态演化和 DNA-蛋白质相互作用等医学场景的建模。对于静态网络的分析，已经有较为成熟的理论方法，然而，对于动态网络的分析仍是较为困难的前沿问题，正在不断发展和探索中，这里不再介绍。

第三节 动力学建模

人体各个系统、器官、组织等的生命活动都可看作不同层次的复杂系统随着时间的演化过程。动力学模型是对这些现象进行数学建模的最普遍也是最基本的工具，对这些模型的各种问题和规律的研究则构成了动力学的基本理论和应用。动力学模型可以分为由差分方程描述的时间离散型模型和由微分方程描述的时间连续型模型两大类。本节重点介绍当时间连续变化时，系统状态随时间演化的微分方程模型。

考虑细胞生长的数学模型，在最简单的情况下假设细胞体积的增加速率与当前细胞体积呈正比，即 $\frac{dV}{dt} = kV$，其中 V 是细胞个体的体积，t 是时间，k 表示细胞体积的增长速率。这是一个一阶线性常系数微分方程，也被应用于描述生物种群数量的自然增长规律。如果给定初始时刻 t_0 时的细胞体积为 V_0，则可直接由分离变量法解出 $V(t) = V_0 e^{k(t-t_0)}$。这个公式刻画了细胞体积随着时间以指数形式进行增长，显然这在时间离初始时刻越来越长的时候是不符合实际的。细胞的生长会受到环境和自身因素的制约，因此必须进一步对该模型进行修改使其更加符合真实情况。

对于这样的状态随时间演化的系统，我们关心的是这个过程的最终或渐近性态是怎样的。动力学中称之为吸引子的问题，主要围绕平衡点、周期轨、奇异吸引子三种类型展开讨论。我们接下来以具有生物学意义的常微分方程模型为例，分别就这三类吸引子进行分析。由于实际问题中绝大多数方程的解是不能用显式函数来表示的，我们更偏向于定性地来分析解的性质。

一、动力学模型的基本概念

本章的第一节介绍了在研究细胞之间流感病毒传播过程中建立的宿主内动力学模型，这里以最基础的 TIV 模型为例来给出动力学模型中的一些基本概念。TIV 模型的方程如下。

$$\frac{dT}{dt} = -\beta TV,$$
$$\frac{dI}{dt} = \beta TV - \delta I,$$
$$\frac{dV}{dt} = pI - cV,$$

其中，T、I、V 分别代表易感靶细胞、被感染细胞、病毒粒子的数量。这是一个三维的常微分方程组。我们可以注意到，方程组的右端没有出现时间变量 t，称这样的常微分方程组为自治系统或定常系统。而称方程组右端显含时间 t 的系统为非自治系统或非定常系统。

在 TIV 模型中，系统在 t 时刻的状态由 3 个变量 T、I、V 共同决定，将其记成三维列向量的形式 $\boldsymbol{x}(t) = [T(t), I(t), V(t)]^T$，称为系统的状态变量，其所在的空间 $\mathbb{R}^3$ 称为相空间（二维系统称为相平面，一维系统称为相线）。状态变量的变化速度由方程组的右端函数确定，称作是系统的方向场或向量场。在给定了系统的初值后，我们可以在 $(t, \boldsymbol{x})$ 空间中画出状态变量 $\boldsymbol{x}(t)$ 随着时间 t 变化的曲线，称为积分曲线。积分曲线在相空间中的投影称为相轨线，简称轨线。注意由于投影抹去了时间信息，需要在轨线上标注出代表时间正向演化时系统运行方向的箭头。

一般的 n 维自治系统可以表示为 $\dfrac{d\boldsymbol{x}}{dt} = \boldsymbol{f}(\boldsymbol{x})$，若存在 $\boldsymbol{x}^* \in \mathbb{R}^n$ 使得 $\boldsymbol{f}(\boldsymbol{x}^*) = 0$，称 $\boldsymbol{x} = \boldsymbol{x}^*$ 为系统的奇点。一般的 n 维非自治系统可以表示为 $\dfrac{d\boldsymbol{x}}{dt} = \boldsymbol{f}(t, \boldsymbol{x})$，若存在 $\boldsymbol{x}^* \in \mathbb{R}^n$ 使得对任意时间 t 均满足 $\boldsymbol{f}(t, \boldsymbol{x}^*) \equiv 0$，则称 $\boldsymbol{x} = \boldsymbol{x}^*$ 为系统的平衡点或平衡位置。我们通过以下简单例子来进一步阐明这些概念。

考虑平面线性系统 $\begin{cases} \dfrac{dx_1}{dt} = x_2 \\ \dfrac{dx_2}{dt} = -x_1 \end{cases}$，其满足初始条件 $\begin{cases} x_1(0) = 0 \\ x_2(0) = 1 \end{cases}$。这是一个二维的自治系统，通过令方程的右端方向场为零可以得到该系统的奇点为 $(0, 0)$。容易看出该方程满足特定初始条件的解为 $\begin{cases} x_1(t) = \sin t \\ x_2(t) = \cos t \end{cases}$，其对应的积分曲线如图 11-7 所示。将积分曲线投影到相平面中可以得到对应的相轨线是一个单位圆。轨线的方向可以通过考查 $x_2 > 0$ 时有 $\dfrac{dx_1}{dt} > 0$，即 x_1 在上半平面单调递增，确定为顺时针旋转。此时相轨线也可以通过将原系统两式相除得到 $\dfrac{dx_1}{dx_2} = -\dfrac{x_2}{x_1}$ 从而积分并代入初始条

件得到 $x_1^2 + x_2^2 = 1$ 来确定。

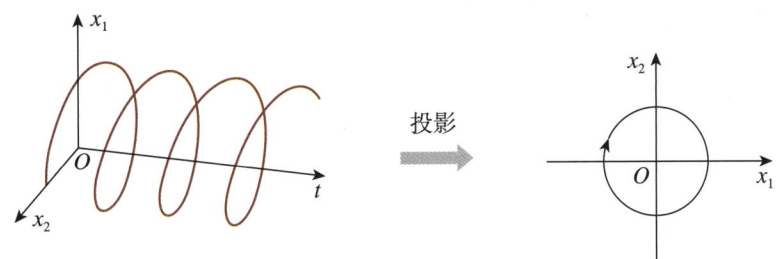

图 11-7　积分曲线与相轨线

对于自治系统而言，相比非自治系统，其具备更加良好的性质，其中最重要的一条就是自治系统的相空间中任意两条轨线不能在有限时间相交。接下来的讨论主要针对自治系统来进行。

二、平面自治系统的奇点

以 FitzHugh-Nagumo 神经元模型（neuron model）为例来介绍自治系统的奇点的类型。该模型是由 R. FitzHugh 和 J. Nagumo 在 20 世纪 60 年代提出的用以描述生物神经元电活动的数学模型之一。该模型具有两个主要变量：描述神经元膜电位的变量 V 和描述钾钠通道失活效应的变量 W。该模型可以写成如下形式。

$$\frac{dV}{dt} = V - \frac{V^3}{3} - W + I,$$
$$\frac{dW}{dt} = \frac{1}{\tau}(V + a - bW),$$

其中，I 代表外部刺激电流，$\tau > 0$ 是时间常数，a、$b > 0$ 是模型参数。在特定的参数范围内，FitzHugh-Nagumo 模型可以表现出周期性的行为，从而模拟神经元活动的兴奋和抑制阶段。它提供了一种相对简单但仍然能够描绘神经元活动基本特征的方式。在实际问题中，可以建立更为复杂的神经元模型来进一步精细刻画神经元的活动。

奇点是系统保持静止不动的平衡状态。在方程中令 $\frac{dV}{dt}$ 和 $\frac{dW}{dt}$ 同时为 0 就能得到 FitzHugh-Nagumo 模型的奇点，通常对应于该神经元的静息状态。在多个神经元组成的神经元网络模型中，奇点也对应着编码不同信息的记忆模式。奇点的性质可能与神经元的生理学和形态学特征相关联，而当神经元在这些平衡状态之间转变时，则能够引发信息的转换与传递，从而实现不同的神经元网络功能。通过研究奇点，我们可以了解神经元模型在不同条件下的行为模式，从而理解真实神经元网络处理信息以及适应环境的机制。

在动力学中已经有一套完备的理论用于研究平面自治系统的奇点，我们可以依据奇点附近轨线的特征来对奇点进行分类。首先，考虑如下的线性自治系统。

$$\frac{dx_1}{dt} = ax_1 + bx_2,$$
$$\frac{dx_2}{dt} = cx_1 + dx_2,$$

其中，要求系数矩阵 $A = \begin{pmatrix} a & b \\ c & d \end{pmatrix}$ 的行列式不为零，此时 $\boldsymbol{x}^* = \begin{pmatrix} 0 \\ 0 \end{pmatrix}$ 是系统唯一的奇点。在这个系统中，矩阵 A 的特征值和特征向量决定了奇点附近轨线的走向，从而决定了奇点的类型。通过计算矩阵 A 的特征方程 $\det \begin{pmatrix} a-\lambda & b \\ c & d-\lambda \end{pmatrix} = 0$ 得到 $\lambda^2 - (a+d)\lambda + (ad-bc) = 0$，令 $p = a+d$，$q = ad - bc \neq 0$，进一步可以解出 $\lambda_1 = \dfrac{p + \sqrt{p^2 - 4q}}{2}$，$\lambda_2 = \dfrac{p - \sqrt{p^2 - 4q}}{2}$。于是平面线性自治系统的奇点分类如表 11-1 所示。

表 11-1 平面线性自治系统的奇点分类

p 和 q 的条件	矩阵 A 的特征值情况	奇点附近相轨线的特征	奇点类型
$p \in \mathbb{R}$, $q < 0$	一正一负两个实根	轨线沿一个特征方向靠近奇点，沿另一个方向远离奇点	鞍点
$p > 0$, $q > 0$, $p^2 > 4q$	两个相异的正实根	轨线沿特征方向远离奇点	不稳定的结点
$p < 0$, $q > 0$, $p^2 > 4q$	两个相异的负实根	轨线沿特征方向靠近奇点	稳定的结点
$p > 0$, $q > 0$, $p^2 < 4q$	一对实部为正的共轭复根	轨线盘旋着远离奇点	不稳定的焦点
$p < 0$, $q > 0$, $p^2 < 4q$	一对实部为负的共轭复根	轨线盘旋着靠近奇点	稳定的焦点

p 和 q 的条件	矩阵 A 的特征值情况	奇点附近相轨线的特征	奇点类型
$p=0$, $q>0$	一对纯虚根	环绕奇点的闭轨线	中心

此外，当 $p^2 = 4q$ 时为退化情形，可能出现临界结点或退化结点（图11-8）。

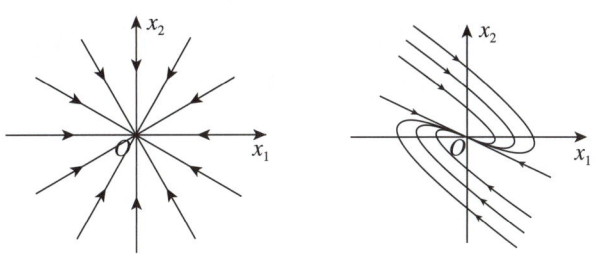

图 11-8 稳定的临界结点（左）和稳定的退化结点（右）

对于一般的平面自治系统 $\dfrac{\mathrm{d}\boldsymbol{x}}{\mathrm{d}t} = \boldsymbol{f}(\boldsymbol{x}) = \begin{pmatrix} f_1(x_1, x_2) \\ f_2(x_1, x_2) \end{pmatrix}$，假设系统的奇点为 $\boldsymbol{x}^*$，我们可以考查其奇点附近的一次近似系统 $\dfrac{\mathrm{d}\boldsymbol{x}}{\mathrm{d}t} = A\boldsymbol{x}$，其中 $A = \mathrm{D}\boldsymbol{f}(\boldsymbol{x}^*) = \begin{pmatrix} \dfrac{\partial f_1}{\partial x_1} & \dfrac{\partial f_1}{\partial x_2} \\ \dfrac{\partial f_2}{\partial x_1} & \dfrac{\partial f_2}{\partial x_2} \end{pmatrix}_{x=x^*}$ 为 $\boldsymbol{f}$ 在 $\boldsymbol{x}^*$ 处的 Jacobi 矩阵。著名的 Perron 定理表明，当原点是一次近似系统的焦点、结点、鞍点时，$\boldsymbol{x}^*$ 也是原系统的对应的焦点、结点、鞍点。而当原点是一次近似系统的中心时，情况较为复杂，这里不再展开。

回到 FitzHugh-Nagumo 模型，可以计算其右端向量场的 Jacobi 矩阵为 $\begin{pmatrix} 1-V^2 & -1 \\ \dfrac{1}{\tau} & -\dfrac{b}{\tau} \end{pmatrix}$。取参数 $a = \dfrac{9}{8}$，$b=1$，$I=0$，$\tau = \dfrac{1}{8}$，此时系统的奇点为 $(V^*, W^*) = \left(-\dfrac{3}{2}, -\dfrac{3}{8}\right)$，对应的 Jacobi 矩阵为 $\begin{pmatrix} -\dfrac{5}{4} & -1 \\ 8 & -8 \end{pmatrix}$。可以计算得到 $p = -\dfrac{37}{4} < 0$，$q = 18 > 0$，$p^2 - 4q > 0$，根据表11-1可知此时 (V^*, W^*) 是稳定的结点。V^* 代表了神经元的静息电位，而奇点是稳定的结点则表明，当神经元的膜电位受到刺激或扰动后，总能自发地在一段时间后恢复至静息状态。特别地，当扰动较大时，模型可能表现出 V 先快速上升再缓慢回落至 V^* 的过程，这可以看作是对动作电位发放的一种模拟。

三、自治系统的周期振荡

生物节律是生命的基本特征之一，指的是生物功能和生活习性在内在时钟的控制下出现的周期性变化。包括人体的血压、呼吸、睡眠、内分泌乃至心理状态都呈现出显著的周期振荡现象。动力学中以周期轨来刻画此类现象。例如，在研究理想状态下的细菌 - 噬菌体相互作用系统时，我们可以用经典的 Lotka-Volterra 模型来描述细菌和噬菌体之间的数量变化关系。该模型假设细菌种群数量（N）的增长率受到固有增长率（$r > 0$）和被捕食的影响，以及噬菌体种群数量（M）的增长率受到固有死亡率（$s > 0$）和捕食的影响。该模型的方程表达如下。

$$\begin{cases} \dfrac{\mathrm{d}N}{\mathrm{d}t} = rN - aNM \\ \dfrac{\mathrm{d}M}{\mathrm{d}t} = -sM + bNM \end{cases}$$

我们可以在平面上绘制出该系统的相图（图 11-9）。可以看到，纵轴和横轴上的轨线分别刻画了当细菌或噬菌体不存在时，另一物种的数量将会无限增长或灭绝的情况。在第一象限内存在系统的一个奇点 P，其周围充满了环绕 P 的封闭轨线，此时奇点 P 为中心。我们称这些封闭轨线为周期轨，代表了两个物种的数量出现周期振荡，此消彼长。

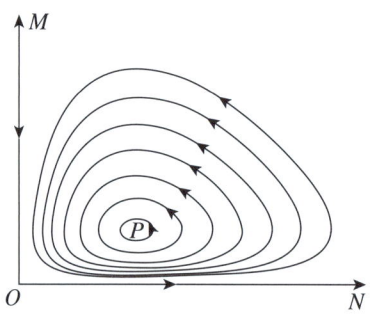

图 11-9 Lotka-Volterra 模型的相图

在另一类情况下，周期轨会对其附近的轨线表现出明显的吸引或者排斥特性，此时该闭轨线为孤立存在的，我们称之为极限环。通常有三种类型的极限环（图 11-10）。

稳定的极限环：内部和外部的轨线都盘旋趋向于该闭轨线。
不稳定的极限环：内部和外部的轨线都盘旋离开于该闭轨线。
半稳定的极限环：内部和外部的轨线盘旋趋向或盘旋离开于该闭轨线的情况相反。

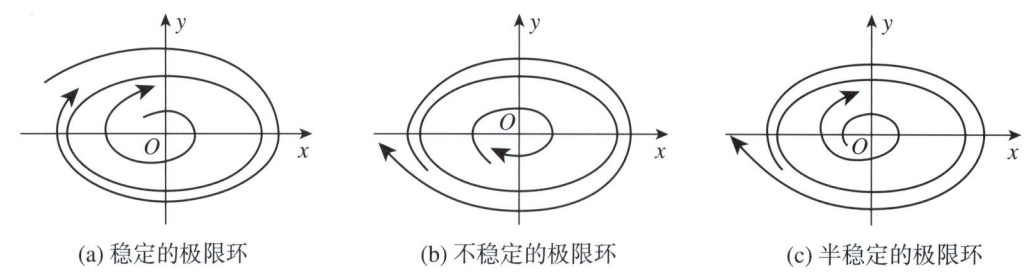

(a) 稳定的极限环　　(b) 不稳定的极限环　　(c) 半稳定的极限环

图 11-10 极限环

在下一节中，我们还会介绍生物系统中周期振荡行为的具体例子。

四、稳定性

人体系统及其各子系统为了维持正常生命活动和生理功能往往工作在某种稳态下，且对外界刺激或精神刺激等具有一定的调节和复原能力。一旦这种稳态遭到破坏，就会导致机体功能障碍，甚至死亡。这种现象在动力学上可以用系统解的稳定性来刻画，我们希望系统在受到外界干扰（或由测量误差导致的偏离）时不会远离正常的工作状态。俄国数学家 Lyapunov 对此进行了严格的数学刻画并提出了稳定性分析最普适的方法。以平衡点为例，Lyapunov 将其稳定性分为稳定、不稳定、渐近稳定三种类型（图 11-11）。

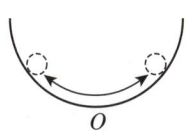 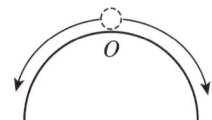 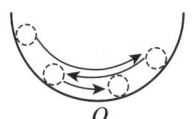

(a) 稳定的平衡点　　(b) 不稳定的平衡点　　(c) 渐近稳定的平衡点

图 11-11　平衡点的稳定性

1．稳定的平衡点　当系统稍微偏离这一状态时，系统内部的力或规律将使其保持在该状态附近，而不会导致显著的偏离。例如，当一个小球在无摩擦的下凸曲面上从一定的初始高度开始滚动时，小球将永远在两个对称的位置之间来回滚动，此时曲面底部的点 O 为稳定的平衡点。

2．不稳定的平衡点　当系统稍微偏离这一状态时，系统内部的力或规律将使其继续远离该状态，而不会引导其回到原来的状态。例如，当一个小球在上凸曲面的顶点时，给其一个初速度让它向下滚动，小球将持续远离顶点而不会返回，此时曲面的顶点 O 为不稳定的平衡点。

3．渐近稳定的平衡点　当系统稍微偏离这一状态时，系统内部的力或规律将使其逐渐返回原来的状态。例如，当一个小球在有摩擦的下凸曲面上从一定的初始高度开始滚动时，小球的滚动高度将逐渐降低，持续靠近曲面底部，此时曲面底部的点 O 为渐近稳定的平衡点。

由于绝大部分常微分方程都无法求出解的解析表达式，因此直接从解的表达式来判别解的稳定性是非常困难的。Lyapunov 提出了一种无需求解，而是从方程的右端向量场计算出解的稳定性的方法，称为 Lyapunov 直接方法，或 V 函数法。以自治系统的零解为例，该方法的思想是通过构造适当的函数 $V(x)$，从而建立零解附近的一簇曲面 $V(x)=c$，进而考查系统的轨线在穿过这一簇曲面时与其外法向的夹角，来度量轨线 $x(t)$ 与零解之间的位置关系。在小球于下凸曲面上滚动的场景中，Lyapunov 函数通常可以取为系统的总机械能，即动能和重力势能之和。对于无摩擦的情形，此时系统的总机械能守恒，在小球的运动过程中 Lyapunov 函数保持不变，由此可以判断系统的零解是稳定的。而对于有摩擦的情形（图 11-11c），系统的总机械能会随时间逐渐耗散，转化为其他形式的能量，此时 Lyapunov 直接方法表明，系统的零解是渐近稳定的。

五、自治系统的混沌现象

在对人体的神经系统、心血管系统等进行数据监测的过程中，信号经常会表现为无规则、非周期的动态过程。这些现象看似随机却又呈现出一些复杂的规律性，动力学中称其为混沌（chaos）现象。在医学领域，混沌理论已经被成功地用于解释神经与心脏对节律刺激的反应、人体血液中甲状旁腺素的浓度变化等。我们通过分析经典的 Lorenz 方程来介绍混沌理论的基本内容。该模型是美国气象学家 Lorenz 于 1963 年在研究大气热对流问题中所得到的。Lorenz 方程的具体表达形式为：

$$\begin{cases} \dfrac{\mathrm{d}x}{\mathrm{d}t} = \sigma(y-x), \\ \dfrac{\mathrm{d}y}{\mathrm{d}t} = rx - y - xz, \\ \dfrac{\mathrm{d}z}{\mathrm{d}t} = xy - bz, \end{cases}$$

其中，$\sigma > 0$, $r > 0$, $b > 0$ 为参数。首先容易计算出该系统具有三个平衡点：$O(0,0,0)$，$C^+\left(\sqrt{b(r-1)}, \sqrt{b(r-1)}, r-1\right)$，$C^-\left(-\sqrt{b(r-1)}, -\sqrt{b(r-1)}, r-1\right)$，其中 C^+ 和 C^- 仅在 $r > 1$ 时存在。Lorenz 方程在原点 O 处的线性化方程为：

$$\begin{cases} \dfrac{\mathrm{d}x}{\mathrm{d}t} = \sigma(y-x), \\ \dfrac{\mathrm{d}y}{\mathrm{d}t} = rx - y, \\ \dfrac{\mathrm{d}z}{\mathrm{d}t} = -bz, \end{cases}$$

注意到 z 的方程被解耦且 $z(t)$ 随着时间增加指数趋于零，我们仅须考虑其他两个方向的方程：

$$\begin{pmatrix} \dfrac{\mathrm{d}x}{\mathrm{d}t} \\ \dfrac{\mathrm{d}y}{\mathrm{d}t} \end{pmatrix} = \begin{pmatrix} -\sigma & \sigma \\ r & -1 \end{pmatrix} \begin{pmatrix} x \\ y \end{pmatrix}。$$

通过计算系数矩阵的特征值容易知道，当 $r > 1$ 时，原点是鞍点，此时加上 z 方向后该三维系统的鞍点有两个稳定方向和一个不稳定方向。当 $r < 1$ 时，所有方向都是稳定方向，原点 O 是稳定的结点。进一步通过构造对应的 Lyapunov 函数可以得知当 $r < 1$ 时原点是全局渐近稳定的，因此不会出现极限环或混沌现象。

当 $r > 1$ 且假定 $\sigma - b - 1 > 0$，同样可以分析得到 $r < 1 < r_H = \dfrac{\sigma(\sigma+b+3)}{\sigma-b-1}$ 时，C^+ 和 C^- 是渐近稳定的。当 $r = r_H$ 时它们失去稳定性。随后当 $r > r_H$ 时，观察发现系统不存在任何稳定的轨道，且可以证明所有的轨道都最终进入并停留在某个椭球中，此时系统必有奇异的长期行为。Lorenz 将参数取为 $\sigma = 10$, $b = \dfrac{8}{3}$, $r = 28$，通过数值积分发现系统的解出现了非周期的持续不规则振荡，且在相空间中呈现出类似一对蝴蝶翅膀的几何图案，这是一个体积为零而表面积无穷大的图形，称之为奇异吸引子（图 11-12）。

通过对该系统的进一步分析可以发现，奇异吸引子的一个显著特征是对初始条件的敏感依赖。这意味着从相邻起始点出发的两条轨线会迅速分离，此后有完全不同的走向。这些现象被称作混沌，尽管对混沌这个术语还没有统一的定义，但普遍认为其可以被刻画为：混沌是确定性系统中的非周期的长期行为，呈现出对初始条件的敏感依赖性。这一刻画中包含三个关键要素。

（1）非周期的长期行为：指的是当 $t \to \infty$ 时，轨道不会收敛到平衡点、周期轨或准周期轨。

（2）确定性：指的是系统没有随机或噪声的输入或参数，系统的不规则行为完全由其非线性性质导致。

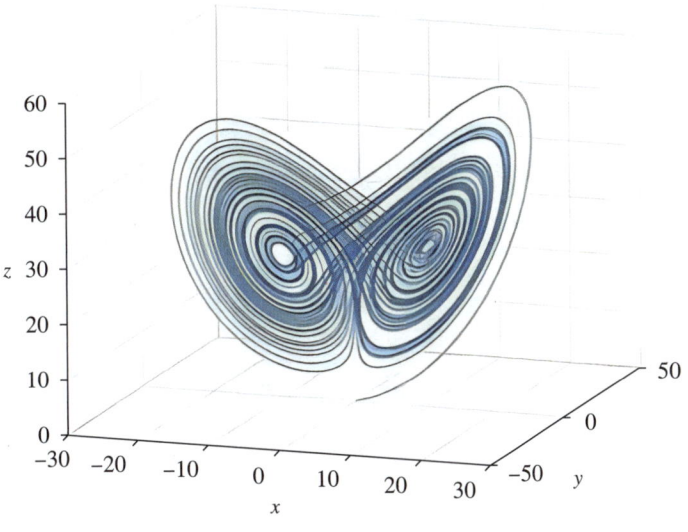

图 11-12　Lorenz 奇异吸引子

（3）敏感依赖于初始条件：指的是混沌系统具有长期不可预测性。

奇异吸引子和混沌还具有分形等重要特征，本节中不再进一步介绍。混沌理论在近年来已经被广泛应用于优化、加密、通信等各个领域，为生物医学信号处理也提供了新的途径。

第四节　生物医学系统演化建模

一、基因调控网络

基因调控网络控制着细胞的生命周期、分化、发育和响应环境变化等生物学过程，其功能正常对维持生物体内部的功能非常重要。基因调控网络的紊乱与多种疾病的发生和发展相关。例如，肿瘤抑制基因和促癌基因的突变可能导致细胞不受控制地分裂和生长，从而导致癌症；心脏发育基因的异常表达可能导致冠状动脉疾病、心房颤动，增加心力衰竭的风险；脑区基因的异常表达可能导致神经元的死亡和神经传递的问题，从而导致帕金森病和阿兹海默病；免疫细胞基因的异常表达可能导致免疫系统对自身组织产生错误的反应，引发类风湿性关节炎和系统性红斑狼疮等疾病；胰岛素信号通路、脂肪细胞分化等方面的基因表达紊乱时会增加患糖尿病和肥胖等代谢性疾病的风险。可见，基因调控网络与疾病之间存在密切且复杂的关系。因此，研究基因调控网络对于理解生物学过程、治疗疾病以及开发新药物具有重要意义。在本节中，我们讨论两类典型基因调控网络的微分方程模型并介绍相关的稳定性分析。

蛋白质 - 基因互作机制：细胞存在于一个复杂的环境中，能够感知许多不同的信号，包括温度、渗透压、来自其他细胞的生物信号分子、有益营养物质以及有害化学物质等外部信号，同时也包括关键代谢物的水平以及内部损伤（如对 DNA、膜或蛋白质的损害）等内部信号。细胞通过产生相应的蛋白质来响应这些信号，并影响内部或外部环境，这种蛋白质称为**转录因子**（transcription factors）。激活状态下的转录因子通过与特定的基因结合的方式改变相应基因转录速率，进一步改变基因编码的蛋白质的合成速率，从而起到调控的作用使细胞适应外部环境的变化。另一方面，转录因子也是由基因编码的蛋白质，所以它自身也受到其他转录因子的调控，其他转录因子又进一步受更多转录因子的调控，这些相互作用关系形成了细胞内的**基因调控网络**（gene regulatory network）。

（一）Toggle switch（双稳态）

我们首先考虑一个最简单的基因调控网络，它仅包含两个基因，由以下常微分方程组刻画。

$$\begin{cases} \dfrac{dX}{dt} = f(Y) - \alpha X \\ \dfrac{dY}{dt} = f(X) - \alpha Y \end{cases}$$

其中，X 与 Y 分别代表两种转录因子浓度，α 表示蛋白质拥有的恒定的分解速率，

$$f: x \mapsto \beta \dfrac{x^n}{K^n + x^n},$$

称为希尔函数（Hill function）。K 称为激活系数，β 称为最大启动子活性，n 称为希尔系数，它们都与具体的基因、环境有关。希尔函数的性质：①当 $n > 0$ 时，关于 x 单调增加，代表上游信号对下游信号起促进作用，当 $n < 0$ 时，关于 x 单调减少，代表上游信号对下游信号起抑制作用；②当 n 趋于 $\pm\infty$ 时，f 的性质趋近于阶梯函数：当 $n > 0$、$x > K$ 或 $n < 0$、$x < K$ 时，$f(x) = 1$，当 $n > 0$、$x < K$ 或 $n < 0$、$x > K$ 时，$f(x) = 0$。

我们可以使用一种称为零增长线分析（nullcline analysis）的图像方法对上述基因调控网络进行定性分析，即在 X–Y 平面内画出使得物质浓度关于时间导数等于 0 的曲线，则两条曲线的交点即对应了方程的一类特殊解，在该点两种物质浓度均不随时间变化。

对于上述基因调控网络，当 X 和 Y 相互抑制且希尔系数 $n < -1$ 时，称其为开关切换环路（toggle switch）。

（二）定性分析（双稳态）

我们通过图像方法，在 X-Y 平面中画出系统的两条零增长线以及周围区域方程右端对应的物质浓度变化率向量（图 11-13）。可以发现两条零增长线有三个交点，左上角和右下角的交点附近的变化率向量均指向相应的交点自身，这样的性质称为双稳态。进一步观察两个交点可以发现，当 X 浓度高时，Y 浓度低；当 X 浓度低时，Y 浓度高，这也是开关切换系统名称的由来。

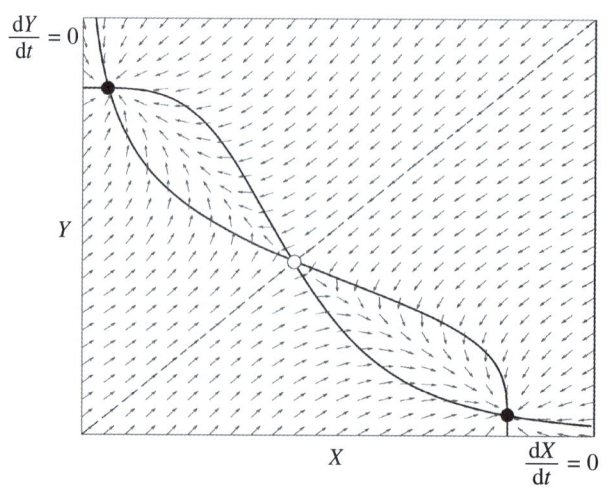

图 11-13　双稳态模型相空间中的轨线

开关切换环路的一个经典例子出现在λ噬菌体中。λ噬菌体是一种感染大肠埃希菌的病毒，其在感染大肠埃希菌时会将自身的 DNA 基因组注射进入宿主体内。在完成注射之后，λ噬菌体有两类繁殖方式：一类方式是直接在宿主体内复制增殖，产生大量子代，最终使宿主裂解并寻找下一个宿主，称为裂解模式；另一类方式是使噬菌体的 DNA 基因整合进入宿主的 DNA 基因中并保持潜伏状态，称为溶源性模式。对于λ噬菌体而言，其宿主细胞的健康状态就是一种外部信号：当宿主细胞可以正常进行细胞分裂行为时，将自身 DNA 基因整合进入宿主 DNA 基因内显然是更好的选择。λ噬菌体的基因编码了两类转录因子（记为 X 和 Y），当 X 具有高表达量时，噬菌体会选择溶源性模式；反之当 Y 具有高表达量时，噬菌体会选择裂解模式。同时，它们形成带有促进自反馈（positive autoregulation）的开关切换环路，这在原环路双稳态特性的基础上进一步增加了两个交点的稳定性。在细胞具有正常分裂功能时，系统处于 X 高 Y 低的平衡点，噬菌体相应进入溶源性模式；当细胞的 DNA 受损时，一种名为 RecA 的 DNA 损伤传感器会切割蛋白质 X 从而把系统拖入 X 低 Y 高平衡点的吸引域中，使噬菌体进入裂解模式。

在血细胞的分化过程中有两类关键基因：锌指转录因子 GATA1 和 Ets 家族转录因子 PU.1。它们在普通髓系前体细胞（CMP）中的表达会决定细胞分化为红系/巨核细胞或骨髓单核细胞。GATA1 表达量高的时候细胞分化为红系/巨核细胞，PU.1 表达量高的时候细胞分化为骨髓单核细胞。与此同时，两种基因还相互抑制并且存在对自身的正反馈从而构成了带有正反馈的开关切换环路。相比于本节所讨论的模型，带有自身正反馈的开关切换环路在面对扰动时具有更高的鲁棒性，这与细胞分化的实验结果是一致的。

另一种经典的例子来源于酿酒酵母（Saccharomyces cerevisiae）。它已被证明是有丝分裂细胞类型（如干细胞）衰老的遗传易处理模型，并在其中已经鉴定出影响真核生物寿命的保守遗传因子。研究发现，酵母细胞具有两条衰老途径。其中一条路由沉默信息调节因子（Sir2）控制，它的活性降低会导致 DNA 稳定性的破坏。另一条路则是调控血红素激活蛋白（HAP）表达，它主要用于线粒体的生物合成功能，控制细胞呼吸和产能，HAP 的过度降低或失活表达会导致线粒体聚集和功能障碍，造成能量耗竭。进一步，Sir2 和 HAP 之间拥有相互抑制回路，其类似于切换开关，并驱动细胞命运决定和进入这两种状态中的任何一种，导致细胞退化和衰老（图 11-14）。

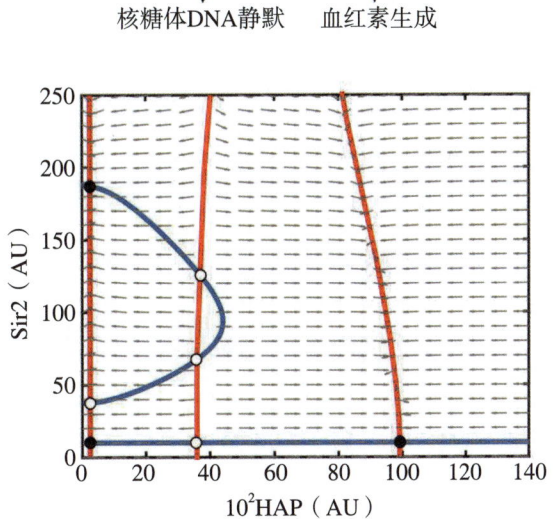

图 11-14　Sir2 和 HAP 之间的相互抑制回路及其驱动的细胞衰老

（三）Repressilator（振荡）

切换开关环路也可以被视为具有两个基因的正反馈回路，现在我们考虑向该回路中增加一个基因形成3个基因的负反馈回路，它也被称为抑制振荡子（repressilator）。与切换开关环路不同，抑制振荡子不存在于自然生物体内，它是由 Elowitz 和 Leibler 在 2000 年人工合成的基因调控网络，其展现出的丰富动力学特性也由此开启了合成生物学的纪元。具体地，每一个基因编码的转录因子会抑制下一个基因的转录过程，降低其 mRNA 的合成速率，其动力学可由下面的常微分方程组刻画。

$$\begin{cases} \dot{m}_1 = -m_1 + \dfrac{\alpha}{1+p_3^n} + \alpha_0 \\ \dot{m}_2 = -m_2 + \dfrac{\alpha}{1+p_1^n} + \alpha_0 \\ \dot{m}_3 = -m_3 + \dfrac{\alpha}{1+p_2^n} + \alpha_0 \\ \dot{p}_i = \beta(m_i - p_i), \quad i=1,2,3 \end{cases}$$

尽管合成生物学的研究对象不存在于自然中，但合成生物学在医学领域具有广泛的应用前景，例如通过合成生物学技术，重新设计细胞的遗传组成，使其具有特定的治疗功能，在癌症治疗和组织工程等领域具有重大意义。另一方面，振荡对于维持生命体基本功能具有重要的作用，如何人工设计合成具有稳定振荡现象的基因调控网络是合成生物学与医学交叉研究的一大目标。接下来，我们就来探究抑制振荡子在什么条件下会产生振荡。

我们可以做出适当的假设简化方程。由于 α_0 代表基因不受调控的自发转录速率，其相比于 α 可以忽略，故我们在后续的分析中假设 $\alpha_0 = 0$。此外，由于蛋白质代谢的时间尺度远大于 mRNA 代谢的时间尺度（$\beta \ll 1$），我们可以假设 mRNA 近似处于平衡态。令 mRNA 的方程右端等于零可知

$$\begin{cases} m_1 = \dfrac{\alpha}{1+p_3^n} \\ m_2 = \dfrac{\alpha}{1+p_1^n} \\ m_3 = \dfrac{\alpha}{1+p_2^n} \end{cases}$$

将其代入蛋白质的方程中并对时间做拉伸变换即可得到仅关于蛋白质的三维常微分方程组。

$$\begin{cases} \dot{p}_1 = \dfrac{\alpha}{1+p_3^n} - p_1 \\ \dot{p}_2 = \dfrac{\alpha}{1+p_1^n} - p_2 \\ \dot{p}_3 = \dfrac{\alpha}{1+p_2^n} - p_3 \end{cases}$$

（四）稳定状态

通常来讲，一个功能正常的生命体体内的各种物质浓度都处于一种有序稳定的状态，或维持

动态恒定，或呈现周期波动，我们把这种状态统称为稳定状态。在数学模型中，稳定状态即对应着常微分方程中特殊的解，例如 Toggle Switch 模型中的零增长线交点即代表两种物质浓度维持恒定的稳定状态。对于抑制振荡子模型，我们同样希望找到其具有稳定状态的解，首先我们考查方程是否存在物质浓度不随时间变化的解。将方程中的希尔函数记为 $f: x \mapsto \dfrac{\alpha}{1+x^n}$ 假设 (p_1^*, p_2^*, p_3^*) 是 3 种蛋白质浓度，若它们不随时间变化，则它们应当使方程右端的函数均为零，通过两次代换我们可知它们应当满足如下方程。

$$p_i^* = f \circ f \circ f(p_i^*), \ i = 1, 2, 3$$

由于 f 是单调减少的连续函数，故上述方程存在唯一的解。

另一方面，由对称性可知一定存在 (r, r, r) 形式的数组使方程右端皆等于零，其中 r 满足以下方程

$$\alpha = r + r^{n+1}$$

由于方程右边是一个关于 r 在 $[0, +\infty)$ 上单调增加的函数而 $\alpha > 0$，故上述方程存在唯一非负解。

（五）临界性

接下来我们分析前面得到的不随时间变化的稳态解的稳定性，即当物质浓度发生轻微增减时是否会随时间增加趋向于该稳态解。在稳态解处对方程右端进行泰勒展开并舍去高阶项可得

$$\frac{d}{dt} \begin{pmatrix} p_1 \\ p_2 \\ p_3 \end{pmatrix} \approx \begin{pmatrix} -1 & 0 & -\dfrac{nr^n}{1+r^n} \\ -\dfrac{nr^n}{1+r^n} & -1 & 0 \\ 0 & -\dfrac{nr^n}{1+r^n} & -1 \end{pmatrix} \begin{pmatrix} p_1 \\ p_2 \\ p_3 \end{pmatrix}$$

对矩阵求特征值可知系统有一个实特征值和一对共轭复特征值

$$\lambda_1 = -\left(\frac{nr^n}{1+r^n} + 1\right), \quad \lambda_{2,3} = \left(\frac{n}{2}\frac{r^n}{1+r^n} - 1\right) \pm i\left(\frac{\sqrt{3}n}{2}\frac{r^n}{1+r^n}\right)$$

当系统的所有特征值实部均小于零时，物质浓度在一定范围内发生轻微增减时会随时间趋向于稳态解。通过观察可以发现 λ_1 恒小于零，当 $n \leq 2$ 时，系统所有特征值的实部都恒小于零。当 $n > 2$ 时，存在 $\alpha^* = r^* + r^{*n}$ 满足

$$\frac{n}{2}\frac{r^{*n}}{1+r^{*n}} - 1 = 0$$

当 $\alpha < \alpha^*$ 时，系统所有的特征值实部均小于零，此时物质浓度在一定范围内发生轻微增减时会随时间趋向于稳态解；当 $\alpha > \alpha^*$ 时，系统的共轭复特征值实部大于零，通过计算可知当 α 逐渐增加直至超过 α^* 时，物质浓度的轻微增减不会随时间趋向于稳态解，而是呈现出一种周期振荡的形式，即抑制振荡子的恒定稳态消失而被振荡稳态取代。我们可以看到，不同的系统参数会导致系统状态发生变化，上述所求得的 α^* 即是系统处于临界状态对应的参数值。此类临界性问题也可

在其他的基因调控网络中利用动力学模型进行刻画与研究。

（六）昼夜节律（振荡）

实际上，在自然的生物体内能观察到许多持续振荡：从细胞信号传导中的 cAMP 振荡，到生物体生理学中的激素振荡，再到暴露于昼夜周期的大多数生物体中普遍存在的昼夜节律。负反馈环路的存在保证了这些振荡的产生。2012 年，由 Jae Kyoung Kim 和 Daniel B Forger 所提出的 Kim-Forger 模型就是一个经典的研究生物节律（biorhythm）振荡的数学模型，其刻画了 BMAL1 生物钟基因如何调控生物节律。这里，我们介绍一个简化的基因调控模型。

$$\begin{cases} \dfrac{dM}{dt} = \beta\left(\dfrac{A_f}{A_T} - M\right) \\ \dfrac{dP_c}{dt} = \beta(M - P_c) \\ \dfrac{dP_n}{dt} = \beta(P_c - P_n) \\ A_F = \dfrac{1}{2}\left[A_T - P_n - K_d + \sqrt{(A_T - P_n - K_d)^2 + 4K_d A_T}\right] \end{cases}$$

其中，$M(t)$ 是 PER mRNA 的浓度，$P_c(t)$ 是细胞质中 PER 蛋白质的浓度，$P_n(t)$ 是 PER:CRY 复合物在细胞核中的浓度，A_T 是 BMAL:CLOCK 在细胞核中总浓度，以及 A_f 是"游离"（不与 PER:CRY 结合）的 BMAL:CLOCK 的核浓度。K_d 为 BMAL:CLOCK::PER:CRY 复合物的离解常数。该时钟的核心相互作用就包括异二聚体转录因子 BMAL1:CLOCK 和调节蛋白 PERIOD1/2 之间的负反馈回路。大多数情况下，这个简化后的基因调控模型收敛到一个稳定的平衡态；在某些合适的参数下，可以产生持续振荡，周期恰好在 24 小时附近（图 11-15）。

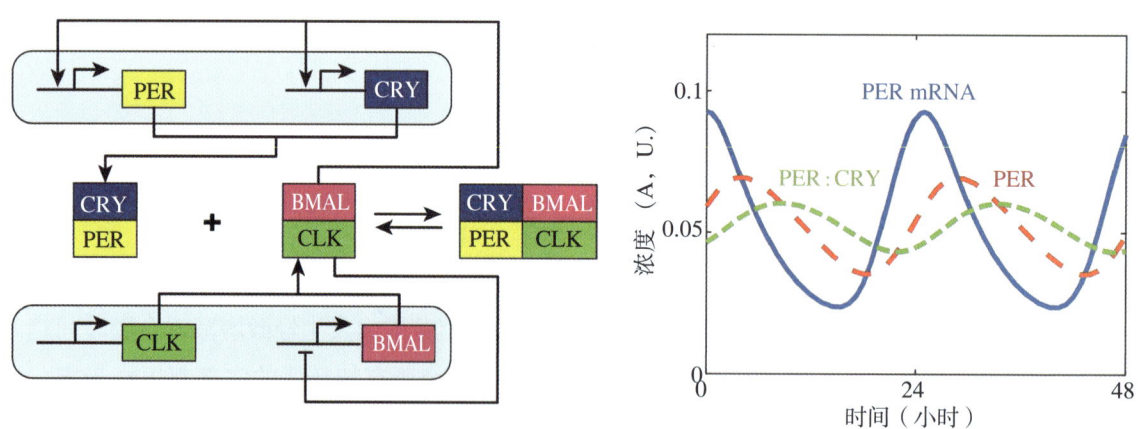

图 11-15　昼夜节律的基因调控网络和动力学模型产生的时间序列

框 11-1　生物节律与基因调控

2017 年的诺贝尔生理学或医学奖授予 Jeffrey C. Hall、Michael Rosbash 和 Michael W. Young 三位美国科学家，以表彰他们对于控制生物节律的一种基因（per）的发现及研究。

生物节律一直是生物学家最喜欢的话题。长久以来，人们一直认为这种带有周期节奏的行为是直接由外部环境因素所导致的。而科学家们通过研究发现，生物体内部本身便存在着控制日常行为、作息甚至情感节奏的节拍器，它调节着我们体内各类化学物质的消耗、分泌和合成，影响着细胞与组织的新陈代谢，并且大都遵循着大约24小时的周期。

生物节律在医学中也有非常重要的研究意义。正常运作的生物节律会给我们带来巨大的好处，它会使我们的身体和外界的环境变化保持同步，并且将体内各种激素、酶、蛋白质等维持在一个稳定的水平，使得众多的器官有组织有纪律地工作。如果我们将节律所形成的振荡看作是一种波，那么有"故障"的节律会导致波的相位偏移、频率的改变或是振荡幅度的变化。这些非正常的节律通常被称为节律紊乱，它们或多或少都会对我们的身体造成影响，会直接导致人体的代谢紊乱、内分泌失调，轻则造成疲劳、头痛、情绪波动，严重的会诱发糖尿病（2型）抑郁症、各类慢性疾病甚至癌症。

在微观层面，科学家们聚焦于细胞内的基因转录、蛋白质合成等行为。通过研究细胞内信使核糖核酸和蛋白在不同时间的浓度来了解转录因子和调节蛋白之间的相互作用关系，并以此来解释生物钟基因对于生物节律的影响。

基因调控是细胞内部的核心调控系统，生物体中多种生命行为的每个环节均与基因调控密切相关。从以上举例的模型中可以窥见，由少数几个变量和参数构成的基因调控模型就可以刻画稳态、振荡等各种复杂性现象，助力生物数学家在分子机制层面的研究。同时，目前转录组学技术已可同时检测出几万个基因的表达丰度，爆炸式的基因表达数据为解析基因调控关系提供了前所未有的机遇，我们亟须开发模型与方法，从基因表达数据出发，逆向推断出基因之间的调控关系，进行复杂系统建模，这一点将留在之后的章节进行讨论。

二、脑网络

人类大脑具有固定的解剖结构，并通过脑区之间的相互连接形成一个系统，实现行动、感知、认知等广泛的功能。脑体素级或脑区级数据可得（如功能磁共振数据），但是如何利用这些数据发现脑区间信息流动的强度和方向并推断其功能是一个重要的科学问题。神经元看似随机的发放，实际上可分解为具有明显时序特征的信号和噪声，并且都具有功能性，其中功能性噪声给脑信息系统带来了高度复杂的时变特性。这给传统的建模方法带来了挑战，需要发展新的计算模型来处理这类时变特性明显的脑神经元信息网络，在介观层面上研究脑网络的结构与功能。

（一）时变脑网络

脑活动的数据（例如功能性磁共振数据）通常具有多个频率的生理振荡信号，并且数据具有随时间变化的波动性，尤其是与信号强耦合的噪声。经典的自回归（autoregressive regression，AR）模型在捕获数据波动性变化的影响方面存在局限性，难以建模时间序列波动性之间的相互影响关系。因此，对时间序列数据的波动性进行建模，并开发相应的因果推理方法，是研究造成脑区活动关联变化的脑网络信息流的关键。

针对与信号强耦合的噪声对因果分析影响的研究，研究者提出了一种扩展到信号依赖噪声的时变格兰杰因果模型（Granger causality with signal-dependent noise，GCSDN）。该方法对与信号强耦合的噪声进行了建模，在考虑系统时变条件的情况下，估计在均值和方差中的格兰杰因果总体强度的统计量，可用于时域和频域的格兰杰因果分析。该方法解决了传统方法要通过两步程序分析方差因果关系的局限性，为存在时变波动性的情况下的因果信息流推断提供了一套有效的方法。

1. GCSDN 模型和求解算法

（1）与信号强耦合的噪声模型：考虑以下时变波动性的时间序列模型。

$$Z_t = \sum_{i=1}^{p} A_i Z_{t-i} + r_t, \quad r_t = H_t^{1/2} \varepsilon_t$$

$$H_t = C'C + \sum_{j=1}^{q} B_j Z_{t-j} Z_{t-j}' B_j$$

其中，p 和 q 是模型阶数，$A_i(i=1,\cdots,p)$，$B_j(j=1,\cdots,q)$ 和 C 是模型系数矩阵，$\{\varepsilon_t\}$ 是高斯白噪声。

（2）时域中的因果关系：假设两个信号 X 和 Y（$X_t \in R^{k1}, Y_t \in R^{k2}, t=1,2,\cdots T$）。$X_t$ 可以由自身的过去信息表示，也可以由 X 和 Y 的共同过去时间点的信息表示。

$$X_t = \sum_{i=1}^{p} A_{xx,i} X_{t-i} + H_{xx,t}^{1/2} u_{xx,t}$$

$$H_{xx,t} = C'_{xx} C_{xx} + \sum_{j=1}^{q} B'_{xx,j} X_{t-j} X'_{t-j} B'_{xx,j} \quad \text{（式 11-1）}$$

$$X_t = \sum_{i=1}^{p} A_{xy,i} X_{t-i} + \sum_{i=1}^{p} D_{xy,i} Y_{t-i} + H_{xy,t}^{1/2} u_{xy,t}$$

$$H_{xy,t} = C'_{xy} C_{xy} + \sum_{j=1}^{q} B'_{xy,j} \left[X'_{t-j}, Y'_{t-j}\right]' \left[X'_{t-j}, Y'_{t-j}\right] B_{xy,j} \quad \text{（式 11-2）}$$

其中，p 和 q 是模型阶数，$A_{xx,i}, A_{xy,i}, D_{xy,i}(i=1,\cdots,p)$，$B_{xx,j}, B_{xy,j}(j=1,\cdots,q)$，$C_{xx}$ 和 C_{xy} 都是系数矩阵，$u_{xx,t}$ 和 $u_{xy,t}$ 分别表示式 11-1 和式 11-2 的预测误差。

由 Y 到 X 的因果关系可以定义为：

$$F_{Y \to X} = \log \frac{\text{trace}[\Sigma_{xx}]}{\text{trace}[\Sigma_{xy}]}$$

其中，$\Sigma_{xx} = C'_{xx} C_{xx}$，$\Sigma_{xy} = C'_{xy} C_{xy}$。如果 $F_{Y \to X}$ 显著不同于零，则称 Y 到 X 存在因果影响；反之亦然。

（3）频域中的因果关系：将经典格兰杰因果关系在频域的分解扩展到上述信号相关噪声的时变波动性模型，设 X 和 Y 的联合表示为：

$$\begin{pmatrix} X_t \\ Y_t \end{pmatrix} = \sum_{i=1}^{p} \begin{pmatrix} A_{xy,\,i} & D_{xy,\,i} \\ A_{yx,\,i} & D_{yx,\,i} \end{pmatrix} \begin{pmatrix} X_{t-i} \\ Y_{t-i} \end{pmatrix} + \begin{pmatrix} r_{xy,\,t} \\ r_{yx,\,t} \end{pmatrix} \quad \text{（式 11-3）}$$

其中，

$$r_{xy,t} = H_{xy,t}^{1/2} u_{xy,t}, \quad r_{yx,t} = H_{yx,t}^{1/2} v_{yx,t}$$

$$H_{xy,t} = C'_{xy} C_{xy} + \sum_{j=1}^{q} B'_{yx,j} \left[X'_{t-j}, Y'_{t-j}\right]' \left[X'_{t-j}, Y'_{t-j}\right] B_{xy,j}$$

$$H_{yx,t} = C'_{yx} C_{yx} + \sum_{j=1}^{q} B'_{yx,j} \left[X'_{t-j}, Y'_{t-j}\right]' \left[X'_{t-j}, Y'_{t-j}\right] B_{yx,j}$$

对式 11-3 进行傅里叶变换和归一化等得到在频率等于 ω 处 Y 到 X 的因果关系

$$f_{Y\to X}(\omega) = \log\frac{\text{trace}\left[S_{xx}(\omega) - H_{xx}(\omega)\,\phi_{xx}H_{xx}^*(\omega)\right]}{\text{trace}\left[H_{xx}(\omega)\sum_{xy}H_{xx}^*(\omega)\right]}$$

2. 算法应用 研究者已经将所提出的上述方法应用于帕金森病患者的生理数据（如丘脑底核局部场电位和表面肌电图），探索系统中不同变量之间的信息流。具体来说，在帕金森病患者的数据中，该方法检测出外周震颤对中枢神经活动的因果信息流输入。在频域上的分解进一步精确定位了震颤到中枢信息流输入的主要频带。这些信息有助于了解帕金森震颤发生和维持的系统机制。

研究者也将上述方法应用于研究注意力对脑网络信息流的动态调制，揭示了注意力集中在味道的强度或者愉悦度时关键脑区参与味觉信息处理的动态组织机制。新方法识别出经典方法所不能发现的因果关系：当只注意味道的强度时，外侧前额叶对岛叶皮质存在因果信息流输入；而在关注味道的愉悦性而非强度时，外侧前额叶对眶额叶皮质存在因果信息流输入。功能性神经影像数据的应用结果显示选择性注意的偏向激活理论中涉及的一些神经过程，以及在因果分析中建模信号依赖性噪声的重要性。

（二）时空脑网络

时空格兰杰因果（spatio-temporal Granger causality，StGC）模型旨在从数据中估计动态变化的因果网络结构，特别是从功能磁共振成像、脑电图等相关数据中推断脑区之间的动态信息流动。在时间上，脑区之间的信息流可能增强或者减弱，甚至反向流动；在空间上，同一脑区的不同体素可能和其他脑区发生不同的信息交流。如果忽略网络因果信息流结构在这些时空上的动态变化，很可能造成因果信息流推断结果的不准确。和传统方法的对比实验表明，时空格兰杰因果模型可以提高两次功能磁共振扫描所给出的因果网络之间的一致性。

1. 模型算法 设有两条时间序列 x_t 和 y_t（$t = 1, 2, \cdots, T$），以及切换点集 $1 = t_0 < t_1 < \cdots < t_{m-1} < t_m = T + 1$，记为 S_1。考虑从 y_t 到 x_t 的有向影响，采用以下的分段线性系统来描述：

$$x_{t+1} = \bar{a}_1^{S_1}(k)\,x_t + \bar{b}_1^{S_1}(k)\,y_t + n(t),\quad t_{k-1} \leq t < t_k,\ k = 1,\cdots,m$$

其中，$\bar{a}_1^{S_1}(k)$ 和 $\bar{b}_1^{S_1}(k)$ 是基于切换点集 S_1 估计的模型参数。此外，当不考虑从 y_t 到 x_t 的影响时，得到预测模型：

$$x_{t+1} = \tilde{a}_1^{S_1}(k)\,x_t + \tilde{n}(t),\quad t_{k-1} \leq t < t_k,\ k = 1,\cdots,m$$

其中，$\tilde{a}_1^{S_1}(k)$ 是估计出来的时变系数。在第 k 个时间窗口，定义格兰杰因果关系为

$$F_{y\to x}^{(k,S_1)} = \log\left[\frac{\sum_{t=t_{k-1}}^{t_k - 1} var[\tilde{n}(t)]}{\sum_{t=t_{k-1}}^{t_k - 1} var[n(t)]}\right]$$

（1）平均格兰杰因果：基于切换点集 S_1 的平均格兰杰因果可由每个时间窗口上的格兰杰因果的加权平均来估计，其权重由时间窗口的长度决定，长度越长，权重越大。

$$F_{y\to x}^{(a,S_1)} = \frac{1}{T}\sum_{k=1}^{m} F_{y\to x}^{(k,S_1)}(t_k - t_{k-1})$$

当时间窗口的长度相同时，上式即为

$$F_{y\to x}^{(a,S_1)} = \frac{1}{m}\sum_{k=1}^{m} F_{y\to x}^{(k,S_1)}$$

（2）累积格兰杰因果：格兰杰因果的另一种估计方法是累积每个时间窗口上的残差平方和。在切换点集S_1上，估算累积格兰杰因果关系为

$$F_{Y\to X}^{(c,S_1)} = \log\left[\frac{\sum_{t=1}^{T}\text{var}[\tilde{n}(t)]}{\sum_{t=1}^{T}\text{var}[n(t)]}\right] = \log\left[\frac{\sum_{k=1}^{m}\sum_{t=t_{k-1}}^{t_k-1}\text{var}[\tilde{n}(t)]}{\sum_{k=1}^{m}\sum_{t=t_{k-1}}^{t_k-1}\text{var}[n(t)]}\right]$$

特别地，当随机变量y^t和x^t不相关时，即$E[(x^t - Ex^t)(y^t - Ey^t)] = 0$，则累积格兰杰因果关系估算为：

$$F_{Y\to X}^{(c,S_1)} = \log\left[\frac{\sum_{k=1}^{m}\sum_{t=t_{k-1}}^{t_k-1}[a_1(t)-\tilde{a}_1^{S_1}(k)]^2\text{var}(x^t) + \sum_{k=1}^{m}\sum_{t=t_{k-1}}^{t_k-1}[b_1(t)]^2\text{var}(y^t) + \sum_{k=1}^{m}\sum_{t=t_{k-1}}^{t_k-1}\text{var}[n(t)]}{\sum_{k=1}^{m}\sum_{t=t_{k-1}}^{t_k-1}[a_1(t)-\tilde{a}_1^{S_1}(k)]^2\text{var}(x^t) + \sum_{k=1}^{m}\sum_{t=t_{k-1}}^{t_k-1}[b_1(t)-\tilde{b}_1^{S_1}(k)]^2\text{var}(y^t) + \sum_{k=1}^{m}\sum_{t=t_{k-1}}^{t_k-1}\text{var}[n(t)]}\right]$$

考虑$F_{y\to x}^{(k,S_1)}$服从F分布，可以评估因果值的显著性。

（3）时空格兰杰因果算法：考虑来自两个脑区的每一对体素的信号的计算格兰杰因果，如感兴趣脑区（region of interest，ROI）A的第i个体素和感兴趣脑区B的第j个体素之间计算格兰杰因果关系，然后定义体素级格兰杰因果关系如下。

$$F_{A\to B} = \frac{1}{mn}\sum_{i\in ROI_A}\sum_{j\in ROI_B}F_{ij}$$

进一步，同时考虑时间和空间的动态变化，可以得到时空格兰杰因果。

$$F_{A\to B}^{(e,S)} = \frac{1}{mn}\sum_{i\in ROI_A}\sum_{j\in ROI_B}F_{ij}^{(e,S)}$$

其中，e表示平均或者累积格兰杰因果关系。

2. 时空格兰杰因果模型的应用 时空格兰杰因果模型将格兰杰因果关系重新定义为衡量两个具有时变特性的时间序列之间有向信息流的全局指标，强调了时间分辨率在格兰杰因果关系估计中的重要性，并且证明了格兰杰因果估计值的大小是所使用信号的时间分辨率的单调递增函数。该模型可结合贝叶斯信息准则等多种方法来搜索最佳的时间窗口划分，并在每个窗口中分别估计模型参数，防止在不同窗口中发生的反向因果流动所造成的总体因果关系缺失。在静息态功能磁共振的实验数据集上，时空格兰杰因果模型识别出了经典格兰杰因果模型无法识别的楔前叶和其他脑区之间的信息流，这符合文献中报道的楔前叶功能的结果。这种方法还可应用于脑电图数据，研究学习和注意力等认知过程中大脑半球的差异等，以更好地理解大脑区域之间的定向信息流并研究神经活动之间的因果关系。

（三）瞬态脑网络

1. 模型算法 假设有两个时间序列X_t和Y_t，p、q为序列长度，$\{A_i(i=1,\cdots,p)$，$B_{xy,j}$，$B_{yx,j}(j=1,\cdots,q)$，C_{xy}，$C_{yx}\}$为模型系数矩阵，$u_{xy,t}$，$v_{yx,t}$为高斯白噪声，模型定义为：

$$\begin{pmatrix} x_t \\ y_t \end{pmatrix} = \sum_{i=1}^{p} \begin{pmatrix} A_{xx,i} & A_{xy,i} \\ A_{yx,i} & A_{yy,i} \end{pmatrix} \begin{pmatrix} x_{t-i} \\ y_{t-i} \end{pmatrix} + \begin{pmatrix} r_{xy,t} \\ r_{yx,t} \end{pmatrix} \qquad \text{(式11-4)}$$

其中，

$$r_{xy,t} = H_{xy,t}^{1/2} u_{xy,t}, H_{xy,t} = C'_{xy} C_{xy} + \sum_{j=1}^{q} B'_{xy,j} \begin{pmatrix} x_{t-j} \\ y_{t-j} \end{pmatrix} (x'_{t-j} \quad y'_{t-j}) B_{xy,j}$$
$$H_{yx,t} = C'_{xy} C_{yx} + \sum_{j=1}^{q} B'_{xy,j} \begin{pmatrix} x_{t-j} \\ y_{t-j} \end{pmatrix} (x'_{t-j} \quad y'_{t-j}) B_{yx,j}, r_{yx,t} = H_{yx,t}^{1/2} v_{yx,t} \qquad \text{(式11-5)}$$

将时变时间序列划分 N 个时间窗口，在每个时间窗口拟合式 11-4 和式 11-5，假设时间序列从一个时间窗口平滑地演化到另一个时间窗口，则当前窗口中观测到的时间序列被认为是该窗口模型的直接观测，而其他窗口中观测到的时间序列数据是间接观测。我们在这里需要间接观察，因为给定窗口中的数据点数量通常太小而无法对模型进行可靠的估计。定义第 i 窗口的观测的权重为：

$$\omega_{i,i_0} = \frac{K\left(\dfrac{i-i_0}{h}\right)}{\sum_{j=1}^{N} K\left(\dfrac{j-i_0}{h}\right)}$$

则可计算 i_0 时间窗口的间接观测的似然函数为所有时间窗口的加权平均。

定义

$$\theta^{i_0} = \left\{ A_k^{i_0}, k=1,\cdots,p, B_{xy,j}^{i_0}, B_{yx,j}^{i_0}, j=1,\cdots,q, C_{xy}^{i_0}, C_{yx}^{i_0} \right\},$$

则当前窗口的目标函数为

$$\text{LLF}_{i_0}(\theta) = \sum_{t=p \vee q}^{T} \sum_{i=1}^{N} \chi_{i^{\text{th}} \text{window}}(t) \omega_{i,i_0} l_\theta(t)$$

其中，

$$l_\theta(t) = -\frac{1}{2}\ln|H_t| - \frac{1}{2} r'_t H_t^{-1} r_t, t=p \vee q, \cdots, T$$

通过估计如下约束优化问题，获得第 i_0 窗口的模型参数。

$$\hat{\theta}^{i_0} = \underset{\theta}{\operatorname{argmax}} \, \text{LLF}_{i_0}(\theta) \qquad \text{(式11-6)}$$

以 i_0 窗口因果关系 $y \to x$ 为例，对 x_t 考虑如下两个模型。

$$x_t = \sum_{k=1}^{p} A_{x,k}^{i_0} x_{t-i} + \left(H_{xy,t}^{i_0}\right)^{1/2} u_{xx,t}$$
$$H_{xx,t}^{i_0} = C_{xx}^{i_0}{'} C_{xx}^{i_0} + \sum_{j=1}^{q} B_{xx,j}^{i_0}{'} x_{t-j} x'_{t-j} B_{xx,j}^{i_0} \qquad \text{(式11-7)}$$

以及

$$x_t = \sum_{k=1}^{p} A_{xy,k}^{i_0} x_{t-k} + \sum_{k=1}^{p} A_{yx,k}^{i_0} y_{t-k} + \left(H_{xy,t}^{i_0}\right)^{1/2} u_{xy,t}$$
$$H_{xy,t}^{i_0} = C_{xy}^{i_0}{'} C_{xy}^{i_0} + \sum_{j=1}^{q} B_{xy,j}^{i_0}{'} \begin{pmatrix} x_{t-j} \\ y_{t-j} \end{pmatrix} (x'_{t-j} \quad y'_{t-j}) B_{xy,j}^{i_0} \qquad \text{(式11-8)}$$

在每个时间窗口，模型系数假定为常数，定义：

$$\theta_{\text{restricted}}^{i_0} = \left\{ A_{x,k}^{i_0}, k=1,\cdots,p, B_{xx,j}^{i_0}, j=1,\cdots,q, C_{xx}^{i_0} \right\}$$

$$\theta_{\text{full}}^{i_0} = \left\{ A_{xy,k}^{i_0}, A_{yx,k}^{i_0}, k=1,\cdots,p, B_{xy,j}^{i_0}, j=1,\cdots,q, C_{xy}^{i_0} \right\}$$

$$F_{y \to x}^{i_0} = \frac{L(\hat{\theta}_{\text{restricted}}^{i_0} \mid \{x_t\}_{t=1}^T)}{L(\hat{\theta}_{\text{full}}^{i_0} \mid \{x_t\}_{t=1}^T, \{y_t\}_{t=1}^T)} \tag{式11-9}$$

其中，$L(\hat{\theta}_{\text{restricted}}^{i_0} \mid \{x_t\}_{t=1}^T)$ 为式 11-7 模型的似然函数，$L(\hat{\theta}_{\text{full}}^{i_0} \mid \{x_t\}_{t=1}^T, \{y_t\}_{t=1}^T)$ 为式 11-8 模型的似然函数，那么式 11-9 因果推断的似然比检验为：

$$lr_{y \to x} = -2[\log L(\hat{\theta}_{\text{restricted}} \mid \{x_t\}_{t=1}^T) - \log L(\hat{\theta}_{\text{full}} \mid \{x_t\}_{t=1}^T, \{y_t\}_{t=1}^T)]$$

该似然比近似服从自由度为 $df_{\text{full}} - df_{\text{restricted}}$ 的卡方分布，其中 df_{full} 和 $df_{\text{restricted}}$ 分别为式 11-7 模型和式 11-8 模型的参数个数。

2. 模型应用 竞争性社交互动过程中脑功能的动态组织已被人们日益关注，从不同脑区之间的信息交流的角度去理解社会决策中的大脑神经信息的处理过程很关键。然而，关注脑区之间的动态交流的研究很少。事实上，理解这种动态过程不仅可以帮助识别健康大脑中与社会认知相关的神经过程，而且有助于理解与精神障碍患者的异常社会行为相关的神经信息处理过程。

在社会竞争互动过程中，大脑会动态重组关键脑区之间的信息流动模式来支持不同的社交策略。在一项多轮社交互动游戏（讨价还价游戏）中，研究者使用隐马尔可夫模型来分析参与者的讨价还价策略的转变，进而确定每种策略对应的决策回合，分析结果显示超过 31% 的参与者在游戏过程中发生了讨价还价策略的动态切换，提示竞争性社交互动动态性特征。同时，研究者使用上述瞬态因果模型来估计每个回合的决策所对应的脑网络信息流，再对比不同策略的脑网络信息流差异。这些分析发现，在执行欺骗策略时，右侧背外侧前额叶和右侧颞顶联合区之间有更强的信息流动，并且从布罗德曼分区 10 到右侧颞顶联合区的信息流越强，欺骗程度就越高。可见，瞬态因果建模可用于分析大脑的信息网络重组及其功能，以揭示大脑信息流的动态组织模式及其与复杂脑功能之间的关联关系。

三、传染病

进入 21 世纪以来，人类已经经历了多次传染病大规模流行，包括 2003 年非典、2009 年 H1N1、2014—2016 年埃博拉、2015 年 MERS，以及冠状病毒肺炎等。这些传染病的暴发流行严重扰乱了人民的生活和社会公共秩序，危害了人民的生命和财产。在此背景下，探究突发传染病的传播机制、扩散规律和暴发周期尤其重要和紧急，突发传染病疫情防控更是成为当前社会公共卫生治理的焦点。

针对传染病传播潜在风险进行分析研究，其本质就是依据传染病的内在规律模拟预测疫情后续发展，分析疾病流行的关键因素，寻求对其控制的最优策略。在传染病动力学中，长期以来我们主要使用仓室模型来描述传染病的传播过程。仓室模型最早是由 Kermack 和 McKendrick 于 1927 年提出，他们将人群划分为易感者（S）、感染者（I）和康复者（R）三个互相转化的状态，并构建了一组微分方程来描述这些状态之间的动态变化关系，这个模型被称为 SIR 模型。随着时间的推移，仓室模型不断被完善和拓展。许多学者和研究人员在此基础上进行了进一步的研究和改进，加入了更多的因素和变量，以适应不同种类的传染病和具体的研究目的。下面我们将以经典的 SIR 模型为例，来阐述仓室模型的基本思想，重点讨论疾病流行的阈值条件，以及流行病模型的最终规模关系。

（一）经典的 SIR 模型

对于某类传染病，SIR 仓室模型将研究人群分为以下三类。

易感者（susceptible）：用 $S(t)$ 表示 t 时刻未感染但对疾病易感的个体数量。

感染者（infected）：用 $I(t)$ 表示 t 时刻被感染，具有传染力并能通过与易感个体接触传播疾病的个体数量。

移出者（removed）：用 $R(t)$ 表示受感染后又被排除了再次受感染或传播可能性的人数。移出的方式可以是与其他人群隔离，也可以是免疫预防感染，还可以是在该疾病痊愈后对再次感染具有完全免疫力，或者是该疾病导致的死亡。

设总人口数为总人口数为 $N(t)$，则 $N(t) = S(t) + I(t) + R(t)$。该模型的建立基于以下基本假设。

（1）人口是固定的：模型中假设人口数量是恒定的，不考虑出生、死亡和迁移等因素的影响，即环境的总人口保持为一个常数，即 $N(t) \equiv K$。

（2）一个患者一旦与易感者接触就必然具有一定的传染力。假设 t 时刻单位时间内，一个患者能传染的易感者数目与此环境内易感者总数 $S(t)$ 呈正比，比例系数为接触率 β，在 t 时刻单位时间内被所有患者传染的人数为 $\beta S(t) I(t)$。

（3）t 时刻，单位时间内从染病者中移出的人数与患者数量呈正比，比例系数为恢复率 α，单位时间内移出者的数量为 $\alpha I(t)$，$1/\alpha$ 表示平均移出时间，也就是平均患病期。

易感者从患病到移出的过程可进行如下表示。

$$S' = -\beta SI$$
$$I' = \beta SI - \alpha I$$
$$R' = \alpha I$$

（式11-10）

（二）SIR 模型疾病流行的阈值条件

由于 $S(t) + I(t) + R(t) \equiv K$，一旦 S 和 I 已知，那么 R 就确定了。因此，只需要讨论式 11-10 中的前两个方程，初始条件为：

$$S(0) = S_0, \quad I(0) = I_0, \quad S(0) + I(0) = N$$

我们注意到，只有当 $S(t)$ 和 $I(t)$ 保持非负时，模型才有意义。因此 $S(t)$ 或 $I(t)$ 达到 0，我们就认为系统终止。对于所有 t，$S' < 0$，即 S 单调递减且非负。而 $I' > 0$ 当且仅当 $\beta S/\alpha > 1$，即 I 只有在 $\beta S/\alpha > 1$ 时递增。

令

$$R_0 = \beta N / \alpha$$

（式11-11）

当 $R_0 < 1$ 时，对于所有 t，$I' < 0$，即 I 逐渐减少，疾病不会流行。当 $R_0 > 1$ 时，初始时刻 I 递增，疾病流行，但随着时间增长，由于 S 单调递减，因此 I 逐渐减少直至 0。通常情况下，$S_0 \approx N$。如果流行病是由所研究的人群中的某个成员引发的，例如，因外出旅行感染后返回造成的传播，则 $I(0) > 0$，$S(0) + I(0) = N$。另一种方式则是由所研究人群以外的访客引发疾病流行，此时 $S(0)_0 = N$。R_0 表示在发病初期所有人均为易感者时，一个患者在平均患病期内所传染的人数，称为基本再生数，$R_0 = 1$ 是疾病流行与否的阈值。

为了防止疾病的流行，就必须将基本再生数 R_0 降到 1 以下。群体免疫（herd immunity）是指在一个群体或人群中，有足够数量的个体获得了免疫力，使得病原体在该群体中的传播受到明显限制。这种免疫状态可以通过自然感染或者免疫接种获得。免疫接种的效果是将易感人群转移到移出人群中，从而使 $S(0)$ 减少到 $S(0)(1-p)$。最初，基本再生数为 $\beta N / \alpha$，但在免疫接种比例为 p，易感人群数量减少的情况下，基本再生数降为 $\beta N(1-p) / \alpha$。此时，要使基本再生数小于 1 则需要 p 满足 $\beta N(1-p) / \alpha < 1$，即

$$p > 1 - \frac{\alpha}{\beta N} = 1 - \frac{1}{R_0}$$

在 20 世纪，麻疹是英国一个重要的公共卫生问题。在大规模疫苗接种活动开展之前，麻疹在英国呈现周期性暴发，在儿童中造成了许多感染。我们使用了 1944 年至 1966 年间（疫苗接种前时期）英格兰和威尔士的每周麻疹病例报告数据（图 11-16 A 中圆圈所示），通过建立式 11-10 的 SIR 模型，我们可以得到对新增病例的确定性预测（灰色曲线）以及由模型得到的 5 个随机实现（黑色曲线），可以发现模型能较好地模拟出麻疹的实际传播情况。在 1968 年开始大规模接种麻疹疫苗后（图 11-16 B），麻疹发病率大幅度下降，此后保持很低的流行率。

> 小测试 11-3：在 SIS 模型中，个体在易感（S）及感染（I）两个状态之间循环转换，即从易感状态变为感染状态，然后又回到易感状态。假设人群固定，即 N 为定值，且不考虑出生和死亡，结合式 11-10，推导出 SIS 模型的疾病流行阈值。

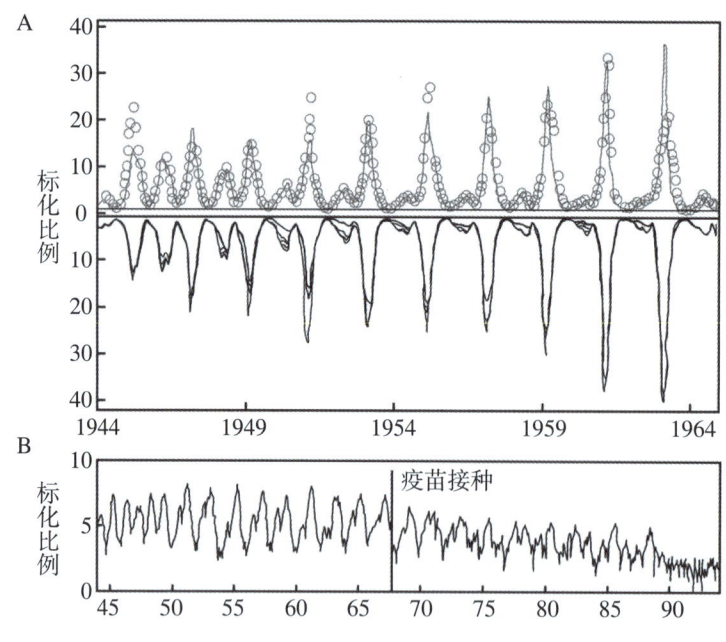

图 11-16　20 世纪英格兰和威尔士的麻疹发病数及模型拟合

（三）最终感染规模

由于式 11-10 是微分方程的二维自治系统，一般是通过找到平衡点并对每个平衡点进行线性化以确定其稳定性。然而，由于 $I = 0$ 的每个点都是平衡点，因此系统式 11-10 具有平衡线，每个平衡处的线性化矩阵具有零特征值，因此常微分方程组的标准线性化理论不适用，那么就需要使用一种新的数学方法。

式 11-10 的前两个方程之和是

$$(S+I)' = -\alpha I$$

因此，$S+I$ 是一个非负的平滑递减函数，在 $t \to \infty$ 时趋向于极限。而且，不难证明，有界的平滑递减函数的导数必定趋向于 0，这表明

$$I_\infty = \lim_{t \to \infty} I(t) = 0$$

因此，$S+I$ 有极限 S_∞。

式 11-10 的前两个方程之和从 0 到 ∞ 的积分为

$$-\int_0^\infty (S(t)+I(t))' \, dt = S_0 + I_0 - S_\infty = N - S_\infty = \alpha \int_0^\infty I(t) \, dt$$

将式 11-10 的第一个方程除以 S 并从 0 到 ∞ 积分，得到

$$\begin{aligned}\log \frac{S_0}{S_\infty} &= \beta \int_0^\infty I(t) \, dt \\ &= \frac{\beta}{\alpha}[N - S_\infty] \\ &= R_0 \left[1 - \frac{S_\infty}{N}\right]\end{aligned} \quad (\text{式}11\text{-}12)$$

式 11-12 被称为最终规模关系式，给出了基本再生数与流行规模之间的关系。流行的最终规模指的是在流行过程中被感染的人口数量，即 $N - S_\infty$，通常用患病率（$1 - S_\infty / N$）表示。

将式 11-10 的第一个方程除以 S 并从 0 到 t 积分，得到

$$\begin{aligned}\log \frac{S_0}{S(t)} &= \beta \int_0^t I(t) \, dt \\ &= \frac{\beta}{\alpha}[N - S(t) - I(t)],\end{aligned}$$

从而得出

$$I(t) + S(t) - \frac{\alpha}{\beta} \log S(t) = N - \frac{\alpha}{\beta} \log S_0 \quad (\text{式}11\text{-}13)$$

S 与 I 之间的这种隐含关系描述了式 11-10 的解在 (S,I) 平面上的轨道。

由于式 11-12 的右边是有限的，左边也是有限的，这说明 $S_\infty > 0$。不难证明，最终规模关系式存在唯一解。为此，我们定义函数

$$g(x) = \log \frac{S_0}{x} - R_0 \left[1 - \frac{x}{N}\right]$$

由上式可得，$g(0_+) > 0$，$g(N) < 0$，当且仅当 $0 < x < \dfrac{N}{R_0}$ 时 $g'(x) < 0$。如果 $R_0 \leq 1$，$g(x)$ 从 $x = 0_+$ 时的正值到 $x = N$ 时的负值是单调递减的。如果 $R_0 > 1$，$g(x)$ 从 $x = 0_+$ 时的正值单调递减到 $x = N/R_0$ 处的最小值，然后递增并在 $x = N$ 处取得负值。因此，$g(x)$ 有一个唯一的零点 S_∞。

$$S_\infty < \frac{N}{R_0} \tag{式11-14}$$

实际上，$g\left(\dfrac{S_0}{R_0}\right) = \log R_0 - R_0 + \dfrac{S_0}{N} \leqslant \log R_0 - R_0 + 1$，又由于对于 $R_0 > 0$，$\log R_0 < R_0 - 1$，所以 $g\left(\dfrac{S_0}{R_0}\right) < 0$，那么 $S_\infty < \dfrac{S_0}{R_0}$。当 R_0 增大时，S_∞ 减小。

根据式11-12可以看出，β 或 R_0 的测定对最终规模的估计非常重要。接触率 β 取决于所研究的疾病，也可能取决于社会和行为因素，一般很难估算。S_0 和 S_∞ 的数量可以通过流行发生前后的血清学研究来估算，根据这些数据，可以用式11-12来估算基本再生数 R_0。不过，这种估计是回顾性的，只有在疫情结束后才能得出。我们可以使用流行开始时的发病率数据中得到的初始增长率 r 来估算 β 和 R_0。

起初，感染者的数量呈指数增长，因为 I 的方程可以近似为

$$I' = (\beta N - \alpha)I$$

初始增长率 $r = \beta N - \alpha = \alpha(R_0 - 1)$，可以从流行开始时的发病率数据中估算出来，又由于 N 和 α 可以测量，则 β 的计算公式为

$$\beta = \frac{r + \alpha}{N}$$

然而，由于数据不完整和病例报告不足，这一估计可能并不十分准确。对于未知疾病的暴发，这种不准确性更为明显，因为早期病例很可能被误诊。

如果 $\beta S_0 > \alpha$，当 I 的导数为零，即 $S = \alpha/\beta$ 时，I 从初始增加到感染者数量的最大值。将 $S = \alpha/\beta$、$I = I_{\max}$ 代入式11-13 中得到这个最大值为

$$I_{\max} = S_0 + I_0 - \frac{\alpha}{\beta}\log S_0 - \frac{\alpha}{\beta} + \frac{\alpha}{\beta}\log\frac{\alpha}{\beta}$$

在本节中，我们以经典的 SIR 模型为例，阐述了传染病仓室模型的基本思想，主要分析了疾病流行的阈值条件，免疫接种的有效性界值，以及最终感染规模关系。基本再生数 $R_0 = 1$ 是疾病流行与否的阈值，要防止疾病流行就必须降低 R_0 使其小于 1。这可以通过采取隔离等措施减少与患者接触的易感者数量，或加强治疗以缩短平均患病期，或通过免疫接种使易感者直接成为免疫者从而减少初始时刻易感者的数量。

第五节　复杂医学系统建模与应用

一、单细胞测序数据建模

（一）细胞测序技术

1953 年，Watson、Crick 和 Franklin 首次给出了 DNA 的双螺旋结构，奠定了基因研究的基

础。1965 年，Robert Holley 首次测序了 tRNA；1972 年，Walter Fiers 通过复杂手段首次完整测序了一个基因的碱基序列；相同年代，Friedrich Sanger 开发了使用放射性物质标记并进行末端终止的实用技术，并被命名为"Sanger 测序"。将放射性物质替换为荧光分子并加以自动化改进后，Sanger 测序成为了人类基因组计划的重要测序手段。Sanger 法方法简便、准确度高，但只能测 300～1000 bp 的短片段，起始端受引物影响质量较低，且末尾端随着测序长度增加质量下降较大。1996 年，Mostafa Ronaghi、Mathias Uhlen 和 Pål Nyrén 使用焦磷酸测序（pyrosequencing）的方法开启了第二代测序（next generation sequencing，NGS）技术的先河。进行荧光改进后，这种边测序边合成的方法构成了 Illumina、Roche 454、SOLiD 等高通量测序仪的基础。第二代测序技术具有试剂经济、灵敏度高、通量大等优点，但缺点为仪器成本较贵，测序大多为短片段（reads），需要设计算法进行装配，且测序结果质量高度依赖于参考基因组。第三代测序技术包含 ZMW（PacBio）、GridION、MinION 等测序仪，相对第二代测序可以得到更长的核苷酸片段，并且仪器做到了便携、实时可用来测序。

真核细胞中，相同 DNA 片段通过剪切不同的内含子可得到不同的 mRNA 序列，mRNA 负责翻译成多种多样的蛋白质，对 RNA 进行直接测序可以以基因的表达谱的形式获得细胞、组织或生物体的快照信息，有助于进一步检测差异基因、寻找致病因素、解释疾病变化等。传统批量（bulk）的 RNA 测序方法混合了样本来源的多种类型细胞，难以研究组织器官中不同细胞基因表达的各向异性；2009 年，汤富酬教授完成了世界首例单细胞 RNA 测序技术的开发及试验，开拓了单细胞组学研究的新领域。经过十几年的发展，目前存在三种广泛使用的单细胞测序协议，包括：基于微流控设备的协议（10x Genomics、Drop-seq、InDrop 等）、基于孔板设备的协议（SMART-seq2、MARS-seq、SRCB-seq 等），以及 Fluidigm C1 芯片协议（CEL-seq2 等）。

（二）数据预处理

测序的原始数据（raw data）往往含有大量的零值，一些样本细胞也存在低质量结果、受环境污染等情况，并且测序技术也会造成不同程度的测量偏差。因此原始数据需要经过一系列的预处理才能进行下游分析。预处理的主要步骤包括测序信号处理、原始数据质量控制、reads 片段装配、计数矩阵质量控制、归一正则化、特征提取、降维等。几种常用的降维方法包括主成分分析（PCA）、非负矩阵分解（NMF）、tSNE、UMAP 和基于神经网络的自动编码器（autocoder）等。

（三）基因调控网络推断

通过分析单细胞测序数据，可以分析推断相应的基因调控网络（gene regulatory network，GRN），判断基因之间相互作用关系。无向网络往往只给出了存在相互作用的边，而有向网络还会给出基因之间的调控方向。常见的无向调控网络推断方法有：Pearson 相关系数、距离相关方法、贝叶斯网络、常微分方程和回归方法以及信息论方法，其中信息论的方法包括互信息与条件互信息、条件互包容信息、部分互信息、偏关联性，对于有向网络的推断往往需要更为复杂的算法，如因果估计等。这里简要介绍基于 Pearson 相关系数和基于互信息的无向网络推断算法。

1. 假设基因 X 和基因 Y 为随机变量并服从联合概率分布 $p(x, y)$，其中 x、y 分别为 X 和 Y 的表达量，其边缘分布分别为 $p(x)$、$p(y)$。两者之间的 Pearson 相关系数 ρ_{XY} 定义为

$$\rho_{XY} = \frac{Cov(X,Y)}{\sigma_X \sigma_Y}$$

其中，$Cov(X, Y)$ 为随机变量 X 和 Y 的协方差，σ_X、σ_Y 分别是 X 和 Y 的标准差。在通常应用中，会假设一个先验阈值 θ，当 $|\rho_{XY}| > \theta$ 时，则认为 X 和 Y 之间存在调控关系，否则不存在。为了消除其他基因 Z 的影响，实际应用中还经常使用偏相关系数（partial correlation）

$$\rho_{XY|Z} = \frac{\rho_{XY} - \rho_{XZ}\rho_{YZ}}{\sqrt{1-\rho_{XZ}^2}\sqrt{1-\rho_{YZ}^2}}$$

来判断 X 和 Y 之间是否存在直接调控关系。Pearson 相关系数和偏相关系数的劣势在于仅考虑了变量之间的线性相关性。

2. 对一般的非线性系统，研究者建立了互信息（mutual information）和条件互信息（conditional mutual information）的概念。基因 X 和 Y 的互信息定义为

$$MI(X, Y) = \iint p(x,y) \log \frac{p(x,y)}{p(x)p(y)} \mathrm{d}x\mathrm{d}y$$

基因 X 和 Y 条件于 Z 的条件互信息定义为

$$CMI(X, Y|Z) = \iiint p(x,y,z) \log \frac{p(x,y|z)}{p(x|z)p(y|z)} \mathrm{d}x\mathrm{d}y\mathrm{d}z$$

其中，$p(x, y, z)$ 为联合概率分布，$p(x, y|z)$、$p(x|z)$、$p(y|z)$ 为相应的条件概率分布。同样，可以使用先验的阈值 θ 来进行 X 与 Y 之间调控关系的判别。

3. 上述方法可以用来判断两个基因 X 与 Y 之间是否存在边（调控关系），而往往混淆变量 Z 可以存在多个。对于存在 n 个基因的系统，推断多个基因间的直接调控网络可以采用 PC 算法。在 PC 算法中，我们首先计算任意两个基因之间的 ρ_{XY} 或 $MI(X, Y)$，保留值大于 θ 的边；接着对所有存在边 X–Y 和共同邻居 Z 的基因，使用 $\rho_{XY|Z}$ 或 $CMI(X, Y|Z)$ 进行计算，并保留大于 θ 的边；然后继续对保留的网络中，存在两个共同邻居 $Z = \{Z_1, Z_2\}$ 的边 X–Y 进行相应高阶偏相关系数或条件互信息进行计算，并保留大于阈值的边；以此类推，对存在 3 个、4 个…n 个共同邻居的边进行直接关联的判断，逐步消除多个变量的影响，直到没有再高阶的共同邻居。这样最终得到的网络，可以在一定程度上反映基因之间的直接调控关系。图 11-17 给出了 PC 算法的示意图。其中，$I(\cdots,\cdots)$ 表示两变量之间的 Pearson 相关系数或互信息，$I(\cdots|\cdots)$ 表示偏相关系数或条件互信息，只有指标大于阈值时保留该条边。PC 算法通过逐步迭代消除其他变量的间接影响，最终得到直接调控网络的估计。

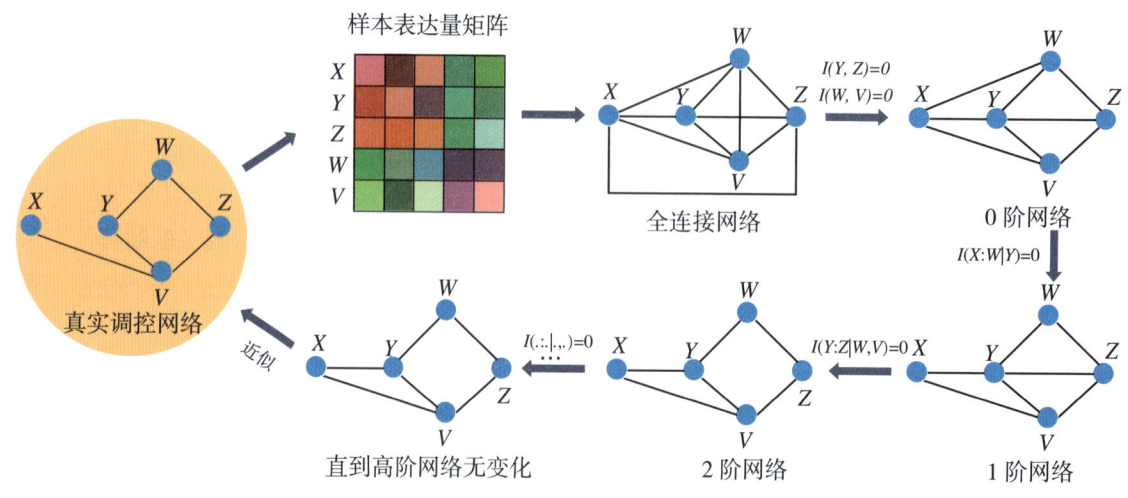

图 11-17　PC 算法示意图

(四)细胞分化动力学的伪时间估计

细胞的动态演化主要包括细胞数量增殖/凋零与细胞功能分化两大过程。单细胞测序提供了生物组织的高分辨率测量数据,非常有助于分析和研究细胞的各向异质性以及生物过程的动态变化,特别是量化细胞命运决策以及识别驱动该过程的关键基因。尽管最新的研究提供了能够时序测量少量活细胞动态数据的方法,但实验技术仍然复杂且尚未大规模普及。目前流行的单细胞RNA测序技术中,细胞在测序时会遭到破坏,以致无法跟踪它们的随时间发展的基因表达谱变化。但是单一实验时间点的切片快照数据,仍可以观察到多种细胞的类型/阶段,这种生物过程的异步性可以帮助我们通过算法从数据中估计细胞演化的动态过程。

伪时间即根据单细胞RNA测序数据,将每个细胞按照发育过程中的阶段进行排序与标注。越靠近干细胞具有高度多潜能性的细胞(例如肝母细胞)将具有较小的伪时间值,越靠近成熟细胞(例如肝细胞或胆管细胞)具有高度特异性的细胞将具有较大的伪时间值。

利用生成树或者图理论是估计单细胞伪时间的一种重要途径。这种方法通常在基因表达空间中的不同细胞之间使用K近邻等方法建立网络结构,在给定根细胞(通常为多潜能性最高的干细胞)后,计算其他细胞在网络上与根细胞的距离作为伪时间的估计。常见的算法包括Wanderlust、Wishbone、Diffusion maps、Monocle2等。

单细胞熵的概念是估计伪时间的另一种可行途径。熵代表着系统的不确定性,生物系统可以认为是一种负熵系统。干细胞不同基因的表达没有功能特异性,而随着细胞分化,细胞功能逐渐专一,熵也随之减小。利用单细胞测序数据进行熵指标的设计与度量,无需先验提供根细胞,伪时间也不会强烈依赖于邻居细胞的表达值,是一种有效的估计策略。常见的算法包括:StemID、SLICE、SCENT、Markov-chain entropy。

另外,RNA velocity、细胞分化势能景观等数学工具,也对伪时间、细胞演化轨迹提供了全新的方法。

二、时序数据建模

(一)时序数据的基本概念

在系统医学和复杂数据建模中,时序数据是不可或缺的宝贵资源。这些数据,通常作为随时间采集的数据点序列,揭示了生理状态如何随时间演变,对于掌握疾病发展、预测趋势和制定治疗策略至关重要。

心电图(ECG)和脑电图(EEG)是医学中最常见的两种时序数据。心电图记录的是心脏的电活动,每一次心搏产生的电信号都会在心电图上形成特定的波形。这些波形图不仅能够反映心脏的健康状况,还能帮助医生诊断出各种心脏疾病,例如心律不齐、心肌梗死等。而脑电图则是用来记录大脑的电活动,它是神经科学和精神医学研究中的重要工具。医生可以通过分析EEG数据来监测大脑的功能状态,诊断出癫痫等神经系统疾病。

在宏观层面,传染病时序数据在全球性流行病中扮演了关键角色,为我们提供了理解病毒传播模式、疫情发展趋势及其公共卫生影响的数据支撑。这些宏观数据的分析可以指导卫生政策制定者评估和调整应对策略,以及为研究人员提供分析传染病动态的基础。

此外,从微观角度看,神经元的微观时序数据在解读神经系统的响应和疾病时的变化中同样扮演着关键角色。通过脑成像、电生理学记录或钙成像等技术,我们能够收集到关于单个神经元或神经元网络活动的详细信息。从局部场电位(LFP)到单细胞放电模式的记录,这些微观数据帮助我们理解神经回路如何动态地处理信息，以及疾病状态下的扰动。

对于揭示如帕金森或阿尔茨海默病等神经退行性疾病的早期变化，这些微观时序数据至关重要。它们支持了精细的神经系统模型的构建，这些模型能够模拟特定认知功能或预测神经系统疾病的进展，并指导新药物和治疗方法的开发，朝着个性化治疗策略迈进。

对这些时序数据的分析和建模是一项挑战，需要运用特殊的技术和方法。这些数据通常包含了大量的变量，存在着复杂的时间相关性。因此，正确理解这些数据，并有效地处理它们，对于发现疾病的模式、制定有效的治疗计划以及改善患者的预后都至关重要。

例如在时序数据分析中，自回归模型（AR 模型）是一种常用的方法。对于一个 AR 模型，时序数据 X_t 可以表示为：

$$X_t = c + p_1 X_{t-1} + p_2 X_{t-2} + \ldots + p_d X_{t-d} + \varepsilon_t$$

其中，c 是常数项，$p_1, p_2, \ldots, p_d$ 是模型参数，d 是模型的阶数，ε_t 是白噪声。除了自回归模型（AR 模型），另一个常用于时序数据分析的方法是移动平均模型（MA 模型）。在 MA 模型中，时序数据 X_t 可以表示为：

$$X_t = \mu + \theta_1 \varepsilon_{t-1} + \theta_2 \varepsilon_{t-2} + \ldots + \theta_d \varepsilon_{t-d} + \varepsilon_t$$

其中，μ 是数据的均值，$\theta_1, \theta_2, \ldots, \theta_d$ 是模型参数，d 是模型的阶数，ε_t 是白噪声。在移动平均模型中，当前值 X_t 被视为过去几个时期误差项 ε 的加权平均。这种模型尤其适用于分析具有随时间变化的波动性的时序数据，如确诊数据、治愈数据等。通过 MA 模型，分析者可以更好地理解和预测数据的短期波动趋势。

（二）心电图和脑电图数据分析

心电图（ECG）是一种评估心脏健康的重要工具，它通过非侵入性方式记录心脏的电活动（图 11-18）。ECG 的工作原理是捕捉心脏每次搏动时产生的电信号，将这些信号转换为图形表示。

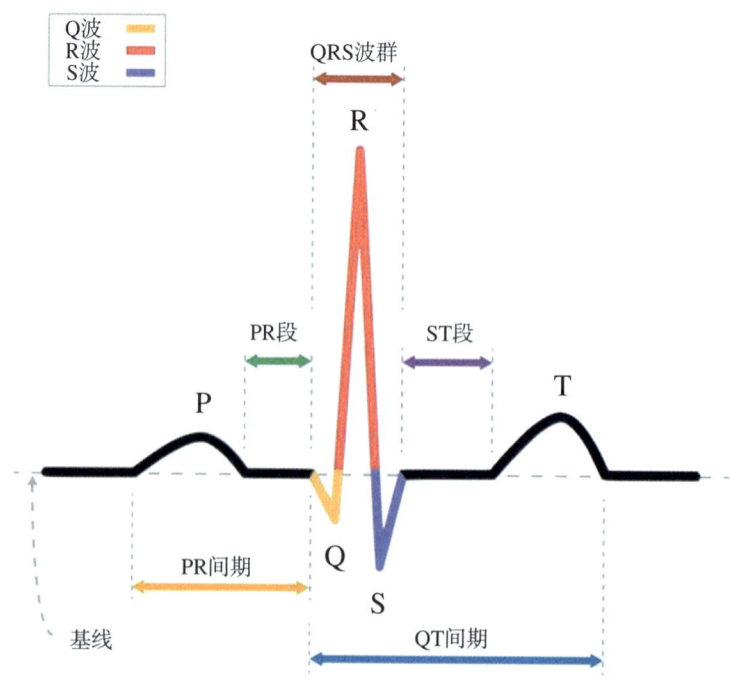

图 11-18　标准窦性心律的心电图（ECG）波形及其各部分的标注

P 波代表心房去极化；QRS 波群代表心室去极化；T 波代表心复极化。黄色箭头表示 PR 间期，紫色箭头为 ST 段，两者均为心脏电活动的重要测量指标。蓝色箭头表示 QT 间期，是衡量心室去极化和复极化全过程时间。基线或等电位线被标记为参考线，用于分析波形起始和结束点

这些图形的主要组成部分包括 P 波、QRS 波群和 T 波。P 波反映了心房的去极化过程，代表心房激动；QRS 波群表示心室的快速去极化，代表心室激动；T 波则代表心室的复极化。通过对这些波形及其间隔的细致分析，医生能够诊断各种心脏问题，如心律不齐、心肌梗死以及其他心脏病。更高级的分析技术，如 ST 段分析和长期心率变异性研究，可用于评估心脏的供血状况和心脏病患者的风险评估。

脑电图（EEG）用于测量和记录大脑的电活动（图 11-19）。它通过在头皮上放置多个电极来捕捉大脑发出的微弱电信号。EEG 波形反映了大脑皮质下神经元的集体电活动，这些信息对于监测和诊断各类神经系统疾病至关重要。EEG 数据分析侧重于识别特定的波形模式和频率变化，例如，在癫痫发作时，EEG 可能显示出异常的同步电活动，这些信息对于诊断和治疗癫痫至关重要。EEG 的高时间分辨率使其成为研究大脑功能和相关疾病的重要工具。

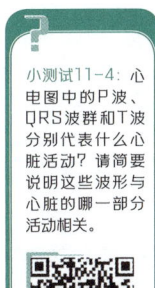

小测试11-4：心电图中的P波、QRS波群和T波分别代表什么心脏活动？请简要说明这些波形与心脏的哪一部分活动相关。

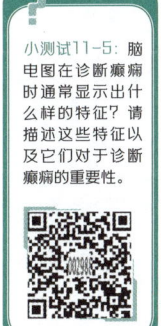

小测试11-5：脑电图在诊断癫痫时通常显示出什么样的特征？请描述这些特征以及它们对于诊断癫痫的重要性。

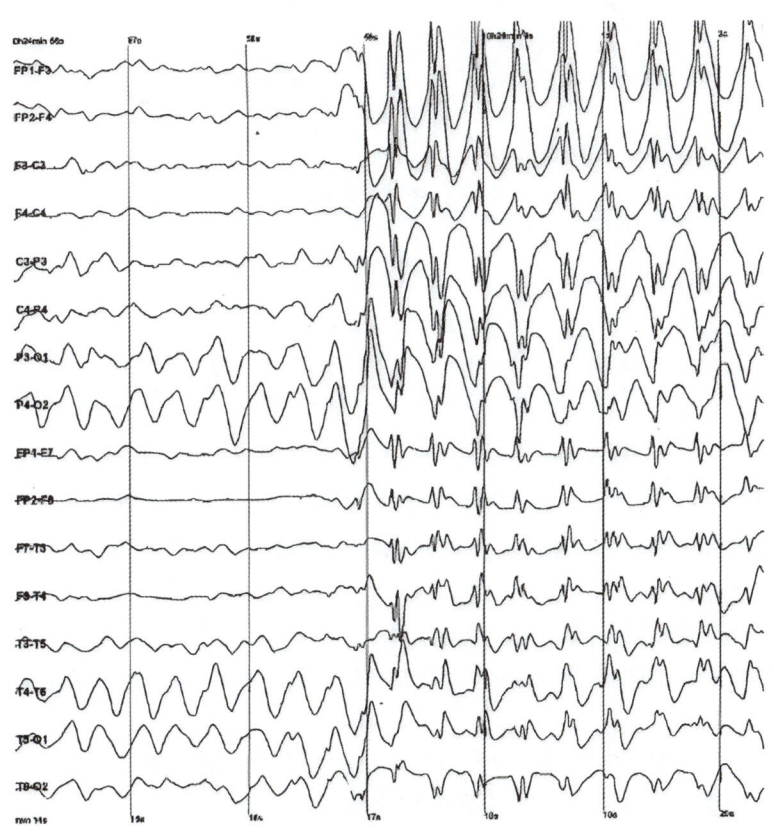

图 11-19　一张脑电图

显示了典型的"尖波-慢波"放电模式，这是某些类型癫痫发作的特征性表现。在每个通道中，尖波紧随其后的慢波组成了一系列的尖-慢复合波，它们通常与全脑性发作活动相关。这种模式通常在多个脑区同时出现，表明存在广泛的神经网络同步异常放电

ECG 和 EEG 数据分析面临着包括复杂的信号处理、噪声过滤以及数据的准确解释等挑战。随着机器学习和人工智能技术的发展，这些挑战正在逐渐被克服。这些先进技术的应用不仅提高了诊断的准确性，还在个性化医疗和远程健康监测方面展现出巨大的潜力。例如，AI 算法可以从 ECG 和 EEG 数据中自动识别异常模式，从而辅助医生进行更准确的诊断。此外，随着数据分析方法的自动化和精确化，医学领域正在迎来一次重大的技术进步。

（三）糖尿病等慢性病的数据分析

糖尿病以及其他慢性病的有效管理依赖于长期的监测和数据分析。特别是对于糖尿病患者而

言,持续监测血糖水平对于疾病控制和管理至关重要。这种监测不仅包括定期检测血糖值,还涉及记录饮食习惯、运动量、胰岛素用量等相关数据,以便更全面地了解病情。

血糖数据分析的关键在于识别血糖水平的变化模式和趋势。这包括分析日常的血糖变化、餐后血糖的响应,以及长期血糖控制情况,例如糖化血红蛋白A1C水平。通过对这些数据的详细分析,医生与患者能够更准确地理解病情,并据此调整治疗方案,如调整胰岛素剂量或改变生活习惯。图11-20为2型糖尿病发展过程中内源性胰岛素的角色示意图,描述了环境因素(如饮食、活动水平)和遗传因素对胰岛素抵抗和β细胞功能的影响,以及这些因素如何随时间推进糖尿病的进程。

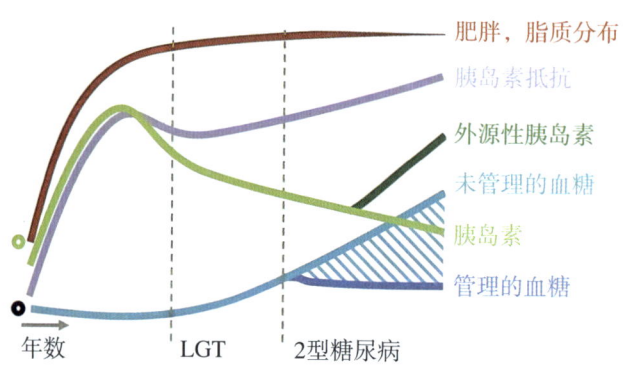

图 11-20　2 型糖尿病发展过程中内源性胰岛素的角色示意图

图中展示了从正常葡萄糖耐量到糖尿病前期(IGT)再到2型糖尿病的过渡,以及疾病管理(如降糖药物、饮食控制)对于延缓或改变这一进程的潜在效果。不同的曲线表示了胰岛素水平和血糖控制在这一过程中的变化,显示了未处理和管理下血糖的不同轨迹

在进行糖尿病数据分析之前,对数据进行适当的预处理是非常重要的。预处理步骤包括数据清洗(如去除异常值和填补缺失数据)和数据标准化(确保数据格式和范围的一致性)。这些预处理步骤确保了分析的准确性和数据的可靠性,为后续的数据分析提供了坚实的基础。

此外,借助先进的数据分析技术,如机器学习算法,医生可以识别病情发展的模式和患者面临的风险因素。这些技术使得医生能够制定更加个性化的治疗方案,根据患者的具体情况调整饮食、运动和药物治疗计划。

将血糖数据与其他健康数据(如血压、体重、运动量等)结合起来,可以提供更全面的健康分析。这种综合性分析有助于全面评估患者的健康状况,并对疾病进行更有效的管理。

(四)复杂系统建模

在医学领域,复杂系统建模是一个关键的研究领域,它致力于理解和预测疾病行为。这种建模方法通过从多个角度综合分析医学数据,旨在揭示健康和疾病状态之间的复杂关系。在本节中,我们将深入探讨几种常用于复杂医学系统建模的方法和技术。

1. 时间序列分析　心电图、脑电图和血糖数据等时序数据是医学研究中的重要组成部分。时间序列分析是处理这类数据的关键方法,它能够识别数据中的长期趋势、周期性和季节性变化。例如,在心律失常或癫痫发作的预测研究中,时间序列分析能够帮助医生识别可能导致疾病发作的模式和信号。

2. 机器学习与人工智能　随着技术的进步,机器学习和人工智能已成为处理和分析大量复杂医学数据的强大工具。这些算法,如神经网络和随机森林,能够从历史数据中学习、识别出疾病的模式,预测疾病风险,甚至推荐个性化的治疗方案。例如,在癌症研究中,AI算法可以帮助识别肿瘤的生长模式,从而优化治疗计划。

3. 网络分析 是一种强大的工具,它允许研究者理解不同生物学标志物之间的相互作用。在复杂系统建模中,这种方法特别有助于揭示疾病的生物学基础,包括基因、蛋白质和代谢物之间的复杂关系。这种分析不仅为疾病发展的深刻洞察提供了基础,还有助于发现潜在的治疗靶点。

4. 模型评估与验证 在开发复杂医学系统模型时,对模型进行严格的评估和验证是至关重要的。这包括使用独立的数据集来测试模型的预测能力,确保模型在不同群体和不同条件下的有效性。这一步骤对于确保模型的可靠性和实用性至关重要,尤其是在将这些模型应用于实际临床决策时。

5. 应用案例 复杂系统建模在许多医学领域都有广泛的应用,例如在癌症研究、心血管疾病、神经退行性疾病等方面。这些模型不仅帮助研究人员更深入地理解疾病过程,还有助于优化治疗策略和提高疾病的预防和管理效果。例如,通过对心血管疾病患者的长期数据进行建模分析,研究人员可以预测患者心脏事件的风险,并据此调整治疗策略。下面探讨前文提到的先进技术在心脏疾病诊断、癫痫发作检测以及1型糖尿病血糖管理中的应用,展示它们如何提高疾病诊断的准确性和患者自我管理的效果。

(1) 深度学习在心脏疾病诊断中的应用:近年来,深度学习技术在心脏疾病的诊断方面取得了重大突破。通过使用单导联可穿戴式心电图(ECG)监测器,研究者开发了一种高效的算法,该算法能够准确检测心律失常,其性能甚至超过了专业心脏病学家。该算法基于一个34层的卷积神经网络,能够将ECG样本序列映射到心律类别序列,表现出了在早期诊断和风险评估方面的巨大潜力。

(2) 机器学习在癫痫发作检测中的应用:机器学习技术的应用也已成功扩展到癫痫发作的早期检测。通过分析头皮EEG数据,研究者构建了能够识别癫痫发作迹象的个体化分类器。考虑到大脑电活动的复杂性,这一成就显示了机器学习在处理高度重叠和复杂数据方面的强大能力。经过广泛测试,该算法在检测癫痫发作方面展现出高达96%的准确率,显著提高了早期诊断和治疗的可能性。

(3) 深度学习在1型糖尿病血糖管理中的应用:在1型糖尿病的血糖管理领域,深度学习技术通过分析连续血糖监测(CGM)数据,为患者提供了一个可靠的自我管理支持系统。利用血糖数据的非线性混沌特性,逻辑平滑过渡自回归(LSTAR)模型能够精确预测血糖水平,尤其是在高血糖波动性(GV)的患者群体中。这一技术不仅提高了预测的准确性,也为糖尿病患者提供了更好的自我管理方法,减少了血糖波动带来的风险。

这些案例表明,深度学习和机器学习技术在医学领域的应用正变得越来越广泛和深入。从心脏疾病的精确诊断到癫痫发作的及时检测,再到糖尿病血糖的有效管理,这些技术不仅提高了医疗诊断的准确性,也优化了患者的治疗和自我管理过程。

(五)时序数据处理示例

当探讨如何处理时序数据时,以心电图(ECG)数据为例,我们可以更好地理解这一过程的各个阶段。

1. 数据采集 无论是ECG数据还是其他类型的时序数据,首先需要确保数据的准确收集。这通常涉及使用专业设备,如ECG监测器或相应的传感器,来捕捉生理信号。在采集过程中,重要的是保证数据的完整性和一致性。例如,在采集ECG数据时,需要关注心电图的质量,包括确保电极正确放置并与皮肤良好接触,以及选择合适的采样频率来确保足够的数据分辨率。

2. 数据预处理 是确保数据准备好进行分析的重要步骤。这包括数据清洗,如去除非数据元素(例如时间戳或标识符),以及对数据进行格式化和标准化,确保数据在分析过程中具有一致性。对于ECG等医疗数据,可能还需要去除生物电干扰或设备引起的伪迹。这可以通过滤除异常值或应用特定的算法进行噪声减少实现。

3. 降噪与过滤 降噪是提高数据质量的关键步骤,尤其是当数据受到外部噪声干扰时。例如，在 ECG 数据分析中，常用带通滤波器去除不必要的高频和低频噪声。在处理其他类型的时序数据时，也需要根据数据特性选择合适的过滤技术，以减少噪声的影响，提高数据的信噪比。

4. 特征提取 分析时序数据的核心是从原始数据中提取有用的信息。在 ECG 数据分析中，这可能意味着识别和标记心动周期中的关键点，如 P 波、QRS 波群和 T 波。对于其他类型的时序数据，特征提取可能包括识别周期性模式、趋势变化或特定事件的发生。这通常涉及使用统计方法或机器学习技术来分析数据。

5. 模式识别与分类 一旦特征被提取出来，下一步就是通过模式识别和分类来解释这些特征。在 ECG 分析中，这可能涉及将心搏分类为正常或异常。对于其他时序数据，如肌电图（EMG）或运动追踪数据，分类可能涉及使用机器学习算法来识别特定的运动模式或生理反应。

6. 趋势分析与预测 在长期的数据记录中，分析趋势和进行预测是非常重要的。例如，ECG 数据的长期分析可以揭示心脏健康的变化趋势，或预测心脏疾病的风险。对其他类型的时序数据，趋势分析可能涉及监测生理参数的长期变化，或预测特定健康状况的发展。

7. 结果验证与应用 任何数据分析的最终步骤都是验证结果的准确性和可靠性。这可能涉及与临床诊断结果的比较，或通过实际应用来测试分析结果的有效性。例如，在 ECG 数据分析中，验证可能涉及与心脏病专家的讨论，确保分析结果符合临床观察。对于其他类型的时序数据，验证步骤同样至关重要，以确保分析结果对实际应用有指导意义。

通过以上详细步骤，我们不仅能够深入理解 ECG 数据的分析流程，还可以将这些技能和知识应用到其他类型的时序数据分析中。这种方法论的灵活性和适用性使其成为医学和生物统计学领域的核心技能之一。

（六）未来展望

随着科技的快速发展，系统医学和复杂数据建模领域正面临前所未有的变革和挑战。我们即将步入一个数据驱动的医疗新时代，在这个时代中，数据分析将在医学决策和疾病管理中扮演更加核心的角色。未来的发展可能会沿着以下几个方向进行。

1. 人工智能和机器学习 人工智能和机器学习技术正在不断进步，它们将使医学数据分析变得更加精准和高效。未来的算法预计将更有效地处理复杂的医学数据，提供更准确的疾病预测和个性化治疗建议。这些技术的进步可能会导致新的诊断工具和治疗方法的开发，从而极大地改善患者的治疗效果和生活质量。

2. 精准医疗 精准医疗的概念预计将进一步扩展，超越传统的基因组学，包含表观遗传学、代谢组学和蛋白质组学等多个层面。这种全面的数据分析将使治疗方案更加个性化，能够更好地适应每个患者的独特需求。未来，我们可能会看到更多基于个人遗传和生理数据的定制化治疗方案。

3. 数字健康和可穿戴技术 数字健康和可穿戴技术的发展将使个人健康监测变得更加普及。这些技术提供的实时健康数据不仅有助于个人健康管理，还能为疾病预防和早期干预提供宝贵信息。然而，这也带来了数据安全和隐私方面的新挑战，需要制定更为严格的数据保护措施。

4. 数据伦理和隐私 随着医学数据量的急剧增加，数据伦理和隐私保护将成为医学领域必须面临的重要议题。医学研究和实践中必须确保数据的安全使用和患者隐私的保护，这需要医学界、技术界和法律界共同努力，制定和执行相关的政策和规范。

5. 跨学科合作 未来医学数据分析的进步将更加依赖于跨学科合作。数据科学、生物学、医学和计算机科学等多个领域的专家需要携手合作，共同应对医疗健康问题的日益复杂性。这种跨学科的合作将有助于开发新的治疗方法，改善疾病预防和管理策略。

这些发展趋势预示着一个更加互联、智能化和个性化的医疗未来。在这个过程中，科技的创新将继续推动医学的进步，使医疗服务变得更加高效和精确。我们有理由相信，随着技术的发展，医疗领域将迎来一次重大的变革，为全世界的患者带来更好的治疗效果和生活质量。

三、时空数据融合建模方法

(一)时空数据驱动的动力系统识别方法

1. 概述 随着可用的医学数据量的迅速增加,从海量数据集中提取相关的生理医学规律逐渐成为医学领域关注的焦点,我们在现实世界中所获取的时空数据(spatio-temporal data)(如心电数据、脑电数据等)往往都对应着一个底层动力系统,这些底层动力系统很多可以以微分方程的形式进行刻画(常微分方程、偏微分方程或者随机微分方程等),一旦恢复出这些时空数据所对应的动力学方程,我们就自然而然地可以揭示数据背后隐藏的医学规律。因此,基于数据识别底层系统对应的动力学方程是一项十分重要的研究课题,同时也是医学领域中的一个核心挑战。通常来说,自然生物物理系统的动力学表达式往往是简洁的,这意味着微分方程的向量场表达式中通常仅包含可选函数空间的少数几项基函数,因此在设计动力系统识别方法时需要满足这种稀疏性的约束,平衡模型的复杂度与精度,最终准确推断观测数据背后的动力学方程。在本节中,我们将介绍一些现有的时空数据驱动的动力系统识别方法,其中涵盖确定性动力系统识别方法,随机动力系统识别方法以及在线进行动力系统识别的方法,以帮助我们从海量的复杂的医学数据集中提取关键的动力学规律。

2. 确定性动力系统识 对于确定性时空动力系统,Brunton 等人提出了一种非线性动力学稀疏识别 SINDy(sparse identification of nonlinear dynamics)的方法来从数据中恢复系统的动力学方程。不妨假设生成时间序列数据的系统满足如下微分方程。

$$\frac{\mathrm{d}}{\mathrm{d}t}\boldsymbol{x}(t) = \boldsymbol{f}[\boldsymbol{x}(t)]$$

其中,$\boldsymbol{x}(t) \in R^n$ 为在 t 时刻观测到的系统的 n 维状态向量,$\boldsymbol{f}$ 决定了系统的动力学行为并隐含某些生物或物理规律,如质量守恒、动量守恒、能量守恒等。我们的目标即为从数据中识别出 $\boldsymbol{f}$ 的具体表达形式。

假设已经收集到了对应于上述微分方程的一条时间序列,可以将其写成如下矩阵的形式。

$$\mathbf{X} = \begin{bmatrix} \mathbf{x}^T(t_1) \\ \mathbf{x}^T(t_2) \\ \vdots \\ \mathbf{x}^T(t_m) \end{bmatrix} = \begin{bmatrix} x_1(t_1) & x_2(t_1) & \cdots & x_n(t_1) \\ x_1(t_2) & x_2(t_2) & \cdots & x_n(t_2) \\ \vdots & \vdots & \ddots & \vdots \\ x_1(t_m) & x_2(t_m) & \cdots & x_n(t_m) \end{bmatrix}$$

通过利用相邻时刻观测到的状态变量随时间的变化率来近似估计梯度,可以得到如下梯度矩阵。

$$\dot{\mathbf{X}} = \begin{bmatrix} \dot{\mathbf{x}}^T(t_1) \\ \dot{\mathbf{x}}^T(t_2) \\ \vdots \\ \dot{\mathbf{x}}^T(t_m) \end{bmatrix} = \begin{bmatrix} \dot{x}_1(t_1) & \dot{x}_2(t_1) & \cdots & \dot{x}_n(t_1) \\ \dot{x}_1(t_2) & \dot{x}_2(t_2) & \cdots & \dot{x}_n(t_2) \\ \vdots & \vdots & \ddots & \vdots \\ \dot{x}_1(t_m) & \dot{x}_2(t_m) & \cdots & \dot{x}_n(t_m) \end{bmatrix}$$

其中,$\dot{\boldsymbol{x}}^T(t_i)$ 表示利用数据估计出的状态向量在 t_i 时刻对时间的导数。随后,需要根据已有的先验知识选取一组基函数作为识别动力学方程的候选函数来构建一个函数库,将其记为 $\Theta(X)$,并假设该函数库中包含所有用于描述系统真实动力学方程的函数项。例如可以选取 k 个多项式函数、三角函数等基函数，并代入观测数据矩阵 **X** 来构建如下的函数库。

$$\boldsymbol{\Theta}(X) = \left[1, X, X^2, \cdots, X^P, \sin(X), \cos(X), \cdots\right]$$

进一步，我们需要根据观测数据，在该函数库中选取少数几项进行线性组合来精确描述系统的动力学微分方程的右端项 **f**，该目标可以转化为如下的稀疏回归问题。

$$\dot{X} = \boldsymbol{\Theta}(X)\,\boldsymbol{\Xi}$$

其中，$\boldsymbol{\Xi} = [\xi_1, \xi_2, \cdots, \xi_k]$ 是一个 k 维稀疏的权重向量，其中如果存在某个维度的值非零，则对应于函数库中该维度上的基函数就会出现在我们恢复出的动力学方程式中，且其线性组合的系数即为权重向量在该维度上的值。容易看出，如果成功识别了动力学方程，应有下式成立。

$$f(x) = \boldsymbol{\Theta}(x)\,\boldsymbol{\Xi}$$

其中，x 为系统的任意 n 维状态向量。

至此，我们将较为困难的非线性复杂医学系统动力学方程的识别任务转化成了一个较为简单线性稀疏回归问题。通常情况下，观测的时序数据量远远大于函数库中基函数的数量，也即线性方程个数远大于未知数的个数，对于这种稀疏回归问题，目前已有很多成熟的机器学习算法可以高效且精确地进行求解，例如 LASSO（least absolute shrinkage and selection operator）回归算法等。SINDy 算法流程如图 11-21 所示。

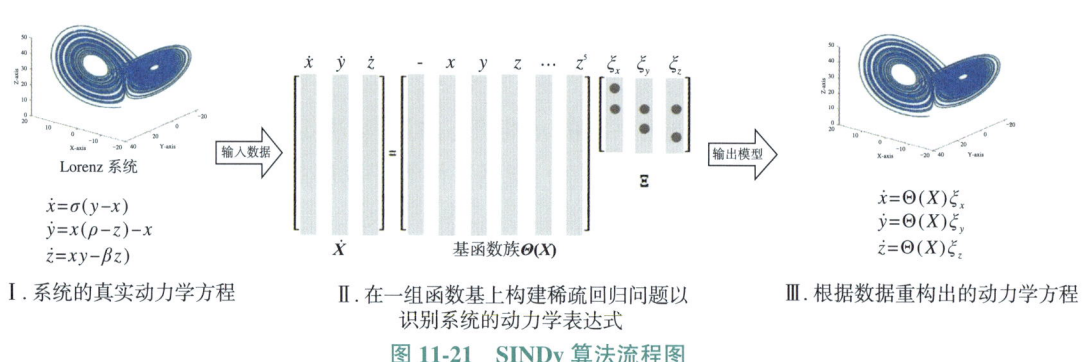

图 11-21　SINDy 算法流程图

3. 随机动力系统识别　在现实的生物医学系统中，存在诸多具有随机性的复杂系统对应的时空数据集，例如人的心电数据以及脑电数据等。如果我们采用上述针对确定性动力系统的稀疏识别方法，往往无法正确地识别系统中由噪声诱导的动力学行为，这可能会导致从数据中挖掘出错误的生物医学规律。针对这种情形，Boninsegna 等人提出了一种随机动力学稀疏识别方法 stochastic-SINDy，该方法旨在从实验数据中恢复出随机动力系统的动力学方程。

在这一部分我们考虑一个生物医学系统满足如下形式的伊藤随机微分方程。

$$d\boldsymbol{x}(t) = \boldsymbol{f}[\boldsymbol{x}(t)]dt + \boldsymbol{G}[\boldsymbol{x}(t)]^{1/2}dW(t)$$

其中，$\boldsymbol{f}[\boldsymbol{x}(t)] \in R^n$ 表示系统的漂移项向量，$\boldsymbol{G}[\boldsymbol{x}(t)] \in R^{n \times n}$ 为正定的扩散项矩阵，$W(t)$ 为一个 n 维标准布朗运动。此时，我们无法再直接通过计算观测变量在一个小时间隔内的变化率来同时恢复动力系统的扩散项与漂移项。但是借助 KM（Kramers-Moyal）公式，有下式成立。

$$f_i(\boldsymbol{x}) = \lim_{\Delta t \to 0} E\left[\frac{1}{\Delta t}(x_i(t+\Delta t) - x_i(t)) \mid \boldsymbol{x}(t) = \boldsymbol{x}\right]$$

$$G_{ij}(x) = \lim_{\Delta t \to 0} E\left[\frac{1}{\Delta t}(x_i(t+\Delta t) - x_i(t))(x_j(t+\Delta t) - x_j(t)) \mid x(t) = x\right]$$

因此，如果上述期望可通过观测到的时序数据进行准确的估计，我们就可以恢复出随机动力系统的漂移项与扩散项在不同空间位置的取值。一个常用的估计 KM 系数的方法是将大量观测数据在空间域上分组（binning）到一系列等间隔划分的小区间当中，对于每个小区间中的值，可以将它们都近似视为在区间中点处，这样就可以在每个区间中点处得到大量的点列，利用这些点列就可以进一步通过蒙特卡洛方法估计上述期望值，也即估计漂移项与扩散项在这些区间中点处的取值。需要注意的是，由于观测数据在空间不同区域的分布差异，使得可能存在某些小区间内数据量较少，此时采用蒙特卡洛方法估计期望会产生较大误差，进而对整个训练过程产生负面影响，因此需要设置一个数据量阈值，如果某个小区间内数据量低于该阈值，则剔除该区间内的全部数据，这一过程通常被称为过滤过程。

利用上述基于分组的方法，我们可以近似获得系统的漂移项与扩散项在一系列空间格点 **X** 上的取值，分别记为 $\boldsymbol{D}^{(1)}(X)$ 与 $\boldsymbol{D}^{(2)}(X)$。利用这些取值并同上构建一个函数库 $\boldsymbol{\Theta}(X)$，就可以将对扩散项与漂移项的识别分别转化为相应的线性稀疏回归问题。

$$\boldsymbol{D}^{(1)}(X) = \boldsymbol{\Theta}(X)\boldsymbol{\Xi}^{(1)}$$
$$\boldsymbol{D}^{(2)}(X) = \boldsymbol{\Theta}(X)\boldsymbol{\Xi}^{(2)}$$

需要注意的是，由于每个小区间中的数据量不同，在设置稀疏回归问题时需要根据数据量对不同的空间格点进行加权。

$$\hat{\boldsymbol{\Xi}} = argmin_{\Xi} \left\|\mathbf{W}\boldsymbol{D}(X) - \mathbf{W}\boldsymbol{\Theta}(X)\boldsymbol{\Xi}^{(1)}\right\|_2^2 + \lambda\|\boldsymbol{\Xi}\|_0$$

其中，$W = diag(w_1, w_2, \cdots, w_Q)$ 为对角矩阵，w_i 为第 i 个区间内数据量占总数据量的占比。

至此，我们将具有随机性的医学动力系统的识别任务也转化成了一个线性稀疏回归问题。对于该稀疏回归问题的求解方法，一方面可以同上利用一些已有的机器学习算法诸如 LASSO 回归算法对其进行快速求解，另一方面研究人员也开发出了一系列基于贝叶斯框架的求解方法，使得训练具有更高的精度以及更好的鲁棒性，同时也大大减少了训练所需的医学实验数据。基于贝叶斯框架稀疏回归算法详情参见二维码。

知识拓展：基于贝叶斯框架的稀疏回归求解方法

4. 动力系统在线识别与变点检测 在系统医学领域，时空动力系统往往是不断演化的，生物系统的某些参数或者是耦合结构有可能会随着时间发生变化，并且由于临床中各种实际情况的限制，往往无法在同一时刻获得大量的实验数据。上述针对动力系统稀疏识别的方法都是利用大量时空数据同时进行批量训练，因此无法建模随时间连续生成的数据流。此外，上述离线算法也导致我们无法根据实验数据快速检测识别系统在某些时刻可能发生的某些变化（例如根据脑电数据在线实时定位癫痫等疾病的发生），从而无法做出相应的临床应对。

针对上述情况，Li 等人提出了一种在线非线性动力学稀疏识别的方法 O-SINDy（online-sparse identification of nonlinear dynamics），从数据流中利用每个时刻可供训练的少量数据来在线识别系统的动力学方程。

不失一般性，考虑系统满足如下形式的确定性微分方程。

$$\boldsymbol{u}_t = \boldsymbol{f}(1, \boldsymbol{u}, \boldsymbol{u}^2, \cdots, \boldsymbol{u}_x, \boldsymbol{u}\boldsymbol{u}_x, \cdots, \boldsymbol{u}_{xx}, \cdots)$$

其中，$u=u(t,x)$ 表示系统的状态变量，下标 t 表示状态变量在时间域上的偏导数，下标 x 表示系统在空间域上的偏导数。动力学识别的目标依然是恢复函数 $\mathbf{f}$ 的具体表达形式，但是每个时刻可供训练的数据仅有当前时刻观测到的系统的状态变量（对于有限维动力系统即为各维度在当前时刻的值，对于偏微分方程即为当前时刻在空间域的一系列等间隔离散格点处的取值）。与传统的非线性动力学稀疏识别方法 SINDy 类似，首先我们利用相邻时刻以及相邻空间位置的实验数据，通过差分的方法估计系统状态变量在当前时刻的时空偏导数，记为 u_t。随后，我们选取一组由观测变量及其时空偏导数组合而成的基函数，形成一个函数库记为 $\theta(u)$，在每个时刻利用少量观测数据构建稀疏回归问题如下，其中 Ξ 为需要求解的稀疏回归系数。

$$u_t = \theta(u)\,\Xi$$

由于假设实验数据以流的形式逐步获取并且我们关注的生物医学系统在不断演化，所以我们需要在每个时刻求解基于该时刻获取的实验数据构建的特定的稀疏回归问题，同时在训练过程中还需要保留先前时刻实验数据的信息，以此来保证利用足够多的数据信息来稳定更新权重向量使其最终收敛到真实值附近，并保证在系统发生变化后的一段时间内，权重向量可以相应的发生变化并收敛到新的系统对应的真实权重附近。为了达到上述目的，可以采用已有的在线近端梯度下降算法 FTRL（follow-the-regularized-leader）-proximal 来迭代获得每个时刻对应的回归问题的稀疏解。具体的 FTRL-proximal 在线稀疏回归算法详见二维码。

知识拓展：Follow-The-Regularized-Leader-proximal 算法介绍

至此，我们已经完整构建了一个利用每个时刻获得的少量流实验数据进行动力学在线稀疏识别的算法，研究人员也已经通过实验证实了该在线算法在诸多生物医学系统上具有极其出色的在线识别性能。不难想到，利用在线算法在每个时刻求解出的权重向量，可以进一步进行数据驱动而模型未知的医学系统在线变点检测任务。具体来说，我们可以利用当前时刻识别出的动力学方程以及系统当前所处的状态来预测系统下一时刻的状态。不妨假设在当前时刻权重向量已经收敛到真实值附近，如果系统未发生变化，则利用识别出的动力学方程做出的下一时刻的预测值应与真实值保持一致，但如果系统在该时刻发生了突变，则下一时刻的真实值会由新的动力学方程驱动，与采用旧的动力学方程得到的预测值会有较大的偏差，利用该偏差值作为指标，可以比较精确地在线识别并定位系统的变点。该变点检测方法在医学领域有着非常重要的作用，其可以应用于癫痫检测等需要快速检测系统变化的医学场景当中，具有重大的实际意义。

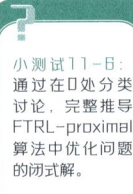

小测试 11-6：通过在□处分类讨论，完整推导 FTRL-proximal 算法中优化问题的闭式解。

（二）时空数据驱动的动力系统学习方法

医学数据科学领域一个关键的问题是数据重构，即对时间数据（如心电图）建立数学模型，来描述观测变量随时间演化的规律，进而根据所建立的动力系统得到更多的观测数据或对未来时刻观测变量的状态进行预测。

经典的数据重构方法通常通过构造形式已知的向量场函数空间，利用回归等方法寻找在设定空间中拟合数据效果最好的向量场作为重构结果。但这类方法往往需要利用事先已知的函数基，如多项式基、三角函数基等来构造向量场函数空间，在处理高维或结构复杂的动力系统时效果不佳。而现实场景中的系统往往是高维非线性系统，如患者的多导联皮质脑电信号，为处理相应的高维数据，基于神经网络的机器学习（machine learning, ML）方法被引入进来。

对于确定性时间序列观测数据，即给定当前时刻状态和时间间隔，系统在下一时刻的状态只有一个，机器学习领域通常采用神经常微分方程（Neural ODE）的方法建模数据的动力系统。对于观测数据 $\{x_i, t_i\}_{i=1}^{N}$，我们假设观测数据的动力学可以被建模为如下常微分方程。

$$\frac{d\boldsymbol{x}}{dt} = \boldsymbol{f}(\boldsymbol{x}, t)$$

具体地，以心电图建模为例，观测数据的含义为在不同时间观测得到的心电信号，我们的目标是寻找该心电信号的演化规律，即寻找合适的向量场，使得观测数据落在该向量场诱导的解轨道上。上述问题可转化为下列优化问题：

$$\min_{\theta} \quad L(\theta) \triangleq \sum_{N}^{i=1} \| \bm{x}_i - \hat{\bm{x}}_i \|$$

$$s.t. \quad \hat{\bm{x}}_i = \bm{x}_0 + \int_0^{t_i} \bm{f}(\hat{\bm{x}}(s), s; \theta) \, \mathrm{d}s.$$

这里我们将待定向量场参数化为 $\bm{f}(\cdot; \theta)$，表示对于心电信号演化规律的一个猜测函数，通过调整该函数的参数可以使其不断接近真实的心电信号演化规律。我们可以使用任意的机器学习参数优化方法来求解上述优化问题。神经常微分方程用神经网络参数化待定向量场，用反向传播梯度更新的方法寻找目标泛函数 $L(\theta)$ 下的最优参数。由于在神经网络训练过程中需要计算损失函数 $L(\theta)$ 关于参数 θ 的梯度，而损失函数并不显示依赖于 θ，我们需要推导此处损失函数关于参数的梯度公式。即对下述方程求解函数值 L 关于参数 θ 的梯度，$\nabla_{\theta} L$：

$$L = L(\bm{z}_T), \bm{z}_T = \bm{z}_0 + \int_0^T \bm{f}(\bm{z}(s), s; \theta) \, \mathrm{d}s.$$

根据庞特里亚金的伴随法（ajoint state method），我们得到损失函数关于参数的梯度为

$$\bm{a}(t) = \nabla_{\bm{z}(t)} L, \quad \frac{\mathrm{d}\bm{a}(t)}{\mathrm{d}t} = -\bm{a}(t)^\top \nabla_{\bm{z}} \bm{f}(\bm{z}(t), t; \theta),$$

$$\nabla_{\theta} L = \int_T^0 \bm{a}(t)^\top \nabla_{\theta} \bm{f}(\bm{z}(t), t; \theta) \, \mathrm{d}t.$$

因此，训练过程中的参数梯度是相应参数化向量场对应的一个常微分方程的解，在实际训练过程中，我们可以通过数值求解方法来求解上述常微分方程，如欧拉法、龙格-库塔法等。通过时序数据，我们可以利用神经常微分方程方法重建系统的动力学。神经常微分方程如图 11-22 所示。

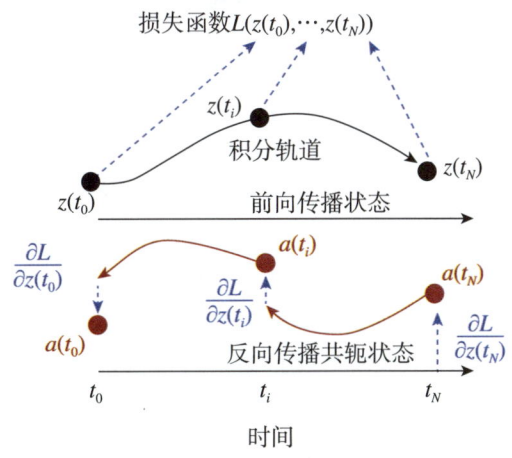

图 11-22　神经常微分方程示意图

注意到，在神经常微分方程中，参数在任意时刻的梯度可以由数值积分求出，因此在训练过程中无需保存神经网络每一层参数的中间状态梯度，从而大大节省了内存空间，能够更快地处理高维问题。

第十一章 系统医学与复杂数据建模

框 11-2　神经常微分方程的内存高效性

用计算机来训练传统多层神经网络模型时，一个主要的问题是大模型的参数量巨大，而在训练过程中，要对参数进行梯度下降的优化方式，需要保存损失函数关于每一层参数的梯度，因此需要高额的计算机内存。而在训练神经常微分方程时，由于损失函数对参数的梯度通过求解伴随方程得到，因此只需要保存损失函数关于神经常微分方程方程终点值的梯度，相当于只保存损失函数关于神经网络"最后一层"的梯度，因而极大释放了内存空间。

知识拓展：随机动力系统建模与训练

除了确定性时间序列，在实际问题中也会遇到带有随机性的时间序列，如患者的脑电数据在不同的用药剂量下也会不同。当时间序列观测数据带有随机性，即给定当前时刻状态和时间间隔，系统在下一时刻的状态服从一个概率分布时，或者对模型的先验假设带有随机性时，相应的系统通常被建模为随机动力系统，感兴趣的读者可以扫描二维码了解机器学习重构随机动力系统的方法。

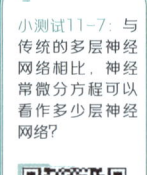

小测试11-7：与传统的多层神经网络相比，神经常微分方程可以看作多少层神经网络？

在本节中，我们介绍了一系列方法用于解决时空数据驱动的动力系统的识别与学习任务。对于动力系统识别任务，其中涵盖了包括确定性动力系统识别方法、随机动力系统识别方法的离线学习以及在线进行动力系统识别并检测系统变点的方法。这些方法可以帮助我们从海量数据中构建底层系统的动力学方程，进而帮助各领域研究人员挖掘数据背后隐含的客观规律。对于动力系统学习任务，通过先进的机器学习方法，来解决高维非线性情境中的动力系统建模，其主要想法是首先参数化动力系统方程，其次求解参数化下的系统轨道，并与数据的拟合误差作为损失函数，最后通过伴随法求解损失函数关于参数的梯度，从而对参数进行梯度下降优化。

小　结

系统医学与复杂数据数学建模在现在医学研究中具有重要意义，特别是基于不同尺度的复杂数据，构建不同类型的动力学模型，刻画不同层面医学现象，揭示医学机制和探索干预治疗措施。

本章从微观、介观、宏观层面，基于复杂系统的视角，介绍了静态和动态复杂网络分析方法，讲述了动力学建模的基本思路和动力学特征对应的医学现象及可能提供的干预措施设计。进一步，面向脑网络、基因调控网络和传染病网络，分别阐述了生物医学系统演化建模方法。最后，针对单细胞数据、心电/脑电时序数据等不同类型的数据介绍了复杂医学系统建模与应用，并利用机器学习等新型智能算法提供了时空数据融合建模方法。

第十一章科学发现史和研究前沿

整合思考题

1. 如何利用传染病学模型拟合实际流行病学数据并进行预测?

2. 机器学习领域在训练神经网络时，有时会根据先验知识修正训练结果，即将先验知识设计为合适的约束函数加入损失函数中，这一过程被称为正则化。结合你了解的 ODE 的性质，为 Neural ODE 设计正则化函数。

3. 如何利用血糖监测数据实现糖尿病患者的个性化治疗? 尝试讨论医生和患者如何根据血糖数据调整治疗方案，以及机器学习等先进技术在个性化疾病管理中的潜在作用。

第十一章整合思考题解析

(林　伟　杨　伟　冷思阳　史际帆)

第十二章 医学数据科学的未来趋势

导学目标

通过本章的学习,学生应能够:

※ **基本目标**

1. 对医学数据科学的未来趋势有直观的感受,充分体会到医学数据的多模态、多样性以及复杂性。对数据的标准化采集以及分析工具有一定的了解。
2. 陈述医学中的智能传感器概况,熟知数字医学等概念。
3. 阐释医学数据隐私和安全共享的重要性,能够举例说明几种常用的数据隐私安全算法。
4. 说明智能医学与个性化健康管理的基本概念。
5. 根据医疗场景灵活运用医学机器人与医学聊天机器人。
6. 理解脑机接口与医学数据科学的关系,认识医学数据与工程技术融合的未来挑战。

※ **发展目标**

结合医学传感器及其对应数据,与本体一起构建精准医学的蓝图。

案例 12-1

一个村子里 65 岁以上的老人超过 5%,医疗机械计划根据每位老人不同的特征,利用阿尔茨海默病评估工具评估疾病风险,从而设计个性化的预防措施,同时对已有的患者进行实时有效的干预和康复管理。

随着社会的老年化、人类疾病谱正在发生根本性改变,老年人防护养老、心理健康、慢性疾病如糖尿病、心脏病、阿尔兹海默病、癌症等,需要长期管理、治疗、康复和社会支持服务,这些社会需求和医疗资源缺乏的矛盾,已经构成社会发展的主要负担之一。

问题:
1. 在大数据和人工智能时代,如何针对高风险人群提供及时准确的健康管理并提高患者的依从性?
2. 如何收集慢病相关的动态多样性数据、对患者进行个性化的健康画像和慢病管理指导?
3. 如何利用脑机接口的数据收集和处理技术,帮助患者进行有效的生活管理和康复?

案例 12-1 解析

医学数据科学在医学仪器、模型、算力和应用多个要素形成的生态下迅猛发展,它将医学、生物学、检测技术和数据科学相结合,以改进医疗保健的各个方面,包括疾病的预测、诊断、治疗和健康管理。医学数据科学的未来发展将随着整个医学数据生态而协同变化，在现有高通量数据收集和分析技术演进的基础上，拓展、整合和丰富。未来医学数据科学的发展包括：医学数据收集的维度随着智能传感器的应用而进一步拓展（第一节）；多样性医学数据叠加促进智能医学发展的同时、带来的医学数据安全共享的问题（第二节）；基于个体多维数据的智能模型构建与应用、驱动个性化健康管理成为新的医学模式（第三节）；医学数据分析与知识图谱融合形成的可解释性聊天机器人的应用（第四节）；医学数据收集、分析与硬软件融合的脑机接口对未来主动健康实现的进一步改变与提升（第五节）等。本章将从 STEM 整体思维讨论医学数据科学的未来趋势（图 12-1）。

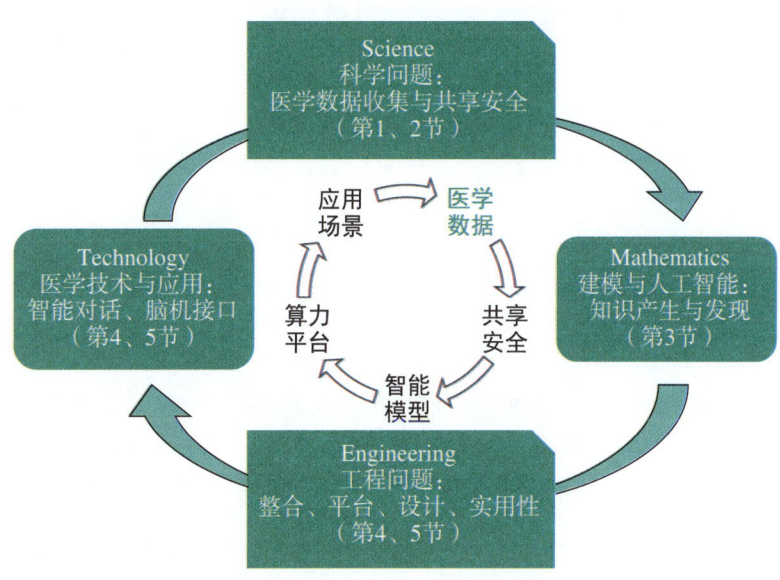

图 12-1　医学数据采集和分析的 STEM 特征

第一节　医学数据收集：智能传感器应用与数字医学兴起

医学数据收集的维度随着健康相关科技的发展不断拓展，医学数据的收集维度可以是多组学（各种分子组学）、多模态（各种感官模式如视觉、听觉、感觉等信息）和多测度（从分子到细胞、器官、个体、生态等），智能传感器的广泛应用将促进实时、动态、个性化多模态数据的收集，从而不断拓展医学数据收集的维度、促进现代数字医学的兴起。

一、智能传感器拓展医学数据收集的维度

智能传感器是一种集成了传感器技术和数据处理功能的装置，可以收集、处理和传输各种物理化学或生物信号，从而广泛用于自动化、物联网、气象预测、环境监测、医疗保健等领域。生活中常见的传感器如：温度传感器用于测量环境温度，湿度传感器用于测量环境湿度水平，光传感器用来检测光线强度或光线频率，压力传感器用于测量压力或应力，加速度计用于测量物体加速度，陀螺仪测量旋转速度或方向变化，磁力计用于测量磁场强度和方向，声音传感器用于检测声音或声波，气体传感器用于测量气体浓度，化学传感器用于检测特定化学物质浓度或化学反

应，图像传感器用于捕捉图像和视频，运动传感器用于检测物体的运动和位置，生物传感器用于检测生物体内生理参数等。这些传感器类型的不断发展和集成，推动了物联网、智能城市、健康科技等领域的发展，使得数据采集和分析变得更加智能和全面。

医学智能传感器是医疗领域中的关键技术之一，它们利用各种传感技术来监测生理参数、疾病迹象和患者状态。常见的医学智能传感器、功能及其在医学中的应用见表12-1。这些医学智能传感器在医学领域中的应用有助于实时监测患者的生理参数、早期诊断疾病、提高治疗效果以及改善患者的生活质量。此外，它们还为远程医疗、电子病历和医学研究提供了重要的数据支持。

表 12-1　常见医学智能传感器及其在医学中的应用举例

传感器类型	原理或功能	医学中的应用举例
心率心电图传感器	这些传感器可以是手持式设备、胸带、手环或贴在皮肤上的传感器。心电图传感器可用来测量心脏的电活动，通过放置电极在患者的身体上来捕获心脏的电信号	用于监测患者的心搏速率和心律、心律失常的检测、心脏健康监测和诊断心血管疾病等
血压监测仪	血压传感器测量动脉中的压力波形，并将其转化为血压测量值	用于高血压和低血压监测、心血管疾病风险评估以及药物治疗的监控
血糖传感器	血糖传感器使用化学反应或电化学技术来测量血液中的葡萄糖浓度	用于糖尿病患者的血糖监测和调整胰岛素治疗
血氧传感器	利用光的特定波长能够被氧气和非氧气血红蛋白吸收的原理，测量它们的吸收强度差异，计算出氧气饱和度，这些传感器通常夹在患者的指尖上、耳垂或其他适当部位上	用于临床环境中、家庭监测、运动和高原训练、研究和远程监测，实时监测患者的氧气饱和度。这对于检测低氧血症、呼吸困难和心脏疾病等情况非常重要
体温传感器	体温传感器可以是基于电阻、红外线或热电技术等，用于测量患者的体温	用于监测发热、感染和炎症等疾病的体温变化
呼吸传感器	通常通过胸带或夹在鼻子上的传感器实现，可以使用压力传感器或运动传感器来监测患者的呼吸运动	用于睡眠呼吸障碍的诊断、呼吸监测和急救情况下的患者监测
眼科光学传感器	利用光束反射或干涉测量来测定角膜曲率半径、扁平度变化、反射模式和响应	用于测量眼压、角膜曲率、视网膜反射等眼科应用
运动传感器	运动传感器包括加速度计和陀螺仪，用于监测患者的运动和姿势	用于康复、老年人跌倒检测、体育医学等领域
神经信号传感器	这些传感器可以测量脑电图（EEG）、肌电图（EMG）等神经信号	用于神经疾病的诊断、脑机接口研究和运动康复
尿液分析传感器	化学方法来检测尿液中的特定成分，电化学传感器测量尿液中的电化学参数，如 pH、电导率、氧化还原电位等，生物传感器使用生物分子（如 DNA、RNA 或蛋白质）等	用于检测尿液中的化学成分、生物学标志物等，以帮助诊断和监测糖尿病、肾和其他疾病
药物输送传感器	植入式或胶囊传感器等，可植入患者的体内例如皮下组织中，使用化学或生物传感器来监测药物在血液或组织中的浓度；也可吞下胶囊，胶囊在消化道中逐渐溶解，释放药物的同时，传感器记录药物释放速率并传输数据等	用于监测和调整医疗设备中的药物输送速率，以确保患者获得正确的药物剂量
医疗成像传感器	利用 X 射线束穿透组织测量透射 X 射线的强度，X 射线束绕患者旋转，也可以利用强磁场和无害的无线电波、超声波等	如 X 射线传感器、CT 扫描传感器和 MRI 传感器，用于医学影像学，帮助医生诊断和治疗疾病

智能传感器在未来医学中将发挥重要作用，对医疗领域产生深远的影响。智能传感器对未来医学影响有多个方面。

1. **个性化医疗** 智能传感器可以监测患者的生理参数，如心率、血压、血糖水平、体温等，并将这些数据与患者的医疗记录相结合。这将有助于医生更好地了解每位患者的健康状况，制定更个性化的治疗方案，提高治疗效果。

2. **远程监护** 智能传感器使医生能够实时监测患者的健康状况，而无需患者亲临医院。这对于慢性病患者、康复患者和老年人特别有益。通过远程监护，医生可以更早地发现患者的状况恶化，并采取必要的措施。

3. **药物依从性管理** 智能传感器可以用于监测患者的药物依从性，确保患者按时服药，它们还可以帮助医生优化药物治疗方案，确保患者获得最佳的治疗效果。

4. **手术和诊断支持** 在手术中，智能传感器可以提供实时数据，帮助医生更准确地导航和执行手术。此外，智能传感器也可以用于辅助诊断，例如在图像扫描中提供更多的生理数据，有助于医生做出更准确的诊断。

5. **疾病预防和早期检测** 智能传感器可以监测患者的生理指标以及环境因素，有助于预测潜在的健康风险。这可以帮助医生和患者采取积极的健康管理措施，预防疾病的发生或早期检测疾病。

6. **康复和生活质量改善** 对于康复患者，智能传感器可以监测康复进程，提供反馈，并帮助患者更快康复。此外，它们还可以用于改善生活质量，例如帮助老年人保持独立生活。

7. **大数据和研究** 智能传感器产生大量的医疗数据，这些数据可以用于医学研究和发展。通过分析这些数据，研究人员可以发现新的治疗方法、诊断工具和疾病预测模型。

智能传感器将通过链接患者、家人、医院和健康管理专家，改变医学的方式，使医疗更加个性化、精确和高效。它们有助于提高患者的生活质量，减少医疗成本，并推动医疗领域朝着更加精准和智能的方向发展。另一方面，智能传感器的发展和应用，也需要妥善处理患者隐私和数据安全等伦理和法律问题，确保智能传感器的应用安全和合规。

二、医学数据维度的加深促进数字医学的兴起

智能传感器的广泛应用，使得收集实时动态的个性化健康数据成为可能，对患者的健康画像也随着数据维度的加深变得更精细，数字医学学科也因此而得以发展，数字医学是一个跨学科的领域，它将信息技术、计算机科学、数据科学、生物医学工程学和临床医学相结合，以利用数字化工具和技术来实现以下目标。

数据采集与存储：将患者的医疗数据，包括生理参数、医学图像、电子病历、基因组信息等，以数字形式采集、存储和管理，以确保数据的安全和可访问性。

数据分析与解释：利用数据科学和机器学习等技术，对大规模医疗数据进行分析，以提供疾病预测、诊断支持、治疗建议等临床决策的有用信息。

远程医疗和监护：借助远程传感器、移动应用程序和在线平台，实现远程医疗服务、远程监测和在线医疗咨询，提高患者的可访问性和医疗服务的效率。

个性化医疗：根据患者的个体差异，为其提供个性化的医疗方案，以提高治疗效果并降低不必要的医疗费用。

药物研发和发现：在药物研发领域，利用计算方法来加速新药物的发现和开发，以及优化临床试验的设计。

医疗教育与培训：为医疗专业人员提供数字化的医学教育和培训资源，以提高医疗保健从业者的技能和知识水平。

第十二章 医学数据科学的未来趋势

数字医学的发展受益于信息技术和计算能力的迅速提升,以及大规模医疗数据的可用性。它的目标是通过数字化工具和技术,以更智能、更精确、更高效的方式提供医疗服务,从而改善患者的生活质量,提高医疗保健的质量和可及性。

(一) 数字医学的起源与应用

数字医学的起源可以追溯到多个领域的发展,包括计算机科学、医学图像处理、电子病历、互联网技术以及生物信息学和人工智能(artificial intelligence,AI)。这些领域的交叉和整合推动了数字医学的不断发展,为医疗保健提供了更多创新的方式,提高了医疗服务的效率和质量。

数字医学的一些关键里程碑和起源点如下。

(1) **计算机科学的发展**:数字医学的基础可以追溯到计算机科学的发展。20世纪中期,计算机开始崭露头角,它们的能力迅速增加,使得处理和存储大量医疗数据变得可能。

(2) **医学图像处理**:医学图像处理是数字医学的一个关键组成部分。20世纪60年代末,计算机开始用于处理医学图像,如X射线片、CT扫描、磁共振成像(magnetic resonance imaging,MRI)等。这些技术的发展使医生能够更好地可视化和分析患者的解剖结构和病变。

(3) **电子病历(EMR)**:数字医学的另一个关键组成部分是电子病历。20世纪70年代末,出现了早期版本的电子病历系统,用于存储和管理患者的医疗信息。这一领域的发展使医生能够更轻松地访问患者的医疗历史。

(4) **远程医疗**:随着互联网的普及,数字医学迅速演变为远程医疗(也称为电子健康或电子医疗)的一部分。这包括远程医疗诊断、在线医疗咨询和远程监测。这一领域的兴起为患者提供了更广泛的医疗服务选择,无需亲临医院。

(5) **生物信息学**:生物信息学的兴起也为数字医学的发展做出了贡献。生物信息学涉及基因组学、蛋白质组学和基因表达分析等领域,这些领域的进步使个性化医疗和分子医学成为可能。

(6) **人工智能和机器学习**:近年来,人工智能和机器学习的快速发展为数字医学带来了新的机会。AI可以用于医学图像分析、疾病诊断、药物发现和病患风险预测等各个领域。

数字医学在医疗保健领域中有广泛的应用,正在改变医疗保健的传统方式,提高了医疗服务的效率和质量,同时为患者提供更多的个性化和便利选择。这一领域还在不断发展,预计未来将涌现更多创新应用。下面罗列了数字医学的一些具体应用。

(1) **电子病历(electronic medical record,EMR)和电子健康档案(electronic health record,EHR)**:数字医学用于创建、存储、管理和分析患者的电子病历,以替代传统的纸质病历。这提高了患者数据的可访问性,有助于医生更好地管理患者的医疗历史,为大规模医学数据分析提供了数据基础,进而可以改善医疗服务质量。

(2) **医学图像处理**:数字医学用于处理和解释医学图像,如X射线、CT扫描、MRI和超声图像。计算机辅助诊断系统(computer aided diagnostic system,CAD system)可以帮助医生更准确地诊断疾病,提高影像学检查的效率。

(3) **远程监测和远程医疗**:数字医学使患者能够在家中或远程接受医疗监测和诊疗。远程传感器可用于监测患者的生理参数,如心率、血压、血糖水平等,并将数据传输给医生,以实现远程监护。

(4) **疾病预测和风险评估**:数据科学和机器学习技术可以分析大规模医疗数据,用于疾病的早期预测和风险评估。这有助于采取预防措施,提前干预,降低患病风险。

(5) **个性化医疗**:数字医学可用于制定个性化的医疗治疗方案。基于患者的遗传信息、生活方式和医疗历史,医生可以为每位患者定制治疗策略,提高治疗效果。

(6) **药物研发和生物信息学**:数字医学应用于药物研发,加速新药物的发现和临床试验的设计。生物信息学用于分析基因组数据,了解疾病的分子机制,推动精准医学的发展。

（7）**医疗教育和培训**：数字医学提供了在线医学教育和培训资源，用于培养和提高医疗从业者的技能和知识水平。

（8）**健康管理和健康应用程序**：健康管理应用程序和在线健康平台通过数字化工具来监测和管理患者的健康，促进健康生活方式，并提供医疗信息和建议。

（9）**医疗决策支持系统**：数字医学可以开发医疗决策支持系统，为医生提供临床指南、最新研究结果和患者数据，以支持医学决策。

（10）**医疗数据安全和隐私**：数字医学也应用于确保医疗数据的安全性和隐私保护，以满足法规和伦理要求。

（二）数字医学与远程医疗

数字医学与远程医疗（也称为远程医疗服务或远程医疗保健）密切相关，它们共同推动了医疗保健领域的变革和现代化。数字医学对远程医疗有很好的支撑，远程医疗也同样推进了数字医学的迅猛发展。远程医疗包括如下内容。

1. 远程监测　数字医学通过使用传感器、移动设备和无线技术，可以实现患者的远程监测。这些传感器可以测量患者的生理参数，如心率、血压、血糖水平等，然后将数据传输到医疗保健提供者的系统中。医生可以通过远程访问这些数据，实时监测患者的健康状况，识别潜在问题，并采取必要的干预措施。

2. 在线诊疗　数字医学也支持远程诊疗。通过视频通话、在线聊天和远程诊断工具，医生可以与患者进行远程会诊和诊断。这对于遥远地区的患者、行动不便的患者以及需要频繁诊疗的患者特别有益。

3. 电子健康档案和电子病历　数字医学是电子健康档案的基础。通过数字化的医疗记录系统，医生和医疗保健提供者可以随时随地访问患者的医疗历史和病例资料，即使在线或远程都能了解患者的状况，做出更准确的诊断和治疗计划。

4. 个性化医疗　数字医学的数据分析和机器学习技术可以用于个性化医疗。通过分析患者的医疗数据，医生可以制定个性化的治疗方案，确保每位患者在线或远程都能获得最佳的医疗护理，而无需面对面的访问。

5. 慢性病管理　远程医疗特别适用于慢性病的管理。数字医学工具可以帮助患者监测病情，遵循治疗计划，并与医生进行远程沟通，从而减轻了慢性病患者的医疗负担。

6. 医疗教育和培训　数字医学提供了在线医学教育和培训资源，用于培养和提高医疗从业者的技能，以支持远程医疗服务的提供。

综上所述，数字医学和远程医疗之间存在密切的关系，数字医学为远程医疗提供了技术和工具，使医疗服务更加灵活、智能和便捷。这种结合有助于提高医疗服务的可访问性，提高患者的生活质量，减少了对传统医疗资源的依赖，并推动了医疗保健的创新。

（三）数字医学、数字健康与数字疗法

数字医学、数字健康和数字疗法是医疗保健领域中三个相关但不同的概念，它们在利用数字技术来改进医疗保健方面有各自的特定角色。

1. 数字医学（digital medicine）　是一门交叉学科，利用数字技术、信息技术和计算机科学等工具来改进医疗保健的交付和管理。数字医学的应用包括医学图像处理、远程监测、电子病历、数据分析、个性化医疗、药物研发等多个领域。它的目标是提高医疗保健的效率、质量和可访问性，促进医学创新，为患者提供更好的医疗服务。

2. 数字健康（digital health）　是一个比数字医学更为广泛的领域，它涵盖了医疗保健领域中利用数字技术来改善健康管理和健康促进的所有方面。数字健康的应用包括健康应用程序、健

康信息交流、健康监测设备、健康数据分析等。它的目标是帮助个人更好地管理自己的健康，促进健康生活方式，提高生活质量。

3. 数字疗法（digital therapeutics） 是一种医疗治疗方法，利用数字技术和软件应用程序来预防、管理或治疗疾病，通常是在医疗专业人员的监督下使用；数字疗法通常是特定疾病或症状的治疗工具，如用于心脏病管理的数字心脏康复应用、用于焦虑症治疗的数字认知行为疗法应用等。数字疗法通常需要医疗专业人员的处方和监督，并用于支持传统的医疗治疗。

虽然这些概念在某种程度上有重叠，但它们在医疗保健中的作用和应用有所不同。数字医学强调医疗领域中的数字技术应用，数字健康更广泛地涵盖了健康管理和健康促进领域，而数字疗法则是一种特定类型的医疗治疗方法，依赖于数字工具来提供疾病治疗和管理。这三个领域都在不断发展，为患者提供更多的医疗和健康选择，同时推动了医疗保健的创新。

（四）数字医学应用举例和未来挑战

数字技术的迅猛发展正在改变医疗保健的方式，其通过多维度数据整合和高效率的数据传输为患者带来了先进的、全球化的、个性化的医疗体验。具体的应用举例如下。

（1）**心脏康复的数字化创新**：在许多国家，心脏病是一种常见的健康问题。一家医疗科技公司开发了一款数字疗法应用程序，旨在帮助心脏病康复患者更好地管理他们的健康。这个应用程序可以追踪患者的心率、血压和运动情况，并提供个性化的锻炼计划和饮食建议。患者可以随时通过智能手机访问应用程序，还可以与医生和康复专家进行远程交流。通过数字疗法，心脏康复患者可以更有效地监测他们的健康状况，并获得针对性的支持，提高了康复的成功率。

（2）**远程医疗改善农村地区的医疗保健**：在一些偏远农村地区，医疗资源有限，患者往往需要长途跋涉前往医院接受诊疗。为了解决这个问题，一家非营利组织与当地卫生部门合作，引入了远程医疗服务。医生使用视频通话技术与患者进行远程会诊，同时使用数字医学工具查看患者的医疗记录和影像。这使得患者能够在家门口获得高质量的医疗服务，减少了旅行的时间和成本，提高了医疗保健的可及性。

（3）**数字医学在癌症治疗中的应用**：一名癌症患者通过基因测序得知自己患有一种罕见的癌症类型，传统治疗方法的效果有限。然而，医生使用数字医学工具分析患者的基因数据，并与全球的癌症专家团队协作，制定了一种个性化的治疗计划。治疗方案包括使用特定的靶向药物，这些药物根据患者的基因特征进行精确选择。患者的癌症得到了控制，并且在数字医学的支持下，他能够持续监测疾病进展，随时进行治疗调整。

这些实例突出了数字医学如何改善医疗保健的可访问性、个性化和效率。通过数字技术，患者能够更好地管理健康，获得更准确的诊断和治疗，无论他们身在何处。这也是数字医学在提高全球医疗保健水平方面的潜力所在。

数字医学是一个复杂的领域，涉及多个科学问题，从医学数据角度看还存在不少挑战。

（1）**医疗数据隐私与安全**：如何确保患者的医疗数据在数字医学中的收集、存储和传输过程中保持隐私和安全，以防止数据泄露和滥用？

（2）**数据标准化**：如何将来自不同医疗系统、设备和平台的医疗数据进行标准化，以便进行有效的数据分析和信息交换？

（3）**算法可解释性**：在使用机器学习和人工智能算法来分析医疗数据时，如何提高这些算法的可解释性，以便医生和患者能够理解其决策依据？

（4）**临床验证**：如何验证数字医学应用程序和工具的有效性和安全性，以确保其对患者的实际医疗状况有积极影响？

（5）**数据伦理**：如何处理医疗数据的伦理问题，包括数据拥有权、访问权限、知情同意和数据分享？

（6）**远程监测的可行性**：如何确保远程监测技术的可行性和准确性，以监测患者的生理参数，并及时识别潜在的健康问题？

（7）**药物研发**：如何使用数字医学方法来加速药物研发，包括虚拟药物筛选、生物信息学分析和临床试验优化？

（8）**个性化医疗**：如何将患者的基因数据、生活方式信息和临床数据结合起来，以制定个性化的治疗计划，提高治疗的效果？

（9）**数据质量**：如何解决医疗数据的质量问题，包括错误、缺失和不一致的数据，以提高数据分析的可靠性？

（10）**医生培训**：如何培训医疗从业者，使其熟练掌握数字医学工具和技术，以充分利用这些工具来提供更好的医疗服务？

这些挑战代表了数字医学领域中的一些关键挑战。解决这些问题需要多学科的合作，包括计算机科学、数据科学、医学、伦理学和法律等领域的专家。随着数字医学的不断发展，解决这些问题将有助于推动医疗保健领域的创新，提高患者的生活质量，提供更精确的医疗服务。为解决这些科学问题和挑战，学术界有不少科学杂志在推进数字医学的整体发展和创新，常见的数字医学相关杂志见表 12-2。

表 12-2　数字医学相关的杂志及说明

杂志名称	杂志说明
Journal of the American Medical Informatics Association（JAMIA）	JAMIA 是首屈一指的生物医学信息学期刊，几乎涵盖生物医学和健康信息的所有领域
Journal of Medical Internet Research（JMIR）	JMIR 是一个开放获取的医学期刊，专注于数字健康、远程医疗、电子病历和健康信息技术等领域的研究
Journal of Biomedical Informatics	该期刊关注医学领域的信息学问题，包括但不限于机器学习、自然语言处理等技术在临床决策支持、转化生物医学、临床信息学等领域的应用
NEJM AI	NEJM 旗下最新的医学 AI 期刊，旨在促进 AI 与临床实践的结合。涵盖了生物医学信息学、远程医疗、个性化医疗及一些伦理法律问题等
Journal of Healthcare Informatics Research	这本期刊关注医疗信息学领域，包括临床信息系统、医疗数据分析、健康信息交换等主题
IEEE Journal of Biomedical and Health Informatics	这是一个由 IEEE（电气和电子工程师协会）发布的期刊，涵盖了生物医学工程和健康信息技术的广泛领域
International Journal of Medical Informatics	这本期刊发表关于医疗信息学和医疗信息技术的研究，包括电子健康档案、临床决策支持和医疗大数据分析
Health Informatics Journal	这是一个关于健康信息技术和医疗信息学的国际期刊，涵盖了电子健康档案、远程医疗和健康信息系统等领域
BMC Medical Informatics and Decision Making	这是 BioMed Central 出版的一个期刊，涵盖了医疗信息技术、临床决策支持和医疗数据分析等领域的研究
Healthcare Technology Letters	这本期刊关注新兴的医疗技术和健康信息技术，包括医疗传感器、健康监测和数字医学创新
NPJ Digital Medicine	该期刊包含医疗信息技术、健康信息系统、电子健康档案、远程医疗、数字疗法、医疗大数据分析、生物信息学和医学图像处理等
The Lancet Digital Health	该期刊涵盖了多个与数字医学和健康信息技术相关的主题，如医疗信息技术、电子健康档案、远程医疗和远程监测、医学数据分析和大数据应用、生物信息学和基因组学在医疗中的应用、健康信息系统、健康应用程序和可穿戴技术、人工智能在医疗保健中的应用等
Health Data Science	国产期刊

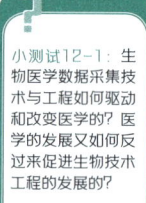

小测试12-1：生物医学数据采集技术与工程如何驱动和改变医学的？医学的发展又如何反过来促进生物技术工程的发展的？

这些期刊提供了一个平台，让研究人员分享他们在数字医学领域的最新研究成果，同时也有助于医疗从业者、决策者和工程师了解该领域的最新趋势和发展。当然，这只是一部分相关期刊，数字医学领域的研究在许多不同的期刊中都有发表。

第二节 医学数据隐私和安全共享

医学数据收集的维度的拓展与加深，对智能化的患者画像刻画提供了有利的数据支撑，但是数据叠加也使个人隐私安全暴露带来了更大的风险，医学数据共享安全是智能医学发展首要解决的问题。医学数据共享安全涉及两个方面的科学问题，第一是医学数据所含的个人信息的隐私与保护；第二是医学数据内容和结构的共享问题。这两个方面的科学问题构成了医疗保健领域中的数据共享安全的基本科学问题，解决这两个方面的问题，将有利于生物医学数据的安全共享和价值应用。

一、医学数据隐私与安全

在技术安全层面，医学数据的隐私与保护，包括数据加密，如何确保医疗数据在传输和存储过程中得到适当的加密，以防止未经授权的访问；通过身份验证可以确保只有经过授权的用户能够访问和共享医疗数据，多因素身份验证和生物识别技术是一种选择。具体可以设置防火墙和入侵检测，用于防止未经授权的访问、恶意软件和网络入侵；漏洞管理可以管理和修复潜在的安全漏洞，以减少数据泄露的风险。医学数据安全的物理保护涉及采取物理措施，以确保医疗数据在存储、传输和访问过程中得到充分的保护，还包括数据中心的访问安全控制、视频监控、入侵检测系统、消防安全、服务器和设备安全、硬件加密模块、设备追踪、备份和恢复、离线备份、网络安全、加密通信、丢失和盗窃预防等系列手段。

大数据作为资源的时代，世界各国都建立了具体的数据使用政策，以确保医疗数据的合法和合规使用，如：知情同意，确保患者充分了解他们的医疗数据将如何被使用和共享，并获得他们的明确同意；法规合规，确保医疗数据的共享符合适用的法规和法律，如在美国医疗数据的隐私和安全受到《健康保险可移植性和责任法案》（Health Insurance Portability and Accountability Act，HIPAA）的监管。HIPAA规定了医疗数据的隐私要求和安全措施，以及违反HIPAA规定可能导致的法律后果。在欧洲，一般数据保护条例（General Data Protection Regulation，GDPR）规定了涉及欧盟公民的医疗数据处理的法律要求。GDPR要求数据处理者（包括医疗机构）采取适当的措施来保护个人数据的隐私。2021年8月20日，十三届全国人大常委会第三十次会议表决通过《中华人民共和国个人信息保护法》，自2021年11月1日起施行。相关数据法律问题还涉及医疗数据的所有权和权责清晰度。这包括确定数据属于患者、医疗机构还是其他实体，并规定数据的使用权和责任。

基于数据共享的隐私保护方法，是确保在共享医疗数据时患者的身份得到保护的同时仍能进行有意义的数据分析。除了政策、伦理、法律以及访问控制等手段，数据隐私保护方法还有密码学和各种算法手段，具体如下。

（1）数据加密：如端到端加密可以确保数据在从源到目的地的整个传输过程中都得到加密，以防止未经授权的访问；数据存储加密对存储在数据库或云存储中的医疗数据进行加密，以确保即使在数据存储中也无法轻松访问；多因素认证：使用多因素认证（如用户名/密码和生物识别信息）来保护加密密钥，以增强数据的安全性。

（2）数据伪装和差分隐私：数据伪装是通过向数据添加噪声或扰动来隐藏敏感信息，以保护患者的隐私；差分隐私使用差分隐私技术，对查询结果进行混淆，以防止从统计数据中重新识别个人信息。

（3）数据脱敏算法：使用数据脱敏算法来替代原始数据中的敏感信息，以减少数据的风险。匿名化技术则使用高级匿名化技术来保护患者身份，同时保留数据的实用性。

（4）安全传输协议和数字签名：使用安全的通信协议（如 SSL/TLS）来保护数据在网络上传输期间的安全性。数字签名是使用数字签名来验证数据的完整性，确保数据在传输过程中未被篡改。

（5）机器学习模型的隐私保护：联邦学习是使用联邦学习技术，让模型在不共享原始数据的情况下进行训练，以保护数据隐私，差分隐私机器学习将差分隐私技术应用于机器学习模型的训练过程，以保护训练数据的隐私。

数据隐私层面的科学问题都是确保医学数据共享安全的关键因素，它们需要跨学科的合作，包括信息技术、法律、伦理学和医学等领域的专业知识。解决这些问题将有助于推动医疗数据共享的可行性和可持续性，同时保护患者的隐私和数据安全。

二、医学数据的共享与本体

本体与医学数据共享有密切关系，它可以促进医学领域的信息交流、互操作性和知识管理。医学本体可以标准化数据、提供标准的词汇和概念来描述医学实体、疾病、治疗方法、药物等。通过使用医学本体，医疗数据可以以统一的方式表示，无论这些数据来自不同的机构、系统或数据库。这有助于消除数据在不同系统之间的不一致性，从而促进了数据共享。医学本体使得不同来源的医疗数据可以被集成和关联。例如，临床本体如医学系统命名法——临床术语（systematized nomenclature of medicine - clinical terms，SNOMED CT）可以用于标准化临床数据，而实验室本体如 LOINC 可以用于标准化实验室测试结果。这使得不同类型的医疗数据可以被有效地汇总和分析，促进了跨领域的数据共享和研究。

医学本体可以促进医学知识图谱建设，将医学知识以图形方式呈现。知识图谱结合了本体的概念和关系，将医学知识可视化，使研究人员和从业者更容易理解和利用这些知识。知识图谱也可以作为数据共享的工具，用于共享和传播医学知识。医学本体还有助于提高医疗数据的互操作性，使不同系统和应用程序能够有效地交换和共享数据。这对于跨越不同医疗机构、系统和国家的数据共享至关重要，特别是在紧急情况下或需要跨境合作时。医学本体的使用有助于开发临床决策支持系统，这些系统可以提供医学信息、指导诊断和治疗决策。这些系统可以基于医学本体中的知识进行推理，并为医疗从业者提供有用的信息，以支持他们的决策制定过程。总之，医学本体在医学数据的标准化、集成、互操作性和知识管理方面发挥着关键作用，从而促进了医学领域的数据共享。通过采用医学本体，可以更轻松地实现跨系统和跨组织的医学数据共享，提高医疗保健的效率和质量，并促进医学研究的进展。

知识拓展：本体的形式与种类

第十二章 医学数据科学的未来趋势

> **框 12-1　两个著名的医学本体：HPO 和 DO**
>
> 人类表型本体（human phenotype ontology，HPO）是一种用于描述和标准化人类表型（phenotype）的本体。表型是指个体的可观察特征，包括外貌、生理特征、临床表现等。HPO 的目标是建立一个标准的词汇和层次结构，以描述人类表型，并为医学研究、遗传学、临床诊断等领域提供一个共享的术语系统。HPO 中包含了大量的表型术语，这些术语描述了各种各样的人类表型特征，例如眼睛颜色、身高、疾病症状等。HPO 的使用有助于医学研究人员更精确地描述疾病特征，并帮助医生进行临床诊断。
>
> 疾病本体（disease ontology，DO）是一种用于描述和分类疾病的本体。它提供了一种结构化的方式来组织和表示各种不同类型的疾病，包括遗传性疾病、感染性疾病、慢性病等。DO 的目标是为疾病建立一个标准化的分类体系，以便研究人员、医生和医疗保健专业人员能够更好地理解疾病之间的关系，进行疾病诊断和研究。DO 中包含了疾病的名称、定义、病理学特征等信息，这有助于提高疾病的分类和诊断的准确性。HPO 和 DO 都是本体，但它们的焦点不同。HPO 关注人类表型的描述，而 DO 关注疾病的分类和描述。这两种本体在医学研究和临床实践中发挥着重要作用，帮助研究人员和医生更好地理解和处理人类健康和疾病。

（一）本体构建的方法

本体构建是一个复杂的过程，涉及定义领域中的概念、实体以及它们之间的关系，以便计算机系统能够理解和推理这些领域的知识。本体构建的一般方法如图 12-2 所示，大体分为 8 个基本

确定领域和目标
- 明确定义要构建本体的领域和构建本体的目标。确定需要涵盖的概念、实体和关系，以及本体的范围。

收集和分析领域知识
- 收集与分析领域相关的各种信息源：文献、专家意见、数据库、已有的本体等，识别出关键概念和关系。

定义本体的类和属性
- 定义本体中的类（概念）和属性（特征）。类可以是抽象的，如"动物"也可以是具体的，如"狗"。属性描述了这些类的特征。

建立类之间层次结构
- 将类组织成一个层次结构，其中包括抽象类和具体类之间的关系。这有助于更好地组织和理解概念。

定义属性和关系
- 定义类之间的关系和属性。属性可以是对象属性（关联两个实例）或数据属性（关联实例与数据值）。

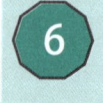
添加实例
- 在本体中添加实例，这些实例是具体领域中的个体。实例是类的具体实体，例如，"某只名叫小白的狗"。

验证和测试
- 验证本体的准确性和一致性。测试本体以确保它能够满足构建的目标和需求。

发布、维护、使用
- 发布、维护和更新本体，将本体整合到相关应用程序或系统中，以支持知识管理、数据分析、推理和决策。

图 12-2　本体构建的方法流程

步骤：确定领域和目标，收集和分析领域知识，定义本体的类和属性，建立类之间的层次结构，定义属性和关系，添加实例，验证和测试、发布、使用和整合等。

（二）本体构建的软件工具和平台

本体构建是一个复杂的任务，目前已有不少软件工具和平台可以帮助简化这一过程，常用的本体构建计算和软件工具如下。

1. **Protégé** 这是一个开源的本体编辑工具，广泛用于本体的创建和管理。它提供了用户友好的图形界面，支持多种本体表示语言，如 OWL。Protégé 还具有丰富的插件生态系统，可扩展其功能；Protege-OWL API 是 Protégé 背后的 Java API，它允许开发人员使用编程方式创建和操作 OWL 本体。

2. **OntoStudio** 一种面向企业和研究机构的本体构建和管理工具。它提供了强大的本体编辑和可视化工具，支持多种本体标准和知识图谱的构建。

3. **TopBraid Composer** 一个综合的语义建模和本体开发环境，它支持多种标准本体语言，如 OWL 和 RDF，以及 SPARQL 查询，TopBraid 还包括用于知识图谱构建的工具。

4. **PoolParty Semantic Suite** 是一个知识图谱管理和本体构建平台。它提供了语义标记、数据链接、分类和搜索等功能，支持复杂的知识图谱构建。

5. **RDF 编辑器** 多个 RDF 编辑器（如 GraphDB 和 Blazegraph）可用于构建和管理 RDF 本体。它们支持 RDF 三元组的创建、查询和可视化。

6. **Semantic MediaWiki** 这是一个扩展了 MediaWiki 的语义化版本，允许用户创建和管理本体化的知识图谱。

7. **SNOMED International Authoring Platform** 用于 SNOMED CT 的官方作者平台，用于创建和管理医学临床术语的本体。

8. **Apache Jena** 是一个开源的语义网络框架，用于构建语义 Web 应用程序，包括创建和查询本体。

9. **IBM Watson Knowledge Studio** 这是 IBM 的知识建模和本体构建工具，用于构建自定义知识图谱和本体。

这些工具和平台可以根据项目的需求选择和使用，它们提供了多种方法来创建、编辑、验证和管理本体，从而支持知识图谱的构建和本体建模。选择工具时，通常需要考虑领域、标准本体语言和团队的需求和技能。

（三）本体的评价标准和方法

评价本体的质量和效用是确保其成功应用的重要一步。评价本体的一些常见标准和方法如下。

1. **一致性和准确性** 评价本体的一致性，确保其中的概念、属性和关系之间没有冲突。准确性是检查本体是否正确反映了领域知识的标志。这可以通过专家审查、知识验证和自动一致性检查工具来实现。

2. **可理解性** 本体应该易于理解和使用，不仅对领域专家，还对非专家用户。可理解性评估可以包括用户反馈、文档质量和本体的可视化。

3. **覆盖范围** 评估本体是否涵盖了领域中的所有关键概念和关系。缺乏覆盖范围可能会导致本体在应用中不完整或不准确。

4. **互操作性** 本体应该能够与其他本体或数据源进行互操作。评价互操作性可以考虑本体是否遵循通用标准和是否容易与其他系统集成。

5. **可扩展性** 本体应该能够容易地扩展以适应新的概念和知识。评价可扩展性可以考虑本体的架构和设计是否支持添加新的类和属性。

6．性能 评价本体在不同应用中的性能，包括查询速度、推理效率和数据加载时间。这对于大型本体特别重要。

7．知识获取成本 评估构建和维护本体所需的资源和成本，包括时间、专业知识和工具。

实际应用：最终的评价应该考虑本体在实际应用中的效果。这可以包括检查本体是否提高了知识管理、决策支持或数据集成的效率和质量。

8．用户满意度 收集用户反馈和满意度调查，了解本体在实际使用中的用户体验和需求。

9．标准化和规范符合性 评估本体是否符合特定的本体表示标准和规范，如 OWL、RDF 等。符合标准可以提高本体的互操作性。

评价本体是一个迭代的过程，通常需要根据不同应用和用户需求进行多次改进。这些评价标准和方法可以帮助确保本体在实际应用中能够有效地支持知识管理、数据集成和决策支持。

（四）医学本体的分类与应用

医学本体可以根据其内容和应用领域进行分类。①**临床本体**：如 SNOMED CT。是最广泛使用的临床本体，用于描述医学概念、临床问题、疾病和过程，以及它们之间的关系。它被用于电子健康档案、临床决策支持和研究。②**实验室本体**：如 LOINC。LOINC 是用于标准化医学实验室测试和临床观察的本体。它包括对各种测试、测量和观察的标准名称和代码。③**药物本体**：如 NDF-RT（national drug file reference terminology）。NDF-RT 是用于描述药物信息的本体，包括药物的分类、属性和相互作用。它被用于电子处方和药物管理系统。④**解剖学本体**：如 FMA（Foundational Model of Anatomy）。FMA 是一个用于描述人体解剖结构的本体，包括器官、组织、血管和神经系统等。⑤**遗传学本体**：如 HPO（human phenotype ontology）。HPO 用于描述人类遗传性疾病的表型信息，包括症状、体征和遗传变异。⑥**癌症本体**：如 NCI Thesaurus（national cancer institute thesaurus）。NCI Thesaurus 是用于描述癌症研究和临床实践中的概念和术语的本体；⑦**基因组学本体**：GO（gene ontology）。虽然主要用于生物信息学，但 GO 也包括与医学相关的基因和蛋白质信息。⑧**医学文献分类本体**：MeSH（medical subject headings）。MeSH 是美国国家医学图书馆创建的一种医学主题词汇表，用于对医学文献进行分类和检索。

这些是一些常见的医学本体分类，每个分类都有特定的应用领域和目标。医学本体的使用有助于标准化医学数据、促进医学信息的交流和共享，以及支持临床决策、研究和知识管理。不同的本体可以在不同的医学应用中使用，以满足特定的需求。医学本体在医疗保健领域有广泛的应用，举例如下。

电子健康档案：医学本体被用于标准化和组织电子健康档案中的患者信息、临床观察、诊断、治疗计划和药物信息。这有助于医生和医疗保健提供者更轻松地访问和共享患者数据，提高了医疗保健的协调性和质量。

药物知识库：医学本体用于构建药物知识库，包括药物的分类、属性、相互作用和剂量信息。这有助于医生和药师更好地理解药物，避免不良相互作用，并支持药物处方和管理。

临床决策支持系统：医学本体被用于开发临床决策支持系统，这些系统可以分析患者的病历数据，提供诊断和治疗建议。本体可以帮助系统理解和推理医学知识，辅助医生做出决策。

疾病分类和编码：国际疾病分类（ICD）和其他医学编码系统使用本体来组织和描述不同的疾病和健康问题。这有助于统一医疗信息的标准，促进了国际间的医学数据共享和比较。

医学研究：医学本体被用于构建知识图谱，用于支持医学研究。这些知识图谱包括疾病信息、基因组学数据、生物医学文献和临床试验结果，有助于研究人员发现新的治疗方法和了解疾病机制。

生物医学图像分析：医学本体用于帮助解释和分析生物医学图像，如 MRI 和 CT 扫描。本体可以帮助标识和分割组织结构，提高图像分析的自动化程度。

传染病监测：医学本体被用于构建传染病监测系统，跟踪传染病爆发和流行病学趋势。这有助于公共卫生机构更快速地采取措施来控制疫情。

基因组学和蛋白质组学研究：本体用于描述基因、蛋白质和其他生物分子之间的关系。这有助于研究人员理解基因功能和疾病发生机制。

医学本体的应用有助于提高医疗保健的效率、准确性和协调性，促进医学研究的进展，并支持疾病监测和流行病学研究。

三、医学数据安全和共享的未来挑战

医学数据安全和共享在未来将面临多种挑战，这些挑战涵盖了技术、法律、伦理和社会等多个方面。

1. **数据爆炸和复杂性、虚假信息和数据质量** 医学领域的数据量正在迅速增加，包括来自临床记录、基因组学、生物医学影像、传感器、脑机接口和健康监测设备等各个来源的数据。管理和保护这些大规模、多模态和复杂的数据变得更加困难。另一方面虽然医学数据的量增加，但也面临着虚假信息和数据质量问题。确保医学数据的准确性、完整性和可信度是一个重要挑战。

2. **隐私保护与网络安全威胁** 随着医学数据的数字化和共享，患者的隐私越来越容易受到侵犯。数据叠加为精准医学和智能医学提供了可行性，同时也为保护患者隐私、确保数据不被滥用和实施有效的数据去标识化带来更大的挑战。医疗系统和设备面临着日益复杂和频繁的网络安全威胁，包括勒索软件、数据泄露和恶意软件攻击。医疗组织需要加强网络和设备安全来应对这些威胁。医疗设备和物联网设备的安全性也是一个重要问题，因为这些设备在患者的生活中起到越来越重要的作用。确保这些设备不受到黑客和恶意攻击是至关重要的。

3. **数据互操作性** 医学数据来自不同的系统、格式和标准，因此确保数据之间的互操作性和一致性仍然是一个挑战。医学数据的集成和共享需要跨越不同系统和平台。目前在精准医学范式的推动下，医学本体研究也需要进一步细化和发展专病特有的医学本体，用于人工智能的可解释性模型开发，人工智能算法用于辅助诊断和预测，但这些算法的决策过程和逻辑通常很难解释和理解，确保算法的透明性和可解释性是一个重要挑战。

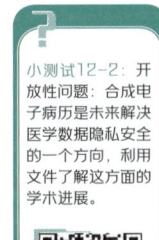

小测试12-2：开放性问题：合成电子病历是未来解决医学数据隐私安全的一个方向，利用文件了解这方面的学术进展。

4. **法规和伦理问题** 随着医学数据的不断增长，涉及数据伦理和伦理框架的问题将变得更加复杂。如何在医学数据的使用和共享中维护伦理原则将是一个挑战。不同国家和地区的医学数据隐私法规各不相同，这可能导致跨境医学数据共享时的法律复杂性。伦理问题也涉及如何使用医学数据、知情同意和数据伦理等方面的问题。

5. **未来新兴技术挑战** 新兴技术如人工智能、基因编辑、脑机接口、元宇宙等在医学数据的生成和分析中发挥着重要作用，但它们也带来了新的安全挑战，包括算法的透明性、公平性和鲁棒性等问题。

解决以上这些挑战需要综合的方法，包括技术改进、法规制定、伦理指导和国际合作，医学数据安全将继续成为医学领域的一个重要议题，需要不断地研究和创新来保护患者隐私和医学数据的安全性。

第三节 智能医学范式与个性化健康管理

医学数据收集维度的拓展同时也为数据分析带来了挑战和机遇，由于医学数据的内在的个性化和异质性，医学上很难找到完全一样的个体，对如此多维、复杂的异质性大数据，临床医生很难不利用人工智能的方法辅助临床的诊疗，精准医学的实施必然要通过智能化的模型实现，从而走向智能医学时代；另一方面基于个体多维数据的智能模型构建与应用，同时也将驱动医学模式从临床治疗为主的模式，演化为个性化健康管理为主的新医学模式。

一、范式演化：精准医学到智能医学

我们在第一节从数据收集的角度，讨论了智能传感器对现代医学数据维度的拓展，这一节我们将从数据分析的角度，讨论数据驱动的医学范式演变。我们以两个具体的例子说明数据分析对医学研究范式的影响。

Arivale 是一家生物科技公司，致力于研究个性化的、数据驱动的、预防性的健康管理新的养生范式，Arivale 项目于 2015 年启动，收集参与者的随时间动态变化的高密度数据，包括基因组、血液分析、肠道微生物组和数字化的自我测量等信息。基于这些数据以及系统和行为科学，Arivale 健康指导者为参与者提供了个性化的建议清单，以改善他们的健康状况并避免疾病，结果非常显著。参与者报告了对该计划的高度参与和满意度，该计划在多个临床健康指标上取得了显著改善。一篇描述大约 2500 名参与者多个健康指标改善情况的科学论文最近被报道，然而遗憾的是：提供此服务的成本超过了客户的支付能力，但他们相信，构成该计划基础的基因、血液和微生物组检测的成本最终会降低到能够以经济有效的方式提供给消费者的程度。他们认为 Arivale 努力开创了一个新的范式——科学或定量健康养生，并有信心它将成为 21 世纪医学的重要组成部分。该公司于 2019 年 4 月 24 日宣布关闭。Arivale 的失败可以归因于多个因素，主要原因包括①高成本模式和市场竞争：Arivale 的健康管理服务需要大量的生物数据和基因测序，这导致服务的成本非常高昂。虽然公司声称其服务提供了个性化的健康建议，但这种高成本模式可能使其在市场上难以竞争，健康科技领域竞争激烈，许多公司提供类似的个性化健康管理和基因检测服务。在这个竞争激烈的市场中，Arivale 可能难以脱颖而出，并吸引足够的客户。②隐私问题和有限的市场认知：生物数据的使用涉及复杂的法规和隐私问题。在一些地区，政府对健康数据的处理和共享制定了更加严格的规定，这可能增加了 Arivale 的法律合规成本和难度。尽管 Arivale 提供了高度个性化的健康管理服务，但对于一般消费者来说，理解和接受这种服务的复杂性可能是一个挑战。市场教育和传播对于这类创新性服务的成功至关重要。

与 Arivale 相关的另一个失败故事是 IBM 沃森健康（Watson Health）计划的失败，IBM 沃森是一个强大的认知计算平台，拥有广泛的应用领域，包括医疗保健、金融、教育等。然而，尽管其潜力巨大，但它的智能健康计划却没有成功，失败原因有多方面，第一是高期望值和过度宣传，沃森健康在初期被过度宣传为具有人工智能和认知能力的"超级计算机"，这引发了极高的期望值，然而，一些应用在实际中并未达到这些期望，导致了失望和批评；第二是技术挑战，在一些领域，尤其是自然语言处理和理解方面，人工智能技术的挑战仍然很大。沃森健康在某些情况下可能未能提供准确的结果，这可能导致了应用失败；第三是高成本和复杂性，部署和维护沃森健康的解决方案可能需要大量的投资和资源。对于一些企业和组织来说，这可能导致成本过高和复杂性过大，使其难以采用。

上面的两个著名的失败案例，表明了医学问题的复杂性、异质性和挑战，精准医学面对的深度数据的收集和精准解读，非常昂贵、具有两重难度，除了个性化健康数据的价值外，Arivale 的健康指导者，需要很深的专业解读能力，才能为客户进行个性化的分析和解读，需要了解遗传学、生物信息以及疾病的知识，目前这样的人员很少、价格不菲；新的科学或者医学范式的转移或革命，往往是在现有范式遇到困难时发生，目前精准医学范式实现的困境正如 Arivale 面临的问题一样，采集数据和解析数据的价格目前客户还难以承受，因此，数据收集的价格下降，数据解读的智能化，可能是未来解决这两个方面问题的新的途径，智能医学的范式将与以前的医学范式一起，推动整个医学的进步，从这个角度讲智能医学已经在我们日常生活中体现了功能，如疾病影像的识别等。

框 12-2　P4 医学模式

P4 医学模式即以预见性（predictive）、预防性（preventive）、个性化（personalized）和参与性（participatory）为目标的医学模式，由最早由系统生物学之父 Leroy Hood 和时任中国卫生部部长的陈竺院士共同提出。P4 医学是一种有别于传统医学的新的医疗保健范式，这一模式通过大量的健康和疾病的信息，以个人的多组学、多模态健康数据为基础，运用计算、分析手段达到疾病的及早诊断、个性化治疗和患者参与的诊治模式。实现在疾病未发生之前就发现和预测，为个人量身定制个性化的诊疗方案，然后患者参与治疗方案的改进与更新。

智能医学（intelligent medicine）与精准医学（precision medicine）是两个不同但互相关联的概念，智能医学是指借助先进的信息技术，如人工智能、机器学习、大数据分析等，来提高医学和临床医疗的效率、准确性和质量的医学实践。它包括了许多智能化的应用，如临床决策支持系统、医疗影像分析、基因组学数据分析等（表 12-3）。智能医学可以帮助医生更好地理解患者的健康状况、提供个性化的诊断和治疗建议，并改进医疗保健管理。精准医学是一种基于个体患者的遗传、分子和生物学特征来做出个性化医疗决策的医疗模式。它致力于根据患者的特定特征和需要，为每位患者制定最合适的治疗方案。精准医学依赖于个体基因组学信息、生物学标志物和其他分子数据，以帮助医生和医疗保健提供者更好地定制治疗策略。

表 12-3　智能化医学及其应用举例

智能化医学应用	说明
心脏健康监测	智能手表和可穿戴设备能够实时监测心率、心律不齐以及其他心脏指标，当异常情况发生时，这些设备可以提醒用户采取行动，同时也为医生提供有关患者心脏健康的数据
脑卒中预测	基于大数据和机器学习，研究人员开发了预测模型，能够分析患者的临床数据，预测患者是否有发生脑卒中的风险，从而让医生可以采取相应措施
皮肤癌诊断	利用深度学习算法分析皮肤病变的图像，帮助医生识别皮肤癌和其他皮肤疾病。这些算法可以检测病变的特征，并提供快速的、准确的诊断结果
智能药物推荐	基于患者的基因型、生活方式和健康状况，智能医学系统可以推荐最适合的药物，从而提高药物疗效，减少不良反应
医学影像解读	利用深度学习和计算机视觉，智能系统能够解读医学影像，如 X 射线和 MRI，帮助医生发现疾病征兆，如肺部病变或肿瘤
糖尿病管理	患者可以使用智能血糖仪和移动应用来跟踪血糖水平，系统会分析数据并为患者提供饮食和药物管理的建议，从而更好地管理糖尿病
远程医疗	通过视频通话和远程监测设备，患者可以远程与医生进行会诊，医生可以对患者的病情进行评估，提供治疗建议，避免不必要的门诊就诊
自动化手术	利用机器人和智能工具，外科手术可以实现更精准和精细的操作，减少手术创伤和恢复时间
精准药物开发	通过分析基因组数据，科学家可以识别特定基因变异与药物反应之间的关系，从而开发出更为个性化和有效的药物
流行病预测	利用大数据分析和人工智能，可以实时监测疾病爆发和流行趋势，帮助卫生机构采取及时的公共卫生措施

智能医学和精准医学相互关联和协同、互为补充，智能医学的技术工具，尤其是机器学习和大数据分析，可以帮助解析复杂的生物医学数据，从中提取患者的个性化信息。这些信息可以用于精准医学，以指导个性化的医疗决策。精准医学需要处理大量的生物医学数据，包括基因组学、蛋白质组学、代谢组学等数据。智能医学的技术可以帮助处理和分析这些数据，识别潜在的生物学标志物或治疗策略，从而实现更精准的医疗实践。智能医学还可以用于优化精准医学的临床试验设计和患者选择过程。机器学习和数据分析可以帮助识别最有可能受益于个性化治疗的患者子集。

二、个性化健康管理与医学数据科学

未来医学的趋势是从临床治疗为主的模式向个人主动健康管理模式的演化，随着社会老龄化时代的到来，世界各国都在重视老龄化社会的健康管理问题，我国也将主动健康作为一个重要的策略，保障全民健康的实施。主动健康（proactive health）是通过对人体主动施加可控刺激，促进人体多样化适应，从而实现人体机能增强或慢病逆转的医学模式。

主动健康服务模式有六个特征：主动性、预防性、精确性、个性化、共建共享和自律性，它强调通过对个体自身状态、演化方向和疾病风险进行识别和评估，选择好的生活方式，发挥主观能动性并利用医学手段对人体健康状态进行主动干预，促使人体机能的正向反馈和演变，从而提高机能、消除疾病，以维持人体处在健康状态的各种实践和知识探索。主动健康和医学数据科学收集和分析密切相关（图12-3）。

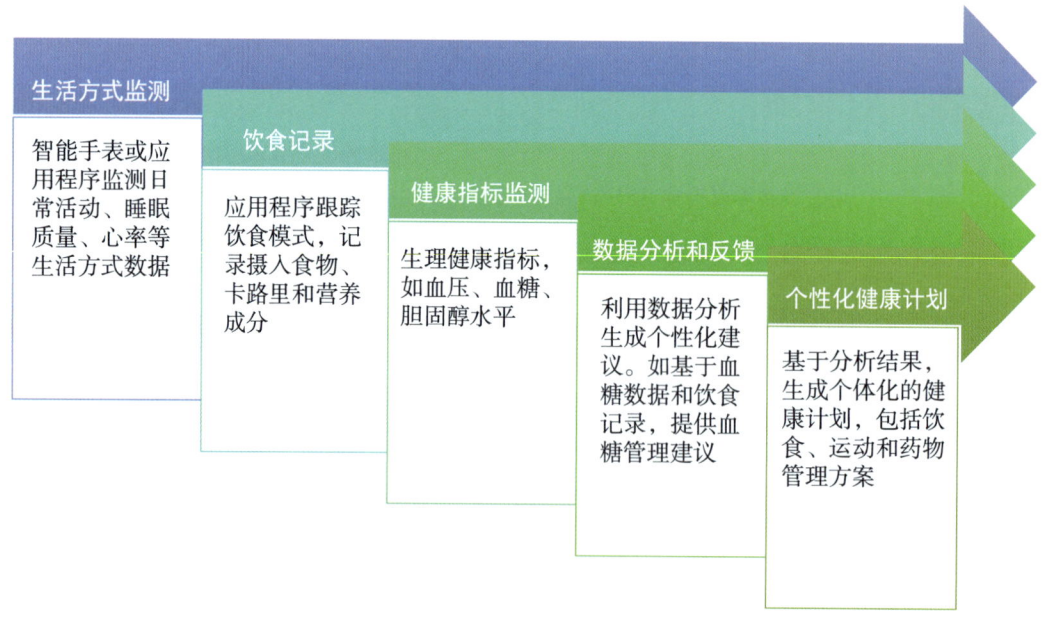

图 12-3　个性化健康管理与医学数据科学

个体希望通过主动健康管理来改善自己的健康和生活质量。这需要持续监测生活方式、身体活动、饮食习惯以及健康指标，以便更好地理解自己的健康状况。在这个过程中，主动健康和医学数据科学可以相互支持。主动健康管理依赖于个体主动收集和监测健康相关数据，而医学数据科学则通过分析这些数据提供了个性化的健康建议和计划。这种结合有助于个体更好地管理自己的健康，预防疾病，提高生活质量。

个性化健康管理是根据个体的特定需求、生活方式、基因组信息等，为每个人量身定制的健康计划和干预策略。它有如下几个特点。

（1）个性化定制：个性化健康管理根据个体的生理、心理和社会特征，制定针对性的健康计划，从而更好地满足每个人的需求。

（2）预防为主：个性化健康管理注重预防，帮助人们识别潜在的健康风险，采取措施，在问题出现之前进行干预。

（3）多维数据整合：个性化健康管理依赖于多种数据源，包括基因组学、生活方式、临床数据等，这些数据需要整合和分析，以制定合适的计划。

（4）数字化和远程监测：移动应用、可穿戴设备等技术可以实时监测个体的生活习惯、健康指标等数据，使健康管理更加便捷和有效。

（5）精准药物和治疗：基于个体的基因型和生理特征，个性化健康管理可以为个体推荐最适合的药物和治疗方法，提高疗效。

正如 Arivale 和 IBM 沃森健康遇到的挑战一样，数据隐私和安全、数据收集和整合、算法和模型复杂性、技术接受度等是个性化主动健康管理需要克服的问题。

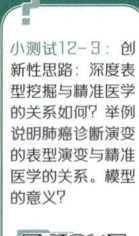

小测试12-3：创新性思路：深度表型挖掘与精准医学的关系如何？举例说明肺癌诊断演变的表型演变与精准医学的关系。模型的意义？

第四节　医学数据的智能化应用：医学聊天机器人

医学数据采集和分析的最终目标是应用，其应用场景也随着社会的发展而不断延伸和深化，近年来的大语言模型便是大数据和智能算法并行发展的结果，在医学领域也不例外，由于社会老龄化的到来、疾病防控关口前移，医学机器人尤其是医学聊天机器人的发展尤为迅猛，国外有通用模型 ChatGPT、PaLM 以及它的医学大模型 Med-PaLM；国内有 MedGPT 等便是典型的聊天机器人，未来可以在医学领域广泛应用，辅助疾病的防控、诊疗和康复的个性化管理。

一、医学机器人

医学机器人是一类应用于医疗领域的机器人技术，它们旨在提供协助、诊断、手术和治疗等方面的支持。图 12-4 是一些目前存在的医学机器人。

外科机器人被广泛用于协助外科手术，提高精确度和减少侵入性。例如，Da Vinci 外科机器人可以用于多种外科手术，包括肿瘤切除、心脏手术和妇科手术。**辅助移动机器人**用于帮助行动不便的患者。例如，可穿戴的外骨骼机器人可以帮助截瘫患者行走。**放射治疗机器人**用于放射治疗中，可以精确定位肿瘤，以便更精确地照射放射线，减少对周围健康组织的伤害。**内窥镜机器人**用于胃肠道、泌尿道和呼吸道等体腔内的检查和手术。它们可以提供更好的视野和操作精确度。**药物输送机器人**可以用于输送药物到患者的特定部位，如药物输送到癌细胞内以进行定向治疗。**康复机器人**用于帮助患者康复，如康复治疗中的物理治疗和运动康复。机器人护士用于监测患者的生命体征，提供定期的护理和提醒患者服药等。**外骨骼机器人**可以帮助行动不便的人恢复行动能力，例如，帮助截瘫患者行走或帮助工人提高负重能力。**精神健康机器人**被设计用于提供情感支持和心理治疗，尤其在老年护理和自闭症治疗中。**药物研发和实验室机器人**可以用于高通量筛选、实验室工作和药物研发，以加快新药的发现和测试过程。这些医学机器人的应用领域涵盖了临床诊断、治疗、康复和药物研发等多个方面，它们的出现有望提高医疗保健的效率和精确度，并改善患者的治疗体验。随着技术的不断发展，医学机器人的领域仍在不断扩展。

知识拓展：机器人的种类

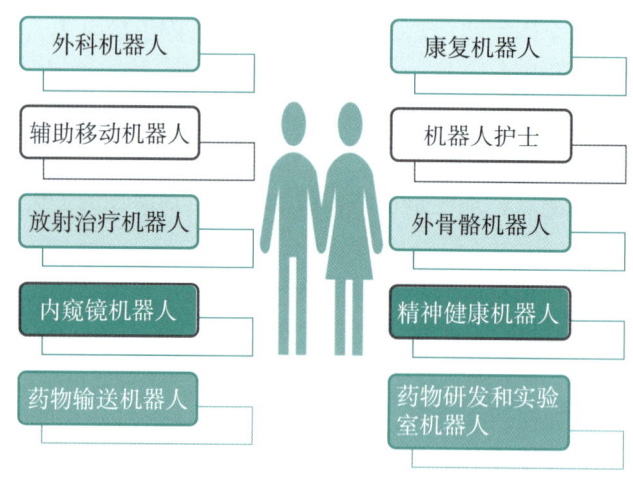

图 12-4 常见医学机器人举例

二、聊天机器人、医学聊天机器人与大语言模型

（一）医学聊天机器人及其分类

医学聊天机器人根据其设计、功能和应用领域可以分为以下几类。

1. 基于应用领域的分类 如病症诊断和自我诊断机器人，这些机器人允许用户描述他们的症状，并提供初步的医学建议或可能的疾病诊断；健康和生活方式管理机器人，这类机器人帮助用户管理健康、健身和生活方式，提供健康建议和计划；心理健康支持机器人，面向心理健康领域的机器人，可以提供情感支持、心理治疗和心理健康建议；慢性病管理机器人，用于管理慢性疾病，帮助患者跟踪症状、药物服用和医疗预约；医学信息和教育机器人则提供医学信息、解释医学术语、教育用户有关健康问题。

知识拓展：聊天机器人及其工作原理

2. 基于技术的分类 如规则驱动型机器人，这些机器人使用预定义的规则和模板来生成回答用户的问题，通常用于症状检查和基本健康建议；基于机器学习的机器人，使用机器学习算法，这些机器人可以从大量的对话数据中学习，并生成更灵活的回应，通常用于自我诊断和健康建议；深度学习聊天机器人，使用深度神经网络，以更自然的方式理解和生成自然语言文本，适用于复杂的医学对话。

3. 基于使用场景的分类 如家庭健康机器人，针对个人和家庭使用的机器人，提供健康建议、自我诊断和生活方式管理支持；医疗保健机器人，针对医疗保健机构和医生办公室的机器人，用于协助医生、患者管理病例和提供医学信息；远程医学机器人，用于远程医疗和远程监测患者的机器人，可提供远程医生访问和患者监测服务。

同样，还有基于用户接口的有文本聊天机器人、语音聊天机器人和多模式聊天机器人等。图 12-5 展示了部分医学聊天机器人实例。

这些医学聊天机器人在不同方面提供医疗保健支持，从自我诊断到心理健康支持和慢性病管理。它们的目标是为用户提供方便的医学信息和建议，帮助他们更好地理解和管理健康问题。需要注意的是，这些聊天机器人不应取代医生的专业诊断和治疗，而是作为辅助工具和信息来源使用。

（二）医学聊天机器人与医学数据

医学聊天机器人和医学数据之间存在密切的关系，它们互相支持并在医疗保健领域发挥着重

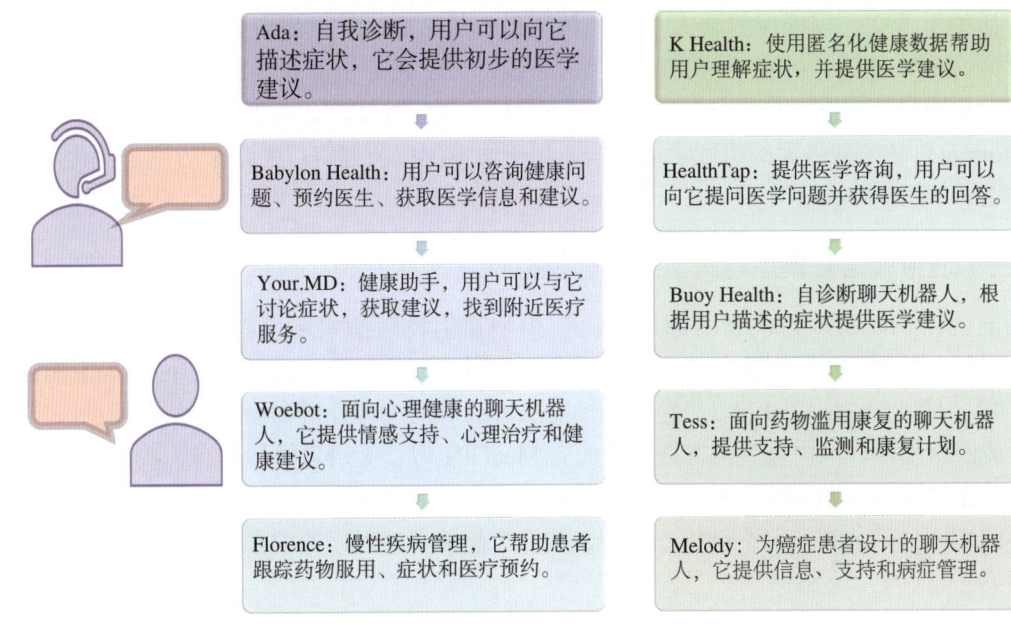

图 12-5　医学聊天机器人实例

要作用。它们之间有着如下的关系。

1. 数据驱动的智能决策　医学聊天机器人可以使用医学数据来支持其智能决策过程。这包括病历数据、患者健康数据、临床试验数据等。机器人可以分析这些数据以帮助患者更好地理解他们的健康状况，并提供基于数据的建议。

2. 数据提供和查询　医学聊天机器人可以从医学数据库和知识库中检索数据，以回答用户的问题和提供有关医学事实的信息。这可以包括疾病信息、治疗选项、药物信息等。

3. 患者监测和管理　医学聊天机器人可被用于患者监测和管理。它们可以收集和分析患者的健康数据，如血压、血糖、心率等，以提供实时建议和警报。

4. 个性化治疗和建议　基于患者的医学历史和健康数据，医学聊天机器人可以提供个性化的医疗建议和治疗方案，以满足患者的特定需求。

5. 患者教育和健康素养　医学聊天机器人可以使用医学数据来教育患者，帮助他们理解疾病、治疗和健康管理的重要性，从而提高患者的健康素养。

6. 研究和临床试验　医学聊天机器人可以与患者互动，收集临床试验数据，并协助医疗研究。这有助于加速新药物和治疗方法的开发。

7. 病历管理和临床支持　医学聊天机器人可以访问患者的电子病历，并协助医生和临床团队进行病例管理和临床支持。医学聊天机器人与医学数据之间的关系是相互补充的。医学数据为聊天机器人提供了支持和依据，使其能够提供更准确、个性化和实时的医疗保健服务。同时，医学聊天机器人可以帮助患者更好地理解和利用医学数据，以改善他们的健康状况和医疗体验。这种结合有望促进医疗保健的发展和改进。

医学聊天机器人的后续研究和应用不只是涉及数据和知识的收集，更重要的是模型和算法的应用，医学聊天机器人的算法通常基于自然语言处理（NLP）和机器学习技术，以理解用户的自然语言输入并生成相应的自然语言回应。如词嵌入（word embedding）用于将单词和短语映射到向量空间，以便机器可以理解它们的语义关系；词汇分析包括分词、词性标注、句法分析等，以分析和理解文本的结构和语法；命名实体识别（named entity recognition，NER）用于识别文本中的命名实体，如疾病名称、药物名称和医疗术语。

另外，情感分析用于分析文本中的情感和情绪，以便提供情感支持；对话管理算法用于跟踪对话的上下文，以确保机器人可以理解用户的前后文，并生成合适的回应。如对话状态跟踪，对话流程管理等；机器学习算法可以用于改进医学聊天机器人性能，如循环神经网络包括长短期记忆网络（long short-term memory，LSTM）：用于处理序列数据、自然语言文本；变换器（Transformer）是一种强大的深度学习架构，用于文本生成和理解；强化学习用于优化对话策略，以提供更好的用户体验。

（三）通用大语言模型与医学大语言模型

目前，以 ChatGPT 为代表的通用大语言模型在生物医学领域里都得到了广泛应用，Med-PaLM 2 就是在通用语言大模型 PaLM（pathways language model，PaLM）2 的基础上微调得到，输入一幅 X 线片给 Med-PaLM 2，它会自动对患者的病情进行分析和诊断，从而辅助医生完成诊疗和生成医学文件，国内在大语言模型方面有 MedGPT 等。大语言模型具有一些共同的特点。

（1）**基于 Transformer 架构**：Transformer 是一种使用自注意力机制（self-attention）来捕捉输入序列之间关系的神经网络结构。这种架构在自然语言处理任务中表现出色，并且能够处理长文本序列。

（2）**预训练和微调**：通过预训练和微调的方式进行训练。在预训练阶段，模型使用大规模的无标签文本数据进行训练，以学习语言的统计规律和语义表示。然后，在微调阶段，模型使用有标签的任务特定数据进行进一步训练，以适应特定的任务，如文本生成、文本分类等。

（3）**无监督学习**：预训练阶段是无监督学习的过程，模型通过预测序列中的缺失部分或下一个词来学习语言表示。这使得模型能够从大规模无标签数据中学习丰富的语言知识，以及语法和语义的关系。

（4）**上下文理解和生成能力**：大语言模型在处理自然语言任务时都具有较强的上下文理解和生成能力。它们能够根据输入的上下文信息生成连贯、语义正确的回答或文本，使得在对话生成、文本摘要、机器翻译等任务中表现出色。当然大规模参数和计算资源需求比较高，大规模的参数量使得它们能够捕捉更复杂的语言结构和语义表示，大规模参数模型的训练和应用往往需要强大的计算设备和高昂的成本来进行训练和推断。

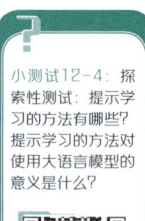

小测试12-4：探索性测试：提示学习的方法有哪些？提示学习的方法对使用大语言模型的意义是什么？

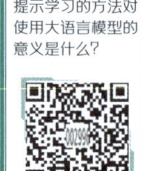

大语言模型在医学领域的应用仍然存在一些问题和挑战，如：领域特定知识不足、医学数据质量和隐私问题、可解释性差等，未来需要通过充分考虑和解决上述问题，结合领域专家的知识和经验，可以提高大语言模型在生物医学领域中的效果和可靠性，为医疗诊断、疾病治疗和医学研究等方面带来更多价值。

根据 ICD-11，人类有 5.5 万个病种，医学大语言模型也需要结合具体某一个病进行进一步的微调和应用，对于专病聊天机器人，构建专病特有的知识图谱和数据库十分重要，回答用户关于医学信息和术语的问题还涉及数据检索和查询算法。多模态处理如文本、语音和图像需要多模态处理和融合的算法；根据具体医学问题进行个性化建模，根据患者的医疗历史和数据生成个性化的建议在个性化医疗中至关重要。监督学习和自监督学习可以用于从大量对话数据中学习模型，以改进对话理解和生成的质量。医学聊天机器人的算法和技术在不断发展，以提供更准确和有用的医疗保健支持。这些算法通常需要大量的数据和训练，以便不断改进其性能，医学聊天机器人的未来还有很多挑战，如精确性和可信度，医学聊天机器人必须确保提供的信息和建议是准确、可信的。错误的建议可能对患者健康造成风险；隐私和安全问题，处理医疗数据涉及隐私和安全风险。机器人必须能够保护患者的个人健康信息。尽管机器人可以提供初步建议，但在涉及治疗和临床决策时，专业医生的参与仍然至关重要；数据可用性和互操作性：机器人需要访问准确的医学数据和病历，但这些数据可能分散在不同的系统中，互操作性仍然是一个挑战；最后，改进用户体验：为了更好地满足用户需求，医学聊天机器人需要改进用户界面、自然语言处理和对话流畅度。

第五节　医学数据的未来应用：脑机接口

医学数据收集和分析的另一个应用场景是脑信号数据采集、分析和应用，即脑机接口，它是一种将计算机或其他外部设备与人类神经系统相结合的技术，用于获取、记录和处理生物医学数据，以理解和控制大脑和神经系统活动。它可以将大脑活动转换为可操作的指令或控制信号，实现与外部设备的交互；监测和记录脑电图、脑磁图等数据，帮助诊断神经系统疾病；通过提供实时信息帮助个体调节大脑活动，改善认知和情绪状态等。脑机接口与生物医学数据的结合为医学诊断、康复和神经科学研究提供了有力支持。

一、脑机接口及其应用

脑机接口也称为神经接口或神经 - 机器接口（brain-computer interface，BCI；brain-machine interface，BMI），是一种技术系统，它允许人类大脑与外部设备进行直接通信和交互。这种通信方式是双向的数据传输，它可以将人脑的活动转化为可控制计算机或其他设备的指令，也可以将外部信息传输到大脑中。神经接口的外部系统通常是用来采集、处理、解析或应用神经信号的设备或系统。一些常见的神经接口外部系统的例子见表 12-4。这些外部系统在不同的医学和研究领域中都发挥着重要作用，有助于改善患者的健康和生活质量，同时也推动了神经科学和医学的进步。

表 12-4　脑机接口的外部系统及其功能

脑机接口的外部系统	功能
脑电图（EEG）系统	用于记录大脑电活动，常用于脑机接口和神经疾病的研究
功能磁共振成像（fMRI）系统	通过磁共振成像技术来获取大脑的结构和功能信息
脑磁图（MEG）系统	用于测量大脑磁场，以了解大脑活动
脑脊液（cerebrospinal fluid）压力监测系统	用于监测脑脊液压力的设备，常用于颅内压力监测
深度脑刺激系统	用于治疗帕金森病和其他神经系统疾病的设备，通过电刺激来影响大脑活动
眼动追踪系统	用于追踪眼球运动的设备，可用于研究认知过程和交互设计
虚拟现实（VR）系统	可以与大脑接口结合，提供交互式虚拟环境，用于康复、心理治疗和训练
运动康复设备	包括外骨骼、电动轮椅和康复机器人等，用于康复治疗和帮助残疾人士恢复运动功能。例如利用脑电（EEG）和脑磁（MEG）接口，驱动矫形器和固定在患者受影响上肢的机器人，通过自主调节微节律活动来移动瘫痪的手臂和手

脑机接口的概念起源于对大脑与外部世界之间交互的兴趣和研究。这一概念的发展涉及多个历史阶段，如早期的电生理学研究（19 世纪末至 20 世纪初）：早期的研究人员开始使用电极来记录和操纵神经信号。例如，意大利生理学家卡洛·马图奇（Carlo Matteucci）在 19 世纪中期通过在动物的神经和肌肉上放置电极来研究电生理学。20 世纪初德国神经学家汉斯·贝尔纳德（Hans Berger）于 1924 年首次记录到人类大脑的电活动，并发明了脑电图（electroencephalogram，EEG）。这一发现奠定了研究脑电活动的基础。早期的神经 - 机器接口研究，开始于 20 世纪中期，研究人员将电极植入动物的大脑，以记录和操纵神经信号。这些实验为后来的脑 - 机接口（BCI）

研究奠定了基础。20世纪末至21世纪初是BCI的发展期：随着计算机技术的发展，研究人员开始将BCI技术应用于严重残疾人士的辅助技术中。这一时期见证了BCI技术的迅速发展，包括使用脑电图（EEG）、功能磁共振成像（functional magnetic resonance imaging，fMRI）等不同类型的神经信号。后来深度脑刺激（deep brain stimulation，DBS）和脑植入设备的兴起，为治疗帕金森病等神经系统疾病提供了有效方法。这需要将电极植入大脑，以记录大脑的电生理信号，这些信号可以用于控制外部设备，如光标、电动轮椅等。

为了避免手术植入电极的风险，研究人员发展了非侵入性的BCI技术，随着功能磁共振成像（fMRI）、脑磁图（magnetoencephalography，MEG）等脑成像技术的发展，人们能够更准确地观察大脑的结构和功能，从而促进了对脑机接口技术的理解和应用。脑机接口技术的应用领域逐渐扩展，包括辅助技术、康复治疗、游戏、虚拟现实等；随着深度学习和机器学习的快速发展，脑机接口的性能得到了深度学习和机器学习技术的支持，从而可以用于更精确地解码和分析大脑信号。

总的来说，脑机接口的概念起源于对神经系统和大脑活动的研究，它代表了神经科学、工程学和计算机科学领域交叉的重要领域。这一领域的研究充分反映了医学数据收集和分析这门课程的STEM特征，随着技术的不断进步，脑机接口技术变得越来越先进，未来可能包括更小型化、更便携的设备，以及更广泛的应用，如大脑网络连接和脑-脑接口等，对医学、康复和科学研究产生了深远的影响。

二、脑机接口与医学数据采集分析

脑机接口与医学数据之间存在密切的关系，医学数据可以用于支持和增强脑机接口技术的发展和应用。

1. 信号采集和解码 脑机接口技术通常涉及记录和解码大脑中的神经信号，以理解大脑活动。这些神经信号可以包括电生理信号（如脑电图、脑脊液压力、脑内电极信号等）以及脑成像数据（如功能磁共振成像、脑磁图等）。这些数据用于研究大脑活动和解码思维或运动意图。

2. 脑区空间定位和功能映射 医学数据，尤其是脑成像数据，有助于确定大脑中特定功能区域的位置和活动。这对于脑机接口的设计和目标定位非常重要，特别是在脑-计算机接口（BCI）中，需要将大脑活动与特定任务或操作相关联。

3. 实时反馈和控制 医学数据可以用于提供实时的大脑反馈，允许用户控制外部设备或应用程序。例如，使用EEG数据的BCI可以让残疾人士通过思维来操控轮椅、机械臂或计算机程序。

4. 脑机交互应用 脑机接口技术的医学数据支持了各种脑机交互应用，如辅助技术、康复治疗、神经疾病治疗和心理健康应用。这些应用使用医学数据来改善患者的生活质量。

5. 疾病研究和治疗 医学数据用于研究神经系统疾病，如帕金森病、癫痫、脑卒中等，并支持开发新的治疗方法和药物。它还可以用于监测患者的病情和治疗反应。

6. 伦理和隐私考虑 采集、存储和分析医学数据涉及伦理和隐私问题。确保患者的医学数据安全和隐私是使用脑机接口技术时必须考虑的重要问题。

总之，医学数据采集和分析在脑机接口技术的研究、开发和应用中扮演着关键的角色。这些数据可以帮助我们更好地理解大脑功能、改善患者的生活、治疗神经系统疾病，并推动脑机交互技术的发展。同时，必须谨慎处理这些数据，以确保患者的隐私和数据安全。

三、脑机接口数据收集和分析中的挑战和在医学中的应用

脑机接口数据收集和分析涉及许多复杂而令人兴奋的挑战,这些挑战在神经科学、计算机科学和医学领域产生了广泛的研究兴趣。表 12-5 列举了一些与脑机接口和生物医学数据相关的科学问题。

表 12-5　脑机接口数据收集和分析的挑战

脑机接口数据收集和分析	相关科学问题与挑战
(1) 信号采集和解码	如何准确、高分辨率地采集神经信号,并将这些信号转化为可理解的信息,以实现脑-计算机接口?
(2) 数据集成和多模态融合	如何将来自多个神经源的信号(例如,电生理、脑成像、生化数据)进行整合和融合,以提供更全面的信息?
(3) 实时数据处理	如何在实时或接近实时的情况下处理大规模神经数据,以实现实时的神经反馈和控制?
(4) 稳定性和长期可用性	如何确保脑机接口设备的长期稳定性和可用性,以适应患者的需要,特别是在慢性疾病管理中?
(5) 隐私和伦理问题	如何处理脑机接口产生的生物医学数据的隐私和伦理问题,以保护患者的隐私和权利?
(6) 脑区定位和功能映射	如何准确地将特定的神经信号与大脑中的特定功能区域相关联,以实现更精确的脑部操作和治疗?
(7) 神经可塑性和适应性	如何利用大脑的可塑性和适应性,以更好地融入脑机接口设备并提高性能?
(8) 数据量和处理能力	如何应对来自脑机接口的大量数据,以及如何开发高效的数据处理和分析工具?
(9) 安全性和防护	如何确保脑机接口设备的安全性,以防止潜在的恶意攻击或数据泄露?
(10) 临床应用和有效性	如何在实际临床应用中证明脑机接口的有效性,以改善患者的生活质量

这些科学问题涉及多个学科的交叉,包括神经科学、工程学、计算机科学、伦理学和临床医学等领域。解决这些问题有助于推动脑机接口技术的发展,为神经系统疾病的治疗和人机交互提供新的可能性。

脑机接口在医学领域具有广泛的应用潜力,它们可以帮助改善患者的生活质量,治疗神经系统疾病,并促进医学研究。例如:BCI 技术允许人们使用大脑信号来控制计算机或其他外部设备。这对于严重残疾人士非常有用,他们可以通过思维来操控电动轮椅、机械臂、电脑游戏和通信工具;脑机接口技术可用于辅助技术,帮助残疾人士完成日常任务,如书写、打字、操作电视遥控器等。它还可以用于康复治疗,帮助康复患者恢复运动能力。脑机接口也可以帮助治疗神经疾病,如某些脑机接口技术被用于治疗帕金森病和癫痫等神经系统疾病。通过刺激特定的脑区域,可以减轻症状或减少癫痫发作的频率;脑机接口可以用于脑成像和脑功能研究,功能磁共振成像(fMRI)和脑磁图(MEG)用于研究大脑的结构和功能,从而帮助理解神经系统疾病的机制,以及为新的治疗方法提供基础;脑机接口可以用于疼痛管理,通过刺激大脑中的特定区域来减轻慢性疼痛,这对于慢性疼痛患者可能是一种替代疗法;脑机接口还可以用于心理健康支持,一些脑机接口技术被用于心理健康治疗,如焦虑和抑郁症的治疗。这些技术可以通过调整大脑活动来改善患者的情感状态;脑机接口技术有助于研究大脑网络连接和信息传递,深化对大脑复杂性的理解;还可以用于大脑-大脑接口,一些研究探索脑-脑接口的概念,即通过脑机接口实现两个或多个大脑之间的通信,这可能在未来用于协同问题解决或信息传递。

脑机接口技术在医学中的应用领域多种多样,正在不断发展和扩展。它们有望改善患者的生

活质量，治疗神经系统疾病，以及推动我们对大脑和神经系统的理解。但同时，这些技术也面临伦理、隐私和安全等一系列挑战，需要综合考虑。

小 结

未来医学有三个演化趋势，一是从医生为中心的治疗模式向患者为中心的参与性医学模式发展；二是从检查、分析、专家经验的治疗模式到复杂数据模型化的决策支持的智能医学范式转移；三是从临床院内治疗为主的模式向院外主动健康管理模式演化。这三个方面的发展，离不开多模态、多组学、多时空的数据收集、整合和共享技术；需要计算能力和新型可解释人工智能模型的发展；数据共享安全和生物技术应用安全是医学数据科学发展的保障。本章从几个方面讨论：①医学仪器对个性化数据收集的影响；②医学模型包括智能模型、数据共享、隐私保护模型等对医学数据科学发展的必要性；③未来新型科学技术包括智能机器人和脑机接口等对医学数据在健康管理和干预方面的应用等。

医学数据的种类十分广泛，由于篇幅限制，本教材中没有深入讨论医学管理、流行病管理方面的数据收集和分析。此外，医学数据科学也可以在整个人群数据层面上深入分析、建模，帮助医疗卫生系统高效地预测资源需求、合理分配资源，提高医疗管理和疾病预防的宏观设计，优化人口老龄化社会不断增长的医疗开支。同时，在大数据、人工智能时代，交叉学科人才的培养是数据驱动的智能医学发展的关键，新的时代需要大量的医学与数据科学的交叉性人才，整合数据科学和信息技术、培养具备跨学科知识和技能的医学数据科学家和医疗从业人员，正是目前急需解决的问题。

第十二章整合思考题解析

整合思考题

1. 未来医学发展的趋势与医学数据科学之间的关系是什么？
2. 智能传感器对未来医学发展会产生怎样的影响？
3. 医学数据共享安全包括哪两个方面的科学问题？
4. 智能医学与精准医学的关系如何？
5. 举例说明医学数据计算模型与医学元宇宙的关系。
6. 举例说明主动健康与医学数据科学的关系。
7. 医学聊天机器人的具体应用与挑战有哪些？
8. 脑机接口与医学数据之间有什么关系？脑机接口在医学中有哪些应用？

（沈百荣　宗　辉　王　姣）

主要参考文献

[1] 沈百荣．医学信息安全．北京：人民卫生出版社，2023．

[2] L. Shen，J. Bai，J. Wang，et al. The fourth scientific discovery paradigm for precision medicine and healthcare：Challenges ahead. Precis Clin Med，2021，4（2）：80-84.

[3] Arrieta AB，Díaz-Rodríguez N，Del Ser J，et al. Explainable Artificial Intelligence（XAI）：Concepts，taxonomies，opportunities and challenges toward responsible AI. Information fusion，2020，58：82-115.

[4] 林智章，张良均．R语言编程基础．北京：人民邮电出版社，2019．

[5] Hadley Wickham. ggplot2：数据分析与图形艺术．2版．统计之都，主译．西安：西安交通大学出版社，2013．

[6] 陈峰．医用多元统计分析方法．北京：中国统计出版社，2018．

[7] John D. Kalbfleisch，Ross L. Prentice. Analysis of Failure Time Data. New York：John Wiley & Sons，Inc，2002.

[8] 李康，贺佳．医学统计学．6版．北京：人民卫生出版社，2017．

[9] 陆守曾，陈峰．医学统计学．4版．北京：中国统计出版社，2022．

[10] JudeaPearl. Causality：Models，Reasoning，and Inference. 2nd ed. Cambridge：Cambridge University press，2009.

[11] Sheldon M. Ross．概率论基础教程．10版．梁宝生，童行伟，主译．北京：机械工业出版社，2022．

[12] Rosner B. Fundamentals of Biostatistics. 7th ed. Boston：Cengage Learning，2011.

[13] 高祖新．医药数理统计方法．6版．北京：人民卫生出版社，2016．

[14] 吴喜之，赵博娟．非参数统计．北京：中国统计出版社，2013．

[15] 张路霞，韩鸿宾．健康数据科学导论．北京：北京大学医学出版社，2022．

[16] Traag V.A，Waltman L，van Eck N.J. From Louvain to Leiden：guaranteeing well-connected communities. Scientific Reports，2019，9（1）：5233.

[17] Lan Goodfellow，YoshuaBengio，Aaron Courville．深度学习．赵申剑，黎彧君，符天凡，等，译．北京：人民邮电出版社，2017．

[18] Uffelmann，E.，Huang，Q.Q.，Munung，N.S.et al. Genome-wide associationstudies. Nat Rev Methods Primers，2021，

[19] Zhu M，Zhao S. Candidate gene identification approach：progress and challenges. Int J Biol Sci，2007，3（7）：420-427.

[20] Metzker，M. L. Sequencing technologies - the next generation. Nature Reviews Genetics，2010，11（1）：31-46.

[21] Hasin，Y.，Seldin，M.，Lusis，A. Multi-omics approaches to disease. Genome Biology，2017，18（1）：83.

主要参考文献

[22] Zhang, B., Wang, J., Wang, X. Proteogenomics characterization of human colon and rectal cancer. Nature, 2014, 513 (7518): 382-387.

[23] Hood, L., Friend, S. H. Predictive, personalized, preventive, participatory (P4) cancer medicine. Nature Reviews Clinical Oncology, 2011, 8 (3): 184-187.

[24] Schadt, E. E. The changing privacy landscape in the era of big data. Molecular Systems Biology, 2012, 8, 612.

[25] Karczewski, K. J., Snyder, M. P. Integrative omics for health and disease. Nature Reviews Genetics, 2018, 19 (5): 299-310.

[26] Goodwin, S., McPherson, J. D., McCombie, W. R. Coming of age: ten years of next-generation sequencing technologies. Nature Reviews Genetics, 2016, 17 (6): 333-351.

[27] Subramanian, A., Tamayo, P., Mootha, V. K., et al. Gene set enrichment analysis: A knowledge-based approach for interpreting genome-wide expression profiles. Proceedings of the National Academy of Sciences, 2005, 102 (43): 15545-15550.

[28] Ritchie, M. D., Holzinger, E. R., Li, R., et al. Methods of integrating data to uncover genotype-phenotype interactions. Nature Reviews Genetics, 2015, 16 (2): 85-97.

[29] Margolin, A. A., Nemenman, I., Basso, K., et al. ARACNE: An algorithm for the reconstruction of gene regulatory networks in a mammalian cellular context. BMC Bioinformatics, 2006, 7: S7.

[30] Vidal, M., Cusick, M. E., Barabási, A. L. Interactome networks and human disease. Cell, 2011, 144 (6): 986-998.

[31] Ideker, T., Krogan, N. J. Differential network biology. Molecular Systems Biology, 2012, 8: 565.

[32] Joyce, A. R., Palsson, B. Ø. The model organism as a system: integrating 'omics' data sets. Nature Reviews Molecular Cell Biology, 2006, 7 (3): 198-210.

[33] Butte, A. J., Kohane, I. S. Translational bioinformatics: Coming of age. Journal of the American Medical Informatics Association, 2006, 15 (6): 709-714.

[34] Barabási, A. L., Gulbahce, N., Loscalzo, J. Network medicine: a network-based approach to human disease. Nature Reviews Genetics, 2011, 12 (1): 56-68.

[35] Collins, F. S., Varmus, H. A new initiative on precision medicine. New England Journal of Medicine, 2015, 372 (9): 793-795.

[36] Blanco K, Salcidua S, Orellana P, et al. Systematic review: fluid biomarkers and machine learning methods to improve the diagnosis from mild cognitive impairment to Alzheimer's disease. Alzheimer's research & therapy, 2023, 15 (1): 176.

[37] Chavan A, Patil S, Patel A, et al. A comprehensive review on Alzheimer's disease its pathogenesis, epidemiology, diagnostics and treatment. Journal for Research in Applied Sciences and Biotechnology, 2023, 2 (4): 66–72.

[38] Chen C, Teng Y, Tan S, et al. Performance Test of a Well-Trained Model for Meningioma Segmentation in Health Care Centers: Secondary Analysis Based on Four Retrospective Multicenter Data Sets. Journal of medical Internet research, 2023, 25: e44119.

[39] Dang C, Wang Y, Li Q, et al. Neuroimaging modalities in the detection of Alzheimer's disease-associated biomarkers. Psychoradiology, 2023, 3: 1-17.

[40] Drysdale AT, Grosenick L, Downar J, et al. Resting-state connectivity biomarkers define neurophysiological subtypes of depression. Nature Medicine, 2017, 23 (1): 28-38.

[41] Márquez F, Yassa MA. Neuroimaging biomarkers for Alzheimer's disease. Molecular Neurodegeneration, 2019, 14 (1): 21.

[42] Shaw P, Eckstrand K, Sharp W, et al. Attention-deficit/hyperactivity disorder is characterized by a delay in cortical maturation. Proceedings of the National Academy of Sciences of the United States of America, 2007, 104（49）: 19649-19654.

[43] Sripada CS, Kessler D, Angstadt M. Lag in maturation of the brain's intrinsic functional architecture in attention-deficit/hyperactivity disorder. Proceedings of the National Academy of Sciences of the United States of America, 2014, 111（39）: 14259-14264.

[44] Wang J, Li S, Sun Z, et al. Full-length radiograph based automatic musculoskeletal modeling using convolutional neural network. Journal of biomechanics, 2024, 166: 112046.

[45] Wiesinger I, Scharf G, Platz N, et al. Evaluation of the contribution of radiological imaging to the final diagnosis in medical case reports. European radiology, 2015, 25（5）: 1407–1412.

[46] Zhou Y, Song Z, Han X, et al. Prediction of Alzheimer's Disease Progression Based on Magnetic Resonance Imaging. ACS chemical neuroscience 12, 2021,（22）: 4209–4223.

[47] 付海鸿, 胡军武. 医学影像信息学. 北京: 人民卫生出版社, 2016.

[48] 宋彬, 李真林, 吕粟. 医学影像图像后处理技术. 北京: 人民卫生出版社, 2019.

[49] 徐克, 龚启勇, 韩萍. 医学影像学. 8版. 北京: 人民卫生出版社, 2018.

[50] 粘永健. 医学影像深度学习. 北京: 清华大学出版社, 2023.

[51] SAGER N, FRIEDMAN C, LYMAN M S. Medical Language Processing: Computer Management of Narrative Data. Reading: Addison-Wesley, 1987.

[52] YANG J, WANG L, PHADKE N A, et al. Development and Validation of a Deep Learning Model for Detection of Allergic Reactions Using Safety Event Reports Across Hospitals. JAMA Network Open, 2020, 3（11）: e2022836.

[53] JIANG L Y, LIU X C, NEJATIAN N P, et al. Health system-scale language models are all-purpose prediction engines. Nature, 2023, 619（7969）: 357–362.

[54] SINGHAL K, AZIZI S, TU T, et al. Large language models encode clinical knowledge. Nature, 2023, 620（7972）: 172–180.

[55] CHEN L, SONG L, SHAO Y, et al. Using natural language processing to extract clinically useful information from Chinese electronic medical records. International Journal of Medical Informatics, 2019, 124: 6–12.

[56] 胡理, 张治国. 脑电信号处理与特征提取. 北京: 科学出版社, 2020.

[57] 邱天爽, 唐洪, 刘海龙. 医学信号分析与处理. 北京: 电子工业出版社, 2020.

[58] 聂能, 尧德中, 谢正祥. 生物医学信号数字处理技术及应用. 北京: 科学出版社, 2005.

[59] Wagner, P., Strodthoff, N., Bousseljot, R., et al. PTB-XL, a large publicly available electrocardiography dataset. PhysioNet, 2022.

[60] 王辰, 王建安. 内科学（全2册）. 3版. 北京: 人民卫生出版社, 2015.

[61] Zhou Z, Liu Y, Feng Y, et al. Engineering longevity-design of a synthetic gene oscillator to slow cellular aging. Science, 2023, 380（6643）: 376-381.

[62] Kermack W O, Mckendrick A G. Contribution to the mathematical theory of epidemics. Proceedings of the Royal Society of London Series A - containing papers of a mathematical and physical character, 1927, 115（772）: 700-721.

[63] Y. Chen, C. Yu, X. Liu, et al. PCLiON: An Ontology for Data Standardization and Sharing of Prostate Cancer Associated Lifestyles. Int J Med Inform, 2021, 145: 104332.

[64] F. Zhu, F. Ye, Y. Fu, et al. Electrocardiogram generation with a bidirectional LSTM-CNN generative adversarial network. Sci Rep, 2019, 9: 6734.

中英文专业词汇索引

A

ATP 硫酸化酶（ATP sulfurylase） 019
癌症基因组图谱（the cancer genome atlas，TCGA） 026，040

B

靶向测序（targeted sequencing） 026
白箱理论（white box theory） 005
边合成边测序（sequencing by synthesis，SBS） 019
边连接边测序（sequencing by ligation，SBL） 019
标记定量（labeled quantification） 038
表观基因组学（epigenomics） 387
表面诱导解离（surface-induced dissociation，SID） 037
表皮生长因子受体（epidermal growth factor receptor，EGFR） 041

C

参数（parameter） 102
残差连接 370
插入/缺失（InDel） 024
乘积限估计（product limit estimator） 296
池液（reservoir solution） 044
初级数据采集（primary data collection） 139
磁共振成像（magnetic resonance imaging，MRI） 566
次级数据采集（secondary data collection） 139
从头测序（de novo sequencing） 021

D

DNA 聚合酶（DNA polymerase） 019
DNA 纳米球（DNA Nanoball，DNB） 022
大语言模型（large language model，LLM） 451
代谢组学（metabolomics） 397
单分子实时测序（single molecule real time sequencing，SMRT） 030
单核苷酸变异（single nucleotide variant，SNV） 022
蛋白质组学（proteomics） 034，392
递归（recursive） 114
电喷雾电离（electrospray ionization，ESI） 035
电子捕获解离（electron capture dissociation，ECD） 037
电子健康档案（electronic health record，EHR） 006
电子转移解离（electron transfer dissociation，ETD） 037
动力学模型（dynamical model） 517
多模态（multi-modal） 012
多重置换扩增双末端（multiple displacement amplifcation with paired-end，MDAPE） 022

E

二代测序技术（next-generation sequencing，NGS） 380

F

飞行时间质谱仪（time-of-flight mass spectrometer，TOF-MS） 036
非标记定量（label-free quantification） 038
非晶体学对称（non-crystallographic symmetry，NCS） 046
分层对数秩检验（stratified log-rank test） 303
分子尺寸排阻层析（size exclusion chromatography，SEC） 043
分位数（quantile） 241
风险比（hazard ratio） 303
傅里叶变换（Fourier transform，FT） 493
傅里叶变换离子回旋共振质谱仪（Fourier transfer ion cyclotron resonance mass spectrometer，FT-ICR MS） 036

G

高能碰撞解离（higher-energy collisional dissociation，HCD） 037
高通量测序（high-throughput sequencing，HTS） 016
工具变量（instrumental variables，IV） 353
功能磁共振成像（functional magnetic resonance imaging，fMRI） 584
固相金属离子亲和色谱法（immobilized metal affinity chromatography，IMAC） 039
关系数据库（relational database） 169
观测指标标识符逻辑命名与编码系统（logical observation identifiers names and codes，LOINC） 008
观察（observation） 140

中英文专业词汇索引

光解离（photo dissociation，PD）037
广义线性回归（generalized linear regression model，GLM）293
滚环扩增（rolling circle smplification，RCA）022

H

函数（function）101
黑箱理论（black box theory）005
灰箱理论（gray box theory）005
混沌（chaos）529
混杂（confounding）339
混杂因素（confounding factor）339

J

机器学习（machine learning，ML）558
基础代谢率（basal metabolic rate，BMR）105
基因调控网络（gene regulatory network）532
基于峰强度的定量（peak intensity-based quantification）038
基质辅助激光解吸电离（matrix-assisted laser desorptionion ization，MALDI）035
加权对数秩检验（weighted log-rank test）303
甲醛固定石蜡包埋（formaldehyde fixed paraffin-embeddool，FFPE）029
检测器（detector）035
健康保险可移植性与责任法案（Health Insurance Portability and Accountability Act，HIPAA）008
结构变异（structure variant，SV）024
结构化查询语言（structured query language，SQL）174
经颅磁刺激（transcranial magnetic stimulation，TMS）416
晶胞（unit cell）046
晶格（lattice）046
晶体学对称（crystallographic symmetry）046
局部作用域（local scope）103
矩阵（matrices）085
聚类（clustering）315
决策树（decision tree）325

K

库仑爆炸（Coulomb explosion）035
拷贝数变异（copy number variation，CNV）024
快速医疗互操作资源（fast healthcare interoperability resource，FHIR）008
K-M 估计（Kaplan-Meier estimator）297

L

离子化（ionization）035
离子交换层析（ion exchange chromatography）043
离子阱质谱仪（ion trap mass spectrometer，IT-MS）036
离子淌度谱（ion mobility spectrometry，IMS）035
离子源（ion source）035
联合探针锚定聚合（combinatorial probe-anchor ligation，cPAL）022
联质谱法（tandem mass spectrometry，MS/MS）037
列表（lists）090
临床蛋白质组肿瘤分析联盟（Clinical Proteomic Tumour Analysis Consortium，CPTAC）040
零模波导（zero-mode waveguider，ZMW）031
流程控制（control flow）096

M

孟德尔随机化（Mendelian randomization，MR）353
模块性（modularity，Q）321

N

脑磁图（magnetoencephalography，MEG）584
内置函数（built-in function）106
匿名函数（anonymous fanction）113
鸟枪测序法（shotgun sequencing method）017

P

爬虫（crawler）144
碰撞诱导解离（collision-induced dissociation，CID）037
频域特征（frequency-domain feature，FDF）492
谱图计数（spectral counting）038

Q

全基因组测序（whole genome sequencing，WGS）023
全基因组关联分析（genome-wide association analysis，GWAS）378
全局作用域（global scope）103
全外显子测序（whole exome sequenclay，WES）025
缺失数据（missing data）094
缺失值（missing value）146

R

染色质免疫沉淀（chromatin immunoprecipitation，ChIP）027
人工智能（artificial intelligence，AI）566

S

三维基因组学（three-dimensional genomics，3D genomics）027
深度脑刺激（deep brain stimulation，DBS）584
神经影像信息学技术倡议（neuroimaging informatics technology Initiative，NIfTI）013
神经元模型（neuron model）525
生存分析（survival analysis）293
生存函数（survival function）295
生存时间（survival time）293

生物节律（biorhythm） 536
生物医学信号（biomedical signal，BS） 474
失访（loss to follow-up） 294
失效时间（failure time） 293
时域特征（time-domain feature，TDF） 489
事件发生时间（time-to-event） 293
疏水相互作用层析（hydrophobic interaction chromatography） 043
数据导出（data export） 079
数据导入（data import） 077
数据的生命周期（data life cycle） 140
数据非依赖性采集（data-independent acquisition，DIA） 037
数据格式转换（data format transformtion） 093
数据可视化（data visualization） 126
数据库（database） 168
数据库管理系统（database management system，DBMS） 168
数据框（data frames） 088
数据清洗（data cleaning） 109
数据依赖性采集（data-dependent acquisition，DDA） 037
数据中心（data center） 180
数字健康（digital health） 567
数字疗法（digital therapeutics） 568
数字医学（digital medicine） 567
数组（array） 092
双重差分（difference in difference，DiD） 356
四极质谱仪（quadrupole mass spectrometer，Q-MS） 036
随机对照试验（randomized controlled trial，RCT） 354
肽指纹图谱（peptide fingerprinting） 036

Y

特征选择（feature selection） 128
体外标记使用同位素标记相对和绝对定量（isobaric tags for relative and absolute quantitation，iTRAQ） 038
条件语句（conditional execution） 097
调查（survey） 140
通用数据保护条例（General Data Protection Regulation，GDPR） 008
统一医学语言系统（unified mmedical language system，UMLS） 008
退出试验（withdrawal from study） 294
外键（foreign key） 170
网络应用程序接口（web application programming interface，WebAPI） 142
卫生信息交换标准（health level seven，HL7） 006

X

X射线单晶衍射（X-ray diffraction of single crystal） 040
细胞培养氨基酸稳定同位素标记（stable isotope labeling with amino acids in cell culture，SILAC） 038
向量（vectors） 083
向量化操作（vectorization operation） 111
信息矩阵（information matrix） 293
修饰有机物亲和色谱法（modified organic affinity chromatograph，MOAC） 039
选择语句（switch function） 100
循环（loop） 096
循环一致性测序（circle consensus sequencing，CCS） 031
行政删失（administrative censoring） 294

Y

医学数字成像与通信（digital imaging and communications in medicine，DICOM） 007
医学系统命名法-临床术语（systematized nomenclature of medicine-clinical terms，SNOMED CT） 008
异常值（outlier） 149
因果图（causal diagram） 339
萤光素酶（luciferase） 019
右删失数据（right-censored data） 293

Z

杂交测序（sequencing by hybridization，SBH） 017
直接下载（direct download） 141
质荷比（mass-to-charge ratio，m/z） 034
质量分析器（mass analyzer） 035
质谱仪（mass spectrometry，MS） 034
中国人类蛋白质组计划（Chinese Human Proteome Project，CNHPP） 040
主动健康（proactive health） 578
主键（primary key） 170
自然语言处理（natural language processing，NLP） 448